GUIA PRÁTICO DE

Interconsulta em Psiquiatria

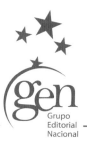

Grupo
Editorial
Nacional

GUIA PRÁTICO DE

Interconsulta em Psiquiatria

Autores-organizadores

Ana Carolina Gonçalves Olmos

Graduada em Medicina pela Faculdade de Medicina de Jundiaí. Especialista em Psiquiatria pela Faculdade de Medicina de São José do Rio Preto (FAMERP). Professora Colaboradora do Departamento de Ciências Neurológicas, Psiquiatria e Psicologia Médica da FAMERP. Membro da Associação Brasileira de Psiquiatria (ABP). Preceptora do Programa de Residência Médica em Psiquiatria da FAMERP. Vice-Coordenadora da Residência Médica em Psiquiatria na FAMERP.

Gerardo Maria de Araujo Filho

Graduado em Medicina pela Universidade Federal do Ceará (UFC). Especialista em Psiquiatria Geral e Psicogeriatria pela Universidade Federal de São Paulo (UNIFESP). Mestre e Doutor em Neurociências e Psiquiatria pela UNIFESP. Professor Adjunto na Faculdade de Medicina de São José do Rio Preto (FAMERP). Membro Titular da Associação Brasileira de Psiquiatria (ABP). Chefe do Departamento de Ciências Neurológicas, Psiquiatria e Psicologia Médica da FAMERP. Coordenador do Programa de Residência Médica em Psiquiatria da FAMERP.

Lazslo Antônio Ávila

Graduado em Psicologia pela Universidade de São Paulo (USP). Especialista em Psicologia Clínica pela USP. Mestre em Psicologia Social e Doutor em Psicologia Clínica pela USP. Professor Adjunto Livre-Docente na Faculdade de Medicina de São José do Rio Preto (FAMERP). Membro da Cambridge School of Psychopathology.

Marília Capuço Oliveira

Graduada em Medicina pela Faculdade de Medicina de São José do Rio Preto (FAMERP). Especialista em Psiquiatria pela FAMERP. Mestre em Ciências da Saúde pela FAMERP. Membro da Associação Brasileira de Psiquiatria (ABP). Preceptora do Programa de Residência Médica em Psiquiatria da FAMERP. Professora Colaboradora do Departamento de Ciências Neurológicas, Psiquiatria e Psicologia Médica da FAMERP. Vice-Coordenadora da Residência Médica em Psiquiatria na FAMERP.

Yoichi Takaki Konno

Graduado em Medicina pela Faculdade de Medicina de Marília (FAMEMA). Especialista em Psiquiatria Infantil pela Faculdade de Medicina de São José do Rio Preto (FAMERP). Mestre em Ciências da Saúde pela FAMERP. Professor de Psicofarmacologia no Brazilian Institute of Practical Psychopharmacology. Membro da American Academy of Child & Adolescent Psychiatry (AACAP). Criador da página @psiq.aula.

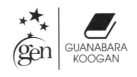

gen | GUANABARA KOOGAN

- **Atendimento ao cliente: (11) 5080-0751 | faleconosco@grupogen.com.br**

- Direitos exclusivos para a língua portuguesa
Copyright © 2025 by
EDITORA GUANABARA KOOGAN LTDA.
Uma editora integrante do GEN | Grupo Editorial Nacional
Travessa do Ouvidor, 11
Rio de Janeiro – RJ – CEP 20040-040
www.grupogen.com.br

- Capa: Bruno Sales

- Editoração eletrônica: Anthares

- Projeto gráfico inicial: Vinicius Moreira

- Revisão inicial: Maria Fernanda Dias Camelo e Raul Sales Araújo

- Ficha catalográfica

G971

Guia prático de interconsulta em psiquiatria / Ana Carolina Gonçalves Olmos ... [et al.]. - 1. ed. - Rio de Janeiro : Guanabara Koogan, 2025.
    il. ; 28 cm.

    Inclui bibliografia e índice
    ISBN 978-85-277-4076-0

    1. Psiquiatria. 2. Saúde mental. I. Olmos, Ana Carolina Gonçalves.

24-94053   CDD: 616.89
                                 CDU: 616.89

Gabriela Faray Ferreira Lopes - Bibliotecária - CRB-7/6643

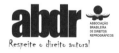

Colaboradores

Adalberto Lorga Filho
Graduado em Medicina pela Faculdade de Medicina de São José do Rio Preto (FAMERP). Especialista em Cardiologia pelo Instituto do Coração do Hospital das Clínicas da Faculdade de Medicina da Universidade de São Paulo (InCor/FMUSP). Professor Doutor na FMUSP. Membro da Sociedade Brasileira de Arritmias Cardíacas (SOBRAC). Habilitado em Eletrofisiologia Cardíaca pela Associação Médica Brasileira (AMB)/ Sociedade Brasileira de Cardiologia (SBC)/SOBRAC.

Adrianne Lira
Graduada em Medicina pela Universidade Federal de Pernambuco (UFPE). Especialista em Psiquiatria pelo Hospital das Clínicas da UFPE. Membro da Sociedade Pernambucana de Psiquiatria.

Altino Bessa Marques Filho
Graduado em Medicina pela Universidade do Estado do Rio de Janeiro (UERJ). Especialista em Psiquiatria pela UERJ. Mestre e Doutor em Ciências da Saúde pela Faculdade de Medicina de São José do Rio Preto (FAMERP). Professor Adjunto na FAMERP.

Amaury Cantilino
Graduado em Medicina pela Universidade Federal de Pernambuco (UFPE). Especialista em Psiquiatria pelo Hospital das Clínicas da UFPE. Mestre em Neuropsiquiatria pela UFPE. Doutor em Neuropsiquiatria e Ciências do Comportamento pela UFPE. Ex-Professor Associado do Centro de Ciências Médicas da UFPE.

Ana Elisa Sá Antunes Ribeiro
Graduada em Medicina pela Universidade Federal da Grande Dourados (UFGD). Especialista em Psiquiatria pela Faculdade de Medicina de São José do Rio Preto (FAMERP). Mestre em Ciências da Saúde pela FAMERP. Membro da Associação Brasileira de Psiquiatria (ABP).

Ana Ritas Dias Resende Nosralla
Graduada em Medicina pela Universidade de Uberaba. Especialista em Psiquiatria pela Faculdade de Medicina de São José do Rio Preto (FAMERP).

Angélica C. Moizés Cucolo
Graduada em Medicina pela Universidade Estadual de Londrina (UEL). Especialista em Psiquiatria pela Faculdade de Medicina de São José do Rio Preto (FAMERP).

Antonio Lucio Teixeira
Graduado em Medicina pela Universidade Federal de Minas Gerais (UFMG). Especialista em Psiquiatria, Clínica Médica e Neurologia pela UFMG. Mestre e Doutor em Biologia Celular pela UFMG. Professor Titular de Psiquiatria e Neurologia no University of Texas Health Science Center at San Antonio. Livre-Docente em Psiquiatria pela Universidade Federal de São Paulo (UNIFESP).

Augusto Obuti Saito
Graduado em Medicina pela Pontifícia Universidade Católica do Paraná (PUC-PR). Especialista em Oncologia Clínica pela Fundação A.C. Camargo Cancer Center/Unidade Antônio Prudente. Mestre em Ciências (área de Oncologia) pela Fundação A.C. Camargo Cancer Center/Unidade Antônio Prudente. Membro da Sociedade Brasileira de Oncologia Clínica (SBOC).

Bianca Besteti Fernandes Damiano
Graduada em Medicina pela Faculdade de Ciências da Saúde de Barretos Dr. Paulo Prata. Especialista em Psiquiatria pela Faculdade de Medicina de São José do Rio Preto (FAMERP).

Bianca Cavalca Dedini
Graduada em Medicina pela Universidade Federal do Rio de Janeiro (UFRJ). Especialista em Psiquiatria pela Faculdade de Medicina de São José do Rio Preto (FAMERP). Membro da Associação Brasileira de Psiquiatria (ABP).

Caio Del'Arco Esper
Graduado em Medicina pela Faculdade de Medicina de Marília (FAMEMA). Especialista em Psicogeriatria pela Universidade Federal de São Paulo (UNIFESP).

Carlos Alves Sarquis Aiex
Graduado em Medicina pela Faculdade de Medicina de Ribeirão Preto/Universidade de São Paulo (FMRP/USP). Especialista em Psiquiatria pela Faculdade de Medicina de São José do Rio Preto (FAMERP).

Cassiano Lara de Souza Coelho
Graduado em Medicina pela Faculdade de Medicina de São José do Rio Preto (FAMERP). Especialista em Dependências Químicas, Psiquiatria, Psicoterapia pela Universidade Federal de São Paulo (UNIFESP). Doutor em Ciências pela UNIFESP.

Celina Dias e Santos Lazzaro
Graduada em Medicina pela Escola Paulista de Medicina/Universidade Federal de São Paulo (EPM/UNIFESP). Especialista em Psiquiatria pela EPM/UNIFESP. Professora Auxiliar de Ensino na Faculdade de Medicina de São José do Rio Preto (FAMERP).

Christiane Carvalho Ribeiro

Graduada em Medicina pela Universidade Federal de Minas Gerais (UFMG). Mestre e Doutora em Medicina Molecular pela UFMG. Criadora da Capacitação em transtorno do déficit de atenção e hiperatividade (TDAH) para Profissionais da Saúde. Membro da Comissão de Estudos e Pesquisa em Saúde Mental da Mulher/Associação Brasileira de Psiquiatria (ABP).

Cíntia Maria Garcia Marchi

Graduada em Medicina pela Faculdade de Medicina de São José do Rio Preto (FAMERP). Especialista em Dermatologia pela FAMERP. Professora Adjunta na FAMERP. Membro da Sociedade Brasileira de Dermatologia (SBD) e da Sociedade Brasileira de Cirurgia Dermatológica (SBCD).

Cláudia Thomé Beletti

Graduada em Psicologia pela Faculdade Riopretense de Filosofia, Ciências e Letras (FARFI). Especialista em Terapia Familiar Sistêmica pela Faculdade de Medicina de São José do Rio Preto (FAMERP). Mestre em Ciências da Saúde pela FAMERP. Professora Adjunta da Universidade Paulista (UNIP), São José do Rio Preto.

Daniel Canhada Brianti

Graduado em Medicina pela Universidade Camilo Castelo Branco (Unicastelo). Especialista em Psiquiatria pela Faculdade de Medicina de São José do Rio preto (FAMERP). Membro da Associação Brasileira de Psiquiatria (ABP).

Daniele Menegassi

Graduada em Medicina pela Faculdade de Medicina de Presidente Prudente (FAMEPP). Especialista em Neurorradiologia e em Radiologia e Diagnóstico por Imagem pela Faculdade de Medicina de São José do Rio Preto (FAMERP). Membro do Colégio Brasileiro de Radiologia (CBR).

Darley Paulo Fernandes da Silva

Graduado em Medicina pela Universidade do Estado do Pará (UEPA). Especialista em Neurologia, Neurocirurgia, Neurofisiologia, Medicina do Sono pelo Hospital de Base de São José do Rio preto. Mestre em Profissões da Saúde pela Pontifícia Universidade Católica de São Paulo (PUC-SP). Doutor em Ciências da Saúde pela Faculdade de Medicina de São José do Rio Preto (FAMERP). Professor Colaborador da FAMERP. Membro do Departamento de Ciências Neurológicas do Hospital de Base de São José do Rio Preto. Professor de Neurologia no Centro Universitário de Votuporanga (UNIFEV).

Débora Motta Ramos Brianti

Graduada em Medicina pela Universidade Camilo Castelo Branco (Unicastelo). Especialista em Psiquiatria pela Faculdade de Medicina de São José do Rio Preto (FAMERP). Membro da Associação Brasileira de Psiquiatria (ABP). Preceptora da Residência Médica de Psiquiatria pelo Centro Universitário Padre Albino (UNIFIPA). Preceptora da Residência Médica de Psiquiatria pela Prefeitura de São José do Rio Preto.

Décio Gilberto Natrielli Filho

Graduado em Medicina pela Universidade Santo Amaro (UNISA). Especialista em Psiquiatria pela Santa Casa de São Paulo. Mestrando em Ciências da Saúde pela UNISA. Professor de Psiquiatria na UNISA. Membro da Associação Brasileira de Medicina Psicossomática – Regional São Paulo. Título de Especialista em Psiquiatria e Especialista em Psicoterapia pela Associação Brasileira de Psiquiatria (ABP). Professor Convidado da Pós-Graduação em Psicossomática da Santa Casa de São Paulo.

Edda Giuliana Fernandes Rêgo Agrelli

Graduada em Medicina pela Faculdade de Medicina da Bahia/Universidade Federal da Bahia (FMB/UFBA). Especialista em Psiquiatria pela Universidade Santo Amaro (UNISA). Terapeuta EMDR (*Eye Movement Dessensitization and Reprocessing*, que em português significa Dessensibilização e Reprocessamento através do Movimento dos Olhos). Membro da Associação Brasileira de Psiquiatria (ABP) e da Associação Brasileira de EMDR. Cofundadora do antigo Ambulatório de Transtornos Alimentares da UNISA.

Eduardo De Martin Guedes Carvalho Costa

Graduado em Medicina pela Faculdade de Medicina de Jundiaí. Pós-Graduado em Medicina Legal e Perícias Médicas pela Faculdade de Ciências Médicas da Santa Casa de São Paulo. Especialista em Psiquiatria pela Santa Casa de São Paulo. Professor Colaborador do Departamento de Ciências Neurológicas, Psiquiatria e Psicologia Médica da Faculdade de Medicina de São José do Rio Preto (FAMERP).

Eduardo Galvão Barban

Graduado em Medicina pela Faculdade de Medicina de Ribeirão Preto/Universidade de São Paulo (FMRP/USP). Especialista em Psiquiatria pelo Hospital das Clínicas da FMRP/USP. Mestre em Saúde Pública pela USP. Professor do Departamento de Psiquiatria da Faculdade de Medicina de São José do Rio Preto (FAMERP).

Eduardo Palmegiani

Graduado em Medicina pela Faculdade de Medicina de Botucatu/Universidade Estadual Paulista (UNESP). Especialista em Cardiologia pela Faculdade de Medicina de São José do Rio Preto (FAMERP). Professor no Ambulatório de Arritmias Cardíacas do Hospital de Base da FAMERP. Eletrofisiologista titulado pela Associação Médica Brasileira (AMB)/Sociedade Brasileira de Cardiologia (SBC)/Sociedade Brasileira de Arritmias Cardíacas (SOBRAC). Médico Assistente do Grupo de Eletrofisiologia e Tratamento de Arritmias Cardíacas (GETAC) de Rio Preto.

Elton Alonso Pompeu

Graduado em Medicina pela Pontifícia Universidade Católica de Campinas (PUC-Campinas). Especialista em Psiquiatria pela Faculdade de Medicina de São José do Rio Preto (FAMERP).

Elzo Thiago Brito Mattar
Graduado em Medicina pela Faculdade de Medicina de Botucatu/Universidade Estadual Paulista (UNESP). Especialista em Cardiologia pelo Instituto de Moléstias Cardiovasculares (IMC) de São José do Rio Preto, SP. Professor Colaborador na Faculdade de Medicina de São José do Rio Preto (FAMERP). Membro da Sociedade de Cardiologia do Estado de São Paulo (SOCESP). Professor Responsável pelo Ambulatório de Hipertensão de Difícil Controle – Cardiologia na FAMERP. Coordenador Geral da SOCESP Regional Rio Preto, gestão 2024-2025.

Érico Marques Kohl
Graduado em Medicina pela Universidade Anhanguera – Uniderp. Especialista em Psiquiatria pela Faculdade de Medicina de São José do Rio Preto (FAMERP). Mestrando em Ciências da Saúde pela FAMERP. Coordenador do Ambulatório de Psiquiatria do Hospital de Base e Chefe da Residência Médica da Faculdade de Medicina de Catanduva (FAMECA).

Eurides M. O. Pozetti
Graduada em Medicina pela Faculdade de Medicina de São José do Rio Preto (FAMERP). Especialista em Dermatologista pela Sociedade Brasileira de Dermatologia (SBD). Assistente da disciplina de Dermatologia da FAMERP.

Fabiana Gerbi
Graduada em Medicina pela Faculdade de Medicina de São José do Rio Preto (FAMERP). Especialista em Dermatologia pela FAMERP. Membro da Sociedade Brasileira de Dermatologia (SBD).

Fábio Antonio de Andrade
Graduado em Medicina pela Universidade Federal do Triângulo Mineiro. Especialista em Pediatria pelo Hospital Materno-Infantil de Brasília (Secretaria Estadual de Saúde do Distrito Federal (SES-DF). Residente de Dermatologia da Universidade Estadual Paulista (UNESP).

Fábio Borghi
Graduado em Medicina pela Universidade Estadual de Londrina (UEL). Especialista em Psiquiatria e Psicoterapia pela Faculdade de Medicina de São José do Rio Preto (FAMERP) e pela Associação Brasileira de Psiquiatria (ABP). Mestre e Doutor em Ciências da Saúde pela FAMERP. Professor Colaborador da FAMERP. Membro da ABP.

Fernanda Menezes de Faria
Graduada em Medicina pela Universidade Federal de Minas Gerais (UFMG). Especialista em Psiquiatria pela Faculdade de Medicina de São José do Rio Preto (FAMERP). Residência em Psicogeriatria pela Universidade Federal de São Paulo (UNIFESP). Pós-Graduada em Psiquiatria Forense pelo Instituto de Psiquiatria da Universidade de São Paulo (USP). Membro do Programa de Assistência, Pesquisa e Extensão em Psicogeriatria da Psiquiatria (PROGER) da UNIFESP.

Flávia S. D. Santos
Graduada em Medicina pelo Centro Universitário Barão de Mauá. Especialista em Psiquiatria e Psiquiatria da Infância e Adolescência pela Faculdade de Medicina de São José do Rio Preto (FAMERP).

Gabriel Silveira Parreira
Graduado em Medicina pela Universidade de Uberaba. Especialista em Psiquiatria pela Faculdade de Medicina de São José do Rio Preto (FAMERP).

Giovana Fiod da Grela
Graduada em Medicina pelo Centro Universitário de Votuporanga (UNIFEV). Especialista em Psiquiatria pela Faculdade de Medicina de São José do Rio Preto (FAMERP).

Giuliana Gisele Magalhães
Graduada em Medicina pela Faculdade de Medicina de São José do Rio Preto (FAMERP). Especialista em Psiquiatria pela FAMERP. Professora Adjunta no Centro Universitário Católico Salesiano Auxilium (UNISALESIANO).

Guilherme Wazen
Graduado em Medicina pelo Centro Universitário Serra dos Órgãos (UNIFESO). Especialista em Psiquiatria pela Faculdade de Medicina de São José do Rio Preto (FAMERP). Mestre em Ciências da Saúde pela FAMERP. Professor Adjunto na FAMERP. Preceptor do Ambulatório de Transtornos do Humor do Hospital de Base da FAMERP.

Hudson de Morais Noronha
Graduado em Medicina pela Universidade Federal do Amazonas (UFAM). Especialista em Psiquiatria pela Faculdade de Medicina de São José do Rio Preto (FAMERP).

Igor Emanuel Vasconcelos e Martins Gomes
Graduado em Medicina pela Universidade Estadual do Ceará (UECE). Especialista em Terapia Cognitivo-Comportamental pela Pontifícia Universidade Católica do Rio Grande do Sul (PUC-RS). Diretor da I Psi Clinic, clínica especializada em saúde mental da mulher. Membro da Comissão de Estudos e Pesquisas em Saúde Mental da Mulher, Associação Brasileira de Psiquiatria (ABP). Ex-Coordenador do Psicomater, serviço de saúde mental perinatal, na Maternidade Escola Assis Chateaubriand (MEAC), Universidade Federal do Ceará (UFC). Ex-Preceptor da Residência Médica em Psiquiatria da UFC e do HSM Frota Pinto. Ex-Preceptor da Residência Multiprofissional da UFC, com coordenação do Grupo de Estudos em Saúde Mental da Mulher (vínculo por 7 anos).

Irineu Luiz Maia
Graduado em Medicina pela Faculdade de Medicina de São José do Rio Preto (FAMERP). Especialista em Infectologia pela FAMERP. Mestre em Clínica Médica pela FAMERP. Doutor em Infectologia pela Universidade de São Paulo (USP). Professor Adjunto na FAMERP.

Izabela G. Barbosa
Graduada em Medicina pela Universidade Federal de Minas Gerais (UFMG). Especialista em Psiquiatria pelo Instituto de Previdência dos Servidores do Estado de Minas Gerais (IPSEMG). Mestre e Doutora em Neurociências pela UFMG. Professora Adjunta na UFMG. Membro da Associação Brasileira de Psiquiatria (ABP).

Jacqueline Michelle Segre
Graduada em Psiquiatria pela Santa Casa de Misericórdia de São Paulo. Especialista em Psiquiatria Forense pelo Instituto de Psiquiatria do Hospital das Clínicas da Universidade de São Paulo (USP).

Jerônimo Mendes-Ribeiro
Graduado em Medicina pela Universidade Católica de Pelotas. Especialista em Women's Mental Health & Mood Disorders pela McMaster University, Canadá. *Clinical Fellowship* na Women's Mental Health, McMaster University. Vice-Coordenador da Comissão de Estudos e Pesquisa da Saúde Mental da Mulher, da Associação Brasileira de Psiquiatria (ABP). Diretor Científico do Núcleo de Saúde Mental da Mulher da Associação de Psiquiatria do Rio Grande do Sul.

João Augusto Doimo Antunes
Graduado em Medicina pela Universidade Estadual Paulista (UNESP). Residência em Psiquiatria pela UNESP.

Jorge Takahashi
Graduado em Medicina pela Faculdade de Medicina de São José do Rio Preto (FAMERP). Especialista em Radiologia e Diagnóstico por Imagem pela FAMERP. Subespecialização em Neurorradiologia e Imagem em Cabeça e Pescoço pelo Instituto de Radiologia (INRAD) do Hospital das Clínicas da Faculdade de Medicina de São Paulo (HC-FMUSP).

José Robson Samara R. Almeida Jr.
Graduado em Medicina pela Universidade de Marília (UNIMAR). Especialista em Psiquiatria e Psiquiatria da Infância e Adolescência pela Faculdade de Medicina de São José do Rio Preto (FAMERP). Mestre em Ciências da Saúde pela FAMERP. Professor Convidado na FAMERP.

Karina Cestari de Oliveira
Graduada em Medicina pela Universidade Federal de Mato Grosso do Sul (UFMS). Especialista em Psiquiatria pela Faculdade de Medicina de São José do Rio Preto (FAMERP). Mestre em Saúde e Desenvolvimento da Região Centro-Oeste pela UFMS. Preceptora da Residência em Psiquiatria do Hospital Maria Aparecida Pedrossian (HUMAP-UFMS/EBSERH).

Leisa Barbosa de Araujo
Graduada em Medicina pela Faculdade de Medicina de São José do Rio Preto (FAMERP). Especialista em Psiquiatria e Psicogeriatria pela Universidade Federal de São Paulo (UNIFESP). Membro da Associação Brasileira de Psiquiatria (ABP).

Loíse Maria Tiozzo Cenedesi
Graduada em Psiquiatria pela Faculdade de Medicina de São José do Rio Preto (FAMERP).

Lucia Helena Neves Marques
Graduada em Medicina pela Faculdade de Medicina de São José do Rio Preto (FAMERP). Especialista em Neurologia pela FAMERP. Doutora em Ciências da Saúde pela FAMERP. Professora Convidada na FAMERP.

Maria Julia Kovács
Graduada em Psicologia pela Pontifícia Universidade Católica de São Paulo (PUC-SP). Mestre em Psicologia Escolar pelo Instituto de Psicologia da Universidade de São Paulo (USP). Doutora em Psicologia Escolar e Desenvolvimento Humano pelo Instituto de Psicologia da USP. Professora Sênior Livre-Docente do Instituto de Psicologia da USP.

Mariana G. Tedeschi Olmos
Graduada em Medicina pela Pontifícia Universidade Católica de Campinas (PUC-Campinas). Especialista em Pediatria e em Pediatria Intensiva pela Universidade Federal de São Paulo (UNIFESP). Pós-Graduada em Medicina Paliativa pelo Instituto Paliar. Membro da Associação de Medicina Intensiva Brasileira (AMIB).

Mayra Folgosi Ricci
Graduada em Medicina pela Universidade Camilo Castelo Branco (Unicastelo). Especialista em Psiquiatria pela Associação Brasileira de Psiquiatria (ABP). Professora Colaboradora na Faculdade de Medicina de São José do Rio Preto (FAMERP). Preceptora da Residência em Psiquiatria do Hospital Dr. Adolfo Bezerra de Menezes de São José do Rio Preto. Preceptora da Residência em Psiquiatria da Prefeitura de São José do Rio Preto.

Milena Mazetti Spolon
Graduada em Medicina pela Universidade do Oeste Paulista. Especialista em Psiquiatria pela Universidade do Oeste Paulista; e em Psiquiatra da Infância e Adolescência pela Universidade de São Paulo (USP). Professora Colaboradora na Faculdade de Medicina de São José do Rio Preto (FAMERP).

Nicole de Oliveira Mazzeto
Graduada em Medicina pela Faculdade de Medicina de São José do Rio Preto (FAMERP). Especialista em Psiquiatria pela FAMERP. Professora Adjunta na União das Faculdades dos Grandes Lagos (UNILAGO). Titulada pela Associação Brasileira de Psiquiatria (ABP).

Pedro Carvalho
Graduado em Psiquiatria pela Faculdade de Medicina de São José do Rio Preto (FAMERP). Especialista em Psiquiatria pela FAMERP.

Regina Albuquerque
Graduada em Medicina pela Faculdade de Medicina de São José do Rio Preto (FAMERP). Especialista em Neuropediatria pela FAMERP. Mestre em Ciências da Saúde pela FAMERP. Professora Auxiliar de Ensino na FAMERP.

Rodrigo Mendonça Paulino
Graduado em Medicina pela Universidade Federal de Santa Catarina (UFSC). Especialista em Clínica Médica, Medicina de Emergência e Cuidados Paliativos pela Associação Médica Brasileira (AMB). Membro da Academia Nacional de Cuidados Paliativos.

Samuel Servinhani Fernandes
Graduado em Medicina pela Faculdade de Medicina de São José do Rio Preto (FAMERP). Especialista em Psiquiatria pela FAMERP.

Simone Secco da Rocha
Graduada em Medicina pela Universidade Federal do Mato Grosso (UFMT). Especialista em Psiquiatria pela Faculdade de Medicina de São José do Rio Preto (FAMERP)/Fundação Faculdade Regional de Medicina de São José do Rio Preto (FUNFARME). Mestre em Ciências da Saúde/Autismo pela FAMERP/FUNFARME. Professora Associada na FAMERP/FUNFARME. Membro da Associação Brasileira de Neurologia e Psiquiatria Infantil e Profissões Afins (ABENEPI).

Taciana de Castro Silva Monteiro Costa
Graduada em Medicina pela Universidade de Marília (UNIMAR). Especialista em Psiquiatria pela Santa Casa de Misericórdia de São Paulo. Professora Colaboradora do Departamento de Ciências Neurológicas, Psiquiatria e Psicologia Médica da Faculdade de Medicina de São José do Rio Preto (FAMERP). Especialista em Clínica Médica pela Irmandade Santa Casa de Misericórdia de São Paulo.

Tatiana Munia
Graduada em Psicologia pela Universidade Presbiteriana Mackenzie. Especialista em Dependência Química pela Universidade Federal de São Paulo (UNIFESP). Mestre em Psicologia Clínica no Núcleo de Família e Comunidade pela Pontifícia Universidade Católica de São Paulo (PUC-SP). Especialista em Terapia Familiar Sistêmica pela Faculdade de Medicina de São José do Rio Preto (FAMERP).

Thiago Baccili Cury Megid
Graduado em Medicina pela Faculdade de Medicina de Marília (FAMEMA). Especialista em Cardiologia pela Faculdade de Medicina de São José do Rio Preto (FAMERP). Eletrofisiologista do Hospital de Base de São José do Rio Preto e do Instituto de Moléstias Cardiovasculares de São José do Rio Preto.

Vinícius Fernandes de Freitas
Graduado em Medicina pela Universidade Federal da Bahia (UFBA). Especialista em Psiquiatra da Infância e Adolescência pela Faculdade de Medicina da Universidade de São Paulo (FMUSP).

Apresentação

É com grande satisfação que apresentamos a primeira edição do *Guia Prático de Interconsulta em Psiquiatria*. Este livro foi cuidadosamente elaborado com o objetivo de ser um recurso abrangente, atualizado e, ao mesmo tempo, prático e de fácil manuseio para os profissionais da Saúde que buscam aprimorar suas práticas de interconsulta em psiquiatria.

Diante da crescente demanda de cuidados em psiquiatria e saúde mental, sobretudo dentro dos hospitais gerais, a interconsulta psiquiátrica tem despertado cada vez mais a necessidade e o interesse de aprimorar os conhecimentos na área. Neste livro, você encontrará orientações práticas e embasadas em evidências sobre como abordar de maneira integrada e eficaz os desafios que surgem no contexto da interconsulta em psiquiatria. Cada capítulo foi elaborado para fornecer diretrizes e estratégias que possam auxiliar na avaliação, no diagnóstico e no tratamento de pacientes com comorbidades psiquiátricas.

Ao longo das páginas deste guia, você encontrará informações valiosas, orientações práticas e estudos de caso que visam facilitar o processo de colaboração entre profissionais de diferentes especialidades em prol do cuidado integral do paciente. Esperamos que este conteúdo se torne uma ferramenta útil e inspiradora em seu dia a dia.

Agradecemos a todos os colaboradores, autores e equipe editorial, que tornaram possível a realização deste projeto. Que o *Guia Prático de Interconsulta em Psiquiatria* contribua significativamente para a melhoria da qualidade do atendimento em saúde mental.

Desejamos a todos uma excelente leitura e um trabalho cada vez mais integrado e humanizado.

Os autores-organizadores

Prefácio

A psiquiatria tem uma missão nobre e extremamente complexa: ser a área da medicina que articula e estabelece o diálogo entre as dimensões natural e biológica da vida humana com tudo o que se refere aos âmbitos social e cultural, que também são partes essenciais e características da nossa espécie.

Dito isso, cabe à psiquiatria buscar entender a estranha natureza híbrida do ser humano, que é simultaneamente corpo-organismo e máquina fisiológica maravilhosa, ou seja, uma pessoa com corpo e mente interligados, manifestados enquanto existência subjetiva e integrados na família, na comunidade cultural e na sociedade. É preciso reconhecer que o binômio corpo-mente (organismo-psiquismo) que constitui cada ser humano apresenta necessidades imediatas que precisam ser prontamente reconhecidas e tratadas, mas também certas questões mais permanentes e mais universais, as quais se referem ao modo humano de sofrer. Além disso, é voz corrente que a medicina deve procurar reintegrar em um saber complexo o todo que é o homem, com um corpo que é uma Gestalt, um todo maior que suas partes. Para além da complexidade da vida orgânica, há ainda que se pensar a dimensão da mente, a integração homem-mundo e o homem enquanto pessoa, cidadão e ser cultural.

Dessa maneira, a psiquiatria consiste em uma ciência híbrida e, portanto, deve estudar tanto o cérebro, os neurotransmissores e as complexas relações do sistema nervoso quanto todo o restante, anatômico e fisiológico, dos diferentes órgãos e funções do organismo. Ao mesmo tempo, deve também buscar compreender os múltiplos aspectos do viver concreto dos pacientes, que estão inseridos em relações interpessoais, ambientes de trabalho, grupos culturais e nos momentos históricos da sociedade em que vivem.

Esse foi o grande desafio com que este livro se deparou. Seus capítulos, frutos da valiosa contribuição de vários profissionais da Faculdade de Medicina de São José do Rio Preto (FAMERP) e, em especial, do Departamento de Ciências Neurológicas, Psiquiatria e Psicologia Médica, procuram cobrir cada uma das especialidades médicas, apontando o quanto a psiquiatria pode contribuir para refletir sobre alguns de seus impasses e incompletudes, para aprimorar o saber e a eficácia do médico, e para assegurar melhor atendimento aos pacientes, considerados em sua integralidade. Mais do que isso, o livro visa essencialmente ser útil – tanto um instrumento para aprofundar o conhecimento da clínica psiquiátrica quanto um guia para sua prática, sobretudo no tocante ao inter-relacionamento da psiquiatria com as outras especialidades da medicina frente aos desafios da prática hospitalar geral.

Os 49 capítulos procuram oferecer uma visão ao mesmo tempo abrangente e aprofundada desse diálogo necessário entre a especialidade psiquiátrica e as múltiplas especializações em que o saber médico se dividiu e se subdividiu nos últimos tempos. Hoje em dia, constata-se facilmente que o especialista sabe "quase tudo de muito pouco"; seu aprofundamento em uma área diminuta da realidade tem o grande mérito de esclarecer aspectos extremamente sofisticados daquela parte, mas corre sempre o risco de deixar obscuros outros igualmente importantes de uma realidade tão complexa e inter-relacionada como a saúde humana.

A interconsulta busca suprir o que falta em uma medicina apenas organicista – medicina de órgão, medicina do especialista –, que, apesar de suas enormes evolução e eficiência, foi deixando lacunas, hiatos, *gaps* que precisam ser atendidos exatamente para reintegrar em um todo aquilo que a superespecialização fragmentou, e isso sem desconsiderar os grandes avanços que o saber especializado acarretou.

Os leitores observarão que este livro é um manual prático de condutas para a interconsulta psiquiátrica, material utilíssimo tanto para os médicos de todas as especialidades quanto para o clínico geral, os plantonistas e, de maneira muito profunda, os demais profissionais da Saúde também envolvidos nos tratamentos. Por isso, vários capítulos não podem ser lidos apenas como ferramentas técnicas, haja vista que consistem em discussões sobre princípios, essências e o que é inerente ao ser humano, apresentando-se em questões de ordens técnica e filosófica.

Psicólogos, fisioterapeutas, fonoaudiólogos, assistentes sociais, terapeutas ocupacionais e outros profissionais poderão constatar a utilidade e abrangência deste livro para melhorar a qualidade de suas respectivas atuações. Encontrarão também muitas indicações de como articular suas técnicas, seus conceitos e seus métodos com o campo da Saúde, dialogando e interagindo com o saber e a arte da medicina e da ciência sem perder suas características específicas, mas ganhando expansão ao se encontrarem e se complementarem.

Para os médicos, é preciso assinalar que os conhecimentos se renovam completamente a cada 5 anos; por isso, atualização é fundamental. Entretanto, não se deve apenas saber *o que* fazer, mas também saber *por que* fazer. Nesse sentido, este livro-manual procura apresentar as informações mais recentes de cada área, além de indicar sobre quais bases sólidas atuais irão apoiar-se os conhecimentos futuros.

Lazslo Antônio Ávila
Gerardo Maria de Araujo Filho

Sumário

Parte 1 • Introdução, 1

1 Interconsulta Psiquiátrica no Hospital Geral, 3
Yoichi Takaki Konno • Fernanda Menezes de Faria

2 Interconsulta Psiquiátrica no Hospital de Base, 13
Yoichi Takaki Konno • Fernanda Menezes de Faria

Parte 2 • Treinamento em Interconsulta Psiquiátrica, 29

3 Relação Médico-Médico, 31
Taciana de Castro Silva Monteiro Costa • Ana Carolina Gonçalves Olmos

4 Psicologia Médica, 41
Cláudia Thomé Beletti • Lazslo Antônio Ávila

5 Relação Médico-Paciente, 53
Eduardo Galvão Barban • Ana Carolina Gonçalves Olmos

6 Habilidades Essenciais para o Fortalecimento das Relações Profissionais dos Médicos com seus Pacientes, 70
Cláudia Thomé Beletti

7 Adoecimento e Suas Múltiplas Faces, 79
Lazslo Antônio Ávila

8 Morte e Morrer, 90
Maria Julia Kovács

9 Abordagem ao Paciente Psiquiátrico, 103
Yoichi Takaki Konno • Celina Dias e Santos Lazzaro

Parte 3 • Transtornos Mentais Mais Comuns, 117

10 Transtorno Depressivo Maior, 119
Guilherme Wazen • Bianca Besteti Fernandes Damiano • Carlos Alves Sarquis Aiex • Gabriel Silveira Parreira • Hudson de Morais Noronha • Loíse Maria Tiozzo Cenedesi • Pedro Carvalho

11 Transtorno Afetivo Bipolar, 128
Guilherme Wazen • Bianca Besteti Fernandes Damiano • Carlos Alves Sarquis Aiex • Gabriel Silveira Parreira • Hudson de Moraes Noronha • Loíse Maria Tiozzo Cenedesi • Pedro Carvalho

12 Comportamento Suicida, 141
Guilherme Wazen • Érico Marques Kohl

13 Transtornos Relacionados ao Estresse, 153
Elton Alonso Pompeu • Lazslo Antônio Ávila

14 Agitação Psicomotora, 170
Mayra Folgosi Ricci • Angélica C. Moizés Cucolo • João Augusto Doimo Antunes

15 Somatização e Transtornos de Sintomas Somáticos: Fenômenos e Sintomas Psicossomáticos, 189
Lazslo Antônio Ávila • Marília Capuço Oliveira

16 Delirium, 203
Daniel Canhada Brianti • Débora Motta Ramos Brianti

17 Síndrome Neuroléptica Maligna, 213
Celina Dias e Santos Lazzaro • Érico Marques Kohl • Nicole de Oliveira Mazzeto

18 Síndrome Serotoninérgica, 221
Celina Dias e Santos Lazzaro • Érico Marques Kohl • Nicole de Oliveira Mazzeto

19 Catatonia e Catatonia Maligna, 227
Celina Dias e Santos Lazzaro • Érico Marques Kohl • Nicole de Oliveira Mazzeto

20 Transtornos Ansiosos, 238
Érico Marques Kohl

21 Insônia, 252
Lucia Helena Neves Marques • Darley Paulo Fernandes da Silva

22 Substâncias Psicoativas, 261
Cassiano Lara de Souza Coelho • Tatiana Munia

23 Psicoses, 278
Fábio Borghi • Karina Cestari de Oliveira

24 Transtornos da Personalidade, 290
Décio Gilberto Natrielli Filho • Edda Giuliana Fernandes Rêgo Agrelli • Vinícius Fernandes de Freitas

25 Transtornos Alimentares, 304
Ana Elisa Sá Antunes Ribeiro • Milena Mazetti Spolon

26 Síndromes Demenciais e Manifestações Comportamentais Associadas, 320
Gerardo Maria de Araujo Filho • Leisa Barbosa de Araujo • Caio Del'Arco Esper

27 Dor, 343
Marília Capuço Oliveira • Lazslo Antônio Ávila

Parte 4 • Populações Específicas, 359

28 Psiquiatria da Infância e da Adolescência: Crianças, 361
José Robson Samara R. Almeida Jr. • Milena Mazetti Spolon • Altino Bessa Marques Filho

29 Psiquiatria da Infância e da Adolescência: Adolescentes, 369
José Robson Samara R. Almeida Jr. • Milena Mazetti Spolon • Altino Bessa Marques Filho

30 Transtornos Mentais Perinatais, 376
Adrianne Lira • Amaury Cantilino

31 Saúde Mental da Mulher, 393
Christiane Carvalho Ribeiro • Igor Emanuel Vasconcelos e Martins Gomes • Jerônimo Mendes-Ribeiro

32 Particularidades do Paciente Idoso no Contexto da Interconsulta Psiquiátrica, 413
Gerardo Maria de Araujo Filho • Leisa Barbosa de Araujo • Débora Motta Ramos Brianti

Parte 5 • Psiquiatria e Outras Especialidades, 435

33 Transtornos Mentais e Oncologia, 437
Augusto Obuti Saito • Taciana de Castro Silva Monteiro Costa

34 Cuidados Paliativos e Psiquiatria, 448
Rodrigo Mendonça Paulino • Taciana de Castro Silva Monteiro Costa

35 Interface Psiquiatria e Dermatologia, 461
Fabiana Gerbi • Cintia Maria Garcia Marchi • Eurides M. O. Pozetti • Fábio Antonio de Andrade

36 Neurologia, 490
Izabela G. Barbosa • Antonio Lucio Teixeira

37 Infectologia, 506
Fernanda Menezes de Faria • Leisa Barbosa de Araujo • Irineu Luiz Maia

38 Cardiologia, 516
Thiago Baccili Cury Megid • Eduardo Palmegiani • Elzo Thiago Brito Mattar • Adalberto Lorga Filho

39 Abordagem Prática da Neuroimagem em Transtornos Mentais, 532
Jorge Takahashi • Daniele Menegassi • Marília Capuço Oliveira

40 Pediatria, 551
Simone Secco da Rocha • Regina Albuquerque • Mariana G. Tedeschi Olmos

41 Epilepsia e Transtornos Psiquiátricos, 556
Simone Secco da Rocha • Regina Albuquerque • Mariana G. Tedeschi Olmos

42 Doenças Metabólicas Hereditárias, 561
Simone Secco da Rocha • Regina Albuquerque • Mariana G. Tedeschi Olmos

43 Doenças Reumatológicas Infantojuvenis, 566
Simone Secco da Rocha • Regina Albuquerque • Mariana G. Tedeschi Olmos

44 Doenças Respiratórias, 574
Simone Secco da Rocha • Regina Albuquerque • Mariana G. Tedeschi Olmos

45 Doenças Hepáticas, Renais e Encefalopatias, 581
Karina Cestari de Oliveira

46 Covid-19, 594
Ana Carolina Gonçalves Olmos • Bianca Cavalca Dedini • Flávia S. D. Santos • Giuliana Gisele Magalhães

Parte 6 • A Vida de um Interconsultor, 613

47 Saúde Mental e os Profissionais da Saúde, 615
Ana Carolina Gonçalves Olmos • Ana Ritas Dias Resende Nosralla • Giovana Fiod da Grela • Samuel Servinhani Fernandes

48 Aspectos Éticos e Legais na Interconsulta, 629
Eduardo De Martin Guedes Carvalho Costa • Jacqueline Michelle Segre • Fernanda Menezes de Faria

Parte 7 • Psicofarmacologia, 647

49 Psicofármacos, 649
Érico Marques Kohl

Índice Alfabético, 681

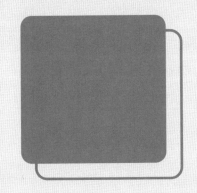

Introdução

1   Interconsulta Psiquiátrica no Hospital Geral, *3*
2   Interconsulta Psiquiátrica no Hospital de Base, *13*

Interconsulta Psiquiátrica no Hospital Geral

Yoichi Takaki Konno • Fernanda Menezes de Faria

Introdução

A criação de um livro que aborda exclusivamente a interconsulta psiquiátrica (ICP) mostra a importância desse serviço na atual realidade da Medicina. Foi uma longa jornada feita até aqui, passando pelos asilos na Idade Média, hospitais religiosos, manicômios, o desenvolvimento da Psicossomática, entre outros eventos.

Muito mais que um espaço multidisciplinar, a ICP possibilita um olhar integral sobre o paciente, seguindo os moldes do método biopsicossocial, contribuindo para a redução do estigma acerca da saúde mental. O acolhimento em diversos ambientes hospitalares, que muitas vezes representam a primeira oportunidade de contato do paciente com a psiquiatria, permite fazer uma ponte com os demais serviços extra-hospitalares da Rede de Atenção Psicossocial (RAPS).

Neste capítulo, o serviço da ICP será abordado, de forma geral, por meio da introdução de conceitos que facilitarão a leitura dos capítulos seguintes.

> A ICP possibilita um olhar integral sobre o paciente, reduzindo o estigma. Permite o primeiro contato com a Psiquiatria e faz uma ponte com os serviços extra-hospitalares.

Histórico

Apesar de muito diferente do que vemos hoje em dia – como descrito no livro *Madness and Civilization*, de Michel Foucault –, no fim do século XVII, ocorreu o Grande Confinamento. **A primeira medida adotada pelos países europeus em relação aos chamados "insanos" foi marginalizá-los da sociedade** e colocá-los fisicamente em instituições fechadas (asilos), junto com outras populações (pessoas em situação de rua, profissionais do sexo etc.).[1]

A fim de contextualizar a época, em tal período estava estabelecido um sistema aristocrático absolutista na França (Antigo Regime), que se baseava no Cristianismo (Figura 1.1). A cidade de Paris, assim como outras cidades europeias, apresentava diversos bairros (*Cour des miracles*) com alto índice de desemprego, crimes e pessoas em situação de rua. Para a sociedade cristã, essas pessoas deveriam reverter suas condutas imorais por meio do confinamento.[2,3]

> O livro *História da Loucura*, de Michel Foucault, é uma análise histórica das ideias, práticas, instituições, arte e literatura ligados ao tema da loucura no Ocidente.
>
> Foucault M. História da loucura. São Paulo: Perspectiva; 2019.

> O homem moderno não se comunica mais com o louco [...]. Não existe uma linguagem comum, ou melhor, ela não existe mais; a constituição da loucura como doença mental, no final do século XVIII, testemunha a ruptura do diálogo, dá a separação já encenada, e expulsa da memória todas aquelas palavras imperfeitas, sem sintaxe fixa, faladas com hesitação, em que se realizava a troca, entre a loucura e a razão. A linguagem da psiquiatria, que é um monólogo pela razão sobre a loucura, só poderia ter surgido em tal silêncio.[1]

De qualquer forma, **foi uma das primeiras oportunidades de observarem a "loucura" como um objeto de estudo, introduzindo à Nosologia o conceito de alienação mental**. Em 1728, em Londres, um esboço de enfermaria psiquiátrica surgiu no St. Thomas Hospital (também chamado *Lunatic House*). No fim do século XVIII, já com supervisão de médicos, conceitos aristotélicos e platônicos eram utilizados para o tratamento dos enfermos.[4]

A Psiquiatria só se tornou uma especialidade médica em 1801, com o *Traité médico-philosophique sur l'aliénation mentale ou la manie*, escrito por Philippe Pinel, médico francês (Figura 1.2). No livro, ele entende por alienação o paciente que se sente estranho (*alienus*) perante a sociedade sã. Anos antes, em 1798, Pinel escreveu uma classificação nosológica: melancolia, mania (insanidade), demência e idiotismo.[4]

> No século XVII, houve um movimento de confinamento dos doentes mentais, marginalizando-os da sociedade juntamente com outras pessoas que apresentavam condutas imorais do ponto de vista cristão.

> A Psiquiatria se tornou uma especialidade médica em 1801, com a publicação do *Tratado médico-filosófico sobre a alienação ou a mania*.

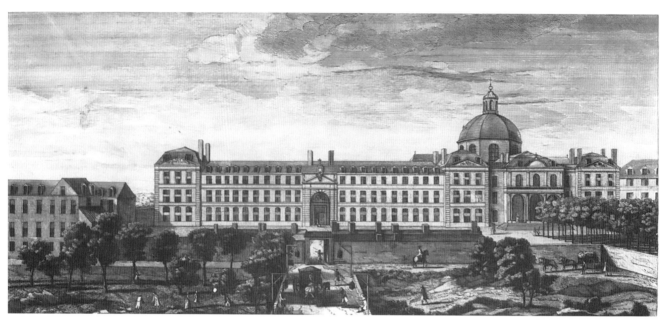

Figura 1.1 Hospital de Salpêtrière, no século XIII, por Jacques Rigaud.

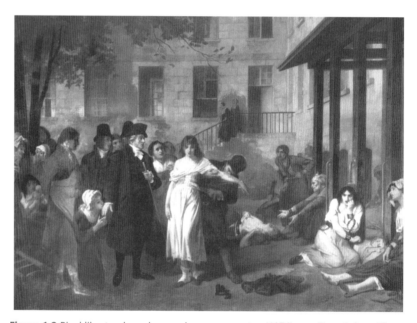

Figura 1.2 Pinel libertando os loucos de suas correntes (1876), por Tony Robert-Fleury.

Em 1902, nos EUA, o primeiro hospital geral com leitos psiquiátricos iniciou atendimento. No início, foram encaminhados apenas pacientes crônicos, mas, após um período, havia solicitação quase diária de interconsulta psiquiátrica.

Já em **1902, nos EUA, o primeiro hospital geral com leitos psiquiátricos inicia atendimentos** (Albany Medical Center); e, em seguida, após a publicação do artigo científico de George Henry, esse movimento ganha mais força.[5]

No curso do desenvolvimento de qualquer empreendimento humano, é desejável fazer uma pausa agora de vez em quando, a fim de levar em conta o que aconteceu e determinar o que pode ser aprendido com as novas experiências [...]. Em um hospital, o superintendente recebeu a proposta de ajuda psiquiátrica com a observação de que em sua experiência a "loucura" era uma doença sem esperança e, além disso, estes não eram pacientes "loucos" em seu hospital [...]. Com tais reservas quanto à necessidade de ajuda psiquiátrica, parecia aconselhável proceder com cautela e depender dos resultados para aprovação futura. O trabalho foi iniciado em um departamento ambulatorial já superlotado, onde o espaço mínimo necessário para uma clínica foi relutantemente concedido. **No início, apenas alguns pacientes crônicos que haviam esgotado os recursos de outras clínicas foram encaminhados, mas ao final** de uma lacuna esta clínica se comparou favoravelmente com outras; **havia uma solicitação quase diária de consulta psiquiátrica nas enfermarias; o interesse** ativo e a cooperação substituíram a apatia e a falta de compreensão; e preparou-se o caminho para o consequente crescimento do serviço prestado.

[...] na equipe de qualquer hospital geral deve existir um psiquiatra que faça visitas regulares às enfermarias, oriente e supervisione os estudantes e frequente as reuniões médicas, para que haja troca mútua de experiências e uma discussão aberta dos casos mais complicados.[5]

Como se pode observar, essas citações poderiam muito bem se encaixar na realidade atual, mostrando que muito do contexto e dos conceitos empregados no século passado ainda vigoram. Outro autor, Edward Billings, da Universidade do Colorado, pontuou a base da ICP no hospital geral:

- Tratamento de **casos de má adaptação do indivíduo à doença** e de **casos de doença mental no hospital**
- Fusão de **assistência e ensino**
- Estabelecimento da **psicobiologia como parte integrante do raciocínio clínico** de médicos e estudantes de todas as áreas da Medicina
- Desenvolvimento, nos médicos e estudantes, de uma **mentalidade que incorpore os conceitos de personalidade e funcionamento social do indivíduo**.[6]

Em **1922, Felix Deutsch**, aluno de Sigmund Freud, **criou a expressão Medicina Psicossomática**, cujo modelo teórico inicial baseava-se na Psicanálise. Houve diversos avanços teóricos, principalmente na Europa, com contribuições de grandes autores, como Sándor Ferenczi e Georg Groddeck (considerado o pai da Psicossomática).[7]

Nas outras décadas, principalmente nos EUA, houve um desenvolvimento ainda maior das unidades psiquiátricas em hospitais gerais, em razão da **Segunda Guerra Mundial**, bem como da organização do Estado de bem-estar social, do desenvolvimento de pesquisas científicas no campo da Medicina e de atividades de reabilitação psicossocial.[8,9] De 1939 a 1984, o número de unidades aumentou de 153 para 1.358. Com essas mudanças, foram criados periódicos relacionados ao tema, por exemplo, *Psychosomatic Medicine* (1939), *Psychosomatics* (1953), *Journal of Psychosomatic Research* (1956) e *Psychiatry in Medicine* e *General Hospital Psychiatry* (1970).[10]

O **estágio de ICP entrou no programa de residência médica da Psiquiatria em 1974** e se tornou subespecialidade em 1993. Atualmente, é o **segundo** *fellowship* mais buscado entre os psiquiatras recém-formados (5,7 a 20% dos psiquiatras).[11,12]

Brasil

Desde o período colonial, os pacientes eram tratados em hospitais religiosos (também chamados de "loquerias"), porém era comum que várias dessas pessoas estivessem em situação de rua ou que tivessem saído do sistema prisional.[13]

No Brasil, a Psiquiatria somente iniciou seu processo com o **Hospício de Pedro II**, em 1852, um dos primeiros manicômios do país, marcando a fundação do alienismo brasileiro. Foi o primeiro manicômio do hemisfério sul e da América Latina; à época, na vanguarda da Medicina hospitalar.[13] Outras instituições valem ser relembradas:

- Hospício Provisório de Alienados, em São Paulo/SP (1852)
- Hospício de Alienados, em Recife-Olinda/PE (1864)
- Hospício Provisório de Alienados, em Belém/PA (1873)
- Asilo de Alienados São João de Deus/BA (1874)
- Hospício de Alienados São Pedro/RS (1884)
- Asilo de Alienados São Vicente de Paulo/CE (1886)
- Hospital Juquery, em Franco da Rocha/SP (1895)
- Hospital Colônia de Barbacena/MG (1903)
- Hospital Colônia Sant'Ana de São José/SC (1941).[14]

Nos manicômios brasileiros, em função do **baixo número de funcionários e profissionais da Saúde e das condições precárias** – aglomeração, infecções (varíola) –, **a mortalidade chegava a 45%.**

Pelo menos 60 mil pessoas morreram entre os muros do Colônia. Tinham sido, a maioria, enfiadas nos vagões de um trem, internadas à força. Quando elas chegaram ao Colônia, suas cabeças foram raspadas, e as roupas, arrancadas. Perderam o nome, foram rebatizadas pelos funcionários, começaram e terminaram ali. Cerca de 70% não tinham diagnóstico de doença mental. Eram epiléticos, alcoolistas,

Na equipe de qualquer hospital geral deve existir um psiquiatra favorecendo a avaliação dos pacientes, a troca mútua de experiência e a discussão sobre casos difíceis.

Integração de assistência e ensino em saúde mental.

Fortalecimento da psicobiologia como parte integrante do raciocínio clínico.

O estágio de ICP entrou no programa de residência médica em Psiquiatria em 1974. É o segundo *fellowship* mais procurado por psiquiatras recém-formados.

O Hospício de Pedro II, em 1852, marcou a fundação do alienismo brasileiro.
Eram tratados casos de má adaptação à doença e portadores de transtornos mentais.

Os manicômios brasileiros tinham condições precárias, baixo número de funcionários e mortalidade chegando a 45%.

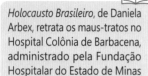

As unidades psiquiátricas em hospitais gerais foram regulamentadas apenas em 1992 e, até hoje, o número de leitos continua baixo, muito inferior à média mundial.

O mito da doença mental
Thomas Szasz defende que a enfermidade mental é uma mistura desconexa de elementos médicos e psicológicos com o principal objetivo de controle social.

A ICP promove cuidado aos pacientes de departamentos não psiquiátricos em hospital geral. É uma área de *expertise* da Psiquiatria e pode funcionar sob dois modelos: ligação, quando o psiquiatra é um membro da equipe; e consultoria, que ocorre sob demanda, ou seja, o psiquiatra avalia pacientes que estão sob o cuidado de outras equipes.

homossexuais, prostitutas, gente que se rebelava, gente que se tornara incômoda para alguém com mais poder. Eram meninas grávidas, violentadas por seus patrões, eram esposas confinadas para que o marido pudesse morar com a amante, eram filhas de fazendeiros as quais perderam a virgindade antes do casamento. Eram homens e mulheres que haviam extraviado seus documentos. Alguns eram apenas tímidos. Pelo menos trinta e três eram crianças.[15]

O **movimento antimanicomial**, iniciado na década de 1970, foi se fortalecendo após alguns marcos, tais como a I Conferência Nacional de Saúde Mental, em 1987; a Constituição Federal de 1988; a Lei Federal nº 8.080, em 1990 (SUS); a Conferência Regional para a Reestruturação da Assistência Psiquiátrica, na cidade de Caracas, em 1990; e a Lei Paulo Delgado (Lei Federal de Saúde Mental nº 10.216), com submissão no Congresso Nacional em 1989 e sanção em 2001.[16]

Tal contexto era favorável à **discussão sobre a presença de Unidades Psiquiátricas em Hospitais Gerais** (UPHG), já estruturadas internacionalmente. Em 1992, o Ministério da Saúde regulamentaria o funcionamento dessas unidades no Brasil. Porém, algumas pequenas enfermarias já começavam a surgir na Universidade da Bahia (Figura 1.3) e no Hospital dos Comerciários de São Paulo, em 1954. Em 1977, na Escola Paulista de Medicina (Unifesp), um serviço de ICP estruturado foi criado. No ano seguinte, o mesmo ocorreu no Hospital das Clínicas da Faculdade de Medicina da Universidade de São Paulo. E, em 1986, a Universidade Estadual de Campinas também implementou esse serviço.[8]

Até 2014, havia 189 hospitais psiquiátricos e 167 UPHG no Brasil (Figura 1.4). Porém, **o número de leitos psiquiátricos em hospitais gerais ainda continua baixo**. Em 2005, a taxa era de 0,12 leitos a cada 10 mil habitantes, muito inferior à média mundial (0,84). Além disso, a produção científica foi relativamente baixa, com somente 13 artigos publicados entre 1990 e 2015. Inclusive, a área de ICP não está mais presente na Associação Brasileira de Psiquiatria (ABP) desde 2013, portanto não há a possibilidade de realização de residência médica.[7]

Tipos de interconsulta psiquiátrica

A ICP é definida como uma **subespecialidade da Psiquiatria que promove cuidado aos pacientes de departamentos não psiquiátricos do hospital geral, avaliando diagnósticos e realizando tratamentos e prevenção de doenças.** Além disso, pode fazer com que os conceitos psiquiátricos cheguem a outros profissionais da saúde.[17] Tal definição demonstra que a **ICP é uma área de** *expertise* **da Psiquiatria**, sendo, portanto, muito mais que um local para o qual o paciente é encaminhado.

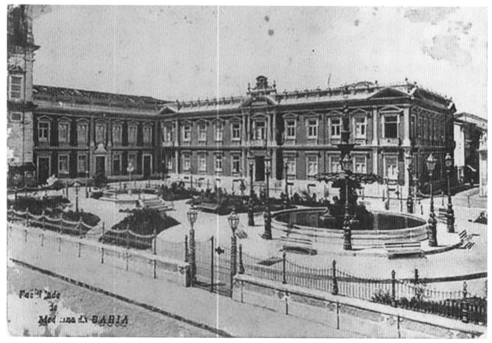

Figura 1.3 Edifício da antiga Faculdade de Medicina da Universidade Federal da Bahia (UFBA), construído em 1905.

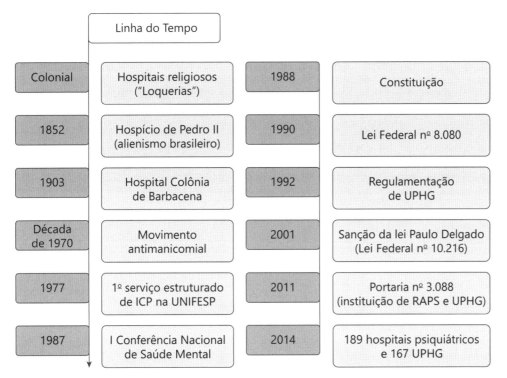

Figura 1.4 Linha do tempo da interconsulta psiquiátrica brasileira. ICP: interconsulta psiquiátrica; UNIFESP: Universidade Federal de São Paulo; UPHG: Unidades Psiquiátricas em Hospitais Gerais; RAPS: Rede de Apoio Psicossocial.

Ronald Laing foi um crítico radical do poder psiquiátrico e das práticas psiquiátricas. O psiquiatra britânico defendia que a linguagem psiquiátrica é fabricada com objetivo último de circunscrever e isolar o paciente em uma entidade nosológica – tornar a pessoa um objeto.

Laing RD. The politics of experience and the bird of paradise. Nova York: Penguim; 1990.

Ligação

A **ICP de ligação está integrada à equipe médica responsável**, que atende os pacientes e participa das discussões e reuniões clínicas. **É realizada por um membro da equipe, que se encontra diariamente na enfermaria**. Esse formato emprega as três principais formas básicas de consulta: orientada ao paciente, à consulta e à situação.[18] No entanto, uma das críticas feitas a esse tipo de ICP gira em torno do **alto consumo de recursos financeiros, humanos e de tempo para garantir tal serviço**.

Consultoria

Na ICP de consultoria, **o profissional avalia pacientes sob o cuidado de outras equipes, após um pedido de interconsulta ou referenciamento**. Portanto, a consulta é episódica e sob demanda, apesar de haver reavaliações subsequentes, caso haja necessidade.[9]

Efetividade

Atualmente, um dos principais argumentos da manutenção e criação de novos serviços de ICP é o **custo-benefício**.[19] Um estudo realizado por Billing et al. (1937), o primeiro a avaliar tal critério, reportou a diminuição da duração média de internação de 28 para 16 dias no Hospital Geral de Denver, com redução de custos; entretanto, o estudo baseou-se em diversas suposições e apresentou poucas evidências claras.[20] Posteriormente, outros autores mostraram resultados mais robustos em diversas outras áreas:

- 1981: idosos com fratura de fêmur tinham 12 dias a menos de internação e o dobro de alta médica. Isso resultaria em $ 2.400 de economia por paciente ($ 7.222 em 2021)[21]
- 1986: estudo controlado randomizado com pacientes com transtorno de somatização verificou redução de custos entre 49 e 53%, sem alteração de satisfação dos pacientes[22]
- 1991: estudo procurou evitar os erros metodológicos prévios, incluindo, desta vez, amostra maior, randomização, critérios de inclusão, cegamento e delineamento de intervenção. Em idosos com fratura de quadril, houve redução de 1,7 a 2,2 dias de internação, com economia de $ 1.099 a $ 1.423 por paciente (de $ 2.646 a $ 3.426 em 2021)[23]

- 1992: em estudo controlado randomizado, com 2.670 pacientes, não houve diferença entre grupos que foram avaliados pela ICP e controles. Os autores atribuem tal resultado ao nível socioeconômico da amostra, ao fato de o interconsultor realizar visitas únicas e ao menor tempo de acompanhamento[24]
- 1999: um estudo japonês comparou a lucratividade da ICP total (24 h) e da parcial a partir da verificação do reembolso médico e do salário do interconsultor. Concluiu-se que ambos eram lucrativos, sendo o primeiro proporcionalmente maior.[25]

> Critérios para avaliar a efetividade da ICP: custo-benefício (com redução do tempo de internação e do custo); concordância entre equipe responsável e equipe da ICP; e satisfação da equipe responsável e dos pacientes.

Além do custo-benefício, outros critérios foram criados para avaliar a ICP. Um deles é a **concordância entre a equipe de interconsulta e a equipe responsável**, que pode ser avaliada ao identificar se as sugestões de conduta foram acatadas ao final. Quanto maior a concordância, mais efetiva a ICP. Em revisão sistemática, três pontos foram avaliados:

- Diagnóstico psiquiátrico: 43 a 49% de concordância
- Recomendação de avaliação diagnóstica (exames complementares, avaliação de Psicologia): 33 a 71% de concordância
- Recomendação medicamentosa: 52 a 80% de concordância.[26]

Outro critério utilizado foi a **satisfação da equipe responsável e dos pacientes internados**, com dados coletados por meio de entrevistas e questionários. Nesse caso, faz-se a associação entre alta efetividade e maior satisfação. Os resultados evidenciam grande heterogeneidade nos estudos, principalmente em razão da variedade de perguntas e metodologias (retrospectiva e prospectiva):

- Profissional da equipe: 39 a 100% de satisfação
- Pacientes: 28 a 100% de satisfação.[26]

Solicitação de interconsulta

> O número de solicitações na ICP, apesar da tendência de crescimento, ainda é baixo, em torno de 0,72 a 5,8%.

Na ICP de consultoria, não há um rastreamento ativo de pacientes, levando a um número baixo de solicitações de interconsulta. Os números atuais variam entre 0,72 e 5,8%, o que é muito inferior à prevalência mundial de transtornos psiquiátricos.[27-31]

Há diversas razões para tais números, que, apesar de baixos, apresentaram uma **tendência de crescimento nos últimos anos**. Em revisão sistemática feita por Chen (2016),[32] procuraram-se artigos científicos de 1965 a 2015 que pudessem avaliar possíveis barreiras e estímulos ao crescimento da ICP, tanto do ponto de vista estrutural quanto da equipe solicitante (Tabela 1.1).

Como encaminhar?

Uma das principais dificuldades é a própria solicitação de interconsulta. O médico responsável vai se perguntar como esse procedimento deve ser feito. Três perguntas devem ser respondidas para facilitar e resumir esse processo.

Tabela 1.1 Barreiras e estímulos que influenciam a solicitação de interconsulta.

> Barreiras a solicitação: falta de protocolos detalhados; falha na comunicação entre ICP e outras equipes; estigma e preferência do paciente, desconforto da equipe em lidar e manejar sintomas psicológicos.

Barreiras	Estímulos	Influência pouco clara
Falta de protocolos detalhados de prevenção ao suicídio	Presença de serviço ICP exclusivo	Pressão no trabalho de equipes referenciadoras
Falta de comunicação entre ICP e outras equipes médicas	Envolvimento ativo do interconsultor	Possível benefício com enfermeira de saúde mental
Estigma e preferência do paciente	Triagem multidisciplinar de pacientes internados	Expectativa diferente com o serviço de ICP
Dificuldade de reconhecimento de transtornos mentais	Medicina interna e Saúde da Família avaliam os componentes psicológicos	
Desconforto da equipe responsável em lidar e manejar sintomas psicológicos	Confiança na equipe da ICP	

ICP: interconsulta psiquiátrica. (Adaptada de Chen et al., 2016.[32])

Quem?

O paciente a ser encaminhado é aquele que, por alguma razão, apresenta possíveis sintomas psiquiátricos que geram sofrimento psíquico e/ou prejudicam o funcionamento social e a aderência ao tratamento clínico. A saber (Figura 1.5):

- Depressivos: tristeza, humor diminuído, anedonia (perda de prazer e interesse), sentimento de culpa, pensamento de morte, ideação suicida (com ou sem planejamento), tentativa de suicídio, automutilação, agitação ou retardo psicomotor, falta ou aumento de apetite, alteração de sono, desconcentração, diminuição de energia
- Maníacos: humor elevado, grandiosidade, menor necessidade de sono, loquacidade, experiência subjetiva de pensamentos acelerados, distraibilidade, agitação psicomotora, exposição a risco
- Ansiosos: preocupação, medo, tensão, irritabilidade, inquietude, desconcentração, sintomas autonômicos (taquicardia, aumento de pressão arterial, dor no peito), adrenérgicos (sudorese, extremidades frias, tremores), gástricos (dispepsia, náuseas, vômito, diarreia), respiratórios (falta de ar, sensação de asfixia), somáticos (parestesia, globus faríngeo, tontura, visão embaçada), sexuais (menor libido sexual, disfunção erétil, retardo ejaculatório, anorgasmia)
- Psicóticos: alucinação (visual, auditiva, tátil, sinestésica, cenestésica), ilusão, delírios (persecutórios, autorreferentes, místicos-religiosos, de ruína etc.), pensamento desorganizado (frouxidão de laços associativos, desagregação, salada de palavras), comportamento desorganizado (atos bizarros, repetitivos, sem objetividade)
- Externalizantes: irritabilidade, agressividade (verbal, física), agitação, sintomas opositores
- Uso de substâncias psicoativas: intoxicação, abstinência, fissura, tolerância, exposição a risco, consumo compulsivo, tentativas malsucedidas de reduzir ou suspender o uso, maior tempo planejando adquirir a substância
- Por estresse: lembranças, sonhos e *flashbacks* angustiantes e recorrentes do evento traumático, esforço para evitar recordações, incapacidade de vivenciar emoções positivas, senso de realidade alterado, amnésia, perturbação do sono, surtos de raiva, hipervigilância, sobressalto
- Dissociativos: despersonalização, desrealização, amnésia, crise conversiva, transe, possessão
- Catatônicos: estupor (sem atividade psicomotora), catalepsia (postura mantida passivamente contra a gravidade), flexibilidade cérea (resistência leve ao movimentar o paciente), mutismo (sem resposta verbal ou parcial), negativismo (oposição ou sem resposta a instruções), postura (postura ativamente contrária à gravidade), maneirismo (movimentos inadequados de ações normais), estereotipia (movimentos repetitivos, frequentes, sem objetivo), ecolalia (imitação da fala), ecopraxia (imitação dos movimentos de outra pessoa)
- Alimentares: mudança de comportamento alimentar (compulsão, restrição, evitação), preocupação excessiva com o peso, sensação de descontrole da alimentação, comportamentos compensatórios (purgativos, restritivos)
- Obsessivos-compulsivos: obsessão (pensamentos, impulsos ou imagens recorrentes, persistentes, desagradáveis e indesejáveis) e compulsão (comportamentos repetitivos ou atos mentais para reduzir ansiedade)
- Outros: dificuldade de comunicação com o paciente, recusa ao tratamento, luto, ansiedade sobre algum procedimento, maus-tratos, negligência infantil, abuso sexual, situação de vulnerabilidade.[33]

> Quem deve ser encaminhado? Pacientes com sintomas psiquiátricos que geram sofrimento psíquico ou prejudicam o funcionamento social e a aderência ao tratamento clínico. Fortalecimento da psicobiologia como parte integrante do raciocínio clínico. Integração entre assistência e ensino em saúde mental.

Quando?

- Após exclusão de causa orgânica (se houver)
- Paciente consciente, vígil (com exceção de *delirium*, catatonia)
- Na presença de acompanhante (se possível)
- O mais breve possível.

> Antes de solicitar a ICP, sempre avaliar se o paciente está consciente, se há acompanhante e se foram excluídas causas orgânicas.

Como?

- Solicitação de interconsulta psiquiátrica registrada por meio de *software* da instituição, documento físico, telefonema, bipe
- Informações de anamnese contendo dados principais, como leito, setor (emergência, enfermaria, UTI, ala cirúrgica), motivo da solicitação e hipótese diagnóstica.

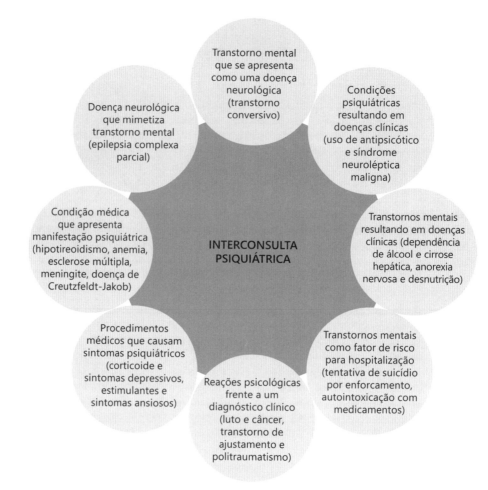

Figura 1.5 Possíveis cenários para a solicitação de interconsulta psiquiátrica. (Adaptada de Ho et al., 2019.[38])

Dificuldades

Além do estigma da população em geral, citado anteriormente, há, também, influência desse estigma sobre formuladores e gestores de políticas de Saúde.[34] De **1995 a 2005, houve uma redução de recursos federais para a saúde mental** de $ 2.66 *per capita* para $ 1.95.[35] Em 2020, foram investidos R$ 1,5 bilhão na abertura de novos postos de atenção da Rede de Apoio Psicossocial (RAPS), além do oferecimento de incentivos financeiros no valor de R$ 99 milhões.[36]

Uma pesquisa realizada em 2000 por psiquiatras formados pela Pontifícia Universidade Católica do Rio Grande do Sul (PUCRS) e pela Universidade Estadual de Campinas (Unicamp) mostrou as seguintes dificuldades:

- Irregularidade de solicitações: 33%
- Desvalorização do psiquiatra por outros médicos: 33%
- Remuneração insuficiente: 25%
- Ambiente de trabalho adverso: 20%
- Desvalorização das atividades por demais psiquiatras: 20%
- Desgaste físico ou emocional: 37 a 50%.[37]

Uma vez que a interconsulta de consultoria é esporádica e sob demanda, é comum não haver compromisso com a manutenção do serviço nem espaço para investimentos. Por isso, muitas vezes, **há escassez de profissionais habilitados, pouco incentivo para treinamento de psiquiatras em ICP e para a produção científica nesse campo.**

Atualizações

- A maioria dos novos estudos focou a ICP e a covid-19. Esse assunto será abordado adiante
- Ho et al. (2019), em uma revisão bibliográfica publicada na revista *Psychosomatics*, discutiram sobre **novas possibilidades de ensino na ICP**: rotações de ensino (consolidação de conhecimento ao ensinar outros residentes), simulações, uso de redes sociais para discussão de casos, uso de dispositivos eletrônicos, como *tablets* e celulares[38]
- Trinh et al. (2020) mostraram que o treinamento constante da equipe de ICP se mostra necessário, pois o profissional interconsultor lida com diversos tipos de pacientes, que, além das diferentes queixas, podem variar social, cultural e etnicamente[39]
- Sharpe (2020) e sua equipe criaram um **novo modelo de serviço** denominado *Proactive Integrated Consultation-Liaison Psychiatry*. Diferentemente do modelo atual, é uma **ICP de ligação e apresenta rastreio ativo de pacientes**, com avaliação baseada no modelo biopsicossocial logo após a internação e com intervenção pela própria equipe até que o paciente receba alta. Seu **foco é em possíveis queixas que podem prejudicar a internação ou provocar uma futura readmissão**[40]
- Simpson et al. (2020) publicaram um resumo dos 10 principais artigos produzidos em 2019[41]
- Brunn et al. (2020) fizeram uma coorte restrospectiva para avaliar outros indicadores associados a uma maior duração de internação (*length of stay* – LOS). O tempo para referenciamento (*time to referral* – TTR), isto é, a duração para solicitação de interconsulta, é um preditor de maior LOS.[42]

Highlights

- Em 1993, a Interconsulta Psiquiátrica se tornou uma subespecialidade da Psiquiatria
- Atualmente, é o segundo *fellowship* mais buscado entre os psiquiatras recém-formados nos EUA
- A área de especialização em ICP não está mais presente na ABP desde 2013
- A interconsulta de ligação está integrada à equipe médica responsável, que atende os pacientes e participa das discussões e reuniões clínicas. Na interconsulta de consultoria, o profissional avalia pacientes sob o cuidado de outras equipes após um pedido de interconsulta ou referenciamento
- A efetividade da ICP pode ser avaliada pelo custo-benefício, pela concordância entre equipes e pela satisfação do paciente
- Há barreiras e estímulos sistêmicos, por parte da equipe responsável e do paciente, que contribuem para a baixa solicitação de ICP
- O estigma da população, das equipes médicas e de gestores de políticas de saúde é um fator importante no desenvolvimento da ICP.

DURANTE O ATENDIMENTO

O que fazer

- Solicitação de interconsulta o mais breve possível, com detalhes sobre leito, setor, motivo e hipótese diagnóstica
- Comunicação clara entre equipe responsável e interconsultor
- Concordância entre equipes em relação ao diagnóstico, à investigação, ao tratamento e às demais condutas
- Produção científica, treinamento de novos interconsultores, investimento em ICP, valorização da equipe

O que não fazer

- Solicitações sem detalhamento adequado
- Pedido para paciente sem condições de realizar a entrevista psiquiátrica ou sem acompanhante (salvo exceções)
- Resposta de solicitação de ICP com anamnese incompleta, sem hipótese diagnóstica e com recomendações sem adequada justificativa
- Desvalorização da ICP pelos gestores do hospital geral

Referências bibliográficas

1. Foucault M. History of madness. Tradução de Khalfa J. New York: Routledge; 2009.
2. Encyclopedia of the Early Modern World. Ancient Regime, Europe, 1450 to 1789. The Gale Group Inc., 2004.
3. Khalfa J. Introduction. In: Foucault M. History of madness. New York: Routledge; 2009. p. xiiv-xxv.
4. Micale M, Porter R. Discovering the history of psychiatry. Oxford: Oxford University Press; 1994.
5. Henry G. Some modern aspects of psychiatry in a general hospital practice. Am J Psychiatry. 1929;9:481-99.
6. Thompson TL 2nd, Suddath RL. Edward G. Billings, M.D.: pioneer of consultation-liaison psychiatry. Psychosomatics. 1987;28(3):153-6.
7. Luna JVA. Aventuras da psiquiatria no hospital geral: aspectos históricos da interconsulta na UFPE e no HBL [dissertação de mestrado]. Recife: Universidade Federal de Pernambuco. 2016; 105 f. Disponível em: https://repositorio.ufpe.br/bitstream/123456789/17835/1/Disserta%C3%A7%C3%A3o_Juliano_Biblioteca.pdf. Acesso em: 12 jul. 2024.
8. Lucchesi M, Malik AM. Viabilidade de unidades psiquiátricas em hospitais gerais no Brasil. Revista de Saúde Pública. 2009;43(1):161-8.
9. Botega NJ (org.). Prática psiquiátrica no hospital geral: interconsulta e emergência. 4. ed. Porto Alegre: Artmed; 2017.
10. Levenson JL. Psychosomatic medicine: future tasks and priorities for the new psychiatric subspecialty. Braz J Psychiatry. 2007;29(4):301-2.

11. Meresh ES, Daniels D, Rao M, Sharma A, Halaris A, Schilling D. Experience of resident presentations in consultation-liaison psychiatry grand rounds: increase value for clinical education. Adv Med Educ Pract. 2019;10:885-90.

12. Becker MA, Bradley MV, Montalvo C, Nash SS, Shah SB, Tobin M et al. Factors affecting psychiatry resident decision to pursue consultation-liaison psychiatry or other subspecialty fellowship training. Psychosomatics. 2020;S0033-3182(20)30147-X.

13. Teixeira MOL, Ramos FAC. As origens do alienismo no Brasil: dois artigos pioneiros sobre o Hospício de Pedro II. Rev Latinoam Psicopatol Fundam. 2012;15(2):364-81.

14. Zizler RL. Violações de direitos humanos na história da psiquiatria no Brasil [Internet]. Jus.com.br; 2018. Disponível em: https://jus.com.br/artigos/67093/violacoes-de-direitos-humanos-na-historia-da-psiquiatria-no-brasil#. Acesso em: 12 jul. 2024.

15. Arbex D. Holocausto brasileiro. São Paulo: Geração Editorial; 2013.

16. Conselho Federal de Psicologia. Hospitais psiquiátricos no Brasil: relatório de inspeção nacional. Brasília: CFP, 2019. 128 p. Disponível em: http://www.epsjv.fiocruz.br/sites/default/files/files/Relatorio_Inspecao_Nacional_Hospitais_Psiquiatricos_FINAL_WEB%20(1).pdf. Acesso em: 12 jul. 2024.

17. Lipowski ZJ. Current trends in consultation-liaison psychiatry. Can J Psychiatry. 1983;28(5):329-38.

18. Lipowski ZJ. Review of consultation psychiatry and psychosomatic medicine. I. General principles. Psychosom Med. 1967;29:153-71.

19. Kornfeld DS. Consultation-liaison psychiatry: contributions to medical practice. Am J Psychiatry. 2002;159(12):1964-72.

20. Billings EG, McNary WS, Rees MH. Financial importance of general hospital psychiatry to hospital administrator. Hospitals. 1937;15:30-34.

21. Levitan SJ, Kornfeld DS. Clinical and cost benefits of liaison psychiatry. Am J Psychiatry. 1981;138:790-3.

22. Smith GR Jr, Monson RA, Ray DC. Psychiatric consultation in somatization disorder. A randomized controlled study. N Engl J Med. 1986;314(22):1407-13.

23. Strain JJ, Lyons JS, Hammer JS, Fahs M, Lebovits A, Paddison PL et al. Cost offset from a psychiatric consultation-liaison intervention with elderly hip fracture patients. Am J Psychiatry. 1991;148(8):1044-9.

24. Levenson JL, Hamer RM, Rossiter LF. A randomized controlled study of psychiatric consultation guided by screening in general hospital inpatients. Am J Psychiatry. 1992;149(5):631-7.

25. Hosaka T, Aoki T, Watanabe T, Okuyama T, Kurosawa H. General hospital psychiatry from the perspective of medical economics. Psychiatry Clin Neurosci. 1999;53(4):449-53.

26. Wood R, Wand APF. The effectiveness of consultation-liaison psychiatry in the general hospital setting: a systematic review. J Psychosom Res. 2014;76(3):175-92.

27. Gala C, Rigatelli M, De Bertolini C, Rupolo G, Gabrielli F, Grassi L. A multicenter investigation of consultation-liaison psychiatry in Italy. Italian C-L Group. Gen Hosp Psychiatry. 1999;21(4):310-7.

28. Huyse FJ, Herzog T, Lobo A, Malt UF, Opmeer BC, Stein B et al. Consultation-liaison psychiatric service delivery: results from a European study. Gen Hosp Psychiatry. 2001;23(3):124-32.

29. Rothenhausler HB, Ehrentraut S, Kapfhammer HP. Changes in patterns of psychiatric referral in a German general hospital: results of a comparison of two 1-year surveys 8 years apart. Gen Hosp Psychiatry. 2001;23(4):205-14.

30. Diefenbacher A, Strain JJ. Consultation-liaison psychiatry: stability and change over a 10-year-period. Gen Hosp Psychiatry. 2002;24(4):249-56.

31. Bourgeois JA, Wegelin JA, Servis ME, Hales RE. Psychiatric diagnoses of 901 inpatients seen by consultation-liaison psychiatrists at an academic medical center in a managed care environment. Psychosomatics. 2005;46(1):47-57.

32. Chen KY, Evans R, Larkins S. Why are hospital doctors not referring to Consultation-Liaison Psychiatry? A systemic review. BMC Psychiatry. 2016;16(1):390.

33. American Psychiatry Association. DSM 5 – Manual Diagnóstico e Estatístico de Transtornos Mentais. 5. ed. Porto Alegre: Artmed; 2014.

34. Lucchesi M, Malik AM. Viabilidade de unidades psiquiátricas em hospitais gerais no Brasil. Rev Saúde Pública [online]. 2009; 43(1):161-8.

35. Andreoli SB, Almeida-Filho N, Martin D, Mateus MDM, Mari JJ. Is psychiatric reform a strategy for reducing the mental health budget? The case of Brazil. Braz J Psychiatry [online]. 2007;29(1):43-6.

36. Ministério da Saúde. Saúde investe mais R$ 99 milhões para ampliar acesso à serviços de Saúde Mental no SUS, 2020. Disponível em: https://www.gov.br/saude/pt-br/assuntos/noticias/2020/dezembro/copy_of_saude-investe-mais-r-99-milhoes-para-ampliar-acesso-a-servicos-de-saude-mental-no-sus. Acesso em: 12 jul 2024.

37. Botega NJ, Guilhermano LG, Michel R, Garcia Jr. C, Machado FG, Crestana F et al. Consultoria psiquiátrica em hospital geral: inviável ou promissora? Braz J Psychiatry [online]. 2000;22(3):130-2.

38. Ho PA, Girgis C, Rustad JK, Noordsy D, Stern TA. Advancing the mission of consultation-liaison psychiatry through innovation in teaching. Psychosomatics. 2019;60(6):539-48.

39. Trinh NH, Tuchman S, Chen J, Chang T, Yeung A. Cultural humility and the practice of consultation-liaison psychiatry. Psychosomatics. 2020;61(4):313-20.

40. Sharpe M, Toynbee M, Walker J; HOME Study Proactive Integrated Consultation-Liaison Psychiatry (Proactive Integrated Psychological Medicine group). Proactive integrated consultation-liaison psychiatry: a new service model for the psychiatric care of general hospital inpatients. Gen Hosp Psychiatry. 2020;66:9-15.

41. Simpson SA, Chwastiak LA, Andrews SR, Bienvenu OJ, Cohen MAA, Cozza KL et al. Updates in consultation-liaison psychiatry: 2019. Psychosomatics. 2020;61(5):450-5.

42. Brunn M, Diefenbacher A, Strain, JJ. Are there effects of consultation–liaison-psychiatry on length of stay in the general hospital? A path analysis. European J Psychiatry. 2020;34(4):195-201.

2

Interconsulta Psiquiátrica no Hospital de Base

Yoichi Takaki Konno • Fernanda Menezes de Faria

Introdução

Antes de iniciar o conteúdo teórico, **é imprescindível que o profissional conheça as peculiaridades de seu serviço**. Cada hospital geral tem suas regras, demandas, fluxos e equipes. E a interconsulta psiquiátrica (ICP) também, como já comentado no capítulo anterior. Para isso, sugere-se que os gestores do hospital, bem como os chefes do Departamento de Psiquiatria, compreendam quatro pontos principais:

- Como funciona o serviço de ICP deste hospital?
- Quem é o paciente avaliado pela ICP?
- Por que motivo foi solicitada a interconsulta?
- Qual foi o desfecho dessa interconsulta?

A partir das respostas a essas perguntas, é possível observar limitações, propor mudanças e estruturar uma equipe multidisciplinar com as demais especialidades.

Os dados abordados a seguir correspondem a uma análise de uma década (2010-2020) no Hospital de Base, frutos de duas pesquisas retrospectivas realizadas na instituição.

> Ao solicitar a ICP, sempre considerar:
> - Como funciona o serviço de ICP no hospital em que trabalho?
> - Quem é o paciente avaliado pela ICP?
> - Qual é o motivo da solicitação da ICP?
> - Qual é o desfecho da ICP?

Hospital de Base

O Hospital de Base (HB), localizado na cidade de São José do Rio Preto (SJRP) e ligado à Faculdade de Medicina de São José do Rio Preto (Famerp), é **um dos maiores hospitais-escola do interior paulista**, realizando 146.467 atendimentos ao ano, 89.754 atendimentos em emergência e 41.226 internações. O hospital disponibiliza 917 leitos comuns, 188 leitos de UTI e 32 salas cirúrgicas.

Recentemente, foi classificado no *ranking* da Global Health Intelligence (GHI) como o 7º hospital mais bem equipado para acomodar pacientes da América Latina. Além disso, ficou em 3º lugar em saúde cardiovascular, 5º em equipamentos cirúrgicos e 5º em tratamento oncológico.[1]

O serviço de ICP do HB foi criado em 1991 e atua com consultoria psiquiátrica por colaboração simples (resposta por escrito). **A equipe é formada por um corpo clínico de 9 psiquiatras e 18 residentes médicos em Psiquiatria.**

Números

De julho de 2014 a julho de 2020 foram registradas 2.742 solicitações para ICP, um número que representa um salto de **109,64% em 5 anos**. Os pedidos representaram entre **0,73 e 1,50%** do total das internações no HB. Nota-se, na Figura 2.1, que, apesar de o número de internações sofrer pequenas variações, a porcentagem do número de pedidos para ICP apresentou crescimento nítido.

Em estudo americano longitudinal realizado por 10 anos, foi demonstrado um valor semelhante, de **0,9 a 1,7%**. Um outro estudo feito em Ribeirão Preto, que coletou dados de pacientes por 30 anos, mostrou que esse valor variou de 0,7 a 1,1%. Outros autores também descreveram valores similares, como de 1 a 2%.[2-9]

> O número de solicitações de ICP vem crescendo. Em nosso serviço, houve um salto de 109,64% nos últimos 5 anos.

> Estudos avaliando a relação percentual entre solicitações de ICP e a ocupação dos leitos demonstram valores que variam entre 1 e 2%.

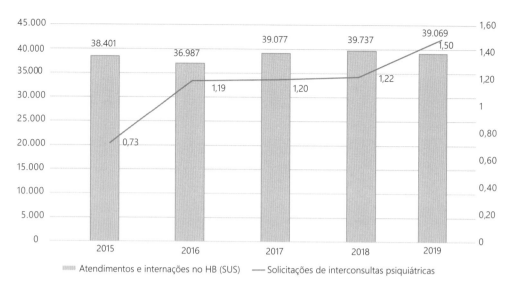

Figura 2.1 Número de internações realizadas no Hospital de Base (HB) do Sistema Único de Saúde (SUS) e porcentagem correspondente ao número de solicitações psiquiátricas realizadas, considerando os anos inteiros de 2015 a 2019.

> Apesar do aumento expressivo de solicitações de ICP nos últimos anos, essa demanda ainda é abaixo do que se espera, considerando a prevalência de transtornos mentais no Brasil.

> Gestores ainda consideram a ICP uma medida reativa à demanda para atendimento psiquiátrico de urgência.

> Os serviços de ICP ainda se deparam com o estigma das equipes assistenciais, falta de incentivo financeiro, remuneração reduzida e contratações de equipe profissional reduzida ou inadequada.

> Em nosso serviço, o *lag time* foi de 8,2 a 20,6 dias. O tempo de resposta após a solicitação foi de 1,1 a 1,28 dias. Esses dados foram condizentes com a literatura.

> Protocolos de rastreio ativo de transtornos mentais em pacientes internados no hospital geral podem auxiliar na solicitação e na intervenção precoce da ICP, evitando complicações para o paciente e a equipe.

Apesar do aumento expressivo nos últimos anos, como observado em outras pesquisas,[7,10] tal número se mantém abaixo do que se espera da prevalência de transtornos mentais no Brasil, que gira em torno de **5,8% para transtornos depressivos e 9,3% para transtornos ansiosos.**[11] Um dos motivos para isso é a ocorrência de um rastreio passivo, isto é, a equipe médica responsável é que solicita o parecer, e não a ICP que busca o paciente.[12]

Em função da baixa porcentagem de solicitações, a **ICP ainda é vista mais como uma medida reativa dos hospitais gerais para obter algum atendimento psiquiátrico de urgência do que como uma estratégia implementada e voltada para a saúde mental.** Portanto, é comum sofrer com questões excludentes, como **estigma, falta de incentivos financeiros, baixa contratação de equipe multiprofissional adequada ou remuneração reduzida.**[13-16] Isso se reflete na **alta rotatividade da equipe,** muitas vezes com pouco tempo de experiência.[5,17]

Lag time e time response

Em média, as solicitações de ICP foram realizadas entre 8,2 e 20,6 dias após a admissão do paciente no hospital, conceito chamado de *lag time*. As respostas da equipe de Psiquiatria ocorreram, em média, entre 9,65 e 21,85 dias após a admissão do paciente. Portanto, **o tempo de resposta** (*time response*) entre a data de solicitação e a data de resposta, após teste de sensibilidade, varia entre 1,28 e 1,1 dias. A distribuição da frequência do tempo de resposta, em dias, está na Figura 2.2.

O *time response* da equipe de ICP foi semelhante ao de outras instituições; grande parte das solicitações foi respondida antes de 48 horas.[18] Inclusive, no HB, foi observada uma resposta mais rápida especificamente no setor de emergência, provavelmente em virtude da gravidade dos casos. Vale lembrar, porém, que, em certos contextos, o profissional da ICP pode se deparar com situações em que as demais especialidades exijam **urgência** para a avaliação. Muitas vezes, **em razão da desatenção com quadros psiquiátricos iniciais, essas situações podem evoluir rapidamente e gerar dificuldades para a equipe responsável** (agitação, agressividade).[19] Se fosse realizada uma intervenção precoce da ICP, talvez não houvesse necessidade de pedidos em caráter de urgência.

O *lag time* também foi condizente com outros estudos, variando entre 3 e 15 dias.[5,8,9] Em pesquisa realizada por Nakabayashi et al. (2010),[8] observou-se que **quadros endócrinos, metabólicos e nutricionais apresentavam solicitações de ICP precoces,** pois tais disfunções demandavam intervenção multiprofissional rápida.[8] Já quadros crônicos, como distúrbios oncológicos ou cardiovasculares, que necessitavam de um maior período de internação, tinham maior *lag time*.

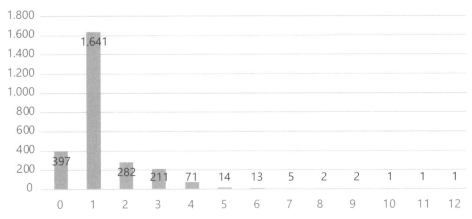

Figura 2.2 Distribuição da frequência do tempo de resposta em dias.

Equipes solicitantes e local de avaliação

A Clínica Geral é a principal especialidade que solicita avaliação da ICP, seguida por Cirurgia Geral, Infectologia e Pediatria.[5,7-9,18,20-22] A distribuição das especialidades pode ser consultada na Figura 2.3. Uma das razões para esse resultado é a maior sensibilidade e acurácia dos clínicos em comparação aos cirurgiões durante a avaliação de transtornos mentais:

- Cirurgiões têm maior probabilidade de desconsiderar sintomas psicológicos, focando mais em sintomas físicos
- Certos sintomas vegetativos e somáticos podem confundir o diagnóstico diferencial
- A presença de quadro psiquiátrico leve ou em remissão pode passar despercebida
- Insegurança e desconhecimento dos transtornos mentais por parte da equipe de saúde
- Menor treinamento dos cirurgiões quanto aos fluxos da ICP.[3,19,23,24]

Ademais, segundo Kishi et al.,[20] médicos em especialidades como Clínica Geral, Medicina de Emergência e Psiquiatria têm medidas de empatia mais altas que os profissionais de especialidades voltadas para a tecnologia, como Anestesiologia, Cirurgia e outras subespecialidades. Isso pode explicar o motivo do maior *lag time* ou das menores demandas de ICP pelas enfermarias cirúrgicas.

> Quadros endócrinos, metabólicos e nutricionais demandam solicitações de ICP mais precoces, enquanto quadros crônicos, como oncológicos e cardiovasculares, culminam com solicitações mais tardias.

> Sintomas vegetativos e somáticos confundem a equipe assistencial, atrasando a suspeita de um diagnóstico psiquiátrico.

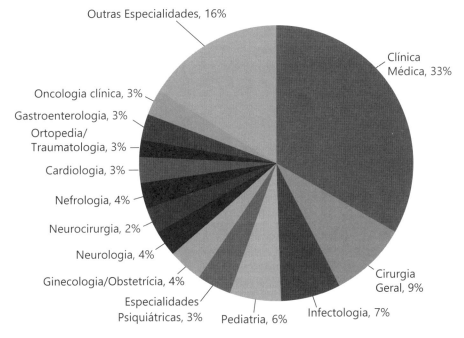

Figura 2.3 Distribuição das especialidades solicitantes.

> Profissionais que minimizam os sintomas psicológicos frequentemente desconhecem a apresentação dos transtornos mentais e não tem treinamento quanto aos fluxos de solicitação de ICP.

Sobre o local de avaliação, **a enfermaria representou mais da metade dos casos de interconsulta, diferentemente do encontrado em outros estudos**: Huyse et al. (2000)[25] observaram que a emergência correspondia a 33% do serviço, principalmente em razão das tentativas de suicídio, automutilação e intoxicação por substâncias psicoativas. No HB, 1596 (58,21%) pacientes estavam na enfermaria; 949 (34,61%), na emergência; 182 (6,64%), na UTI; 3 (0,11%), no centro-cirúrgico; e 2 (0,07%), no ambulatório.

Dados sociodemográficos

Os resultados sociodemográficos da ICP estiveram de acordo com outros relatórios publicados.[2,3,6-9,18,20-22,26-29]

No HB, notou-se uma leve proporção favorecendo a população feminina (55,28%), com mediana de idade de 43 anos. A principal cidade de origem é São José do Rio Preto (34,14%), provavelmente pela oferta de atendimento ao público nos 3 níveis assistenciais. No entanto, é importante notar que o hospital tem abrangência de 102 municípios e mais de 2 milhões de habitantes.[8] Dessa população, 67,47% dos pacientes residiam com alguém da família, 8,35% moravam sozinhos, 0,98% viviam com amigos/cuidadores, 1,53% eram institucionalizados e 2,11% não possuíam residência fixa ou estavam em situação de rua. Todas as informações podem ser encontradas na Tabela 2.1.

> Maior morbidade, comorbidades clínicas, polifarmácia e interações medicamentosas na população geriátrica são um desafio para as equipes de ICP.

É importante evidenciar que **a população geriátrica correspondia a quase 10% da amostra**. Essa informação é semelhante a outros estudos de longo acompanhamento.[9-18] Em outra pesquisa também realizada no HB, no período de 2010 a 2014, evidenciou-se que 14,33% das interconsultas foram feitas com pacientes idosos, mantendo proporção semelhante aos dados encontrados em nosso estudo.[30] Em contraste, Bambarén et al. (2015)[28] concluíram que 41,6% do total de interconsultas psiquiátricas do Hospital São Lucas da Pontifícia Universidade Católica do Rio Grande do Sul destinaram-se à população idosa. Essa porcentagem, segundo Wancata et al. (2000),[23] corresponde a 45,3% em um hospital em Viena, Áustria. **A dificuldade no manejo desses pacientes, uma vez que podem apresentar**

Tabela 2.1 Dados sociodemográficos das interconsultas no Hospital de Base.

Sociodemográfico	n	%
Gênero		
Feminino	1.516	55,28
Masculino	1.226	44,72
Idade		
Média	43,22 ± 18,00	
Mediana	43,00	
Cidade		
São José do Rio Preto	936	34,1
Outras	1.806	65,9
Escolaridade		
Analfabeto	146	5,32
4ª série incompleta	230	8,39
4ª série completa	191	6,97
8ª série incompleta	487	17,16
8ª série completa	251	9,15
Ensino médio incompleto	196	7,15
Ensino médio completo	482	17,58
Ensino superior incompleto	96	3,5
Ensino superior completo	137	5,00
Escola especial	15	0,55

(continua)

Tabela 2.1 Dados sociodemográficos das interconsultas no Hospital de Base. (*Continuação*)

Sociodemográfico	n	%
Estado civil		
Casado	864	31,5
Solteiro	721	26,3
Divorciado	401	14,6
Viúvo	185	6,7
União estável	151	5,5
Religião		
Católica	762	27,8
Evangélica	621	25,6
Sem religião	315	11,5
Espírita	78	2,8
Cristã	78	2,8
Umbanda/candomblé	21	0,8
Testemunha de Jeová	20	0,7
Outras	14	0,5
Trabalho		
Empregado	655	23,88
Aposentado	479	17,46
Desempregado	410	14,95
Afastado	244	12,12
Estudante	210	8,89
Do lar	173	6,30
Sob custódia	15	0,54
Outros	7	0,25
Com quem mora		
Familiares	1.850	67,48
Sozinho	229	8,35
Situação de rua	58	2,11
Institucionalizados	42	1,53
Amigos	27	0,98

mais morbidade, comorbidades e interações medicamentosas, pode ser um empecilho para a ICP nos próximos anos.

Pacientes que não trabalham (62,6%) ou não são casados (53,2%) possivelmente têm maiores chances de serem encaminhados para a interconsulta, provavelmente em função da cronicidade do quadro clínico ou da incapacidade gerada pelos transtornos mentais, que levam ao afastamento precoce do trabalho, à aposentadoria por invalidez, bem como a dificuldades em manter ou iniciar um relacionamento afetivo.[6-8]

Em relação à avaliação psiquiátrica (Figura 2.4), cerca de:

- 73,60% dos pacientes apresentavam antecedentes psiquiátricos
- 55,43% apresentavam ao menos um diagnóstico psiquiátrico prévio
- 29,54% realizavam acompanhamento psiquiátrico
- 22,25% tiveram internação psiquiátrica prévia
- 52% apresentaram histórico familiar psiquiátrico.

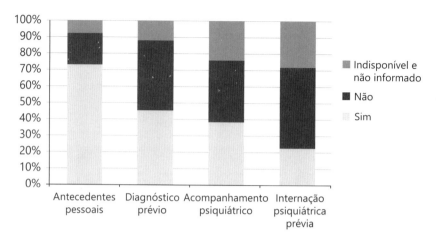

Figura 2.4 Porcentagem decrescente da história psiquiátrica pregressa.

Sobre os antecedentes psiquiátricos, esse resultado foi semelhante ao de outros serviços.[8,20,27,30,31] Já o diagnóstico psiquiátrico prévio foi superior ao número apresentado em um estudo italiano de 2001 (36%).[26]

Motivos para a solicitação

Os principais motivos para a solicitação de interconsulta foram a presença de transtorno psiquiátrico prévio e/ou uso de psicofármaco, seguidos de presença de sintomas mal definidos e tentativa de suicídio. Os dados podem ser observados na Tabela 2.2. Cabe esclarecer que, para o mesmo paciente, poderia haver mais de um motivo para a solicitação.

Tabela 2.2 Principais motivos para a solicitação de interconsulta psiquiátrica.

Motivo para a solicitação de interconsulta	n	%
Pacientes psiquiátricos prévios e/ou que utilizavam medicamento psiquiátrico	780	20,41
Sintomas psiquiátricos mal definidos	679	17,77
Tentativa de suicídio	487	12,75
Uso/abuso de substâncias	329	8,61
Risco de suicídio	257	6,73
Avaliação psiquiátrica geral	232	6,07
Agitação psicomotora	186	4,87
Alteração comportamental aguda (*delirium*)	169	4,42
Psicossomática/sintomas físicos mal definidos	154	4,03
Sintomas de abstinência	144	3,77
Dificuldade de aceitação de doença	132	3,45
Dificuldade de a equipe lidar durante a internação	129	3,38
Exclusão de causa orgânica	58	1,52
Dificuldade de vínculo com o recém-nascido	13	0,34
Avaliação pré-operatória	12	0,31
Outras (como avaliação da família, abuso físico, risco social)	14	0,37
Não informado	16	0,42
Indisponível	30	0,79
Total	**3.821**	**100**

Para melhor compreender o porquê de o paciente ser avaliado pela Psiquiatria, considerou-se as quatro especialidades que mais solicitaram a interconsulta (55% da amostra) e os principais motivos para essa solicitação. Os resultados podem ser observados na Figura 2.5.

Destaca-se que os motivos são diferentes a depender da especialidade médica. Tentativa de suicídio/risco de suicídio foi o principal motivo de solicitação pela Clínica Médica e pela Cirurgia Geral. Na Infectologia, destacam-se os motivos "paciente tem antecedente psiquiátrico e/ou utiliza psicofármacos" e "presença de sintomas mal definidos". Na Pediatria, o principal motivo foi "sintomas psiquiátricos mal definidos".

O diagnóstico clínico mais frequente é de lesões autoprovocadas intencionalmente. No entanto, é importante salientar ao leitor que o paciente geralmente é internado por outras patologias não psiquiátricas, como pneumonia, epilepsia, traumas etc. Em relação às comorbidades clínicas mais reportadas, as doenças hipertensivas e diabetes mellitus ficam no topo da lista; outros diagnósticos importantes estão relacionados a doenças causadas pelo HIV (vírus da imunodeficiência humana). Demais informações estão apresentadas na Tabela 2.3. Vale lembrar que cada paciente pode apresentar mais de um diagnóstico clínico e/ou comorbidade.

As condições físicas que levaram à hospitalização dos pacientes diferiram das apresentadas em outros estudos. Su et al. (2010)[18] elencaram trauma e causas ortopédicas, doenças infecciosas, gastrointestinais e oncológicas, nessa ordem.[7] Em outro estudo, realizado no Hospital das Clínicas de Ribeirão Preto, os diagnósticos clínicos encontrados com maior frequência foram de doenças endócrinas, metabólicas, infecciosas e parasitárias.

> Os motivos para solicitação de ICP variam de acordo com a especialidade médica. Na Clínica Médica e na Cirurgia Geral, o principal motivo é a tentativa ou risco de suicídio. Na Pediatria, destacam-se os sintomas psiquiátricos mal definidos. Na Infectologia, o uso de psicofármacos ou antecedentes psiquiátricos são os motivos mais comuns.

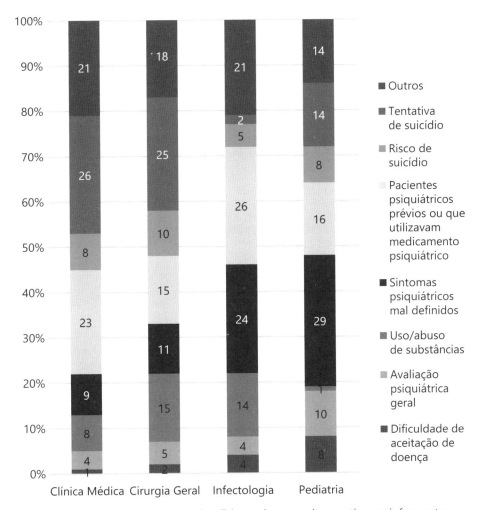

Figura 2.5 Especialidades que mais solicitaram interconsulta e motivos mais frequentes.

Tabela 2.3 Diagnósticos clínicos e comorbidades clínicas apresentadas.

CID	Diagnóstico clínico (n)	Comorbidade clínica (n)
X60-84 – Lesões autoprovocadas intencionalmente	366	-
J09-19 – Influenza (gripe) e pneumonia	150	-
R50-69 – Sintomas e sinais gerais	137	2
G40-47 – Transtornos episódicos e paroxísticos (epilepsia)	136	148
T36-50 – Intoxicação por drogas, medicamentos e substâncias	123	1
B20-24 – Doenças causadas pelo HIV	114	174
K70-77 – Doenças do fígado	100	55
R40-46 – Sintomas e sinais relativos à cognição, ao estado emocional e ao comportamento	97	1
N30-39 – Outras doenças do aparelho urinário	95	12
N17-19 – Insuficiência renal	86	78
I30-52 – Outras formas de doença do coração	80	96
L00-99 – Doenças da pele e do tecido subcutâneo	72	19
R10-19 – Sintomas e sinais relativos ao aparelho digestivo e ao abdome	71	-
M00-99 – Doenças do sistema osteomuscular e tecido conjuntivo	60	91
E10-14 – Diabetes mellitus	39	365
J40-47 – Doenças crônicas das vias respiratórias inferiores	39	73
I10-15 – Doenças hipertensivas	37	564
E00-07 – Transtornos da glândula tireoide	6	95
Outros	1.266	707
Não informado	232	283
Indisponível	29	122
Não se aplica	109	872
Total	**3.444**	**3.758**

Diagnósticos psiquiátricos

A Tabela 2.4 resume os diagnósticos psiquiátricos mais frequentemente realizados pelos interconsultores, sendo a depressão o diagnóstico mais prevalente, seguida por transtorno de adaptação e *delirium*.

No Hospital das Clínicas da Universidade Estadual de Campinas (Unicamp), os diagnósticos principais foram transtorno de ajustamento (24,6%), depressão (23%) e quadros psicóticos orgânicos (18,8%). Em pesquisa realizada em Ribeirão Preto e em Santa Catarina, os transtornos mentais mais comuns foram depressão, transtornos de adaptação e de personalidade.[8] Em outro estudo de 30 anos, foram diagnosticados transtorno de humor (40,4%), transtornos neuróticos (13,8%) e transtornos causados pelo uso de substâncias (12,8%). Já no âmbito internacional, em um estudo colaborativo de 56 serviços de 11 países europeus, as principais causas de solicitação foram automutilação (17%), abuso de substâncias (7,2%), sintomas psiquiátricos atuais (38,6%) e queixas físicas inexplicáveis (18,6%).[5] Em uma revisão italiana, sintetizou-se que transtorno de humor (o mais comum) ocorre entre 10 e 50% dos pacientes; transtorno de ajustamento, entre 3 e 19%; e transtornos ansiosos, entre 0 e 18%.[2,6,7,18,21,26]

Outros diagnósticos também foram importantes. A recusa ao tratamento e a dificuldade da equipe em lidar com o paciente são situações que causam barreiras na atuação da equipe e contratransferência negativa em relação ao paciente.[27,32] No que diz respeito aos transtornos de dependência de substâncias, apesar de constituírem uma parcela importante dos diagnósticos,

Tabela 2.4 Diagnósticos psiquiátricos mais frequentemente realizados pelos interconsultores.

Diagnóstico psiquiátrico (interconsultor)	n (%)
Depressão (F32-F33)	685 (17,57)
Transtorno de adaptação (F43)	379 (9,72)
Delirium (F05)	367 (9,41)
Transtorno mental devido ao álcool (F10)	325 (8,34)
TAG (F41)	279 (7,16)
Transtorno mental devido a múltiplas substâncias (F19)	218 (5,59)
Transtornos de personalidade (F60)	201 (5,16)
Transtornos psicóticos (F20-F23, F25, F29)	181 (4,64)
Transtorno afetivo bipolar (F31)	176 (4,51)
Causas orgânicas (F06, F07, F09)	161 (4,13)
Transtornos dissociativos (F44)	110 (2,82)
Avaliação psiquiátrica geral (Z00)	92 (2,36)
Déficit intelectual (F70-79)	89 (2,28)
Transtorno mental/comportamental causado pela cocaína (F14)	66 (1,69)
Transtorno mental/comportamental causado pelo tabagismo (F17)	65 (1,67)
Demências (F01-F04)	48 (1,23)
Outros transtornos de humor (F34, F39)	41 (1,05)
Transtorno mental/comportamental em consequência do uso de canabinoides (F12)	37 (0,95)
Transtornos somatoformes (F45)	23 (0,59)
Transtorno mental/comportamental em consequência do uso de sedativos (F13)	20 (0,51)
Fobias (F40)	19 (0,49)
Transtornos dos hábitos/impulsos (F63)	19 (0,49)
Outras substâncias (F11, F15, F16)	16 (0,41)
Transtornos alimentares (F50)	14 (0,36)
Transtornos da infância (outros) (F93-F94, F98-F99)	14 (0,36)
Transtorno de conduta (F91)	11 (0,28)
Síndrome neuroléptica maligna	12 (0,31)
TOC (F42)	10 (0,26)
Transtorno do espectro autista (F84)	6 (0,15)
TDAH (F90)	4 (0,10)
Outros (F53, F64, F68, F80, outros)	38 (0,97)
Indisponível	122 (3,13)
Não informado	51 (1,31)
Total	**3.899 (100)**

TAG: transtorno de ansiedade generalizada; TDAH: transtorno de déficit de atenção e hiperatividade; TOC: transtorno obsessivo compulsivo.

sua ocorrência ainda é muito inferior à prevalência brasileira. Assim como em outros estudos, fica claro que o tratamento ainda é focado em condições agudas (intoxicações e abstinência), e não tanto na dependência em si.[5]

Em pacientes infantojuvenis, a ICP comumente se depara com emergências (tentativas de suicídio, abuso sexual, uso de substâncias psicoativas), quadros dissociativos/conversivos (após exames laboratoriais negativos), doenças crônicas (suporte psicológico e má adesão), doenças terminais (oncológicas, transplantes), doenças neurológicas (*delirium*) etc.[33]

A população desse hospital se diferenciava para cada diagnóstico. Foram observadas correlações entre diversas características sociodemográficas. Para exemplificar, no HB, foram selecionados seis critérios: gênero, cidade, trabalho, presença de acompanhante, idade e estado civil. Dos diagnósticos psiquiátricos, o transtorno psicótico e o transtorno mental/comportamental causados por álcool, cocaína, canabinoides, tabagismo e múltiplas substâncias foram mais prevalentes entre os homens do que entre as mulheres. Já os diagnósticos de depressão, transtorno bipolar (TB), transtornos dissociativos e de personalidade, fobias e transtorno de ansiedade generalizada (TAG) foram mais comuns entre as mulheres.

Diagnósticos de transtorno de personalidade e transtorno mental/comportamental em consequência do uso de canabinoides, cocaína e múltiplas drogas foram mais comuns na cidade de São José do Rio Preto, enquanto o *delirium*, outros transtornos de humor e a necessidade de avaliação psiquiátrica geral foram os diagnósticos mais comuns entre os pacientes de outras cidades.

Indivíduos que não trabalhavam apresentaram proporcionalmente mais casos de demência, *delirium*, causas orgânicas, transtornos psicóticos, déficit intelectual (DI) e transtorno de conduta em comparação àqueles que relataram exercer alguma atividade laboral. Já os indivíduos que trabalhavam apresentaram mais frequentemente transtorno mental/comportamental causado por álcool e cocaína, TAG, bem como transtornos de adaptação, dissociativos e somatoformes do que os pacientes que não trabalhavam.

Transtorno mental/comportamental em decorrência do uso de cocaína e de múltiplas substâncias, depressão e TAG foram mais prevalentes em indivíduos sem acompanhantes durante a internação. Já os pacientes que tinham acompanhante apresentaram diagnósticos de demência, *delirium*, causas orgânicas, transtornos dissociativos, transtornos psicóticos, DI e síndrome neuroléptica maligna (SNM).

Indivíduos abaixo de 43 anos apresentaram mais comumente os diagnósticos de transtorno mental/comportamental causado por canabinoides, cocaína e múltiplas substâncias, transtornos de adaptação, dissociativo, de personalidade, de hábitos/impulsos e de conduta, TAG, DI e transtorno de déficit de atenção e hiperatividade (TDAH). Já os pacientes com 43 anos ou mais apresentaram mais frequentemente os diagnósticos de demência, *delirium*, causas orgânicas, transtorno mental/comportamental por uso de álcool e tabagismo, transtorno afetivo bipolar e depressão.

Os diagnósticos de TAG, transtornos de adaptação e dissociativo e necessidade de avaliação psiquiátrica geral foram mais comuns entre os indivíduos casados ou em união estável do que entre os pacientes que reportaram outro estado civil, enquanto os diagnósticos de transtorno mental/comportamental causado por álcool e pelo uso de múltiplas drogas, transtornos psicóticos, DI e transtorno do espectro autista foram mais frequentes em pessoas que não estavam casadas.

Tentativa de suicídio

> Os principais métodos de tentativa de suicídio em paciente na emergência foram: intoxicação exógena, ferimento cortocontuso e enforcamento.

A internação de 501 pacientes ocorreu em razão do comportamento ou de tentativa de suicídio. Os métodos mais utilizados foram intoxicação exógena (n = 383), ferimento cortocontuso (n = 47), enforcamento (n = 24), pular de ponte/viaduto (n = 12), pular na frente de veículos (n = 8), ferimento com arma fogo (n = 5), acidente automobilístico (n = 2), fogo (n = 2), suspensão do uso insulina (n = 2). Em 20 casos, não foi informado o método utilizado. Cabe esclarecer que em quatro casos os métodos de intoxicação exógena e ferimento cortocontuso foram utilizados em associação.

Desses pacientes, 459 já haviam tentado suicídio previamente. Em alguns casos, houve diversas tentativas: um episódio (n = 205), dois episódios (n = 97), três episódios (n = 55), quatro episódios (n = 27), cinco episódios (n = 18), mais do que cinco episódios (n = 57). Havia, ainda, os que não sabiam informar (n = 18), aqueles com informação indisponível (n = 141) e os que não informaram (n = 1.028). Dos pacientes, 450 apresentavam comportamento suicida e 1.865 não apresentavam. A informação estava indisponível em 91 prontuários e não foi informada em 336 casos.

Plano terapêutico

Quanto ao plano terapêutico, a grande maioria focou no tratamento medicamentoso, assim como em outras pesquisas.[18] Nota-se que as classes de medicamentos mais prescritas foram os antidepressivos (29,67%), os antipsicóticos (21,69%) e os benzodiazepínicos (14,64%). Esses dados foram semelhantes em diversos estudos.[7,28]

Após a avaliação do paciente, entre as propostas de plano terapêutico, o serviço de ICP sugere recomendações de encaminhamento. Na maioria dos casos, o acompanhamento ambulatorial foi a escolha dos profissionais, seguido de manter o paciente internado em hospital geral, encaminhamento para emergência psiquiátrica e, por fim, encaminhamento para um dos serviços da rede de assistência psiquiátrica do SUS. Em estudo feito por Rigatelli et al. (2001),[26] ambulatórios de psiquiatria foram o principal destino (29%), seguidos por unidades de cuidado primário (27%), consultórios particulares (8%) e manutenção da internação (6%). Já nos estudos de Huyse et al. (2001),[5] os ambulatórios aparecem com 39,9% e as unidades de saúde com 25,1%. O resumo dos dados referentes aos planos de tratamento propostos pelos interconsultores é apresentado nas Tabelas 2.5 e 2.6.

Tabela 2.5 Classe dos medicamentos prescritos ao final da interconsulta.

Classe de medicamento prescrito	n	%
Antidepressivo	1.149	29,67
Antipsicótico	840	21,69
Benzodiazepínico	567	14,64
Anticonvulsivante	242	6,25
Substâncias (nicotina, naltrexona, tiamina)	89	2,30
Anti-histamínico	54	1,39
Lítio	40	1,03
Anticolinérgico	29	0,75
Hipnóticos	5	0,13
Anticolinesterásico	4	0,10
Opioides	3	0,08
Psicoestimulante	2	0,05
B12	1	0,03
Sem medicamentos	629	16,24
Não informado	112	2,89
Indisponível	107	2,76
Total	**3.873**	**100**

Tabela 2.6 Planos de tratamento não farmacológicos.

Plano de tratamento	n (%)
Encaminhamento para o ambulatório de saúde mental	1.320 (32,81)
Psicoterapia durante a internação	683 (16,98)
Encaminhamento para psicoterapia	645 (16,03)
Reavaliação	355 (8,82)
Encaminhamento para a internação psiquiátrica	325 (8,08)
Contato com a família (Serviço Social)	216 (5,37)
Exclusão de causa orgânica (novos exames)	114 (2,83)
Avaliação de outros profissionais	90 (2,24)
Psicoeducação	77 (1,91)
Encaminhamento para a Unidade Básica de Saúde (UBS)	43 (1,07)
Outros	31 (0,77)
Não informado	17 (0,42)
Indisponível	107 (2,66)
Total	**4.023 (100)**

Em relação às reavaliações, entre os diagnósticos principais, *delirium*, depressão e transtornos psicóticos exigiram mais contato da interconsulta. As reavaliações geralmente ocorrem em quadros graves ou mediante impossibilidade de avaliação. O estudo realizado por Devasagayam e Clarke (2008)[21] mostrou que houve a necessidade de uma reavaliação em 23,4% dos casos e de duas ou mais em 17% das ocorrências. No serviço do HB, 10,5% dos casos precisaram de uma reavaliação e 4,81%, de duas ou mais reavaliações.

Limitações do serviço

Em nosso serviço de ICP, foi observado um número importante de solicitações não avaliadas, sendo que a UTI apresentou, proporcionalmente, um maior número. Apesar da menor ocorrência de "alta médica", a UTI apresentava mais casos de pacientes impossibilitados de responder em decorrência de situações como intubação e coma. Tal dado não é comumente observado em outros estudos, o que traz luz a essa ocorrência frequente em nosso hospital. É necessário que haja uma comunicação mais eficiente entre as equipes.

É de extrema importância que, ao avaliar o paciente, o interconsultor procure obter uma anamnese completa. No serviço de ICP, houve uma média de 8,68% de dados não informados, isto é, informações que não foram coletadas ou não foram descritas em prontuário. Em um estudo italiano,[34] informações adequadas estavam presentes em 66% dos casos; já em estudo feito por Giorgio et al. (2015),[29] esse número subiu para 80%. Há a necessidade de treinar periodicamente a equipe, uma vez que, em diversas situações, o interconsultor também precisa considerar doenças clínicas, neurológicas e infecciosas. É imprescindível que o profissional esteja inteirado dos exames complementares, evolução, prognóstico e tratamentos clínicos antes mesmo de realizar a avaliação.[33] Por outro lado, deve-se salientar que o interconsultor muitas vezes não está no melhor ambiente para coleta da anamnese (quartos compartilhados, com ruídos, presença de outros profissionais). Além disso, geralmente ele só tem uma consulta para chegar a uma conclusão, sem possibilidade de criação de vínculo entre médico e paciente.[12,35]

Um ponto importante é a maneira como é feita a colaboração multiprofissional. Em muitos casos, o compartilhamento de perspectivas entre diferentes especialidades pode causar prejuízos e atritos, sendo o paciente o mais prejudicado nesse processo. Vale lembrar que a equipe que solicita o parecer muitas vezes não tem conhecimento e experiência no campo da Psiquiatria, por isso é indicado que o interconsultor utilize linguagem apropriada, evitando siglas e termos específicos da área. É pertinente que haja esse cuidado, pois as orientações do interconsultor só serão efetivas se forem compreendidas e implementadas pela equipe assistente.

A "adesão" da equipe foi estudada por Leentjens et al. (2010)[12] em uma revisão sistemática. Foi observada uma média de 68 a 98% para medicações prescritas, de 29 a 75% para diagnóstico psiquiátrico e de 85 a 95% para o referenciamento dos pacientes. As variáveis que permitiram uma maior adesão às recomendações foram nível profissional do interconsultor, número de reavaliações e prescrição pelo próprio interconsultor.

Já em relação à adesão do paciente em âmbito extra-hospitalar, foi verificado que a entrega da guia de encaminhamento contendo as informações coletadas era importante para o paciente, sem que houvesse intercorrências com a equipe responsável.[16,26] Entretanto, a não adesão chegou a 31,5%, com um terço dos pacientes não acatando a prescrição ou o acompanhamento psiquiátrico.

No mais, é importante frisar que a ICP vai além da melhora sintomatológica psiquiátrica, visto que engloba, também, o bem-estar do paciente e seus familiares e representa uma ponte entre o hospital geral e o local de acompanhamento do paciente. É um momento para readequar a adesão do paciente ou iniciar um tratamento adequado. Em certos casos, é a primeira oportunidade de atendimento psiquiátrico do paciente, enfatizando ainda mais a importância desse serviço.[26]

O serviço de ICP do HB mantém diversas similaridades com o de outros hospitais brasileiros e internacionais, tanto em âmbito sociodemográfico quanto em relação aos diagnósticos, aos motivos do parecer, à conduta terapêutica etc. Sua função dentro do hospital geral, apesar de ainda pouco utilizada, vem ganhando rápida notoriedade, portanto há a necessidade de mais incentivo e treinamentos frequentes para a equipe.

Atualizações

- Em enquete nacional (2019) de *fellowship* em subespecialidades psiquiátricas, os principais fatores desencorajadores em relação à ICP foram falta de tempo, preocupações financeiras e crença de que o treinamento não era necessário. Entretanto, a ICP foi a segunda opção mais desejada entre os residentes (20%)[36]
- Estudos de performance em ICP ainda são difíceis de implementar. Em projeto-piloto americano, a taxa de participação de nove centros de ICP teve baixas taxas de sucesso[37]
- Uma revisão sistemática feita na Índia mostrou taxa de solicitação entre 0,01 e 3,6%, sendo maior para pacientes do setor de Emergência[38]
- O maior estudo observacional e retrospectivo sobre ICP, realizado no Japão com uma amostra de 46.171 pacientes entre 2012 a 2017, revelou que a maioria da população estudada tinha idade avançada (70% acima de 65 anos) e apresentou maior mortalidade nas solicitações de ICP (9%)[39]
- Em recente estudo retrospectivo de 20 anos realizado por Marchi et al. (2021), a depressão ainda se manteve como principal diagnóstico psiquiátrico (32,3%).[40]

Highlights

- O número de solicitações cresceu 109,64% em 4 anos
- A Medicina Interna teve o maior número de solicitações para a ICP
- Houve diferença estatisticamente significativa na distribuição das solicitações em relação aos diagnósticos
- O tempo de resposta foi menor para a área de Emergência
- A UTI apresentou, proporcionalmente, maior número de não avaliações.

DURANTE O ATENDIMENTO

O que fazer

Equipe responsável:
- Compreender de que maneira a ICP é estruturada no serviço em que trabalha, evitando frustrações e expectativas irreais
- Conhecer o fluxo de encaminhamento para a ICP. Em casos de urgência, informar-se com o setor administrativo sobre a maneira correta de formalizar a urgência
- Solicitar ICP ao receber ou avaliar possíveis queixas psiquiátricas que possam influenciar a hospitalização do paciente
- Verificar se há a possibilidade de o paciente hospitalizado ser avaliado pela equipe de ICP, evitando solicitações para pacientes em coma, intubados ou em procedimentos
- Anexar a avaliação realizada pela ICP em guia de referência e contratransferência ao médico da unidade de saúde mental, porém garantindo o sigilo das informações (enviar em um envelope ou entregar a avaliação ao paciente ou ao responsável, em caso de prejuízo do discernimento)
- Em caso de divergências com a conduta sugerida pela psiquiatria, entrar em contato com a equipe da ICP, solicitar nova avaliação e discutir o caso

Equipe de ICP:
- Antes de avaliar o paciente, verificar em prontuário a história clínica, curso, exames complementares e plano terapêutico da equipe responsável
- Realizar treinamentos periódicos, construção de fluxogramas, atualizações dos profissionais da equipe, reuniões para discussão de casos e produção científica continuamente
- Estimular e auxiliar a construção de uma equipe multidisciplinar experiente, com presença 24 horas ao dia

O que não fazer

Equipe responsável:
- Encaminhar familiares de pacientes para avaliação de interconsulta psiquiátrica em Hospital de Base. Os pedidos de interconsulta para familiares (mãe de recém-nascidos) são encaminhados para o serviço ambulatorial
- Solicitar que a ICP tenha condutas não compatíveis com a estruturação do serviço em que está inserida (p. ex., solicitar que a ICP assuma a internação do paciente quando o serviço não conta com enfermaria psiquiátrica e a ICP estrutura-se em consultoria sob demanda)

Equipe de ICP:
- Postergar pedidos de ICP em caráter de urgência. Caso haja notificação da equipe responsável por meio de contato telefônico, bip ou *software*, o paciente deve ser prontamente avaliado pela ICP
- Evitar o uso de jargões, siglas e nomenclaturas específicas da Psiquiatria
- Avaliações psiquiátricas em hospitais-escola não devem ser realizadas sem tutela dos psiquiatras responsáveis pela equipe da ICP

Mapa mental

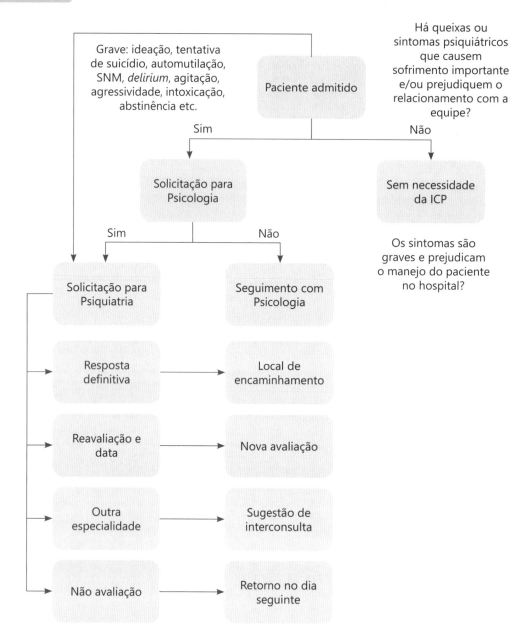

Referências bibliográficas

1. Global Health Intelligence. The best-equipped hospitals in Latin America 2019. Americas Market Intelligence (AMI); 2019. Disponível em: https://americasmi.com/wp-content/uploads/2019/10/hospirank-2019-global-health-intelligence-report.pdf. Acesso em: 12 jul. 2024.
2. Hengeveld MW, Rooymans HG, Vecht-van den Bergh R. Psychiatric consultations in a Dutch university hospital: a report on 1814 referrals, compared with a literature review. Gen Hosp Psychiatry. 1984;6(4):271-9.
3. Wallen J, Pincus HA, Goldman HH, Marcus SE. Psychiatric consultations in short-term general hospitals. Arch Gen Psychiatry. 1987;44(2):163-8.
4. Magdaleno Jr, Botega JN. Interconsulta psiquiátrica no Hospital Geral Universitário: um ano no Hospital das Clínicas/Unicamp. J Bras Psiquiatr. 1991;40(2):95-8.
5. Huyse FJ, Herzog T, Lobo A et al. Consultation-Liaison psychiatric service delivery: results from a European study. Gen Hosp Psychiatry. 2001;23(3):124-32.
6. Smaira SI, Kerr-Corrêa F, Contel JOB. Psychiatric disorders and psychiatric consultation in a general hospital: a case-control study. Braz J Psychiatry. 2003;25(1):18-25.
7. Su JA, Chou SY, Chang CJ, Weng HH. Changes in consultation-liaison psychiatry in the first five years of operation of a newly opened hospital. Chang Gung Med J. 2010;33(3):292-300.
8. Nakabayashi TIK, Guerra KA, Souza RM, Loureiro SR, Contel JOB, Cabrera CC et al. Comparação entre solicitações psiquiátricas de dois hospitais gerais universitários brasileiros: uso do protocolo de registro de interconsulta em saúde mental. Cadernos de Saúde Pública. 2010;26(6):1246-60.

9. Diefenbacher A, Strain JJ. Consultation-liaison psychiatry: stability and change over a 10-year-period. Gen Hosp Psychiatry. 2002;24(4):249-56.

10. Rothenhäusler HB, Stepan A, Kreiner B, Baranyi A, Kapfhammer HP. Patterns of psychiatric consultation in an Austrian tertiary care center – results of a systematic analysis of 3,307 referrals over 2 years. Psychiatr Danub. 2008;20(3):301-9.

11. World Health Organization. Depression and other common mental disorders: global health estimates. Geneva; 2017. Disponível em: https://apps.who.int/iris/bitstream/handle/10665/254610/WHO-MSD-MER-2017.2-eng.pdf;jsessionid=89DCD55E36134A91AE28883EFD487C82?sequence=1. Acesso em: 12 jul. 2024.

12. Leentjens AF, Boenink AD, van der Feltz-Cornelis CM. Can we increase adherence to treatment recommendations of the consultation psychiatrist working in a general hospital? A systematic review. J Psychosom Res. 2010;68(3):303-9.

13. Ajiboye PO. Consultation-liaison psychiatry: the past and the present. Afr J Med Sci. 2007;36(3):201-5.

14. Strain JJ, Blumenfield M. Challenges for consultation-liaison psychiatry in the 21st century. Psychosomatics. 2008;49(2):93-6.

15. Goldberg RJ, Burock J, Harrington CJ. Quality indicators in consultation-liaison psychiatry. Psychosomatics. 2009;50(5):550.

16. Fabrissin J. La interconsulta y las actividades de enlace en el Hospital General: estrategias para su efectividad. Vertex Rev Arg de Psiquiat. 2011;23:356-67.

17. Botega JN, Guilhermano LG, Michel R, Garcia Jr. C, Machado FG, Crestana F et al. Consultoria psiquiátrica em hospital geral: inviável ou promissora? Braz J Psychiatry. 2000;22(3):130-2.

18. Nakabayashi TIK. Caracterização do padrão de solicitações psiquiátricas em um hospital geral: estabilidade e mudança em um período de 30 anos de um serviço de interconsulta [tese de doutorado]. Ribeirão Preto (SP): Faculdade de Medicina de Ribeirão Preto da Universidade de São Paulo; 2012. 214 f.

19. Nogueira-Martins LA, Botega NJ. Interconsulta psiquiátrica no Brasil: desenvolvimentos recentes. Rev ABP-APAL. 1998; 20(3):105-11.

20. Kishi Y, Meller WH, Kathol RG, Swigart SE. Factors affecting the relationship between the timing of psychiatric consultation and general hospital length of stay. Psychosomatics. 2004;45(6):470-6.

21. Devasagayam D, Clarke D. Changes to inpatient consultation-liaison psychiatry service delivery over a 7-year period. Australas Psychiatry. 2008;16(6):418-22.

22. Pardiñas SMG. Interconsulta psiquiátrica en un hospital general intentos de suicidio y factores relacionados (1997-2007) [tese de doutorado]. Galícia: Universidade da Coruña; 2013. 131 f. Disponível em: https://ruc.udc.es/dspace/bitstream/handle/2183/10135/Gomez-Pardinas_SoniaMaria_TD_2013.pdf?sequence=5&isAllowed=y. Acesso em: 12 jul. 2024.

23. Wancata J, Windhaber J, Bach M, Meise U. Recognition of psychiatric disorders in nonpsychiatric hospital wards. J Psychosom Res. 2000;48(2):149-55.

24. Silva NG, Oliveira A. Interconsulta psiquiátrica e unidades de internação psiquiátrica no Brasil: uma pesquisa bibliográfica. O Mundo da Saúde. 2010;35:244-51.

25. Huyse FJ, Herzog T, Lobo A, Malt UF, Opmeer BC, Stein B et al. European consultation-liaison services and their user populations: the European Consultation-Liaison Workgroup Collaborative Study. Psychosomatics. 2000;41(4):330-8.

26. Rigatelli M, Casolari L, Massari I, Ferrari S. A follow-up study of psychiatric consultations in the general hospital: what happens to patients after discharge? Psychother Psychosom. 2001;70(5):276-82.

27. Christodoulou C, Fineti K, Douzenis A, Moussas G, Michopoulos I, Lykouras L. Transfers to psychiatry through the consultation-liaison psychiatry service: 11 years of experience. Ann Gen Psychiatry. 2008;7:10.

28. Bambarén CY, Zimmermann PR, Sfoggia A. Characteristics of requests for psychiatric consultation-liaison in elderly hospitalized in a university hospital in southern of Brazil. Pan Am J Aging Res. 2015;3(1):8-14. Disponível em: https://revistaseletronicas.pucrs.br/ojs/index.php/pajar/article/view/19739. Acesso em: 12 jul. 2024.

29. De Giorgio G, Quartesan R, Sciarma T, Giulietti M, Piazzoli A, Scarponi L et al. Consultation-Liaison Psychiatry – from theory to clinical practice: an observational study in a general hospital. BMC Res Notes. 2015;8:475.

30. Ribeiro AESA. Caracterização clínica e sociodemográfica dos pacientes idosos internados em hospital terciário e avaliados pelo serviço de interconsulta psiquiátrica [dissertação de mestrado]. São José do Rio Preto (SP): Faculdade de Medicina de São José do Rio Preto; 2018; 64 f. Disponível em: http://bdtd.famerp.br/bitstream/tede/467/2/AnaElisaS%c3%a1AntunesRibeiro_dissert.pdf. Acesso em: 12 jul. 2024.

31. Bellomo A, Altamura M, Ventriglio A, Rella A, Quartesan R, Elisei S. Psychological factors affecting medical conditions in consultation-liaison psychiatry. Advances in psychosomatic medicine. 2007;28:127-40.

32. Strous RD, Ulman AM, Kotler M. The hateful patient revisited: relevance for 21st century medicine. Eur J Intern Med. 2006;17(6):387-93.

33. Zavaschi MLS, Lima D, Palma RB. Interconsulta psiquiátrica na pediatria. Braz J Psychiatry. 2000;22(Suppl. 2):48-51.

34. Gala C, Rigatelli M, De Bertolini C, Rupolo G, Gabrielli F, Grassi L. A multicenter investigation of consultation-liaison psychiatry in Italy. Italian C-L Group. Gen Hosp Psychiatry. 1999;21(4):310-7.

35. Cottencin O, Versaevel C, Goudemand M. Pour une vision systémique de la psychiatrie de liaison. L'Encéphale. 2006;32(3):305-14.

36. Becker MA, Bradley MV, Montalvo C, Nash SS, Shah SB, Tobin M et al. Factors affecting psychiatry resident decision to pursue consultation-liaison psychiatry or other subspecialty fellowship training. J Acad Consult Liaison Psychiatry. 2021;62(1):38-45.

37. Kroll DS, Gopal A, Kimmel RJ, Mattson J, Beizai K, Danovitch I. Performance measurement tools for consultation-liaison psychiatry services must consider feasibility. Gen Hosp Psychiatry. 2020;64:46-9.

38. Dua D, Grover S. Profile of patients seen in consultation-liaison psychiatry in India: a systematic review. Indian J Psychol Med. 2020;42(6):503-12.

39. Shinjo D, Tachimori H, Maruyama-Sakurai K, Fujimori K, Inoue N, Fushimi K. Consultation-liaison psychiatry in Japan: a nationwide retrospective observational study. BMC Psychiatry. 2021;21(1):235.

40. Marchi M, Magarini FM, Mattei G, Pingani L, Moscara M, Galeazzi GM et al. Diagnostic agreement between physicians and a consultation-liaison psychiatry team at a general hospital: an exploratory study across 20 years of referrals. Int J Environ Res Public Health. 2021;18(2):749.

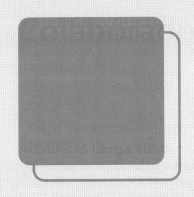

Treinamento em Interconsulta Psiquiátrica

PARTE 2

3 Relação Médico-Médico, *31*

4 Psicologia Médica, *41*

5 Relação Médico-Paciente, *53*

6 Habilidades Essenciais para o Fortalecimento das Relações Profissionais dos Médicos com seus Pacientes, *70*

7 Adoecimento e suas Múltiplas Faces, *79*

8 Morte e Morrer, *90*

9 Abordagem ao Paciente Psiquiátrico, *103*

3 Relação Médico-Médico

Taciana de Castro Silva Monteiro Costa • Ana Carolina Gonçalves Olmos

Introdução

A **saúde mental é uma das áreas mais estigmatizadas** dentro da formação médica. Com muita frequência, os profissionais iniciam sua prática clínica sem conhecimento suficiente para lidar com questões emocionais e transtornos psiquiátricos. No entanto, dentro de um hospital geral, desordens emocionais são comuns, e cerca de **30%** dos pacientes com doenças clínicas apresentam comorbidade psiquiátrica.[1] Além disso, pacientes com quadros psiquiátricos, como psicose, comportamento suicida e transtornos ansiosos, buscam frequentemente auxílio em serviços de emergência médica.[2]

O serviço de interconsulta psiquiátrica (ICP) tem por objetivo **oferecer cuidado em saúde mental aos pacientes que estão sendo tratados em outras especialidades médicas,** além da possibilidade de **promover psicoeducação para as diversas equipes.**[3,4] Apesar de as taxas de solicitação de ICP ainda serem baixas (com variações de 0,7 a 5%),[1] vem sendo observado um crescimento dos serviços de ICP. Com isso, o psiquiatra tende a estar cada vez mais inserido no hospital geral e nas diversas equipes médicas, situação que demanda um olhar cuidadoso para essas relações.

Dentro desse contexto, a interação entre médicos de diversas especialidades nos cuidados com o paciente exige a redefinição do papel de cada um e cautela com as expectativas quanto às intervenções que serão realizadas.[5] Nesse encontro entre interconsultor e outros especialistas, fatores relacionados ao paciente e ao serviço de saúde também influenciam para que a relação entre as equipes seja satisfatória e eficiente.

> Saúde mental é uma das áreas mais estigmatizadas na formação médica. Em contraste, 30% dos pacientes com doenças clínicas apresentam comorbidade psiquiátrica.

Especialistas diante da saúde mental

É importante ter em mente que, por trás da figura do médico, existem inúmeras vivências, anseios, expectativas e frustrações. Toda essa experiência psíquica interfere na prática médica, na tomada de decisões e na relação que o médico estabelece com o paciente, com a equipe assistente e com o psiquiatra. Discutiremos a seguir algumas questões que influenciam a relação interprofissional (Figura 3.1).

Conhecimento insuficiente em saúde mental

Uma quantidade significativa de pacientes com sintomas psiquiátricos não são reconhecidos nem referenciados para a ICP.[3,6] Alguns autores demonstram que médicos não especialistas falham em reconhecer sintomas negativos, como hipobulia e humor deprimido, e que, muitas vezes, **a tomada de decisão do encaminhamento é baseada na presença de história prévia de transtornos psiquiátricos, e não nos sintomas apresentados.**[3]

A falha em solicitar avaliação psiquiátrica precoce contribui para:

- Aumentar a demanda desses pacientes em relação à equipe assistente
- Piorar a adesão ao tratamento proposto
- Aumentar a ocorrência de comportamentos inadequados
- Instabilizar doenças psiquiátricas preexistentes.

> Todo médico deve ter uma formação básica e estar apto a reconhecer e manejar os principais transtornos mentais.

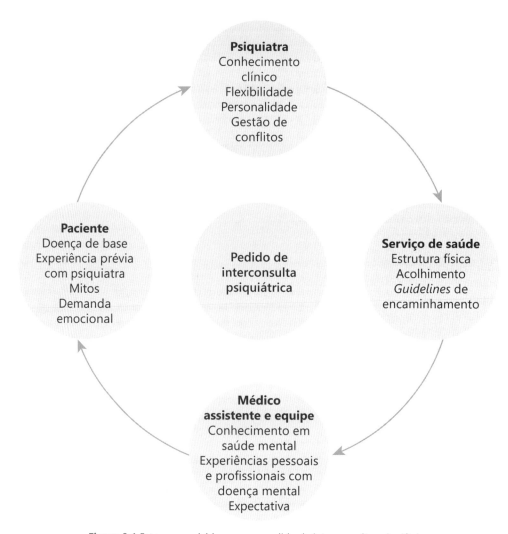

Figura 3.1 Fatores envolvidos em um pedido de interconsulta psiquiátrica.

Essas situações culminam com a **solicitação de avaliações emergenciais do psiquiatra**, que, em muitos serviços, não está disponível 24 horas, contribuindo para a **frustração do médico solicitante** quanto à eficácia do serviço e para a desvalorização da psiquiatria.

No contexto hospitalar, são frequentes as situações de luto e sofrimento psíquico perante as mudanças trazidas pela doença física, gerando uma sobrecarga emocional.[7] Eventualmente, observam-se solicitações de ICP pela equipe assistente para pacientes que são **"difíceis"**, o que reflete essas **sobrecargas emocionais** e as **dificuldades de comunicação entre médico e paciente** quanto ao problema em questão. Essas solicitações denotam a hesitação do médico assistente perante pacientes com demandas emocionais e o desejo de transferir o desafio de lidar com essas questões para o especialista.[8]

Em algumas situações, o médico assistente solicita à equipe da ICP avaliações e intervenções que fogem do escopo da atuação do interconsultor, tais como:

- Convencer pacientes a se submeterem a determinados procedimentos
- Repassar informações quanto ao diagnóstico e ao planejamento terapêutico
- Transmitir notícias difíceis
- Comunicar óbito aos familiares
- Impedir a evasão de pacientes que discordam da conduta médica
- Orientar familiares quanto ao tratamento.[8]

A **falta de treinamento psiquiátrico** durante a formação médica e o **pouco contato interdisciplinar** contribui para que médicos de outras especialidades não compreendam o campo de trabalho do psiquiatra e façam solicitações incoerentes de ICP.

A relação entre o psiquiatra e demais especialistas é influenciada por formação e treinamento prévio em saúde mental, por aspectos da personalidade dos médicos e por suas experiências com o serviço de interconsulta.

O treinamento em saúde mental, abordando ao menos as principais patologias encontradas no hospital geral, tais como agitação, automutilação e comportamento suicida, depressão, ansiedade, demência, *delirium*, insônia e transtorno de ajustamento, além de noções de psicologia médica, auxilia no diagnóstico precoce e no manejo de questões emocionais e melhora a relação da equipe assistente com o interconsultor.[1,6,8-10]

Solicitações para pacientes que não necessitam de avaliação psiquiátrica

Alguns estudos demonstram que o serviço de ICP é frequentemente requisitado para avaliar pacientes que não teriam essa necessidade; essas solicitações inapropriadas chegam, em alguns contextos, a um quarto dos pedidos de avaliação psiquiátrica.[8,10,11]

Solicitações por conta de comportamentos problemáticos ou inadequados com a equipe assistente sobrecarregam o serviço de interconsulta e refletem a demanda de transferência de responsabilidade para a psiquiatria ou psicologia mesmo na ausência de justificativa real. Muitas dessas avaliações resultam da incapacidade do médico não especialista em lidar com o diagnóstico em psiquiatria, da insegurança em manejar casos psiquiátricos ou mesmo do receio de implicações médico-legais.[8,10]

Fibler et al. (2015), em um estudo avaliando solicitações de ICP para pacientes sem problemas psiquiátricos, delineou as principais situações por trás desses encaminhamentos, conforme descrito a seguir:

- Pacientes retratados como "difíceis", com comportamento agressivo, disruptivo, desinibido ou incompatível
- Diagnóstico psiquiátrico prévio, independentemente de apresentar sintomas atuais
- Avaliação da capacidade de consentir
- Sintomas inexplicáveis
- Sintomas psicossomáticos
- Insatisfação com a equipe.[8]

Nesse estudo, observou-se que **19,7%** dos pacientes **nunca tiveram os sintomas** que o médico assistente relatou, **22,7%** demonstraram uma **reação normal à doença** e ao contexto da internação e **18,2%** apresentaram **sintomas transitórios** após o diagnóstico, que não mais existiam.[8] Essas situações demonstram a dificuldade dos médicos em lidar com emoções, ouvir e acolher o paciente e **enfrentar a própria angústia no exercício da profissão**.

Psicoeducação, inserção do psiquiatra nas equipes assistentes, rodas de conversa para a discussão de questões emocionais e pacientes "difíceis" e estabelecimento de protocolos para a solicitação de avaliação de especialistas são estratégias que podem minimizar a angústia e a frustração do médico assistente, além de reduzir encaminhamentos incoerentes.

Identificação projetiva e dificuldades de enfrentamento perante sofrimento psíquico

Na prática clínica, é frequente a **identificação** por parte do médico com a condição clínica ou sofrimento que o paciente está enfrentando. Cuidar de um paciente terminal na oncologia tendo vivenciado situação semelhante com algum familiar, acolher uma mulher que sofreu aborto ou óbito fetal após ter tido perda gestacional, ser responsável pelos cuidados de uma criança grave em cuidados paliativos sendo mãe e temendo que isso ocorra com seu filho são situações desafiadoras, que, muitas vezes, desencadeiam o **desejo excessivo de cuidar**, por vezes **iatrogênico**, ou, em outro extremo, o **desejo de distanciar**-se do paciente, culminando com uma ambivalência em relação ao especialista. Pode ocorrer, ainda, que o médico projete suas frustrações na figura do psiquiatra, que não consegue atingir suas expectativas, dificultando o relacionamento interprofissional.

Como nos traz Blaya:

> Ser médico sempre foi e creio que continua sendo uma das escolhas mais estranhas como vocação, pois implica o desejo de estar sempre próximo ao sofrimento e à morte, contingências tão temidas pelo ser humano [...] é antes de tudo uma curiosidade e um desejo, consciente ou inconsciente, de saber mais e cuidar melhor daquilo que sentimos como doentes em nós mesmos [...][12]

A solicitação de ICP não deve ser baseada apenas na história prévia de transtornos mentais do paciente. Reconhecer o sofrimento psíquico e os sintomas de doenças mentais é essencial para todo médico.

Cerca de 25% dos pedidos de ICP são para pacientes que não teriam essa necessidade. Isso reflete a dificuldade dos médicos não especialistas em lidar com pacientes difíceis e suas emoções, demonstrando também falhas na comunicação com o paciente, formação deficitária em psiquiatria e falta de habilidade para lidar com a própria angústia no exercício da profissão.

Psicoeducação, inserção do psiquiatra nas equipes, rodas de conversa e protocolos para solicitação de ICP são essenciais.

O estímulo ao autoconhecimento durante o processo de formação médica auxilia o profissional a lidar com as vivências emocionais do paciente e reduz a expectativa e a frustração com a profissão médica e com o psiquiatra.

> O maior contato entre as especialidades amplia a percepção do médico em relação ao trabalho do outro e favorece uma melhor relação interprofissional.

Dessa maneira, estar ciente de suas feridas emocionais e da possibilidade de identificação com o problema do paciente, em função de vivências pessoais reais ou imaginárias, auxilia o médico a lidar com as questões emocionais do paciente e, perante a necessidade de encaminhamento ao psiquiatra, permite que ele saiba deixar a cargo do especialista a avaliação objetiva de cada caso. Com isso, **reduz-se a expectativa e a frustração com a especialidade**.

Personalidade do médico

As características da personalidade de cada profissional influenciam tanto o encontro com o paciente quanto com o especialista. **Traços de insegurança** podem levar a solicitações excessivas de exames e avaliações com especialistas, enquanto **traços narcísicos** contribuem com o desdém[13] com pacientes e com o especialista. **Falta de confiança** na qualidade da relação com o paciente e sentimento de **angústia** ao ter outro profissional avaliando também contribuem para a resistência em reconhecer a necessidade da avaliação psiquiátrica, culminando com o atraso na solicitação da ICP.[5]

Essas questões podem ser amenizadas com o estímulo ao autoconhecimento durante o processo de formação médica. Discussões frequentes com supervisores e maior contato com especialidades diversas podem ampliar a percepção do médico em relação ao trabalho do outro.

> Assista ao vídeo *ABP TV – Especial CBP – Interconsulta de psiquiatria: quais são os desafios?*[29] e acompanhe uma discussão quanto aos desafios da ICP.

Dificuldade de encaminhar

Por vezes, observa-se uma resistência ao encaminhar o paciente para avaliação psiquiátrica, seja por receio de explicar ao paciente, seja por resistência do próprio médico. A relação do médico com o especialista é por vezes difícil e cercada de **mitos**, como o de que o psiquiatra irá analisar o médico, de que será capaz de entrar na mente do paciente e persuadi-lo ou de que trará soluções rápidas e mágicas. Muitas vezes, o médico posterga a solicitação da ICP por dificuldade de entrar em contato com essas questões.[5]

O **estigma** associado ao psiquiatra e à saúde mental, a crença que o médico tem de que será capaz de manejar, a dificuldade em reconhecer os transtornos, a relação insatisfatória com o psiquiatra, o difícil acesso ao serviço e a preferência do paciente por não ser avaliado por um profissional da saúde mental também são responsáveis por inibir ou postergar a solicitação da ICP.[3,14] O limiar de encaminhamento do médico vai ser influenciado por suas experiências durante sua formação e também pelo senso de autonomia e interesse por questões psíquicas.[5]

> A resistência ao encaminhamento à ICP ocorre em função da crença do profissional de que será capaz de manejar, da dificuldade em reconhecer os transtornos, da relação insatisfatória com o psiquiatra, do difícil acesso ao serviço e da preferência do paciente por não ser avaliado.

Chen et al. (2016) elencaram fatores que influenciam a taxa de solicitação de avaliação da ICP:

- **Aumento de solicitações**: exercer uma especialidade clínica, ter uma atitude positiva em relação à ICP, paciente jovem, história psiquiátrica prévia e quadros psicóticos primários (como esquizofrenia e depressão com sintomas psicóticos)
- **Diminuição de solicitações**: estigma, crença de que outros profissionais da saúde mental possam trazer o mesmo benefício que um psiquiatra, relação ruim com o psiquiatra, pouco conhecimento de transtornos mentais, quadros orgânicos (p. ex., *delirium*) e especialidade médica (ginecologistas e cirurgiões referenciam menos que clínicos).[3]

> **Facilitadores para o encaminhamento à ICP:**
> - Disponibilidade da equipe de Psiquiatria
> - Melhora da comunicação entre psiquiatra e médico solicitante
> - Psicoeducação das equipes assistenciais
> - Melhora das condições institucionais para o manejo de pacientes psiquiátricos.

Fatores como disponibilidade da equipe da psiquiatria, melhoria da comunicação entre psiquiatra e médico solicitante, psicoeducação das equipes assistentes e melhoria das condições institucionais para o manejo de pacientes psiquiátricos facilitam o encaminhamento. Além disso, é essencial que o médico seja capaz de analisar criticamente a sua postura perante a possibilidade de avaliação de um especialista e esteja disposto a aceitar a conduta proposta. Isso facilita a cooperação interprofissional e, consequentemente, melhora o cuidado oferecido ao paciente.

Insatisfação com o serviço de ICP

> Uma atitude positiva do especialista em relação ao psiquiatra e o fato de já ter tido uma experiência satisfatória ao trabalhar em conjunto são fatores associados a uma melhor avaliação do serviço de ICP.

A percepção do serviço de ICP é também um fator importante para a relação entre médico e especialista. Uma atitude positiva e o fato de já ter tido uma experiência satisfatória ao trabalhar em conjunto com a equipe estão associados a uma melhor avaliação do serviço.[4]

A maior parte dos estudos demonstram taxas de satisfação entre 56 e 86%, porém esses valores variam muito em função da estrutura e da organização do serviço oferecido. Desse modo, realizar pesquisas com as equipes solicitantes e compreender as dificuldades e potencialidades do serviço de ICP pode melhorar a relação entre médico e especialista.[4]

O psiquiatra no hospital geral

A avaliação do psiquiatra no hospital geral contribui para um cuidado ampliado do paciente, reduzindo os riscos e desconfortos durante a internação. Ao avaliar a saúde mental do paciente que está internado por outra patologia, seja ela cirúrgica, clínica, obstétrica, ginecológica, ortopédica, oncológica ou pediátrica, diminui-se a possibilidade de intercorrências no ambiente hospitalar, como risco de suicídio e quadros de agitação, além de melhorar a comunicação do paciente com a equipe.

Essa avaliação abrange desde a atenção às interações medicamentosas e seus possíveis desfechos até a evolução de sintomas orgânicos provocados pela patologia clínica, que podem se sobrepor aos sintomas psíquicos. Além disso, deve-se realizar a busca ativa por sintomas de humor depressivos ou ansiosos, crises de pânico e sintomas psicóticos, que podem ser decorrentes da internação, da patologia de base do paciente ou até mesmo do uso de alguma medicação, seja por efeito colateral ou por interação medicamentosa.

Como nos traz Botega, são diversas as motivações que levam o psiquiatra a exercer sua profissão no hospital geral, tais como o desejo de sair do isolamento do consultório, a necessidade de expandir a rede profissional e a busca por novos conhecimentos, bem como por vocação ou desejo de se inserir em atividades acadêmicas.[5] São muitos os desafios que essa área apresenta ao psiquiatra, exigindo do interconsultor muita dedicação e cautela. Alguns desses desafios são:

- Desvalorização pelas demais especialidades
- Remuneração insuficiente
- Ambiente de trabalho adverso para coleta de anamnese
- Necessidade de lidar com outras equipes administrativas
- Contato com doenças graves e com a morte
- Necessidade de uma experiência clínica ampliada em hospital geral (clínica ou cirúrgica)
- Conhecimento em psicologia médica
- Compreensão da dinâmica da instituição
- Incompatibilidade entre a demanda da equipe solicitante e a avaliação do psiquiatra
- Solicitações de intervenções não prioritárias
- Desdém de outros profissionais em relação às condutas psiquiátricas
- Dificuldade de lidar com as disputas entre paciente e equipe médica.[5,7]

> A ICP traz muitos desafios ao psiquiatra, que vão desde a desvalorização pelas demais especialidades e remuneração insuficiente até a necessidade de conhecimentos e experiência clínica ampliada na interface com doenças clínicas e cirúrgicas.

Os psiquiatras em formação devem ser estimulados a **treinar suas habilidades em resolução de conflitos**, além de **fortalecer sua capacidade de tolerar** esses conflitos e **manejar sua contratransferência**.[15] Essas questões podem ser desafios tanto no encontro com o paciente quanto com a equipe médica, sendo importante que o psiquiatra aprenda a estabelecer limites, definir as expectativas da equipe solicitante e manejar a corresponsabilidade no cuidado com o paciente.[15]

> Dispor de habilidades em resolução de conflitos é essencial ao psiquiatra interconsultor.

O manejo de situações de disparidade da oferta do cuidado é também importante, já que, no hospital geral, o psiquiatra pode enfrentar situações em que os pacientes psiquiátricos são estigmatizados e submetidos a controle inadequado da dor, atraso em intervenções cirúrgicas, falha no diagnóstico por atribuição de sintomas clínicos a doenças mentais, descaso com condições de higiene e conforto, entre outros fatores. Nessas situações, é importante que o interconsultor consiga compreender os sentimentos despertados e seja capaz de controlá-los, para que possa intervir com a equipe de **forma racional e efetiva**, utilizando inclusive a situação como **forma de educar e orientar**.[15]

É essencial que, **durante a formação em psiquiatria, os profissionais sejam expostos ao ambiente hospitalar e às particularidades da avaliação psiquiátrica nesse contexto**. Estimular a discussão com outras especialidades, ampliar o olhar para as questões clínicas do paciente e incentivar a reflexão em temas de bioética e psicologia médica devem ser prioridade na formação do especialista.

Colaboração interprofissional

A relação entre médicos deve ser, essencialmente, pautada por princípios éticos e morais. Situações como criticar abertamente a postura do colega perante o paciente, interferir na prescrição sem justificativa plausível ou negar-se a discutir o caso com a equipe formada por diversos especialistas são exemplos de posturas inadequadas que podem ocorrer quando o profissional não reflete sobre a sua prática. Como nos traz o Código de Ética Médica:

É vedado ao médico:

Art. 52. Desrespeitar a prescrição ou o tratamento de paciente, determinados por outro médico, mesmo quando em função de chefia ou de auditoria, salvo em situação de indiscutível benefício para o paciente, devendo comunicar imediatamente o fato ao médico responsável.

Art. 54. Deixar de fornecer a outro médico informações sobre o quadro clínico de paciente, desde que autorizado por este ou por seu representante legal.[16]

A contínua reflexão quanto à sua própria postura perante outros profissionais da saúde é essencial para que o ambiente de trabalho seja saudável e para que se preste o melhor atendimento ao paciente. Na literatura, discute-se com frequência os fatores que favorecem a formação de uma equipe colaborativa e de alto desempenho. Ao abordar equipes multiprofissionais, alguns pontos ganham destaque:

- Compreensão e respeito por cada membro da equipe
- Visão compartilhada sobre o tema
- Definição de metas e objetivos comuns
- Escuta mútua
- Liderança efetiva
- Busca contínua por aprimorar a vivência em equipe
- Comunicação assertiva
- Experiência prática em equipes colaborativas
- Segurança psicológica
- Confiança mútua.[17-21]

Competências necessárias

O Royal College of Physicians and Surgeons of Canada define algumas competências básicas necessárias para a colaboração entre profissionais, visando a um cuidado de alta qualidade e centrado no paciente. Essas competências são:

- Trabalhar de forma efetiva com os médicos e outros profissionais da saúde
- Transferência dos cuidados do paciente a outro colega, permitindo a continuidade do cuidado seguro (p. ex., enviar relatórios, dados de prontuários e exames já realizados)
- Promover a compreensão, manejar diferenças e resolver conflitos.[22]

> A ICP exige flexibilidade do psiquiatra para atuar em diversos cenários clínicos e emergenciais, além de *expertise* em avaliar a expectativa do profissional por trás de cada solicitação.

No contexto da ICP, o psiquiatra pode atuar em diversos cenários, desde avaliações em sala de emergência até o atendimento de pacientes internados em hospital-dia para procedimentos. Essa variedade de equipes e ambientes exige **flexibilidade** do interconsultor para manejar a avaliação de acordo com as necessidades de cada contexto, além de *expertise* em avaliar a expectativa do profissional por trás de cada solicitação.

> O psiquiatra deve realizar uma devolutiva fácil de ser compreendida por outros profissionais e adequada à realidade da instituição.

Observam-se, com frequência, falhas na transferência dos cuidados dos pacientes ao serem solicitadas avaliações sem relatório dos casos ou a justificativa do pedido. O interconsultor precisa estar atento ao fazer uma devolutiva, que deve ser **fácil de ser compreendida por outros profissionais** e **adequada à realidade da instituição,** além de se colocar à disposição para discutir com as equipes as orientações propostas.

Outro ponto importante refere-se às relações de poder ocultas entre os profissionais. Janssen et al. (2020), em uma revisão quanto à colaboração entre médicos da atenção primária e especialistas, destacam a importância da compreensão dessas relações de poder, pois, com muita frequência, observa-se uma postura de **demérito do especialista** em relação ao médico da atenção primária.[18] Essa postura pode ser vista, no contexto da psiquiatria, de forma **bidirecional**:

> O psiquiatra nunca deve desmerecer a percepção da equipe e os sentimentos envolvidos.

- **Interconsultor**: desmerece o médico assistente ao minimizar a urgência sentida pelo solicitante, critica a falta de habilidade em manejar questões emocionais e julga a falta de conhecimento do colega quanto à patologia mental
- **Equipe solicitante**: com frequência, considera o psiquiatra um médico com pouco ou nenhum conhecimento clínico, menor carga de trabalho e ganhos exorbitantes, acreditando, portanto, que ele não deveria se queixar das solicitações.[18,20]

Essas duas perspectivas reduzem o profissional a um estigma e prejudicam a troca de conhecimento. Mesmo que tenham experiências totalmente diversas, os profissionais devem buscar compreender a prática clínica do colega e contextualizar as suas dúvidas e angústias, a fim de estabelecer um ambiente de troca efetiva.

Organização do serviço

A falta de definição quanto ao e às responsabilidades de cada parte contribui para que haja dificuldades entre as equipes médicas. A incumbência pelo contato com a equipe multidisciplinar, a regulação de vaga em hospital psiquiátrico, a visita médica e a prescrição podem ser pontos de conflito.

Apesar de muitos clínicos considerarem desconfortável prescrever fora de sua área de conhecimento,[23] eles devem ter ciência do modo como o serviço de psiquiatria é estruturado na instituição. Quando o papel do psiquiatra é de interconsultor, o médico assistente é o responsável por incluir ou modificar a prescrição medicamentosa, solicitar exames e recrutar outros profissionais.

Comunicação

A comunicação é um fator essencial no exercício da medicina. Uma comunicação efetiva melhora a compreensão, a cooperação e a colaboração entre médico e especialista.[17] Na ICP, algumas situações podem prejudicar essa comunicação, tais como:

- Contato exclusivamente por meio do prontuário
- Falha do solicitante em explicitar a urgência da avaliação
- Solicitações padronizadas e com informações genéricas, sem esclarecer a real demanda da solicitação
- Rotatividade dos profissionais em turnos
- Falta de fluxos de solicitação bem definidos.

A comunicação do psiquiatra com o médico solicitante após a avaliação do paciente melhora a efetividade da ICP.[18,24] Esse contato pode ocorrer de diversas maneiras:

- Contato telefônico regular do psiquiatra com o clínico que solicitou a ICP[24]
- Discussões conjuntas e *feedback* dos médicos solicitantes[18]
- Reuniões semanais multidisciplinares com psiquiatra, médicos e enfermeiros.[3]

A possibilidade de **atividades educacionais compartilhadas** oferece uma oportunidade para compreender a perspectiva do outro[20,25] e a **construção de um sentimento de pertencimento entre os profissionais**, aumentando a colaboração interprofissional.[20]

Quando solicitar avaliação psiquiátrica

A avaliação psiquiátrica dentro do hospital geral deve ser solicitada **sempre que houver sofrimento psíquico ou mudança no comportamento do paciente**, situações que podem ser relatadas pelo próprio paciente, por familiares ou por algum membro da equipe de saúde que o acompanha.

Alterações de comportamento podem ser decorrentes de diversos fatores, como estresse gerado pela internação e angústia da doença (que muitas vezes faz o paciente pensar em sua finitude), bem como por consequência da patologia clínica ou de efeitos colaterais de medicamentos usados para o tratamento clínico.

Com a melhora das alterações – algumas provocadas por questões clínicas, como o *delirium*, os efeitos colaterais das medicações ou a própria patologia da doença orgânica e outras por patologias mentais, como a ansiedade, a depressão e quadros psicóticos –, há melhora da comunicação do paciente com a equipe, diminuição dos riscos de quadro de agitação ou suicídio e redução de tempo de internação.

Considerações finais

O psiquiatra, no contexto da interconsulta, sempre estará presente para auxiliar no manejo comportamental e clínico do paciente assistido. Para que essa assistência seja adequada, é preciso ser solicitada sempre que houver sintomas psíquicos, que, quando não cuidados, podem levar a riscos de agitação, suicídio e internação prolongada. Além disso, é essencial atentar a algumas questões antes da solicitação da interconsulta.

A falta de definição de papéis e responsabilidades de cada parte prejudica a relação entre o psiquiatra e a equipe assistencial.

Apesar do desconforto que muitos sentem ao prescrever fora de sua área de atuação, os clínicos devem ter ciência da estruturação da ICP no serviço.

O psiquiatra interconsultor não inclui ou modifica a prescrição medicamentosa e não tem o poder de internar pacientes em seu nome nem de transferir pacientes para hospitais psiquiátricos.

A comunicação do psiquiatra com o médico solicitante após a avaliação do paciente melhora a efetividade da ICP.

A construção de um sentimento de pertencimento entre os profissionais melhora a colaboração interprofissional.

Avaliação do paciente – Método AEIOU

- **A**colher o paciente, dando espaço para que ele verbalize suas emoções
- **E**xaminar o paciente e verificar alterações em exames de imagem ou laboratoriais. Algumas alterações podem resultar em comportamentos e sintomas muito semelhantes a sintomas psíquicos, mas que, no entanto, são decorrentes de alterações orgânicas. Em muitos casos, as medicações de uso psiquiátrico podem ajudar a controlar os sintomas
- **I**nvestigar história de patologia psiquiátrica prévia
- **O**bservar o comportamento do paciente: se mais calado ou mais inquieto, com menos contato visual durante a anamnese, com mudança na entonação da voz, parecendo mais desconfiado ou irritado
- **U**tilizar retornos para dar seguimento adequado durante a internação, verificando a evolução psíquica do paciente.

Checklist antes de chamar o psiquiatra

1. Exames laboratoriais e de imagem: **sempre excluir causas orgânicas**. Atenção: algumas vezes, mesmo com alteração de exame que justifique o quadro do paciente, o psiquiatra pode auxiliar no manejo dos sintomas, porém é essencial o controle da doença de base
2. Se possível, **solicitar presença de familiar** para anamnese objetiva adequada e melhor entendimento do contexto de vida do paciente
3. **Atentar para o nível de consciência do paciente que será avaliado**
4. **Ponderar se o paciente tem condições de ser avaliado** (p. ex., paciente sob intubação orotraqueal não tem possibilidade de avaliar pensamento delirante ou ideação suicida).

Atualizações

- Simpson et al. (2020): destacam a importância da constante atualização na literatura científica para que se possa oferecer um serviço de ICP satisfatório. A Academy of Consultation-Liaison Psychiatry (ACLP) e o Academy's Guidelines and Evidence-Based Medicine (GEBM) Subcommittee revisam a literatura e liberam resumos, a cada três meses, de até quatro artigos relevantes sobre interconsulta psiquiátrica, além de oferecer guias práticos para clínicos em várias áreas, incluindo uso de substâncias, comorbidades médicas em pacientes psiquiátricos e apresentações desafiadoras de problemas psiquiátricos[26]
- Zimbrean et al. (2020): sugerem a criação de serviços de ICP sem restringi-los ao ambiente hospitalar. Esses serviços facilitariam o treinamento de residentes em vários cenários com pacientes com comorbidades clínicas, tais como condições dermatológicas, urológicas, cardiológicas, oncológicas e neurológicas, além de situações mais específicas, como estratificação de risco antes de procedimentos cirúrgicos. Destacam ainda a importância de o psiquiatra desenvolver competências relacionadas a aspectos como comunicação, relações interpessoais e liderança colaborativa, bem como experiência clínica nas principais patologias que podem acometer o ser humano ao longo da vida[27]
- Beach et al. (2020): discutem os programas de residência médica em psiquiatria, avaliando benefícios e dificuldades de serem inseridos na ICP já no início do treinamento, e defendem um modelo híbrido com exposição a esse estágio em diversos momentos da residência. Destacam ainda a importância de os residentes em psiquiatria desenvolverem habilidades que permitam entrevistar pacientes no contexto hospitalar, comunicar-se com as equipes médicas e fornecer relatórios com clareza das informações e úteis para o solicitante.[28]

Highlights

- O serviço de ICP envolve não apenas o psiquiatra, mas também a própria instituição, o paciente e o médico assistente
- Quando no papel de interconsultor, o psiquiatra deve estar ciente das influências de todos esses atores e ter flexibilidade para manejar conflitos
- O interconsultor deve ter um olhar ampliado para as questões clínicas do paciente e manter uma boa relação com as outras especialidades
- Solicitar uma avaliação psiquiátrica pode mobilizar sentimentos diversos no médico. Traços de sua personalidade, as experiências que passou ao longo de sua formação, os mitos que carrega acerca da psiquiatria, as expectativas que tem quanto ao psiquiatra e o nível de conhecimento em saúde mental influenciam a decisão de encaminhar
- Todo médico deve investir em sua própria saúde mental e compreender suas dificuldades para que a colaboração entre as especialidades possa ser efetiva
- O estabelecimento de protocolos para avaliação psiquiátrica e psicológica auxilia enormemente na colaboração entre os profissionais e na eficácia do serviço de ICP
- O relacionamento entre médicos deve ser pautado por princípios éticos. A definição do papel de cada médico, a escuta mútua, o estabelecimento de objetivos comuns, a comunicação assertiva, a segurança psicológica, os *feedbacks* rotineiros e a confiança mútua são fundamentais para a construção de uma boa relação entre os médicos.

DURANTE O ATENDIMENTO

O que fazer

- Ampliar os conhecimentos em saúde mental independentemente da sua especialidade
- Conhecer a instituição em que trabalha, os protocolos de encaminhamento e o papel do psiquiatra nesse serviço
- Oferecer reciclagem em saúde mental para toda a equipe médica regularmente
- Ampliar as habilidades em gestão de conflitos
- Reconhecer a importância das questões emocionais na prática médica
- Definir grupos de médicos com menor chance de referenciar para a psiquiatria e promover atividades de psicoeducação
- Realizar treinamento em ICP para todo residente de psiquiatria
- Buscar compreender o motivo da solicitação e as expectativas do solicitante, além de ajustar as orientações para a realidade do serviço em que trabalha
- Ao responder uma ICP, ter consciência de que nem todo médico tem treinamento em saúde mental e utilizar uma linguagem fácil e compreensível
- Realizar reuniões regulares com as equipes para um *feedback* quanto ao serviço de ICP, além de orientações quanto ao papel do psiquiatra na equipe

O que não fazer

- Considerar o psiquiatra como o profissional que deve manejar todas as situações difíceis, independentemente da presença de transtornos mentais
- Minimizar queixas psíquicas e alterações comportamentais, permitindo que haja piora da gravidade
- Adiar a solicitação da ICP, criando situações emergenciais
- Deixar de solicitar avaliação para paciente terminal, em cuidados paliativos, com sintomas ansiosos, depressivos ou em *delirium*, o que pode prolongar o tempo de internação e dificultar o contato do paciente com toda a equipe
- Solicitar avaliação da ICP em pacientes com consciência rebaixada
- Deixar de informar o paciente ou sua família quanto à solicitação da avaliação psiquiátrica
- Esperar que a avaliação psiquiátrica traga soluções mágicas para as dificuldades encontradas ou que resolva questões sociais ou institucionais
- No papel de psiquiatra interconsultor, deixar de compreender as expectativas quanto à solicitação ou não fornecer orientações que atendam a real demanda do médico solicitante

Referências bibliográficas

1. Sánchez-González R, Rodríguez-Urrutia A, Monteagudo-Gimeno E, Vieta E, Pérez-Solá V, Herranz-Villanueva S et al. Clinical features of a sample of inpatients with adjustment disorder referred to a consultation-liaison psychiatry service over 10 years. Gen Hosp Psychiatry. 2018;55:98-99.
2. Walker A, Barrett JR, Lee W, West RM, Guthrie E, Trigwell P et al. Organisation and delivery of liaison psychiatry services in general hospitals in England: results of a national survey. BMJ Open. 2018;8(8):e023091.
3. Chen KY, Evans R, Larkins S. Why are hospital doctors not referring to consultation-liaison psychiatry? – a systemic review. BMC Psychiatry. 2016;16(1):390.
4. Kovacs Z, Asztalos M, Grøntved S, Nielsen RE. Quality assessment of a consultation-liaison psychiatry service. BMC Psychiatry. 2021;21(1):281.
5. Botega NJ (org.). Prática psiquiátrica no hospital geral: interconsulta e emergência. 3. ed. Porto Alegre: Artmed; 2012.
6. Mudgal V, Rastogi P, Niranjan V, Razdan R. Pattern, clinical and demographic profile of inpatient psychiatry referrals in a tertiary care teaching hospital: a descriptive study. Gen Psychiatr. 2020;33(4):e100177.
7. Miniati M, Palagini L, Conversano C, Pardini f, Massa L, Pini S et al. Interpersonal problematic areas in liaison psychiatry: a feasibility study. Clin Neuropsychiatry. 2021;18(3):170-5.
8. Fibler M, Quarte A. Psychiatric liaison consultations of patients without psychiatric illness in a general hospital in Germany: a retrospective analysis. Wien Med Wochenschr. 2015;165(21-22):436-44.
9. Toynbee M, Walker J, Clay F, Hollands L, van Niekerk, Harriss E et al. The effectiveness of inpatient consultation-liaison psychiatry service models: a systematic review of randomized trials. Gen Hosp Psychiatry. 2021;71:11-19.
10. Marchi M, Magarini FM, Mattei G, Pingani L, Moscara M, Galeazzi GM et al. Diagnostic agreement between physicians and a consultation-liaison psychiatry team at a general hospital: an exploratory study across 20 years of referrals. Int J Environ Res Public Health. 2021;18(2):749.
11. Krautgartner M, Alexandrowicz R, Benda N, Wancata J. Need and utilization of psychiatric consultation services among general hospital inpatients. Soc Psychiatry Psychiatr Epidemiol. 2006;41(4):294-301.
12. Blaya, M. Dinâmica de grupo em psiquiatria. Alter Jornal de Estudos Psicodonâmicos. 1972;2(3):193-203.
13. Mello-Filho J. Concepção psicossomática: visão atual. 9. ed. São Paulo: Casa do Psicólogo; 2002.
14. Holmes A, Handrinos D, Theologus E, Salzberg M. Service use in consultation-liaison psychiatry: guidelines for baseline staffing. Australas Psychiatry. 2011;19(3):254-8.
15. Beach SR, Shalev D, Fischel SV, Boland RJ, Ernst CL. Optimizing fit: targeting a residency psychiatry consultation-liaison rotation to various levels of training. Psychosomatics. 2020;61(6):645-54.
16. Conselho Federal de Medicina. Código de Ética Médica: Resolução CFM no 1.931, de 17 de setembro de 2009. Brasília (DF): Conselho Federal de Medicina; 2009.

17. Muller-Juge V, Cullati S, Blondon KS, Hudelson P, Maitre F, Vu NV et al. Interprofessional collaboration between residents and nurses in general internal medicine: a qualitative study on behaviours enhancing teamwork quality. PLoS One. 2014;9(4):e96160. Published 2014 Apr 25.

18. Janssen M, Sagasser MH, Fluit CRMG, Assendelft WJJ, de Graaf J, Scherpbier ND. Competencies to promote collaboration between primary and secondary care doctors: an integrative review. BMC Fam Pract. 2020;21(1):179.

19. van Schaik SM, O'Brien BC, Almeida SA, Adler SR. Perceptions of interprofessional teamwork in low-acuity settings: a qualitative analysis. Med Educ. 2014;48(6):583-92.

20. Lee L, Hillier LM, Locklin J, Lumley-Leger K, Molnar F. Specialist and family physician collaboration: Insights from primary care-based memory clinics. Health Soc Care Community. 2019;27(4):e522-33.

21. Zielińska-Tomczak Ł, Cerbin-Koczorowska M, Przymuszała P, Marciniak R. How to effectively promote interprofessional collaboration? A qualitative study on physicians' and pharmacists' perspectives driven by the theory of planned behavior. BMC Health Serv Res. 2021;21(1):903.

22. Trusch B, Heintze C, Petelos E, Dini L. Collaboration amongst general practitioners and gynaecologists working in primary health care in Germany: a cross-sectional study. Prim Health Care Res Dev. 2021;22:e42.

23. Chou C, McDaniel CC, Abrams JD, Farley JF, Hansen RA. An examination of prescribing responsibilities between psychiatrists and primary care providers. Psychiatr Q. 2021;92(2):587-600.

24. Burian R, Franke M, Diefenbacher A. Crossing the bridge – A prospective comparative study of the effect of communication between a hospital-based consultation-liaison service and primary care on general practitioners' concordance with consultation-liaison psychiatrists' recommendations. J Psychosom Res. 2016;86:53-59.

25. Toynbee M, Walker J, Clay F, Hollands L, van Nierkerk M, Harris E et al. The effectiveness of inpatient consultation-liaison psychiatry service models: a systematic review of randomized trials. Gen Hosp Psychiatry. 2021;71:11-19.

26. Simpson SA, Chwastiak LA, Andrews SR, Bienvenu OJ, Gohen MAA, DiMartini A et al. Updates in consultation-liaison psychiatry: 2019. Psychosomatics. 2020;61(5):450-5.

27. Zimbrean PC, Ernst CL, Forray A, Beach SR, Lavakumar M, Siegel AM et al. The educational value of outpatient consultation-liaison rotations: a white paper from the Academy of Consultation-Liaison Psychiatry Residency Education Subcommittee. Psychosomatics. 2020;61(5):436-49.

28. Beach SR, Shalev D, Fischel SV, Boland RJ, Ernst CL. Optimizing fit: targeting a residency psychiatry consultation-liaison rotation to various levels of training. Psychosomatics. 2020;61(6):645-54.

29. ABP TV. Especial CBP - Interconsulta de psiquiatria: quais são os desafios? [Internet]. 2023 [citado 2024 Jul 25]. Disponível em: https://www.youtube.com/watch?v=aNpLmhK6C50.

Psicologia Médica

Cláudia Thomé Beletti • Lazslo Antônio Ávila

Introdução

Múltiplas perspectivas para o sofrimento e a natureza do homem vêm sendo investigadas por médicos, filósofos, psicólogos e outros pensadores ao longo da história.[1] Vemos, hoje, o **reconhecimento de duas forças na manifestação das doenças: a do corpo e a da mente, ora se aproximando, ora se afastando.** Além dos fatores psicológicos, os aspectos sociais e culturais também estão presentes nas doenças e no adoecer, sendo cada vez mais reconhecida a **recíproca influência entre mente e corpo, desde o diagnóstico até a reabilitação.**[2-8] No evoluir da ciência, o estudo das relações entre mente e corpo assumiu progressiva relevância, correspondendo ao termo medicina psicossomática, que passou a ser amplamente estudada desde o início do século XX.[9-13]

O corpo humano é objeto de interesse de inúmeras ciências, incluindo a psicologia – que, embora seja entendida como uma ciência da mente, reconhece que é pelo corpo, a partir do nascimento, por meio dos órgãos e dos sentidos, que o ser humano se conecta com o mundo. As experiências mediadas tanto pela cultura quanto pelas vivências tornam complexas as representações que decorrem daí. Dessa maneira, constrói-se uma intersecção entre medicina e psicologia.[14-17]

Medicina e psicologia, ao longo da história, passaram por diferentes compreensões, dependendo da época. **Hoje, não se tem mais dúvidas da presença de aspectos psíquicos atrelados à doença orgânica.** Temos, assim, o reconhecimento de toda a contribuição da psicologia diretamente ao contexto médico.[18-26]

> Corpo e mente se manifestam constantemente na doença com recíproca influência.

> O reconhecimento de aspectos psicológicos atrelados à doença orgânica ressaltam a contribuição do psicólogo no contexto médico.

> A psicologia médica deve reconhecer e manejar os fenômenos psíquicos e da comunicação presentes na relação médico--paciente, além de outras relações existentes nesse contexto.

O que é psicologia médica?

Ainda que a história da doença seja universal, ela é escrita pela história individual. Quanto mais se evolui nessa compreensão, mais necessário se torna o conhecimento dos aspectos envolvidos no contexto médico. A **psicologia médica pode ser vista de duas formas complementares.** Por um lado, ela é a **psicologia que surgiu de modo planejado para os propósitos médicos, com a finalidade de treinar as aptidões psicológicas desses profissionais, independentemente da especialização.**[27] Por outro lado, o que se denomina como psicologia médica é o **estudo de todos os fatores de ordem psíquica, ou seja, os aspectos de personalidade e as dimensões subjetiva e intersubjetiva que participam necessariamente dos processos de adoecer e de buscar saúde.** Nesse sentido, a psicologia médica apresenta grande semelhança com a psicossomática e interessa a todos os profissionais de saúde.

Aqui, vamos nos concentrar principalmente no primeiro sentido da psicologia médica, já que as questões atinentes à psicossomática são mais desenvolvidas em outros capítulos deste livro (ver capítulos "Adoecimento" e "Somatização").

Em psicologia médica, busca-se tratar os **fenômenos psíquicos presentes na relação médico-paciente, os aspectos da comunicação entre ambos e as várias relações do médico com seu trabalho e com tudo o que o envolve.** Faz parte, ainda, **estimular a percepção, por parte dos profissionais, da subjetividade das pessoas, ou seja, a sensibilidade em relação ao outro.**[28] Para isso, é preciso aperfeiçoar a atenção e desenvolver-se em relação aos fenômenos relacionais (latentes e manifestos) presentes nas várias disciplinas médicas, em uma abordagem interdisciplinar

> A subjetividade humana é o eixo no qual transitam todos os fenômenos relacionais.

> O desenvolvimento de conhecimentos, habilidades e atitudes a partir da compreensão integral do ser humano é essencial na formação médica.

> A complexidade humana favorece a multiplicidade de manifestações psíquicas diante do adoecimento.

> Veja mais sobre atuação, histórico e formação do psicólogo no Brasil no artigo *A atuação da psicologia hospitalar, breve histórico e seu processo de formação no Brasil.*[67]

que abrange desde a formação dos acadêmicos de medicina até o exercício da profissão. Essa perspectiva de formação engloba o aperfeiçoamento de conhecimentos, habilidades e atitudes em todo o processo de ensino-aprendizagem nos mais diversos cenários. Subentende-se uma postura terapêutica global e que inclui a psicologia nos serviços de saúde.

Foge do propósito deste capítulo a contextualização a respeito da evolução histórica da inserção do psicólogo nos serviços de saúde. Apenas enfatizamos que foi resultante de uma construção social, a partir de desafios políticos e propósitos de mudanças na política de saúde mental, com a busca do enquadre coletivo e da implementação do Sistema Único de Saúde (SUS).[29] Apontamos que a comunicação na prática médica requer cuidados e a devida capacitação para otimizar a relação médico-paciente, que é discutida em outras partes deste livro.

Tudo isso corrobora a definição do campo da **psicologia médica, que abrange aspectos comunicacionais e psíquicos constituintes do encontro clínico**. Aponta-se a **necessidade de os médicos terem conhecimentos e comprometimentos sobre a vida humana**, considerando sua complexidade existencial, que vai desde a gestação, parto e puerpério, passando pela infância e suas fases de desenvolvimento, adolescência, idade adulta, velhice e morte. Incluem-se, ainda, manifestações psíquicas relativas ao processo de adoecimento e de cuidado, como conflitos, situações difíceis, dilemas éticos, comunicações dolorosas, entre muitos outros aspectos.

Se a **psicologia médica tem o propósito de cuidar de tudo que envolve o fazer médico**, devemos também direcionar o olhar para o contexto hospitalar. Muitas pessoas sofrem com uma simples internação, desencadeando reações emocionais que, muitas vezes, causam certo embaraço na equipe médica. A capacitação médica envolvendo estratégias para melhorar a atuação profissional ocupa destaque ímpar quando se pensa na importância de ampliar a *expertise* do médico no hospital geral.

Além do papel do psicólogo na disciplina de psicologia médica, destaca-se sua atuação conjunta com a equipe médica dentro do contexto hospitalar. Trata-se da **psicologia da saúde**: o psicólogo é um observador qualificado, com flexibilidade perante as normas da instituição, e também um porta-voz dos anseios do paciente e da família, criando possibilidades durante o processo de enfrentamento à doença e no período pós-doença e na reabilitação (Tabela 4.1). É o outro lado do mesmo contexto.

Tabela 4.1 Principais características associadas à psicologia médica e à psicologia da saúde.

Psicologia da saúde	Psicologia médica
O psicólogo faz o papel de um observador qualificado e porta-voz dos anseios do paciente e sua família, criando possibilidades durante o processo de enfrentamento da doença.	O psicólogo busca tratar os fenômenos psíquicos presentes na relação médico-paciente e os aspectos da comunicação entre ambos.
Está disponível e intervém sempre que necessário.	Pratica a psicologia aplicada à medicina.
Oferece assistência psicológica quando solicitada pela equipe ou pelo próprio paciente (e/ou por seu familiar).	Amplia a visão das várias relações do médico com seu trabalho e tudo o que o envolve.
Coloca-se ao lado dos pacientes, no local dos acontecimentos (nos 3 níveis de assistência).	Propicia o contato com sentimentos e reações por meio de vivências como instrumentos de aprendizado.
Atua em equipes multi e interdisciplinares.	Estimula a percepção da subjetividade das pessoas, ou seja, a sensibilidade em relação ao outro.

Adaptado de De Marco (2012);[27] Botega (2012);[28] Romano (1999).[30]

> A parceria do médico com o psicólogo amplia sua formação e compreensão humana e otimiza o exercício profissional.

> O psicólogo tem o propósito de ser um facilitador entre os anseios do paciente e seus familiares e a equipe de saúde.

> É essencial que o médico compreenda a subjetividade do paciente internado e a relação que ele estabelece com a doença, sendo o psicólogo o profissional que o auxilia nesse entendimento.

Afinal, e o paciente?

Aos olhos da medicina, o paciente é aquele que apresenta sinais e sintomas que permitem a formulação de um diagnóstico da doença que presumivelmente o acomete. Para a psicologia, para se chegar a um diagnóstico, é preciso compreender a subjetividade da pessoa internada, ou seja, compreender a sua relação com a doença. **O que se busca não são as doenças em si, mas, sim, os processos que as influenciam e são influenciados por elas.**[31]

Na busca por compreender a dinâmica do processo de adoecimento, o psicólogo contribui para que o indivíduo se aproprie de si mesmo; intervir para esse propósito é justamente o papel

> O paciente deve participar do seu processo em busca de saúde e qualidade de vida.

profissional do psicólogo. É preciso que o paciente participe do seu processo em busca de qualidade de vida, praticando autonomia e participando das decisões, o que implica apropriar-se das informações e alcançar um protagonismo na situação da doença, tanto no curso atual quanto nas consequências futuras do adoecimento.[32] O psicólogo, ao abrir espaço de escuta para as variadas queixas do paciente, depara-se com um leque de possibilidades e, a partir daí, poderá direcioná-las, a fim de elaborar um diagnóstico/hipótese que permita algum tipo de intervenção.[31]

O movimento científico denominado "medicina baseada em evidências" estimula o uso de linguagem objetiva baseada em sistemas classificatórios de confiança, como o CID e/ou o DSM. Independentemente do diagnóstico nosológico, tanto o médico quanto o psicólogo, ao procurar diagnosticar o paciente, já estão oferecendo algum tipo de terapêutica.[5] Além disso, o **psicólogo favorece que o próprio paciente, por meio da fala, possa elaborar a compreensão de sua doença, o que, por si só, já produz efeitos terapêuticos.**[31]

> A fala é fundamental na elaboração do processo de adoecimento.

Muitas vezes, o **paciente desconhece a relação da sua subjetividade com aquele corpo que sofre**, dependendo do próprio psiquismo do sujeito. Suas reações, adaptações ou manifestações psicopatológicas conduzem o psicólogo a avaliar qual é a maior necessidade apresentada naquele momento. Além disso, ajustes e flexibilizações serão exigidos perante a família do paciente, bem como perante a equipe de saúde.[30,32,33]

> Externalizar queixas e compreensões sobre a doença que o acomete promove efeitos terapêuticos no paciente.

É preciso pensar também na família, pois um **indivíduo só pode ser compreendido no contexto em que está inserido**. Essa compreensão de que tanto o indivíduo quanto sua família estão em constante interação evidencia que uma crise (doença) que demanda hospitalização de um dos membros é percebida como ameaçadora, gerando estresse em todo o grupo familiar.[30,33]

Outro foco de atenção do psicólogo é o sofrimento da equipe hospitalar, pois já se tem o reconhecimento de que se trata de uma função insalubre e sofrida, que pode provocar sintomas orgânicos e psíquicos nesses profissionais. Há também a possibilidade de o psicólogo lidar com situações que envolvam tensões na equipe, em razão do contato diário dos profissionais de saúde com problemas relacionados a dor, doenças e morte, incluindo comunicação de más notícias, pacientes-problema e situações de conflito.[30,31]

> Além do sofrimento do paciente hospitalizado, há o sofrimento dos familiares e da equipe de saúde.

Como abordar o paciente

Frequentemente, pacientes que buscam serviços médicos demandam muito das assistências psicossociais. É comum que o sujeito que chega à internação tenha variadas demandas expressas por meio do corpo.[34-38] Abordar essa população no hospital, com uma ampla variedade de problemas, idades e comprometimentos, requer um olhar mais integrado sobre o ser adoentado. Observa-se com frequência que **cada especialidade médica, bem como outras áreas da saúde, tende a olhar para o paciente apenas sob sua própria perspectiva, sem o devido cuidado para a integralidade** (mesmo sendo esse um dos princípios doutrinários do SUS).[39]

> É importante a compreensão integral do sofrimento do paciente.

O psicólogo que atua dentro do hospital acaba sendo aquele que "decodifica" as necessidades do paciente e sua família e que faz a mediação entre equipe médica, paciente, família e instituição. No contexto hospitalar, avaliar o estado mental do paciente é sempre bem-vindo, especialmente em algumas condições de internação. Essa avaliação envolve diversos sinais e/ ou sintomas, como alterações na atenção, na memória, na sensopercepção, na consciência, no pensamento, na orientação, na linguagem, na inteligência, na afetividade e na conduta.[40]

> No contexto hospitalar, o psicólogo contribui para a decodificação das queixas, mediando a relação entre equipe, paciente e família, além de avaliar o estado mental perante a internação.

O paciente internado pode apresentar demandas ou prejuízos na esfera afetiva que independem do motivo que ocasionou a internação. Contudo, é preciso compreender que **existem reações afetivas que são desencadeadas pelo processo de internação**, resultantes tanto dos procedimentos quanto da relação entre paciente e equipe de saúde. **Mais do que doenças, existem doentes** – e estes carregam consigo um sentimento que pode alterar o próprio curso da manifestação da doença.[30,41,42]

> Compreender que existem doentes, em vez de doenças, favorece condutas baseadas na humanização, incentivando a dignidade humana.

O paciente, ao ser internado em um hospital geral, pode vivenciar a chamada despersonalização – quando, por exemplo, deixa de ser chamado pelo próprio nome e passa a ser referido pelo número do leito ou como portador de determinada patologia. Além disso, seus vínculos familiares sofrem alterações, com restrições de visitas e até isolamento; e seus hábitos alimentares, privacidade de sono e rotina de trabalho também são afetados. Muitas vezes, são necessárias condutas invasivas, que, dependendo da maneira como são conduzidas, podem parecer abusivas. Até a presença do psicólogo pode ser percebida como aversiva em determinados momentos. **O psicólogo tem a função de amenizar todo o processo de despersonalização.**[43]

> Para conhecer a Política Nacional de Humanização do SUS, acesse o Portal do Ministério da Saúde.[68]

Envolver toda a equipe de saúde para que o hospital perca o sentido estrito de local meramente curativo se faz necessário. A ideia é que, além de um local voltado para a reabilitação orgânica, o hospital possa ter como princípio o restabelecimento da dignidade humana.[43] Princípios de humanização passaram a fazer parte do Sistema Único de Saúde em 2003, com a Política Nacional de Humanização (PNH), incentivando trocas solidárias entre gestores, trabalhadores e usuários.[44]

Infelizmente, nem sempre é possível transitar dentro daquilo que é reconhecido como dignidade humana. São inúmeras as manifestações de injustiças sociais, contradições, demoras excessivas, descasos – e a população, já "acostumada", juntamente com os profissionais de saúde, acaba considerando normal cada experiência "desumana".[45]

Outro aspecto a ser considerado diz respeito às características de cada hospital. Pacientes compartilham espaço físico, intimidades e emoções com desconhecidos, interrompem suas rotinas, ficam longe de suas famílias e lares. **O papel do psicólogo no hospital consiste em, ao ter acesso a pacientes e familiares, avaliar suas personalidades e contribuir para a mudança de comportamento, favorecendo o preparo para cirurgias e procedimentos em geral**. No entanto, é importante lembrar que o hospital engloba muitas variáveis que caracterizam um *setting* terapêutico distinto dos atendimentos psicológicos em consultórios.[30]

O *setting* terapêutico do atendimento em hospitais se apresenta, geralmente, com o psicólogo à beira do leito e a possibilidade de o paciente internado no leito ao lado poder ouvir e até se manifestar durante a intervenção. Dependendo da característica de cada hospital, o *setting* pode variar de acordo com o setor em que o paciente está internado naquela instituição. Assim, **é necessário que o psicólogo esteja preparado para desempenhar suas funções com as interferências peculiares de cada setor sobre os processos de adoecimento e tratamento**. O acompanhamento deve ser focal, e nem sempre há garantia de continuidade caso a intervenção seja interrompida.[31]

Diagnóstico diferencial

Torna-se fundamental o reconhecimento de que não se trata apenas de um corpo enfermo, mas, sim, de uma pessoa no contexto do adoecimento. A partir dessa compreensão, amplia-se a dimensão do que é normal ou patológico na realidade hospitalar.[30] A evolução do conceito de doença evidencia que a saúde vai muito além do bem-estar biopsicossocial, visto que depende de concepções individuais, científicas, religiosas e filosóficas.[46] A Constituição Federal de 1988 e o princípio do Sistema Único de Saúde não discutem o conceito de saúde, mas, sim, evidenciam a saúde como um direito de todos, apontando a importância de se desenvolver a dignidade dos cidadãos.[47]

Ainda assim, o diagnóstico de doenças em medicina se baseia em sintomas, que, por sua vez, implicam uma representação existencial e subjetiva daquele sofrimento. Ou seja, abrange tudo o que influencia e é influenciado pela doença.[31] **Tanto o médico quanto o psicólogo devem ouvir o paciente e a história do seu sofrimento, para, a partir daí, elaborar um "mapa" da sua doença e propor uma intervenção**.

Alguns critérios no levantamento do sofrimento do paciente que busca atendimento médico, mas que vão além dos aspectos fisiopatológicos que definem as doenças orgânicas, incluem:

- Indivíduos que **não sabem lidar com sua dor**
- Pacientes que sofrem certa **manipulação emocional das pessoas de seu convívio**
- **Hipocondríacos**
- Pacientes que **adoeceram em função de condições familiares e sociais**, como o abandono
- Pessoas que **visam obter alguma vantagem**, como dispensa do trabalho, aposentadoria precoce, entre outros.[30]

Somado a tudo isso, há de se levar em conta o próprio ambiente hospitalar, que pode desencadear reações e potencializar o sofrimento. **Fazer uma diferenciação entre o "normal" e o "patológico" implica considerar o fator reacional, a condição médica, as diversas áreas da vida do paciente e suas relações estabelecidas nesse contexto**.[31]

O psicólogo no ambiente hospitalar busca entender o que está acontecendo com o paciente, bem como com o ambiente em que ele está inserido. A partir dessa compreensão é que se poderá pensar em ações de maior necessidade apresentadas por aquele indivíduo e sua família, como promoção, prevenção, recuperação e reabilitação. Isso tudo depende, também, da própria estrutura da instituição médica, ou seja, do que ela comporta (assistências primária, secundária e terciária).

Assista ao vídeo do Ministério da Saúde sobre a Política Nacional de Humanização do SUS.[69]

O *setting* terapêutico em hospitais varia conforme as características e os setores daquela instituição.

Acesse o manual de referências técnicas para a atuação de psicólogos nos serviços hospitalares do SUS.[70]

O conceito de saúde vai além do bem-estar biopsicossocial, pois depende de concepções individuais, científicas, religiosas e filosóficas.

É preciso ouvir o paciente e colher a história do seu sofrimento, incluindo a relação estabelecida com seu médico, para elaborar um "mapa" da sua doença e propor uma intervenção.

Diferenciar normal e patológico implica admitir a influência de outros critérios além dos existentes nos tradicionais manuais diagnósticos.

Todo o processo do acompanhamento psicológico se dá por meio da fala e, portanto, o diagnóstico é feito, em sua maioria, após a realização de diversas entrevistas. Essas conversas geralmente iniciam com assuntos que parecem mais acessíveis, como motivo da internação, história da doença, internações anteriores, dados pessoais (idade, profissão, composição familiar) e outros dados importantes de serem investigados.[31] **O intuito é conhecer como o sujeito lida com sua doença e com o processo de internação**. Esse deverá ser o ponto inicial para o diagnóstico à beira do leito.

Além disso, podem surgir demandas para atendimento psicológico que não estejam relacionadas diretamente com a hospitalização e com a doença orgânica. O sujeito, ao se sentir acolhido pelo psicólogo, não raro pode fazer referência a situações desvinculadas de seu quadro orgânico, como conflitos familiares e processos de luto, tornando "secundária" a intervenção a que será submetido no hospital. Trata-se de **reconhecer que há demandas emocionais anteriores à hospitalização e que, de algum modo, se interconectam com sua doença orgânica.**[48]

Sendo assim, o diagnóstico feito pelo psicólogo deve estar alicerçado no **princípio da integralidade** (de acordo com o SUS). Essa dimensão embasa todo o trabalho psicológico.[49] **Compreender a história e realizar o exame do estado mental do paciente à beira do leito favorece o levantamento de subsídios para o chamado diagnóstico compreensivo.**[50] Essa realidade, no contexto hospitalar, é a mais comumente exercida, mas há situações que demandam a administração de testagem estruturada, dependendo dos objetivos da avaliação e do referencial teórico que embasa a atuação do psicólogo. Ao ouvir o paciente relatar sua história, o psicólogo é capaz de avaliar alguns aspectos que evidenciam o estado mental daquele indivíduo, como temas mais ansiogênicos e perturbadores para ele. **Espera-se que o psicólogo consiga avaliar o grau de envolvimento e consciência do paciente a respeito da realidade em que vive e se ele tem capacidade de cuidar de sua própria saúde.**

Nesse contexto, fazer um exame detalhado do estado mental do paciente nem sempre é imprescindível. Isso depende dos objetivos da internação e de se os comportamentos/reações do paciente interferem significativamente na intervenção médica e/ou na hospitalização.

Somado a isso, **não raro nos deparamos com um sofrimento potencializado, resultado do tratamento recebido pela equipe médica. O paciente encontra no psicólogo alguém que pode acolher seu sofrimento**, algo que não foi valorizado na sua demanda anterior. Trata-se daqueles aspectos de que tanto se fala – aspectos de humanização ou a falta dela –, mas que ainda se fazem presentes no contexto das internações hospitalares. Nesse sentido, **o psicólogo pode identificar se há sofrimento por falta de informação quanto ao diagnóstico médico, exames e/ou procedimentos a que o paciente será submetido, ocasionando nova demanda, sobreposta à causa da internação hospitalar.**

Como abordar a equipe médica

O psicólogo é o profissional que pode fazer um mapeamento da realidade do paciente, principalmente dos aspectos que dificultam o enfrentamento da doença e sua hospitalização. Ele também é capaz de identificar aspectos positivos e pontos de apoio que podem ajudar no processo. Além disso, o psicólogo pode fazer o diagnóstico favorecendo a terapêutica.[31] Portanto, tem papel de destaque, otimizando o processo, trabalhando diretamente com o paciente e discutindo o caso com a equipe multidisciplinar ou diretamente com o médico. Na Tabela 4.2, destacam-se algumas situações em que o psicólogo deve ser solicitado.

Toda a assistência psicológica oferecida ao paciente traz implicitamente uma avaliação do estado mental, da expressão da afetividade e da conduta. Além da própria compreensão por parte do psicólogo, é comum haver solicitações da equipe médica e de enfermagem para cuidar daquele paciente considerado problema. Uma vez solicitado, o psicólogo deverá discutir o caso com o profissional solicitante verbalmente ou por escrito.

Além disso, **cabe ao psicólogo o caminho inverso, ou seja, solicitar à equipe médica o compartilhamento de sua avaliação ao identificar possíveis causas de sofrimento para aquele paciente, como falta de informações a respeito do tratamento a que o paciente será submetido e manifestações ansiosas perante exames invasivos ou procedimentos cirúrgicos.** Essas demandas podem ser enfrentadas em conjunto com a equipe que assiste o paciente. São ações mediadas pela fala e que, muitas vezes, não requerem terapêutica medicamentosa. Contudo, diversos casos demandam avaliação e conduta psiquiátrica junto ao paciente no hospital geral, tema que é amplamente explorado em outros capítulos deste livro.

O diagnóstico está alicerçado no princípio da integralidade.

Deve-se avaliar o grau de consciência e envolvimento do paciente com a própria saúde.

O tratamento oferecido pela equipe médica pode também ser a origem do sofrimento psíquico e deve ser avaliado pelo psicólogo.

A discussão do caso com a equipe também é importante no manejo do paciente.

Tabela 4.2 Quando solicitar a avaliação de um psicólogo.

- Paciente com dificuldade de estabelecer vínculo com a equipe médica e/ou de enfermagem
- Perante grandes agitações, manifestações verbais ou motoras de perturbação
- Paciente com dificuldade de se alimentar ou aceitar administração medicamentosa
- Paciente com quadro ansioso e/ou depressivo
- Apresentação de quadros delirantes
- Recusa a diferentes tipos de tratamento: medicamentoso, fisioterápico, cirúrgico
- Perante quadros graves
- Ideação ou tentativa de suicídio
- Rejeição da gravidez, em caso de aborto ou quando há dificuldade para amamentar o recém-nascido
- Acompanhamento de mães de prematuros (UTI neonatal)
- Paciente internado em UTI e seus familiares
- Paciente recém-chegado na emergência
- Perante diagnóstico de doença ou limitação física crônica, principalmente no momento de diagnóstico
- Preparação para cirurgia de grande porte (cardíaca, transplante, retirada de tumores, amputação etc.) e acompanhamento pós-cirurgia
- Acompanhamento para alimentação enteral e parenteral
- Pós ou acompanhando más notícias (doenças terminais, óbito de um familiar)
- Paciente oncológico (na unidade de quimioterapia ou internado)
- Cuidados paliativos

Quando encaminhar ao psiquiatra

> O psicólogo, ao avaliar o paciente, deve identificar a necessidade de avaliação psiquiátrica.

O **psicólogo poderá identificar a demanda psiquiátrica por meio de alguns sinais comportamentais e pelo relato do paciente durante a coleta de informações na entrevista**. Investigar **doenças mentais preexistentes, uso contínuo de psicotrópicos e, principalmente, reações perante tudo o que envolve o processo de internação hospitalar devem compor a assistência psicológica**. Alguns sinais fisiológicos, bem como a identificação de sofrimentos classificados como intensos, podem ser compreendidos como resultado da hospitalização, desencadeando estresse. Entretanto, é importante notar que esses sinais podem ter sido apenas potencializados, fazendo parte da história emocional pregressa do paciente internado.

> Ressalta-se a importância de conhecer como a ICP é estruturada no serviço e o fluxo de solicitações de avaliação.

Se, durante a avaliação, o paciente relatar uso contínuo de algum tipo de psicotrópico, ele deve ser orientado a informar o fato ao médico que o assiste e, em casos de crise ou algum tipo de descontrole, um psiquiatra deve ser solicitado. Há situações em que o procedimento médico requer a avaliação psiquiátrica para a possível suspensão daquele tratamento, mesmo que provisoriamente. Situações como essa denotam ainda mais a importância da integração entre as especialidades médicas para discussão e adoção da melhor conduta a ser tomada. Tanto o psicólogo quanto algum membro da equipe médica podem solicitar a avaliação psiquiátrica (interconsulta), pois, dependendo das características do hospital geral, não se tem um psiquiatra efetivo no quadro clínico hospitalar.

> A avaliação e a assistência psicológica incluem a investigação de antecedentes psiquiátricos, uso de medicações e a reação perante a internação.

A **interconsulta foi instituída como especialidade na psiquiatria, com a proposta de adotar uma visão biopsicossocial centrada no paciente, visando à humanização do atendimento**. Essa abordagem busca conciliar aspectos relacionados a uma visão global do paciente, incluindo a relação médico-paciente (contratransferência) e implicações institucionais, que denotam uma abordagem mais ampla. Cabe ressaltar que, **além da avaliação psiquiátrica, a interconsulta tem como proposta a avaliação psicológica e familiar, a avaliação de aspectos bioéticos e a humanização, beneficiando a abordagem integral no processo saúde-doença**. Ressalta-se que o **psicólogo também tem a função de** interconsultor,[51] devendo abarcar em sua avaliação todos esses aspectos.

> O psicólogo deve realizar uma avaliação psicológica e familiar, incluindo aspectos bioéticos, beneficiando a abordagem integral do processo saúde-doença.

Pacientes considerados problema para a equipe médica e/ou de enfermagem comumente são os que necessitam de assistência, pelo menos psicológica. Esses pacientes tendem a não colaborar com os procedimentos de exames e a administração de medicamentos, são hostis com a equipe, manifestam agitação, gritos e choros intensos e, por vezes, chegam a agredir algum profissional de saúde. São situações que geralmente culminam na solicitação do psicólogo. Ao identificar o que pode estar causando toda a dificuldade apresentada, o psicólogo deverá solicitar a presença do psiquiatra para avaliar a necessidade de assistência medicamentosa.

> Pacientes difíceis são comumente identificados como aqueles que necessitam, no mínimo, de assistência psicológica. A solicitação precoce da avaliação psicológica e psiquiátrica pode reduzir esse estigma.

Existem, ainda, quadros relacionados ao alcoolismo ou outras drogas, como consequência tanto do uso excessivo delas, desencadeando o motivo da internação (quedas, acidentes automobilísticos ou residenciais, brigas, entre outros), quanto da abstinência de tais substâncias. Nesses casos, a possibilidade de tratamento médico geral está diretamente relacionada ao uso de medicamento específico para o alcoolismo ou dependência química e suas possíveis consequências.

Além dessas condições, há pacientes que chegam à emergência do hospital geral em decorrência de uma tentativa de suicídio. São casos que requerem extrema sensibilidade por parte da equipe que presta os primeiros socorros, por se tratar de um momento de muita fragilidade emocional, inclusive no que diz respeito à família. **Após as manobras de preservação da vida, a presença do psicólogo é fundamental para estabelecer um vínculo com o paciente, favorecendo o direcionamento da pessoa fragilizada e dos familiares, dando prosseguimento ao tratamento a nível ambulatorial e promovendo assistência respeitosa e qualificada em relação a tudo o que esteja implicado na dinâmica emocional daquele que atentou contra a própria vida.**

> Tentativas de suicídio requerem extrema sensibilidade por parte da equipe assistente em decorrência da fragilidade emocional do paciente e familiares.

Além disso, diante desse tipo de quadro, torna-se fundamental a assistência psiquiátrica para a otimização da assistência prestada. Quando a instituição hospitalar não conta com o profissional especialista em psiquiatria, os primeiros socorros ficarão sob a responsabilidade do plantonista. Essa realidade não diminui a necessidade de assistência psiquiátrica e caberá ao médico que cuidou daquele paciente fazer o devido encaminhamento para o acompanhamento psiquiátrico e psicológico, visando ao tratamento adequado e diminuindo riscos de novas tentativas de suicídio.

Possíveis estratégias do psicólogo dentro do hospital

Entre as modalidades de intervenção psicológica no hospital geral, **destaca-se o atendimento à beira do leito pela fala, estabelecendo diálogo com o paciente internado e com seu familiar ou acompanhante**. É por meio da fala que a realidade biológica da doença passa a ser traduzida subjetivamente e compreendida como parte do processo de adoecimento. A proposta é facilitar a elaboração psíquica. **Essa abordagem engloba a entrevista, que inclui, além de diversos questionamentos, abertura para que o sujeito fale o que julgar necessário, e, ainda, o silêncio, necessário em muitos momentos.**[31]

> A intervenção psicológica em hospital se dá por meio da fala.

> É importante respeitar o silêncio e a recusa, mantendo-se disponível à escuta em outros momentos.

Além do silêncio que permeia uma conversação, há situações em que o paciente não fala, em razão de diversos possíveis fatores. Pode ser que ele se recuse a conversar, não aceitando a presença do psicólogo. Também existem condições clínicas que impedem a pessoa de falar, então é necessário conhecer o quadro orgânico e compreender o que é próprio daquela realidade: sedação, coma, sequelas de acidente vascular encefálico (AVE), lesões ou outras condições médicas. **Diante de pacientes que não aceitam a presença do psicólogo, é importante que o profissional saiba manejar esse momento, aceitando explicitamente a recusa e se oferecendo para voltar em outro momento, caso mude de ideia.**

> É preciso conhecer e compreender o quadro orgânico e o que é próprio daquela realidade, incluindo a impossibilidade de falar.

Em situações em que a pessoa está com o estado emocional mais comprometido, é necessário o acompanhamento psicológico mais efetivo com a psicoterapia. Por se tratar de contexto de enfermaria, serão necessárias algumas adaptações técnicas.[52] **O psicólogo hospitalar recebe essa denominação porque cabe a ele desenvolver sua assistência à beira do leito, não sendo, portanto, diretamente identificado pela sua linha teórica, mas, sim, pelo seu fazer.**[30] Casos com maior vulnerabilidade emocional requerem do psicólogo um olhar como clínico dentro do contexto hospitalar, e adaptações e flexibilizações são necessárias para a devida assistência.[52]

O enfrentamento realista da doença é o propósito da assistência psicológica e pode ser vivenciado com alternâncias entre uma postura de luta ou de luto frente à enfermidade. O papel do psicólogo é contribuir para que ambas posturas ocorram juntas – e, se identificada mais uma característica do que a outra, a ajuda deve ter o propósito de desenvolver o outro polo.[31]

> O psicólogo pode utilizar outras modalidades de intervenção, como o atendimento em grupo.

> O profissional pode utilizar materiais gráficos, lúdicos, livros de histórias, vídeos e outros recursos, dependendo da estrutura institucional.

> O psicólogo se apoia em sua experiência, criatividade, capacitação e treinamento para valer-se de diferentes estratégias, sem perder de vista a abordagem do paciente em sua integralidade.

> Em UTIs, além de oferecer assistência psicológica, o psicólogo deve acompanhar o familiar e atuar junto à equipe multidisciplinar.

> Na UTI, as experiências são vividas com muita intensidade por pacientes e familiares, sendo importante um olhar do psicólogo para o adoecimento relacionado ao estresse.

> Conhecer as especificidades do atendimento a pacientes em condições críticas auxilia na assistência psicológica.

Além da estratégia da conversa individual, o psicólogo pode desenvolver outras modalidades de intervenção, como atendimentos em grupos e que divergem dos objetivos e características do tratamento proposto. Entre as modalidades, podem ser citados os grupos informativos, tanto em enfermarias quanto em nível ambulatorial (p. ex., preparo para cirurgias), grupos de sala de espera (de acordo com a própria estrutura do hospital), grupos operativos (para trabalhar com equipes) e grupos de reflexão de maior duração, voltados para alguma patologia ou condição específica (obesidade, tabagismo, hipertensão etc.).[53]

O psicólogo pode se valer de material gráfico, abrindo espaço para desenhos e/ou escritas, e de material lúdico (principalmente no acompanhamento da criança hospitalizada), bem como utilizar livros de histórias, vídeos ou outros recursos. É possível, ainda, acompanhar uma criança na área de recreação ou brinquedoteca do hospital. Portanto, muito depende diretamente da estrutura institucional. **Fazem parte das estratégias, principalmente, os próprios recursos do psicólogo (experiência, criatividade, capacitação, treinamento), os recursos materiais (livros, papéis, brinquedos etc.) e os recursos estruturais hospitalares**.

O ponto central deve ser a comunicação, e as estratégias dizem respeito a como o processo pode ser feito e ao propósito de êxito nessa comunicação. A **comunicação gestual pode ser bastante eficaz, e pequenos toques podem ser muito terapêuticos** (salvo no contexto de pandemia, em que evita o contato direto); além disso, pode-se valer de **videochamadas com a mediação do psicólogo, mensagens de texto, áudios ou vídeos via celular**. Com paciente que "não esteja ouvindo", tem-se como estratégia **conversar com ele, bem próximo ao ouvido, a respeito do tratamento e estimular os familiares a fazer o mesmo, demonstrando afeto**. Nesses casos, solicita-se que o familiar se afaste juntamente com o psicólogo para conversar longe do paciente acamado, certificando-se de que ele realmente não está ouvindo comentários a respeito do quadro ou do sofrimento da família. Isso contribui para não aumentar o sofrimento do paciente diante de toda a limitação enfrentada.

A compreensão do objetivo de cada setor do hospital favorece a utilização, por parte do médico, de determinada estratégia de assistência, que pode ser curativa, preventiva ou para orientação familiar.[30] **Enfatiza-se a importância da criatividade do psicólogo, sem perder de vista a abordagem ao paciente na sua integralidade**. A assistência nas unidades de terapia intensiva apresentam características específicas de funcionamento e objetivos próprios, com possíveis consequências decorrentes da hospitalização com níveis elevados de estresse. Os demais setores hospitalares têm como possibilidade de intervenção algumas modalidades apontadas anteriormente.

De acordo com a Resolução nº 7 do Ministério da Saúde, a unidade de terapia intensiva (UTI) é a "área crítica destinada à internação de pacientes graves, que requerem atenção profissional especializada de forma contínua, materiais específicos e tecnologias necessárias ao diagnóstico, monitorização e terapia".[54] A **obrigatoriedade do profissional psicólogo em UTIs se deu em 2005**, por meio da Portaria n. 1.071, da Sociedade Brasileira de Terapia Intensiva, sendo esse profissional denominado intensivista.[55] A **função do psicólogo em UTIs é oferecer assistência psicológica, identificando os aspectos que possam interferir na estabilidade e na adaptação peculiar àquela hospitalização**. Inclui, ainda, cuidar da família do paciente internado e atuar junto à equipe multidisciplinar.

O que caracteriza a conduta da intervenção psicológica depende diretamente das características do setor em que ela está inserida. **O estado crítico e a supervisão médica contínua são características marcantes do ambiente hospitalar e, ao mesmo tempo em que favorecem a recuperação orgânica, podem acarretar desequilíbrio psicológico**. Portanto, é fundamental que o psicólogo entenda o estado clínico do paciente, bem como os objetivos e as condutas médicas traçadas, a fim de avaliar e assistir adequadamente o paciente, além de orientar a família e a equipe. **Sua função é mediar e facilitar a relação médico-paciente/família**.[30,31,56]

Mesmo no que diz respeito às UTIs, as intervenções psicológicas variam de acordo com a área destinada (neonatal, pediátrica, de adulto geral) ou de acordo com o tipo de doença ou intervenção (cardiopatas, neurológicos, cirúrgicos).[54] Basicamente, **o trabalho deve ser voltado para os possíveis transtornos ou distúrbios psicológicos relacionados ao adoecimento e, consequentemente, ao processo de internação na UTI**. O tratamento, os riscos e tudo que envolve esse ambiente exige eficiência e rapidez da equipe médica – e, no que diz respeito ao paciente, há uma ruptura entre aquilo que era vivido como normal em sua vida psíquica e sua atual condição na internação (com ameaças reais de morte).[57] Tudo é vivido com muita intensidade, tanto para o paciente quanto para a equipe, e o papel do psicólogo é criar meios para que haja um "escoamento" de tudo o que está acontecendo com todos os atores (médicos, enfermeiros, paciente e familiares) por meio da palavra.[31] A ênfase deve favorecer a expressão dos sentimentos do paciente, seus possíveis medos e desejos, bem como contribuir para que ele lide com seu sofrimento nos mais variados modos de expressão. **Sendo um tratamento intensivo, o mais comumente observado é a assistência voltada para aquele momento, que, muitas vezes, implica a luta pela sobrevivência, fazendo com que outras demandas se tornem secundárias.**

O **psicólogo intensivista precisa ampliar seus conhecimentos a respeito das reações típicas da internação em UTI,** como distúrbios endocrinológicos e seus efeitos, com o descontrole nas taxas de ureia e creatinina e a síndrome da UTI. Muitas vezes, o diagnóstico diferencial não se estabelece facilmente. Mesmo sendo uma emergência médica, *delirium* pode surgir como um marcador de disfunção cerebral aguda, orgânica e transitória. O que se observa são alterações na consciência, na cognição, na atenção, na sensopercepção, no ciclo circadiano e na agitação motora.[57-59]

Tais manifestações reforçam a importância da integração do psicólogo com a equipe, avaliando e discutindo as possíveis intervenções e, assim, orientando devidamente a família frente ao quadro apresentado. Conhecer as características dos sintomas flutuantes do quadro de *delirium* (com melhora e piora) pode beneficiar a assistência, incluindo a solicitação da interconsulta psiquiátrica, por se tratar de um quadro de diagnóstico desafiador e com alta incidência em pacientes internados em hospital geral. Essa condição requer tratamento rápido e específico para o transtorno, que inclui tanto intervenções medicamentosas quanto o manejo do ambiente e orientação à equipe e à família.[60]

> O *delirium*, marcador de disfunção cerebral aguda, é muito frequente e exige manejo adequado.

Independentemente do surgimento de *delirium*, vários sentimentos podem surgir nos familiares, uma vez que a **necessidade de cuidados intensivos evidencia a iminência de morte, despertando, a depender do quadro, luto antecipatório. Expressar sentimentos, pedir perdão, perdoar, dizer um adeus apropriado podem ser facilitados pelas intervenções psicológicas, ajudando os membros da família a lidarem com questões familiares não resolvidas, consequentemente favorecendo que as reações pós-UTI ou óbito sejam mais amenas.**[61] A família, além de vivenciar o sofrimento, pode experimentar um sentimento de impotência, pois está do lado de fora aguardando notícias e realizando visitas rápidas intercaladas, o que pode assustar os familiares e deixá-los desorganizados.[57]

> O foco da assistência psicológica em UTIs é resgatar ao máximo a dignidade humana perante o sofrimento, auxiliando o paciente a reorganizar seus sentimentos e elementos de identidade de modo integral e humano.

A iminência de morte também está bastante presente no paciente internado na UTI, e o foco da assistência psicológica é resgatar ao máximo a dignidade humana perante aquele sofrimento, considerando a história e as experiências peculiares àquele sujeito.[61]

A estratégia psicológica adotada nesse ambiente é quase exclusivamente verbal. **O cuidado prestado ao paciente internado na UTI demanda cuidar dos sentimentos que emergem em razão do afastamento da família, da casa onde reside, da rotina profissional, dos ambientes e das relações que funcionam como espaço de identidade.**[61] Somado ao afastamento da rotina familiar e profissional, há os **estressores próprios do ambiente hospitalar, como ruídos, equipamentos sofisticados, monitores, equipe técnica 24 horas/dia, exames e excesso de luminosidade, o que contribui para intensificar a dor e o surgimento de medos e ansiedades,**[57] **impedindo a possibilidade de o paciente acamado reorganizar seus elementos identitários por meio do diálogo.**

Confira o material do Conselho Federal de Psicologia sobre a atuação do psicólogo na área da saúde pública.[71]

No que tange às famílias, além de acolher os sentimentos emergidos, o psicólogo orienta quanto ao próprio funcionamento da UTI: horários de visitas, equipamentos ligados ao familiar internado, rotinas médicas de esclarecimentos. Também enfatiza a importância de o paciente sentir a presença deles, com toques e conversas, mesmo que ele não possa interagir normalmente em função de intubação, sedação, coma, sequelas ou outros aspectos.

A proposta é otimizar a assistência ao paciente submetido ao tratamento intensivo de modo integral e humano, diante dessa experiência muitas vezes traumatizante. Para isso, **é preciso incluir a assistência à família desse paciente, bem como à equipe, pois ambas se interconectam, ressaltando a interdisciplinaridade.** Sentimentos ambivalentes de onipotência e impotência podem emergir em ambas, e o **psicólogo tem como propósito ser um mediador desse momento de luta entre vida e morte.**[57]

Na obra *Psicologia médica: abordagem integral do processo saúde-doença*,[72] os autores reúnem teoria e prática na área da psicologia médica.

O **propósito é contribuir com o enfrentamento desse momento da forma mais digna e menos sofrida possível.** Não raro, é possível encontrar pacientes internados na UTI considerados em fase terminal. Embora não seja denominado como serviço de cuidados paliativos, o atendimento psicológico também tem como propósito o cuidar bem para uma morte digna. Este capítulo não tem o propósito de ampliar tudo que envolve os serviços de cuidados paliativos, mas apenas apontar que, mais uma vez, o psicólogo pode contribuir para esse objetivo, oferecendo conforto físico, emocional e espiritual aos pacientes e familiares.[62]

Assista ao vídeo *Você conhece a Psicologia da Saúde?*,[73] que trata dos desafios e perspectivas em psicologia da saúde.

O programa de Psicologia Médica seguido na Faculdade de Medicina de São José do Rio Preto (Famerp) contempla, na formação básica, aulas teóricas e trabalhos baseados em pesquisas bibliográficas e de campo. Ao ingressarem no quarto ano, um novo processo é adotado, com grupos de supervisão compartilhada de atendimentos clínicos médico-psicológicos, com o propósito de que o contexto de ensino-aprendizagem seja o mais rico e estimulante possível.[63]

Atualizações

- Bruscato et al. (2020): trazem uma caracterização de possíveis distúrbios psicológicos nos serviços de saúde, desde o âmbito da atenção primária até a alta complexidade[64]
- Guedes et al. (2020): configuração da medicina psicossomática e análise das estratégias construídas pelo psiquiatra e psicanalista Danilo Perestrello para a formação desse campo disciplinar no Brasil[65]
- Palmeira et al. (2018): problematização da prática clínica centralizada no modelo biomédico, evidenciando a contribuição da psicologia (a partir do referencial da teoria analítica junguiana) como base de reflexão para a subjetividade manifestada em pacientes e profissionais.[66]

Highlights

- Aspectos psicológicos atrelados à doença orgânica destacam a importância da presença do psicólogo no contexto hospitalar
- O psicólogo busca compreender a subjetividade do indivíduo internado e a dinâmica do adoecimento fazendo um mapeamento da realidade do paciente e dos aspecto relacionados ao enfrentamento da doença e à hospitalização
- Uma das possibilidades da psicologia médica é também reconhecer e manejar fenômenos psíquicos presentes na relação entre médico e paciente – nesse caso, o psicólogo pode atuar como mediador nessa relação
- Médicos podem otimizar o seu trabalho ao buscar a parceria com psicólogos no contexto hospitalar.

DURANTE O ATENDIMENTO

O que fazer

- Estar disponível para o encontro
- Usar linguagem acessível, adequando-a ao ouvinte
- Criar condições para que o paciente seja ouvido com a sua verdade, por mais absurda que possa parecer
- Envolver-se em atividades psicoterapêuticas, preventivas e pedagógicas
- Ser empático
- Respeitar o direito do paciente de decidir se quer receber ajuda psicológica
- Manter a esperança, independentemente da situação
- Incentivar a fé trazida pelo paciente, sem perder de vista o encontro com uma verdade particular e individual
- Compreender o sujeito contextualizado
- Identificar a real necessidade da assistência
- Estimular o paciente a participar do curso de sua doença e do tratamento
- Combater a despersonalização
- Reconhecer todo sujeito com suas características biopsicossociais
- Fazer encaminhamentos, mas não sem antes fazer o acolhimento

O que não fazer

- Não valorizar o que o paciente considera como sofrimento
- Utilizar muitos termos técnicos
- Forçar o paciente a falar
- Ser insistente nos assuntos sobre os quais o paciente evidencia resistência
- Quebrar defesas
- Excesso de explicações psicológicas para sintomas (essa elaboração será benéfica em processo terapêutico a nível ambulatorial)
- Não dar espaço para o paciente falar
- Manter qualquer barreira ou preconceito de cor, raça, níveis socioeconômico e educacional etc.
- Desconsiderar as necessidades da família do paciente, negando apoio, informações e orientação

Referências bibliográficas

1. Mello Filho J. Concepção psicossomática: visão atual. São Paulo: Casa do Psicólogo; 2002.
2. Martins LAN, Frenk B. Atuação do profissional de saúde mental no hospital de ensino – a interconsulta médico-psicológica. Boletim de Psiquiatria. 1980;13(4):1-48.
3. Balint M. O médico, seu paciente e a doença. Rio de Janeiro: Atheneu; 1975.

4. Groddeck G. Estudos psicanalíticos sobre psicossomática. Trad. Neusa Messias Soliz. São Paulo: Perspectiva; 1992.
5. Perestrello D. Trabalhos escolhidos. São Paulo: Atheneu; 1987.
6. Eksterman A. Medicina psicossomática no Brasil. In: Mello Filho J. (ed.). Psicossomática hoje. Porto Alegre: Artes Médicas; 1992.
7. Winnicott DW. Da pediatria à psicanálise: obras escolhidas. Rio de Janeiro: Imago; 2000.
8. Regis De Morais JF (org.). Construção social da enfermidade. São Paulo: Cortez & Moraes; 1978.
9. Ávila LA. O corpo, a subjetividade e a psicossomática. Tempo Psicanal. 2012;44(1):51-69.
10. Fernandes MH. Corpo. 2. ed. São Paulo: Casa do Psicólogo; 2005.
11. Pontes JF. Curso de psicologia médica, abordagem sócio-psicossomática. São Paulo: Instituto Brasileiro de Estudos e Pesquisas em Gastroenterologia; 1987.
12. Aisenstein M. Da medicina à psicanálise e à psicossomática. Rev Bras Psicanal. 1994;28(1):99-110.
13. Alexander F. Psychosomatic medicine: its principles and applications. Nova York: W. Norton; 1950.
14. Jeammet P, Reynaud ME, Consoli S. Manual de psicologia médica. Trad. PR Monteiro e RR Josef. São Paulo: Masson e Atheneu; 1990.
15. Mello DRB, Leite LC, Campos MGCE, Alves Filho RR. Alçando voo: a experiência de ampliar o diálogo entre psicologia e medicina. Rev Bras Educ Med. 2012;36(2):234-42.
16. Dapueto JJ. Campo disciplinar y campo profesional de la psicología médica. Rev Med Urug. 2016;32(3):197-204.
17. Aragaki SS, Spink MJP. Os lugares da psicologia na educação médica. Interface: Comunicação, Saúde, Educação. 2009;13(28):85-98.
18. Rodríguez T. La Psicocardiología, disciplina indispensable de estos tiempos. MediSur. 2010;8(3):1-4.
19. Cordeiro SN, Giraldo PC, Turato ER. Questões da clínica ginecológica que motivam a procura de educação médica complementar: um estudo qualitativo. Rev Bras Educ Méd. 2010;34(2):255-60.
20. Nelson S, Coakley R. The pivotal role of pediatric psychology in chronic pain: opportunities for informing and promoting new research and intervention in a shifting healthcare landscape. Curr Pain Headache Rep. 2018;22(11):76.
21. Osório FL. O psicólogo interconsultor, na enfermaria de pneumologia, de um hospital escola. Medicina (Riberão Preto). 2004;37(1/2).
22. Bocchi J, Salinas P, Gorayeb R. Ser mulher dói: relato de um caso clínico de dor crônica vinculada à construção da identidade feminina. Rev Latinoam Psicopatol Fundam. 2003;6(2):26-35.
23. Pio DAM, Peraçoli JC, Bettini RV. Vivências psíquicas de mulheres com pré-eclâmpsia: um estudo qualitativo. Rev Psicol Saúde. 2019;11(2):115-27.
24. Monteiro DT, Quintana AM. Acomunicação de más notícias na UTI: perspectiva dos médicos. Psic: Teor Pesq. 2016;32(4):1-9.
25. Bertoldi SG, Folberg MN, Manfroi WC. Psicanálise na educação médica: subjetividades integradas à prática. Rev Bras Educ Méd. 2013;37(2):202-9.
26. Natrielli Filho DG, Natrielli DG, Silva ASM, Cury MAA, Couto VT, Lima RAS et al. Personality disorders in medical psychology: medical training and professional creativity. São Paulo Med J. 2015;133(6):535-7.
27. De Marco MA. A medicina da pessoa. As dimensões humanas da educação médica e a construção do conhecimento. In: De Marco MA, Abud CC, Lucchesi AC, Zimmermann VB. Psicologia médica: abordagem integral do processo saúde-doença. Porto Alegre: Artmed; 2012.
28. Botega NJ. Relação médico-paciente. In: Botega NJ (org). Prática psiquiátrica no hospital geral: interconsulta e emergência. Porto Alegre: Artmed; 2012.
29. Spink MJP, Matta GC. A prática profissional PSI na saúde pública: configurações históricas e desafios contemporâneos. In: Spink MJP (org). A psicologia em diálogos com o SUS: prática profissional e produção acadêmica. São Paulo: Casa do Psicólogo; 2010.
30. Romano BW. Princípios para a prática da psicologia clínica em hospitais. São Paulo: Casa do Psicólogo; 1999.
31. Simonetti A. Manual de psicologia hospitalar: o mapa da doença. São Paulo: Casa do Psicólogo; 2016.
32. Ávila LA. Doenças do corpo e doenças da alma: investigação psicossomática psicanalítica. 3. ed. São Paulo: Escuta; 2002.
33. Macedo RMS. Terapia familiar no Brasil na última década. São Paulo: Roca; 2011.
34. Botega NJ, Dalgalarrondo P. Saúde mental no hospital geral. São Paulo: Hucitec; 1993.
35. Stoudemire A (ed.). Psychological factors affecting medical conditions. Washington: American Psychiatric Press; 1995.
36. Schreiber D, Kolb NR, Tabas G. Somatização, Primeira Parte – diagnóstico prático. Neuropsiconews. 2003;53:3-6.
37. Melmed RN. Mind, body and medicine. Oxford: Oxford University Press; 2001.
38. Mayou R, Bass C, Sharpe M. Treatment of functional somatic symptoms. Oxford: Oxford University Press; 1995.
39. Vasconcelos CM, Pasche DF. O Sistema Único de Saúde. In: Campos GWS (org). Tratado de saúde coletiva. São Paulo: Hucitec; Rio de Janeiro: Fiocruz; 2006.
40. Erné SA. O exame do estado mental do paciente. In: Cunha JA (org). Psicodiagnóstico V. Porto Alegre: Art Med; 2007.
41. Canguilhem G. Lo normal y lo patológico. Buenos Aires: Siglo XXI; 1971.
42. Capisano HF. O processo do homem. Rev Bras Psicanálise. 1994;28(1).
43. Angerami-Camon VA. O psicólogo no hospital. In: Angerami-Camon VA (org). Psicologia hospitalar: teoria e prática. São Paulo: Pioneira Thomson Learning; 2003.
44. Brasil. Ministério da Saúde. Política nacional de humanização. Folheto. Ministério da Saúde, 2013. Disponível em: https://www.gov.br/saude/pt-br/acesso-a-informacao/acoes-e-programas/humanizasus. Acesso em: 12 jul. 2024.
45. Reis AOA, Marazina IV, Gallo PR. A humanização na saúde como instância libertadora. Saúde Soc. 2004;13(3):36-43.
46. Scliar M. História do conceito de saúde. PHYSIS Rev Saúde Coletiva. 2007;17(1):29-41.
47. Bezerra IMP, Sorpreso ICE. Conceitos de saúde e movimentos de promoção da saúde em busca da reorientação de práticas. J Hum Growth Dev. 2016;26(1):11-16.
48. Leite KL, Yoshii TP, Langaro F. O olhar da psicologia sobre demandas emocionais de pacientes em pronto atendimento de hospital geral. Rev SBPH. 2018;21(2):145-66.
49. Conselho Federal de Psicologia. Código de ética profissional do psicólogo. Brasília: CFP; 2005.
50. Cunha JA. A história do examinando. In: Cunha JA (org). Psicodiagnóstico V. Porto Alegre: Art Med; 2007.
51. Carvalho MR, Lustosa MA. Interconsulta psicológica. Rev SBPH. 2008;11(1):31-47.
52. Botega NJ, Figueiredo JHC, Giglio JS. Tratamentos psicológicos: psicoterapia de apoio e relaxamento. In: Botega NJ (org). Prática psiquiátrica no hospital geral: interconsulta e emergência. Porto Alegre: Artmed; 2012.
53. Mello Filho J, Contel JOB. Tratamentos psicológicos: atendimento de grupos. In: Botega NJ (org). Prática psiquiátrica no hospital geral: interconsulta e emergência. Porto Alegre: Artmed; 2012.
54. Brasil. Ministério da Saúde. Agência Nacional de Vigilância Sanitária. Resolução nº 7, de 24 de fevereiro de 2.010. Disponível em: https://bvsms.saude.gov.br/bvs/saudelegis/anvisa/2010/res0007_24_02_2010.html. Acesso em: 12 jul. 2024.

55. Brasil. Ministério da Saúde. Minuta da Política Nacional de Atenção ao Paciente Crítico. Portaria nº 1.071 de 04 de julho de 2005. Disponível em: http://www.sobrati.com.br/ms-politica-critico.htm. Acesso em: 12 jul. 2024.
56. Gusmão LM. Psicologia intensiva: nova especialidade [Internet]. RedePsi, 2012. Disponível em: https://www.redepsi.com.br/2012/05/08/psicologia-intensiva-nova-especialidade/. Acesso em: 12 jul. 2024.
57. Sebastiani RW. Atendimento psicológico no centro de terapia intensiva. In: Angerami-Camon VA (org.). Psicologia hospitalar: teoria e prática. São Paulo: Pioneira Thomson Learning; 2003.
58. Castro VER. Delirium em unidades de terapia intensiva: o que precisamos saber [Internet]. Portal Afya, 2017. Disponível em: https://pebmed.com.br/delirium-em-unidades-de-terapia-intensiva-o-que-precisamos-saber/. Acesso em: 12 jul. 2024.
59. Schneider AMB, Moreira MC. Psicólogo intensivista: reflexões sobre inserção profissional no âmbito hospitalar, formação e prática profissional. Trends Psychol. 2017;25(3):1225-39.
60. Silva LFAL, Santos Junior A. Delirium (estado confusional agudo). In: Botega NJ (org). Prática psiquiátrica no hospital geral: interconsulta e emergência. Porto Alegre: Artmed; 2012.
61. Vieira AG, Waischunng, CD. A atuação do psicólogo hospitalar em unidades de terapia intensiva: a atenção prestada ao paciente, familiares e equipe, uma revisão da literatura. Rev SBPH. 2018;21(1):132-53.
62. Botega NJ, Souza JL, Botega MBS. Cuidados paliativos. In: Botega NJ (org.). Prática psiquiátrica no hospital geral: interconsulta e emergência. Porto Alegre: Artmed; 2012.
63. Ávila LA. A psicossomática e a psicologia médica: ensinando médicos a compreender seus pacientes. In: Emídio TS, Okamoto MY (eds.). Perspectivas psicanalíticas atuais para o trabalho com famílias e grupos na universidade. São Paulo: Cultura Acadêmica; 2017.
64. Bruscato WL, Condes RP. Caracterização do atendimento psicológico na saú-de. Psic Teor e Pesq. 2020;36. doi:10.1590/0102.3772e3642.
65. Guedes CR, Rangel VM, Camargo Jr K. O movimento da medicina psicossomática no Brasil: a trajetória teórica e institucional de Danilo Perestrello. Hist Cienc Saúde – Manguinhos. 2020;27(3). doi:10.1590/S0104-59702020000400006.
66. Palmeira ABP, Gewehr RB. O lugar da experiência do adoecimento no entendimento da doença: discurso médico e subjetividade. Ciênc Saúde Colet. 2018;23(8). doi:10.1590/1413-81232018238.15842016.
67. Assis FE de, Figueiredo SEFM de R. A atuação da psicologia hospitalar, breve histórico e seu processo de formação no Brasil. Psicol Argum. 2019;37(98):501-12.
68. Brasil. Ministério da Saúde. Política Nacional de Humanização – HumanizaSUS [Internet]. Brasília: Ministério da Saúde. Disponível em: https://www.gov.br/saude/pt-br/acesso-a-informacao/acoes-e-programas/humanizasus. Acesso em: 25 jul. 2024.
69. Saúde com "Ciência". Participação de estudantes no HumanizaSUS – política nacional de humanização [Internet]. 2015. Disponível em: https://www.youtube.com/watch?v=Oms5l_iduQE. Acesso em: 25 jul. 2024.
70. Conselho Federal de Psicologia. Referências técnicas para atuação de psicólogas/os nos serviços hospitalares do SUS [Internet]. Brasília: Conselho Federal de Psicologia. Disponível em: https://site.cfp.org.br/publicacao/referencias-tecnicas-para-atuacao-de-psicologasos-nos-servicos-hospitalares-do-sus/. Acesso em: 25 jul. 2024.
71. Conselho Federal de Psicologia. Referências técnicas para atuação de psicólogas/os nos serviços hospitalares do SUS [Internet]. Brasília: Conselho Federal de Psicologia; 2019 [citado 2024 Jul 25]. Disponível em: https://site.cfp.org.br/wp-content/uploads/2019/11/ServHosp_web1.pdf. Acesso em: 25 jul. 2024.
72. Marco MA, Abud CC, Lucchese C, Zimmermann. Psicologia médica: abordagem integral do processo saúde-doença. Rio de Janeiro: Artmed; 2012.
73. Psicologia na Veia. Você conhece a Psicologia da Saúde? [Internet]. 2023. Disponível em: https://www.youtube.com/watch?v=xgLGH8W65Z0. Acesso em: 25 jul. 2024.

5 Relação Médico-Paciente

Eduardo Galvão Barban • Ana Carolina Gonçalves Olmos

Introdução

A relação médico-paciente se constrói entre um paciente que busca ajuda e o médico que o acolhe. Essa relação permite que o paciente compartilhe sintomas, medos e expectativas em um ambiente seguro e íntimo. Quando satisfatoriamente construída, facilita a tomada de decisão compartilhada, melhora a aderência e o desfecho do tratamento, favorece o uso racional dos serviços de saúde, reduz a frustração do profissional e promove qualidade de vida ao paciente.[1-5]

No contexto hospitalar, essa relação é construída em um ambiente permeado por incertezas e expectativas. **O interconsultor deve estar ciente de todos os sujeitos e situações que se interpõem**, tais como ambientes cheios e sem privacidade, luz e temperatura inadequadas, ruídos e condições clínicas que prejudicam a comunicação (p. ex., sonolência, rebaixamento do nível de consciência ou dor), além da presença de profissionais de diversas especialidades, que, com muita frequência, interrompem a fluidez da comunicação entre paciente e psiquiatra.

Apesar dessas dificuldades, **um encontro satisfatório favorece o diagnóstico de questões psicossociais e, consequentemente, melhora a relação do paciente com a equipe clínica**. Acolher as questões emocionais reduz a prescrição de medicações sedativas, resultando em maior segurança do paciente durante a internação e diminuindo o risco de quadros confusionais agudos e o tempo de permanência no ambiente hospitalar. Além disso, ao permitir que o paciente tenha contato com as emoções suscitadas pela internação e pela doença, a interconsulta psiquiátrica (ICP) melhora a elaboração dessas experiências e, por conseguinte, reduz os riscos de transtornos mentais, como transtorno de adaptação, transtorno do estresse agudo e transtorno do estresse pós-traumático.

> A relação médico-paciente se constrói entre um paciente que busca ajuda e o médico que o acolhe.

> Uma relação satisfatória facilita a tomada de decisão compartilhada, melhora a aderência e o desfecho do tratamento, favorece o uso racional dos serviços de saúde, reduz a frustração do profissional e promove qualidade de vida ao paciente.

Fatores que interferem na formação da relação

A relação médico-paciente pode ser influenciada por diversos fatores, tais como questões psicossociais, experiência quanto ao adoecimento e relações prévias, além de aspectos ligados ao médico, como personalidade, experiência e habilidades.[6] **Alguns fatores são essenciais e interdependentes para a formação de uma relação de qualidade, incluindo confiança, comunicação, empatia e equilíbrio de poder**.

Confiança

Confiança, nas palavras de Charles Feltman, refere-se a "escolher o risco de deixar vulnerável às ações de outra pessoa algo que você valoriza".[7] É a **base para a construção do trabalho do médico[4] e o elemento que favorece a formação do vínculo e do diálogo aberto**.[8]

A decisão de ousar compartilhar sua história começa antes do primeiro encontro, na busca de informações sobre o médico, seja do ponto de vista técnico, seja pela opinião de terceiros. A partir daí, surgem anseios e expectativas que permeiam a formação de uma relação de confiança. Como afirma Calligaris:[9]

> Em regra, idealizamos nossos profissionais da saúde [...]. Quando os consultamos, levando-lhes nossas dores, depositamos neles toda nossa confiança, porque imaginamos [...] que eles saibam sobre nós e nossos males exatamente o que é preciso para que eles possam nos curar. É bem possível que

> Alguns fatores são essenciais e interdependentes para a formação de uma relação de qualidade: confiança, comunicação, empatia e equilíbrio de poder.

> Confiança é a base para a construção do trabalho do médico e o elemento que favorece a formação do vínculo e do diálogo aberto.

> Na interconsulta psiquiátrica, a rotatividade dos especialistas e o fato de serem avaliações pontuais impactam a relação entre médico e paciente.

essa confiança seja excessiva, mas, mesmo em seu excesso, ela é útil para que uma cura funcione. Acreditar no médico que nos prescreve um remédio não é tudo, claro; ainda é preciso que ele prescreva o remédio certo. Mas é bem provável que, para quem acredita em seu médico, aumentem as chances de que o remédio prescrito seja eficaz, de que o paciente não caia na percentagem estatística dos que (sempre existem) não obtêm efeito algum com o remédio. A importância da confiança para que as curas funcionem vale provavelmente para todas as profissões da saúde.

O contexto da interconsulta psiquiátrica é desafiador, pois muitas vezes o paciente nunca teve contato com esse especialista e, com frequência, são evocados mitos e preocupações quanto a ser considerado "louco". **O sofrimento provocado pela doença que resultou na internação, a rotatividade dos especialistas e a possibilidade de ser apenas uma avaliação pontual prejudicam ainda mais essa relação.**

Comunicação

A comunicação é o elemento principal em toda relação humana. É influenciada por aspectos como cultura, valores, necessidades, sonhos e história de vida de cada indivíduo e tem papel primordial na troca e no compartilhamento de informações entre médicos, pacientes e familiares.[5] Apesar de compartilharem um objetivo comum, as perspectivas, experiências e o conhecimento são distintos.[5] Especialmente no hospital geral, **as habilidades comunicacionais dos pacientes e familiares podem estar sobrecarregadas, pois foram abruptamente inseridos nesse contexto. Além de desconhecerem termos, rotinas e procedimentos, esses indivíduos lutam para lidar com as mudanças trazidas pela doença**. Como nos lembra Ruben (2014):

> Diferenças no vocabulário, velocidade da fala, idade, formação, familiaridade com a tecnologia médica, educação, capacidade física e experiência podem criar um enorme abismo cultural e de comunicação, facilmente esquecido pois todos falam a mesma língua.[5]

> Dificuldades na comunicação são frequentes e, muitas vezes, subestimadas. Estudos demonstram dificuldades em mais de 80% dos encontros clínicos.

> Comunicação é um dos principais aspectos que determinam a satisfação do paciente.

> A comunicação não verbal desempenha um papel expressivo.

Evitar esse abismo na comunicação é primordial, já que as decisões da família e do paciente quanto ao tratamento são influenciadas pelo comportamento do profissional.[10] Após o contato com os serviços de saúde, **as principais memórias estão relacionadas ao contato interpessoal e à comunicação, e não à qualidade técnica do cuidado.**[11,12] Na prática clínica, muitos pacientes consideram sua relação com o médico não satisfatória, pois saem do atendimento sem esclarecer suas preocupações, com diagnóstico incompleto em relação a questões psicossociais e psiquiátricas e sentindo-se pouco acolhidos, além de não se lembrarem das orientações do médico quanto ao diagnóstico e o tratamento proposto.[13,14]

A comunicação não verbal desempenha um papel expressivo e engloba diversos fatores, como contato visual, expressão facial, gestos, tonalidade da voz e até a maneira como o médico registra a consulta. Estudos demonstram que o simples fato de **iniciar a consulta olhando para a tela do computador afeta negativamente a relação com o paciente**.[15] O paciente está continuamente observando, interpretando pistas não verbais, analisando a coerência com o discurso verbal e formando sua percepção quanto ao interesse do médico por sua história.[16]

Dificuldades no processo de comunicação foram constatadas em mais de 80% dos encontros clínicos.[5] Alguns estudos demonstraram que pacientes são interrompidos, em média, 22 segundos após o início da sua fala e que raramente concluem esse raciocínio. Ao final de 40 a 60 minutos de atendimento, menos de 50% dos pacientes compreendem questões elementares, apesar do esforço do profissional.[17,18] Essa situação não é muito diferente do que ainda se vive em nossa realidade, na qual muitas das demandas da interconsulta são decorrentes do prejuízo na comunicação entre paciente e equipe assistente.

> Assista ao filme *Madagascar*, uma animação divertida que faz refletir de maneira lúdica sobre as dificuldades na comunicação interpessoal.

Na Psiquiatria, a comunicação é a ferramenta central para obter informações, discutir alternativas e tomar decisões,[19,20] **porém há muitas lacunas nas habilidades de comunicação de residentes dessa especialidade, tais como dificuldade em lidar com pacientes desafiadores, manejar a contratransferência ou abordar questões relacionadas a emoções.**[19,21] Na interconsulta psiquiátrica, essas lacunas podem se intensificar dependendo das condições clínicas do paciente, da dificuldade no manejo do paciente em um hospital geral e da presença de outros interlocutores, que aumentam a chance de distorções das mensagens emitidas e recebidas.

Empatia e escuta ativa

> Na ICP, a comunicação pode estar comprometida pelas condições clínicas do paciente, por interferência de outros interlocutores e pelo maior risco de distorção da mensagem emitida e recebida.

A empatia é um fator central na relação[22] e um instrumento para auxiliar na compreensão das experiências do paciente.[2,23] Uma relação empática e uma escuta ativa permitem que o paciente se sinta mais seguro e disposto a revelar informações, favorecendo o diagnóstico.[8,24,25] Charon (2015) resume com maestria a importância da arte de escutar o outro:

> No encontro [...] uma história começa a ser recontada pelo paciente [...], resultando em uma narrativa da doença contada em palavras, gestos, achados físicos, medos, esperanças e silêncios. [...] Os atos de escuta diagnóstica recrutam os recursos interiores do paciente – memórias, associações, curiosidades, criatividade, interpretações, intertextualidade. [...] A realização de tais atos de testemunho permite ao médico prosseguir com sua tarefa clínica: estabelecer uma aliança terapêutica, gerar um diagnóstico diferencial, interpretar achados físicos e laboratoriais, experienciar empatia pela experiência do paciente e, como resultado de tudo isso, engajar o paciente em obter cuidado efetivo.[26]

Infelizmente, diversos estudos apontam que **a empatia é baixa entre os médicos**, o que pode estar relacionado a diversos fatores, como carga horária elevada, pouca interação familiar, altos níveis de estresse e atitudes negativas de professores e preceptores.[22] No hospital geral, a frustração em decorrência das limitações impostas pela doença clínica, da dificuldade do profissional em lidar com a doença que culminou na internação, dos julgamentos preexistentes por parte das equipes envolvidas e do distanciamento intencional do sofrimento que permeia aquele ambiente também contribui para essa baixa empatia.

Relação de poder

Enquanto a tradição paternalista no exercício da Medicina torna a relação médico-paciente assimétrica e prejudica a aderência ao tratamento,[27,28] a tomada de decisão compartilhada favorece o equilíbrio de poder e a construção de uma relação saudável.[1,29] Como exemplo disso, um estudo realizado com esquizofrênicos em um programa que promovia a tomada de decisão compartilhada demonstrou maior aderência e menores taxas de reinternação em comparação ao modelo tradicional.[20]

As expectativas e demandas do paciente quanto ao atendimento são frequentemente negligenciadas pelo profissional. Na interconsulta, por exemplo, a crença do profissional de que o paciente oncológico precisa se fortalecer psiquicamente para encarar o tratamento sobrepõe-se à real necessidade do paciente, que pode ser preparar a despedida de entes queridos, finalizar encontros e se desapegar do mundo como ele conhece. Outra situação comum é a demanda da equipe assistente em relação à avaliação psiquiátrica para convencer o paciente a se submeter a determinado procedimento. O psiquiatra deve estar atento para não absorver a frustração da equipe e, ao mesmo tempo, não assumir que sabe o que é melhor para o paciente, evitando tentar dissuadi-lo. Alguns estudos sugerem que, mesmo entre psiquiatras, o componente emocional no discurso do paciente é ignorado, e os profissionais muitas vezes dão mais espaço para questões sugeridas por eles próprio do que para aquelas levantadas espontaneamente pelo paciente.[30]

Considerando a prescrição medicamentosa, o diálogo entre médico e paciente é escasso, e frequentemente não há negociação quanto às medicações[31] ou quanto à forma como estão sendo utilizadas. Estudos demonstram que **cerca de 20% dos medicamentos prescritos não são iniciados, pois o paciente acredita que não precisa da medicação, que ela não vai ajudá-lo ou simplesmente não deseja tomá-la**.[32] É muito frequente ouvir pacientes se queixarem de não terem sido valorizados no que diz respeito aos relatos sobre efeitos colaterais, às dificuldades financeiras e ao desejo de troca do medicamento, além de não terem recebido orientações sobre o tempo para melhora, benefícios esperados e riscos existentes. Durante a interconsulta, muitas vezes verifica-se que a medicação não está sendo administrada por não ter sido inserida na prescrição, não ser padronizada ou por ter sido deixada sob os cuidados da família, que não foi propriamente comunicada. Também é comum, nesse contexto, que o psiquiatra sugira a medicação à equipe assistente, sem envolver o paciente nessa decisão. **Sabe-se que pacientes com altos níveis de concordância com o médico apresentam uma chance 33% maior de seguir as orientações e tomar as medicações prescritas durante a avaliação,[33] melhorando os desfechos**.

Essa ressignificação do poder também pode reduzir o sofrimento e a frustração do profissional. É comum, especialmente no início da carreira, que o médico se sinta responsável por garantir que o paciente tome as medicações prescritas ou inicie as mudanças de hábitos propostas. Além disso, o profissional pode sentir o peso da decisão de prescrever o uso de psicofármacos na gestação, infância e adolescência. **No entanto, a responsabilidade de seguir o tratamento cabe apenas ao paciente, competindo ao psiquiatra orientar a família, explicitar riscos e benefícios, analisar o risco de suicídio e ponderar a indicação de uma internação**.

A evolução da tecnologia, seja para fins diagnósticos e terapêuticos, seja na popularização da informação, também contribui para essa reestruturação do poder, desde que o profissional

Assista ao vídeo *O poder da empatia*,[83] da Dra. Brené Brown sobre empatia.

A empatia entre médicos é baixa, fato que pode estar relacionado a fatores como carga horária elevada, pouca interação familiar, altos níveis de estresse e atitudes negativas de professores e preceptores.

A tomada de decisão compartilhada favorece o equilíbrio de poder e a construção de uma relação saudável.

As expectativas e demandas do paciente quanto ao atendimento são frequentemente negligenciadas.

Alguns estudos sugerem que, mesmo entre psiquiatras, o componente emocional no discurso do paciente é ignorado.

O diálogo entre médico e paciente é escasso e frequentemente não há espaço para negociação quanto às medicações ou quanto à forma como são utilizadas.

Cerca de 20% das novas medicações prescritas não são iniciadas.

Sabe-se que pacientes com altos níveis de concordância com o médico são um terço mais prováveis de seguir as orientações e tomar as medicações prescritas.

esteja atento e não permita a desvalorização do paciente, colocando-o na posição de ícone na relação.[34] A popularização da informação sobre sintomas, doenças e tratamentos empodera o paciente e favorece a tomada de decisão conjunta.[35,36] Uma a cada quatorze buscas no Google tem relação a questões de saúde, sendo que nos 7 dias anteriores à visita a um serviço de emergência médica há um aumento na busca por tópicos de saúde relacionados aos sintomas apresentados, a informações sobre o hospital e ao tratamento dos sintomas.[36] As buscas relacionadas a transtornos mentais no Brasil apresentaram alta de 98% no ano de 2020, se comparada à média da década anterior.[37] Esse comportamento mostra-se, então, irreversível.

Alguns estudos estimam que metade dos pacientes chegam à consulta com informações provenientes da internet. **Cerca de 92% dos pacientes realizam buscas após a consulta e utilizam esses dados para avaliar o diagnóstico e a conduta do médico[38] e elencar pontos a serem discutidos em consultas posteriores,[39] aumentando, inclusive, o grau de satisfação quando o médico abre espaço para essa conversa.**[36,40]

O médico e seu papel na relação

Um viés paternalista na formação médica impede que o profissional compreenda as demandas e expectativas do paciente e aumenta a frustração do médico.

Frustração, irritabilidade, raiva e desesperança são sentimentos comumente evocados durante o atendimento médico.[41] O profissional encontra-se imerso em uma relação de proximidade, regida por procedimentos e comportamentos bem-estabelecidos pela boa prática médica, tais como o compromisso de manter o sigilo médico. No entanto, há fatores importantes e imprevisíveis que podem emergir nesse encontro. É preciso estar atento a essa atmosfera, que pode envolver situações emocionalmente ameaçadoras e estafantes,[2] bem como tomar consciência desses sentimentos.

No livro *O exercício da incerteza: memórias,*[84] Drauzio Varella narra com sensibilidade momentos de sua vida e de sua profissão. Uma linda reflexão sobre a prática médica.

Na prática clínica, especialmente na interconsulta psiquiátrica, é frequente que a equipe e o próprio interconsultor rotulem os pacientes ou familiares como poliqueixosos, abusivos, irritantes, chatos, somatizadores, invasivos, manipuladores ou difíceis, refletindo a ideia de que esse sujeito está dificultando a relação com a equipe e, consequentemente, o tratamento. Na maior parte das vezes, essas dificuldades enfrentadas são atribuídas ao paciente exclusivamente, porém questões pessoais do médico podem ser mobilizadas. **Considerar que não existem "pacientes difíceis", mas, sim, nas palavras de Breen, "encontros difíceis"[41] permite olhar para o papel ativo do médico, para seus comportamentos reativos a sentimentos velados ou inacessíveis desencadeados nessa interação e para habilidades que necessitam ser treinadas ao longo da caminhada.**

Perceber o seu papel nas dificuldades de relação com o paciente é essencial. Não existem pacientes difíceis, mas, sim, encontros difíceis.

O médico e a transferência

As questões transferenciais que surgem na relação médico-paciente são poderosas. Tornam-se bem-vindas quando seus limites são claros, mas se intensas e não manejadas favorecem desvios das fronteiras profissionais.[3] A importância do manejo da transferência se destaca pelo princípio ético, fundamental na conduta médica. A responsabilidade do ato médico, na sua prática, é impactada por desvios das fronteiras, como podemos observar em alguns casos emblemáticos de profissionais com traços de personalidade disfuncionais que fizeram mal uso dessas questões:

- Roger Abdelmassih: especialista em reprodução assistida, acusado de abuso sexual. Pacientes foram vitimadas durante entrevista médica, na recuperação pós-anestésica ou após a sedação.
- Eugênio Chipkevitch: pediatra e pedófilo, abusava sexualmente de seus pacientes durante consultas de rotina. Sedava os pacientes e, com o auxílio de uma câmera, filmava todo o ato para posteriormente assisti-lo.[42]

O médico, colocado em um patamar de suposto saber, deve refletir sobre o impacto da transferência em sua prática, desconstruir mentalmente as possibilidades de um comportamento desviante, arrogante ou soberbo e assumir a postura sugerida pelo filósofo Sócrates: "Só sei que nada sei". E essa é a magia da profissão. Cada consulta é como uma impressão digital a ser decifrada, devendo ser vivenciada pelo profissional com humildade, curiosidade e singularidade.

O médico e a importância do autoconhecimento

O médico deve estar ciente de que suas crenças e ideologias influenciam os processos diagnóstico e terapêutico.[2] O filósofo Confúcio ensinou que "a humildade é a única base sólida de todas as virtudes", e seria ela, portanto, a base do caráter de um homem. A verdadeira humildade é dar o melhor de si sem se sentir superior, é mostrar os seus talentos sem querer abafar os dos outros, é ter consciência das suas qualidades, mas também reconhecer seus defeitos. "Conhece-te a ti mesmo", como o filósofo Sócrates propõe, é um caminho árduo, mas essencial.

A sabedoria popular sugere que "de médico e de louco todo mundo tem um pouco" e que "de perto ninguém é normal". McDougall (1983) levanta reflexões sobre as aparências e consciências do ser normal ou patológico:

> As pessoas "regulares" existem em grande quantidade nas ruas; parte delas faz questão de ser "regular", ao menos aos olhos dos outros; outros tantos fazem tudo para estarem "conforme a regra", como crianças bem-comportadas. Mas quem faria tudo para ser "comum"? Se, por um lado, nos recusamos a ser "comuns", não desejamos tampouco ser anormais.[43]

A verdadeira distinção não está naquele que se diz normal, e sim no que consegue reconhecer dentro de si elementos conflitantes com o mundo, com seu eu e com os outros.

O processo de consciência de si é uma aquisição humana relativamente recente em termos evolucionários. Esse percurso tem início nas sensações mais primitivas, que são reconhecidas pela mente na forma de emoções. **O reconhecimento de si envolve uma complexidade de emoções muitas vezes contraditórias e exige muita energia psíquica e maturidade do sujeito para que ele não se deixe levar por impulsos inconscientes.** Essa busca pressupõe o recrutamento de funções cognitivas diversas. Como explica o psicanalista Cyro Martins, a busca pela saúde mental envolve a mobilização do senso de realidade, do senso de humor, além de "um sentido poético perante a vida", permitindo, assim, relativizar sofrimentos e limitações humanas.[44] Dessa forma, a autorreflexão é o caminho para administrar conscientemente as idiossincrasias, relativizar as dificuldades e cuidar de si mesmo, para, só depois, exercer satisfatoriamente o ofício de cuidar do outro (Figura 5.1).

São muitos os mecanismos de defesa utilizados como escudo para não enfrentar a consciência de si mesmo, a maioria não publicável. O uso excessivo desses mecanismos deve acender um alerta para a reflexão, especialmente no exercício da profissão. A dificuldade de lidar com as questões emocionais do paciente é resultado desses mecanismos em ação. **Vários estudos demonstram que a maioria das pistas emocionais e preocupações levantadas pelo paciente são negligenciadas e não são respondidas pelo médico.**[30,45-48] Essa negligência pode ser influenciada pelo gênero do profissional, pelo grau de evidência da pista e pelo *timing* em que a emoção é expressa durante a consulta.[30] Estar atento e dar espaço para essa manifestação é um instrumento louvável para a condução exitosa da consulta médica. A abertura para questões emocionais está associada a benefícios como melhor regulação emocional, redução do sofrimento, aumento da autoeficácia e melhora na aderência ao tratamento e na resolução dos sintomas.[49-53] Cada emoção está comunicando algo, independentemente da fonte. Personalizar o ser humano que está por trás das queixas apresentadas e dos sentimentos evocados no profissional é essencial no exercício da profissão. Como explica Camargo:

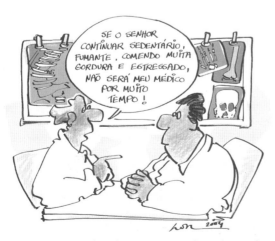

Figura 5.1 "Se o senhor continuar sedentário, fumante, comendo muita gordura e estressado, não será meu médico por muito tempo!" (Adaptada, com autorização, da charge do Dr. Luiz Oswaldo Carneiro Rodrigues [LOR cartunista] – Professor Titular na Faculdade de Medicina da Universidade Federal de Minas Gerais [UFMG].)

O médico deve manter-se em uma posição de humildade e interesse, sendo a autorreflexão essencial.

O psiquiatra tem também papel de educador em relação à equipe quanto às questões transferenciais.

O médico deve estar ciente de que suas crenças e ideologias influenciam os processos diagnóstico e terapêutico.

Assista a uma animação que mostra a importância do autoconhecimento do médico para a relação entre médico e paciente.[85]

A busca pela saúde mental envolve a mobilização do senso de realidade, do senso de humor, além de "um sentido poético perante a vida", para que se torne possível relativizar sofrimentos e limitações humanas.

Vários estudos demonstram que a maioria das pistas emocionais e preocupações trazidas pelo paciente são negligenciadas e não são respondidas pelo médico.

Não pode ser coincidência que os melhores médicos sejam pessoas humildes, serenas e bem-resolvidas. Não há espaço para exibicionismo e arrogância na trilha pantanosa da incerteza e do imprevisto. Em 40 anos de atividade médica intensa, nunca encontrei um posudo que fosse, de verdade, um bom médico. O convívio diário com a falibilidade recicla atitudes, elimina encenações, modela comportamentos e enternece corações. Tenho reiterado isso aos mais jovens: evitem os pretensiosos, porque eles, na ânsia irrefreável de aparentar, gastam toda a energia imprescindível para ser. E ficam assim, vazios.[54]

O médico e os pacientes

A abertura para questões emocionais está associada a uma melhor regulação emocional, redução do sofrimento, aumento da autoeficácia, melhora na aderência ao tratamento e na resolução dos sintomas.

Os encontros na Psiquiatria costumam ser permeados por emoções e muitas vezes são intensos e desafiadores. São muitos os encontros que podem ser difíceis, e cabe ao médico ser continente para o sofrimento do paciente e ajudá-lo a se responsabilizar pelos próprios sentimentos, mesmo que ele resista. Nessas interações, muitas vezes o médico também sai modificado. Existe desfecho melhor do que dar alta para um paciente com quem tivemos uma relação afetiva prazerosa? É como ver um filho saindo de casa para enfrentar a vida.

Um jovem psiquiatra relatou uma situação de conflito ético envolvendo uma grave comunicação do paciente em consulta clínica psiquiátrica e a questão do sigilo profissional: um paciente fez uma perigosa confidência, dizendo "que gostaria de matar alguém, qualquer pessoa, pelo simples prazer de vê-lo morrer". Num primeiro momento, talvez movido por uma espécie de negação, um mecanismo de defesa muito comum observado no ser humano frente ao inusitado, e também pelo dever de resguardar a intimidade do paciente, o psiquiatra decidiu trabalhar com o paciente essas ideias terríveis, já que ele recusava qualquer outra abordagem terapêutica proposta pelo profissional. Com o tempo, frente à manutenção dessas ideias e por sua consistência, o médico passou a ficar angustiado. O que poderia fazer? Como ir além, buscar uma saída saudável para tal situação sem quebrar o mandamento ético? Estaria ele sendo conivente com uma morte anunciada? Mais angustiado ficou quando pensou que a pessoa assassinada poderia ser ele mesmo. O que temos nessa situação é a confissão de um pensamento do paciente ao seu interlocutor médico digno de confiança. Estava claro que a negação do perigo que a situação representava e que o envolvia não estava funcionando, pois o psiquiatra foi perdendo a confiança, como se algo estivesse escorrendo pelas mãos; a sensação de estar perdendo o controle.

Esse paciente difícil e de risco apresentou uma condução mais favorável ao ser inserido em um grupo de expressão plástica, no qual o psiquiatra e outra colega coordenavam as atividades em parceria com profissionais da área de artes plásticas, no Centro Cultural São Paulo. Chegou-se a essa conclusão na reunião de discussão de casos com vários colegas, durante a qual o profissional pôde relatar as suas aflições sobre a assistência desse caso. Foi uma saída para ampliar e socializar a interlocução solitária entre médico e paciente.

Em um outro caso, uma paciente, casada e com filhos, procurou um psiquiatra por estar apresentando ataques de ansiedade, com uma descrição semelhante à síndrome do pânico. Aparentemente, não havia tido um gatilho, mas iniciou-se após a perda do pai por covid-19. A ansiedade tomou conta do seu ser. Além de não conseguir realizar as tarefas usuais no cuidado do lar, a paciente também estava se prejudicando no trabalho. Mudou-se com a família para a casa da mãe e passou a apresentar um comportamento pueril. Foi necessária ajuda complementar ao tratamento medicamentoso para trabalhar esse momento em que o mecanismo de regressão se apresentava muito intenso. O retorno a atitudes passadas conseguiu resgatar momentos mais seguros frente ao presente angustiante.

Em outro exemplo, um jovem adulto chegou à primeira consulta com um comportamento extremamente hostil. Não deu informações, fez comentários sarcásticos sobre o médico e se mostrou fechado a qualquer consideração. Foi à consulta por imposição do pai, para tratar sua homossexualidade, pois, caso contrário, ficaria sem sua "mesada". O paciente estava deslocando os sentimentos hostis que tinha pelo pai para o psiquiatra que, supostamente, trataria de sua "enfermidade".

Esses breves relatos são pequenas amostras de encontros diários que mobilizam nossos sentimentos e mecanismos de defesa e têm o poder de nos modificar. Situações como essas, quando percebidas, proporcionam momentos de reflexão – sozinhos ou em grupos de supervisão – e contribuem para nossa constante evolução como pessoas e como profissionais.

Psiquiatria no hospital geral e especificidades da relação médico-paciente

Sigilo médico

O sigilo médico é pressuposto de toda relação médico-paciente, mas o psiquiatra pode enfrentar alguns dilemas éticos. Uma das questões mais frequentes relaciona-se ao desejo da família de conversar sobre o paciente em segredo. É uma situação complicada e que pode afetar irreversivelmente o vínculo entre médico e paciente.

No contexto do hospital geral, **é comum familiares quererem ocultar o diagnóstico e o prognóstico do paciente ou manter segredo sobre perdas ou tragédias. Há, também, situações em que o paciente levanta questões que não deseja compartilhar com seus familiares, o que exige do médico ponderação quanto ao impacto dessas informações**.

Desvios das fronteiras médico-paciente

O cruzamento das fronteiras pode ocorrer de inúmeras maneiras, como encontros fora do local de trabalho, estender o tempo de atendimento sem cobrança proporcional, receber presentes e doações, confusão quanto ao papel que exerce na relação (o que pode gerar posturas inadequadas), uso de roupas ou linguagem provocadoras ou excessivamente casuais, contato físico e revelação excessiva de informações pessoais.[55] Tais situações não são rígidas, já que podem ser influenciadas por questões culturais e pessoais, porém precisam ser fruto de análise e reflexão contínua para o psiquiatra.

Apesar do risco, alguns estudos demonstram que os **pacientes valorizam o compartilhamento de informações pessoais por parte do profissional, pois se sentem em um relacionamento mais confiável e ficam mais satisfeitos**.[20] É importante que o médico saiba julgar quando essa estratégia pode ser benéfica ao paciente e escolher a melhor opção: reassegurar experiência em situações semelhantes, oferecer declarações de como se sentiria na situação ou partilhar informações privadas.[20] Na interconsulta psiquiátrica, compartilhar histórias de superação, dificuldades em períodos de transição do ciclo de vida (maternidade, separação ou divórcio, envelhecimento dos pais, viuvez), vivências de eventos traumáticos (períodos de doença de cônjuge ou filhos, acometimento por doença crônica, perda de entes queridos) ou luto podem auxiliar na formação de uma aliança terapêutica, mas é preciso avaliar com cautela cada caso.

Um outro aspecto a ser considerado é a normalização das redes sociais, que resulta no comprometimento de uma postura neutra, na perturbação da confiança e na banalização de questões éticas, o que pode favorecer o desvio das fronteiras e ter implicações forenses. Um estudo realizado nos EUA, em 2010, que avaliou estudantes de medicina, residentes e médicos, revelou que menos da metade dos entrevistados afirmou postar em suas redes apenas informações que estariam dispostos a compartilhar com pacientes.[56] Surge, ainda nessa seara, outra questão extremamente relevante: a exposição de pacientes nas redes pessoais, que pode ocorrer por meio de imagens de fichas de atendimento com dados pessoais da pessoa, fotos capturadas dentro do ambiente hospitalar, relatos de histórias ou desabafos com nomes reais ou dados que permitam a identificação do paciente ou, até mesmo, fotos com o paciente consentidas em um momento de crítica prejudicada. Esses comportamentos favorecem a quebra de sigilo e o desvio das fronteiras.

Diagnóstico psiquiátrico

A dificuldade de estabelecer diagnósticos precisos, especialmente em avaliações pontuais no contexto da interconsulta, pode interferir na relação médico-paciente. **O diagnóstico em Psiquiatria é complexo, visto que depende de uma história clínica detalhada e de um exame psíquico longitudinal, o que nem sempre ocorre no contexto da interconsulta.** Solicitações para a avaliação de pacientes com consciência rebaixada, ausência de familiares que possam fornecer dados da história de vida e da doença, falta de privacidade e, com frequência, recusa do paciente em colaborar dificultam esse diagnóstico. Essa indefinição diagnóstica pode ser uma fonte de angústia e frustração para o paciente, para a família e para o médico.[41]

Sigilo médico é pressuposto ético, porém o psiquiatra pode enfrentar alguns dilemas éticos na ICP:
• Familiares desejando ocultar o diagnóstico ou o prognóstico do paciente
• Familiares desejando ocultar perdas e tragédias do paciente
• Paciente ocultando segredos da família que podem impactar no desfecho do tratamento.

Desvios da fronteira entre médico e paciente podem ser tênues, por isso é importante que o profissional reflita continuamente sobre isso.

Compartilhamento de histórias pessoais pode ser uma ferramenta terapêutica, mas deve ser avaliada com cautela.

Capacidade de consentir

Um aspecto desafiador na Psiquiatria refere-se a pacientes com possíveis prejuízos na capacidade de compreensão de seu diagnóstico, dificultando o fornecimento do consentimento para o tratamento. **Na interconsulta, são frequentes as solicitações de avaliação em decorrência da recusa do paciente a procedimentos diagnósticos ou terapêuticos.** Por exemplo: recusa à amputação de membro, solicitações de alta em internações prolongadas, recusa à transfusão sanguínea, desistência dos ciclos de quimioterapia ou radioterapia, falta de consentimento ao procedimento anestésico, cuidadores negando autorização a intervenções que colocam em risco a vida da criança, avaliação da capacidade de cuidado materno, evasão nos casos em que a internação é indicada.

Não faz parte do escopo deste capítulo discutir as questões forenses relacionadas ao tema, mas, sim, abordar a importância de o médico não realizar julgamentos superficiais quanto à capacidade de compreensão do paciente, de se engajar em psicoeducação e oferecer as alternativas existentes em uma linguagem simples e acessível. Ter uma doença mental não exclui o direito de ser respeitado em sua individualidade nem deve permitir que o viés paternalista do médico autorize decisões precipitadas. Como nos traz Bell (2022):[47]

> [...] para todos nós, incluindo aqueles com doença mental, decisões sobre aceitar ou não o tratamento ou recomendação médica são influenciadas por inúmeros fatores [...], sendo que não é incomum que pessoas sem doença mental neguem a necessidade de tratamento ou escolham tratamentos não recomendados sem que isso signifique falta de capacidade do ponto de vista jurídico para tomar decisões. [...] A capacidade de exercer a escolha, livre de pré-julgamentos e estereótipos no contexto de uma decisão sobre seu próprio corpo e sua vida privada, é fundamental ao desejo do indivíduo de ser compreendido e respeitado como quem ele é. [...] Profissionais da saúde devem estar vigilantes e garantir que a avaliação dessa capacidade seja baseada em evidências, centrada no paciente [...] e não deve ser feita para depender, implícita ou explicitamente, de um resultado razoável. A negação discriminatória da capacidade e o tratamento médico paternalista pode minar a dignidade e autonomia do paciente e as perspectivas de recuperação em longo prazo.[57]

Como cultivar a relação?

A Figura 5.2 apresenta os principais processos envolvidos no cultivo da relação médico-paciente, que serão descritos a seguir.

Criar conexão

Criar conexão é um dos requisitos básicos na formação do médico. Mostrar-se efetivamente presente no momento da consulta, mantendo contato visual e manifestando interesse genuíno, abandonar a posição de especialista e se expressar de forma simples e direta são essenciais para conectar-se ao outro.

Da mesma maneira, é importante engajar-se para que o sujeito se sinta incluído e valorizado como detentor de conhecimento sobre sua doença.[2,6,22] É primordial demonstrar desejo de conhecer não só as questões relacionadas às queixas, mas também o indivíduo, com suas vontades, sonhos, família.[41] **O paciente nunca deve ser encarado apenas como mais uma história, mas, sim, como um sujeito com uma trajetória peculiar sobre a qual apenas ele pode nos confidenciar.**

Inspirar confiança

Transmitir confiança está relacionado à capacidade de expressar compaixão, constância e coerência em seus comportamentos. Os primeiros minutos do encontro demandam acolhimento e busca de um objetivo comum.[58]

Brené Brown define sete comportamentos, sob o acrônimo BRAVING, que compõem a anatomia da confiança:

- **B**oundaries: respeitar os limites da relação
- **R**eliability: estar ciente de suas competências e limitações, sendo capaz de cumprir o prometido
- **A**ccountability: assumir os erros e reparar danos
- **V**ault: não compartilhar informações ou experiências

Texto lateral (boxes):

O diagnóstico em Psiquiatria é complexo e depende de uma história clínica detalhada e de um exame psíquico longitudinal, o que nem sempre é possível no contexto da interconsulta.

O médico não deve realizar julgamentos superficiais quanto à capacidade de compreensão do paciente.

Ter uma doença mental não exclui o direito de ser respeitado em sua individualidade nem deve permitir que o viés paternalista do médico autorize decisões precipitadas.

Criar conexão é um dos requisitos básicos na formação do médico.

Manter contato visual, demonstrar interesse genuíno, abandonar a posição de especialista e se expressar de forma simples e direta são essenciais para conectar-se com o outro.

O paciente nunca deve ser apenas mais uma história, mas sim um sujeito com uma trajetória peculiar.

Transmitir confiança tem relação com a capacidade de expressar compaixão, constância e coerência em seus comportamentos.

É essencial ter ciência de suas competências e, principalmente, de suas limitações.

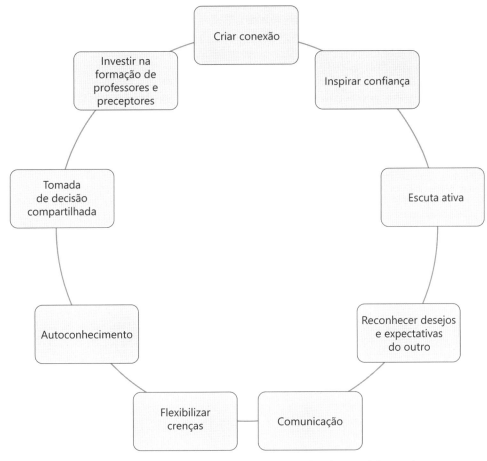

Figura 5.2 Principais processos envolvidos no cultivo da relação médico-paciente.

- **I**ntegrity: declarar e praticar seus valores
- **N**on-judgment: permitir um ambiente livre de julgamentos
- **G**enerosity: interpretar generosamente as palavras e atitudes dos outros.[7]

Quando transpomos esses conceitos ao exercício da Medicina, especialmente no contexto do hospital geral, deparamo-nos com algumas questões que desafiam continuamente o profissional:

- **Impor limites em pacientes difíceis**, poliqueixosos ou agitados
- **Aceitar a inevitabilidade de algumas doenças**
- **Reconhecer a dificuldade de alguns diagnósticos**
- **Expressar ao paciente dúvida ou desconhecimento**, especialmente quando os questionamentos são sobre a doença clínica que culminou na internação
- **Não prometer cura ou finais felizes**
- **Ser coerente no que tange à manutenção do sigilo**, ou seja, não comentar casos de pacientes conhecidos; manter anonimato mesmo nas histórias que valem a pena ser partilhadas; não discutir casos em quartos coletivos ou corredores de enfermarias; cuidado ao discutir casos ou fazer solicitações a profissionais cujas profissões não pressupõem sigilo; atentar ao que é registrado em prontuário, já que muitos colaboradores têm acesso a ele
- **Não rotular pacientes por diagnósticos ou conflitos na enfermaria** (p. ex., "o paciente do câncer terminal", "a senhora do AVC", "a mãezinha que não consegue amamentar", "a esposa mal-educada", "a avó do quarto 174")
- **Ser generoso com a escolha de palavras e gentil mesmo quando for necessário impor limites**.

Comunicação e escuta ativa

Ao longo dos anos, muito se discute sobre quais seriam as principais habilidades a serem treinadas durante a formação e especialização médica. Henry (2013) destaca 12 competências (básicas, intermediárias e avançadas) de comunicação baseadas em evidência:[59]

> Expressar dúvida ou desconhecimento aos pacientes, além de assumir e reparar os erros perante os pacientes, é fundamental.

> Reconhecer e lidar com sua própria frustração perante a impotência, evitando promessas inviáveis, é essencial para a construção de uma relação médico-paciente satisfatória.

> É essencial não culpar o paciente por uma comunicação ineficiente. Portanto, a autorreflexão quanto às suas habilidades durante o atendimento é mandatória.

- Obter **histórico preciso e completo** do paciente (básica)
- **Comunicar-se com outros médicos** (básica)
- **Comunicar-se com outros membros da equipe** (básica)
- **Definir "agendas"** com o paciente e manejar expectativas (básica)
- **Avaliar e melhorar a aderência** (intermediária)
- **Informar diagnóstico e prognóstico** (intermediária)
- **Discutir crenças, perspectivas e preocupações** do paciente sobre a doença (intermediária)
- **Comunicar planos de tratamento** (intermediária)
- **Estabelecer relacionamento com o paciente e demonstrar empatia** (avançada)
- **Gerenciar conflitos e negociar** com o paciente (avançada)
- **Aconselhamento do paciente** (avançada)
- **Aconselhamento de familiares e cuidadores** (avançada).

Existem diversos guias e protocolos que vêm sendo utilizados no treinamento de médicos e residentes em diversos contextos (Tabela 5.1). Eles auxiliam o profissional a considerar questões importantes, como o preparo para o encontro, a valorização do ponto de vista do paciente, o reconhecimento de emoções e a resposta empática. São um norte para momentos difíceis e desafiadores, porém não devem ser utilizados de forma mecânica e padronizada. O médico deve sempre permitir-se sentir o paciente e individualizar o encontro.

É essencial não culpar o paciente por uma comunicação ineficiente.[40] **Portanto, a autorreflexão quanto às suas próprias habilidades durante o atendimento é mandatória.** Pendleton, *apud* Dohms (2011), sugere que esse processo seja feito frequentemente por meio do autoquestionamento,[65] conforme descrito na Tabela 5.2. Outra possibilidade de repensar essa habilidade é fazendo uso da versão resumida para avaliação de habilidades comunicacionais de

> No contexto da Psiquiatria, alguns autores vêm sugerindo que, além das habilidades básicas, é importante o treino em competências-chave, como o manejo das emoções.[19]

Tabela 5.1 Guias e protocolos para treinamento em comunicação.

Guia de Calgary-Cambridge	Estrutura a consulta em cinco etapas, com habilidades a serem executadas em cada uma delas[60]
Protocolo SPIKES	Comunicação de más notícias: planejar, avaliar a percepção do paciente (pergunte o que ele sabe, avalie a compreensão), convidar ao diálogo (pergunte o que ele quer saber, respeite o direito do paciente de não querer saber, disponha-se a conversar com a família), transmitir informações (evite jargões, fragmente as informações e avalie a compreensão a cada etapa), abordar as emoções de maneira empática (evite que suas emoções assumam o controle, evite falsas garantias), resumir e organizar estratégias[61-63]
Protocolo CLASS	Entrevista médica: preparar o contexto, praticar escuta atenta (questões abertas, sem interrupções, clarificação) e resposta empática (identifique emoções e motivos e conecte-os), criar estratégias (recomende estratégia, discuta expectativas, sugira decisão compartilhada) e resumo (sumarize, verifique a compreensão, tire dúvidas)[61,63,64]
Protocolo CONES	Discussão de erro médico, deterioração repentina no quadro clínico ou morte inesperada: preparar o contexto, abordar o tema (alerte o paciente ou a família sobre a importância da conversa), iniciar narrativa (explique a sequência cronológica dos eventos, evite culpar ou dar desculpas, enfatize que você está investigando o erro ou explique que está sendo feito o possível, ofereça um pedido de desculpas explícito), expressar emoções (explore as emoções, evite fazer promessas que não podem ser cumpridas, evite dar a certeza de que haverá uma boa resposta ou que nenhum dano ocorreu), monte estratégia e resumo (se não sabe a resposta, diga que vai buscá-la, esclareça que é prioridade)[61,63,64]
Protocolo EVE	Qualquer encontro em que a emoção esteja presente: explorar e identificar a emoção (convide a refletir mais sobre ela), validar a emoção, oferecer resposta empática[61,63,64]
Protocolo BUSTER	Conversas desafiadoras: preparar-se (monitore suas emoções e sentimentos, exerça autorregulação, transforme confronto em diálogo, não converse se as emoções forem intensas), praticar escuta livre de julgamentos (mantenha contato visual, lembre-se de que a conversa não é sobre você, ouça sem interromper, utilize clarificação e paráfrases, evite tentar tornar a situação melhor do que ela é), evitar o escalonamento (se isso ocorrer, interrompa a conversa, convide a falar mais sobre o assunto), praticar empatia e validação (explicite que você ouviu)[61,63,64]

Suzanne Kurtz, baseada no Guia de Calgary-Cambridge, traduzido e validado para o português[66] e apresentado na Tabela 5.3.

No contexto da Psiquiatria, alguns autores vêm sugerindo que, além das habilidades básicas, é importante o treino em competências-chave, como o manejo das emoções.[19] Na Tabela 5.4, observa-se o modelo proposto por Snelgrove et al. (2021) para o treinamento de competências avançadas em Psiquiatria.[19]

> O treino em modelos de mediação de conflitos por meio de *workshops* e dinâmicas com situações-problema pode auxiliar o profissional a antecipar suas dificuldades e buscar formas de melhorar.

Tabela 5.2 Autoavaliação de Pendleton.

Eu sei significativamente mais a respeito do paciente agora do que antes da consulta?

Eu descobri o que preocupa o paciente?

Eu o ouvi?

Eu explorei suas intenções, crenças e expectativas?

Eu fiz um diagnóstico aceitável de ser trabalhado?

Eu usei o que ele pensava quando comecei a explicação?

Eu compartilhei as opções de investigação ou tratamento?

Eu envolvi o paciente nas tomadas de decisão?

Eu tentei verificar se o paciente realmente entendeu?

Eu fui facilitador?

Tabela 5.3 Guia observacional de Calgary-Cambridge (versão resumida para avaliação de habilidades comunicacionais).

	Não (0)	Sim, mas (1)	Sim (2)
Iniciando a consulta			
1. Cumprimenta o paciente.			
2. Apresenta-se e menciona sua função.			
3. Demonstra respeito.			
4. Confirma os motivos da consulta.			
5. Negocia a agenda.			
Obtendo informações	Não (0)	Sim, mas (1)	Sim (2)
Exploração dos problemas			
1. Encoraja o paciente a contar sua história.			
2. Muda apropriadamente de questões abertas para fechadas.			
3. Escuta atentamente.			
4. Facilita respostas verbais e não verbais do paciente.			
5. Utiliza perguntas e comentários facilmente compreensíveis.			
6. Esclarece as declarações do paciente.			
7. Define a cronologia dos problemas.			
Compreensão das perspectivas do paciente	Não (0)	Sim, mas (1)	Sim (2)
1. Determina e reconhece as ideias do paciente sobre a causa do problema.			
2. Explora as preocupações do paciente sobre o problema.			
3. Estimula o paciente a verbalizar como se sente.			
4. Percebe e responde às pistas verbais e não verbais.			
Estruturação da consulta	Não (0)	Sim, mas (1)	Sim (2)
1. Resume ao final de uma linha específica de investigação.			
2. Progride usando frases de transição entre os tópicos.			
3. Estrutura uma sequência lógica.			
4. Usa o tempo de maneira eficiente.			
Construção da relação	Não (0)	Sim, mas (1)	Sim (2)
1. Demonstra comportamento não verbal apropriado.			
2. Se lê ou escreve, isso não interfere no diálogo ou na comunicação.			
3. Não demonstra preconceito ou julgamento.			
4. Demonstra empatia e apoio ao paciente.			
5. Demonstra confiança.			
Encerrando a consulta	Não (0)	Sim, mas (1)	Sim (2)
1. Encoraja o paciente a discutir algum ponto adicional.			
2. Encerra a consulta com um breve resumo.			
3. Pactua com o paciente os próximos passos.			

Tabela 5.4 Modelo para treinamento em competências avançadas em Psiquiatria.

Temas	Competências-chave
Tema 1: refinando habilidades comunicacionais básicas	Expectativa de possuir uma base comum de habilidades essenciais, como: • Empatia • Capacidade de ouvir e resumir • Validação • Uso apropriado do comportamento não verbal • Posição de não julgamento
Tema 2: desenvolver habilidades específicas básicas de comunicação em Psiquiatria	Habilidades centrais adquiridas durante a residência médica em Psiquiatria: • Coleta precisa de dados diagnósticos • Avaliação de risco • Aprendizado de técnicas de desescalonamento de violência • Estabelecimento de fronteiras com o paciente • Aprendizado de técnicas específicas de psicoterapia • Moderação do uso de jargões
Tema 3: manejo do *self* do terapeuta	Manejo adequado e reflexão quanto às próprias emoções: • Manejo das reações emocionais em interações diretas com pacientes • Uso de expressão emocional intencional com pacientes • Reflexão sobre a própria prática de comunicação
Tema 4: desenvolvimento de entrevistas adaptativas e responsivas	Modificando a comunicação em resposta às mudanças do paciente: • Adaptação de técnicas de entrevista ao momento • Ajuste da abordagem em resposta às reações do paciente • Flexibilidade na aplicação das habilidades descritas nos temas 1 a 3
Tema 5: parceria com pacientes para cocriar o plano de tratamento	Flexibilidade na integração de habilidades de comunicação em parceria com os pacientes: • Busca de um motivo comum • Criação de expectativas compartilhadas • Definição de responsabilidades mútuas • Negociação do plano de tratamento • Respeito à singularidade do paciente para desenvolver um plano compartilhado

Adaptada de Snelgrove et al., 2021.[19]

O treino em modelos de mediação de conflitos por meio de *workshops* e dinâmicas com situações-problema pode auxiliar o profissional a antecipar suas dificuldades e buscar formas de melhorar. O modelo de Shannon-Kim é simples e pode ser facilmente incorporado ao ensino médico. Ele se baseia em quatro passos:

1. Preparar-se para o conflito: evite deixar as emoções tomarem conta durante o diálogo.
2. Explorar o ponto de vista do outro: inicie a conversa com um ponto neutro e ouça atentamente, proponha objetivos compartilhados.
3. Falar da sua história e expor seu ponto de vista de forma respeitosa: evite fazer contra-pontos e colocar argumentos de ordem moral, faça no mínimo três perguntas sobre a história do outro e reconheça o conteúdo emocional com respeito.
4. Negociar os próximos passos: reforce o valor do diálogo mesmo que não haja acordo, reafirme os pontos positivos da conversa, conecte os pontos levantados com o objetivo compartilhado.[67]

Independentemente das estratégias que serão utilizadas, é essencial que o profissional evite distrações, valide a escuta, aprenda a utilizar uma linguagem simples, direta e compatível com a cultura do paciente e se baseie nos aspectos apresentados anteriormente para avaliar suas habilidades e buscar estabelecer uma comunicação efetiva com o paciente.

Autoconhecimento

O engajamento do médico na busca por autoconhecimento é extremamente relevante para que ele seja capaz de testemunhar tais narrativas de vida. **Reconhecer fragilidades, medos, questões transferenciais, encarar a impotência perante inúmeras situações e entrar em**

contato com a morte são pontos elementares no desenvolvimento profissional. Além disso, é primordial que ele reflita sobre os motivos que o levaram a escolher a profissão, quais são os valores que ele deseja integrar ao seu trabalho e que experiências ele almeja despertar no paciente.

Desvios das fronteiras profissionais podem ser evitados a partir da conscientização da interferência de questões pessoais e do discernimento em relação à possibilidade de encaminhamento.[3] Valorizar **o processo de supervisão clínica é uma das formas mais efetivas de refletir sobre esses limites**, sendo essencial que o supervisor estabeleça um ambiente de honestidade e abertura em relação a todos os sentimentos que possam ser trazidos à tona durante esse processo.[68]

Uma técnica valiosa foi estabelecida por Michael Balint na década de 1950. Foram formados grupos de discussão com o propósito de trabalhar as habilidades necessárias aos médicos na relação com os pacientes e, assim, permitir mudanças na maneira como eles lidavam com o outro.[69] Nesses grupos, que posteriormente ficaram conhecidos como "Grupos Balint", os médicos abriam para discussão relatos de casos difíceis, focando nos aspectos relacionais: por que alguns pacientes são difíceis de lidar? Que aspectos da personalidade e quais emoções do profissional contribuem para essas situações?[3,40,69]

Na interconsulta psiquiátrica, é comum o contato com doenças crônicas e limitantes. Por esse motivo, o psiquiatra precisa compreender os seus sentimentos a respeito dessas questões não apenas para que não contamine a equipe com suas angústias, mas também para que possa ajudar efetivamente o paciente a vivenciar a doença e todas as suas implicações da melhor maneira possível, naquele momento específico de sua vida.

Tomada de decisão

O médico, em especial o psiquiatra, deve extrapolar o modelo tradicional focado em sintomas, valorizar a livre expressão do paciente, buscar a compreensão dos fatores dinâmicos associados[8] e, com isso, ampliar o repertório terapêutico além da prescrição de medicamentos. Atitudes simples, como deixar que o paciente determine os pontos a serem abordados durante a conversa, auxiliam nessa mudança de paradigma.[70]

A psicoeducação é essencial para essa mudança. Na interconsulta psiquiátrica – em que, muitas vezes, pacientes e familiares têm o primeiro contato com perturbações da saúde mental –, **dedicar um tempo para educar o paciente quanto ao reconhecimento das emoções e à compreensão das respostas emocionais esperadas durante o processo de adoecimento tem um impacto enorme a longo prazo**. Isso inclui:

- Informá-los quanto ao possível diagnóstico psiquiátrico, às possibilidades de tratamento, aos riscos e benefícios
- Ensiná-los a manter um registro de todas as medicações já utilizadas e do motivo das modificações
- Encorajá-los a fazer perguntas, mesmo que pareçam sem sentido, e sugerir, quando possível, *sites* confiáveis para busca de informação
- Ensiná-los quando e onde buscar ajuda, bem como orientá-los em relação à importância de um acompanhamento psicológico e esclarecer as dúvidas.

Essas estratégias reduzem a necessidade de novos pedidos de interconsulta e, após a alta, a ida a serviços de emergência.

Currículo e formação de professores e preceptores

O período de formação acadêmica e de especialização médica constitui-se uma janela de oportunidade para o desenvolvimento de habilidades essenciais para a prática clínica, visto que as relações, experiências e modelos oferecidos contribuem para moldar a abordagem do profissional no encontro com o paciente.[8] O currículo oculto ainda é uma das principais formas de aprendizado sobre a relação médico-paciente.[14] Por essa razão, é importante incluir formalmente esse treinamento e o estímulo à criação de espaços seguros para atividades, como rodas de conversa e grupos de reflexão e supervisão com foco nas dificuldades e sentimentos que emergem na prática clínica.

Reconhecer fragilidades, medos, questões transferenciais, encarar a impotência perante inúmeras situações e entrar em contato com a morte são pontos elementares no desenvolvimento do médico.

Desvios das fronteiras profissionais podem ser evitados ao conscientizar-se da interferência de questões pessoais e ao exercer discernimento em relação à possibilidade de encaminhamento.

O processo de supervisão clínica é uma das formas mais efetivas de refletir sobre os limites.

O período de formação acadêmica e de especialização médica constitui-se uma janela de oportunidade para o desenvolvimento de habilidades essenciais para a prática clínica.

> É importante incluir formalmente o treinamento e o estímulo à criação de espaços seguros para atividades, como rodas de conversa e grupos de reflexão e supervisão com foco nas dificuldades e sentimentos que emergem na prática clínica.

> É primordial investir na formação de chefes e professores para que eles possam atuar como modelos de comportamento.

Alguns programas de Medicina têm incluído o trabalho narrativo na educação e na prática médica, utilizando a literatura como uma ponte para a compreensão da experiência do paciente e o desenvolvimento do médico, além de incentivar a escrita narrativa.[58,71]

Investir na formação de chefes e professores para que eles possam atuar como modelos de comportamento na relação com o paciente é primordial. Não se deve ignorar a importância da capacitação em modelos educacionais que promovam o ensino focado no desenvolvimento da autonomia e da busca ativa de conhecimento pelos alunos.

Atualizações

- Estudos realizados no período pandêmico avaliaram o **impacto do uso de máscaras** na comunicação, demonstrando **dificuldades na interação e desconexão entre médico e paciente**, bem como aumento da ansiedade, especialmente em idosos[72-75]
- Carbon (2020) analisou o impacto do **uso de máscaras** na avaliação das emoções. Sua análise demonstrou uma **redução importante na capacidade de reconhecimento de emoções, com exceção do medo**, o que pode ser explicado pela relevância dos olhos na expressão dessa emoção[76]
- Bani et al. (2021) realizaram um estudo avaliando a interferência da máscara no reconhecimento da emoção expressa e chegaram à conclusão de que havia uma diferença significativa entre os grupos com e sem máscara. **O grupo que estava com máscara teve maior número de erros no reconhecimento da emoção, e os integrantes fizeram atribuições incorretas para emoções de alta e baixa intensidade, exceto para o medo**[77]
- Samarasekara (2021) avaliou o uso do *face shield*, que prejudica o contato visual, e dos trajes de proteção, que impõem uma barreira e afetam a linguagem corporal[72]
- **Em relação à confiança nos médicos, o impacto da pandemia não foi homogêneo**. Alguns países, como os EUA, vivenciaram um desgaste na confiança em médicos e serviços de saúde em decorrência de mensagens ambivalentes e contradições quanto às orientações. Outros países, como Índia e China, apresentaram uma tendência de melhora dessa relação[75]
- Zhou et al. (2021) realizaram um estudo na China utilizando escalas para avaliar a relação médico-paciente e a incidência de violência contra médicos. Os resultados indicaram melhora na relação médico-paciente e na confiança dos pacientes nos médicos, além de uma redução da violência contra esses profissionais quando comparado aos números pré-pandêmicos.[78] **No Brasil, até o momento da edição deste livro, não há trabalhos avaliando o impacto da pandemia na confiança na classe médica; porém, perante o cenário político, a massiva onda de *fake news* e o processo de desvalorização da classe médica e de outros profissionais da saúde, que já vinha acontecendo há décadas, é possível que o efeito seja deletério**
- Durante a pandemia, a telemedicina foi inserida na rotina, porém representa um desafio para médicos e pacientes, especialmente para aqueles que não tinham contato frequente com o meio virtual. Seu uso traz preocupações, como o possível prejuízo na comunicação em decorrência da perda das pistas não verbais durante a interação. **Alguns autores sugerem que os relacionamentos interpessoais realizados online apresentam a mesma qualidade dos relacionamentos tradicionais**[78]
- Ao avaliar a qualidade do atendimento em telemedicina, alguns estudos sobre o período pandêmico, apesar de terem limitações, sugerem que **a telemedicina pode ser equivalente ao atendimento presencial**, tanto em termos de eficácia e julgamento clínico quanto em relação à percepção do paciente sobre a qualidade do atendimento[79-81]
- Blake (2023), em seu artigo intitulado *"The Promisse"*, traz uma reflexão sobre as promessas que fazemos enquanto médicos e o impacto que elas têm em nossa trajetória e na vida dos pacientes.[82]

Highlights

- Uma relação médico-paciente satisfatória facilita a tomada de decisão compartilhada, favorece o uso racional dos serviços de saúde e melhora a aderência ao tratamento e o seu desfecho
- No contexto da ICP, uma relação bem construída melhora a interação do paciente com a equipe, reduz a necessidade de uso de medicações sedativas e melhora a elaboração de experiências traumáticas
- São desafios da ICP desfazer mitos sobre a loucura, amenizar o medo de uma avaliação psiquiátrica, realizar avaliações pontuais e lidar com as doenças clínicas e com a alta rotatividade de profissionais
- A personalidade, as experiências e a trajetória do médico interferem na relação médico-paciente
- O médico deve sempre valorizar a comunicação verbal e a não verbal
- É essencial que o médico incentive a tomada de decisão compartilhada
- O médico pode melhorar a relação com o paciente quando consegue criar uma conexão, inspirar confiança, escutar empaticamente e utilizar uma comunicação assertiva e não violenta
- A presença de doença mental não torna o paciente incapaz de tomar decisões sobre o seu próprio tratamento.

DURANTE O ATENDIMENTO

O que fazer

- Avaliar e respeitar a autonomia do paciente
- Manter contato visual
- Usar linguagem simples e direta
- Reconhecer o paciente como detentor do conhecimento sobre a sua doença
- Manter constância e coerência em seus comportamentos
- Ter ciência de suas competências e, principalmente, de suas limitações
- Manter sigilo
- Não julgar ou rotular
- Não fazer promessas inviáveis
- Ter cuidado com o excesso de informações e orientações
- Explorar e validar emoções, incentivando o paciente a falar sobre a vivência da internação
- Avaliar a compreensão do paciente
- Sinalizar o atendimento em andamento para evitar interrupções
- Assumir o papel de educador perante o paciente e outros médicos
- Refletir continuamente sobre suas habilidades de comunicação
- Incentivar a autonomia e a tomada de decisão compartilhada

O que não fazer

- Desconsiderar as expectativas do paciente
- Subestimar dificuldades de comunicação
- Ignorar a influência dos diversos interlocutores no ambiente hospitalar
- Perpetuar uma posição paternalista do médico, assumindo a responsabilidade pela tomada de decisões
- Considerar que o paciente é difícil, minimizando o papel do médico nessas tensões
- Compartilhar fichas de atendimento e fotos de paciente em redes sociais
- Discutir casos em locais inadequados ou com profissionais que não tenham como pressuposto a manutenção do sigilo
- Solicitar avaliações psiquiátricas para pacientes com consciência rebaixada
- Deixar de informar o paciente quanto à solicitação da avaliação psiquiátrica ou não obter o consentimento dele para o tratamento
- Realizar julgamentos precipitados quanto à autonomia e à capacidade de compreensão do paciente

Referências bibliográficas

1. Razzaghi MR, Afshar L. A conceptual model of physician-patient relationships: a qualitative study. J Med Ethics Hist Med. 2016;9(14).
2. Peixoto MM, Mourão ACN, Serpa-Junior OD. O encontro com a perspectiva do outro: empatia na relação entre psiquiatras e pessoas com diagnóstico de esquizofrenia. Ciênc Saúde Colet. 2016;21(3):881-90.
3. Centeno-Gándara LA. Improving the physician-patient relationship utilizing psychodynamic psychology: a primer for health professionals. Health Psychol Behav Med. 2021;9(1):338-49.
4. Crooks VA, Li N, Snyder J, Dharamsi S, Benjaminy S, Jacob KJ et al. "You don´t want to lose the trust that you've built with this patient…": (Dis)trust, medical tourism, and the Canadian family physician-patient relationship. BMC Family Practice. 2015;16:25.
5. Ruben BD. Communication theory and health communication practice: the more things change, the more they stay the same. Health Communication. 2014;31(1):1-11.
6. Caprara A, Rodrigues J. A relação assimétrica médico-paciente: repensando o vínculo terapêutico. Ciênc Saúde Colet. 2004;9(1):139-46.
7. Brown B. Coragem para liderar: trabalho duro, conversas difíceis, corações plenos. Rio de Janeiro: Bestseller; 2019.
8. Gomes AMA, Caprara A. Landim LOP, Vasconcelos MGF. Relação médico-paciente: entre o desejável e o possível na atenção primária à saúde. Physis Rev Saúde Colet. 2012;22(3):101-19.
9. Calligaris C. Cartas a um jovem terapeuta: o que é importante para ter sucesso profissional. Rio de Janeiro: Elsevier; 2004.
10. Tallia AF, Lanham HJ, McDaniel R, Crabtree BF. Seven characteristics of successful work relationships in primary care practices. Fam Pract Manag. 2006;13(1):47-50.
11. Ruben BD. The health caregiver-patient relationship: pathology, etiology, treatment. In: Ray EB, Donohew L (eds.). Communication and health: systems and applications. Hillsdale, NJ: Lawrence Erlbaum Associates; 1990.
12. Ruben BD. What patients remember: a content analysis of critical incidents in health care. Health Communication. 1992;5(2):99-112.
13. Stewart MA, McWhinney IR, Buck CW. The doctor/patient relationship and its effect upon outcome. J R Coll Gen Pract. 1979;29(199):77-81.
14. Grosseman S, Stoll C. O ensino-aprendizagem da relação médico-paciente: estudo de caso com estudantes do último semestre do curso de medicina. Rev Bras Educ Med. 2008;32(3).
15. Ruusuvuori J. Looking means listening: coordinating displays of engagement in doctor-patient interaction. Soc Sci Med. 2001;52(7):1093-108.
16. Silverman J, Kinnersley P. Doctors' non-verbal behaviour in consultations: look at the patient before you look at the computer. J R Coll Gen Pract. 2010;60(571):76-8.
17. Wertz DC, Sorenson JR, Heeren TC. Communication in health professional-lay encounters: how often does each party know what the other wants to discuss? In: Ruben BD (ed.). Information and behavior. New Brunswick, NJ: Transaction; 1988.
18. Marvel MK, Epstein RM, Flowers K, Beckman HB. Soliciting the patient's agenda: have we improved? JAMA. 1999;281(3):283-7.
19. Snelgrove N, Zaccagnini M, Sherbino J, McCabe R, McConnell M. The McMaster Advanced Communication Competencies model for psychiatry (MACC model). Academic Psychiatry. 2021;46(2).
20. Priebe S, Dimic S, Wildgrube C, Jankovic J, Cushing A, McCabe R. Good communication in psychiatry – a conceptual review. Eur Psychiatry. 2011;26(7):403-7.

21. Ditton-Phare P, Loughland C, Duvivier R, Kelly B. Communication skills in the training of psychiatrists: a systematic review of current approaches. Aust N Z J Psychiatry. 2017;51(7):675-92.

22. Vaz BMC, Paraízo VA, Almeida RJ. Aspectos relacionados a empatia médica em estudantes de medicina: uma revisão integrativa. Rev Bras Milit Ciênc. 2021;7(17):43-9.

23. Bianchini D, Romeiro FB, Peuker AC, Castro EK. A comunicação profissional-paciente em oncologia: uma compreensão psicanalítica. Rev Bras Psicoter. 2016;18(2):20-36.

24. Costa FD, Azevedo RCS. Empatia, relação médico-paciente e formação em medicina: um olhar quantitativo. Rev Bras Form Méd. 2010;34(2):261-9.

25. Loureiro J, Gonçalves-Pereira M, Trancas B, Caldas-de-Lima JM, Castro-Caldas A. Empatia na relação médico-doente: evolução em alunos do primeiro ano de medicina e contribuição para a validação da escala de Jefferson em Portugal. Acta Med Port. 2011;24(S2):431-42.

26. Charon R. O corpo que se conta: por que a medicina e as histórias precisam uma da outra. 1.ed. São Paulo: Letra e Voz; 2015.

27. Orom H, Underwood III W, Cheng Z, Homish DL, Scott I. Relationships as medicine: quality of the physician-patient relationship determines physician influence on treatment recommendation adherence. Health Serv Res. 2018;53(1):580-96.

28. Tates K, Antheunis ML, Kanters S, Nieboer TE, Gerritse MB. The effect of screen-to-screen versus face-to-face consultation on doctor-patient communication: an experimental study with simulated patients. J Med Internet Res. 2017;19(12):e421.

29. Kalliainem LK, Lichtman DM. Current issues in the physician-patient relationship. J Hand Surg. 2017;35(12):2126-9.

30. Finset A. "I am worried, Doctor!" Emotions in the doctor-patient relationship. Patient Educ Couns. 2012;88(3):359-63.

31. Richard C, Lussier MT. Measuring patient and physician participation in exchanges on medications: dialogue ratio, preponderance of initiative, and dialogical roles. Patient Educ Couns. 2006;65(3):329-41.

32. Copenhaver M, DiPonzio L, Holland BS. Computation of the distribution of the maximum studentized range statistic with application to multiple significance testing of simple effects. J Stat Comput Sim. 1988;30:1-15.

33. Kerse N, Buetow S, Mainous AG, Young G, Coster G, Arrol B. Physician-patient relationship and medication compliance: a primary care investigation. Ann Fam Med. 2004;2(5):455-61.

34. Verghese A. Culture shock – patient as icon, icon as patient. N Engl J Med. 2008;359(26):2748-51.

35. Thapa DK, Visentin DC, Kornhaber R, West S, Cleary M. The influence of online health information on health decisions: a systematic review. Patient Educ Couns. 2021;104(4):770-84.

36. Freckelton IR. Internet disruptions in the doctor-patient relationship. Med Law Rev. 2020;28(3):502-25.

37. Cambricoli F, Honorato L. Buscas no Google sobre transtorno mental tem recorde durante a pandemia [Internet]. VivaBem. 2020. Disponível em: https://www.uol.com.br/vivabem/noticias/agencia-estado/2020/09/21/buscas-no-google-sobre-transtorno-mental-tem-recorde.htm. Acesso em: 12 jul. 2024.

38. Knorst GRS, Jesus VM, Júnior ASM. A relação com o médico na era do paciente expert: uma análise epistemológica. Interface. 2019;23.

39. Cabral RV, Trevisol FS. A influência da Internet na relação médico-paciente na percepção do médico. Rev AMRIGS. 2010;54(4):416-20.

40. Wald HS, Dube CE, Anthony DC. Untangling the web – the impact of internet use on health care and the physician-patient relationship. Patient Educ Couns. 2007;68(3):218-24.

41. Breen KJ, Greenberg PB. Difficult physician-patient encounters. Intern Med J. 2010;40(10):682-8.

42. Conselho Regional de Medicina do Estado de São Paulo. Médico renomado é acusado de abuso sexual. 2009. Disponível em: http://www.cremesp.org.br/?siteAcao=Imprensa&acao=crm_midia&id=493. Acesso em: 12 jul. 2024.

43. McDougall J. Em defesa de uma certa anormalidade. Porto Alegre: Artmed; 1983.

44. Martins C. In: Dalgalarrondo P. Psicopatologia e semiologia dos transtornos mentais. 2. ed. Porto Alegre: Artmed; 2019.

45. Butow PN, Brown RF, Cogar S, Tattersall MH, Dunn SM. Oncologists' reactions to cancer patients' verbal cues. Psychooncology. 2002;11(1):47-58.

46. Pollak KI, Arnold RM, Jeffreys AS, Alexander SC, Olsen MK, Abernethy AP et al. Oncologist communication about emotion during visits with patients with advanced cancer. J Clin Oncol. 2007;25(36):5748-52.

47. Bell RA, Kravitz RL, Thom D, Krupat E, Azari R. Unmet expectations for care and the patient-physician relationship. J Gen Intern Med. 2002;17(11):817-24.

48. Kennifer SL, Alexander SC, Pollak KI, Jeffreys AS, Olsen MK, Rodriguez KL et al. Negative emotions in cancer care: do oncologists' responses depend on severity and type of emotion? Patient Educ Couns. 2008;76(1):51-6.

49. Fernandes V, Fonseca RGV. A prática de grupos Balint e a percepção do paciente internado em hospital geral. Visão Acadêmica. 2017;18(2).

50. Zachariae R, Pedersen CG, Jensen AB, Ehrnrooth E, Rossen PB, Von der Maase H. Association of perceived physician communication style with patient satisfaction, distress, cancer-related self-efficacy, and perceived control over the disease. Br J Cancer. 2003;88(5):658-65.

51. Squier RW. A model of empathic understanding and adherence to treatment regimens in practitioner-patient relationships. Soc Sci Med. 1990;30(3):325-39.

52. Kim MM, Howard DL, Kaufman JS, Holmes D. Predicting medication use in an elderly hypertensive sample: revisiting the Established Populations for Epidemiologic Studies of the Elderly Study. J Natl Med Assoc. 2008;100(12):1386-93.

53. Hojat M, Louis DZ, Markham FW, Wender R, Rabinowitz C, Gonnella JS. Physicians empathy and clinical outcome for diabetic patients. Acad Med. 2011;86:359-64.

54. Camargo JJ. O que somos e o que aparentamos ser. 2012. Disponível em: http://medicinahospitalar.blogspot.com/2012/10/o-que-somos-e-o-que-aparentamos-ser.html?m=1. Acesso em: 12 jul. 2024.

55. Gabbard GO, Crisp-Han H. Teaching professional boundaries to psychiatric residents. Academy Psychiatry. 2010;34:369-72.

56. Bosslet GT, Torke AM, Hickman SE, Terry CL, Helft PR. The patient-doctor relationship and online social networks: results of a national survey. J Gen Intern Med. 2011;26(10):1168-74.

57. Freckelton I. Electroconvulsive therapy, law and human rights. PBU & NJE v Mental Health Tribunal [2018] VSC 564. Bell J Psychiatr Psychol Law. 2019;26(1):1-20.

58. Dang BN, Westbrook RA, Njue SM, Giordano TP. Building trust and rapport early in the new doctor-patient relationship: a longitudinal qualitative study. BMC Med Educ. 2017;17(1):32.

59. Henry SG, Holmboe ES, Frankel RM. Evidence-based competencies for improving communication skills in graduate medical education: a review with suggestions for implementation. Med Teach. 2013;35(5):395-403.

60. Kurtz SM, Silverman JD. The Calgary–Cambridge referenced observation guides: an aid to defining the curriculum and organizing the teaching in communication training programmes. Medical Education. 1996;30(2):83-89.

61. Al-Zyoud W, Oweis T, Al-Thawabih H, Al-Saqqar F, Al-Kazwini A, Al-Hammouri F. The psychological effects of physicians' communication skills on covid-19 patients. Patient Prefer Adherence. 2021;15:677-90.
62. Lino CA, Augusto KL, Oliveira RAS, Feitosa LB, Caprara A. Uso do protocolo Spikes no ensino de habilidades em transmissão de más notícias. Rev Bras Educ Méd. 2011;35(1):52-7.
63. Baile WF, Walters R, Kirkwood C. The complete guide to communication skills in clinical practice. The University of Texas. MD Anderson Center, 2014. Disponível em: https://www.mdanderson.org/documents/education-training/icare/pocketguide-texttabscombined-oct2014final.pdf. Acesso em: 12 jul. 2024.
64. Reddy BV, Gupta A. Importance of effective communication during covid-19 infodemic. J Family Med Prim Care. 2020;9(8):3793-6.
65. Dohms M, Gusso G. Ensino e avaliação de habilidades de comunicação. In: Dohms M, Gusso G (orgs.). Comunicação clínica: aperfeiçoando os encontros em saúde. Porto Alegre: Artmed; 2021.
66. Dohms M, Gusso G. Guia observacional Calgary Cambridge. In: Dohms M, Gusso G (orgs.). Comunicação clínica: aperfeiçoando os encontros em saúde. Porto Alegre: Artmed; 2021.
67. Barr KP, Reyes MR, Kim S. "Hot seat" simulation to teach conflict management skills to residents. J Grad Med Educ. 2020;12(4):485-8.
68. Wong RK, Tan JS, Drossman DA. Here's my phone number, don't call me: physician accessibility in the cell phone and e-mail era. Dig Dis Sci. 2010;55(3):662-7.
69. Brandt JA. Grupo Balint: aspectos que marcam a sua especificidade. Vínculo. 2009;6(2):199-208.
70. Manalastas G, Noble LM, Viney R, Griffin AE. What does the structure of a medical consultation look like? A new method for visualising doctor-patient communication. Patient empathy and clinical outcome for diabetic patients. Acad Med. 2011;86:359-64.
71. Gallian D. A literatura como remédio: os clássicos e a saúde da alma. São Paulo: Martin Claret; 2017.
72. Samarasekara K. 'Masking' emotions: doctor-patient communication in the era of COVID-19. Postgrad Med J. 2021;97(1148):406.
73. Nwoga HO, Ajuba MO, Ezeoke UE. Effect of COVID-19 on doctor-patient relationship. Int J Commun Med Pub Health. 2020;66(2).
74. Sturmey G, Wiltshire M. Patient perspective: Gordon Sturmey and Matt Wiltshire. BMJ. 2020;369:m1814.
75. Gopichandran V, Sakthivel K. Doctor-patient communication and trust in doctors during COVID-19 times – a cross sectional study in Chennai, India. PLoS One. 2021;16(6):e0253497.
76. Carbon CC. Wearing face masks strongly confuses counterparts in reading emotions. Front Psychol. 2020;11:566886.
77. Bani M, Russo S, Ardenghi S, Rampoldi G, Wickline V, Nowicki S et al. Behind the mask: emotion recognition in healthcare students. Med Sci Educ. 2021;31(4):1273-7.
78. Zhou Y, Chen S, Liao Y, Wu Q, Ma Y, Wang D et al. General perception of doctor-patient relationship from patients during the covid-19 pandemic in China: a cross-sectional study. Front Public Health. 2021;9:646486.
79. Sosnowski R, Kamecki H, Joniau S, Walz J, Klaassen Z, Palou J. Introduction of telemedicine during the covid-19 pandemic: a challenge for now, an opportunity for the future. Eur Urol. 2020; 8(6):820-1.
80. Novara G, Checcucci E, Crestani E. Telehealth in urology: a systematic review of the literature. How much can telemedicine be useful during and after the COVID-19 pandemic? Eur Urol. 2020;78:786-811.
81. Socarrás MR, Teoh S, Crestani JYC. Telemedicine and smart-working: recommendations of the European Association of Urology. Eur Urol. 2020;78:812-9.
82. Blake AC. The promise. N Engl J Med. 2023;388(4):296-7.
83. Afetoterapia. O Poder da Empatia (Animações RSA) – Dr Brené Brown [Internet]. 2013. Disponível em: https://www.youtube.com/watch?v=Q6rAV_7J5T0. Acesso em: 25 jul. 2024.
84. Drauzio V. O exercício da incerteza: memórias. São Paulo: Companhia das Letras; 2022.
85. Janela da Alta Psicanálise. Psicoterapia: animação mostra a relação psicólogo e paciente [Internet]. 2013. Disponível em: https://www.youtube.com/watch?v=jpH0RfWGTZQ. Acesso em: 25 jul. 2024.

Bibliografia

Funk MC, Beach SR, Shah SB, Boland R. Consultation-liaison psychiatry in the age of covid-19: reaffirming ourselves and our worth. Psychosomatics. 2020;61(5):571-2.
Ghosh A, Sharma K, Choudhury S. Covid-19 and physician-patient relationship: potential effects of 'masking', 'distancing' and 'others'. Fam Pract. 2021;38(2):193-4.
Kelley D. The person within the mask: mask-wearing, identity, and communication. Ame J Qualit Res. 2020;4(3):111-30.
Marler H, Ditton A. "I'm smiling back at you": exploring the impact of mask wearing on communication in healthcare. Int J Lang Commun Disord. 2021;56(1):205-14.
Wong CK, Yip BH, Mercer S, Griffiths S, Kung K, Wong MC et al. Effect of facemasks on empathy and relational continuity: a randomised controlled trial in primary care. BMC Fam Pract. 2013;14:200.

Habilidades Essenciais para o Fortalecimento das Relações Profissionais dos Médicos com seus Pacientes

Cláudia Thomé Beletti

Introdução

Existem inúmeras abordagens que examinam o desenvolvimento humano e a importância das relações interpessoais, porém todas reconhecem a importância da linguagem nesse processo. **A fala tem o poder de mediar a interação entre as pessoas e estabelecer a base da estrutura da personalidade**, envolvendo intercâmbios durante toda a vida. Nesse sentido, compreende-se que **as funções psicológicas surgem nas relações sociais e a construção do indivíduo se dá a partir delas.**[1]

Dado que a linguagem está sempre presente na interação humana, é importante refletir sobre seu papel no contexto da saúde. Nesse sentido, cabe ao médico fazer o diagnóstico da doença que afeta o paciente, tanto pela avaliação dos sintomas apresentados quanto por meio de exames clínicos, laboratoriais e de imagem. Mesmo com toda a tecnologia à disposição da Medicina, é preciso que o paciente relate a história do que ele considera como seu problema, bem como a dor e sofrimento que sente. Assim, amplia-se o olhar para os processos que influenciam e são influenciados pela doença.[2] Diante de tudo que o paciente apresenta, o diagnóstico é a tentativa de organizar todo o material para a tomada de decisão em relação ao tratamento.[3]

> Investir na formação de chefes e professores para que eles possam atuar como modelos de comportamento é primordial.

Quanto ao psicólogo hospitalar, ele também buscará compreender o sofrimento do paciente, dando ênfase ao sentido atribuído àquele sofrimento, sem perder de vista o conhecimento científico dos processos psíquicos possivelmente desencadeados pelo adoecimento.[3] Um aprofundamento dos aspectos implicados na atuação do psicólogo hospitalar poderá ser acessado em outro capítulo deste mesmo livro.

O médico, o psicólogo e outros profissionais da saúde dependem do relato do paciente – ou de quem esteja responsável por ele – sobre seu sofrimento, seja por meio de fala, gestos ou expressões. O próprio processo investigatório para chegar à proposta de tratamento já apresenta efeitos terapêuticos. O relato da doença é crucial porque, ao compartilhar sua história com o médico, a doença finalmente "tem um lugar".

Importância da narrativa sob a ótica do paciente

A narrativa tem importância ímpar ao ser humano, porque, *a priori*, o mundo não é ordenado. Dessa maneira, são as histórias que ordenam os eventos no tempo e no espaço, transmitindo o que aconteceu, se foi bom ou ruim. No contexto hospitalar e da história clínica, as narrativas permitem apresentar a progressão dos fatos de maneira ordenada e compreensível. **O diálogo envolve a possibilidade de encontrar algum tipo de redução para o sofrimento naquele momento da vida.**[4] **Potencialmente, todo encontro tem cunho terapêutico.**

> A narrativa permite a ordenação das coisas no tempo e no espaço, favorecendo a cronologia dos eventos que culminaram na internação hospitalar.

Na realidade hospitalar, o que importa é comunicar a natureza do problema orgânico que ocasionou a internação. Os sintomas também devem ser relatados para que se possa compreender as dificuldades que estão sendo enfrentadas. A etapa seguinte é a definição do tratamento e a inclusão de exames – muitas vezes invasivos –, procedimentos cirúrgicos, medicamentos de uso prolongado, entre outros procedimentos. **Seja qual for o propósito terapêutico, esbarra-se com a questão da aceitação por parte do sujeito que chegou ao hospital.** Baixa adesão ao tratamento e até a recusa total podem ocorrer, culminando na solicitação de acompanhamento psicológico, o que, ainda assim, requer atenção quanto aos aspectos presentes na relação médico-paciente.

O médico busca aumentar a precisão diagnóstica valendo-se da ciência, da tecnologia médica, com aparatos hospitalares, e da experiência da equipe, entre outros fatores, envolvendo o tripé conhecimento, habilidades e atitudes. Atualmente, há uma base sólida no que diz respeito à comunicação, considerada uma competência básica da formação médica.[5] Contudo, essa noção não se fortaleceu rapidamente; na verdade, é um processo ainda em construção.

Com o advento da psicanálise, ampliou-se a noção e o entendimento de que **médico e paciente, acima de tudo, têm um encontro humano**; consequentemente, a compreensão dos mecanismos mentais envolvidos nessa relação favoreceu uma análise científica mais aprofundada.[2,6,7] Como referência, podem ser citados dos **grupos Balint, que surgiram com a proposta de melhorar a formação dos médicos generalistas, buscando uma relação médico-paciente adequada**. Esses grupos tiveram início na Inglaterra, nos anos de 1950, buscando ampliar o potencial terapêutico já reconhecido das contribuições da psicanálise para fora da clínica tradicional.[8,9]

Michael Balint, criador dos grupos, adotava uma posição de disponibilidade além daquela comum entre os analistas. Ele estabeleceu algumas especificidades para esse encontro do médico com seu paciente e colocou, no centro desse trabalho grupal, a contratransferência manifestada pelo médico na relação estabelecida com o paciente. Balint sofreu influência direta de Sándor Ferenczi, seu analista e supervisor, que tinha uma postura mais diretiva, a partir do entendimento de que algumas pessoas têm grande dificuldade em relação à sua história (denominada falta básica), fazendo com que prevaleça, na vida adulta, uma dinâmica de relações mais primitivas. Essa noção foi fundamental para o entendimento do que acontece na dinâmica de funcionamento interpessoal presente na relação do paciente com o médico.[8]

Todos os momentos, desde a chegada ao hospital e a internação até o tratamento e o prognóstico, estão impregnados de sentimentos que podem ser considerados terapêuticos ou tóxicos para aquele que sofre. A personalidade do médico é, muitas vezes, a "primeira droga" administrada ao paciente.[9] **É preciso que o médico mude a postura e entenda a necessidade de usar uma linguagem que se aproxime mais das sensações, reconhecendo a dificuldade dos pacientes, pois uma linguagem mais elaborada dificilmente será compreendida**. Balint reconhecia essa postura e se posicionava perante os grupos de médicos que orientava como sendo mais um, sem se colocar acima de ninguém, propondo a compreensão vivencial do que o paciente pode sentir.[8]

Como abordar o paciente?

O contato com o sofrimento humano, marcado na relação médico-paciente, põe em evidência que a **base da prática clínica deverá ser mediada pela comunicação empática**. Naturalmente, habilidades intelectuais, como conhecimento técnico e ético, também devem compor o rol dos requisitos da atuação médica. Trata-se da proximidade com alguém que está em um momento de muita fragilidade, o que requer a compreensão de tudo o que envolve esse encontro, alicerçado na visão de um sujeito integralizado.

A vida das pessoas é construída por meio das interações com aqueles que as cercam, porém não basta focar nos padrões de interação. É preciso, acima de tudo, reconhecer que existem crenças que influenciam os comportamentos das pessoas e fatores culturais que determinam essas crenças. Tudo o que for vivido será decodificado pelo observador; trata-se da experiência subjetiva construída por cada pessoa. Portanto, o conhecimento será sempre resultado do que cada um interpreta do mundo. Sendo assim, é preciso explorar as suposições que as pessoas têm de seus problemas.[10]

Embora manter-se atualizado seja fundamental para que o médico possa oferecer um atendimento de qualidade, não temos a proposta de explorar esse aspecto. Enfatizaremos, aqui, as habilidades requeridas para o fortalecimento da relação médico-paciente e que vão além da capacitação técnica. **A empatia complementa a intervenção médica**, favorecendo de forma surpreendente e benéfica todos os envolvidos no atendimento humanizado.

O uso efetivo de habilidades comunicacionais beneficia tanto o médico quanto o paciente, pois aumenta o nível de satisfação de ambos. A percepção do paciente ao se sentir acolhido e ter a oportunidade de contar sua história (incluindo preocupações e crenças) propicia efeitos terapêuticos. Essa noção do efeito de retroalimentação não era reconhecida na Medicina

---

Grupos Balint surgiram com a proposta de ampliar o potencial terapêutico do encontro entre médico e paciente. Para tanto, eram realizados encontros grupais com foco na discussão da contratransferência do médico durante os atendimentos.

A Associação Brasileira de Balint (Abrabalint)[33] oferece um rico material de teses, livros e artigos científicos sobre os Grupos Balint.

Trabalhar sua história pessoal é primordial ao médico, para que ele não replique suas dinâmicas deficitárias na relação com o paciente.

O médico e a relação que ele estabelece com o paciente são como a primeira medicação prescrita. Dessa maneira, pressupõe-se uma postura ativa, com linguagem simples e atenta às dificuldades do paciente.

A base da prática clínica deve ser mediada pela comunicação empática.

O uso efetivo de habilidades comunicacionais beneficia tanto o médico quanto o paciente, pois aumenta o nível de satisfação de ambos.

O enfoque é centrado na relação. É importante cuidar para que não se desenvolva uma relação de poder.

Olhar para sua própria história permite que o médico encoraje o paciente a contar sua história pessoal.

Os conhecimentos técnico e ético são pressupostos básicos na formação médica. Entretanto, há um papel primordial do aprendizado que inclui a comunicação empática e um olhar integral sobre o sujeito.

Deve-se reconhecer que a cultura na qual o paciente está inserido, suas crenças e mitos sobre seus problemas interferem no desfecho do tratamento.

A empatia complementa a intervenção médica, com benefícios para todos os envolvidos.

até a primeira metade do século XX. O novo enfoque interpessoal aponta a importância do entendimento mútuo em um terreno comum, elemento fundamental para uma comunicação efetiva.[5] Portanto, **é preciso que o paciente se sinta percebido, valorizado, ouvido e incluído como parte fundamental do processo**.

Sob esse enfoque, evidencia-se a entrevista clínica bem realizada como uma habilidade essencial do profissional, requerendo traquejo do médico. A entrevista precisa ser reconhecida como um diálogo, durante o qual uma pessoa investiga e a outra tem a oportunidade de expor sua história e contribuir com a investigação. A literatura atual sugere a importância de investir em processos que promovam reflexões quanto à formação médica, tendo como objetivo promover satisfação mútua das relações.[11]

O encontro entre médico e paciente se dá por meio da linguagem, que necessita ser interpretada e compreendida pelas duas partes. Se a expectativa de algum lado é frustrada, a confiança pode ficar abalada. Uma dinâmica problemática ocorre quando se desenvolve uma "relação de poder", em que o profissional desempenha um papel estritamente técnico e de pouco acolhimento. Uma alternativa seria o profissional ampliar sua atenção, buscando afinidades e abrindo espaço para os sentimentos que emergem dessa interação.[12] É preciso que a narrativa da doença encontre um parceiro de diálogo e que o paciente possa entrar em contato com seus sentimentos de vulnerabilidade, perda, desamparo. À medida que a história é contada, pode ocorrer uma troca de experiências. Se o médico levar a sério sua própria história, isso se tornará um pré-requisito para encorajar as histórias dos pacientes.[4]

A construção da relação e a estruturação da entrevista devem estar presentes em qualquer consulta, e as habilidades necessárias para isso dependerão de vários fatores que retroalimentam todo o processo (p. ex., propósitos do médico e do paciente, influências do sistema de saúde, normas sociais e institucionais, entre outros). **O que se espera é um enfoque centrado na interação entre ambos, de modo que alcancem um "acordo" em relação ao problema**. O entendimento mútuo é fundamental para uma comunicação efetiva e para o alcance dos objetivos do tratamento.[5]

É preciso que os profissionais ouçam as pessoas que procuram ajuda e busquem entender quais são suas principais necessidades. Para isso, o médico precisa ampliar sua habilidade comunicacional. **O propósito é entender adequadamente o motivo da internação, investigar a história da doença e contribuir para que o paciente e seus familiares compreendam a natureza do problema, ao mesmo tempo que se sentem acolhidos pelo profissional médico.** Apesar de existirem guias de comunicação especialmente criados para padronizar e ensinar essas habilidades, Campos e Rios,[13] em um estudo, apontaram que não há, no Brasil, nenhum guia elaborado para a realidade do nosso país e investigaram quatro propostas com ampla citação na literatura internacional, comparando suas características e levando em consideração o ensino de habilidades de comunicação. Ao final do estudo, os autores propuseram que seja elaborado um guia nacional que leve em conta as características da realidade brasileira, evidenciando a importância de desenvolver as habilidades relacionais médicas.

Existem diferentes modelos de capacitação no que diz respeito à relação médico-paciente, sendo fundamentais alguns percursos dentro da realidade profissional. Os médicos têm um problema em comum com os pacientes, que é conviver com a persistência do sofrimento. Para que possam encorajar os pacientes a narrar suas histórias, é necessário que os médicos também se permitam contar suas próprias histórias. O processo de psicoterapia abre possibilidades para isso. O crescimento pessoal do médico é elemento-chave para uma boa condução da relação com seu paciente. Além disso, compreender os aspectos da comunicação também se faz essencial para o amadurecimento profissional. Participar de grupos de discussão de casos, como os grupos Balint ou similares, grupos reflexivos, técnicas de *role play* e outras modalidades é um importante caminho de crescimento. Como consequência desse crescimento profissional, a relação com os pacientes é otimizada, bem como com seus pares e instituições de saúde. A ênfase recai sobre as relações interpessoais.

A Tabela 6.1 destaca as principais habilidades necessárias na prática hospitalar.

Como abordar a equipe médica?

Na realidade hospitalar, associadas ao sofrimento orgânico, encontramos dificuldades das mais variadas esferas (emocionais, psiquiátricas, sociais, de raridade ou complexidade dos quadros), requerendo ampliação do conhecimento das características clínicas a fim de otimizar

Tabela 6.1 Habilidades requeridas na prática hospitalar.

- Valorizar a própria história
- Compartilhar experiências para se engajar plenamente no processo médico
- Reconhecer a importância da narrativa
- Compreender que cada parte da narrativa ganha significância em relação às outras partes.
- Entender que doenças quebram padrões que mantêm vidas unidas
- Encorajar os relatos dos pacientes ao mesmo tempo que se permite contar a própria história.
- Saber que contar histórias será possível apenas se houver um relacionamento
- Compreender que ser um bom médico é o claro reconhecimento de que existem forças muito mais poderosas do que você, sua profissão ou instituições
- Reconhecer que a narrativa da doença precisa encontrar um parceiro de diálogo que acolha a vulnerabilidade, a perda e o desamparo
- Permitir o diálogo aberto, visto que favorece algum tipo de alívio para os piores momentos da vida

Adaptado de Frank (2010).[4]

> O uso de habilidades comunicacionais permite que o paciente se sinta acolhido e valorizado como pessoa.

> A entrevista clínica é um diálogo específico entre médico e paciente e requer traquejo e habilidade para que seja adequadamente conduzida.

> A habilidade de comunicação do médico é essencial para um bom relacionamento entre equipes médicas.

a intervenção médica. Isso implica a atuação conjunta de colegas de outras especialidades médicas, bem como com outros profissionais da saúde (psicólogos, fisioterapeutas e outros).

Participar de grupos de discussão de casos, reuniões e seminários contribui para o aprimoramento do papel do médico, fortalecendo sua conduta. Ainda assim, existem casos muito desafiadores, que requerem o parecer de outro profissional. Nesses casos, deve-se fazer a solicitação da avaliação explicando o motivo do pedido, a situação clínica do paciente e o tratamento proposto. Essa solicitação, que depende diretamente da visão do médico que acompanha o caso, não raro é postergada até o limite, como uma tentativa de o médico manter de forma onipotente a condução do tratamento necessário.[14] Recorrer à avaliação de outro profissional implica admitir que, sozinho, não está conseguindo assistir o paciente na sua demanda.[15]

Na medida em que o médico reconhece a importância da sua relação com o paciente, favorece a assistência integralizada e, consequentemente, o reconhecimento do impacto dos aspectos emocionais no adoecimento e da importância do cuidar. A interconsulta beneficia a assistência em serviços não psiquiátricos, mas, para isso, é necessário que o médico responsável faça a solicitação, de preferência com a anuência do paciente.

> A equipe assistente deve reconhecer os aspectos emocionais do adoecimento, sem postergar os pedidos de interconsulta, para que possa oferecer uma assistência integralizada ao paciente.

Tanto psiquiatras quanto psicólogos podem realizar a interconsultoria. A escolha do profissional depende principalmente do problema que gerou o pedido, mas também da própria estrutura clínica hospitalar (de que profissionais compõem o quadro clínico) e da decisão do médico solicitante. A relação do médico responsável pelo caso com o interconsultor pode ser influenciada por alguns fatores, como o tipo de formação recebida, o modo como o médico lida com as incertezas perante aquele caso e a compreensão da importância dos aspectos psicológicos na manifestação da doença, além dos aspectos psicológicos do próprio médico especialista.[14]

Os propósitos da interconsulta estão apontados em outro capítulo deste livro, e neste faremos referência ao intercâmbio entre os profissionais.

De modo geral, ao ser solicitado na enfermaria de um hospital geral, o interconsultor se depara com manifestações físicas, mas o foco dessa assistência reside nas representações daquele sofrimento. A maneira como o pedido é redigido oferece as primeiras informações e hipóteses da situação clínica. Aqui, salientamos a importância da habilidade comunicacional do médico assistente. O próprio Código de Ética Médica afirma, em seus princípios fundamentais, que "as relações do médico com os demais profissionais devem basear-se no respeito mútuo, na liberdade e na independência de cada um, buscando sempre o interesse e o bem-estar do paciente".[16]

> A relação entre a equipe assistente e o interconsultor é moldada pelas informações recebidas, pela maneira de lidar com as incertezas, pela capacidade de reconhecer aspectos psicológicos na manifestação da doença e pela habilidade de reconhecer suas próprias questões psicológicas.

A solicitação de um parecer de outro profissional, principalmente do psiquiatra, sofre interferências, entre outras condições, de uma visão fragmentada, que varia de acordo com as características pessoais do médico, bem como de sua região, formação e especialidade. Contudo, quanto mais seguro de si for o médico responsável pelo caso, mais facilmente ele buscará a ajuda de outros especialistas e mais empenhado estará em otimizar a assistência prestada e a interação com os outros profissionais.[14]

> A solicitação de um parecer oferece uma visão fragmentada, compatível com as crenças e a cultura do médico.

Enfatiza-se, portanto, a importância das características de afetividade e conduta do médico. Suas ações são balizadas pela integração de conhecimento, habilidades e atitudes. **Os aspectos que dificultam ou interferem na doença e na hospitalização incluem, portanto, as características pessoais do médico e sua habilidade de comunicação.**

Possíveis estratégias

A dinâmica presente no hospital geral aponta para a necessidade de ampliar o conhecimento quanto a outras demandas além das doenças orgânicas. Noções sobre funcionamento institucional, regimento do Sistema Único de Saúde (SUS), psicologia médica, aspectos psicológicos do adoecimento, transtornos psiquiátricos, assistência social são essenciais, bem como saber manejar quadros suspeitos de qualquer tipo de violência. Casos de abuso sexual, abuso de substâncias, tentativas de suicídio, entre outros, requerem, muitas vezes, rapidez nas tomadas de decisões, inclusive para fazer encaminhamento a outros profissionais ou solicitar interconsulta psiquiátrica ou psicológica.

Essa realidade intensa pode desencadear problemas dos mais variados níveis de gravidade e complexidade, com destaque para a síndrome de *burnout*, caracterizada pelo esgotamento profissional. Há uma preocupação cada vez maior com a saúde mental do médico. Ao mesmo tempo em que há aspectos positivos nesse contexto, como a realização profissional (nos diferentes aspectos), existem pontos de preocupação e que requerem intervenção.[17]

A natureza estressante da profissão, desde a formação acadêmica até o exercício da medicina, merece atenção quando se busca otimizar a saúde desses profissionais. **Ao considerar as habilidades essenciais para uma boa atuação médica, esbarramos diretamente nas características pessoais do médico.** Aqui, nosso foco está voltado para a dinâmica profissional, sem adentrar na complexidade do desenvolvimento pessoal de cada médico. Estamos nos debruçando sobre aspectos importantes da interação médico-paciente, ampliando reflexões a esse respeito.

Quando um paciente busca atendimento médico, ele espera que o profissional saiba conduzir a consulta ou assistência de forma equilibrada, ajustada e empática. Espera-se que o médico não frustre o paciente e que ofereça amparo, consequentemente aumentando a adesão ao tratamento. Entre as habilidades necessárias para um bom desempenho médico, destaca-se a qualidade da comunicação médico-paciente. Dentro da perspectiva comunicacional, existem pontos que merecem destaque na busca pela *expertise* médica: inteligência emocional, comunicação não violenta e escuta empática.

Inteligência emocional

A inteligência emocional do médico é a competência-chave das destrezas interpessoais de comunicação no âmbito da profissão médica. Por si sós, aspectos intelectuais não são suficientes para formar um bom médico. A realidade da profissão médica, com características da especialidade, setores hospitalares, relacionamento entre equipes, entre outros aspectos, requer um cuidado por parte do médico para que ele possa oferecer respostas emocionais satisfatórias. Existem alguns modelos sobre inteligência emocional que têm como referência três concepções:

- Como conjunto de habilidades e capacidades
- Como característica de personalidade
- Como conjunto de habilidades emocionais e pessoais.

De modo geral, o aspecto emocional evidencia a capacidade de o indivíduo sentir, entender e controlar as próprias emoções, bem como as das pessoas que o rodeiam.[18]

As emoções se manifestam por diferentes caminhos, como tom de voz, gesticulações e expressões faciais, associados a sentimentos, como alegria, medo, raiva, surpresa, nojo, ao mesmo tempo em que podem se agrupar, desencadeando novas emoções. **Apesar de a capacidade de demonstrar emoções ser inata, ela está diretamente ligada fatores como contexto cultural e história individual.**[19] **É importante entrar em contato com as emoções, mas, sobretudo, ser capaz de regulá-las nos momentos de maior exigência.** O ideal seria conseguir identificar a origem e a natureza das emoções sentidas para poder controlá-las de maneira flexível, estabelecendo relações adequadas entre os pensamentos, as emoções e o comportamento, como uma forma de orientar a vida da melhor maneira possível.[18]

A relação entre médicos deve ser pautada em respeito mútuo, liberdade e independência de cada um, sempre visando ao interesse e ao bem-estar do paciente.

No hospital geral, é essencial conhecer outras demandas além das doenças propriamente ditas, como funcionamento institucional, regimento do SUS, noções de assistência social, manejo de suspeita de violência, psicologia médica e protocolos de encaminhamentos.

A capacidade de demonstrar emoções é inata, mas está diretamente ligada a fatores como contexto cultural e história individual.

É essencial olhar para as dificuldades e insatisfações da equipe médica, além de identificar os déficits desses profissionais a fim de investir em capacitação e prevenção.

Hernández-Vargas e Dickinson-Bannack[18] apontam que as destrezas interpessoais e de comunicação por parte do médico podem contribuir sob três perspectivas:

- Na relação médico-paciente e nos aspectos relacionados à qualidade do cuidado e à satisfação do paciente
- No rendimento quanto ao nível de satisfação profissional do médico
- No treinamento e desenvolvimento das habilidades de comunicação clínica.

Compreende-se, portanto, que a inteligência emocional contribui para guiar pensamentos e ações, incluindo as características comunicacionais.

> Inteligência emocional é um ponto-chave para o médico. Inclui a capacidade de sentir, entender e controlar as próprias emoções, bem como as das pessoas que o rodeiam.

> A autorregulação emocional é essencial para o estabelecimento de relações adequadas.

Comunicação não violenta

A comunicação é um processo social básico presente na sociedade e fundamental em nossas vidas. Ao mesmo tempo em que é um sistema complexo, pode passar despercebido para muitas pessoas, pois se desenvolve quase automaticamente, sem esforço intencional. De modo consciente ou não, todos nós nos comunicamos no aqui e agora e com influências mútuas. A Tabela 6.2 destaca as principais características da comunicação. **Uma maneira de concentrar a atenção nas habilidades de linguagem e comunicação, fortalecendo a capacidade de empatia mesmo em condições adversas, é conhecida como comunicação não violenta (CNV).**[20]

As pessoas são diferentes quanto à idade, ao estatuto sociocultural, à personalidade, às vivências e têm visões muito diferentes das do médico. Quando buscam assistência médica, a qualidade da interação depende de como o profissional conduz o encontro. Espera-se que ele domine todo o ritual do atendimento para que este seja eficiente.[21] **O êxito da assistência médica depende da habilidade de se relacionar e se comunicar com o paciente**. Desde 2001, o Ministério da Educação recomenda para o curso médico o desenvolvimento de habilidades na comunicação.[23] Uma nova publicação em 2014 reforça essa recomendação.[24]

Assista ao TED Talk de Julian Treasure.[34]

Tabela 6.2. Características da comunicação.

- Todas as ações e acontecimentos humanos adquirem aspectos comunicativos com valor de mensagem
- As palavras, além de informar, formam os significados que influenciam a maneira de viver
- A comunicação inclui todos os processos que influenciam as pessoas mutuamente
- A sequência de eventos entre os comunicantes é contingência da natureza daquela relação
- Muitas vezes, ouvimos o que queremos ouvir e não o que está sendo dito
- Informações novas entram em conflito com nossas crenças e opiniões, favorecendo a tendência a ignorá-las
- Pode haver interferência, pois é possível avaliar a fonte da mensagem antes mesmo de ter contato com a própria mensagem
- O mesmo fato pode informar coisas diferentes para diferentes pessoas
- As mesmas palavras podem ter diferentes significados para pessoas distintas
- Comunicações enviadas e recebidas podem ser paradoxais e contraditórias
- Usar linguagens especializadas favorece que as referências sejam desiguais
- As pessoas se comunicam de maneira verbal (digital) e não verbal (analógica)
- A comunicação verbal pode ser incoerente em relação à não verbal
- A comunicação digital transmite mais o aspecto do conteúdo, permitindo correções e controle
- A comunicação analógica é mais espontânea e não permite correções
- Nem sempre investigamos se nossas mensagens estão sendo bem recebidas ou não
- Tendemos a ser mais especialistas na comunicação de terceiros do que na nossa própria
- É preciso conhecer o significado de algumas formas de comunicação que utilizamos, bem como daquelas que estamos captando
- Há uma tendência a sermos mais emissores do que receptores de mensagens. É importante ampliar a capacidade de ouvir
- É preciso reconhecer o momento oportuno para falar ou calar
- Todo intercâmbio comunicacional, é simétrico ou complementar, pois se baseia na igualdade ou na diferença

Adaptado de Cerveny, 2004.[21]

Assista os vídeos de Daniel Goleman introduzindo os principais conceitos de inteligência emocional.[35-37]

Assista aos vídeos sobre comunicação não violenta.[38,39]

Assista à palestra de Marshal Rosemberg sobre CNV.[40]

> Diferentes guias de comunicação clínica para ensino de habilidades comunicacionais são utilizados mundialmente, porém não há um guia nacional que contemple as características da realidade populacional brasileira.

Reconhecer a perspectiva e a expectativa do outro é essencial para a compreensão e favorece que a pessoa se sinta verdadeiramente compreendida.

Reformular como nos expressamos e ouvimos as outras pessoas passa diretamente pelo fundamento da CNV. À medida que respondemos de modo consciente aos nossos pensamentos, sentimentos e desejos e nos expressamos com lealdade, promovemos, simultaneamente, uma atenção empática e gentil com a outra pessoa. Utilizar a CNV para ouvir as nossas necessidades e as dos outros contribui para a percepção dos relacionamentos sob um novo enfoque. Os princípios da CNV estimulam o relacionamento de compaixão entre as pessoas.[20]

Se a comunicação é inerente à vida, é preciso prestar atenção nas situações comunicativas, ou seja, na maneira como interagimos. Trata-se de um processo complexo, com aspectos implícitos e presentes no dia a dia das pessoas, bem como na interação entre médico e paciente. O médico, ao ampliar o entendimento e se apropriar do processo da CNV, contribui para promover desdobramentos diretos e profundos na eficácia do ato médico.[25]

Rosenberg[20] aponta que a compaixão tende a se manifestar naturalmente quando se estabelece um fluxo de comunicação dos dois lados. O autor enfatiza que, no processo da CNV, estão presentes quatro componentes:

- **Observação** (sem julgamento ou avaliação)
- **Sentimento** (identifica como o interlocutor se sente)
- **Necessidades** (reconhece quais estão ligadas aos sentimentos identificados)
- **Pedido** (enfoca o que se quer da outra pessoa).

Rosenberg propõe, ainda, que uma das partes se expresse honestamente por meio dos quatro componentes e que a outra parte receba essa comunicação com empatia, também por meio dos quatro componentes.

Comunicação não violenta: técnicas para aprimorar relacionamentos pessoais e profissionais[41] é um manual prático e didático que apresenta a metodologia criada por Marshall Rosenberg.

Escuta empática

Toda a busca pela comunicação não violenta demanda que o médico esteja mais sensível e preocupado com o sofrimento do outro. A prática da medicina baseada na empatia promove que a relação com os pacientes seja mais afetiva.

A **empatia pode ser compreendida como uma habilidade de comunicação essencial para a saúde mental e a qualidade das relações interpessoais**. É considerada um construto multidimensional e inclui três componentes: o cognitivo (compreende os sentimentos da outra pessoa), o afetivo (sente compaixão e preocupação com a outra pessoa) e o comportamental (transmite explicitamente o entendimento que teve da outra pessoa).[26]

A boa construção e manutenção das relações interpessoais está diretamente relacionada à capacidade de experimentar e expressar empatia. O equilíbrio interior otimiza as relações interpessoais em direção à evolução humana, que inclui o sentimento de compaixão. Reconhecer a perspectiva e as demandas da outra pessoa, sem necessariamente experimentar os sentimentos dela, facilita a comunicação e a disposição para ajudar. A empatia pode se manifestar tanto verbal quanto não verbalmente e faz com que a outra pessoa se sinta verdadeiramente compreendida.[27]

O crescimento profissional do médico é ponto-chave para uma boa relação com o paciente. Para tanto, o médico deve se permitir contar sua própria história, refletir sobre suas habilidades comunicacionais e participar de grupos de discussão ou supervisão e de grupos reflexivos.

A medicina baseada na empatia tem como proposta que o médico saiba se colocar no lugar do paciente. **A postura de um relacionamento cuidadoso e afetivo com o paciente promove melhores desfechos clínicos, maior qualidade do cuidado e mais satisfação**. Remete à sensibilização do médico pelo paciente, que, além de não julgar, deve demonstrar interesse e compreensão. A ênfase nesses aspectos está diretamente relacionada com os requisitos propostos para a CNV. Consequentemente, poderão ser fortalecidos pela inteligência emocional do médico. Portanto, as abordagens em separado servem apenas a título de reflexão, pois as três se interpenetram e se complementam.

São propostas que têm sido cada vez mais estudadas e investidas para a melhoria da formação médica. Além das propostas curriculares, torna-se necessária a mudança cultural do sistema de saúde, incluindo cada instituição que recebe o interconsultor, reconhecendo a intervenção psiquiátrica ou psicológica como um direito do paciente.

Atualizações

- Castelhano et al. (2019) abordaram a importância das emoções do médico durante a interação com o paciente e o impacto na atuação médica[28]
- Castelhano et al. (2020) avaliaram trinta médicos de diversas especialidades para explorar as emoções e a dinâmica emocional desses profissionais, suas percepções quanto a essas emoções e a influência disso na prática profissional[29]
- Perez et al. (2021) avaliaram a percepção dos pacientes internados em um complexo hospitalar quanto à comunicação médico-paciente, demonstrando a existência de déficits significativos[30]
- Lacombe et al. (2021) realizaram um estudo com acadêmicos do sexto ano de Medicina e residentes, avaliando a relação entre bem-estar, espiritualidade, religiosidade e crenças pessoais e a empatia perante o paciente[31]
- Moura et al. (2021) avaliaram 212 acadêmicos e 77 professores de um curso de Medicina em relação à atitude perante o paciente, demonstrando a presença de atitudes mais centradas no paciente, apesar de ainda haver necessidade de ampliar esse olhar.[32]

Highlights

Como colocar essas habilidades em prática no hospital?

- A interação entre o médico e o paciente depende de como o médico enxerga o ser humano que o procura
- É preciso mudança de paradigma também via administração hospitalar a respeito dos aspectos implicados no oferecimento dos cuidados à saúde
- Participar de reuniões de equipe, fazer solicitações e apresentar dados contribui para o fortalecimento e o direcionamento dessa mudança
- Buscar crescimento pessoal, emocional, espiritual e social
- Oferecer atendimento humanizado
- Conhecer e manejar características da comunicação humana
- Demonstrar interesse pelo paciente
- Atentar para mudanças sentidas e refletidas a cada momento do atendimento
- Reconhecer que é preciso ter um tempo maior com cada paciente
- Mostrar-se envolvido com a história de vida e a demanda de cuidado com a saúde do paciente
- Não se mostrar amedrontado frente a casos complexos
- Solicitar parcerias com outros profissionais da saúde.

DURANTE O ATENDIMENTO

O que fazer

- Estabelecer contato visual e esboçar sorrisos
- Ouvir atentamente e não julgar
- Avaliar a real necessidade do pedido
- Valorizar o que o paciente sabe dele mesmo e demonstrar interesse
- Ouvir o que o paciente julga ser o problema
- Estimular a revelação de outros problemas
- Informar quais são os próximos passos e a importância deles no processo
- Reconhecer os próprios sentimentos
- Atentar aos sentimentos despertados e à comunicação verbal e não verbal do paciente
- Ser humilde e reconhecer quando precisa investigar mais
- Usar facilitadores verbais e não verbais
- Dar espaço para o paciente tirar dúvidas
- Utilizar métodos visuais, como gráficos, panfletos, desenhos ou outros
- Certificar-se de que o paciente compreendeu sua intervenção e está de acordo com o plano de tratamento oferecido

O que não fazer

- Evitar olhar para o paciente e ter pressa em encerrar o atendimento
- Usar muitos termos técnicos
- Menosprezar o sofrimento apresentado
- Falar dos próprios problemas
- Demonstrar irritação ou apresentar comportamento agressivo
- Não ouvir o relato do paciente sobre sua história pessoal ou maneira de lidar com os sintomas
- Usar linguagem violenta: desconsiderar, cortar a palavra do outro, não dar explicações, não ser empático
- Valorizar apenas os exames
- Sexualizar o encontro médico-paciente, com linguagem e comportamento inadequados
- Manifestar qualquer forma de preconceito
- Buscar vantagens econômicas ou de outra ordem
- Julgar ou qualificar o comportamento do paciente ou suas expressões
- Criticar a conduta de outros médicos
- Medicar em excesso
- Ignorar a realidade social do paciente

Referências bibliográficas

1. Goes MCR. A formação do indivíduo nas relações sociais: contribuições teóricas de Lev Vygotsky e Pierre Janet. Educ Soc Campinas. 2000;21(71):116-31.
2. Ávila LA. Doenças do corpo e doenças da alma: investigação psicossomática psicanalítica. 3. ed. São Paulo: Escuta; 2002.
3. Simonetti A. Manual de psicologia hospitalar: o mapa da doença. São Paulo: Casa do Psicólogo; 2016.
4. Frank AW. Why doctors' stories matter. Can Fam Physician. 2010;56(1):51-4.
5. Moore P, Gómez G, Kurtz S, Vargas A. La comunicación médico-paciente: ¿Cuáles son las habilidades efectivas? Rev Med Chile. 2010;138:1047-54.
6. Mello Filho J. Concepção psicossomática: visão atual. São Paulo: Casa do Psicólogo; 2002.
7. Ávila LA. O corpo, a subjetividade e a psicossomática. Tempo Psicanal. 2012;44(1):51-69.
8. Brandt JA. Grupos Balint: suas especificidades e seus potenciais para uma clínica das relações do trabalho. Rev SPAGESP. 2009;10(1):48-55.
9. Balint M. O médico, seu paciente e a doença. 2. ed. São Paulo: Atheneu; 2006.
10. Nichols MP, Schwartz RC. Terapia familiar: conceitos e métodos. Porto Alegre: Artmed; 2007.
11. Grosseman S, Patrício ZM. A relação médico-paciente e o cuidado humano: subsídios para promoção da educação médica. Rev Bras Educ Med. 2004;28(2):99-105.
12. Botega NJ. Relação médico-paciente In: Botega NJ (org.). Práica psiquiátrica no hospital geral: interconsulta e emergência. Porto Alegre: Artmed; 2012.
13. Campos CFC, Rios IC. Qual guia de comunicação na consulta médica é o mais adequado para o ensino de habilidades comunicacionais na Atenção Primária à Saúde brasileira? Rev Bras Educ Med. 2018;42(3):108-18.
14. Botega NJ. Relação médico-médico. In: Botega NJ (org.). Prática psiquiátrica no hospital geral: interconsulta e emergência. Porto Alegre: Artmed; 2012.
15. Botega NJ. Interconsulta psiquiátrica: aspectos da técnica. In: Botega NJ (org.). Prática psiquiátrica no hospital geral: interconsulta e emergência. Porto Alegre: Artmed; 2012.
16. Conselho Federal de Medicina. Código de Ética Médica. Resolução CFM nº 2.217, de 27 de setembro de 2018, modificada pelas Resoluções CFM nº 2.222/2018 e 2.226/2019. Brasília: CFM; 2019. Disponível em: https://portal.cfm.org.br/images/PDF/cem2019.pdf. Acesso em: 12 jul. 2024.
17. Botega NJ. Saúde mental dos profissionais da saúde. In: Botega NJ (org.). Prática psiquiátrica no hospital geral: interconsulta e emergência. Porto Alegre: Artmed; 2012.
18. Hernández-Vargas CI, Dickinson-Bannack ME. Importancia de la inteligência emocional en Medicina. Inv Ed Med. 2014;3(11):155-60.
19. Miguel FK. Psicologia das emoções: uma proposta integrativa para compreender a expressão emocional. Psico-USF (Bragança Paulista). 2015; 20(1):153-62.
20. Rosenberg MB. Comunicação não violenta: técnicas para aprimorar relacionamentos pessoais e profissionais. São Paulo: Ágora; 2006.
21. Silva PR. A comunicação na prática médica: seu papel como componente terapêutico. Rev Port Med Geral Fam. 2008;24(4):505-12.
22. Cerveny CMO. Família e comunicação. In: Cerveny CMO (org.). Família e... São Paulo: Casa do Psicólogo; 2004.
23. Rios IC. Comunicação em medicina. Rev Med (São Paulo). 2012;91(3)159-62.
24. Brasil. Conselho Nacional de Educação/Câmara de Educação Superior. Resolução CNE/CES nº 3 de 20/96/2014. Diário Oficial da União, 2014. Disponível em: http://portal.mec.gov.br/index.php?option=com_docman&view=download&alias=15874-rces003-14&Itemid=30192. Acesso em: 12 jul. 2024.
25. Rossi PS, Batista NA. O ensino da comunicação na graduação em medicina – uma abordagem. Interface (Botucatu). 2006;10(19):93-102.
26. Falcone EMO, Pinho VD, Ferreira MC, Fernandes CS, D'Augustin JF, Krieger S et al. Validade convergente do inventário de empatia (IE). Psico-USF (Bragança Paulista). 2013;18(2):203-10.
27. Falcone EMO, Ferreira MC, Luz RCM, Fernandes CS, Faria CA, D'Augustin JF et al. Inventário de empatia: desenvolvimento e validação de uma medida brasileira. Aval Psicol. 2008;7(3):321-34.
28. Castelhano LM, Wahba LL. O discurso médico sobre as emoções vivenciadas na interação com o paciente: contribuições para a prática clínica. Interface. 2019;23:e170341.
29. Castelhano LM, Wahba LL. As emoções do médico e as implicações para a prática clínica. Psicol USP. 2020;31:e180030.
30. Perez MRS, Oliveira MCS, Ortiz DBV, Peña SS, Job JRPP, Gianini RJ. Percepção de pacientes sobre a comunicação de médicos clínicos e cirurgiões em hospital universitário. Rev Bras Educ Med. 2021;45(2):e064.
31. Lacombe JB, Valadares ES, Catani RR, Mendonça TMS, Paro HBMS, Morales NMO. Spirituality of medical students: associations with empathy and attitudes in the doctor-patient relationship. Rev Bras Educ Med. 2021;45(2):e066.
32. Moura NSV, Silva JS, Rodrigues-Neto JF, Caldeira AP. Medical students' and teachers' attitude: phsysician or patient-centered? Rev Bras Educ Med. 2021;45(4):e200.
33. Associação Balint Brasil. Associação Balint Brasil [Internet]. São Paulo: Associação Balint Brasil; c2021. Disponível em: https://www.balint.org.br/. Acesso em: 1 ago. 2024.
34. Treasure J. 5 ways to listen better [Internet]. New York: TED Conferences; 2011. Disponível em: https://www.ted.com/talks/julian_treasure_5_ways_to_listen_better?subtitle=en&lng=pt-br&geo=pt-br. Acesso em: 1 ago. 2024.
35. TEDxTalks. The Power of Vulnerability - Part 1 [Internet]. YouTube; 2022. Disponível em: https://www.youtube.com/watch?v=CXp_3YXFnsE. Acesso em: 1 ago. 2024.
36. TEDxTalks. The Power of Vulnerability - Part 2 [Internet]. YouTube; 2022. Disponível em: https://www.youtube.com/watch?v=2m9YDpI5E4Y. Acesso em: 1 ago. 2024.
37. TEDxTalks. The Power of Vulnerability - Part 3 [Internet]. YouTube; 2022. Disponível em: https://www.youtube.com/watch?v=R9jlwGBctSc. Acesso em: 1 ago. 2024.
38. BigIdeasGrowingMinds. NonViolent Communication by Marshal Rosenberg: Animated Book Summary [Internet]. YouTube; 2019. Disponível em: https://www.youtube.com/watch?v=8sjA90hvnQ0. Acesso em: 1 ago. 2024.
39. Equipa Tradução Portuguesa LTI. Introdução à Comunicação Não-Violenta – Workshop por Marshall Rosenberg. [Internet]. YouTube; 2013. Disponível em: https://www.youtube.com/watch?v=DgAsthY2KNA. Acesso em: 1 ago. 2024.
40. Eu Sou Aquilo. Entrevista com Marshall Rosenberg (Dublado). [Internet]. YouTube; 2016. Disponível em: https://www.youtube.com/watch?v=X-ZQW5m8t88. Acesso em: 1 ago. 2024.
41. Rosenberg M. Comunicação não violenta: técnicas para aprimorar relacionamentos pessoais e profissionais. 5. ed. São Paulo: Ágora; 2021.

7 Adoecimento e Suas Múltiplas Faces

Lazslo Antônio Ávila

ADVERTÊNCIA: Embora este livro seja denominado Guia Prático de Interconsulta Psiquiátrica, o que leva naturalmente à ideia de definições objetivas, colocações breves e boa aplicabilidade, neste capítulo precisamos seguir outro roteiro. É necessário recorrer a colocações de ordem filosófica, mais amplas e complexas, porque se referem a algumas questões inescapáveis de nossa condição de sujeitos humanos. **Tratar doentes envolve os conhecimentos médicos e de outros profissionais da saúde, mas a vivência pessoal de cada doente envolve a sua existência psíquica, sua vida emocional e os inúmeros significados simbólicos que cada pessoa atribui ao seu viver, incluindo o fato de adoecer.**

> O processo de adoecer envolve a existência psíquica, a vida emocional e os significados simbólicos que cada pessoa atribui ao seu viver.

Introdução

Ficar doente é uma situação praticamente inevitável no curso da vida humana, desde o nascimento e as fases iniciais da frágil infância até sua quase inevitável presença quanto mais se envelhece. Um dia a morte chega e, quase sempre, se não houver acidentes fatais antes, ela é precedida por doenças. Por isso, já na Bíblia, ela é representada como um dos quatro cavaleiros do apocalipse (nominalmente: morte, fome, peste e guerra).

> Adoecer é inevitável no curso da vida humana.

Essa é a razão fundamental de temermos tanto a Doença – vamos representá-la assim, com letra maiúscula, porque ela ganhou foros de uma entidade, quase um ser. Vinda das profundezas de nossa história enquanto espécie, os primeiros *Homo sapiens* já reconheciam esse inimigo, o mais temível de todos – prova evidente disso são as pinturas rupestres nas grutas de Altamira (Espanha) e Três Irmãos (França), datadas de mais de 20 mil anos atrás.

> No período pré-histórico, o homem só podia temer e tentar conjurar a morte.

História

Período pré-histórico

O homem primitivo só podia temer e tentar conjurar a morte. Que terrível havia de ser, na mais remota Antiguidade, não ter nenhum controle sobre a vida! Animais selvagens, frio, fome, doenças e acidentes dizimavam as populações, que contavam com os mais precários recursos: armas e ferramentas muito rudimentares, parco controle sobre como fazer e conservar o fogo, edificações frágeis, vestimentas pobremente costuradas, sapatos malfeitos e uma organização social ainda incipiente.

Idade Antiga

Como dito anteriormente, a doença é historicamente representada quase como um ser, e isso aparece documentado nos registros arqueológicos das civilizações ancestrais. Tão logo os homens adquiriram a escrita, por volta de 5 mil anos antes de Cristo, deixaram registrados seus costumes, hábitos e temores. Tanto no vale do rio Indo (atual Paquistão) quanto na fértil região entre os rios Tigre e Eufrates (atuais Irã e Iraque), os documentos remanescentes dessas primeiras civilizações atestam o quanto já se buscava compreender as doenças e, se possível, tratar os doentes. Os povos que habitaram a Mesopotâmia, em seus tratados em escrita cuneiforme, muitos dos quais repousam hoje no Louvre e no Museu Britânico, demonstram

> Desde a aquisição da escrita, os homens deixaram registrados discussões sobre a origem das enfermidades e os meios de prevenir a morte precoce.

No livro *Doenças do corpo e doenças da alma*,[56] discute-se a inter-relação entre corpo e alma no processo de adoecer.

Na medicina assírio-babilônica, a doença era entendida como um ataque dos maus espíritos.

Na Pérsia, também havia conexão entre doença e religiosidade.

Na medicina hindu, há diversos relatos de doenças e tratamentos. O homem é visto em sua totalidade e seus aspectos psicológicos são também considerados questão de saúde.

O artigo *A alma, o corpo e a psicanálise*[57] discute a evolução da concepção do adoecer e das práticas curativas.

A medicina no tempo[58] é uma obra clássica que faz um levantamento da história da medicina.

que muito discutiam, tentando entender as origens das enfermidades e os meios de tentar prevenir a morte precoce.

Façamos um breve relato dessas formulações, utilizando trechos de meu livro *Doenças do corpo e doenças da alma*[1] com alguns acréscimos:

Na Mesopotâmia, Nantar era o demônio responsável pelas pestes, enquanto Idpa o era pelas febres (Apud Kurt Saligmann – "L'histoire de la Magie"). Os mágicos, com suas forças especiais e misteriosas, conseguiam lutar contra as forças maléficas que perseguiam os homens e que eram responsáveis pelas doenças. (...) A vingança e o castigo dos deuses eram as causas das doenças. Assim, quando o homem perdia a saúde, devia recorrer não ao médico, mas ao sacerdote-médico, pois as duas atividades se confundiam.[2]

Na medicina assírio-babilônica, caudatária da sumeriana, três divindades regiam o Universo: o Céu, a Terra e a Água, além de doze deuses menores (número coincidente em muitas cosmogonias, como os deuses do Olimpo e os apóstolos de Cristo). Havia um deus-médico, chamado Sisi, e uma serpente, que eram venerados. Praticava-se a cirurgia, a cura com o uso de medicamentos de origem vegetal, a astrologia e a interpretação dos sonhos. **A doença era entendida, basicamente, como um ataque dos maus espíritos, devendo ser tratada por sacerdotes**.

Caso o homem esqueça para que foi criado e também as leis que os deuses lhe impõem, fica em estado de pecado e sobre ele caem castigos e calamidades. A divindade dos médicos chama-se Nin-Azu. A deusa da medicina é Gula. A doença é um castigo ao pecado.[3]

Também na medicina praticada na Pérsia, observamos os mesmos registros e a mesma **conexão entre a doença, a religiosidade e a integração do homem no Todo que compreende o Universo e o meio social e cultural**, ou seja, o microcosmos como o macrocosmos:

Uma pessoa pode curar-se:

Com santidade;
Com a lei;
Com a faca;
Com ervas;
Com a palavra sagrada.

O termo droga é originário da medicina persa, e seu significado nada tem a ver com o que hoje possui. Droga significava demônio. Seu emprego visava a assustar a doença e, assim, com o auxílio do demônio, expulsá-la do corpo.[4]

Observe-se que os métodos atuais em uso médico, ou seja, os tratamentos farmacológico e cirúrgico, já eram conhecidos naquela época e, além disso, integravam ainda questões muito mais amplas, como o respeito às regras sociais, as práticas de ascetismo e a religiosidade. É bastante interessante verificarmos as origens etimológica e cultural da palavra "droga", que é utilizada, hoje em dia, para designar tanto as substâncias estupefacientes e narcóticas quanto os remédios, como se constata na palavra "drogaria". Os demônios talvez ainda estejam presentes nas representações mentais das classes populares, em seu temor referente aos medicamentos, assim como é no imaginário social, que provavelmente sustenta parte da eficácia curativa das drogas.

Simultaneamente à egípcia e à mesopotâmica, desenvolvia-se a **civilização hindu**. Em seu imenso tratado filosófico-poético, os Vedas, escrito em sânscrito por volta do século XV a.C., recolhendo a tradição oral anterior, encontram-se diversas orações, hinos e observações científicas e filosóficas, além de **descrições de doenças, com o relato detalhado de tratamentos químicos e cirúrgicos** que, segundo os especialistas, rivalizam com os deixados por Hipócrates.

Um grande médico tradicional hindu, Charaka, respeitado em toda a Índia, dividia as terapêuticas em: medicina, cirurgia, toxicologia, psicoterapia, pediatria, otorrinolaringologia, oftalmologia, rejuvenescimento e restauração da virilidade. Não podemos deixar de admirar a sua capacidade de síntese. **O homem é visto em sua totalidade, da criança ao idoso, e seus aspectos psicológicos são também considerados como questão de saúde**.

Não é nosso propósito fazer aqui todo um levantamento da rica história da Medicina, a qual pode ser consultada no livro já referido de Lopes (1970)[4] e no excelente *The greatest benefit to mankind: a medical history of humanity*, do grande historiador inglês Roy Porter.[5]

A partir de Hipócrates – que, aliás não era um único homem, mas toda uma geração de médicos na Grécia –, ao longo dos séculos VI a V a.C., a tradição e os conhecimentos anteriores, vindos da Ásia, da Mesopotâmia e do Egito, foram acumulados e reexaminados.

O Hipócrates mais famoso, o do Juramento da Medicina, foi contemporâneo de Platão e é considerado o pai da Medicina. Em seus cerca de 60 tratados, **pode-se observar a transição de uma prática médica vinculada a superstições populares, mitologia e práticas religiosas diversificadas para uma medicina baseada na observação e na experimentação**. A partir de Hipócrates, a medicina se afasta das causas sobrenaturais e passa a buscar a origem da doença em causas naturais. Todavia, **Hipócrates ainda concebe a saúde como um todo integrado, o homem como parte do Cosmos e o seu corpo governado pelos mesmos quatro elementos que regem toda a natureza**.

Com o médico romano Galeno, no século I d.C., novas observações e procedimentos passam a desenvolver os princípios hipocráticos, e os conhecimentos médicos ali sistematizados, incluindo o que então se conhecia sobre anatomia, perduram ao longo dos próximos 1.500 anos.

> A partir de Hipócrates, a medicina se afasta das causas sobrenaturais e passa a buscar a origem da doença em causas naturais.

Idade Média

Durante toda a Idade Média, a medicina que se estuda e se pratica é fundamentalmente baseada nos conhecimentos estabelecidos por Hipócrates e Galeno. Isso ocorre por um motivo fundamental: o cristianismo, que ocupou o centro do pensamento no Ocidente, regendo tanto a ideologia oficial dos reinos europeus quanto a base da religiosidade popular, proibia a profanação dos cadáveres. Desse modo, não havia como avançar o conhecimento anatômico. Além disso, os homens medievais eram em sua enorme maioria analfabetos, já que o conhecimento letrado era reservado apenas aos mosteiros e conventos. As escolas não existiam, e as primeiras universidades só surgiram a partir do ano 1200, fortemente conectadas à Igreja.

Portanto, **a medicina medieval**, apenas com alguma pequena participação e contribuição da medicina árabe, desde que os mouros ocuparam a Península Ibérica, entre os séculos IX e XV, **permanecia calcada nos conhecimentos antigos dos gregos e romanos**.

Uma lenta evolução histórica vai se procedendo: o feudalismo, sistema dominante na Idade Média, começa a entrar em declínio; têm início as grandes descobertas, com as navegações alcançando o Extremo Oriente e explorando o Novo Mundo. Grandes mudanças sociais vão se processando e, aos poucos transformando, o mundo medieval em todos os sentidos. Nasce, assim, a Idade Moderna.

> Em *The greatest benefit to mankind*,[59] encontram-se magníficas reflexões sobre o desenvolvimento da medicina ao longo da história da humanidade.

> A medicina medieval permaneceu calcada nos conhecimentos antigos.

Idade Moderna

A denominada revolução científica se inicia a partir da Astronomia. Copérnico, Galileu e outros, embora ameaçados pela Inquisição, conseguem trazer um novo modelo para o Universo. Isso foi muito significativo, porque atingia o próprio núcleo das crenças defendidas pela Igreja quanto à criação do Universo e o lugar do homem no mundo. Mas o verdadeiro início da revolução científico-tecnológica se efetua no século XVII, com René Descartes e seu famoso *Discurso do método*.[6] De 1630 em diante, a ciência entra em fase de expansão e desenvolvimento acelerados, com a Física, a Química e a Biologia na linha de frente.

> A revolução científico-tecnológica tem início com Descartes.

Idade Contemporânea

A Medicina se beneficia amplamente das descobertas científicas que começavam a acontecer em rápida sucessão. Inventa-se o microscópio e descobre-se os micróbios e germes, desvendando a origem e causalidade de inúmeras doenças. A anatomia volta a ser praticada (o próprio Descartes, além de filósofo, era médico anatomista), e os sistemas fisiológicos começam a ser entendidos. Harvey descreve a circulação sanguínea. Novas técnicas clínicas e cirúrgicas ampliam as competências médicas. Com a descoberta das vacinas, o grande flagelo das epidemias é finalmente dominado. O mundo, que havia sofrido as espantosas ondas da peste bubônica durante a Idade Média, vê com alívio as grandes conquistas da medicina em termos de saúde pública.

Entre o século XVII e o atual século XXI, as descobertas científicas e suas aplicações tecnológicas não pararam de ocorrer, e o campo de medicina se mostrou uma das áreas mais promissoras para esses progressos. Mudaram as sociedades, grandes transformações ocorreram em todos os campos, surgiram as especialidades médicas.

Mas o que mudou na concepção da doença?

> A partir do século XVII, as descobertas científicas avançaram significativamente, sendo a medicina uma das áreas mais promissoras.

A doença e sua complexidade

Vamos recorrer a um esclarecedor trabalho, intitulado *Doença: um estudo filosófico*, de Leônidas Hegenberg. Abrangendo uma ampla gama de autores médicos e não médicos que buscaram investigar os sentidos e os impactos das doenças na sociedade, ele inicia seu estudo citando:

> Rothschuh (1978) sublinha que a caracterização de doença (D) requer estrutura relacional complexa de que participam o doente (d), o médico (m) e a sociedade (S). (...) Tendo em conta os vários fatores, Rothschuh entende a doença como um tipo de necessidade de ajuda (subjetiva, clínica ou social) – em pessoas cujo equilíbrio físico, psíquico ou psicofísico se encontre, de alguma forma, prejudicado. Percebe-se que é grande o número de relações a considerar. Há relações (1) de uma pessoa consigo mesma – na medida em que se sente mal e pede auxílio; (2) entre essa pessoa e um médico; (3) entre a pessoa e a sociedade; (4) entre o médico e a sociedade; (5) entre o médico e a pessoa que, ao procurá-lo, se transforma em paciente.[7]

No começo do século XVIII, já livre dos entraves impostos pelas tradições e pelo controle ideológico dos teólogos, **a medicina elabora suas concepções de doença, inicialmente como "um processo vital perturbado** (de acordo com Reil, 1816)", **para logo a seguir caracterizá-la como um "afastamento em relação à normalidade".**[7] À medida que o conhecimento anatomopatológico se amplia e se aprofunda nos séculos seguintes, surgem as noções de "lesão" e "alteração de função" e o conhecimento da atuação dos patógenos. **Passa-se a valorizar a perturbação dos processos fisiológicos e a diminuição das capacidades.** Chega-se, enfim, ao modelo contemporâneo, que, segundo Hegenberg, classifica a doença como "uma falha física, psíquica ou físico-psíquica em um organismo – que suscita a necessidade de auxílio subjetivo, clínico ou social". Porém, como salienta o autor:

> Tem sido pouco satisfatórias as várias tentativas no sentido de dar contornos nítidos à noção de doença. A noção foi caracterizada de muitos modos, ora como o indesejável para o ser humano, ora como o passível de tratamento; às vezes em termos de dores e incapacidades, outras vezes em termos de equilíbrios homeostáticos; aqui em função de dificuldades para um bem-viver, em ambientes específicos, ali em função de afastamentos em relação ao normal.[8]

"Normal"

Com muito rigor, Hegenberg vai demonstrando as limitações de cada uma dessas noções parciais: por exemplo, em relação à noção de normalidade, ele afirma que o termo deve ser usado com muitas reservas e muita cautela, dado que os índices de saúde e/ou de perturbação são atravessados pelas mais diversas condições da vida social, das transformações culturais e também do ciclo vital de cada paciente. Ele afirma que **entre a saúde e a doença existe um *continuum*, o que torna a situação um processo, e não entidades isoláveis, tomadas abstratamente.**

Os órgãos e as funções do corpo humano têm características próprias e tendem a ser descritos em termos de parâmetros de "normalidade", porém há inúmeras variações bioquímicas e morfológicas em relação às normas estabelecidas. Assim, a miopia, o envelhecimento e a osteoporose, as cáries, os cálculos, as extrassístoles, os enfisemas e as alergias, a hipertonia e a esclerose, os tumores benignos e as inflamações, são todos processos distintos, existindo diversos intermediários até atingir uma doença claramente diagnosticável, como os tumores malignos.

Em geral, **utiliza-se o termo "normal" em sentido estatístico, e não sociológico.** No entanto, mesmo adotando estritamente a abordagem estatística, ainda há um amplo domínio de variações normais, o que se evidencia quando consideramos, por exemplo, peso e altura ou, até mesmo, pressão arterial. O que o autor sustenta é que **existe todo um espectro de gradações entre o que se considera adequado ou inadequado, sadio ou doentio, normal ou patológico.** Esse tema foi extensamente trabalhado por Canguilhem (1971), que abordou as mudanças históricas e culturais que esses termos sofreram.[9-11]

Incapacidade

Passando para uma outra ordem de fenômenos, Hegenberg apontar as condições médicas dos "ferimentos" e das incapacidades e/ou impedimentos, propondo as seguintes definições:

> Ferimento é qualquer tipo de alteração psicofisiológica, que as pessoas desejam estar em condições de evitar ou corrigir (...) que pensam poder prevenir (ou "inverter" de modo completo ou acelerado);

No livro *Doença: um estudo filosófico*,[60] o autor aborda a problemática complexa do adoecer.

No século XVIII, a medicina elabora suas concepções de doença como um afastamento em relação à normalidade.

Passa-se a valorizar a perturbação dos processos fisiológicos e a diminuição das capacidades.

Doença é uma falha física, psíquica ou físico-psíquica. Ainda assim, é difícil dar contornos nítidos à noção de doença.

Existe um *continuum* entre saúde e doença.

Em *O normal e o patológico*,[61] Canguilhem nos traz uma reflexão filosófica quanto ao normal e patológico.

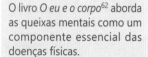

O livro *O eu e o corpo*[62] aborda as queixas mentais como um componente essencial das doenças físicas.

e que não é necessário para executar atos que as pessoas usualmente desejam e esperam estar em condições de executar.[12]

Quanto à incapacidade, a definição proposta é:

Incapacidade é uma duradoura anomalia psicofisiológica, 1. que as pessoas desejam estar em condições de evitar ou corrigir porque interfere com a possibilidade de o portador agir como habitualmente age e espera poder agir; 2. que não se mostra necessária para fazer coisas que as pessoas costumeiramente desejam e esperam estar em condições de fazer.[13]

No entanto, o autor ainda salienta o fato fundamental de que "algumas vezes, uma doença, um ferimento ou uma incapacidade não precisam ser indesejáveis ao seu portador".[13] Portanto, **nem tudo deve ser considerado estritamente doença ou com necessidade de cura**.

Há, ainda, a questão – frequentíssima hoje em dia – das baterias de testes e exames para verificar os índices regulatórios de diversas funções corporais. Contudo, às vezes, os resultados podem ser falso-positivos ou falso-negativos. Além disso, como aponta o autor:

Baterias de testes (...) conduzem a uma decrescente probabilidade de existir normalidade! Em outras palavras, digamos que "normal" é quem fica no intervalo (M-s, M+S), tendo em conta um específico teste. A pessoa submetida a um teste, por conseguinte, está com pelo menos 68% (ou talvez 95%) de chances de aparecer como "normal". A probabilidade cai de 0,95 para 0,90 quando há dois testes; chega a 0,35 quando há vinte; reduz-se a 0,0059 quando há uma centena deles.[14]

Leônidas Hegenberg sintetiza sua ampla revisão da noção de doença propondo a seguinte classificação: quando a pessoa busca auxílio médico, em geral ela está em um estado de indisposição. Se o médico não constata alterações, em geral é um caso de disforia; já se detecta alterações, normalmente se trata de doença. Se a doença for "ontologicamente robusta", ou seja, com claras manifestações clínico-patológicas, será diagnosticada de acordo com os manuais nosográficos atualmente disponíveis. Finalmente, se forem constatadas alterações anatômicas, será denominada lesão; no caso de alterações de ordem funcional, emprega-se o termo enfermidade.[15]

Em sentido moderno, **uma definição sucinta de doença é: "alteração biológica do estado de saúde de um ser** (homem, animal etc.), **manifestada por um conjunto de sintomas perceptíveis ou não; enfermidade, mal, moléstia".**[16]

A definição corrente da Wikipedia é:

Uma doença é uma condição particular anormal que afeta negativamente o organismo e a estrutura ou função de parte de ou de todo um organismo e que não é causada por um trauma físico externo. Doenças são frequentemente interpretadas como condições médicas que são associadas a sintomas e sinais específicos. Uma doença pode ser causada por fatores externos tais como agentes patogênicos ou por disfunções internas. Pode se entender que doença é a apresentação de anormalidades na estrutura e no funcionamento de um organismo, afetando-o de forma negativa. Em humanos, doença é frequentemente usada amplamente para se referir a qualquer condição que causa dor, disfunção, desconforto, sentimento de incapacidade, anormalidades negativas e problemas sociais ou morte à pessoa afligida, ou problemas similares àqueles em contato com a pessoa.[17]

O que fica claro nessas formulações é que **a doença emprega fundamentalmente a concepção biológica de alterações em um corpo/organismo**. No entanto, a pessoa, o sujeito humano, é algo que vai muito além de apenas um organismo. Todos os pensamentos, sentimentos, ideais, valores, condutas, modos de inserção e participação na sociedade que compõem o ser humano são dimensões de ordem psíquica, essenciais para definir a existência da pessoa. Assim, constatamos que a essa definição biológica da doença é necessário acrescentar a dimensão vivencial da doença, ou seja, os aspectos subjetivos ligados a qualquer processo relevante da vida humana – nesse caso, a doença.

A doença e o sentir-se doente

Antes de apresentar parte da vasta bibliografia recente, retomemos mais alguns parágrafos de *Doenças do corpo e doenças da alma*.[18] Tomemos a definição contida no *Cecil – Tratado de Medicina Interna*, uma referência na área:

A tarefa do médico é trabalhar pela saúde do paciente. Faz isso tentando prevenir, curar ou atenuar a doença; aliviando desconfortos como dor e náusea; ajudando o enfermo a manter-se tão atuante quanto possível; prevenindo a morte precoce e maximizando a satisfação e a alegria.[19]

> Nem tudo deve ser considerado estritamente doença ou com necessidade de cura.

> Doença é uma alteração biológica do estado de saúde de um ser, manifestada por um conjunto de sintomas perceptíveis ou não.

Na coletânea *Psicossomática hoje*,[63] os autores trazem *insights* clínicos e orientações práticas para um tratamento condizente com a premissa de cuidar do paciente, e não das doenças.

Observamos que essa definição **engloba as dimensões física, mental e emocional**, nos moldes da definição de saúde da Organização Mundial de Saúde (OMS) – completo bem-estar físico, psicológico e social –, hoje em dia, já **com o complemento da dimensão espiritual**.

Para os especialistas em saúde pública, uma definição abrangente de doença deve considerar os múltiplos aspectos que a compõem:

> A teoria multicausal da doença se consolidou na década de 60 e substituiu a teoria unicausal. Na teoria multicausal, o processo da doença do homem depende das características dos agentes patológicos (animados e inanimados), das características do indivíduo e de sua resposta a estímulos provocadores de doença, advindos do meio ambiente e do próprio indivíduo.[20]

Além do **fato comprovado de certas doenças serem exclusivamente sociais**, como as doenças profissionais ou a desnutrição, há o fato de a **percepção da doença ser afetada pelos padrões culturais**: "Diferenças de épocas, locais, ou mesmo de camadas sociais, de instrução, ocupação, renda, religião etc., mostram diferenças na percepção do binômio saúde-doença".[21]

A doença se caracteriza fundamentalmente por um estado negativo, de ausência de saúde. De um ponto de vista unicamente organicista (biológica) da medicina, pode-se caracterizar o indivíduo doente abstraindo completamente as categorias que esse mesmo indivíduo considera como definidoras do seu bem-estar. Há, inclusive, um chiste médico que define o sadio como um doente que se ignora. A mesmo tempo, reconhece-se que, nas pesquisas epidemiológicas feitas em massa, são detectados inúmeros problemas de saúde totalmente desconhecidos tanto por parte de seus portadores como dos serviços de saúde que os atendem.

Além disso, **há um inegável componente subjetivo na percepção da doença**. Esse aspecto muitas vezes é subvalorizado, dado o fato de que a formação corrente do médico privilegia o estudo do corpo, seus órgãos e funções enquanto organismo biológico, ficando as funções mentais relativamente abstraídas e isoladas do conjunto.

Sentir-se doente

É fato bastante conhecido que **a doença começa fundamentalmente por um estado subjetivo de "sentir-se doente"**. É ilustrativa a descrição feita pelo dr. Jean Barbé, que foi diretor do maior hospital de Paris:

> Para o médico, um indivíduo normal é aquele que não está doente, aquele que apresenta um "check up" conforme a média; por exemplo: imagem torácica, trânsito, eletrocardiograma sem anomalia, ausência de B.K. no escarro, ausência da albumina na urina, hemocultura negativa, etc. Quer dizer que tal indivíduo biologicamente normal não está doente? Certamente que não. Mais da metade dos doentes que atravancam as salas de espera dos médicos generalistas tem exames negativos e no entanto ali estão eles, vindo consultar com suas dores, sua fadiga, seus problemas digestivos, suas palpitações, etc.[22]

São os doentes "que não apresentam nada" que geralmente recebem designações vagas e variadas, como "distúrbio neurovegetativo", "estresse" ou "doença psicossomática". Calcula-se que entre 50 e 75% dos doentes que procuram o clínico geral não são portadores de doenças orgânicas.[23] Do ponto de vista clínico, após os exames, o médico consideraria tal situação como de "ausência de doença" e poderia sentir-se inclinado a dispensar tais pacientes. No entanto, é necessário fazer algo com eles, pois o indivíduo "se sente doente" e, portanto, demanda cuidados. Jeammet et al. afirmam que os médicos são compelidos a dar "explicações fisiopatológicas desses distúrbios, a fim de lhes conferir autenticidade médica", e concluem:

> Temos visto nascer numerosos vocábulos para designá-los – distonia neurovegetativa, distúrbios do simpático, neurose cardíaca, astenia circulatória... – cuja multiplicidade mostra seu pouco valor explicativo. Na verdade, tais nomes apresentam mais descrições de mecanismos efetores do que explicações causais. Esse gênero de denominações traz um risco para o doente, e mesmo para o médico, de adquirir um valor explicativo e ratificar o distúrbio.[24]

A doença se faz preceder por um estado subjetivo que toma a forma de uma queixa, centrada em descrições somáticas, como dores ou fadiga, e psíquicas, como angústias. Na maioria das vezes, como afirma Barbé, o médico vem apenas para confirmar a doença, dar-lhe um nome (diagnóstico) e combatê-la por meio de um tratamento.[22] Atribui-se ao grande psiquiatra Karl Jaspers a seguinte afirmação: "O homem são vive seu corpo, mas não pensa nele, não lhe presta atenção". Do ponto de vista anatomofisiológico, como afirma Malleta, **"a saúde se concebe como estado de harmonia e equilíbrio funcional que se traduz por um silêncio orgânico"**.[25]

A doença se caracteriza fundamentalmente por um estado negativo de ausência de saúde.

Há um inegável componente subjetivo na percepção da doença, que muitas vezes é subvalorizado.

A doença começa fundamentalmente por um estado subjetivo de "sentir-se doente".

De 50 a 75% dos doentes que procuram o clínico geral não são portadores de doenças orgânicas, mas sentem-se doentes.

É importante que o médico não ratifique o distúrbio, mas também que não invalide a queixa.

Doença refere-se aos processos e situações que afetam o corpo, perturbando suas funções.

É a doença que vai chamar a atenção do indivíduo para suas funções corporais. A dor e a incapacidade de dar conta de seu sofrimento levam o indivíduo a buscar alguém que possa auxiliá-lo. **A doença, fundamentalmente, consiste nos processos e situações que afetam o corpo, perturbando suas funções e acarretando transformações que podem comprometer tanto uma área ou função localizada do organismo quanto sua sobrevivência como um todo**. O fato de o indivíduo perceber ou não o quadro patológico não é o que caracteriza a doença. **Para a medicina, a definição de doença independe dos processos subjetivos**. Estes, no entanto, por vezes evidenciam-se, obrigando o médico a atentar para a sua incidência no processo da doença.

Embora a doença seja definida como "entidade nosológica", é preciso reconhecer que **o indivíduo sempre participa de sua doença, pois ela se converte em uma questão pessoal**: independentemente do diagnóstico, da evolução conhecida da doença, do prognóstico e dos recursos terapêuticos empregados, o que se constata, diariamente, é que **o indivíduo dá um curso pessoal ao seu processo de enfermidade, atribuindo significados à doença, ao médico, ao tratamento e a toda a situação**. Embora existam processos típicos e evoluções características dos quadros – é isso, aliás, o que permite que a medicina se constitua como saber objetivo –, também existem incontáveis variações individuais, que não podem ser todas caracterizadas como exceções e muito menos como novos quadros nosológicos. O indivíduo "faz" a sua doença, determina o sucesso ou o fracasso do tratamento que lhe é prescrito, "escolhe" a saúde ou a doença – e, dentro de certos limites, a vida ou a morte.

> O fato de aperceber-se ou não do quadro patológico não é o que caracteriza a doença. A definição é exterior aos processos subjetivos.

> O indivíduo sempre participa de sua doença. É ele quem dá um curso pessoal à sua enfermidade, atribuindo significados à sua doença, ao seu médico e ao tratamento.

> Existem processos de adoecimento típicos, porém também existem incontáveis variações.

Doença e significado simbólico

Uma das questões centrais que tornam problemáticas as relações entre o modelo biomédico da doença e o modelo biopsicossocial é que as orientações metodológicas prevalentes na medicina orgânica (ou organicista) se baseiam primordialmente nas pesquisas quantitativas, que frequentemente utilizam métodos estatísticos, grandes coortes de pacientes e estudos meta-analíticos e multicêntricos, conferindo grande validade e, principalmente, respeitabilidade científica para esses estudos.

Enquanto isso, as pesquisas que investigam os processos mais subjetivos das doenças, buscando compreender a "interioridade" da experiência de cada doente, utilizam os métodos quantitativos com muita cautela, recorrendo com muito mais frequência aos estudos exploratórios e descritivos, que empregam métodos etnográficos, entrevistas e observações com pequenos grupos de sujeitos, incluindo muitos estudos de caso individuais. Visto que os estudos de caso têm recebido muito pouca consideração nas publicações científicas, **é necessário um grande esforço para articular as principais descobertas da medicina orgânica, com as importantes indicações que provêm dos estudos qualitativos**. É o que vamos apresentar agora.

O emprego apenas do modelo biomédico tradicional vem sendo criticado em diferentes *fronts*. Muito embora as doenças admitam um enfoque universalista, o que se materializa nos tratados médicos e nas diferentes taxonomias de doenças, constata-se que **médicos e pacientes podem diferir muito quanto ao significado que atribuem para as doenças e suas consequências**.[26,27]

No que se refere às doenças físicas – aquelas em que inegavelmente são os fatores biológicos, quer fisiológicos ou ambientais, que mais contam para a etiologia e o curso da enfermidade –, os estudos qualitativos contemporâneos têm apontado que **os aspectos emocionais e sociais também têm grande impacto e consequências**. Estudos com a população infantil[28-31] apontam a grande relevância de conhecer e considerar a perspectiva cognitiva e emocional de cada criança que adoece.

A importante área conhecida como Psico-oncologia tem contribuído significativamente para os estudos dos pacientes que padecem de diferentes cânceres. O câncer de mama, por exemplo, recebeu importantes abordagens que valorizaram a vivência e os significados da doença frente à identidade feminina.[32,33] Condições patológicas cardíacas,[34,35] urológicas,[36] pneumológicas,[37] neurológicas,[38] reumatológicas,[39,40] nefrológicas[41] e geriátricas,[42-44] entre outras, apontam a **inegável participação dos fatores extrabiológicos, ou seja, subjetivos e sociais, na conformação da condição de saúde e de doença dos pacientes.**

No que diz respeito aos pacientes que sofrem de transtornos psiquiátricos, a questão da saúde mental também vem recebendo importantes aportes dos estudos qualitativos, seja quanto ao significado dos transtornos para os familiares dos pacientes,[45] seja quanto aos estigmas e preconceitos encontrados no ambiente social.[29,46-48]

Finalmente, e recordando que a OMS ampliou a sua definição de saúde para incluir, além do bem-estar físico, emocional e social, também a dimensão espiritual, **é relevante mencionar os estudos contemporâneos que se dedicaram a investigar e documentar o significado das experiências espirituais e religiosas para os pacientes das mais diversas condições de adoecimento e principalmente para aqueles que vivenciam situações-limite, como as condições terminais**.[49-55]

Sentido da vida

O que queremos caracterizar ao longo dessa discussão é que a doença, enquanto conceito e elemento-chave da atuação dos médicos e outros profissionais da saúde, carrega implícito um problema milenar: a questão da relação mente-corpo. Muito embora existam inúmeras condições patológicas e de intervenção médica em que se pode deixar de lado a subjetividade do doente, ao fazer uma reflexão mais profunda e colocar a questão da saúde como um todo, é inevitável ampliar o escopo dessa discussão.

> Há uma inegável participação dos fatores subjetivos e sociais na conformação da condição de saúde e doença.

Angústia

> A doença enquanto conceito traz implícita a questão da relação mente-corpo.

> O *Homo sapiens* é a única espécie que tem consciência do mundo e de sua própria finitude.

A principal questão que a doença coloca é, sem dúvida, os sentidos que cada sujeito atribui à própria vida. **O *Homo sapiens* é a única espécie que sabe que vai morrer**, que tem consciência do mundo e de sua própria finitude. **Os filósofos e psicólogos afirmam que é devido à consciência da morte que o sujeito humano desenvolveu a angústia**. Os sentimentos de angústia podem fazer parte do cotidiano e surgir de diferentes maneiras nas atividades e nos relacionamentos, em geral na forma mais diluída da ansiedade. Entretanto, **na base emocional de todos os seres humanas há uma dimensão mais profunda da angústia, ligada à nossa fragilidade e desamparo e vinculada à percepção muito real, mas em geral muito negada, de que somos mortais**, destinados a um fim, que pode estar muito perto (quando adoecemos, envelhecemos ou vivemos situações traumáticas) ou muito distante, mas que sabemos ser inescapável e inevitável.

> Na base emocional de todos os seres humanos há uma dimensão profunda da angústia vinculada à percepção real de que somos mortais.

Um dia partiremos dessa vida, e essa compreensão de nós mesmos como seres limitados e contingentes ganha as mais variadas expressões nas distintas personalidades e nas diferentes fases de vida dos seres humanos. Para alguns, essa percepção se manifestará como uma intolerável angústia e vivências depressivas, geralmente expressas na ideia de que tudo é inútil e nada vale a pena, já que tudo um dia termina. Para outros, toma a forma de uma absoluta evitação, às vezes de maneira fóbica, convertendo a morte em um tabu e, assim, aumentando a fragilidade psíquica quando, inevitavelmente, a realidade da morte não pode mais ser negada.

> Inconscientemente, associamos o adoecer à possibilidade de morrer.

Ao nascer, o bebê humano encontra-se absolutamente frágil, totalmente incapaz de garantir sua própria sobrevivência. Vive uma extrema dependência. Psiquicamente, isso equivale a uma matriz de desamparo, que nos acompanha desde sempre e que pode ser reatualizada quando surge alguma ameaça concreta à nossa existência. É essa a origem do nosso temor às doenças. **Inconscientemente, associamos o adoecimento à possibilidade de morrer**. Reativa-se, assim, o desamparo originário. Por isso é tão comum que um paciente em estado grave demonstre frequentemente uma condição de regressão psíquica. O estado de dor, sofrimento e medo que a doença provoca determina um certo grau de infantilização e de busca de segurança. Nesse momento de grande dependência, o grau de confiança que o médico e a equipe de saúde despertam no doente e em seus familiares, como é evidente, terá um efeito determinante para o bem-estar e a esperança do paciente.

> A confiança no médico e na equipe de saúde é determinante para o bem-estar e a esperança do paciente.

Além do biológico

Doença não é só um tema biológico. Há muitas coisas além da bioquímica e da biofísica regendo a vida dos seres humanos. Quase tudo que realmente importa para as pessoas diz respeito à sua vida familiar, profissional, cultural e, portanto, a conteúdos que se referem à sua mente, sua vida psíquica.

Desse ponto de vista, é um disparate pensar que exatamente quando sua vida está em risco, ou seja, quando está doente, a pessoa não tenha máximo interesse em tudo que está envolvido naquele momento: suas funções alteradas, o tratamento necessário, as pessoas que irão tratá-la, as perspectivas positivas e negativas do seu quadro, além de muitas outras questões envolvendo a vida em seu corpo, em sua família e na sociedade. **O médico pode estar enxergando apenas a doença, a alteração fisiológica, a lesão, mas o doente sabe que aquele é um momento muito relevante do seu viver, talvez uma ameaça à sua própria continuidade existencial.**

> O médico pode perceber na doença apenas uma questão biológica, mas, para o paciente, é uma ameaça à sua continuidade existencial.

Considere-se a cirurgia com anestesia geral. É claro que, nesse momento, a pessoa abdica completamente de sua ação e decisão, entregando-se completamente aos procedimentos do médico. Entretanto, antes e depois da cirurgia, no dia a dia, nos hábitos e atitudes saudáveis ou não, na aderência aos medicamentos ou aos procedimentos de reabilitação, ao se levantar da cama e ao se alimentar, na volta ao trabalho e em tudo que se segue após a ação médica, o sujeito doente deixa de ser um "paciente" (passivo, como na etimologia dessa palavra) para se colocar como um sujeito ativo.

Ou seja, fundamentalmente, **o doente é e quer se manter o sujeito de sua própria vida.** Ele quer o seu corpo sadio e, por isso, busca a atenção médica, mas quanto à sua vida, ao seu viver, em todas as diferentes dimensões dessa palavra, isso o sujeito deve reassumir. Sua vida é sua responsabilidade. Por isso, a boa conduta médica, assim como de todos os profissionais de saúde, envolve uma comunicação entre iguais, uma relação entre dois sujeitos autônomos. É claro que existe o saber médico, o conhecimento especializado, e isso sempre deve ser considerado e aceito. Contudo, não é diferente de outras situações sociais: devemos sempre considerar e quase sempre aceitar a opinião do engenheiro, do advogado, do dentista, do padeiro, do mecânico etc.

> O doente é e quer se manter como sujeito de sua própria vida. Desse modo, a boa conduta médica envolve a comunicação entre dois sujeitos autônomos.

É intrínseco e apanágio do ser humano a autonomia, o agenciamento dos atos e fatos de sua própria vida. **Somos os sujeitos de nossa própria história.** Apesar de não controlarmos todo o nosso destino, temos a clara consciência de que de nossas ações, pensamentos, sentimentos e atitudes depende a nossa sorte, o desdobramento de nossas escolhas.

O nosso viver não é apenas sobreviver. A vida humana não se resume à biologia do organismo humano. Inegavelmente, dependemos de ter um corpo para viver. **Sem o substrato biológico, nenhuma função psíquica é possível.** Nossa mente só existe porque temos um corpo biológico. No entanto, o simples fato de termos DNA humano não basta para nos fazermos humanos. O que mais nos caracteriza como humanos é nossa existência psíquica, nossa mente, nossas emoções, nossos vínculos com os outros seres humanos, nossa capacidade de pensar e nos relacionarmos no ambiente social humano, nossa condição de sujeitos humanos autônomos.

> O que nos caracteriza como humanos é a nossa existência psíquica.

Para compreender bem o que é a doença, é preciso conhecer o próprio doente. Cada doente vive a sua doença à sua maneira, a partir de como ele vive o seu próprio corpo, o seu ambiente familiar, os seus relacionamentos, a sua inserção no mundo social. Esse viver é mediado pela sua personalidade, e ela não fica do lado de fora do consultório médico, pendurada em um cabide, enquanto o corpo é examinado e tratado. **O sujeito humano, quando doente, permanece integralmente conectado com sua vida psíquica, que vai interferir em todos os momentos do seu processo de adoecimento.** Somos corpo e mente a todo momento, somos seres integrais. Nosso corpo-organismo é habitado pela nossa mente-personalidade, tanto na saúde quanto na doença.

> Cada doente vive a sua doença à sua maneira.

A melhor conduta para cuidar de outro ser humano, quando doente, é vê-lo em sua integralidade, considerá-lo o sujeito responsável por sua própria vida e torná-lo participante ativo de sua recuperação e do seu retorno a uma vida produtiva e significativa, para si e para os demais.

Highlights

- As doenças acompanham e influenciam a evolução da civilização
- Existem diferenças significativas entre a doença (patologia) e sentir-se doente (vivência)
- A saúde é um estado de "silêncio orgânico" – na doença, o corpo grita
- O ser humano é simultaneamente biológico (corpo-organismo) e psicossocial (corpo vivo/subjetividade)
- Para cuidar bem do ser humano, é preciso tratar a doença e compreender o doente.

DURANTE O ATENDIMENTO

O que fazer

- Considerar sempre a integralidade do ser humano por trás da doença
- Reconhecer que a dor emocional é tão importante quanto a dor física
- Saber e respeitar que a dor, a angústia, o medo e as disfunções corporais fragilizam a pessoa
- Lembrar que todo doente se vulnerabiliza e que, em consequência dessa vulnerabilidade, os pacientes se sentem desamparados
- Sentir sempre empatia e compaixão
- Ter em mente que a pessoa do médico, como dizia Balint, é o principal remédio

O que não fazer

- Considerar apenas os aspectos biológicos e anatomo-patológicos das doenças
- Esquecer que o sofrimento humaniza, mas também desumaniza, e agir de forma mecânica com as queixas
- Considerar apenas as técnicas médicas, e não o cuidado
- Buscar apenas a resolução da doença, esquecendo os valores dos doentes
- Perder a fé na capacidade humana e natural de regeneração

Referências bibliográficas

1. Ávila LA. Doenças do corpo e doenças da alma: investigação psicossomática psicanalítica. 3. ed. São Paulo: Escuta; 2002. p. 44-7.
2. Lopes OC. A medicina no tempo. São Paulo: Melhoramentos e EDUSP; 1970. p. 30-31.
3. Lopes OC. A medicina no tempo. São Paulo: Melhoramentos e EDUSP; 1970. p. 38.
4. Lopes OC. A medicina no tempo. São Paulo: Melhoramentos e EDUSP; 1970. p. 43-44.
5. Porter R. The greatest benefit to mankind: a medical history of humanity. London: Harper Collins; 1998.
6. Descartes R. Discurso do método. Trad. Paulo Neves. Porto Alegre: L&PM; 2006.
7. Hegenberg L. Doença: um estudo filosófico. 2. ed. Rio de Janeiro: Fiocruz; 2002. p. 78.
8. Hegenberg L. Doença: um estudo filosófico. 2. ed. Rio de Janeiro: Fiocruz; 2002. p. 87.
9. Canguilhem G. Lo normal y lo patológico. Buenos Aires: Siglo XXI; 1971.
10. Gaudenzi P. A tensão naturalismo/normativismo no campo da definição da doença. Rev Latinoam Psicopatol Fundam. 2014;17(4):911-24.
11. Neves TI, Porcaro LA, Curvo DR. Saúde é colocar-se em risco: normatividade vital em Georges Canguilhem. Saude soc. 2017;26(3):626-37.
12. Hegenberg L. Doença: um estudo filosófico. 2. ed. Rio de Janeiro: Fiocruz; 2002. p. 72.
13. Hegenberg L. Doença: um estudo filosófico. 2. ed. Rio de Janeiro: Fiocruz; 2002. p. 73.
14. Hegenberg L. Doença: um estudo filosófico. 2. ed. Rio de Janeiro: Fiocruz; 2002. p. 52.
15. Hegenberg L. Doença: um estudo filosófico. 2. ed. Rio de Janeiro: Fiocruz; 2002. p. 101.
16. Centro de Desenvolvimento Infantil. Palavras complicadas com significados simples. Disponível em: https://cdifloortime.com.br/palavras-complicadas-com-significados-simples/. Acesso em: 12 jul. 2024.
17. Doença. Wikipedia [Internet]. Disponível em: https://pt.wikipedia.org/wiki/doença. Acesso em: 12 jul. 2024.
18. Ávila LA. Doenças do corpo e doenças da alma: investigação psicossomática psicanalítica. 3. ed. São Paulo: Escuta; 2002. p. 20-23.
19. Fletcher S. Abordagem clínica do paciente. In: JB Wyngaarden, LH Smith, JC Bennett (orgs.). Cecil – Tratado de Medicina Interna. 19. ed. Rio de Janeiro: Guanabara Koogan; 1993. p. 69.
20. Malettta CHM. Epidemiologia e saúde pública. Rio de Janeiro: Atheneu; 1988. p. 1.
21. Maletta CHM. Epidemiologia e saúde pública. Rio de Janeiro: Atheneu; 1988. p. 3.
22. Barbé J. Émotion angoisse et maladie. Une longue route… Paris: Éditions E.S.F.; 1970. p. 79-80.
23. Jeammet P, Reynaud M, Consoli S. Manual de psicologia médica. São Paulo: Masson e Atheneu; 1990.
24. Jeammet P, Reynaud M, Consoli S. Manual de psicologia médica. São Paulo: Masson e Atheneu; 1990. p. 8.
25. Malleta CHM. Epidemiologia e saúde pública. Rio de Janeiro: Atheneu; 1988. p. 3.
26. Broom BC, Booth RJ, Schubert C. Symbolic diseases and "mindbody" co-emergence. A challenge for psychoneuroimmunology. Explore (NY). 2012;8(1):16-25.
27. Jacob S, Kuruthukulangara. Perspectives about mental health, illness, and recovery. Curr Opin Psychiatry. 2017;30(5):334-8.
28. Moreira PL, Dupas G. Significado de saúde e de doença na percepção da criança. Rev Latino-Am Enfermagem. 2003;11(6):757-62.
29. Tavares JN. O cuidado psicossocial no campo da saúde mental infantojuvenil: desconstruindo saberes e reinventando saúde. Saúde Debate. 2020; 44(127):1176-88.
30. Silva MEA. Doença crônica na infância e adolescência: vínculos da família na rede de atenção à saúde. Texto Contexto Enferm. 2018;27(2):e4460016.
31. Nobrega RD. Criança em idade escolar hospitalizada: significado da condição crônica. Texto Contexto Enferm. 2010;19(3):425-33.
32. Vieira CP, Lopes MHBM, Shimo AKK. Sentimentos e experiências na vida das mulheres com câncer de mama. Rev Esc Enferm USP. 2007;41(2):311-6.
33. Silva LC. Câncer de mama e sofrimento psicológico: aspectos relacionados ao feminino. Psicol Estud. 2008;13(2):231-7.
34. Paiva S, Ferreira P. Transição saúde-doença na pessoa com enfarte agudo do miocárdio: estudo qualitativo. Revista de Investigação & Inovação em Saúde. 2018;1(1):57-66.
35. Sampaio C, Renaud I, Ponce Leão P. "When illness dictates who I am": a hermeneutic approach to older adults with heart disease. Nurs Forum. 2018;53(3):324-9.
36. Oliveira RAA, Zago MMF. Paciente, curado, vítima ou sobrevivente de câncer urológico? Um estudo qualitativo. Re. Latino-Am Enfermagem. 2018;26:e3089.

37. Azevedo MAJ, David HMSL, Marteleto RM. Redes sociais de usuários portadores de tuberculose: a influência das relações no enfrentamento da doença. Saúde Debate. 2018;42(117):442-54.
38. Maniva SJCF, Freitas CHA, Jorge MSB, Carvalho ZMF, Moreira TMM. Vivendo o acidente vascular encefálico agudo: significados da doença para pessoas hospitalizadas. Rev Esc Enferm USP. 2013;47(2):362-8.
39. Carranza RMO. The meaning of the diagnosis in the illness trajectory of a person with rheumatic disease: from the uncertainty to biographical disruption. Salud Colect. 2017;13(2):211-23.
40. Madden S, Sim J. Creating meaning in fibromyalgia syndrome. Soc Sci Med. 2006;63(11):2962-73.
41. Caress A-L, Luker KA, Owens RG. A descriptive study of meaning of illness in chronic renal disease. J Adv Nursing. 2001;33(6):716-27.
42. Teixeira JJV, Lefèvre F. Significado da intervenção médica e da fé religiosa para o paciente idoso com câncer. Ciênc Saúde Coletiva. 2008;13(4):1247-56.
43. Hedman M, Poder U, Mamhidir AG, Nilsson A, Kristofferzon ML, Haggstrom E. Life memories and the ability to act: the meaning of autonomy and participation for older people when living with chronic illness. Scand J Caring Sci. 2015;29(4):824-33.
44. Gibson G, Kierans C. Ageing, masculinity and Parkinson's disease: embodied perspectives. Sociol Health Illn. 2017;39(4):532-46.
45. Barroso AGC, Abreu LM, Bezerra MAA, Ibiapina SLD, Brito HB. Transtornos mentais: o significado para os familiares. RBPS. 2004;17(3):99-108.
46. Salles MM, Barros S. Representações sociais de usuários de um Centro de Atenção Psicossocial e pessoas de sua rede sobre doença mental e inclusão social. Saúde Soc. 2013;22(4):1059-71.
47. Oliveira RM, Rodrigues PCB, Furegato ARF, Siqueira Jr AC. The meaning and implications of schizophrenia from the perspective of people who experience it. Acta Scientiarum Health Sciences. 2013;35(1):77-84.
48. Carpenter-Song E, Chu E, Drake RE, Ritsema M, Smith B, Alverson H. Ethno-cultural variations in the experience and meaning of mental illness and treatment: implications for access and utilization. Transcult Psychiatry. 2010;47(2):224-51.
49. Mello ML, Oliveira SS. Saúde, religião e cultura: um diálogo a partir das práticas afro-brasileiras. Saúde Soc. 2013;22(4):1024-35.
50. Bousso RS, Poles K, Serafim TS, Miranda MG. Crenças religiosas, doença e morte: perspectiva da família na experiência de doença. Rev Esc Enferm USP. 2011;45(2):397-403.
51. Amorim MOF, Arvelos EF. Intermezzo: o xamã e o médico, uma análise sobre doença e cura. Rev Ñanduty. 2018;6(9):42-63.
52. Souza Jr EÁ, Trombini DSV, Mendonça ARA, Atzingen ACV. Religião no tratamento da doença renal crônica: comparação entre médicos e pacientes. Rev Bioét. 2015;23(3):615-22.
53. Harris GM, Allen RS, Dunn L, Parmelee P. "Trouble won't last always": religious coping and meaning in the stress process. Quali Health Res. 2013;23(6):773-81.
54. Johnson KS, Tulsky JA, Hays JC, Arnold RM, Olsen MK, Lindquist JH et al. Which domains of spirituality are associated with anxiety and depression in patients with advanced illness? J Gen Intern Med. 2011;26(7):751-8.
55. Reis CGC, Farias CP, Quintana AM. O vazio de sentido: suporte da religiosidade para pacientes com câncer avançado. Psicol Cienc Prof. 2017;37(1):106-18.
56. Ávila LA. Doenças do corpo e doenças da alma. 3. ed. São Paulo: Escuta; 2022.
57. Ávila LA. A alma, o corpo e a psicanálise. Psicol Cienc Prof. 1997;17(3).
58. Lopes OC. A medicina no tempo. São Paulo: Melhoramentos; 1970.
59. Porter R. The greatest benefit to mankind. Nova York: W.W. Norton & Company; 1999.
60. Hegenberg L. Doença: um estudo filosófico. São Paulo: Fiocruz; 1998.
61. Canguilhem G. O normal e o patológico. 7. ed. São Paulo: Forense Universitária; 2011.
62. Ávila LA. O eu e o corpo. São Paulo: Escuta; 2004.
63. Melho Filho J, Burd M. Psicossomática hoje. 2. ed. São Paulo: Artmed; 2010.

8 Morte e Morrer

Maria Julia Kovács

Retratos da morte no século XXI

A morte faz parte da vida, e os seres humanos são os únicos que têm consciência de sua finitude e veneram seus mortos. A partir da obra de P. Ariès,[1] desenvolvemos o que denominamos retratos da morte,[2,3] isto é, as representações, atitudes e práticas diante da morte. Alguns retratos estão presentes em várias épocas e outros mais predominantemente nos séculos XX e XXI, tendo relação com o desenvolvimento da ciência e das técnicas médicas.

A **"morte domada"** é a morte que é conhecida, familiar, um evento público social.[1] Está presente na vida cotidiana, nas guerras, no processo de adoecimento e nos rituais funerários. Caracteriza-se pela presença coletiva nos eventos, no compartilhamento dos sentimentos, na valorização dos rituais e na centralização do doente em seu processo de morte. Essa perspectiva está presente também atualmente. **Nesse viés, a equipe médica tem como objetivo principal cuidar do paciente, e não combater a morte**.

O estudo científico das doenças e do processo de morrer em cadáveres promoveu um afastamento das questões subjetivas na questão da morte, assegurando um distanciamento e fazendo com que a **morte deixasse de ser familiar para se tornar selvagem, denominada "morte invertida"**, que é o oposto da morte domada, ou seja, isolada, solitária, desconhecida e vergonhosa. A morte passa a ser ocultada para não causar sofrimento e, em uma atitude equivocada, passa a ser combatida pelos profissionais de saúde, que entendem que são formados para salvar vidas.[2,3] Esse **avanço da medicina permite a cura de várias doenças e o prolongamento da vida. Os efeitos negativos, porém, manifestam-se quando pacientes são isolados, seja pela impossibilidade de cura ou porque não apresentam melhora nos sintomas da doença**. Surge, então, um discurso cruel – "não temos mais nada a fazer"; "paciente fora de possibilidades terapêuticas" –, promovendo uma compreensão equivocada de que somente certos tratamentos devem ser considerados e que os cuidados nas áreas psicossociais e espirituais são secundários ou desimportantes.

Entretanto, é nessa situação que pode ocorrer a distanásia, em que há o prolongamento do processo de morrer, causando sofrimento ao paciente. Esse prolongamento, em contrapartida ao "não há mais nada a fazer", passa a incluir a voz dos familiares: "por favor, façam tudo". São polaridades opostas, mas a tônica é o sofrimento. **Há situações de final de vida que são indignas, como morrer por falta de cuidados, a chamada mistanásia. Outra situação ocorre quando o sofrimento é aumentado por tratamentos intensivos, inadequados e que somente prolongam o curso da morte, configurando futilidade médica, processo denominado distanásia.**[4] Durante 19 séculos, morria-se de forma bastante similar pelas guerras e doenças, que se modificaram de forma significativa no século XXI.

Duas autoras revolucionaram o processo de morte invertida em meados do século XX. Elizabeth Kübler-Ross e Cicely Saunders estimularam os cuidados às pessoas adoecidas a partir de uma escuta atenta ao seu sofrimento. Não buscavam a cura, e sim a possibilidade de encontrar sentido no adoecimento, nas prioridades do final da vida e nas despedidas de pessoas próximas. As médicas **integraram os cuidados psicossociais e espirituais no atendimento, aproximando-se do paciente, considerado como pessoa central no processo de adoecimento. Denominamos esse retrato de morte re-humanizada.**[2,3]

Kübler-Ross[5] aponta que **a morte traz significado à vida**. Em 1969, a autora escreveu o livro *Sobre a morte e morrer* (*On death and dying*, título original em inglês), que se

Os seres humanos são os únicos que têm consciência de sua finitude e veneram seus mortos.

A morte domada se relaciona com a morte que é familiar, um evento presente na vida cotidiana. A equipe médica, nessa perspectiva, tem como objetivo principal os cuidados do paciente, e não o combate à morte.

O avanço da medicina permite o prolongamento da vida. Assim, a morte passa a ser ocultada e os profissionais da saúde creem que devem salvar vidas.

Distanásia configura uma situação em que os tratamentos intensivos e inadequados somente prolongam o processo de morrer, configurando futilidade médica.

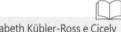

Elizabeth Kübler-Ross e Cicely Saunders integraram os cuidados psicossociais e espirituais no atendimento, colocando o paciente como pessoa central no processo de adoecimento.

Re-humanizada: embora não seja uma palavra que conste no dicionário da língua portuguesa, é uma criação da autora Maria Julia Kovács; por isso, o conceito é adotado no texto.

tornou obra de referência para profissionais e público leigo. O livro promoveu um grande impulso nos estudos sobre a morte e o morrer, a tanatologia, uma área de especialização para profissionais de saúde. Propôs *workshops* sobre a morte, congregando pacientes, familiares e profissionais em uma mesma reunião, em que dava ênfase à comunicação, a partir da escuta e da legitimação das narrativas. A sua história, relatada no livro *A roda da vida*,[6] apresenta sua trajetória na área e as principais ideias. Kübler-Ross é mais conhecida por ter formulado o conceito dos cinco estágios do luto – negação, raiva, barganha, depressão e aceitação –, mas o que a autora de fato propunha era uma sintonia com o processo de cada paciente diante de sua doença e também com os enlutados na elaboração de suas perdas. O problema é que esses estágios passaram a ser usados como modelos e, nessa perspectiva, espera-se que as pessoas passem por todas as fases. Nesse sentido, as que não seguirem essa trajetória teriam um luto disfuncional. Dessa maneira, passou-se a buscar a conformidade, o que é prejudicial, por não respeitar as singularidades de cada processo.[7]

> Kübler-Ross ficou conhecida pela sua teoria dos cinco estágios do luto.

> A teoria de Kübler-Ross passou, infelizmente, a ser utilizada como modelo fixo, em que todos passariam pelas mesmas etapas no processo de luto, desrespeitando a singularidade de cada indivíduo.

Cicely Saunders fez uma importante contribuição para o cuidado de pessoas com doenças que ameaçam a vida e que não têm cura.[8] **A autora apresenta conhecimentos para o alívio e controle de sintomas, com ênfase na qualidade de vida e na dignidade da morte**. Saunders recebeu de um paciente as primeiras 500 libras que deram o pontapé inicial para o St Christopher's Hospice, que foi fundado em 1967 e, desde então, é centro de referência na área de cuidados paliativos. O desejo dele era que Cicely criasse uma instituição que oferecesse a muitos outros pacientes o mesmo cuidado que recebeu. Quando Saunders não podia mais trabalhar como enfermeira, em virtude de seus problemas de coluna, decidiu estudou medicina e serviço social para continuar oferecendo o que acreditava ser o melhor para os pacientes durante seu processo de adoecimento. **Os princípios fundamentais dos programas de cuidados paliativos incluem o acompanhamento da trajetória da doença e não acelerar ou postergar a morte, ou seja, não provocar eutanásia ou distanásia. Os cuidados paliativos são centrados no paciente, um processo verdadeiramente humanista. É também princípio dos cuidados paliativos oferecer cuidados aos familiares, que, muitas vezes, sofrem mais do que o próprio paciente**.[8]

> A morte re-humanizada refere-se ao retrato da morte em que o indivíduo tem papel central no seu processo de adoecimento.

Finalmente, mais um retrato da morte se apresenta no século XXI: é a morte escancarada,[3] que invade a vida das pessoas nas ruas, nas casas e nas imagens de TV. É inesperada, abrupta, repentina e está presente nos homicídios, suicídios, acidentes. Nas milhares de imagens repetidas, predominam as cenas espetaculares. Essas imagens fascinam, aterrorizam e banalizam a morte, como um evento comum e natural. Essa banalização pode fazer com que não nos indignemos com a morte de uma criança por maus-tratos nem com as milhares de mortes durante uma pandemia. A morte escancarada está presente nas grandes tragédias e desastres, em que há muitas mortes com violência e corpos destroçados, complexificando a organização dos cuidados aos afetados e enlutados. Essa situação dificulta a compreensão do que aconteceu e o sentido para a tragédia, exacerbando um sentimento de vulnerabilidade e desamparo. **A morte escancarada ocorreu em várias épocas da trajetória da humanidade, mas, a partir do século XX, passou a ser disseminada, em tempo real, pelos meios de comunicação**.

> A morte escancarada é abrupta e repentina. Está presente nas tragédias e violências e, ao mesmo tempo que escancara, banaliza e dificulta a compreensão.

No século XXI, os retratos da morte se mesclam, com predomínio de uns sobre os outros, por vezes, em situação de conflito, gerando constrangimento. Manifestam-se em contextos sociais, nas práticas em instituições de saúde. Esses pontos serão destacados mais adiante.

> No século XXI, os retratos da morte se mesclam.

Morte no processo do desenvolvimento humano

A morte faz parte do desenvolvimento humano e está presente desde os primeiros anos de vida, com especificidades a cada etapa. O bebê não entende o conceito de morte, mas já passa por vivências de separação e aniquilação, quando a mãe ou a pessoa que cuida dele se afasta. Essas vivências, embora não conscientes, podem ser acionadas em situação de perda, trauma ou crise.

> A morte faz parte do desenvolvimento humano e está presente desde os primeiros anos de vida, com especificidades em cada etapa.

Há diversos tipos de vínculos estabelecidos a partir das primeiras relações parentais: seguro, ambivalente, evitador e desorganizado.[9] Se o vínculo for perturbado com a perda ou afastamento de figuras familiares, isso pode afetar as relações futuras, influenciando na forma de lidar com a elaboração do luto. Quando o estilo de apego é inseguro, o enlutado sente necessidade de ser constantemente reassegurado e precisa de permissão para sofrer, sem saber lidar com a sensação de perda de controle, diferente de quem viveu uma relação segura desde os primeiros anos de vida.

No período pré-operacional,[10] a criança desenvolve o pensamento e a linguagem, estabelecendo relações entre suas experiências ao atribuir causalidades baseadas na sua imaginação. É nesse período que se desenvolvem o pensamento mágico onipotente e o egocentrismo, em que a criança se coloca no centro do universo, ao imaginar que tudo o que acontece à sua volta sempre tem relação com ela. É nessa época da vida que o sentimento de culpa vai se estabelecendo, estimulando o processo da socialização e o desenvolvimento das questões morais. Esses processos ocorrem concomitantemente ao desenvolvimento dos dois principais atributos da morte: a irreversibilidade e a universalidade. **A irreversibilidade implica o conhecimento de que a morte interrompe o vínculo presencial, sem volta. No entanto, é preciso ressaltar que os vínculos permanecem na memória e na lembrança.** Quando esse conhecimento ainda não está consolidado, a criança busca saber onde a pessoa falecida está e como pode se encontrar com ela. **A universalidade implica que todos vão morrer um dia, inclusive a própria criança e os entes queridos, mas é preciso ressaltar que sua morte não vai ocorrer porque uma pessoa querida morreu.**

A comunicação com crianças dessa faixa etária deve ser clara e simples, garantindo os esclarecimentos e o acolhimento dos sentimentos. É preciso evitar as metáforas e explicações longas, que podem confundir a criança, lembrando que o mais importante é ouvir as perguntas e entender o que a criança deseja saber, e não oferecer respostas prontas. **As primeiras experiências vividas pela criança ajudarão nesse processo, principalmente quando morre um bicho de estimação, que é, frequentemente, a primeira perda que ela vive.** Crianças mais velhas já adquiriram os principais atributos da morte, a partir de suas próprias experiências ou de seus amigos. Por isso, é muito **importante abordar a questão da morte nas escolas.** Temas que abordam perdas e morte podem ser incluídos no currículo escolar envolvendo seres vivos, plantas, bichos e pessoas, nas aulas de biologia, geografia, história. **Assim, a criança vai desenvolvendo o conhecimento do que pode levar à morte e aprende a reconhecer e legitimar seus sentimentos.**[11]

Adolescentes têm mais recursos para compreender aspectos abstratos da morte e tecer reflexões sobre o tema. Entretanto, é nessa faixa etária que tem ocorrido um aumento exponencial de mortes, não por adoecimento, mas, sim, por causas externas, como homicídios, acidentes, suicídios e guerras. Jovens sabem que a morte é irreversível e que todos morrem um dia, mas, por vezes, agem como se esse conhecimento não se vinculasse a eles, como se fossem invulneráveis, heroicamente imortais – e, dessa maneira, a morte não os atingiria. Essa pode ser uma das explicações para tantas mortes nessa faixa etária. Outra hipótese está relacionada ao fato de muitos adolescentes não terem um projeto de vida, de futuro. Muitos jovens têm se queixado de não ver sentido em continuar vivendo, relatando seu sofrimento e a sensação de que ninguém os escuta e acolhe. **Alguns jovens não conseguem colocar em palavras o que têm sentido e se autolesionam, comportamento que tem crescido de forma exponencial.**[11]

Dessa maneira, é muito importante abordar o tema da morte no ensino médio. Criar um espaço de reflexões sobre o tema, como rodas de conversa com o intuito de debater o alto número de mortes, pode ser uma atividade interessante. É preciso lembrar que os adolescentes estão no período das operações formais, tendo potencialidade para debater essas questões, ouvir vários pontos de vista e defender aquilo que acreditam. **Essa forma de comunicação pode ajudar a transformar o sofrimento ao colocá-lo em palavras.**

Muitos comportamentos impulsivos levam a processos autodestrutivos e tentativas de suicídio, sendo de extrema importância legitimar os sentimentos. Adolescentes têm perdido irmãos, colegas e amigos e, muitas vezes, não falam sobre esses sentimentos, mas necessitam de acolhimento e cuidados. Por isso, é preciso que familiares e professores estejam atentos, estimulando a comunicação.

Na trajetória de vida, novos significados são atribuídos à morte com base em experiências de perda, morte e elaboração do luto. À medida que envelhecemos, aumenta a probabilidade de passarmos por várias mortes de pessoas significativas e de enfrentarmos diversos processos de luto. Essas experiências acumuladas ajudam no enfrentamento das próximas mortes. Entretanto, algumas perdas podem ser extremamente dolorosas e traumáticas.

O envelhecimento proporciona a possibilidade de realizar um balanço da vida, refletir sobre o significado das experiências vividas e definir prioridades, avaliando o que ainda precisa ser realizado. A velhice traz consigo as perdas de figuras de referência com as quais convivemos grande parte da vida, como cônjuges, irmãos e amigos de infância. **Com o prolongamento da vida, também ocorrem as perdas mais dolorosas, como a morte de filhos**

A irreversibilidade da morte implica o conhecimento de que a morte interrompe o vínculo presencial, sem possibilidade de retorno.

A comunicação com crianças sobre a morte deve ser clara e simples, sem metáforas e explicações longas.

Adolescentes têm mais recursos para compreender aspectos abstratos da morte, mas alguns não conseguem colocar em palavras seus sentimentos.

Na trajetória de vida, novos significados são atribuídos à morte a partir das experiências.

e netos, perdas invertidas que subvertem a ordem natural, em que os mais velhos morrem antes. Essas perdas dolorosas podem trazer uma sensação de que a vida não vale mais a pena ser vivida, despertando tristezas profundas, processos depressivos e adoecimento psíquico.

A velhice também traz consigo maior proximidade com a morte concreta, que, para alguns, é vivida como uma antecâmara da morte. Entretanto, não precisa ser assim, pois cada etapa do desenvolvimento tem suas tarefas e aprendizagens. Um balanço das experiências vividas e a revisão das prioridades são tarefas dessa etapa da vida, assim como a preparação para o final dela. O envelhecimento não obedece a uma idade cronológica e tem forte relação com a disponibilidade física e psíquica de cada pessoa. Os idosos, além das perdas naturais do avanço da idade, estão sujeitos a várias doenças. A maior parte das doenças dessa etapa da vida são crônicas, degenerativas e de longa duração, como é o caso das doenças demenciais.[12] Doenças que ameaçam a vida, como as oncológicas, podem se tornar crônicas em virtude da melhoria dos cuidados. É muito importante, nessa fase da vida, privilegiar os cuidados, a funcionalidade e a qualidade de vida. Muitas vezes, os idosos não têm sua autonomia reconhecida, principalmente se estiverem enfermos. Mesmo com perdas cognitivas, é preciso buscar a comunicação ativa, estimulando a compreensão do paciente e resgatando sua participação nos cuidados e tratamentos.

Há uma ideia equivocada de que idosos não querem falar sobre a morte, mas nos perguntamos: como isso é possível, se justamente estão mais próximos dela? Esse tema é ainda mais interdito em instituições de longa permanência para idosos, porque muitos acreditam que falar sobre o tema vai aumentar o sofrimento dessas pessoas.[13] Quando residentes falecem e outros idosos fazem perguntas, há um silenciamento sobre o tema. Essa estratégia, em vez de diminuir o sofrimento, intensifica a reflexão de que, quando ocorrer sua morte, ninguém se lembrará deles, reforçando a ideia de que são descartáveis. Os idosos sentem falta das pessoas com as quais dividiram o quarto ou a mesa de refeição, dificultando a elaboração do luto pela perda de um amigo. É preciso lembrar que as pessoas mais velhas já viveram várias perdas e têm um repertório amplo sobre as formas de lidar com a morte. Por isso, devem participar dos rituais funerários, tão importantes para ajudar a trazer sentido para a tristeza, a dor e o sofrimento na elaboração de seu luto.

Questão da morte para o paciente: adoecimento, agravamento e proximidade da morte

Vamos abordar, nesta parte do capítulo, as doenças que ameaçam a vida, que não têm cura, com prognóstico reservado. A comunicação do diagnóstico de uma doença que ameaça a vida é vista como comunicação de más notícias, porque traz a perspectiva da morte, que, embora anunciada, pode acontecer muito tempo depois, demandando vários tipos de cuidados. A questão da comunicação se torna essencial nesses casos.[14] Estão envolvidos nessa situação o paciente, os familiares e os profissionais de saúde. Nessa circunstância, podem ocorrer distúrbios na comunicação, sendo muito importante que o paciente participe do processo e receba esclarecimentos sobre o diagnóstico e os tratamentos. Quando há agravamento da doença e os tratamentos previstos não têm o resultado esperado, surgem sentimentos diversos, com predomínio da frustração. Podem ocorrer também mudanças no tratamento com a intenção de proporcionar alívio e controle dos sintomas. É preciso ressaltar que não se trata de desistir do paciente, mas, sim, de oferecer a ele uma melhor qualidade de vida.

No entanto, podem surgir problemas na comunicação, como uma compreensão equivocada de que, quando a doença não tem cura, não há mais nada a fazer, como mencionado anteriormente. O desafio é comunicar ao paciente essa mudança de cuidados em função do agravamento da doença sem tirar dele a esperança.

A morte traz à tona medos presentes durante a vida, que se tornam mais intensos durante o processo de adoecimento e com a proximidade da morte. Entre os principais receios estão a mutilação, as dores intensas, o desfiguramento, a degeneração, a impossibilidade de ver os filhos crescerem, a incapacidade de trabalhar, a aniquilação, o esquecimento e, principalmente, a sensação de ter vivido uma vida sem sentido e de nada mais poder fazer.

O medo tem um lado positivo, que nos protege e estimula os cuidados. O lado negativo surge quando medo se torna excessivo, conduzindo a uma paralisia. É fundamental escutar o paciente quanto aos seus medos e ajudá-lo na sua compreensão e enfrentamento.

A doença faz com que se revejam prioridades, a fim de lidar com assuntos inacabados, mágoas e ressentimentos, bem como reatar relações significativas.[6] Profissionais de saúde podem ajudar a elaborar essas situações, facilitando a comunicação e providenciando a presença de pessoas significativas para o paciente nesse momento.

Uma questão essencial no final da vida é refletir sobre a morte com dignidade, facilitando o planejamento desse momento. É preciso ouvinr os desejos do paciente, permitindo que sejam realizados. Lembramos que Cicely Saunders e Elizabeth Kübler-Ross enfatizaram a importância da qualidade de vida no seu final, com a apropriação da morte pelo paciente, que deve participar do seu tratamento e ser devidamente esclarecido, escolhendo o que deseja ou não ao final da sua jornada.[3] O século XXI apresenta várias formas indignas de morte, e o paciente vive, em algumas instituições, a solidão dos moribundos[15] ou a distanásia,[4] um final de vida solitário e de muito sofrimento, cercado de tubos e monitores.

Pacientes desejam morrer em paz, com tranquilidade e sem dor. Existem as formas legalizadas em nosso país para uma morte digna. Uma delas é a **ortotanásia, a morte correta e no tempo certo, definida a partir da Resolução n. 1805/2006 do Conselho Federal de Medicina**.[16] Sem infringir a ética, essa resolução permite o desligamento de aparelhos que mantêm a vida e que não alteram o processo da doença, ou seja, simplesmente mantêm o estado atual, evitando a morte. O desligamento dos aparelhos só pode ser realizado com a autorização do paciente, se consciente, ou de seus familiares. É importante ressaltar que é preciso manter a continuidade dos cuidados paliativos, o alívio e controle dos sintomas. **A Resolução n. 1995/2012 do Conselho Federal de Medicina**[17] **favorece que o paciente expresse seus desejos em documento escrito, denominado Diretivas Antecipadas de Vontade**.[18] Elas são consideradas antecipadas porque são escritas pelo paciente quando ainda está consciente e lúcido, devendo ser utilizadas quando ele não for capaz de falar por si. O paciente poderá escolher uma pessoa para representá-lo, quando não mais puder expressar suas vontades. É muito importante que essa decisão do paciente seja comunicada aos familiares ou amigos. São estimuladas também as conversas com os médicos, para que eles possam entender o que paciente deseja no final da vida. Nenhuma das resoluções citadas se tornaram leis, mas regem os profissionais da área médica na busca da morte com dignidade, garantindo-se a postura ética. **É muito importante saber o que os pacientes desejam e, principalmente, o que não desejam no final da vida**.[19] Além da ortotanásia, a kalotanásia permite que se busque a morte com dignidade, incluindo aspectos como ritualização, arte e estética.[20]

Os cuidados paliativos trazem princípios importantes, que permitem uma vida com dignidade até seu final.[21] Entre esses princípios, estão o alívio e controle de sintomas incapacitantes e a diminuição do sofrimento nas suas múltiplas esferas – física, psicológica, social e espiritual –, mantendo o paciente no centro da ação, ressaltando sua autonomia e facilitando a comunicação.

A família também tem um lugar importante nos programas de cuidados paliativos, como desenvolveremos a seguir. Uma tarefa fundamental dos cuidados paliativos é legitimar o luto antecipatório, o processo de elaboração das perdas que o adoecimento provoca e as formas de enfrentamento quando a morte se aproxima, colaborando com o processo de luto dos familiares após o falecimento do paciente.[22]

Questão da morte para os familiares

O processo de adoecimento atinge o paciente e seus familiares, constituindo-se em uma crise que afeta o equilíbrio de todos. Famílias são como sistemas, que se organizam em suas relações e funções a serem cumpridas. A depender de quem é o paciente – o provedor da família, uma criança, quem cuida dos filhos –, a crise relacionada ao adoecimento assume uma grande dimensão. O paciente e a família são vistos, nos programas de cuidados paliativos, como unidades de cuidados.

Há famílias que funcionam de forma organizada, com harmonia, e seus membros conversam entre si, fazendo reinar um espírito de colaboração e tolerância. Quando surge uma crise, como é o adoecimento ou a morte de alguém, a família se reúne para combinar formas de ação em colaboração, dividindo funções e acolhendo os sentimentos e o sofrimento. Ocorre, então, uma reorganização, que favorece um novo equilíbrio e uma redivisão das tarefas. Em uma família disfuncional, no entanto, surgem distúrbios de comunicação e há falta de tolerância ou compreensão entre os membros. A desorganização provocada pelo adoecimento e pela

Uma questão essencial no final da vida é refletir sobre a morte com dignidade, facilitando seu planejamento e respeitando os desejos do paciente.

Ortotanásia refere-se à morte correta e no tempo certo, sem prolongamento artificial da vida em situações em que não haja mais possibilidade de alteração do processo de doença.

O filme *A despedida* relata o enfrentamento da família perante o processo de morte de uma senhora recém-diagnosticada com uma doença grave.

No livro *Filha*,[52] a autora Nayara Noronha descreve a história de avó, mãe e filha em suas maternidades e no enfrentamento do luto pela perda da filha-neta.

morte os afeta de forma mais intensa e duradoura, dificultando a reorganização do núcleo familiar, com rompimentos e sofrimentos adicionais. **Seja qual for a forma de organização das famílias, é muito importante que as instituições proporcionem cuidados contínuos aos seus membros**. Essas precauções estão previstos em programas de cuidados paliativos, a partir do diagnóstico de uma doença que ameaça a vida.

É importante levar em conta os membros da família, suas singularidades e necessidades, lembrando que, ao mesmo tempo em que vivem as perdas do adoecimento, também podem dar suporte uns aos outros.[23] Fatores de proteção para lidar com as perdas incluem: estrutura familiar flexível, boa comunicação entre os membros, conhecimentos sobre a doença e uma boa rede de apoio da família e da comunidade. Os fatores de risco envolvem famílias disfuncionais, distúrbios de comunicação e intolerância.

> É importante levar em conta os membros da família, suas singularidades e necessidades, lembrando que, ao mesmo tempo em que vivem as perdas, eles podem dar suporte uns aos outros.

Nos cuidados com os familiares, é importante levar em conta que o tipo de morte pode causar diversos impactos. Mortes repentinas causam grande sofrimento, porque não houve possibilidade de preparo, além do fato de, muitas vezes, envolverem violência, corpos mutilados ou ausência do corpo. Por outro lado, mortes lentas, provocadas por doenças crônicas e degenerativas, têm longa duração e obrigam ao contato constante dos familiares com o sofrimento. O risco de sofrimento pode ser mais intenso no cuidador principal, que, por vezes, abdica de sua vida para se dedicar aos cuidados. **A morte por situações estigmatizadas, como o suicídio, é de muito difícil elaboração, necessitando de cuidados especializados.**[24]

É fundamental o reconhecimento das perdas provocadas pela doença para facilitar o processo de construção de significado nessa situação, que constitui o importante trabalho de legitimação do luto antecipatório.[7,24] É preciso entender os padrões de cada família, seus pontos fortes e vulnerabilidades, ajudando a definir os planos de cuidados. Também é importante observar a capacidade da família de se comunicar, os afetos e como cada um dos membros enfrenta as perdas. Se o atendimento ocorrer no domicílio, é preciso ter respeito ao entrar nesse espaço íntimo, levando em conta os valores e os costumes da família.

> Reconhecer as perdas provocadas pela doença é fundamental para a construção do significado e a legitimação do luto.

Walsh e McGoldrick[25] listam os pontos a serem considerados nos cuidados à família:

- O ciclo de vida da família (recém-casados, com filhos pequenos, com filhos mais velhos, um casamento longo)
- Valores e crenças da família e sua atitude em relação à doença e à morte
- O papel da pessoa falecida na família (suas responsabilidades, a relação com os demais membros)
- A natureza da morte (cada uma delas tem suas especificidades em relação à questão do sofrimento, como explicado anteriormente, lembrando sempre da importância observar as singularidades do processo do enlutado)
- A idade da pessoa que morreu (a morte de crianças e jovens pode tornar a dor mais intensa ou de difícil elaboração)
- Processos de luto não reconhecidos, não legitimados pela família ou pela sociedade, que levam a um maior sofrimento. Entre os lutos não reconhecidos, podemos citar: vida não reconhecida, como nas perdas gestacionais ou no parto; relação não reconhecida, como dos amantes; enlutado não reconhecido, portanto, sem direito ao sofrimento, como a situação dos profissionais de saúde; e mortes estigmatizadas, como o suicídio
- Perdas que concorrem com a situação de luto por morte, como por exemplo, a perda do emprego, aumentando a dor. Há situações que provocam situações ambivalentes, como o nascimento de um bebê e a morte de uma pessoa significativa.

Em programas de cuidados paliativos, o atendimento a famílias enlutadas pode ocorrer no domicílio. É um lugar privilegiado para observar as relações familiares em ação.

Luto e luto antecipatório para pacientes e familiares

O luto é um processo que envolve quadros clínicos sucessivos, que se intercalam e se se sucedem para cada indivíduo após a perda de uma pessoa, de um bicho de estimação ou de situação significativa, manifestando-se de acordo com a possibilidade de elaboração de cada um.[26] Durante a elaboração do luto, ocorrem vários sintomas, que afetam o organismo como um todo. **O rompimento de um vínculo representa a perda do mundo presumido, habitual, conhecido e que nos dá segurança**.[27] O luto é um processo de elaboração de

> O luto é um processo que envolve quadros clínicos sucessivos, que se intercalam e se sucedem para cada pessoa após a perda, manifestando-se de acordo com a possibilidade de elaboração de cada pessoa.

Embora seja universal, a forma de lidar com as perdas é singular e influenciada por vários fatores.

No romance *A cabeça do pai*,[53] a historiadora Denise Sant'Anna narra seus sentimentos e sofrimentos como cuidadora dos pais adoecidos.

O processo de luto não se encerra, vai se transformando; e a cada situação vivida, novos sentidos são agregados.

A elaboração do luto permite que sejam construídos significados para a vida, que continua agora sem a presença da pessoa querida.

O luto antecipatório favorece a possibilidade de lidar com as prioridades, com a resolução de pendências e com a preparação para o final da vida.

Profissionais da saúde têm um papel importante em facilitar o luto antecipatório, legitimando os sentimentos e suas expressões.

A morte pode despertar nos profissionais da saúde preocupações com a própria finitude e o confronto com sua formação.

perdas significativas, que acontece com todos os seres humanos e faz parte da vida. Embora seja universal, a forma de lidar com as perdas é singular e influenciada por vários fatores. O luto não é doença, é uma crise de grande intensidade que pode ter vários desdobramentos.

É muito importante, no processo de luto, legitimar sentimentos e facilitar sua expressão, principalmente uma sociedade que interdita a morte. Essa facilitação é muito importante para que não se desenvolvam sofrimentos muito intensos, com risco de adoecimento e morte. **O sofrimento por perdas significativas abala o organismo, podendo resultar em depressão do sistema imunológico, facilitando a irrupção de doenças**. O luto ocorre dentro de um contexto familiar e social e é influenciado por ele, moldando comportamentos do enlutado ao indicar certas formas de comportamento. É como uma "etiqueta do luto", que designa quais sentimentos devem ser expressos e com qual intensidade, para que não acabem provocando constrangimento. Quando o processo de luto se afasta do que a sociedade espera, passa a ser considerado desviante. É importante lembrar que não há luto patológico, mas, sim, processos que podem se tornar complicados por provocar sofrimento muito intenso, com risco de adoecimento e morte do enlutado.

O luto é um trabalho psíquico que ocorre na consciência, exigindo introspecção e elaboração psíquica. Não tem um tempo determinado de duração, algo que se possa contar em dias, meses e anos. Não é no tempo cronológico que o luto se processa, e sim no tempo psíquico e subjetivo, também conhecido como *kairós*. **O processo de luto não se encerra, vai se transformando; e a cada situação vivida, novos sentidos são agregados.** Os vínculos não são finalizados; ainda que se rompa a relação presencial, as memórias e lembranças permitem a continuidade dos vínculos.[28] A elaboração do luto permite que sejam construídos significados para a vida, que agora continua sem a presença da pessoa querida. É dever dos profissionais estimular as construções subjetivas dos enlutados.[29]

O luto antecipatório é aquele que se inicia com o diagnóstico de uma doença que ameaça a vida. É a possibilidade de lidar com as perdas que ocorrem no processo de adoecimento, e não só diante da proximidade da morte.[7,30] Rando[31] destaca a importância desse processo na prevenção do luto complicado. Para os pacientes, é uma forma de elaborar as perdas durante a trajetória da doença, incluindo a perda da saúde, da vida profissional, do lazer, da sexualidade e da identidade anterior, que dá lugar a uma nova identidade: a de doente. **O luto antecipatório favorece a possibilidade de lidar com as prioridades, com a resolução de pendências e com a preparação para o final de vida.**

Para os familiares, trata-se da possibilidade de lidar com a perda do companheiro de vida e com as adaptações que o adoecimento provoca nos cuidadores. Há de se ter um cuidado especial com o cuidador principal, sempre presente no diagnóstico, nos tratamentos e nas internações, tendo que tomar decisões difíceis no planejamento dos cuidados. Muitas vezes, o cuidador principal acaba descuidando da própria vida, com risco de adoecimento.[32,33]

Facilitar o luto antecipatório é tarefa importante em programas de cuidados paliativos, legitimando os sentimentos e sua expressão, facilitando o enfrentamento das pendências e dos ressentimentos e estimulando a ressignificação dos conflitos. A facilitação do luto antecipatório é importante para a prevenção do luto complicado.[34] Além dos cuidados físicos, é fundamental a preocupação com questões psicológicas, sociais e espirituais.[35]

Entre os fatores de proteção para o luto complicado estão: possibilidade de adaptação; resiliência para enfrentar situações adversas; capacidade de lidar com os conflitos; apoio social de familiares e amigos; possibilidade de ter se despedido do paciente; reconhecimento do luto pela família e pela sociedade. Por outro lado, os fatores que podem complicar o processo de luto incluem: apoio inseguro; situação de desorganização da vida; relações conflitivas; relação de dependência com o falecido; apoio social inexistente ou insuficiente; família disfuncional, com problemas de comunicação; morte violenta, repentina, sem corpo; ausência de rituais de despedida; transtorno psiquiátrico; e luto não autorizado.[34]

Profissionais de saúde e a morte: a morte na instituição hospitalar

Profissionais de saúde têm a morte como companheira no seu cotidiano de trabalho. **A morte pode despertar no profissional preocupações com a própria finitude e o confronto com sua formação, principalmente se for centrada na perspectiva de salvar vidas.**

Na mentalidade da morte interdita, há a compreensão de que os profissionais de saúde devem salvar pessoas e combater a morte. Os médicos discípulos de Esculápio entendem que devem lutar obstinadamente contra a morte, com a ilusão de que podem salvar a todos. Esculápio era um herói mítico que, combinando vários conhecimentos, salvava a todos, levando à ira dos deuses olímpicos, que o fulminaram com um raio.[36]

É preciso entender que se busca a cura das doenças, mas também que se cuida das pessoas enfermas, mesmo quando a cura não é possível. O desenvolvimento da medicina e da farmacologia permitiu a cura e a recuperação de várias doenças, mas, mesmo quando as doenças não têm cura, há a possibilidade de ofertar cuidados, promovendo a dignidade no final da vida. No entanto, **se o profissional se concentra apenas em combater a morte, promove um dos maiores erros da humanidade, que é a ilusão de onipotência, força e controle**. Nessa perspectiva, as mortes são vistas como erro e fracasso, e não como fenômeno que faz parte da vida e uma consequência do processo de adoecimento. O profissional, então, internaliza essa ideia de erro e fracasso, e a ele não é permitido expressar tristeza, pois seu luto não é autorizado. Como consequência dessa situação, profissionais podem se sentir incompreendidos, correndo risco de adoecimento.[37]

Há dois paradigmas vinculados à ação de saúde: o curar e o cuidar.[38] No paradigma do curar, o investimento nos tratamentos objetiva manter a vida a qualquer preço. A medicina de alta tecnologia é dominante e se sobrepõe às práticas de cuidado psicossocial e espiritual, que ficam em segundo plano, levando ao risco de procedimentos distanásicos, com o prolongamento do processo de morrer com sofrimento. Já no paradigma do cuidar, há a aceitação da morte como parte da condição humana, priorizando as necessidades do enfermo e considerando a multidimensionalidade da doença ao cuidar da dor total.[39] Há uma preocupação com o alívio e o controle dos sintomas, enfatizando a qualidade de vida, a busca da autonomia e a dignidade durante toda a trajetória da doença.

Ao priorizar a ação de salvar o paciente a qualquer custo, a ocorrência da morte ou doença incurável faz com que o trabalho da equipe médica seja percebido como frustrante, desmotivador e sem sentido. Essa percepção pode se agravar quando os procedimentos realizados com pacientes sem possibilidade de cura não são compartilhados com a equipe, o que pode ser uma das razões principais para o estresse dos profissionais de saúde. Nesse sentido, a incapacidade de adiar a morte e aliviar o sofrimento trazem ao profissional a vivência de seus próprios limites e os sentimentos de impotência e finitude, causando sofrimento.[2,40]

Muitos profissionais sofrem de fadiga de compaixão, resultante do trabalho contínuo e sem descanso com pacientes em sofrimento físico e psíquico intenso.[41] Cuidados com esses profissionais são essenciais para evitar que se instale a síndrome de *burnout*, uma síndrome laboral vinculada à sobrecarga de profissionais de saúde no seu trabalho com pacientes adoecidos, que apresentam sintomas complexos, com sofrimento físico e psíquico.[42] Profissionais com essa síndrome apresentam vários sintomas, que dificultam a escuta e a empatia, fundamentais para os cuidados, podendo levar a erros, atitudes de rispidez, grosseria e falta de atenção, colocando pacientes e familiares em risco e aumentando seu sofrimento.

O cuidado com o profissional estafado é fundamental. Na fadiga de compaixão, há possibilidade de reversão, com afastamento e descanso. Já no caso da síndrome de *burnout*, o quadro se instala de forma mais profunda, sem possibilidade de reversão, e o profissional precisa ser afastado. Esse problema ocorreu com frequência durante a pandemia da covid-19, visto que houve uma conjunção de fatores, incluindo carga intensa de sofrimento, falta de descanso e sensação de fracasso recorrente. Na época, muitas decisões difíceis precisaram ser tomadas, como escolher quem iria para a UTI, quando havia menos vagas do que pacientes que necessitavam de tratamentos intensivos. Nessa unidade de tratamento, os procedimentos são complexos e o risco de erro é maior, levando a um estado de tensão constante.[43]

A síndrome de *burnout* e a dificuldade de elaboração do luto tornam-se problemas de saúde pública. É comum observar vários profissionais adoecendo em função da carga excessiva de sofrimento. Profissionais de saúde, que cuidam do sofrimento alheio, muitas vezes não cuidam de sua própria dor.[3]

Educação para a morte é a possibilidade de preparar profissionais de saúde para lidar com a morte, como forma de ampliar sua disponibilidade psíquica para situações de perda e morte. Estaria a escolha da profissão relacionada com a questão da morte, como forma de conhecer e saber enfrentá-la, tendo ainda a ilusão de poder curar e salvar pacientes? Seria escolha da profissão uma tentativa de preparação para lidar com a própria finitude e daqueles de quem cuida? Nos tempos atuais, há jovens que não tiveram contato próximo com a morte,

É preciso entender que se busca a cura das doenças, mas também que se cuida de pessoas enfermas, mesmo quando a cura não é possível.

Um dos maiores erros da humanidade é a ilusão da onipotência, força e controle.

Em *O deserto dos Tártaros*,[54] o autor nos propõe uma reflexão quanto à inevitabilidade da morte.

Muitos profissionais sofrem de fadiga de compaixão, resultante do trabalho contínuo e sem descanso com pacientes em sofrimento físico e psíquico intenso.

A síndrome de *burnout* e a dificuldade de elaboração do luto tornam-se problemas de saúde pública.

A educação para a morte é a possibilidade de preparar os profissionais de saúde para lidarem com a morte, como forma de ampliar sua disponibilidade psíquica frente a situações de morte e perda.

> Os médicos e outros profissionais da saúde devem cursar disciplinas que abordem a morte e o morrer.

somente com aquelas vistas na tela da TV, no cinema e na internet, sem possibilidade de interação.[3] Essa situação mudou drasticamente com o advento da pandemia da covid-19, como apontaremos em outra parte deste capítulo.

Os médicos deveriam cursar, na graduação, disciplinas sobre o tema da morte, incluindo o preparo para cuidar de pacientes gravemente enfermos, mais particularmente em relação aos cuidados de final de vida. Atualmente, o que ouvimos nas instituições de saúde e educação é que seus profissionais não foram preparados para lidar com a morte. Como é possível que cursos de medicina, enfermagem, psicologia e outros não tenham disciplinas que abordem o tema?

Nesse contexto, há também uma outra questão: será que estudantes e jovens profissionais querem de fato se preparar? Para alguns profissionais, é mais fácil dizer que não houve preparo para enfrentar situações desafiadoras, principalmente quando há perspectiva de morte próxima, com sofrimento e familiares exigentes. Lembramos que sempre é possível buscar conhecimento e supervisão para lidar com situações de perdas e morte na educação continuada em serviço.

> Ao falar em educação para a morte, não temos a pretensão de dar receitas ou respostas simplistas, mas, sim, abrir reflexão e discussão sobre diversos temas relacionados às perdas e à morte.

Quando falamos de educação para a morte, não temos a pretensão de fornecer receitas ou respostas simplistas, mas, sim, de abrir reflexão e discussão sobre diversos temas relacionados às perdas e à morte. Ao longo de nossa experiência em cursos de graduação, pós-graduação e educação de profissionais em serviço, percebemos o quanto é importante haver disponibilidade psíquica para essa formação, pois experiências vividas são revisitadas, trazendo sofrimento, ao se perceber em momento de limite e impotência.[3]

A educação de profissionais de saúde em relação à morte contempla os seguintes pontos:

> Além da sensibilização para o tema da morte, é importante a apresentação de diversas abordagens teóricas e reflexões sobre a prática vivida.

- **Sensibilização dos estudantes e profissionais para sentimentos e reflexões sobre vários temas relacionados à morte:** luto, suicídio, agravamento das doenças, final de vida, perda de pessoas da mesma faixa etária por acidentes, entre outros. Deve-se estimular que os participantes compartilhem essas vivências para facilitar a aceitação de experiências diferentes
- **Apresentação de várias abordagens teóricas sobre a questão da morte.** A ampliação de diversos pontos de vista é uma perspectiva a ser valorizada nas aulas e palestras
- **Reflexões sobre a prática vivida e a aprendizagem, que envolve aspectos cognitivos e afetivos, buscando o sentido individual e o coletivo.** Trata-se da possibilidade de realizar uma constante revisão de práticas e atividades de estágio, examinando conflitos e frustrações no processo de construção do conhecimento. Essa forma de aprendizagem significativa ocorre em disciplinas de graduação, pós-graduação, atualização, especialização, *workshops*, vivências, supervisão e grupos focais. A formação de grupos com estudantes e profissionais de várias áreas traz a riqueza de múltiplas abordagens, proporcionando a importância do trabalho em equipe.[3]

> No livro *Intermitências da morte*,[55] José Saramago nos leva a uma reflexão sobre a vida, a condição humana e a morte.

A formação de profissionais de saúde em Tanatologia é importante.[44-46] Os cursos devem incluir questões teóricas, o autoconhecimento e a preparação para cuidar de pacientes que estejam vivendo situações de perda e morte, como citamos anteriormente.

> É oportuno criar nos hospitais projetos de cuidados ao cuidador profissional, buscando a identificação das dificuldades e a promoção de atividades de reflexão e treinamento.

É oportuno criar nos hospitais projetos voltados ao cuidador profissional, com os objetivos de identificar as necessidades de equipes de saúde nas várias unidades do hospital e de promover intervenções, considerando as necessidades detectadas.[2] As atividades de cuidados seguem as seguintes etapas:

- Aquecimento e sensibilização para as dificuldades apontadas pela equipe
- Aprofundamento do tema trazido pelo grupo
- Planejamento da ação de cuidados ao cuidador a partir de sugestões dos participantes, em conjunto com os facilitadores.

Para as várias fases do processo, são propostas atividades individuais e grupais, incluindo relatos verbais, atividades expressivas e dramatizações. Observamos a necessidade de expansão dessas atividades, ainda escassas nos hospitais. Sugerimos aos superintendentes e diretores de hospitais a criação e implementação de atividades de cuidado aos membros da equipe de saúde para vivência, reflexão e elaboração do tema da morte e das perdas nas suas várias facetas. Citamos alguns dos temas comuns:

- Comunicação de más notícias, como agravamento da doença e alteração no planejamento de cuidados, com foco especial no final de vida, momento do adoecimento em que os sintomas se tornam frequentes e complexos

- Acolhimento, cuidados e intervenções com pacientes que estejam apresentando fortes sentimentos de medo, raiva ou tristeza
- Planejamento do tratamento de pacientes sem a possibilidade de cura e recuperação, aprofundando a questão do cuidar
- Cuidado aos sintomas incapacitantes, que causam sofrimento a pacientes e familiares
- Assistência aos familiares no agravamento da doença e aproximação da morte, acolhendo os sentimentos intensos presentes nessas situações
- Escuta e acolhimento da expressão do desejo de morrer por parte do paciente em intenso sofrimento ou da família.

Esses são alguns dos temas que surgiram em trabalhos de vivências que fizemos com profissionais de enfermagem, que solicitaram esse tipo de abordagem em um hospital da cidade de São Paulo. Os profissionais de enfermagem estão mais disponíveis para essa proposta de atividade. Sugerimos, no entanto, que elas sejam ampliadas para os profissionais de saúde de várias áreas clínicas, sempre lembrando que não se trabalha com procedimentos clínicos, e sim com a relação dos profissionais com pacientes e familiares sob seus cuidados.[2,3]

> Alguns temas que devem ser abordados são a comunicação de más notícias, o manejo dos pacientes que expressam emoções negativas, o planejamento dos cuidados a pacientes sem possibilidade de cura e o acolhimento dos familiares.

> A escuta e acolhida da expressão do desejo de morrer por parte do paciente ou da família pode ser angustiante para o profissional e enseja atenção.

Reflexões sobre cuidados durante a pandemia de covid-19

A pandemia provocou mudanças abruptas no dia a dia, predominando a incerteza, a imprevisibilidade e, mais tragicamente, as perdas de familiares e amigos – em alguns casos, perdas múltiplas. Rituais de despedida foram interrompidos em função do isolamento. Muitos enlutados tiveram seu pesar acentuado pela falta de empatia, respeito, solidariedade e compaixão, provocando sofrimento psíquico e gerando uma pandemia de saúde mental. Os processos de terminalidade e luto, pelo grande número de mortes e pela forma como ocorreram, aumentaram de forma significativa o sofrimento psíquico e existencial.[47]

> A pandemia provocou mudanças abruptas no dia a dia, predominando a incerteza, a imprevisibilidade e as perdas.

Na pandemia da SARS-CoV-2, as medidas adotadas para conter o rápido aumento de infectados incluíram o distanciamento social, que não permitia a presença dos familiares durante a internação dos pacientes e nos rituais de luto. Foram impedidas as despedidas entre doentes e seus familiares, bem como o compartilhamento de questões complexas de forma presencial. Os pacientes não receberam os cuidados do luto antecipatório, e o mesmo se deu com seus familiares, que sofreram em casa, sem notícias.

A pandemia aumentou o número de mortes indignas: as mortes nas filas de espera por falta de vagas, a chamada mistanásia. Essas filas geraram uma sobrecarga nos serviços de saúde e nos profissionais de saúde, que precisaram responder repetidamente que não havia vagas, oxigênio ou insumos para intubação, causando grande sofrimento nos profissionais.

A distanásia, outra forma de morte indigna, em que ocorre o prolongamento do processo de morrer, também foi frequente durante a pandemia, já que o fato de se tratar de uma doença ainda desconhecida tornava difícil a decisão de interromper ou não determinados tratamentos, principalmente aqueles realizados nas unidades de terapia intensiva. Nessas circunstâncias, **é difícil oferecer morte com dignidade,** a ortotanásia, e garantir o atendimento dos desejos dos pacientes, principalmente quando pedem a presença dos familiares.

> Com a pandemia, aumentou o número de mortes indignas, seja por mistanásia ou distanásia.

A pandemia provocou a vivência da perda do mundo presumido, do cotidiano conhecido e familiar.[26] Afetou a todos nós, alterando nosso cotidiano de maneira significativa. Muitos tiveram que realizar o isolamento e distanciamento físico para evitar o contágio. **Atividades de trabalho, estudos e relações sociais presenciais foram interrompidas, provocando ansiedade, depressão, vulnerabilidade e problemas de saúde mental em muitas pessoas**. O contato mais direto com a morte foi muito frequente, transformando todos em grupo de risco. Muitas pessoas se contagiaram com o vírus da covid-19, alguns de forma grave, resultando em morte. Mesmo com a informação de que o grau de letalidade da doença é baixo, em um país populoso como o Brasil, um número imenso de pessoas morreu ao mesmo tempo. Nos casos graves, a UTI foi necessária, o que acabou gerando lotação nessas unidades e sobrecarregando os profissionais, que precisavam realizar procedimentos complexos em muitos pacientes ao mesmo tempo.

O impacto emocional foi especialmente forte para os familiares que tinham seus entes queridos internados, pois, afastados deles em função do isolamento, assistiam aos noticiários e viam imagens dolorosas de pacientes amontoados nas unidades de terapia intensiva,

Em situações epidêmicas ou pandêmicas, a impossibilidade de procedimentos fúnebres individualizados e a presença de familiares traz desesperança e engendra luto coletivo.

O luto antecipatório, importante para a elaboração das perdas causadas pela doença, não pode ser cuidado em situações pandêmicas.

Rituais de velório e enterro, importantes para o compartilhamento da dor e sofrimento pelo encontro presencial e base de significação para parentes e amigos, foram impedidos pelo risco de contágio.

Caixões lacrados e valas comuns aumentam de maneira significativa a dor da perda.

com profissionais correndo para dar conta da situação, e um número grande de pacientes acomodados em um espaço superlotado.

Os enterros em valas comuns, necessários pelo grande número de mortos em um mesmo dia, não permitam os procedimentos individualizados, com a presença dos familiares. Esse tipo de situação provoca desesperança e engendra luto coletivo, mesmo sem a perda de familiares ou amigos.

A forma de cuidado principal ao contágio pelo vírus da covid-19 foi o isolamento, o confinamento e o distanciamento social. Por essa razão, não era possível que os familiares acompanhassem os pacientes no hospital, causando ansiedade aos que queriam saber notícias. O luto antecipatório, importante para elaboração das perdas causadas pela doença, não pôde ser cuidado. **O sofrimento manifestado por vários enlutados foi exacerbado por não terem se despedido de seus familiares, aumentando sua tristeza ao sentir que não ofereceram dignidade no final de vida deles**. A supressão ou abreviação dos rituais foi vivida como uma experiência traumática, já que os enlutados não puderam se despedir e oferecer a última homenagem às pessoas queridas que morreram, provocando frustração, descrença e indignação.

Os rituais de velório e enterro, importantes para o compartilhamento de dor e sofrimento pelo encontro presencial e base de significação para parentes e amigos, foram impedidos pelo risco de contágio. Muitos enlutados afirmaram que não puderam ver o corpo pela última vez, não realizaram as despedidas e cerimônias de corpo presente e sentiram que não tinham feito o que o falecido, de fato, merecia. Essa situação ficava ainda mais complexa quando ocorriam muitas mortes no mesmo dia, acarretando sobrecarga nos serviços funerários e reduzindo a possibilidade da participação conjunta dos familiares. Os caixões lacrados e as valas comuns sem a localização da cova do parente morto foram apontados como elementos que aumentaram de maneira significativa a dor da perda. Todos esses aspectos em conjunto aumentam o risco de um **luto complicado,**[47] **em que os sinais aparecem nos comportamentos não adaptativos, presentes no cotidiano**. Citamos alguns deles: pensamentos invasivos recorrentes e persistentes envolvendo a pessoa que morreu; tristeza intensa; afastamento dos familiares, amigos e de várias relações interpessoais; prolongamento do sofrimento mental; e estresse pós-traumático. Muitas pessoas ficaram solitárias no seu processo de luto, sem acolhimento ou cuidados. Por estarem em trabalho remoto ou desempregados, perderam também o apoio dos colegas, e alguns tiveram problemas financeiros, ingredientes para muito sofrimento. É importante considerar que os profissionais de saúde na linha de frente e aqueles que tiveram que trabalhar com os doentes desde o início da pandemia podem ter tido um elemento a mais no seu processo de luto: a culpa por acreditarem ter infectado o familiar que morreu.

Estudos realizados indicam que em situação de desastres e pandemias é importante ser proativo e criar intervenções para o luto levando em conta as especificidades de cada região. Além dos espaços terapêuticos, é importante oferecer também espaços psicoeducacionais com atividades em grupo, para serem divulgadas na comunidade. É preciso pensar em atividades individuais para aqueles que necessitam de um cuidado mais específico e criar serviços que possam atender pessoas enlutadas com diversas demandas. **É fundamental propor os cuidados baseados nas necessidades dos enlutados e localizar as redes de apoio.**[48]

A teoria dual do luto[49] mostra a importância da alternância entre lidar com os sentimentos de perda e se readaptar à nova situação, sem a pessoa querida. É fundamental cuidar dos grupos mais vulneráveis conforme suas demandas, oferecendo informações sobre o processo de luto, formas de enfrentamento e resiliência, utilizando cartilhas ou recursos audiovisuais. Em épocas de isolamento, esses cuidados podem ser oferecidos em *lives*, encontros por meio de plataformas como Zoom, Meet e outras, por telefone, videochamada ou Skype. É preciso oferecer orientações para evitar *fake news*, mas, ao mesmo tempo, evitar o excesso de informações, a fim de diminuir a sobrecarga psíquica.

Durante a pandemia, a Fiocruz e outras agências públicas de saúde apresentaram propostas de cuidados para o atendimento em massa de pessoas enlutadas, como: a adoção de modelos proativos de cuidados; oferta consistente de apoio em serviços locais; equipes preparadas para atendimento em crise; atividades psicoeducacionais como forma de compreensão do processo de luto, facilitando a expressão de sentimentos e readaptação à nova situação; promoção de atividades em grupo, para ajudar a manter contatos e compartilhar vivências; formação de profissionais competentes para identificar pessoas em risco; promoção de atividades de cuidados para atingir um número maior de pessoas; oferecimento de serviços de cuidados paliativos e cuidados especializados para a covid-19.[47]

Em situações pandêmicas e endêmicas, recomenda-se a realização de rituais de forma virtual, que, embora não substituam os eventos presenciais, são práticas possíveis durante um período de crise, como uma tentativa de mitigação do sofrimento. Significados para a continuação da vida sem a pessoa querida são construídos nos rituais, por isso os espaços de cuidados *on-line* são fundamentais. Os rituais ajudam a homenagear o morto, tendo como base a tradição, a cultura e as memórias da família. Durante a pandemia da covid-19, foram criadas várias plataformas de acolhimento e atendimento para as pessoas em sofrimento psíquico e enlutados,[50] bem como propostas de atividades de modo virtual. **Abrir espaços de acolhimento, cuidado e reflexões sobre o sofrimento provocado por uma pandemia é tarefa das várias modalidades de educação para a morte**.

> Todos esses aspectos vivenciados na pandemia aumentam o risco de um luto complicado, em que surgem comportamentos não adaptativos.

> Oferecer cuidados baseados nas necessidades dos enlutados é fundamental.

Atualizações

- *Lancet Commission on the Value of Death* reúne artigos que abordam a morte e o processo de morrer voltados a profissionais da saúde. Esse material pode ser acessado nos seguintes *links*:
    - https://www.thelancet.com/commissions/value-of-death
    - https://www.thelancet.com/journals/lancet/article/PIIS0140-6736(18)32388-2/fulltext
- Sallnow et al. (2022) elaboraram um relatório para o *Lancet Commission on the Value of Death* abordando os paradoxos da morte e do morrer no século XXI[51]
- A Academia Nacional de Cuidados Paliativos também oferece em seu *site* materiais relacionados ao tema da morte. Esse material pode ser acessado no seguinte *link*: https://paliativo.org.br/
- Schmidt et al. (2020) trazem reflexões quanto ao impacto de covid-19 e intervenções psicológicas[47]
- Harrop et al. (2020) sintetizam evidências sobre respostas a eventos de luto em massa, incluindo desastres naturais e pandemias.[48]

Highlights

- Os seres humanos são os únicos que têm consciência de sua finitude
- A inevitabilidade da morte pode trazer sofrimento para pacientes, familiares e os próprios profissionais da saúde
- Diálogos sobre a morte devem ocorrer em todas as etapas da vida, sem metáforas ou idealizações, permitindo que novos significados sejam construídos ao longo do desenvolvimento
- Os avanços tecnológicos permitem o prolongamento da vida, mas é essencial refletir quanto aos limites a serem respeitados
- A ortotanásia, ou seja, a morte digna e no tempo certo, deve ser respeitada e almejada pelos profissionais da saúde
- Reflexões sobre a morte e quanto aos sentimentos despertados pela própria finitude devem ser estimulados durante a formação dos profissionais da saúde. A educação para a morte é fundamental durante esse processo
- Estimular o luto antecipatório, favorecendo que as pessoas lidem com suas prioridades, resolvam pendências e se preparem para o final da vida é fundamental.

DURANTE O ATENDIMENTO

O que fazer

- Integrar cuidados psicossociais e espirituais no atendimento ao paciente, aproximando-se dele, que deve ser considerado pessoa central no processo de adoecimento
- Educar para a morte, abordando esse tema em várias instituições, tais como escolas e faculdades
- Escutar o paciente quanto aos seus medos e ajudá-lo na sua compreensão e enfrentamento
- Estimular a reflexão sobre a morte com dignidade, facilitando o planejamento desse momento
- Entender que, embora a morte seja universal, a forma de lidar com as perdas é singular e é influenciada por vários fatores
- Atentar aos cuidados com os profissionais de saúde. Deve-se preparar os profissionais de saúde para lidarem com a morte, como forma de ampliar sua disponibilidade psíquica frente a situações de perda e morte

O que não fazer

- Levar o paciente a situações indignas de final de vida, seja por mistanásia ou distanásia
- Tratar o paciente tendo em vista somente sua doença física, sem levar em conta suas particularidades e seus desejos
- Deixar de reconhecer a sua dificuldade em lidar com a morte e a finitude da vida
- Encarar a morte como um fracasso profissional
- Evitar falar sobre a morte
- Considerar que todo indivíduo lida com a morte da mesma maneira
- Não oferecer ao paciente a possibilidade de refletir sobre a morte e planejar seus momentos finais

Referências bibliográficas

1. Ariès P. História da morte no Ocidente. Rio de Janeiro: Francisco Alves; 1977.
2. Kovács MJ. Educação para a morte. Temas e reflexões. São Paulo: Casa do Psicólogo; 2003.
3. Kovács MJ. Educação para a morte. Quebrando paradigmas. Porto Alegre: Sinopsys; 2021.
4. Pessini L. Distanásia. Até quando prolongar a vida? São Paulo: Loyola; 2001.
5. Kübler-Ross E. Sobre a morte e o morrer. São Paulo: Martins Fontes; 1969.
6. Kübler-Ross E. A roda da vida. Rio de Janeiro: Sextante; 2002.
7. Franco MHP. O luto no século XXI. São Paulo: Summus; 2021.
8. Du Boulay S. The founder of the Modern Hospice Movement. Londres: SPCK; 1984.
9. Bowlby J. Uma base segura: aplicações clínicas da teoria do apego. Porto Alegre: Artes Médicas; 1989.
10. Torres WC. A criança diante da morte. Desafios. São Paulo: Casa do Psicólogo; 1999.
11. Kovács MJ. Educadores e a morte. Psicol Esc Educ. 2012;16(1):71-81.
12. Burlá C. A aplicação das diretivas antecipadas de vontade na pessoa com demência [tese de doutorado]. Porto: Universidade do Porto; 2015.
13. Kovács, MJ. Morte com dignidade. In: Fukumitsu KO (org.). Vida, morte e luto. Atualidades brasileiras. São Paulo: Summus; 2018. p. 29-48.
14. Silva MJP. Comunicação tem remédio. A comunicação nas relações interpessoais em saúde. São Paulo: Loyola; 2012.
15. Elias N. A solidão dos moribundos. Rio de Janeiro: Zahar; 2001.
16. Conselho Federal de Medicina. Resolução CFM n. 1.805, de 9 de novembro de 2006. Brasília, DF: CFM; 2006.
17. Conselho Federal de Medicina. Resolução CFM n. 1.995, de 9 de agosto de 2012. Brasília, DF: CFM; 2012.
18. Dadalto L, Tupinambaí U, Greco DB. Diretivas antecipadas de vontade: um modelo brasileiro. Rev Bioét. 2013;21(3):463-76.
19. Gawande A. Mortais. Rio de Janeiro: Objetiva; 2015.
20. Floriani C. Moderno movimento hospice: kalotanasia e o revivalismo estético da boa morte. Rev Bioét. 2013;21(3):397-404.
21. Kovács MJ. A caminho da morte com dignidade no século XXI. Rev Bioét. 2014;22(1):94-104.
22. Academia Nacional de Cuidados Paliativos. [Internet]. Disponível em: https://paliativo.org.br/. Acesso em: 12 jul. 2024.
23. Delalibera M, Presa J, Coelho A, Barbosa A, Franco MHP. A dinâmica familiar no processo de luto: revisão sistemática da literatura. Ciênc Saúde Coletiva. 2015;20(4):1119-34.
24. Kissane DW. Family grief. In: Kissane DW, Parnes F. Bereavement care for families. Nova York/Londres: Routledge; 2014. p. 3-16.
25. Walsh F, McGoldrick M. Morte na família, sobrevivendo às perdas. Porto Alegre: Artmed; 1995. p. 27-55.
26. Parkes CM. Luto. Estudos sobre a perda na vida adulta. Trad. Maria Helena Pereira Franco. São Paulo: Summus; 1998.
27. Parkes CM. Amor e perda: as raízes do luto e suas complicações. Trad. Maria Helena Pereira Franco. São Paulo: Summus; 2009.
28. Klass D, Silverman P, Steven N. Continuing bonds. New understandings of grief. New York: Taylor e Francis; 1996.
29. Neimeyer RA, Burke LA, Mackay MM, Stringer JGD. Grief therapy and the reconstruction of meaning from principles to practice. J Contemp Psychother. 2010;40(2):73-83.
30. Franco MHP. Luto antecipatório em cuidados paliativos. In: Franco MHP, Polido K (orgs.). Atendimento psicoterapêutico no luto. São Paulo: Zagodoni; 2014. p. 27-35.
31. Rando TA (ed.). Clinical dimensions of anticipatory mourning: theory and practice in working with the dying, their loved ones, and their caregivers. Champaign, IL: Research Press; 2000.
32. Fonseca JP. Luto antecipatório. Campinas: Livro Pleno; 2004.
33. Kreuz G, Franco, MHP. O luto do idoso diante das perdas da doença e do envelhecimento – revisão sistemática de literatura. Arq Bras Psicol. 2017;69(2):168-86.
34. Braz MS, Franco MHP. Profissionais paliativistas e suas contribuições na prevenção de luto complicado. Psicol Ciênc Prof. 2017;37(1):90-105.
35. Hudson PL, Kristjanson LJ, Ashby M, Kelly B, Schofield P, Hudson R et al. Desire for hastened death in patients with advanced disease and the evidence base of clinical guidelines: a systematic review. Palliat Med. 2006;20(7):693-701.
36. Brandão JS. Mitologia grega. vol. 2. 2. ed. Petrópolis: Vozes; 1988.
37. Casellato G. Em busca da empatia. Suporte psicológico ao luto não reconhecido. São Paulo: Summus; 2015.
38. Pessini L. A medicina atual: entre o dilema de curar e cuidar. In: Teixeira ACB, Dadalto L (org.). Dos hospitais aos tribunais. vol. 1. Brasília, DF: Delrey; 2013, p. 3-27.
39. Saunders C. A personal therapeutic journey. BMJ. 1996;313(7072):274-5.
40. Kovács MJ. Sofrimento da equipe de saúde no contexto hospitalar: cuidando do cuidador profissional. Mundo da Saúde (São Paulo). 2010;34(4):420-9.
41. Lago K, Codo W. Fadiga por compaixão: o sofrimento dos profissionais em saúde. Petrópolis, RJ: Vozes; 2010.
42. Maslach C, Jackson S, Leiter MP. Maslach burnout inventory. Palo Alto, CA: Consulting Psychology Press; 1981.
43. Monteiro MC. A morte e o morrer em UTI. Curitiba: Appris; 2017.
44. Silva GSN, Ayres JRCM. Estudantes de medicina e o encontro com a morte: dilemas e desafios. In: Franco MHP (org.). Formação e rompimento de vínculos: o dilema das perdas na atualidade. São Paulo: Summus; 2010. p. 43-72.
45. Flauzino CJ. O que acontece no encontro do médico a morte de seu paciente. [dissertação de mestrado não publicada]. Programa de Pós-Graduação em Psicologia Escolar e Desenvolvimento Humano. São Paulo: Universidade de São Paulo; 2012.
46. Flauzino CJ. Século XXI: morte da morte? Formação como possibilidade de expressão e ressignificação da experiência do médico com a morte [tese de doutorado]. Programa de Pós-Graduação em Psicologia Escolar e Desenvolvimento Humano. São Paulo: Universidade de São Paulo; 2019.
47. Schmidt B, Crepaldi MA, Bolze DAS, Neiva-Silva L, Demenech LM. Saúde mental e intervenções psicológicas diante da pandemia do novo coronavírus (covid-19). Rev Estud Psicol (Campinas). 2020;37:e200063.
48. Harrop E, Mann M, Semedo L, Chao D, Selman LE, Byrne A. What elements of a systems' approach to bereavement are most effective in times of mass bereavement? A narrative systematic review withs lessons for covid-9. Palliat Med. 2020;34(9):1165-81.
49. Stroebe M, Schut H. The dual process model of coping with bereavement: a decade on. Omega (Westport); 201061(4):273-89.
50. Fundação Oswaldo Cruz. Saúde mental e atenção psicossocial na pandemia da covid-19. 2020. Disponível em: https://portal.fiocruz.br/documento/saude-mental-e-atencao-psicossocial-na-pandemia-covid-19. Acesso em: 12 jul. 2024.
51. Sallnow L et al. Report of the Lancet Commission on the Value of Death: bringing death back into life. Lancet. 2022;26(10327):837-84.
52. Noronha N. Filha. Rio de Janeiro: 7Letras; 2022.
53. Sant'Anna D. A cabeça do pai. São Paulo: Todavia; 2022.
54. Buzatti D. O deserto dos Tártaros. Rio de Janeiro: Nova Fronteira; 2020.
55. Saramago J. Intermitências da morte. 2. ed. São Paulo: Companhia das Letras; 2020.

9 Abordagem ao Paciente Psiquiátrico

Yoichi Takaki Konno • Celina Dias e Santos Lazzaro

Introdução

Neste capítulo, serão elaboradas sugestões de anamnese psiquiátrica e de exame mental durante avaliação de interconsulta psiquiátrica (ICP). Há excelentes materiais sobre psicopatologia, tais como *Psicopatologia e semiologia dos transtornos mentais,* de Paulo Dalgalarrondo, e o *Manual de psicopatologia,* de Elie Cheniaux. Neste momento, abordaremos de forma mais abrangente e focada a prática cotidiana de um interconsultor.

Entrevista psiquiátrica

Essencial para os próximos capítulos, a **entrevista psiquiátrica permite coletar dados para a elaboração de hipótese diagnóstica** (de transtornos mentais e doenças clínicas), **diagnóstico diferencial e conduta terapêutica**. Esse processo é **bidirecional**, isto é, tanto o entrevistado quanto o entrevistador/interconsultor se relacionam para formar um vínculo médico-paciente.

Muito mais que uma coleta de informações, a ICP permite que o paciente seja acolhido pela equipe, receba instruções de procedimentos e psicoeducação. Isso promove aprendizado, autonomia e conscientização de seu diagnóstico, diminuindo o estigma sobre a psiquiatria.[1] Dessa forma, a **ICP constrói uma ponte para o paciente buscar outros serviços de psiquiatria,** sejam emergenciais, ambulatoriais ou enfermarias.

Para efeitos práticos, esta seção será dividida em tópicos, cada um representando um aspecto da entrevista psiquiátrica.

Apresentação

Muitas vezes ignorada, a apresentação do médico ao paciente é o cartão de visita do interconsultor perante o paciente e a família que o acompanha. A cordialidade de um simples cumprimento pode interferir no desfecho e na condução da entrevista. É importante que o interconsultor atente à própria vestimenta, ao olhar, à comunicação não verbal, à postura, ao tom de voz, à permissão/segurança ao se aproximar do leito, à quantidade de profissionais/estudantes acompanhando. Talvez seja mais interessante orientar **o que não deve ser feito**:

- **Atitude fria**: na percepção do paciente brasileiro, pode dificultar a construção da relação médico-paciente
- **Reação exagerada**: por outro lado, uma reação acima do esperado ou inadequada para o contexto por parte do interconsultor pode gerar a impressão de falsa intimidade
- **Postura inalterável**: adotar a mesma postura com todos os pacientes pode gerar atritos, dependendo da situação, dos valores e da cultura do entrevistado
- **Interrupções e vocabulário rebuscado**: permitir perguntas mais abertas, simples e compatíveis com o nível intelectual do paciente. Se o paciente trouxer outras informações, ouça com empatia
- **Julgamento, juízo de valores, pena, compaixão**
- **Hostilidade**: uma reação hostil a um comportamento agressivo do paciente pode gerar ainda mais estresse.[2]

A entrevista psiquiátrica permite coletar dados para a elaboração de hipótese diagnóstica, diagnóstico diferencial e conduta terapêutica.

A entrevista psiquiátrica é um processo bidirecional, em que o entrevistado e o interconsultor se relacionam para formar um vínculo.

A entrevista psiquiátrica permite o acolhimento e a psicoeducação, além de promover ao paciente aprendizado, autonomia e conscientização de seu diagnóstico.

O psiquiatra deve evitar: atitude fria, reação exagerada, postura inalterável, interrupções e vocabulário rebuscado, julgamento, juízo de valores, pena, compaixão e hostilidade.

O psiquiatra deve sempre se identificar ao paciente e zelar por um ambiente adequado para a entrevista.

Identificar-se com nome, função (médico, residente médico, interno), especialidade, motivo da entrevista e local (para pacientes desorientados) é vital para iniciar a coleta de informações.

Por vezes, é necessário deslocar o paciente, quando possível, para um ambiente cômodo para a entrevista, como um consultório ou uma sala privativa, ou então utilizar cortinas/biombos e iluminação adequada. O ambiente hospitalar, em certos setores (unidade de urgência/emergência), não propicia a confidencialidade adequada em função da presença de outros pacientes adjacentes, além de apresentar ruídos externos, como sons de equipamentos, procedimentos de equipe multiprofissional, conversas etc.

A evocação do sigilo médico é essencial.

A **evocação do sigilo médico é importante**, a fim de demonstrar a ética do trabalho do interconsultor e zelar pelas informações do paciente.

Identificação do paciente

Nessa parte da entrevista, devem ser coletados os seguintes dados:

Dados de identificação são importantes para a construção do diagnóstico e planejamento terapêutico, além de auxiliar no vínculo, não devendo ser, portanto, menosprezados pelo interconsultor.

- Nome completo
- Sexo
- Idade e data de nascimento
- Naturalidade e procedência atual
- Moradores
- Nível de escolaridade
- Profissão (incluso desemprego, afastamento, aposentadoria)
- Estado civil
- Presença de filhos
- Religião
- Presença de acompanhante (grau de relacionamento)
- Leito, setor
- Equipe responsável e data de solicitação.

Queixa atual e duração

Basicamente, é a **descrição realizada espontaneamente pelo paciente** do possível motivo da avaliação psiquiátrica. Muitas vezes, o interconsultor compara esses dados com o motivo de solicitação de ICP enviado pela equipe responsável.[2]

História da moléstia atual

A história da moléstia atual é a principal fase da entrevista psiquiátrica. Não há uma estrutura rígida, e a condução da conversa é guiada pela personalidade e pela experiência do interconsultor.

É a **principal fase da entrevista psiquiátrica**. Diferentemente das prévias, que têm uma estrutura praticamente fixa, essa varia de profissional para profissional. Continuadamente, a experiência do interconsultor guiará o modo como ele vai conduzir a conversa, **alternando entre escuta ativa (silêncio) e questionamentos.** Há pacientes cuja personalidade permite uma abordagem mais passiva, por exemplo, indivíduos ansiosos com anseio de expressar suas preocupações. Nesse caso, seria interessante optar por uma postura atenta e empática. Também há situações em que o interconsultor necessita perguntar ativamente, como ocorre com pacientes sonolentos ou torporosos, muitas vezes utilizando estímulos sonoros e táteis. E há situações, inclusive, em que é preciso interromper brevemente o paciente, em razão da tangencialidade do discurso.

Não há uma fórmula exata. O **interconsultor tem a responsabilidade de se adequar ao paciente, e não o contrário**. Entretanto, não seria viável explicar, neste capítulo, cada contexto possível e uma postura/conduta correspondente do interconsultor. Vale a máxima de evitar interrupções.

É importante, mais uma vez, interpretar os dados e relacioná-los com a clínica do paciente.

Em relação às perguntas, elas devem ser norteadas durante a elaboração de hipóteses diagnósticas e possíveis diagnósticos diferenciais. Esse processo é dinâmico e ocorre concomitantemente às falas do paciente e do acompanhante. De modo geral, o interconsultor deve atentar ao(s):

- Sintomas
  - Nuclear e associados
  - Temporalidade (curso)
  - Intensidade (leve, moderada, alta)
  - Quantidade

- Fatores desencadeantes
- Grau de sofrimento emocional
- Prejuízo funcional e social.

Muitas vezes, o acompanhante pode informar novos dados e uma outra perspectiva do caso. Em outros casos, pode ser a única fonte de informações, na ausência do paciente ou na impossibilidade de realização da entrevista (intubação, ausência em virtude de exames e procedimentos). É importante, mais uma vez, interpretar esses dados e relacioná-los com a clínica do paciente.

Existem dois **modelos vigentes sobre o desenvolvimento do raciocínio clínico** (Tabela 9.1):

- **Modelo biopsicossocial**: foi criado por Engel, em 1980, com o objetivo de evitar o reducionismo biológico, ampliando os conceitos psicológicos (pontos fortes e vulnerabilidades do paciente, personalidade, padrões de comportamento, desenvolvimento emocional) e sociais (relações interpessoais, composição familiar, trabalho, comunidade).[3] Críticas a esse modelo provêm da falha na própria integração dos três elementos, sendo a parte social frequentemente não atendida
- **Modelo de 4 Ps**: propõe um conceito temporal no raciocínio diagnóstico, organizando fatores associados em quatro itens:
  - Fator predisponente: causas que antecedem o aparecimento dos sintomas, mas que estudos verificam associação e causalidade a um possível diagnóstico (p. ex., história familiar, histórico pessoal, clínico e psiquiátrico, nível socioeconômico)
  - Fator precipitante: causa que imediatamente antecede ou claramente está relacionada ao início dos sintomas, diagnóstico ou comorbidade, como abuso de substâncias, eventos de vida negativos (falecimento de parentes próximos, final de relacionamento, descoberta de diagnóstico grave)[4]
  - Fator perpetuante: mantém a condição agravada no paciente (p. ex., fatores predisponentes e precipitantes sem resolução)
  - Fator protetor: elementos que podem fortalecer o paciente e amenizar o quadro clínico[5]
- **Misto**

No livro *Cartas a um jovem terapeuta*,[13] Calligaris aborda temas como vocação profissional, primeiro paciente e outros dilemas, suscitando reflexões para psicoterapeutas, aspirantes e curiosos.

Tabela 9.1 Comparação entre os modelos biopsicossocial e 4 Ps.

4 Ps	Biológico	Psicológico	Social
Predisponente "Por que nele?"	Carga genética	Estrutura de defesa imatura	Pobreza e adversidades
Precipitante "Por que agora?"	Reação iatrogênica	Falecimento recente	Término de relacionamento
Perpetuante "Por que continua?"	Má resposta ao psicofármaco	Baixa autoestima	Sem acesso à psicoterapia por motivos econômicos
Protetor "Existe suporte?"	Histórico familiar de resposta ao psicofármaco	Perspicácia	Suporte de comunidade

A história patológica pregressa deve incluir episódios psiquiátricos prévios, internações psiquiátricas, tratamentos prévios e comorbidades clínicas.

O interconsultor deve ter flexibilidade para avaliar quais informações devem ser colhidas durante essa entrevista e quais podem ser adiadas.

História patológica pregressa

É a parte da entrevista em que são colhidas informações de quadros prévios:

- Episódios psiquiátricos prévios: depressivos, maníacos, psicóticos, crises de pânico. É importante mencionar duração, início e último episódio. Relacionados: autolesões sem intenção suicida (ASIS), tentativas de autoextermínio (TAE), comportamentos purgativos. Quantidade, frequência, meio, local do corpo (ASIS)
- Internação psiquiátrica: local, ano, duração. Também inclui terapias instituídas:
  - Psiquiatria: local, duração, diagnóstico prévios
  - Psicofármacos: tipo de medicamento, duração do tratamento, resposta, tolerabilidade
  - Outras especialidades médicas: Neurologia, Cardiologia, Endocrinologia, Ginecologia etc.
  - Multiprofissional: Psicologia, Nutrição, Fisioterapia, Terapia Ocupacional, Fonoaudiologia, Odontologia
  - Medicina alternativa: acupuntura, homeopatia, fitoterapia, massoterapia.

Assista à palestra do Dr. Yoichi Takaki Konno sobre anamnese psiquiátrica.[14]

Também devem ser investigados outros aspectos, como doenças de base, medicamentos em uso, alergias medicamentosas, internações clínicas, cirurgias prévias.

Histórico pessoal

O histórico pessoal muitas vezes é **direcionado**, caso haja hipóteses diagnósticas sobre atrasos de neurodesenvolvimento do indivíduo ou eventos de vida negativos importantes durante a infância e a adolescência. **É frequente, devido ao caráter urgente da solicitação de ICP, que essa seção seja postergada para acompanhamentos futuros.**

- **Concepção**: idade dos pais durante gestação, GPA (gestação, parto e abortos de mãe), contexto psicossocial do casal
- **Gestação**: planejamento, desejo dos pais, período de descoberta da gravidez, instituição e adesão de acompanhamento pré-natal, intercorrências (náuseas, infecções, exacerbação de doenças clínicas, sangramentos uterinos, doença hipertensiva da gravidez, pré-eclâmpsia/eclâmpsia, diabetes mellitus gestacional), abuso de medicamentos e substâncias psicoativas
- **Parto**: normal ou cesárea (motivo), idade gestacional, prematuridade, presença de sofrimento fetal, condições após o parto (choro ao nascer, hipoxia, aspiração meconial, icterícia), peso e comprimento ao nascer, APGAR, resultado de testes de triagem (pezinho, orelhinha, coraçãozinho, olhinho, linguinha)
- **Hábitos**: amamentação (exclusiva e total), histórico de vacinação
- **Desenvolvimento neuropsicomotor (DNPM)**: motor, linguagem, social
- **Infância**: brincadeiras, relacionamentos interpessoais (pais, irmãos, familiares, amigos)
- **Acadêmico**: início em creche ou escola, qualidades e dificuldades escolares, queixas de professores
- **Adolescência**: puberdade, mudança de personalidade, relacionamentos amorosos, sexarca
- **Idade adulta**: trabalho, planejamento de vida
- **Velhice**: aposentadoria, relacionamentos (amizade, casamento).

Histórico familiar

O histórico familiar (HF) pode prover informações sobre transtornos psiquiátricos e condições clínicas em parentes de primeiro grau ou mais distantes. Fazendo uma comparação com a história da moléstia atual, o HF pode ser um fator predisponente importante para muitos diagnósticos psiquiátricos.

Além disso, podem ser observados outros comportamentos, como tentativa de suicídio, suicídio consumado, ASIS, dificuldade/evasão escolar etc. É importante que o interconsultor faça **perguntas diretas e separadas para cada transtorno**, pois, em certas ocasiões, o paciente não compreende a solicitação ou não correlaciona um diagnóstico a um transtorno mental (p. ex., transtorno de uso de álcool).

O histórico de resposta a psicofármacos pode ser útil na escolha do tratamento farmacológico. Por exemplo, há uma correlação na resposta do carbonato de lítio no transtorno bipolar entre parentes e descendentes.[6]

Ainda nessa parte da entrevista, é possível **avaliar o vínculo e a dinâmica com os parentes, principalmente do núcleo familiar** (pai, mãe, irmãos, avós). Tal dado é vital durante a avaliação de suporte social e familiar do caso.

Hábitos de vida

Os hábitos de vida compreendem aspectos aos quais o interconsultor deve se manter atento, pois podem ser **alvos de atuação no manejo não farmacológico**. Isso inclui:

- Rotina de sono
- Atividade física (frequência, duração, intensidade)
- Alimentação
- Consumo de substâncias psicoativas (incluindo cafeína).

Conforme a gravidade do caso, **é possível coletar informações "extras" para o entendimento global do paciente**: rotina e horários, *hobbies*, amizades próximas, relacionamentos atuais e prévios, informações sobre o trabalho/escola, situação financeira, questões legais, histórico policial.

Exame físico e neurológico

De acordo com a suspeita das hipóteses diagnósticas, os exames físico e neurológico devem ser realizados para excluir, principalmente, quadros orgânicos relacionados.

Exames complementares e laudos

Na ICP, por se estar em ambiente de hospital geral, é importante avaliar o quadro clínico do paciente, conforme evoluções da equipe responsável e resultados de exames complementares (laboratoriais, exames de neuroimagem, neurofisiologia). Esse cuidado se reflete no próprio raciocínio clínico, uma vez que **diagnósticos diferenciais clínicos (não só psiquiátricos) devem ser levantados e excluídos**.

Laudos e relatórios de outros profissionais podem ser de grande valia para a elaboração da hipótese diagnóstica final da equipe de interconsulta.

Exame mental

Neste capítulo, por motivos didáticos, o exame mental será abordado como súmula, em vez de ser descrito. É significante que o interconsultor conheça termos específicos da avaliação, principalmente relacionados à consciência (*delirium*, coma), ao juízo e ao humor.[2]

Geral

O livro de psicopatologia de Paulo Dalgalarrondo nos orienta a avaliar outras características iniciais, que incluem:

- Aspecto corporal: olhar, rosto, estado de cabelo, dentes, corpo e odor
- Roupas e acessórios: no contexto da situação do paciente no momento da entrevista
- Higiene
- Postura geral: ativa ou passiva
- Atitude global: arrogante, deprimida, desconfiada, expansiva, gliscroide, hostil, indiferente, manipuladora, negativista, sedutora.[2]

> O interconsultor deve sempre estar atento ao quadro clínico que culminou com a internação no hospital geral, sendo essencial acompanhar a evolução clínica do paciente para oferecer o melhor manejo do quadro psiquiátrico.

Consciência

A consciência é essencial para desenvolver todos os outros aspectos do estado mental. É um **estado de vigilância que permite a percepção dos sentidos e a execução de tarefas**.[2]

Certos quadros orgânicos podem estar relacionados – *delirium* (obnubilação, torpor), traumatismo cranioencefálico (TCE) (sonolência, torpor, coma), pós-parada cardiorrespiratória (experiência de quase morte) –, assim como transtornos mentais – crise conversiva (dissociação da consciência), intoxicação por substâncias psicoativas (estado crepuscular), transtorno de transe (transe).

A consciência pode ser avaliada em características **quantitativas**, cujas principais alterações são:

- Vigilância: paciente se mantém vígil durante toda a entrevista
- Sonolência: desperta ao ser chamado pelo entrevistador
- Obnubilação: desperta somente com estímulo intenso (movimentação, nome em voz alta); há lentidão de compreensão
- Torpor: desperta somente com estímulo doloroso (em esterno)
- Coma: não desperta com estímulos; grau mais profundo de rebaixamento de consciência.

No quesito **qualitativo**, apresenta campos de consciência, não necessariamente com correlação uma com a outra:

- Hipnose: estado de consciência reduzida, porém com atenção voltada ao hipnotizador e sugestionável aos seus comandos
- Dissociação: fragmentação e perda da unidade psíquica
- Estado crepuscular: obnubilação da consciência sem alteração de atividade motora
- Experiência de quase morte: estado de consciência específico e breve após grave episódio de ameaça à vida
- Transe: sonolência associada a movimentos estereotipados.

> Consciência é um estado de vigilância que permite a percepção dos sentidos e a execução de tarefas.

> Alterações da consciência podem ser encontradas nos quadros de *delirium*, TCE, pós-parada cardiorrespiratória, crise conversiva, intoxicação por substâncias psicoativas e transtorno de transe.

Atenção

> Atenção é a capacidade espontânea e/ou voluntária de o indivíduo absorver, selecionar, filtrar informações internas e externas de forma adequada.

É a **capacidade espontânea e/ou voluntária de o indivíduo absorver, selecionar, filtrar informações internas e externas de forma adequada.**[2]

Em um ambiente de ICP, a atenção está relacionada a condições orgânicas que geram diminuição do estado de consciência (*delirium*, encefalopatias metabólicas, acidente vascular cerebral [AVC]), quadros demenciais (doença de Alzheimer) ou, também, transtornos mentais, como episódio depressivo (hipoprosexia), maníaco (hipervigilância), transtorno obsessivo-compulsivo (hiperprosexia), esquizofrenia (distraibilidade) e transtorno de déficit de atenção e hiperatividade (hipotenacidade).

> Alterações da atenção podem ser encontrada em: *delirium*, encefalopatias metabólicas, acidente vascular cerebral, quadros demenciais, episódios depressivo ou maníaco, TOC, esquizofrenia e TDAH.

- Características **quantitativas**
  - Hiperprosexia: obstinação (foco indefinido sobre um objeto) e infatigabilidade
  - Distraibilidade: estado patológico de dispersão da atenção
  - Hipoprosexia: mais comum, gera desconcentração, fadiga, dificuldade em perceber estímulos; lembranças são imprecisas
  - Aprosexia: abolição total da atenção
- Características **qualitativas**
  - Tenacidade: concentração em uma determinada área ou objeto (pode ser classificada em hipertenacidade, eutenacidade e hipotenacidade)
  - Vigilância: capacidade de alternar o foco entre objetos (pode ser classificada em hipervigilância, euvigilância, hipovigilância)
  - Tenacidade e vigilância são características opostas.

Orientação

> Orientação é a capacidade de o sujeito se situar em relação ao ambiente em que está inserido e a si mesmo. Requer uma preservação da consciência e atenção para plena execução.

É a **capacidade de o sujeito se situar em relação ao ambiente em que está inserido e a si mesmo. Requer uma preservação da consciência e atenção para plena execução.**

Doenças orgânicas relacionadas: *delirium* (desorientação espacial, temporal), doença de Alzheimer (desorientação autopsíquica), síndrome de Korsakoff (desorientação temporal). Transtornos mentais relacionados: depressão grave (temporal, espacial), transtorno dissociativo (alopsíquica e autopsíquica), episódio maníaco (unidade do "eu"), síndrome de Cotard (existência do "eu"), síndrome de Capgras inversa (identidade do "eu").[7]

> Alterações da orientação podem ser encontradas em: *delirium*, doença de Alzheimer, síndrome de Korsakoff, depressão grave, quadros dissociativos, mania, síndrome de Cotard e síndrome de Capgras inversa.

- **Alopsíquica**
  - **Tempo**: orientação mais sofisticada e geralmente a primeira a ser alterada. Pode ser avaliada por meio de datas (ano, mês, dia do mês, dia da semana) ou duração de eventos (da consulta, tempo desde a última refeição etc.)
  - **Espaço**: investigação partindo de perguntas abrangentes para específicas em relação ao local (país, estado, cidade, bairro, edifício, sala) e distância (do local até a casa, trabalho)
- **Autopsíquica**
  - **A** - Atividade: compreensão de estar experienciando as próprias vivências
  - **E** - Existência: compreensão de existir totalmente
  - **I** - Identidade: compreensão de ser sempre o mesmo na sucessão do tempo
  - **O** - Oposição: compreensão da separação entre o sujeito e o meio
  - **U** - Unidade: compreensão de ser único e inseparável.

Sensopercepção

> Alterações da sensopercepção podem ser encontradas em: *delirium tremens*, migrânea com aura, epilepsia de lobo temporal, demência de Lewy, deficiência visual e diversos transtornos mentais.

A sensopercepção **inclui os fenômenos de sensação** (estimulação visual, auditiva, olfativa, gustativa, tátil, proprioceptiva e cinestésica) **e percepção** (processamento dos estímulos).[8]

Pode estar alterada em condições clínicas – *delirium tremens* (ilusão, alucinação visual), migrânea com aura (alucinose visual), epilepsia de lobo temporal (alucinação olfativa), narcolepsia (alucinação hipnagógica, hipnopômpica), demência de Lewy (alucinação visual), deficiência visual (alucinação visual) – e também em pacientes com transtornos mentais, como episódio depressivo (hipoestesia), transtornos psicóticos (alucinações de diferentes tipos), síndrome de Ekbom (alucinação tátil), síndrome de Cotard (alucinação cenestésica), fobia específica (ilusão), transtorno de personalidade *borderline* (alucinose auditiva).

- **Quantitativas**
  - Hiperestesia: percepção aumentada dos estímulos
  - Hipoestesia: percepção diminuída dos estímulos sensoriais
  - Anestesia (tátil)

- **Qualitativas**
  - Hiperpatia tátil: percepção aumentada de estímulo não doloroso (queimação após leve toque em pele)
  - Parestesia: percepção de sensações desagradáveis (formigamento)
  - Disestesia tátil: percepção anômala de estímulos (calor ao segurar gelo)
  - Ilusão: percepção alterada do objeto presente
  - Alucinação: percepção de objeto sem estímulo sensorial
  - Cenestesia: percepção incomum em órgãos corporais ("cérebro diminuindo", "estômago apodrecendo")
  - Cinestesia: sensação alterada em movimentação corporal
  - Sinestesia: percepção de estímulos cruzados ("ver os cheiros", "sentir as cores")
  - Hipnagogia: alucinações após adormecer
  - Hipnopompia: alucinações após despertar
  - Alucinação funcional: alucinação desencadeada por estímulo sensorial (som de água gotejando gerando vozes)
  - Alucinação extracampina: percepção fora do alcance possível (ouvir uma voz de outro quarteirão)
  - Alucinose: percepção alterada com manutenção da crítica do paciente
  - Pseudoalucinação: percepção de objeto com pouca nitidez, precisão ("é uma voz, mas não é bem uma voz").

Memória

É a **capacidade cognitiva de adicionar, manter e evocar experiências ocorridas**.[2] Depende da funcionalidade das demais funções mentais, incluindo humor e inteligência. Segue a lei de Ribot, segundo a qual há perda inicial de memória em certa ordem:

- Da mais recente para a mais antiga
- Da mais complexa para a mais simples
- Da menos habitual para a mais familiar.

Apresenta-se alterada em doenças orgânicas (síndrome de Wernicke-Korsakoff, doença de Alzheimer, AVC, TCE) e também pode estar alterada em casos de transtornos mentais, como amnésia dissociativa, transtorno de personalidade *borderline*, transtorno de uso de álcool, sedativos, transtorno de ansiedade generalizada, episódio depressivo, transtorno do estresse pós-traumático etc.

Há diversas classificações:

- Duração
  - Curta
  - Média
  - Longa
- Tipo
  - Lacunar
  - Global
  - Anterógrada
  - Retrógrada
- Características
  - Explícita: memória aprendida de forma consciente (estudo)
  - Implícita: memória aprendida inconscientemente (andar de bicicleta)
  - Declarativa (atualmente associada à explícita): memória que pode ser verbalmente avaliada (nome de livros)
  - Não declarativa (atualmente associada à implícita): memória que dificilmente pode ser avaliada verbalmente (correr)
- Específicos
  - De trabalho (explícita e declarativa): memória de curta duração para execução de tarefas de baixa complexidade (guardar número de telefone)
  - Episódica (explícita e declarativa): memória de eventos autobiográficos
  - Semântica (explícita e declarativa): memória do significado das palavras e símbolos
  - De procedimentos (implícita e não declarativa): memória adquirida por meio de repetição de habilidades

> Memória é a capacidade cognitiva de adicionar, manter e evocar experiências ocorridas.

- Quantitativas
  - Hipermnésia: maior capacidade de memorização, geralmente associada ao pensamento acelerado
  - Hipomnésia: diminuição na capacidade de fixar, codificar e lembrar conteúdos
  - Amnésia: perda de memória
- Qualitativas
  - Paramnésia: lembrança deformada durante evocação e com introdução de novos fatos
  - Confabulação: lembranças inventadas pelo paciente no lugar da amnésia
  - Pseudologia fantástica: construções de lembranças fantasiosas
  - Criptomnésia: lembranças já ocorridas, porém percebidas como novas pelo paciente
  - Ecmnésia: lembranças condensadas e rápidas (experiência de quase morte).

Pensamento

Capacidade que permite o processo de formação de conceitos, juízos (relação entre conceitos) **e raciocínio** (processo de criação de juízos), por meio de pensamento dedutivo, indutivo e intuitivo.[2] Muitas vezes, já são analisadas a inteligência e a linguagem do indivíduo durante sua avaliação. O pensamento pode ser classificado em relação aos seguintes aspectos:

- Curso
  - Taquipsiquismo: aceleração das ideias (pode estar associado a alterações de linguagem – logorreia)
  - Bradipsiquismo: lentificação das ideias (também associado a alterações de linguagem – bradifasia)
  - Bloqueio de pensamento: interrupção das ideias
  - Roubo de pensamento: interpretação delirante do bloqueio
- Forma
  - Direção:
    - Circunstancialidade: prolixo, minucioso, porém alcançando objetivo final
    - Tangencialidade: relação lógica de juízos, porém sem objetivo final
- Associação lógica
  - Frouxidão de laços associativos: relação entre ideias, porém sem articulação apropriada
  - Desagregação: desorganização progressiva, sem articulação adequada de juízos (pode estar associada a alterações de linguagem, como neologismos, criptolalia, ecolalia, mutismo, mussitação)
  - Salada de palavras: conceitos não associados uns aos outros
- Especificidades
  - Fuga de ideias: taquipsiquismo associado à frouxidão de laços associativos
  - Descarrilhamento: quadro mais grave que o prévio, com quebras lógicas, também associado ao taquipsiquismo
- Conteúdo
  - Delírio: juízos falsos, centrados no paciente, irrefutáveis, que persistem mesmo apresentando contra-argumentos. Em tais ocasiões, o *insight* encontra-se prejudicado. Apresenta diversas temáticas, sendo as mais comuns apresentadas na Tabela 9.2.
  - Ideia supravalorizada: alta convicção, geralmente criadas devido à intensa emoção envolvida, sendo passível de contra-argumentação
  - Obsessão: ideia, pensamento intrusivo, egodistônico, sem possibilidade de afastamento (principais temas: contaminação, dúvida patológica, preocupação com simetria, ordenação)
  - Pensamento de morte
  - Ideação suicida.

> Humor é o estado emocional de base do paciente. Tem um caráter mais duradouro, não tão associado ao momento.

> Sempre atentar para condições clínicas que podem alterar o humor, tais como anemia, corticoterapia e fibromialgia.

Humor e afeto

Humor é o **estado emocional de base do paciente**. Tem um caráter mais duradouro, não tão associado ao momento.[2] Influencia outras capacidades, como atenção, memória e pensamento.

Apresenta alterações em condições clínicas – anemia (hipotimia), corticoterapia (hipotimia), fibromialgia (disforia) – e em transtornos mentais, como em episódio depressivo (hipotimia, melancolia), maníaco (euforia, elação), transtorno de desenvolvimento intelectual (puerilidade), transtorno disruptivo de desregulação do humor (irritável).

Tabela 9.2 Tipos de delírio.

Persecutório	O mais comum. O paciente acredita estar sendo perseguido por pessoas ou grupos que querem seu mal (agressão, morte, desmoralização)
Autorreferente	Paciente observa fatos comuns como sendo referentes a ele (pessoas olhando, rindo dele)
De influência	Acredita estar sendo controlado por pessoas, entidades ou forças misteriosas
De grandeza	Acredita apresentar dom, poderes, garantindo a ele um destaque sobre os demais
Místico-religioso	Reconhece ter contato ou relação com entidades místicas e religiosas (deus, anjo, demônio)
De ciúme	Acredita estar sendo traído pelo(a) parceiro(a). Relacionado ao transtorno de uso de álcool
Erotomaníaco	Crê que uma pessoa de alto *status* social (ator famoso, cantor, político) ou de grande valia no contexto de paciente (chefe, médico) está apaixonada por ele
De culpa	Assume que todos os erros e dificuldades de amigos, familiares, do mundo são culpa dele
De ruína	Acredita que o futuro está fadado ao fracasso, ao sofrimento, ou que já está morto
Hipocondríaco	Acredita ser portador de uma doença grave e sem cura
Mitomaníaco	Inventa histórias fantasiosas, cheias de detalhes, sem objetivo claro
Síndrome de Capgras	Acredita que uma pessoa conhecida (amigo, familiar) é um sósia. No Capgras inverso, o próprio paciente seria um impostor
Síndrome de Frégoli	Paciente reconhece uma pessoa fora do círculo pessoal como um conhecido muito próximo. Frégoli inverso seria uma grande mudança na pessoa conhecida
Intermetamorfose	Pessoas diferentes (muitas vezes, perseguindo o paciente) apresentam similaridades

O humor pode ser classificado em:

- Distimias
  - Hipertimia (aumento do humor):
    - ▸ Euforia: humor exaltado
    - ▸ Elação: sensação de expansão do "eu"
    - ▸ Êxtase: unificação do "eu" ao meio, associado à alteração de orientação autopsíquica e juízo
- Hipotimia (diminuição do humor)
  - Humor desagradável
  - Disforia: distimia associada ao mau humor
  - Irritabilidade patológica: distimia associada à agressividade
- Puerilidade: humor com aspectos infantis e regredidos.

O afeto, por outro lado, é o componente emocional que acompanha uma ideia ou situação.[2] Em uma analogia simples, se o humor é o clima de uma região, o afeto é a previsão do tempo atual.

> O afeto é o componente emocional que acompanha uma ideia ou situação.

- Modulação
  - Hipermodulação: o afeto é modulado com maior facilidade
  - Hipomodulação: rigidez no afeto
  - Apatia: ausência de modulação de afeto
  - Sentimento de falta de sentimento: incapacidade de afeto, porém com muito sofrimento por parte do paciente
- Outros
  - Paratimia: afeto incongruente com a situação
  - Embotamento afetivo: redução global do afeto, inclusive de postura, fácies
  - Indiferença afetiva (*belle indifference*): afeto reduzido e com distanciamento da situação, como se fosse com outra pessoa
  - Labilidade afetiva: mudança rápida e inesperada para um afeto oposto
  - Incontinência afetiva: resposta afetiva desproporcional à situação.

Volição

É a **capacidade de o paciente sentir vontade de alguma coisa**. Expressa-se basicamente por "eu quero" ou "eu não quero". Nessa função cognitiva, é necessária a utilização plena de todas as capacidades citadas previamente.

Apresenta quatro fases:

1. Intenção: fase em que há manifestação do desejo.
2. Deliberação: fase em que o paciente reflete sobre pontos positivos e negativos.
3. Decisão: fase em que os pontos positivos superam os demais argumentos.
4. Execução: fase na qual há ação de decisão.

As alterações da volição podem ser de cunho qualitativo ou quantitativo.

- **Quantitativo**
  - Hiperbulia: aumento de atividade volitiva (pode estar relacionada a alterações de humor, como euforia e elação)
  - Hipobulia: diminuição da atividade volitiva (paciente queixa-se de desânimo)
  - Abulia: atividade volitiva nula
- **Qualitativo:** Tabela 9.3.

Tabela 9.3 Características qualitativas da volição.

Impulsividade	Compulsividade
Processo de deliberação prejudicado	Ausência de deliberação e decisão
Transtorno de uso de substâncias psicoativas e comportamentais, transtorno explosivo intermitente, transtorno disruptivo de desregulação do humor, transtorno de déficit de atenção e hiperatividade, parafilias	Transtorno obsessivo-compulsivo, transtorno dismórfico corporal, *skin picking*, tricotilomania, transtorno de compulsão alimentar
Egosintônico	Egodistônico (sentimento de culpa)
Dificuldade em dizer "não" para começar um ato volitivo	Dificuldade em dizer "não" para terminar um ato volitivo

Psicomotricidade

É a **capacidade motora da volição**.[2] Alterações estão presentes em condições clínicas – hipotireoidismo (lentificação), anemia (lentificação), feocromocitoma (agitação) – e em transtornos mentais, como em episódio depressivo (lentificação), intoxicação por sedativos (lentificação, estupor), catatonia (estupor), episódio maníaco (agitação), transtorno de ansiedade generalizada (agitação).

- **Quantitativo**
  - Agitação: atividade motora do indivíduo aumentada, geralmente associada ao taquipsiquismo
  - Lentificação: diminuição da atividade motora, associada ao bradipsiquismo
  - Estupor: lentificação profunda do indivíduo
- **Qualitativo**: Tabelas 9.4 a 9.6.

Tabela 9.4 Comparação entre tiques, estereotipias e maneirismos.

Tiques	Estereotipias	Maneirismos
"Involuntário"	Involuntário	Voluntário
Pequenos ou grandes grupos musculares	Pequenos ou grandes grupos musculares	Movimentos complexos
Sem propósito	Sem propósito	Antecede uma ação
Gera ansiedade no paciente	Não gera ansiedade, mas pode ser intensificado durante estresse ou felicidade	Sem relação com a emoção

Tabela 9.5 Comparação entre cataplexia, catalepsia e flexibilidade cerosa.

Cataplexia	Catalepsia	Flexibilidade cerosa
Perda abrupta do tônus muscular	Aumento do tônus muscular	Aumento do tônus muscular
Associada à queda posterior	Posição colocada passivamente	Posição colocada ativamente (pelo examinador)
Comum na narcolepsia	Comum na catatonia	Comum na narcolepsia

Tabela 9.6 Comparação entre parkinsonismo, acatisia, distonia e discinesia tardia.

Parkinsonismo	Acatisia	Distonia	Discinesia tardia
Alteração aguda de antipsicóticos, doença de Parkinson	Alteração aguda de antipsicóticos	Alteração aguda de antipsicóticos	Alteração de longo prazo (maior que 3 meses)
Rigidez muscular, hipocinesia, sinal da roda denteada	Inquietação psicomotora	Contração muscular (ou de grupos musculares) lenta e contínua	Movimento bucomastigatório e coreico de extremidades

Considerações finais

Após a entrevista, chega o momento da escrita do caso avaliado. Esse registro deve conter as informações coletadas durante a entrevista e as percepções do interconsultor durante a formulação da(s) hipótese(s) diagnóstica(s), além de sugestões terapêuticas. É de extrema importância a descrição completa, coerente e legível (caso escrita à mão), evitando-se, por exemplo, siglas, abreviações, códigos e termos específicos. Dessa forma, a equipe responsável poderá ter uma compreensão completa da resposta da interconsulta psiquiátrica e das recomendações do médico.

> A descrição em prontuário pode ser a única forma de comunicação entre o psiquiatra e o profissional solicitante. Dessa forma, é fundamental que a descrição seja completa, coerente e legível, devendo-se evitar siglas, abreviações, códigos e termos específicos.

Atualizações

- Um consórcio de 69 membros denominado *Hierarchical Taxonomy Of Psychopathology* (HiTOP) foi criado para desenvolver um novo modelo psicopatológico com cinco níveis: (1) sintomas, sinais e comportamentos mal adaptativos; (2) características similares em síndromes; (3) subfatores; (4) espectro; (5) superespectro. Alguns elementos poderiam justificar uma melhora ao padrão atual: associações fortes de fenótipos dimensionais com fatores sociais (como maus-tratos) e tratamento farmacológico (mesmo tratamento para diferentes fenótipos)[9]
- Mudanças na psicopatologia proporcionaram uma visão mais dimensional e hierárquica. Conway et al. (2019) afirmam que o uso de preditores e dimensões poderia trazer benefícios, tais como expandir teorias emergentes, estabelecer novos fenótipos, unificar literaturas distintas e ampliar utilidade das classificações em pesquisas científicas[10]
- Rossi (2019) descreve que alguns jovens psiquiatras podem acreditar que a psicopatologia tem pouca utilidade, o que pode gerar uma simplificação das descrições de anamnese e, consequentemente, da psiquiatria de modo geral[11]
- Uma revisão sistemática feita em 2021 buscou na literatura estudos sobre treinamento de residentes de psiquiatria. Verificou-se que o estudo da psicopatologia descritiva ainda é um dos pilares desse treinamento.[12]

Highlights

Alterações de psicopatologia	Características quantitativas	Características qualitativas
Atitude	Ativa, passiva	Arrogante, deprimida, desconfiada, expansiva, gliscroide, hostil, indiferente, manipuladora, negativista, sedutora
Consciência	Vigilância, sonolência, obnubilação, torpor, coma	Hipnose, transe, estado crepuscular, dissociação, experiência de quase morte
Atenção	Hiperprosexia, distraibilidade, hipoprosexia, aprosexia	Tenacidade, vigilância
Orientação		Autopsíquica: atividade, existência, identidade, oposição, unidade do "eu" Alopsíquica: tempo e espaço
Sensopercepção	Hiperestesia, hipoestesia, anestesia	Hiperpatia, disestesia, parestesia, ilusão, alucinação, alucinose, pseudoalucinação
Memória	Hipermnésia, hipomnésia, amnésia	Paramnésia, confabulação, pseudologia fantástica, criptomnésia, amnésia
Pensamento	Curso: taquipsiquismo, bradipsiquismo, bloqueio de pensamento	Forma: circunstancialidade, tangencialidade (direção), frouxidão de laços associativos, desagregação, salada de palavras (associação), fuga de ideias e descarrilhamento (específicos) Conteúdo: delírio, ideia supervalorizada, obsessão, pensamento de morte, ideação suicida
Humor	Hipertimia, hipotimia	Disforia, irritabilidade patológica (humor desagradável), puerilidade
Afeto	Hipermodulação, hipomodulação, apatia, sentimento de falta de sentimento	Paratimia, embotamento afetivo, indiferença afetiva, labilidade afetiva, incontinência afetiva
Volição	Hiperbulia, hipobulia, abulia	Impulsividade, compulsividade
Psicomotricidade	Agitação, lentificação, estupor	Tique, estereotipia, maneirismo, cataplexia, catalepsia, flexibilidade cerosa, parkinsonismo, acatisia, distonia, discinesia tardia

DURANTE O ATENDIMENTO

O que fazer

- Coleta de dados de prontuário, evolução, exames complementares
- Apresentação adequada: nome, função, local, motivo da entrevista, sigilo e confidencialidade
- Anamnese completa: identificação, queixa e duração, história da moléstia atual, história patológica pregressa, histórico pessoal, histórico familiar, hábitos de vida
- Exames físico, neurológico e mental
- Hipótese(s) diagnóstica(s) e sugestões de conduta

O que não fazer

- Longos períodos entre pedido de ICP e resposta
- Entrevista em local e ambiente inadequados
- Descrição incompleta em prontuário
- Uso de jargões, siglas, abreviaturas, códigos específicos da psiquiatria
- Sugestões sem a devida explicação à equipe responsável

Mapa mental

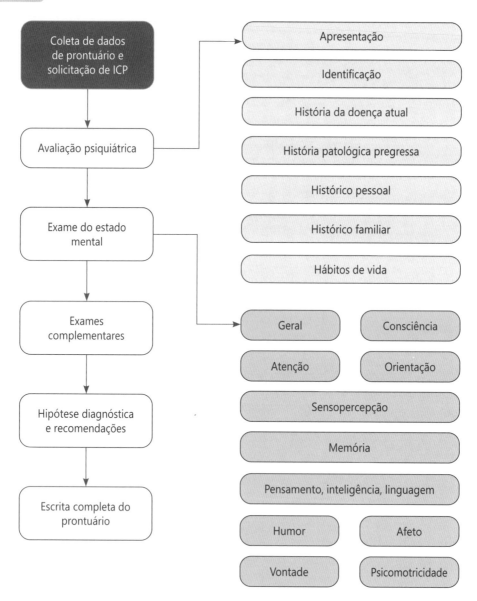

Referências bibliográficas

1. Authier J. The psychoeducation model: definition, contemporary roots and content. Canadian Journal of Counselling and Psychotherapy. 1977;12(1):15-22.
2. Dalgalarrondo P. Psicopatologia e semiologia dos transtornos mentais. 3. ed. Porto Alegre: Artmed; 2019.
3. Engel GL. The clinical application of the biopsychosocial model. Am J Psychiatry. 1980;137(5):535-44.
4. Lüdtke O, Roberts BW, Trautwein U, Nagy G. A random walk down university avenue: life paths, life events, and personality trait change at the transition to university life. J Pers Soc Psychol. 2011;101(3):620-37.
5. Henderson SW, Martin A. Case formulation and integration of information in child and adolescent mental health. In: Rey JM (ed.). IACAPAP e-Textbook of child and adolescent mental health. Genebra: International Association for Child and Adolescent Psychiatry and Allied Professions; 2014.
6. Grof P, Duffy A, Cavazzoni P, Grof E, Garnham J, MacDougall M et al. Is response to prophylactic lithium a familial trait? J Clin Psychiatry. 2002;63(10):942-7.
7. Cheniaux E. Manual de psicopatologia. 6. ed. Rio de Janeiro: Guanabara Koogan; 2021.
8. Goldstein EB. Sensation and perception. 5. ed. Wadsworth: Sage; 2010.
9. Kotov R, Krueger RF, Watson D. A paradigm shift in psychiatric classification: the Hierarchical Taxonomy of Psychopathology (HiTOP). World Psychiatry. 2018;17(1):24-5.
10. Conway CC, Forbes MK, Forbush KT, Fried EI, Hallquist MN, Kotov R et al. A hierarchical taxonomy of psychopathology can transform mental health research. Perspect Psychol Sci. 2019;14(3):419-36.
11. Rossi A. Psychopathology: education, evidence and translation. The 23rd Congress of the Italian Society of Psychopathology. J Psychopathol. 2019;25(1):1-2.
12. Etxeandia-Pradera JI, Martinez-Uribe D, Bellver-Pradas F, Gonzalez-Piqueras JC, Nacher J, Aguilar EJ. Training psychiatry residents in descriptive psychopathology: a systematic review [online ahead of print]. Psychopathology. 2021;1-17.
13. Calligaris C. Cartas a um jovem terapeuta. São Paulo: Paidós; 2021.
14. PsiqAula Psiquiatra Yoichi Konno. Anamnese Psiquiátrica | Psicopatologia [Internet]. YouTube; 2018. Disponível em: https://www.youtube.com/watch?v=BfUuOxNtnqU. Acesso em 1 ago. 2024.

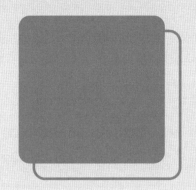

Transtornos Mentais Mais Comuns

PARTE 3

10 Transtorno Depressivo Maior, *119*

11 Transtorno Afetivo Bipolar, *128*

12 Comportamento Suicida, *141*

13 Transtornos Relacionados ao Estresse, *153*

14 Agitação Psicomotora, *170*

15 Somatização e Transtornos de Sintomas Somáticos: Fenômenos e Sintomas Psicossomáticos, *189*

16 *Delirium, 203*

17 Síndrome Neuroléptica Maligna, *213*

18 Síndrome Serotoninérgica, *221*

19 Catatonia e Catatonia Maligna, *227*

20 Transtornos Ansiosos, *238*

21 Insônia, *252*

22 Substâncias Psicoativas, *261*

23 Psicoses, *278*

24 Transtornos da Personalidade, *290*

25 Transtornos Alimentares, *304*

26 Síndromes Demenciais e Manifestações Comportamentais Associadas, *320*

27 Dor, *343*

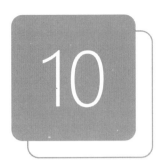

10 Transtorno Depressivo Maior

Guilherme Wazen • Bianca Besteti Fernandes Damiano •
Carlos Alves Sarquis Aiex • Gabriel Silveira Parreira • Hudson de
Morais Noronha • Loíse Maria Tiozzo Cenedesi • Pedro Carvalho

Introdução

O transtorno depressivo maior (TDM) é uma condição prevalente em todo o mundo.[1] No Brasil, a prevalência é de 10,4% em 12 meses e de 18,4% ao longo da vida.[2] Em pacientes com doenças crônicas, a prevalência de TDM é, aproximadamente, 2 a 3 vezes maior, podendo atingir entre 20 e 40% dessa população, embora a literatura seja relativamente pequena e com resultados díspares, em razão da heterogeneidade dos estudos.[3,4] **A comorbidade de TDM com doenças crônicas tem sido associada a pior qualidade de vida, aumento da carga de sintomas, baixa adesão aos regimes de autocuidado, maior risco de morbidade e mortalidade e a custos médicos elevados.**[5-7] Visivelmente, o comprometimento funcional é mais grave em pacientes com comorbidade médica geral, em comparação a pacientes que têm apenas TDM ou doença crônica.[5,8] Desse modo, é extremamente importante identificar, no hospital geral, esse transtorno como comorbidade das doenças clínicas. Apesar disso, os **médicos frequentemente deixam de abordar os sintomas psiquiátricos nas doenças crônicas**. Os sintomas depressivos são comumente tratados de maneira inadequada em função da falta de treinamento e de diretrizes específicas no hospital geral, fazendo com que esses pacientes, especificamente, tenham mais tempo de internação hospitalar e menor sobrevida após a hospitalização inicial.[3,9-11]

> A prevalência de TDM é de 10,4% em 12 meses e de 18,4% durante a vida. Portadores de doenças crônicas têm prevalência 2 a 3 vezes maior.

> Quando associado a doenças crônicas, o TDM piora a qualidade de vida, a carga de sintomas e o autocuidado, ao mesmo tempo que aumenta a morbimortalidade e o custo médico.

> Médicos frequentemente deixam de abordar os sintomas psiquiátricos das doenças crônicas.

Etiologia

O TDM é um transtorno complexo e multifatorial que envolve aspectos como **sofrimento psicológico, transtorno mental prévio, qualidade dos suportes social e emocional, capacidade de resposta aos eventos e fatores biológicos**. Nas doenças crônicas, é comum haver redução de neurotransmissores no sistema límbico, hiperatividade do eixo hipotálamo-hipófise-adrenal e desregulação metabólica e imunoinflamatória. Esses fatores têm sido correlacionados à etiologia do TDM.[12] São exemplos disso as citocinas inflamatórias, as interleucinas 1 e 6 (IL-1, IL-6) e o fator de necrose tumoral alfa (TNF-α), que afetam o sistema de monoaminas do sistema nervoso central.[13]

Quadro clínico, avaliação e diagnóstico

O quadro depressivo sindrômico tem como sintomas principais a tristeza na maior parte do dia, persistindo por ao menos 14 dias consecutivos, além de anedonia (incapacidade de sentir prazer nas coisas que fazia anteriormente). Vários outros sintomas acessórios acompanham a alteração de humor (Tabela 10.1), porém a definição de depressão pode apresentar dificuldades no diagnóstico durante a interconsulta psiquiátrica (ICP), pois critérios somáticos como fadiga, distúrbios do apetite e distúrbios do sono podem ser causados por doença física, e não pela depressão.[14]

> Na ICP, o diagnóstico de TDM pode ser desafiador, pois os sintomas somáticos podem ser causados pela doença física.

Assim como praticamente todos os transtornos psiquiátricos, o diagnóstico é feito por meio de uma coleta de informações adequada realizada pelo médico e por meio da aplicação dos critérios convencionalmente aceitos. O manual para elaboração diagnóstica dos transtornos psiquiátricos é o *Diagnostic and Statistical Manual of Mental Disorders* (DSM), atualmente na 5ª edição (DSM-5-TR), e será usado para nortear o diagnóstico nesta seção.[15]

Tabela 10.1 Critérios diagnósticos do DSM-5-TR para transtorno depressivo maior.

Cinco ou mais dos seguintes sintomas por pelo menos 2 semanas	
Ao menos um destes	Humor depressivo
	Diminuição do interesse ou do prazer na maioria das atividades
Outros sintomas	Emagrecimento sem relação com dietas, ganho de peso ou alterações do apetite
	Hipersonia ou insônia
	Agitação ou retardo psicomotor
	Perda de energia ou fadiga intensa
	Sentimento de inutilidade ou culpa excessiva
	Dificuldade de concentração ou raciocínio
	Ideação suicida ou pensamentos de morte repetidos

Importante:
- Sintomas causam impacto social, ocupacional e em outras áreas da vida do indivíduo
- Sintomas não são decorrentes do uso de substâncias
- Sintomas não são mais bem explicados por transtornos psicóticos

Adaptada de DSM-5-TR, 2023.[15]

> É preciso saber diferenciar os sintomas depressivos de sentimentos de infelicidade ou luto, bem como de reações a notícias ruins.

> É essencial diferenciar sentimentos de infelicidade e tristeza de sintomas depressivos.

É importante saber **diferenciar os sintomas depressivos de sentimentos de tristeza ou luto, ou mesmo de reações a notícias ruins,** como perdas familiares ou ser informado de um diagnóstico de doença grave ou incapacidade, além da própria situação de encontrar-se internado, que, por si só, já causa transtornos aos pacientes.[16]

Além de realizar o diagnóstico, faz-se necessário discriminar alguns especificadores. Na Tabela 10.2, esses especificadores estão descritos conforme o DSM-5-TR. Essa discriminação é útil para elaborar uma estratégia terapêutica mais eficiente.[17]

Ainda que não sejam instrumentos de diagnóstico, algumas ferramentas podem ser utilizadas para ajudar o clínico com a elucidação do quadro. A escala *Patient Health Questionnaire* (PHQ-9) utiliza nove perguntas relacionadas aos sintomas do transtorno depressivo e é útil em alguns cenários, podendo ser tanto autoaplicada quanto aplicada por clínicos.[18] A Escala

Tabela 10.2 Especificadores do transtorno depressivo maior.

Padrão da doença
Episódio único
Episódio recorrente
Padrão sazonal

Início da doença
No periparto

Características clínicas
Sintomas atípicos
Sintomas melancólicos
Sintomas ansiosos
Sintomas mistos
Sintomas psicóticos:
- Congruentes com o humor
- Incongruentes com o humor
- Com catatonia

Estado de remissão
Parcial
Total

Gravidade
Leve
Moderada
Grave

Adaptada de DSM-5-TR, 2023.[15]

Hospitalar de Depressão e Ansiedade (HAD), já validada no Brasil, também é útil tanto para auxiliar no diagnóstico como para acompanhar a evolução do quadro.[19]

Diagnóstico diferencial

Por apresentar elevada prevalência, é comum que a depressão seja a primeira hipótese diagnóstica de pacientes psiquiátricos. No entanto, a **depressão apresenta intersecção com outros transtornos**, como distimia, ciclotimia e depressão bipolar, entre os transtornos de humor, mas também com o pródromo psicótico e o suicídio. Na Tabela 10.3, pode-se observar os principais diagnósticos diferenciais para TDM.

> O TDM apresenta intersecção com outros transtornos, como distimia, ciclotimia, depressão bipolar, transtornos psicóticos e suicídio.

Tabela 10.3. Principais diagnósticos diferenciais para transtorno depressivo maior.

Psiquiátricos	Transtorno depressivo persistente (distimia), transtorno afetivo bipolar (TB), ciclotimia, pródromo psicótico, ideação suicida ou suicídio
Tecido conjuntivo	Lúpus eritematoso sistêmico
Endocrinológicos	Doença de Addison, síndrome de Cushing, diabetes melito, hiperparatireoidismo, hipo e hipertireoidismo, hipogonadismo
Infecciosos	Aids, neurossífilis, mononucleose, influenza, tuberculose, hepatite viral, pneumonia viral
Neoplásicos	Carcinomatose, tumor de cabeça do pâncreas
Neurológicos	Tumores, epilepsia do lobo temporal, trauma cranioencefálico, doença de Parkinson, esclerose múltipla, apneia do sono, acidente vascular encefálico
Nutricionais	Pelagra, anemia perniciosa
Outros	Fibromialgia, insuficiência hepática, insuficiência renal
Farmacológicos	Abstinência de anfetaminas, anfotericina B, inseticidas com anticolinesterase, barbitúricos, betabloqueadores, cimetidina, corticoides, estrógenos, metildopa, contraceptivos orais, metoclopramida, alguns antineoplásicos

Distimia

Em razão de sua sutileza, atenção especial deve ser dada à diferença entre depressão e distimia. A distimia apresenta os mesmos critérios diagnósticos da depressão, porém com intensidade menor, apresentando menor limitação em diferentes esferas da vida do paciente, além de ter, obrigatoriamente, duração de pelo menos 2 anos em adultos e 1 ano em crianças. Apesar da semelhança sindrômica com a depressão, indivíduos com distimia tendem a apresentar uma personalidade depressiva, na maioria das vezes iniciando o quadro nos primeiros anos da adolescência. Por se relacionar a traços de personalidade, o tratamento farmacológico, apesar de igualmente indicado, não apresenta a mesma resposta em comparação à depressão, e acredita-se que a psicoterapia possa ter maior importância nesses pacientes, apesar da escassez de dados na literatura sobre o assunto.[20]

> Os principais diferenciais do diagnóstico de distimia com TDM são a menor intensidade dos sintomas, a duração de pelo menos 2 anos (ou 1 ano para crianças) e o menor comprometimento funcional.

Ciclotimia

A ciclotimia também se caracteriza por um quadro com duração de 2 anos em adultos e 1 ano em crianças, em que há variações bruscas de humor em períodos curtos de tempo, sem fechar critérios para hipomania (4 dias) ou depressão (14 dias). Durante esse período, **não pode haver mais que 2 meses em eutimia**.[21]

> No livro *O demônio do meio-dia*,[39] o autor apresenta um retrato vívido e corajoso da depressão construído a partir de sua experiência.

Transtorno bipolar

Conforme o DSM-5-TR, no transtorno afetivo bipolar (TB), a variação de humor é caracterizada por períodos bem delimitados de mania (7 dias ou mais, caracterizando TB tipo I) ou hipomania (entre 3 e 7 dias, caracterizando TB tipo II), intercalados com períodos de eutimia ou depressão clinicamente idêntica ao transtorno depressivo. Assim, **pacientes com transtorno bipolar que ainda não apresentaram episódios de mania ou hipomania não podem ser totalmente diferenciados dos pacientes com transtorno depressivo**. Nesses

> O filme *As horas* retrata as vivências de três mulheres, em diferentes contextos culturais, com sintomas depressivos. Excelente obra para refletir sobre as nuances do TDM.

O filme *Pequena Miss Sunshine* retrata diálogos internos e que desencadeiam reflexões diversas, que podem ser acompanhadas ao longo da trajetória da família Hoover.

casos, a avaliação de história familiar tem uma acuidade diagnóstica de 56% de sensibilidade e 98% de especificidade.[22]

Estima-se que pacientes com TB tipo II passem 50,3% do tempo em polo depressivo, 46,1% em eutimia e apenas 3,3% do tempo em hipomania ou em estado misto, **dificultando a percepção do episódio hipomaníaco** pelo paciente, familiar ou psiquiatra.[23]

Em virtude dessa dificuldade diagnóstica, cerca de 50% dos pacientes bipolares estão, hoje, recebendo antidepressivos em vez de estabilizadores de humor, o que, consequentemente, resulta em menor resposta terapêutica, tornando-os suscetíveis a iatrogenias, como neurotoxicidade e virada maníaca, no caso de uso de tricíclicos e IRSN.[24]

Transtornos psicóticos

De acordo com estudo realizado por Schultze-Lutter em 2007,[25] 38% dos pacientes em potencial pródromo psicótico fecharam critérios para depressão. A diferenciação pode ser feita quando há:

- Algum nível de embotamento afetivo
- Histórico de uso de substâncias psicoativas
- Histórico familiar de transtornos psicóticos.

Nesse mesmo estudo, observou-se, ainda, que, enquanto na depressão há predominantemente lentificação do pensamento ou declínio cognitivo leve supervalorizado à autoavaliação, **pacientes em pródromo ou no primeiro episódio de esquizofrenia apresentam déficits na maioria das esferas psíquicas, como afeto, atenção, cognição, percepção do *self* e do ambiente ao seu redor**.[25] Testes neurocognitivos podem ser úteis nessa avaliação.[25]

Suicídio

No transtorno afetivo bipolar, a variação de humor é caracterizada por períodos bem delimitados de mania ou hipomania intercalados com períodos de eutimia ou depressão clinicamente idêntica ao TDM.

Apesar de a depressão ser a principal causa, é importante ter em mente que o suicídio é um ato de fuga do sofrimento, caracterizado por um estreitamento cognitivo no qual o paciente se sente encurralado e não consegue enxergar outra opção comportamental. Sendo assim, **esse sofrimento psíquico pode ser fruto de qualquer entidade psiquiátrica**, como ansiedade, efeito colateral de medicações ou psicoses, e o tratamento deve, obrigatoriamente, mirar a causa base.[16]

Quadros orgânicos

Conforme o DSM-5-TR, para que o diagnóstico de transtorno depressivo seja realizado corretamente, devem ser excluídas doenças orgânicas que podem mimetizar um quadro depressivo.[15] Alguns exemplos dessas entidades clínicas estão na Tabela 10.3.

Conduta não farmacológica

Pacientes com transtorno bipolar que ainda não apresentaram episódios de mania ou hipomania não podem ser totalmente diferenciados dos pacientes com transtorno depressivo.

Quando falamos no tratamento do TDM, devemos ter em mente que o **objetivo inicial é alcançar a remissão completa dos sintomas**. Transferindo essa ideia para a realidade de um paciente que necessita de uma interconsulta psiquiátrica (ICP), vale a pena pensar no que precisa ser feito de maneira mais urgente e descobrir qual é a melhor forma de evitar os desfechos mais graves.

Podemos dividir a abordagem terapêutica em duas vertentes, nem sempre aplicadas isoladamente: as terapias não farmacológicas e as farmacológicas. Além dessas, a eletroconvulsoterapia (ECT) é uma ferramenta bastante útil e efetiva em casos graves e resistentes às terapias convencionais.

Por mais automático que pareça o ato de "encaminhar ao psicólogo" os pacientes que necessitam de terapias psicológicas, o médico interconsultor pode e deve valer-se de seus conhecimentos e usá-los como ferramentas de apoio ao paciente.[16] Uma **escuta atenciosa à beira do leito e atitudes empáticas, mantendo respeito e evitando julgamentos,** são ações que, por si sós, já ajudam na adesão a outras modalidades terapêuticas a serem propostas.

Sobre as abordagens psicoterápicas que podem ser utilizadas no paciente diagnosticado com depressão no contexto hospitalar, a psicoterapia de apoio tem importância significativa, seja ela de base psicodinâmica, seja cognitivo-comportamental.[26] Nesse contexto, sua principal função é prevenir e minimizar reações mais disruptivas no âmbito emocional, principalmente em pacientes graves.[27] Vale destacar, ainda, que **essas técnicas podem ser aplicadas tanto**

com o próprio paciente quanto em relação ao ambiente em que ele está inserido, por meio de orientação direta do médico consultor à equipe assistencial do paciente. Por exemplo:

- Orientações para realização de modificações no leito ou no quarto onde o paciente está, a fim de diminuir estressores
- Orientações diretas aos familiares sobre, por exemplo, como agir nas visitas
- Orientações à própria equipe assistencial responsável pelo paciente.[28]

Conduta farmacológica

A farmacoterapia do TDM está fundamentada principalmente nas transmissões monoaminérgicas, ainda que mais recentemente outros alvos tenham sido propostos e comprovados efetivos.[17]

A escolha da medicação antidepressiva a ser utilizada não é uma tarefa fácil, principalmente ambiente hospitalar, em função das comorbidades associadas e da possibilidade de interações medicamentosas. Essa **escolha deve levar em consideração tanto a experiência do clínico quanto as preferências do paciente**, quando estas puderem ser aplicadas, pensando-se, ainda, em uma adesão futura. Outra característica importante é o fato de que **as respostas aos medicamentos de primeira linha do tratamento não são imediatas**; por vezes, é necessário de 2 a 4 semanas para avaliar os efeitos desejados.[29]

Como opções de primeira linha, temos:

- Inibidores Seletivos de Recaptação de Serotonina (ISRS): fluoxetina, sertralina, paroxetina, citalopram, escitalopram, fluvoxamina
- Inibidores de Recaptação de Serotonina e Noradrenalina (IRSN): venlafaxina, desvenlafaxina, duloxetina
- Mirtazapina
- Bupropiona
- Agomelatina.

Os antidepressivos tricíclicos, a quetiapina e a trazodona aparecem como segunda linha, e os inibidores das monoaminoxidase (IMAO), junto com a reboxetina, aparecem como terceira linha.[30] De maneira geral e prática, **escitalopram, citalopram e sertralina são os ISRS mais bem tolerados e com perfil mais favorável**, por serem de meia-vida mais curta.[16] Para escolher entre esses diversos medicamentos, vários fatores devem ser analisados:

- Potencial de efeitos colaterais
- Potencial de tolerabilidade
- Custo e disponibilidade
- Comorbidades
- Preferências do paciente.

Ainda sobre a escolha, uma metanálise recente comparou os antidepressivos no tratamento agudo do TDM e listou **escitalopram, agomelatina, paroxetina, mirtazapina, venlafaxina e vortioxetina como opções mais efetivas**, se comparadas aos outros antidepressivos.[31] Alguns cuidados ainda devem ser primordiais independentemente da escolha, principalmente em relação à ideação e ao comportamento suicida, que devem ser monitorados quando se mostrarem presentes. Deve-se levar em consideração, inclusive, que, em adolescentes, o risco aumenta quando há introdução dos ISRS.[32]

Efeitos adversos

Entre os efeitos colaterais mais comuns, principalmente no início do tratamento, podemos citar sonolência, náuseas e cefaleia; entre os menos comuns estão diarreia, constipação e boca seca. Esses efeitos devem ser levados em consideração e valorizados pelo interconsultor, pois são, inclusive, **causas de má adesão e abandono de tratamento**.

Entre os efeitos menos comuns, porém com potencial de gravidade maior, citamos o aumento do intervalo QT, podendo evoluir para Torsades de Pointes (associado ao uso de citalopram e escitalopram). Vale ressaltar que esse efeito é visto principalmente em pacientes com risco preexistente de desenvolver arritmias.[33] A hiponatremia e o aumento do risco de quedas e fraturas também são efeitos observados principalmente em pacientes idosos.[34] Além disso, os ISRS podem aumentar o risco de sangramento gástrico, principalmente quando são administrados concomitantemente ao uso de anti-inflamatórios não esteroides.

Cerca de 50% dos pacientes bipolares estão, hoje, recebendo antidepressivos em vez de estabilizadores de humor.

Dos pacientes em potencial pródromo psicótico, 38% fecharam critérios para depressão.

Na depressão, há predominantemente lentificação do pensamento ou declínio cognitivo leve. Nos quadros psicóticos, os pacientes apresentam déficits na maioria das esferas psíquicas.

Uma escuta atenciosa à beira do leito, atitudes empáticas, mantendo respeito e evitando julgamentos, são ações que, por si sós, ajudam na adesão a outras modalidades terapêuticas a serem propostas.

O interconsultor pode auxiliar a prevenir e minimizar reações disruptivas por meio de orientações para modificações no ambiente, além de orientações à família e à equipe assistente.

> A escolha do psicofármaco deve levar em consideração tanto a experiência do clínico quanto as preferências do paciente, sendo fundamental também atentar para as principais interações medicamentosas.

Esse risco pode ser reduzido ao usar em conjunto drogas supressoras da acidez gástrica.[35] Antidepressivos tricíclicos são cardiotóxicos, sendo, portanto, contraindicados no infarto agudo do miocárdio e em quadros associados a arritmias cardíacas.[33]

Interações medicamentosas

Os antidepressivos são primariamente metabolizados pelas enzimas do citocromo P450 (CYP). Esse fato é especialmente importante quando se levam em consideração as possíveis interações com outras medicações que também interferem nesse sistema.[36]

A duloxetina e a agomelatina não devem ser administradas junto com medicamentos que inibem a enzima CYP1A2, como a cimetidina e o ciprofloxacino. Fluoxetina e paroxetina, que são potentes inibidores da CYP2D6, e fluvoxamina, inibidora da CYP1A2, também devem ser administradas com cautela, em função das potenciais interações com outras medicações.

A síndrome serotoninérgica é um evento mais raro, geralmente relacionado ao uso de múltiplas drogas serotoninérgicas e/ou associação com tramadol.[37]

> As respostas aos medicamentos não são imediatas. É necessária uma janela de 2 a 4 semanas para avaliar a resposta.

Considerações finais

Por ser uma condição bastante prevalente (até 18% durante a vida) e por sua capacidade de aumentar o risco de morbimortalidade e os custos médicos, reconhecer, diagnosticar e tratar corretamente o TDM em situações de ICP torna-se extremamente fundamental. **Identificar os principais sintomas e realizar o diagnóstico de acordo com os manuais estabelecidos é o primeiro passo**, bem como realizar o diagnóstico diferencial correto. Nesse ponto, diferenciar causas não patológicas de tristeza, insônia e alterações do apetite é essencial, principalmente levando em conta o ambiente estressante em que o paciente internado está inserido, por vezes sendo submetido a informações e notícias desagradáveis.

Na hora de se estabelecer a terapêutica, temos como ferramentas as terapias farmacológicas e as não farmacológicas. A escolha do tipo de terapêutica que será seguida leva em conta a experiência do clínico, as comorbidades associadas, as preferências do paciente, entre outros aspectos. Quando há o estabelecimento de um tratamento farmacológico, **deve-se ficar atento aos possíveis efeitos adversos, além de dar atenção especial às interações medicamentosas**.

Efeitos colaterais com potencial de maior gravidade:

- Hiponatremia em idosos
- Risco de queda e fraturas
- Aumento do risco de sangramento
- Maior risco de síndrome serotoninérgica quando associado ao tramadol
- Citalopram e escitalopram: aumento intervalo QT
- Tricíclicos: cardiotoxicidade (contraindicados em IAM e arritmias)
- Duloxetina e agomelatina não devem ser administradas com medicamentos que inibem CYP1A2 (cimetidina e ciprofloxacino)
- Inibidores da CYP2D6 (fluoxetina e paroxetina) e da CYP1A2 (fluvoxamina) devem ser administrados com cautela.

Atualizações

- No DSM-5-TR, as principais mudanças se concentraram em novos especificadores, como "com catatonia" e "início em periparto" (em vez de "pós-parto"); saída de outros, tais como "início precoce" e "início tardio"; e pequena alteração de redundância na definição do especificador "com sintomas mistos" (em vez de "quase todos os dias", foi instituído "na maioria dos dias"). Além disso, houve reinstituição do transtorno de humor não especificado, que havia sido retirado do DSM 5 para facilitar o diagnóstico de TDM ou TB[15]
- Tendo em vista o aumento de morbidade e mortalidade relacionadas ao TDM e sua prevalência, estratégias de prevenção primária mostram-se de fundamental importância. Um estudo realizado pelo European College of Neuropsychopharmacology (ECNP, 2019) teve como objetivo levantar evidências para prevenção primária da depressão e trazer recomendações baseadas nessas evidências[38]
- Em crianças e adolescentes com fatores de risco, estratégias de intervenção no início dos sintomas depressivos, com foco em ações psicossociais, principalmente psicoterapêuticas, como TCC, podem ser benéficas[38]
- Há um grau de evidência maior em usar ISRS como prevenção à depressão em pacientes que sofreram AVE, com evidência nível B-C. Deve-se avaliar cada caso, a segurança e a preferência do paciente[38]
- Em adultos com fatores de risco, especialmente jovens, foi avaliado que a psicoeducação e as intervenções psicológicas, como TCC e terapia interpessoal, quando associadas, podem ter benefícios como estratégia de prevenção (nível de evidência C)[38]
- Para mulheres no pré-natal e periparto, intervenções psicossociais baseadas na avaliação do profissional e nas preferências da paciente mostram-se mais eficientes.[38]

Highlights

- A prevalência do transtorno depressivo maior (TDM) durante a vida chega a 18%
- A comorbidade de doenças crônicas com TDM é associada a uma maior morbimortalidade e a custos médicos elevados
- O diagnóstico é firmado de acordo com critérios estabelecidos pelo DSM-5-TR e faz-se necessário estabelecer o diagnóstico diferencial com diversas condições clínicas
- A conduta baseia-se em terapias farmacológicas e não farmacológicas
- Sertralina e escitalopram apresentam menor potencial de interações medicamentosas, além de boa eficácia e aceitação
- A escolha do psicofármaco deve ser personalizada, considerando-se o perfil de comorbidades clínicas, as medicações em uso, o risco de suicídio e os efeitos colaterais de cada medicação
- Revisões recentes apontam para o uso de escitalopram, agomelatina, paroxetina, mirtazapina, venlafaxina e vortioxetina no tratamento do TDM
- É necessário ficar atento aos possíveis efeitos adversos, além das interações medicamentosas com outras medicações.

DURANTE O ATENDIMENTO

O que fazer

- Rastreio de sintomas depressivos em pacientes com doença crônica
- Diferenciar sintomas de tristeza, infelicidade ou reação normal à doença de sintomas depressivos
- Solicitar ICP na suspeita de TDM
- A escolha do psicofármaco deve ser personalizada
- Atentar às interações medicamentosas entre psicofármacos e medicações usadas para doenças clínicas
- Sempre avaliar risco suicida ao iniciar tratamento: escolher psicofármaco com melhor perfil de segurança, além de medidas ambientais durante internação
- Em casos com muitas comorbidades clínicas, os ISRSs, com destaque para sertralina e escitalopram, são medicamentos com boa eficácia, segurança e aceitação e apresentam baixa interação medicamentosa
- Pacientes oncológicos com queixa de insônia e perda de peso podem se beneficiar do uso da mirtazapina
- Pacientes com dor crônica podem se beneficiar do uso da duloxetina
- Evitar síndrome serotoninérgica e, em caso de ocorrência, saber identificar tal entidade, que deverá ser manejada em regime de terapia intensiva

O que não fazer

- Não avaliar possíveis diagnósticos diferenciais, tanto clínicos quanto psiquiátricos
- Negligenciar pacientes depressivos, não iniciando o tratamento
- Negligenciar possíveis interações medicamentosa e aumento do risco de síndrome serotoninérgica na prescrição do antidepressivo
- Não abordar sintomas psiquiátricos em pacientes com doenças crônicas
- Não aguardar de 2 a 4 semanas para avaliar a resposta do antidepressivo

Mapa mental

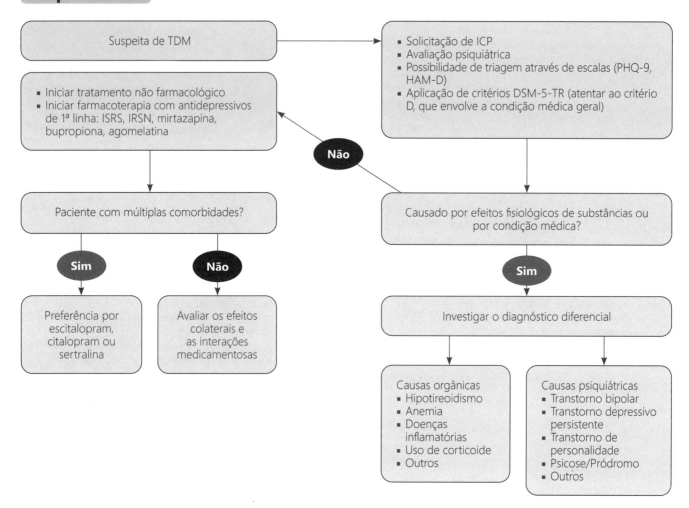

Referências bibliográficas

1. Gutiérrez-Rojas L, Porras-Segovia A, Dunne H, Andrade-González N, Cervilla JA. Prevalence and correlates of major depressive disorder: a systematic review. Braz J Psychiatry. 2020;42(6):657-72.
2. Bromet E, Andrade LH, Hwang I et al. Cross-national epidemiology of DSM-IV major depressive episode. BMC Med. 2011;9:90.
3. Read JR, Sharpe L, Modini M, Dear BF. Multimorbidity and depression: a systematic review and meta-analysis. J Affect Disord. 2017;221:36-46.
4. Walker J, Burke K, Wanat M et al. The prevalence of depression in general hospital inpatients: a systematic review and meta-analysis of interview-based studies. Psychol Med. 2018;48(14):2285-98.
5. Moussavi S, Chatterji S, Verdes E, Tandon A, Patel V, Ustun B. Depression, chronic diseases, and decrements in health: results from the World Health Surveys. Lancet. 2007;370(9590):851-8.
6. Katon WJ. Epidemiology and treatment of depression in patients with chronic medical illness. Dialogues Clin Neurosci. 2011;13(1):7-23.
7. Reddy KS. Global Burden of Disease Study 2015 provides GPS for global health 2030. Lancet. 2016;388(10053):1448-9.
8. Kang HJ, Kim SY, Bae KY et al. Comorbidity of depression with physical disorders: research and clinical implications. Chonnam Med J. 2015;51(1):8-18.
9. Sato S, Yeh TL. Challenges in treating patients with major depressive disorder: the impact of biological and social factors. CNS Drugs. 2013;27 (Suppl 1):S5-10.
10. DeJean D, Giacomini M, Vanstone M, Brundisini F. Patient experiences of depression and anxiety with chronic disease: a systematic review and qualitative meta-synthesis. Ont Health Technol Assess Ser. 2013;13(16):1-33.
11. Schoepf D, Uppal H, Potluri R, Chandran S, Heun R. Comorbidity and its relevance on general hospital based mortality in major depressive disorder: a naturalistic 12-year follow-up in general hospital admissions. J Psychiatr Res. 2014;52:28-35.
12. Almeida SS, Zizzi FB, Cattaneo A et al. Management and treatment of patients with major depressive disorder and chronic diseases: a multidisciplinary approach. Front Psychol. 2020;11:542444.
13. Ting EY, Yang AC, Tsai SJ. Role of Interleukin-6 in Depressive Disorder. Int J Mol Sci. 2020;21(6):2194.
14. Zimmerman M, Chelminski I, McGlinchey JB, Young D. Diagnosing major depressive disorder X: can the utility of the DSM-IV symptom criteria be tramproved? J Nerv Ment Dis. 2006;194(12):893-7.
15. American Psychiatric Association. Diagnostic and Statistical Manual of Mental Disorders, 5th Edition, Text Revision (DSM-5-TR®). Washington: American Psychiatric Association; 2021.

16. Botega JN. Prática psiquiátrica no hospital geral: interconsulta e emergência. 4th ed. Porto Alegre: Artmed; 2017.
17. Malhi GS, Mann JJ. Depression. Lancet. 2018;392(10161):2299-312.
18. Souza R de, Feitosa FB, Rodríguez TDM, Missiatto LAF. Rastreamento de sintomas de depressão em policiais penais: estudo de validação do PHQ-9. Rev Brasileira Multidisciplinar. 2021;24(2):180-90.
19. Botega NJ, Bio MR, Zomignani MA, Garcia Jr C, Pereira WAB. Transtornos do humor em enfermaria de clínica médica e validação de escala de medida (HAD) de ansiedade e depressão. Rev Saúde Pública. 1995;29(5):355-63.
20. Schramm E, Klein DN, Elsaesser M, Furukawa TA, Domschke K. Review of dysthymia and persistent depressive disorder: history, correlates, and clinical implications. Lancet Psychiatry. 2020;7(9):801-12.
21. Van Meter AR, Youngstrom EA, Findling RL. Cyclothymic disorder: a critical review. Clin Psychol Rev. 2012;32(4):229-43.
22. Goldberg JF, Perlis RH, Bowden CL et al. Manic symptoms during depressive episodes in 1,380 patients with bipolar disorder: findings from the STEP-BD. Am J Psychiatry. 2009;166(2):173-81.
23. Judd LL, Akiskal HS, Schettler PJ et al. A prospective investigation of the natural history of the long-term weekly symptomatic status of bipolar II disorder. Arch Gen Psychiatry. 2003;60(3):261-9.
24. Bosaipo NB, Borges VF, Juruena MF. Bipolar disorder: a review of conceptual and clinical aspects. Medicina. 2017;50(3):72-84.
25. Schultze-Lutter F, Ruhrmann S, Picker H, von Reventlow HG, Brockhaus-Dumke A, Klosterkötter J. Basic symptoms in early psychotic and depressive disorders. Br J Psychiatry Suppl. 2007;51:s31-7.
26. Cordioli AV. Psicoterapia de apoio: psicoterapias: abordagens atuais. 2nd ed. Porto Alegre: Artes Médicas; 1998.
27. Caiuby AV. Estudo de efetividade de intervenção psicológica de apoio na prevenção de sintomas de transtorno de estresse pós-traumático em pacientes submetidos à sedação e internados em Unidade de Terapia Intensiva. Universidade Federal de São Paulo (UNIFESP); 2010.
28. Lopes CR, Iepsen LB, Da Costa JB. Avaliação psicológica de pacientes após a alta da unidade de terapia intensiva. Psico. 2020;51(2):e33640.
29. Kudlow PA, McIntyre RS, Lam RW. Early switching strategies in antidepressant non-responders: current evidence and future research directions. CNS Drugs. 2014.
30. Kennedy SH, Lam RW, McIntyre RS et al. Canadian Network for Mood and Anxiety treatments (CANMAT) 2016 clinical guidelines for the management of adults with major depressive disorder. Can J Psychiatry. 2016.
31. Cipriani A, Furukawa TA, Salanti G et al. Comparative efficacy and acceptability of 21 antidepressant drugs for the acute treatment of adults with major depressive disorder: a systematic review and network meta-analysis. Lancet. 2018;391(10128):1357-66.
32. Barbui C, Esposito E, Cipriani A. Selective serotonin reuptake inhibitors and risk of suicide: a systematic review of observational studies. CMAJ. 2009.
33. Vieweg WV, Hasnain M, Howland RH et al. Citalopram, QTc interval prolongation, and torsade de pointes: how should we apply the recent FDA ruling? Am J Med. 2012.
34. Eom CS, Lee HK, Ye S et al. Use of selective serotonin reuptake inhibitors and risk of fracture: a systematic review and meta-analysis. J Bone Miner Res. 2012.
35. Jiang HY, Chen HZ, Hu XJ et al. Use of selective serotonin reuptake inhibitors and risk of upper gastrointestinal bleeding: a systematic review and meta-analysis. Clin Gastroenterol Hepatol. 2015.
36. Spina E, Trifirò G, Caraci F. Clinically significant drug interactions with newer antidepressants. CNS Drugs. 2012.
37. Abadie D, Rousseau V, Logerot S et al. Serotonin syndrome: analysis of cases registered in the French Pharmacovigilance Database. J Clin Psychopharmacol. 2015.
38. Fusar-Poli P, Bauer M, Borgwardt S et al. European college of neuropsychopharmacology network on the prevention of mental disorders and mental health promotion (ECNP PMD-MHP). Eur Neuropsychopharmacol. 2019;29(12):1301-11.
39. Solomon A. O demônio do meio-dia. São Paulo: Companhia das Letras; 2018.

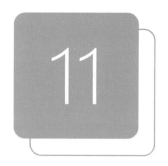

Transtorno Afetivo Bipolar

Guilherme Wazen • Bianca Besteti Fernandes Damiano • Carlos Alves Sarquis Aiex • Gabriel Silveira Parreira • Hudson de Morais Noronha • Loíse Maria Tiozzo Cenedesi • Pedro Carvalho

Introdução

> O TB é um transtorno mental grave e crônico, com prevalência mundial relatada de 1 a 5%.

O transtorno afetivo bipolar (TB) é um **transtorno mental grave e crônico**, com prevalência mundial relatada de 1 a 5%.[1] Sua apresentação clínica vai além dos sintomas psiquiátricos, demonstrando também riscos médicos gerais.[2] Está associado a um aumento da taxa de mortalidade relativa ao longo do tempo, em comparação com a população geral,[3] sendo as comorbidades clínicas mais frequentemente responsáveis pelos casos de morte.[4]

> Houve um aumento da taxa de mortalidade relativa ao longo do tempo. As comorbidades clínicas são mais frequentemente responsáveis pelos casos de morte.

Biologicamente, inflamação elevada, como o fator de necrose tumoral, interleucina e proteína C reativa de alta sensibilidade sugerem que os mecanismos imunológicos estejam relacionados ao desenvolvimento da função cerebral e à psicopatologia central do transtorno bipolar.[5] A disfunção autonômica nos transtornos de humor tem um impacto adverso e potencial na saúde médica geral, incluindo função cardíaca, regulação de energia e homeostase biológica.[6-8] Portanto, a inflamação sistêmica e a hiperatividade simpática durante a fase aguda do transtorno bipolar, incluindo pressão arterial sistólica elevada, frequência cardíaca e leucócitos totais no primeiro dia de internação, foram investigadas como fatores de risco para mortalidade precoce por doença cardiovascular.[9]

> O estilo de vida e o tratamento do TB são fatores associados a um controle glicêmico mais pobre e a um pior resultado geral de diabetes e doenças cardiovasculares como um todo.

Também já tem sido observada uma conexão entre a fisiopatologia do transtorno bipolar e o diabetes, com ligações genéticas comuns e fatores epigenéticos. O estilo de vida e o tratamento do transtorno bipolar são fatores associados a um controle glicêmico mais pobre e a um pior resultado geral de diabetes e doenças cardiovasculares como um todo.[10]

Desse modo, pacientes com TB apresentam um risco 1,66 vezes maior de apresentar tal desfecho e, consequentemente, morrem, em média, 9 anos antes da população geral.[11] Portanto, a detecção precoce e o monitoramento dessas alterações, o tratamento abrangente e a correção dos fatores de risco adquiridos são altamente recomendados.

Histórico

Já na Antiguidade, Hipócrates usou os termos mania e melancolia para descrever distúrbios mentais. No entanto, foi o médico grego Araeteus, da Capadócia, o primeiro a estabelecer um vínculo entre esses polos, assumindo-os como parte de um mesmo distúrbio e escrevendo os primeiros textos referentes à unidade da doença maníaco-depressiva.

Desde esses registros iniciais até a atualidade, vários estudiosos contribuíram para o entendimento do TB e seus espectros. Em 1899, embasado no conhecimento de psiquiatras franceses e alemães, o germânico Emil Kraepelin conceituou a psicose maníaco-depressiva utilizando a maioria dos critérios atualmente validados para definir o diagnóstico de TB.[12]

> O TB é um transtorno complexo, causado pela interação de fatores genéticos e ambientais.

Etiologia

O TB é um transtorno complexo, causado pela interação de fatores genéticos e ambientais. Os resultados de estudos com famílias sugerem que o TB tenha uma base genética, caracterizada por mecanismos complexos de transmissão envolvendo múltiplos genes. Há, em média, um **risco 10 vezes maior de desenvolvimento do transtorno entre parentes adultos de indivíduos com TB tipos I e II**.[13] A magnitude do risco aumenta com o grau de parentesco.

> Há um risco 10 vezes maior de desenvolvimento do transtorno entre parentes adultos de indivíduos com TB tipo I e tipo II.

Estressores ambientais frequentemente precedem os primeiros episódios de transtornos do humor, o que resulta em mudanças duradouras na biologia do cérebro. Essas mudanças podem alterar os estados funcionais de vários neurotransmissores, causando, inclusive, a perda de neurônios e a redução excessiva de contatos sinápticos, o que aumenta o risco de o portador desenvolver episódios subsequentes de um transtorno de humor após a primeira manifestação, até mesmo sem um novo estressor externo.[12]

A norepinefrina, a dopamina e a serotonina são os neurotransmissores mais implicados na fisiopatologia dos transtornos de humor.

> Estressores ambientais frequentemente precedem os primeiros episódios de transtornos do humor.

Quadro clínico e avaliação

Em **estados maníacos ou depressivos "puros"**, os três domínios de classificação do TB – humor, atividade e pensamento – estão alterados na mesma direção (p. ex., elevação do humor, ativação psicomotora e grandiosidade na mania e tristeza ou desaceleração psicomotora e pensamentos negativos/falta de esperança na depressão).

Em um **episódio maníaco clássico, o humor é expansivo ou eufórico**, com diminuição da necessidade do sono em função do aumento de energia. O paciente tende a realizar diversas atividades dirigidas a objetivos (p. ex., o paciente inicia vários projetos simultaneamente), além de engajar-se em atividades prazerosas e experimentar um aumento da libido. Esses sintomas frequentemente acompanham inquietação e até mesmo agitação psicomotora. O pensamento torna-se mais rápido, podendo evoluir para a fuga de ideias. O discurso é caracterizado por prolixidade, pressão para falar e tangencialidade. O pensamento pode ter conteúdo delirante, não sendo incomum a presença de delírios místico-religiosos ou de grandeza. Geralmente, a **crítica está prejudicada e o juízo se afasta da realidade do paciente**.

O episódio maníaco é caracterizado pela duração de pelo menos 1 semana. O diagnóstico pode ser feito em menos tempo se o paciente precisar de hospitalização, em decorrência dos sintomas maniformes, ou se apresentar psicose.

É importante saber diferenciar um episódio maníaco de um **episódio hipomaníaco**, que dura pelo menos 4 dias e, apesar de ser parecido, **não é grave o suficiente** para causar comprometimento no funcionamento social ou ocupacional e **não tem aspectos psicóticos presentes**.[14]

Além disso, uma porção significativa de pacientes não se enquadra nitidamente em apresentações maníacas ou deprimidas "puras". Em **"estados mistos", os três domínios de classificação do TB são alterados em direções incongruentes**. Assim, uma combinação de sintomas torna-se possível: mania depressiva, depressão agitada, mania com inibição de pensamento, estupor maníaco, depressão com fuga de ideias ou mania inibida.[15] A Figura 11.1 ilustra as diversas apresentações clínicas do TB.

Na série *Spinning out*, uma patinadora artística luta para equilibrar amor, família e saúde mental. A série coloca a doença de Kat e de sua mãe Carol como o ponto central a ser explorado, trazendo à tona diversos problemas enfrentados por quem sofre de TB.

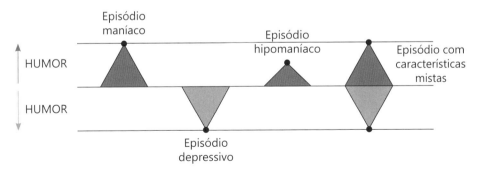

Figura 11.1 Apresentações clínicas no transtorno bipolar. O curso da doença de um paciente pode ser registrado em um gráfico de humor. O humor pode oscilar da eutimia (linha de base) para mania (acima da linha de base, representado pelo triângulo maior cinza-escuro), hipomania (acima da linha de base, representado pelo triângulo menor cinza-escuro), depressão (abaixo da linha de base, representado pelo triângulo cinza-claro) e para um episódio com características mistas. (Adaptada de Stahl, 2013.[16])

Avaliação inicial

A avaliação inicial deve sempre incluir histórico médico geral e psiquiátrico, exame físico e exames laboratoriais para descartar causas orgânicas.

A avaliação clínica inicial de pacientes com um possível diagnóstico de TB inclui histórico médico psiquiátrico e geral, avaliação do estado mental, exame físico e um conjunto básico de testes laboratoriais (p. ex., hormônio estimulador da tireoide, hemograma completo, análises químicas e toxicologia urinária para detecção de substâncias de abuso), a fim de descartar causas orgânicas.

Sempre que possível, deve-se colher a história do paciente com seus familiares.

Entrevistar membros da família ou outras pessoas próximas dos pacientes com possível diagnóstico de TB costuma ser útil. É importante notar que, **na vigência de quadro depressivo, os acometidos podem não se lembrar de episódios anteriores de mania ou hipomania**, especialmente se ocorreram anos antes, em período periparto ou se foram marcados por irritabilidade em vez de euforia. Os pacientes que apresentam mania, hipomania ou psicose geralmente apresentam *insight* insatisfatório e dificuldade em fornecer uma história acurada.

No episódio maníaco clássico, o humor é expansivo ou eufórico, com diminuição da necessidade do sono e aumento de energia.

Faz-se necessária, portanto, uma investigação minuciosa, questionando ativamente sintomas depressivos e maniformes e envolvendo dados fornecidos pelo paciente e por terceiros.[17]

Risco de suicídio

De 6 a 7% dos óbitos em pacientes com transtorno bipolar são causados por autoextermínio.

Aproximadamente 6 a 7% dos óbitos em pacientes bipolares são ocasionados pelo autoextermínio. A prevenção desse tipo de evento deve ser reiterada durante todo o atendimento emergencial e internação, visto que o **suicídio é uma das principais causas de mortes preveníveis em ambiente intra-hospitalar**.[18]

Suicídio é uma das principais causas de mortes preveníveis em ambiente intra-hospitalar.

Fatores de risco significativamente associados à tentativa de suicídio incluem sexo feminino, idade mais jovem no início da doença, polaridade depressiva no primeiro episódio da doença, polaridade depressiva atual ou mais recente, transtorno de ansiedade comórbido, abuso de substância comórbido, transtorno de personalidade limítrofe, história familiar de suicídio entre parentes de primeiro grau e tentativa anterior de suicídio.[19]

O filme *O lado bom da vida* traz uma reflexão sobre os conflitos e dificuldades que o transtorno bipolar impõe à reinserção social.

O **assunto deve ser abordado de maneira explícita**, com perguntas específicas sobre ideação e planejamento suicida, estratificação do risco suicida, abordagem do suporte familiar e social e treinamento da equipe para atuação adequada após a avaliação.

Diagnóstico clínico

Fatores de risco para suicídio são: sexo feminino, idade mais jovem no início da doença, polaridade depressiva no primeiro episódio da doença, polaridade depressiva atual ou mais recente, transtorno de ansiedade comórbido, abuso de substância comórbido, transtorno de personalidade limítrofe, história familiar de suicídio entre parentes de primeiro grau e tentativa anterior de suicídio.

O diagnóstico do TB é clínico e baseado nos critérios diagnósticos do DSM-5-TR (capítulo *Transtorno bipolar e transtornos relacionados do manual*). Essa classificação descreve critérios gerais para caracterizar os dois principais episódios de humor do TB, conforme mostram as Tabelas 11.1 e 11.2.

Transtorno bipolar do tipo I

Para o diagnóstico do transtorno bipolar do tipo I, devem ser atendidos os critérios para pelo menos **um episódio maníaco em associação ou não a um episódio depressivo maior**. Além disso, a ocorrência do(s) episódio(s) maníaco(s) e depressivo(s) maior(es) não é mais bem explicada por transtorno esquizoafetivo, esquizofrenia, transtorno esquizofreniforme, transtorno delirante, transtorno do espectro da esquizofrenia ou outro transtorno psicótico.[13]

Transtorno bipolar do tipo II

Para o diagnóstico de TB do tipo II, devem ser atendidos os critérios para pelo menos um episódio hipomaníaco e jamais ter havido um episódio maníaco.

Já para o diagnóstico do **transtorno bipolar do tipo II, devem ser atendidos os critérios para pelo menos um episódio hipomaníaco e nunca ter havido um episódio maníaco**. Nesse caso, ocorre o mesmo que no TB I: a ocorrência do(s) episódio(s) hipomaníaco(s) e depressivo(s) maior(es) não é mais bem explicada por transtorno esquizoafetivo, esquizofrenia, transtorno esquizofreniforme, transtorno delirante, outro transtorno do espectro da esquizofrenia ou outro transtorno psicótico.[13]

Vale salientar que os sintomas de depressão ou a imprevisibilidade causada pela alternância frequente entre períodos de depressão e hipomania causam sofrimento clinicamente significativo ou prejuízo no funcionamento social, profissional ou em outra área importante da vida do indivíduo.[13] A Figura 11.2 mostra a proporção de tempo em que portadores de TB passam em mania, depressão e períodos assintomáticos.

Tabela 11.1 Critérios para o diagnóstico de episódio maníaco.

O diagnóstico de episódio maníaco é realizado quando são atendidos todos os critérios, de A a D, citados a seguir

A. Um **período distinto de humor anormal e persistentemente elevado, expansivo ou irritável e aumento anormal e persistente da energia ou da atividade dirigida a objetivos**, com **duração mínima de uma semana** e presente na maior parte do dia, quase todos os dias (ou qualquer duração, se a hospitalização for necessária)

B. Durante o período de perturbação do humor e aumento de energia ou de atividade, **pelo menos três dos seguintes sintomas** (quatro, se o humor for apenas irritável) estão presentes em grau significativo e representam uma mudança notável no comportamento habitual:

1. **Autoestima inflada ou grandiosidade**
2. **Redução da necessidade de sono** (por exemplo, sente-se descansado com apenas três horas de sono)
3. **Loquacidade** maior que o habitual ou pressão para continuar falando
4. **Fuga de ideias ou percepção subjetiva de que os pensamentos estão acelerados**
5. **Distratibilidade** (p. ex., a atenção é desviada muito facilmente por estímulos externos insignificantes ou irrelevantes), conforme relatado ou observado
6. **Aumento da atividade** (seja socialmente, no trabalho ou na escola, seja sexualmente) ou da agitação psicomotora (p. ex., atividade sem propósito não dirigida a objetivos)
7. **Envolvimento excessivo em atividades com elevado potencial para consequências dolorosas** (p. ex., envolvimento em surtos desenfreados de compras, indiscrições sexuais ou investimentos financeiros insensatos)

C. A perturbação do humor é suficientemente grave para causar **prejuízo acentuado no funcionamento social ou profissional** ou para ocasionar hospitalização, a fim de prevenir que o paciente cause danos a si mesmo e/ou a outras pessoas, especialmente quando existem características psicóticas

D. O episódio **não é atribuível aos efeitos fisiológicos de uma substância** (p. ex., droga de abuso, medicamento ou outro tratamento) ou a outra condição clínica

Nota 1: Um episódio maníaco que **surge durante o tratamento antidepressivo** (p. ex., com medicamento ou eletroconvulsoterapia) e que **persiste com um nível de sinais e sintomas além do efeito fisiológico previsto para esse tratamento é evidência suficiente para caracterizar um episódio maníaco** e, portanto, para o diagnóstico de TB do tipo I

Nota 2: Os critérios de A a D caracterizam um episódio maníaco. É necessária a ocorrência de pelo menos um episódio maníaco na vida para que o paciente receba o diagnóstico de TB do tipo I.

Adaptada de APA, 2022.[13]

Tabela 11.2 Critérios para o diagnóstico de episódio hipomaníaco.

A. Um período **distinto de humor anormal e persistentemente elevado, expansivo ou irritável e aumento anormal e persistente de atividade ou energia com duração mínima de 4 dias** consecutivos e presente na maior parte do dia, quase todos os dias

B. Durante o período de perturbação do humor e aumento de energia e atividade, **três (ou mais) dos sintomas do critério B para episódio maníaco** (quatro se o humor for apenas irritável) persistem. Eles representam uma mudança notável em relação ao comportamento habitual e estão presentes em grau significativo

C. O episódio **está associado a uma mudança clara, que não é característica do indivíduo quando assintomático, no funcionamento**

D. A perturbação do humor e a mudança no funcionamento **são observáveis por outras pessoas**

E. O episódio **não é suficientemente grave a ponto de causar prejuízo acentuado no funcionamento social ou profissional ou para gerar hospitalização. Se houver características psicóticas, por definição, o episódio é maníaco**

F. O episódio **não é atribuível aos efeitos fisiológicos de uma substância** (por exemplo: droga de abuso, medicamento, outro tratamento)

Nota 1: Um episódio hipomaníaco completo que surge durante tratamento antidepressivo (p. ex., com medicamentos ou eletroconvulsoterapia) e que persiste com um nível de sinais e sintomas além do efeito fisiológico previsto para esse tratamento é evidência suficiente para um diagnóstico de episódio hipomaníaco. Recomenda-se, porém, cautela, visto que **a ocorrência de um a três sintomas (principalmente aumento da irritabilidade, nervosismo ou agitação após uso de antidepressivo) não deve ser considerada suficiente para o diagnóstico de episódio hipomaníaco nem necessariamente indicativa de uma diátese bipolar**

Nota 2: Os critérios A-F representam um episódio hipomaníaco. Esses episódios são comuns no transtorno bipolar tipo I, embora não necessariamente sirvam para o diagnóstico desse transtorno

Adaptada de DSM-5-TR, 2023.[13]

Em 2021, a associação Canadian Network for Mood and Anxiety Treatments (CANMAT), em conjunto com a International Society for Bipolar Disorders (ISBD), divulgou uma diretriz abordando o tratamento dos episódios mistos, em que utilizou tanto os critérios do DSM-IV quanto do DSM-5 para caracterizar e nortear as condutas na vigência dessas patologias.[15]

Reitera-se, nessa diretriz, que as apresentações mistas têm como características:

- Idade de início mais precoce
- Maior risco de hospitalização

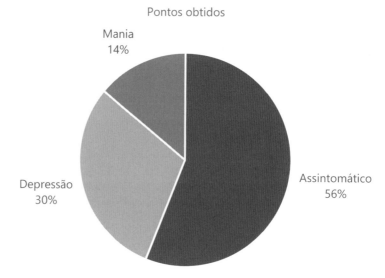

Pontos obtidos

Mania 14%

Depressão 30%

Assintomático 56%

Figura 11.2 Proporção de tempo, em média, em que portadores de transtorno afetivo bipolar passam em mania, depressão e períodos assintomáticos. (Adaptada de Rolin et al., 2020.[20])

No livro *TAB – Transtorno afetivo bipolar*,[37] a autora conta como lidou com a descoberta do quadro de transtorno maníaco-depressivo e bipolaridade em sua vida. Um relato fiel à realidade da doença, que expõe a extensão do TB em sua infância, família, relacionamentos românticos, vida profissional e autoconsciência.

- Maiores chances de comorbidades (tanto clínicas como psiquiátricas)
- Menor resposta ao tratamento (tanto ao agudo como ao de manutenção)
- Episódios mais frequentes e severos
- Maior risco de comportamento suicida.[15]

O tratamento da fase aguda dos episódios mistos foi segmentado de acordo com a sintomatologia. As três principais divisões são:

- Mania com sintomas mistos: baseado em estudos com pacientes que fecham critérios conforme o DSM-5 (mania com três sintomas depressivos), mas também abrangendo aqueles com avaliação por escalas que identificam episódio de mania e sintomas depressivos subsindrômicos e outros com menos de três sintomas depressivos concomitantes
- Episódio depressivo com sintomas mistos: baseado em estudos com pacientes que fecham critérios conforme o DSM-5 (episódio depressivo com três sintomas maniformes/hipomaníacos), mas também abrangendo aqueles com definições mais flexíveis (p. ex., requerendo apenas dois sintomas maniformes concomitantes)
- Episódio misto (DSM-IV): baseado em estudos com pacientes que fecham critérios conforme o DSM-IV (todos os critérios para mania e episódio depressivo concomitante, exceto o fato de que a depressão tem que durar 1 semana ou mais, em vez de 2 semanas).[15]

Diagnóstico diferencial

As **possíveis causas secundárias para o TB devem ser investigadas e descartadas sempre antes de um diagnóstico final,** especialmente no contexto de um hospital geral, em que os pacientes apresentam, invariavelmente, uma condição clínica adjacente.

Possíveis causas secundárias para o TB devem ser investigadas e descartadas sempre antes de um diagnóstico final, especialmente no contexto de um hospital geral.

Clínico

Vários tipos de transtornos médicos gerais podem se assimilar a um episódio maníaco ou, até mesmo, dar início a um transtorno do humor em indivíduos suscetíveis, por exemplo: distúrbios hidroeletrolíticos (de sódio, potássio, cálcio, magnésio ou uremia), endócrinos (hipo ou hipertireoidismo, alterações do ciclo do cortisol), deficiências vitamínicas (como B1 e B12), encefalopatias secundárias a doenças infectocontagiosas (sífilis, hepatites, HIV, toxoplasmose, SARS-CoV-2), alterações eletroencefalográficas, como nas epilepsias focais complexas, nos acidentes vasculares cerebrais (principalmente os isquêmicos) ou mesmo após traumatismo cranioencefálico, tumores, cistos ou aneurismas que se comunicam com áreas que modulam o humor.[17]

Testes laboratoriais adicionais, de imagem (tomografia ou ressonância magnética de encéfalo) ou eletroencefalograma (EEG) são guiados por achados anormais na história e no exame e não diferem em pacientes com ou sem TB.

Substâncias psicoativas

A **mania pode ser causada pelo uso ou abstinência de substâncias**. O uso de anfetaminas ou cocaína, por exemplo, pode originar um quadro indistinguível da hipomania ou mania espontânea, assim como sintomas da abstinência de álcool ou sedativos. O abuso de substâncias psicoativas é comorbidade frequente em pacientes com TB, e deve-se aguardar um período de abstinência da droga para realizar o primeiro diagnóstico do transtorno. Se não há história confiável sobre o uso de substâncias, o diagnóstico diferencial só pode ser realizado por meio de pesquisa toxicológica de sangue ou urina.

> O uso de anfetaminas ou cocaína pode desencadear um quadro indistinguível da hipomania ou mania espontânea, assim como sintomas da abstinência de álcool ou sedativos.

Psicose

As **características da psicose maníaca podem ser de difícil distinção em relação aos sintomas positivos da esquizofrenia**. Ideias delirantes de grandeza também podem aparecer na esquizofrenia, porém sem o humor expansivo ou eufórico observado na mania.

> Características da psicose maníaca podem ser de difícil distinção em relação aos sintomas positivos da esquizofrenia.

Transtornos ansiosos

O diagnóstico diferencial também deve ser feito com transtornos ansiosos que podem acompanhar as depressões, como o transtorno de ansiedade generalizada. As manias também podem ser caracterizadas pelo humor ansioso, mas a **agitação da ansiedade generalizada é menor que a da mania**.[21] A história familiar de TB também auxilia no diagnóstico diferencial.

Depressão unipolar

A diferenciação entre depressão unipolar, especialmente depressão recorrente, e depressão bipolar pode ser difícil. Eventuais sintomas clínicos indicativos de que o portador integre o denominado "espectro bipolar" são de difícil detecção, além de sua especificidade ser questionável.[22-24]

De acordo com a literatura, características clínicas, como idade precoce de início da doença, episódios depressivos altamente recorrentes, história familiar positiva, depressão com características psicóticas, agitação psicomotora, sintomas depressivos atípicos (como hipersonia, hiperfagia, depressão pós-parto e psicose), histórico de tentativas de suicídio e sintomas maníacos induzidos por antidepressivos ou ciclagem rápida são indicativos de depressão bipolar.[22] A Figura 11.3 mostra as características do quadro depressivo bipolar.

Na Tabela 11.3 estão os principais diagnósticos diferenciais psiquiátricos a serem considerados com o transtorno afetivo bipolar.

> São indicativos de depressão bipolar: idade precoce de início da doença, episódios depressivos altamente recorrentes, história familiar positiva, depressão com características psicóticas, agitação psicomotora, sintomas depressivos atípicos (como hipersonia, hiperfagia, depressão pós-parto e psicose), histórico de tentativas de suicídio e sintomas maníacos induzidos por antidepressivos ou ciclagem rápida.

Tabela 11.3 Diagnósticos diferenciais do transtorno afetivo bipolar (TB).

Transtorno depressivo maior (TDM)	Quando o paciente se apresenta com TDM, deve-se atentar para a existência de **episódios prévios** de mania ou hipomania
Transtornos ansiosos	Podem ser considerados tanto como **diagnóstico diferencial** quanto como **comorbidades**. Ruminações ansiosas podem ser confundidas com pensamentos acelerados, e esforços para minimizar sentimentos de ansiedade podem ser entendidos como comportamento impulsivo
Transtornos de personalidade	Labilidade do humor e impulsividade são comuns no TB e no transtorno de personalidade *borderline* (TPB). Para o diagnóstico de TB, os sintomas devem apresentar um **episódio distinto** de comportamento. Além disso, **não deve ser feito o diagnóstico** de TPB durante episódio de humor não tratado
Transtorno disruptivo de desregulação do humor	Em indivíduos com irritabilidade importante, especialmente crianças e adolescentes, deve-se ter o cuidado de diagnosticar o TB apenas quando houver uma **mudança inequívoca de seu comportamento típico**
Transtorno de déficit de atenção/hiperatividade	Sintomas como fala rápida, pensamentos acelerados, distratibilidade e menor necessidade de sono podem estar sobrepostos nos dois casos. É necessário esclarecer se os sintomas apresentam um **episódio distinto de humor** para o diagnóstico de TB
TB induzido por substância/medicamento	Pode haver sobreposição do uso de substâncias, diante da maior propensão de pessoas com TB à utilização de substâncias psicoativas. O diagnóstico primário de TB deve ser estabelecido com base nos **sintomas que persistem** depois que as substâncias deixam de ser usadas

Adaptada de APA, 2022.[13]

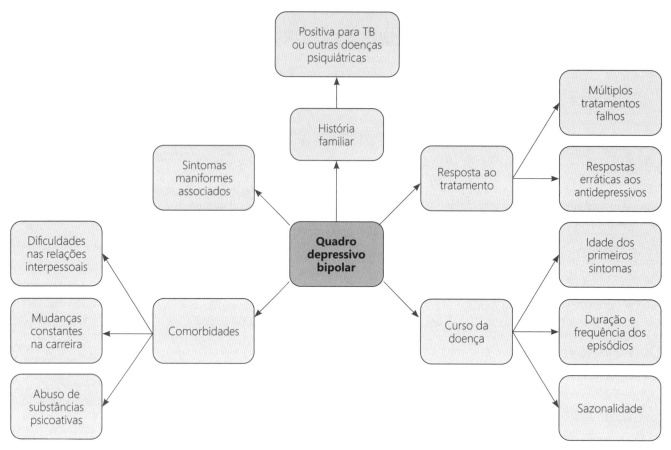

Figura 11.3 Características do quadro depressivo bipolar. (Adaptada de Rolin et al., 2020.[20])

Exames físico, neurológico e mental

O exame neurológico do paciente em mania ou hipomania, salvo em condições de comorbidades, não apresenta alterações. Quanto ao exame do estado mental, é possível observar variações em praticamente todas as funções mentais.

Em geral, o paciente em mania apresenta maior energia (com menor necessidade de sono correspondente), irritabilidade, hipersexualidade, impulsividade, precisão perceptiva e delírios. Na hipomania, essas alterações, geralmente moderadas, não costumam resultar em problemas graves para o indivíduo e não contemplam sintomas psicóticos.

A **aparência pode ser bizarra** (roupas muito coloridas e chamativas, excesso de maquiagem, perfume em demasia), exibicionista (roupas muito curtas e decotadas) ou descuidada, e pode-se observar atitudes expansivas, desinibidas e jocosas (ou irônicas), arrogantes e hostis; labilidade ou incontinência afetiva; hiperbulia, aumento da libido, diminuição da necessidade de sono e impulsividade.[25]

Além disso, pode haver **labilidade da atenção**, com aumento da atenção espontânea e diminuição da voluntária. Também é possível verificar redução da capacidade de concentração e maior distraibilidade.

Enquanto na hipomania o humor costuma ser efusivo, autoconfiante, mas com uma base de irritabilidade, na mania o humor é incontido, alegre, expansivo, por vezes visionário, sujeito a variações frequentes, mudando com facilidade para irritabilidade ou até mesmo para lamentação e choro.[26]

O paciente também muitas vezes apesenta pensamento acelerado e associação de ideias superficial e rápida, podendo se expressar por meio de rimas, assonância e jogos de palavras, chegando até a fuga de ideias, quando há comprometimento da coesão lógica do pensamento, que, por sua vez, se torna mais rápido do que a capacidade de expressão verbal do paciente, fazendo com que o discurso fique incompreensível.[26]

O raciocínio torna-se fragmentado e, com frequência, psicótico na mania aguda. Delírios de grandeza e paranoide são comuns, assim como alucinações.[27]

No episódio 3 da série *Modern love*, conhecemos Lexi, uma advogada que trabalha na área do entretenimento e que passou a vida inteira escondendo que sofre de bipolaridade.

Conduta não medicamentosa

Uma boa aliança terapêutica, com a **formação do vínculo entre equipe de saúde e paciente, é essencial para manter o paciente engajado**, evitando um dos principais fatores de deterioração: o abandono do tratamento. De forma geral, abordagens psicológicas são baseadas na evidência de que estressores psicossociais estão associados à recorrência e à piora sintomática. A psicoeducação e as técnicas psicoterápicas específicas, como a terapia cognitivo-comportamental (TCC), podem reduzir em até 50% o risco de recaídas.[12,27] Existe evidência clínica significativa de eficácia e segurança para o uso da eletroconvulsoterapia (ECT) no tratamento do TB, porém sem base em estudos comparativos.[14]

> O vínculo entre equipe de saúde e paciente é essencial para manter o paciente engajado.

Conduta medicamentosa

Episódio maníaco

Os objetivos do tratamento do TB tipo I são:

- Promover a remissão do episódio de humor em que o paciente está (depressivo, maníaco ou hipomaníaco)
- Manter a eutimia, realizando a profilaxia das recorrências e impedindo que o paciente apresente novos episódios de humor.

A **utilização de estabilizadores de humor é fundamental em todas as fases do tratamento farmacológico do TB tipo I**. As medicações mais utilizadas são o carbonato de lítio, o ácido valproico ou divalproato de sódio, a lamotrigina, a carbamazepina, a oxcarbazepina e os antipsicóticos de segunda geração, como a olanzapina, quetiapina, risperidona, lurasidona e o aripiprazol.

> A utilização de estabilizadores de humor é fundamental em todas as fases do tratamento farmacológico do TB tipo I.

Em geral, dá-se **preferência ao lítio para indivíduos que exibem mania grandiosa e eufórica clássica** (humor exaltado na ausência de sintomas depressivos), poucos episódios anteriores de doença, um curso de mania-depressão-eutimia ou àqueles com histórico familiar de TB, especialmente com história familiar de resposta ao lítio. Entretanto, em ensaios clínicos, o divalproato é igualmente eficaz em pacientes com mania clássica e disfórica.[28] Além disso, o divalproato é recomendado para pacientes com múltiplos episódios, humor irritável ou disfórico predominante e/ou abuso de substâncias ou para pessoas com histórico de traumatismo cranioencefálico.[29]

> Preferência ao lítio: casos de mania grandiosa e eufórica clássica, poucos episódios anteriores de doença, curso de mania-depressão-eutimia ou história familiar de TB.

Recomenda-se a terapia combinada com lítio OU divalproato e um antipsicótico atípico quando:

- Uma resposta mais rápida é necessária
- O paciente é considerado de risco
- O paciente tem uma história anterior de resposta parcial à monoterapia
- O paciente tem episódios maníacos mais graves.[30]

> Preferência ao divalproato: pacientes com múltiplos episódios, humor irritável ou disfórico, abuso de substâncias ou histórico de traumatismo cranioencefálico.

Ainda **não existem evidências de que qualquer monoterapia de primeira linha de tratamento seja superior às outras opções de monoterapia no tratamento de pacientes com características psicóticas**. Da mesma maneira, não há evidências de que qualquer terapia combinada de primeira linha de lítio ou divalproato mais um antipsicótico atípico seja mais eficaz que outra combinação de primeira linha.[31-34] Apesar disso, na prática clínica, tem-se observado que, para aqueles pacientes em mania com psicose incongruente com o humor (geralmente delírios persecutórios), a associação lítio ou divalproato com antipsicótico atípico é mais apropriada.[35]

> Não há evidências de que qualquer monoterapia de primeira linha seja superior às outras opções de monoterapia para pacientes com características psicóticas.

As recomendações para o tratamento farmacológico de mania/hipomania aguda podem ser vistas na Tabela 11.4.

Episódio depressivo

Quetiapina, lítio, lamotrigina e lurasidona são recomendados como opções de tratamento de primeira linha com evidência de eficácia como monoterapia. Lurasidona e lamotrigina também são recomendadas como tratamento adjunto de primeira linha.[35]

Em pacientes que respondem inadequadamente aos agentes de primeira linha, a monoterapia com divalproato é uma opção de segunda linha.[36]

Também é considerada de segunda linha a terapia combinada de antidepressivos (inibidores seletivos da recaptação da serotonina [ISRSs] ou bupropiona) com lítio/divalproato ou com um antipsicótico atípico.[35]

Antidepressivos em monoterapia não devem ser usados no tratamento da depressão bipolar.

As recomendações para o tratamento farmacológico da depressão bipolar, da manutenção no TB, de episódio agudo de mania com sintomas mistos, de episódio depressivo com sintomas mistos e de episódio misto podem ser vistas nas Tabelas 11.5 a 11.9.

Tabela 11.4 Recomendações para tratamento farmacológico de mania/hipomania aguda.

Opções	Monoterapia	Combinação
Primeira linha	Lítio Quetiapina Valproato (VPA) Asenapina Aripiprazol Paliperidona > 6 mg Risperidona Cariprazina	Lítio ou VPA + quetiapina Lítio ou VPA + aripiprazol Lítio ou VPA + risperidona Lítio ou VPA + risperidona
Segunda linha	Olanzapina Carbamazepina Ziprasidona Haloperidol Eletroconvulsoterapia	Olanzapina + lítio ou divalproato Lítio + VPA

Adaptada de Yatham et al., 2021.[15]

Tabela 11.5 Recomendações para o tratamento farmacológico da depressão bipolar.

Opções	Monoterapia	Combinação
Primeira linha	Quetiapina Lítio Lamotrigina Lurasidona	Lurasidona + lítio/divalproato
Segunda linha	Divalproato Eletroconvulsoterapia Cariprazina	*Add-on*: ISRS/bupropiona Olanzapina-fluoxetina

ISRS: inibidores seletivos da recaptação da serotonina. (Adaptada de Yatham et al., 2021.[15])

Tabela 11.6 Recomendações para tratamento farmacológico da manutenção no transtorno afetivo bipolar.

Opções	Monoterapia	Combinação
Primeira linha	Lítio Quetiapina Divalproato Lamotrigina Asenapina Aripiprazol	Quetiapina + lítio/divalproato Aripiprazol + lítio/divalproato
Segunda linha	Olanzapina Risperidona Carbamazepina Paliperidona > 6 mg	Lurasidona + lítio/divalproato Ziprasidona + lítio/divalproato

Adaptada de Yatham et al., 2021.[15]

Tabela 11.7 Tratamento de episódio agudo de mania com sintomas mistos.

Opções	Monoterapia	Combinação
Primeira linha	–	–
Segunda linha	Asenapina Cariprazina Divalproato Aripiprazol	
Terceira linha	Ziprasidona Olanzapina Quetiapina Carbamazepina ER Eletroconvulsoterapia	Olanzapina + lítio/divalproato

Adaptada de Yatham et al., 2021.[15]

Tabela 11.8 Tratamento de episódio depressivo com sintomas mistos.

Opções	Monoterapia	Combinação
Primeira linha	–	–
Segunda linha	Cariprazina Lurasidona	–
Terceira linha	Olanzapina Quetiapina Divalproato Lamotrigina Ziprasidona Eletroconvulsoterapia	Olanzapina + fluoxetina

Adaptada de Yatham et al., 2021.[15]

Tabela 11.9 Tratamento de episódio misto.

Opções	Monoterapia	Combinação
Primeira linha	Asenapina Aripiprazol	–
Segunda linha	Carbamazepina ER Olanzapina Divalproato	Olanzapina + lítio/divalproato
Terceira linha	Ziprasidona Cariprazina Lítio + divalproato Eletroconvulsoterapia	Divalproato + carbamazepina ER

Adaptada de Yatham et al., 2021.[15]

Curso e prognóstico

A média de idade para o primeiro episódio maníaco, hipomaníaco ou depressivo maior é de 18 anos, o que não descarta o início de sintomas maniformes no final da vida adulta ou senescência – lembrando que essas situações denotam maior possibilidade de condições médias associadas e de ingestão ou abstinência de substâncias.[13] Geralmente, a primeira manifestação do TB I é a depressão (75% das vezes em mulheres, 67% em homens).[12]

Mais de 90% dos indivíduos que tiveram um único episódio de mania apresentam episódios recorrentes de humor, sendo que cerca de 60% dos episódios maníacos ocorrem imediatamente antes de um episódio depressivo maior. De 10 a 20% dos pacientes experimentam apenas episódios maníacos.[13]

Vale notar que um **episódio maníaco não tratado dura cerca de 3 meses**. À medida que a condição progride, o tempo entre os episódios frequentemente diminui, com tendência à estabilização do intervalo entre 6 e 9 meses após cinco episódios.[12] Pode haver, ainda, recuperação incompleta entre os episódios, o que é mais comum quando o episódio atual é acompanhado de características psicóticas incongruentes com o humor.[13]

O prognóstico do TB I é pior que o do transtorno depressivo maior. Ainda que a profilaxia com lítio melhore o curso e o prognóstico do TB, somente 50 a 60% dos pacientes conseguem um controle significativo da sintomatologia com a medicação.[12]

Situação ocupacional pré-mórbida insatisfatória, dependência de álcool, manifestações psicóticas, manifestações depressivas entre os episódios e o gênero masculino são fatores que contribuem para um mau prognóstico.[12]

Aproximadamente 7% dos indivíduos com TB I não apresentam recorrência dos sintomas, 45% têm mais de um episódio, 40% sofrem de um transtorno crônico e dois terços desses últimos experimentam um declínio social significativo.[12]

> Fatores que contribuem para um mau prognóstico: situação ocupacional pré-mórbida insatisfatória, dependência de álcool, manifestações psicóticas, manifestações depressivas entre os episódios e o gênero masculino.

Atualizações

- CID-11: em 1º de janeiro de 2022, entrou em vigor a 11ª edição da Classificação Internacional das Doenças (CID-11), que apresenta uma nova disposição numérica dos possíveis diagnósticos (TB tipos I ou II), além das especificações do episódio em curso (depressivo, maníaco ou misto), da gravidade (leve, moderada ou grave), da associação com sintomas psicóticos e da possibilidade de ocorrência de remissão parcial ou total
- CANMAT 2021: em 2021, a associação Canadian Network for Mood and Anxiety Treatments (CANMAT), em conjunto com a International Society for Bipolar Disorders (ISBD), mostrou que as apresentações mistas têm como características idade de início mais precoce, risco aumentado de hospitalização, maiores chances de comorbidades (tanto clínicas como psiquiátricas), menor resposta ao tratamento (tanto ao agudo quanto ao de manutenção), episódios mais frequentes e severos e maior risco de comportamento suicida. O tratamento da fase aguda dos episódios mistos foi segmentado de acordo com a sintomatologia, sendo as três principais divisões mania com sintomas mistos (DSM-5), episódio depressivo com sintomas mistos (DSM-5) e episódio misto (DSM-IV). Essa nova diretriz aborda, ainda, o tratamento de manutenção após episódios mistos e a abordagem de apresentações mistas em populações específicas (crianças e adolescentes, idosos e mulheres no periparto)[15]
- DSM-5-TR: em 2022, no critério de episódio maníaco, foi eliminada a expressão "atividade dirigida a objetivos". O especificador de gravidade para o episódio maníaco não esteve associado ao número de sintomas, sendo classificado em leve (critérios mínimos), moderado (aumento de atividade e juízo prejudicado) ou grave (necessidade de supervisão contínua). Inclusão de outros especificadores no episódio depressivo: características atípicas e/ou melancólicas, catatonia, início no periparto e padrão sazonal (para todos os episódios de humor). O episódio hipomaníaco não pode ser causado por efeitos de substâncias ou por condição clínica. No TB II, os critérios de gravidade se referem a episódios depressivos, e não a hipomaníacos. Não houve alterações quanto aos critérios para episódios mistos.[13]

Highlights

- Pacientes e familiares muitas vezes não consideram a hipomania como patologia, o que pode postergar a busca por tratamento e/ou a não caracterização de episódios prévios na avaliação
- Vários tipos de transtornos médicos gerais podem mimetizar um episódio maníaco ou até mesmo desencadear um transtorno do humor em indivíduos suscetíveis. A mania pode ser causada pelo uso ou abstinência de substâncias
- A média de idade para o primeiro episódio maníaco, hipomaníaco ou depressivo maior é de 18 anos. Início no fim da vida adulta ou na senescência denota possibilidade de condição médica geral associada ou uso/abuso de substâncias psicoativas
- Mais de 90% dos indivíduos que tiveram um único episódio de mania apresentam episódios recorrentes de humor
- Pacientes com TB têm um risco 1,66 vezes maior de apresentar diabetes ou outras doenças cardiovasculares e, consequentemente, morrem, em média, 9 anos antes da população geral
- Aproximadamente 6 a 7% dos óbitos em pacientes bipolares são ocasionados pelo autoextermínio
- A utilização de estabilizadores de humor é fundamental em todas as fases do tratamento farmacológico do TB tipo I
- Pacientes com transtorno bipolar nunca devem utilizar antidepressivos em monoterapia.

DURANTE O ATENDIMENTO

O que fazer

- Avaliar a possibilidade de organicidade ou uso de substâncias psicoativas em pacientes com quadros maniformes
- Esperar ao menos 5 dias após o reajuste da dose de lítio para realizar a dosagem da litemia, coletando o o sangue entre 10h e 12h após a última administração
- Na vigência de sintomas psicóticos graves, avaliar a associação de antipsicótico ao estabilizador de humor
- Em paciente em fase de mania que está em uso de antidepressivo, avaliar a redução da dose ou a suspensão do antidepressivo
- Atentar para situações clínicas que possam aumentar a litemia do paciente e causar intoxicação (desidratação, diarreia, insuficiência renal)
- Atentar para efeitos colaterais relacionados a interações medicamentosas, por exemplo: o uso de tiazídicos, anti--inflamatórios não esteroides (AINES) e inibidores da enzima de conversão da angiotensina (ECA) podem aumentar a concentração sérica do lítio; já os osmóticos, xantinas e inibidores de anidrase carbônica podem reduzir a litemia

O que não fazer

- Prescrever antidepressivos em monoterapia na depressão bipolar
- Aumentar a dose do lítio para o paciente sem litemia prévia (risco de intoxicação)
- Introduzir ou aumentar dose do lítio em pacientes descompensados metabolicamente, com função tireoidiana desregulada ou sem acompanhamento clínico
- Suspender abruptamente medicações de pacientes com TB em acompanhamento psiquiátrico durante a internação

Mapa mental

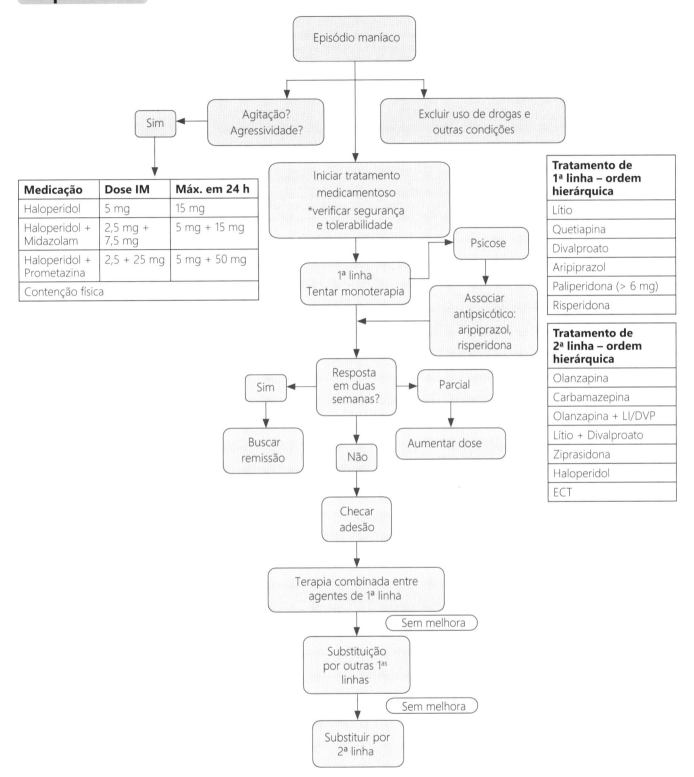

Referências bibliográficas

1. Merikangas KR, Jin R, He JP et al. Prevalence and correlates of bipolar spectrum disorder in the world mental health survey initiative. Arch Gen Psychiatry. 2011;68(3):241-51.
2. Fagiolini A, Forgione R, Maccari M, Cuomo A, Morana B, Dell'Osso MC et al. Prevalence, chronicity, burden and borders of bipolar disorder. J Affect Disord. 2013;148(2-3):161-9.

3. Staudt Hansen P, Frahm Laursen M, Grøntved S, Puggard Vogt Straszek S, Licht RW, Nielsen RE. Increasing mortality gap for patients diagnosed with bipolar disorder—a nationwide study with 20 years of follow-up. Bipolar Disord. 2018.

4. Nielsen RE, Kugathasan P, Straszek S, Jensen SE, Licht RW. Why are somatic diseases in bipolar disorder insufficiently treated? Int J Bipolar Disord. 2019;7(1):12.

5. Hope S, Dieset I, Agartz I, Steen NE, Ueland T, Melle I et al. Affective symptoms are associated with markers of inflammation and immune activation in bipolar disorders but not in schizophrenia. J Psychiatr Res. 2011;45(12):1608-16.

6. Bassett D. A literature review of heart rate variability in depressive and bipolar disorders. Aust N Z J Psychiatry. 2016;50(6):511-9.

7. Wazen GLL, Gregório ML, Kemp AH, Godoy MF. Heart rate variability in patients with bipolar disorder: from mania to euthymia. J Psychiatr Res. 2018;99:33-38.

8. Gregório ML, Wazen GLL, Kemp AH, Milan-Mattos JC, Porta A, Catai AM et al. Non-linear analysis of the heart rate variability in characterization of manic and euthymic phases of bipolar disorder. J Affect Disord. 2020;275:136-44.

9. Tsai SY, Lee CH, Chen PH, Chung KH, Huang SH, Kuo CJ et al. Risk factors for early cardiovascular mortality in patients with bipolar disorder. Psychiatry Clin Neurosci. 2017;71(10):716-24.

10. Calkin CV, Gardner DM, Ransom T, Alda M. The relationship between bipolar disorder and type 2 diabetes: more than just co-morbid disorders. Ann Med. 2013;45(2):171-81.

11. Callaghan RC, Khizar A. The incidence of cardiovascular morbidity among patients with bipolar disorder: a population-based longitudinal study in Ontario, Canada. J Affect Disord. 2010;122(1-2):118-23.

12. Sadock BJ, Sadok VA, Ruiz P. Compêndio de psiquiatria - ciências do comportamento e psiquiatria clínica. 11. ed. Porto Alegre: Artes Médicas; 2017.

13. American Psychiatric Association. Diagnostic and Statistical Manual of Mental Disorders, 5th Edition, Text Revision (DSM-5-TR®). Washington; 2021.

14. Moreno RA, Moreno DH, Ratzke R. Diagnóstico, tratamento e prevenção da mania e da hipomania no transtorno bipolar. São Paulo. Rev Psiq Clín. 2005.

15. Yatham LN, Chakrabarty T, Bond DJ et al. Canadian Network for Mood and Anxiety Treatments (CANMAT) and International Society for Bipolar Disorders (ISBD) recommendations for the management of patients with bipolar disorder with mixed presentations. Bipolar Disord. 2021.

16. Stahl SM. Stahl's essential psychopharmacology: neuroscientific basis and practical applications. 4th ed. Cambridge: Cambridge University Press; 2013.

17. Quevedo J, Carvalho AF. Emergências psiquiátricas. 4. ed. Porto Alegre: Artmed; 2019.

18. Schaffer A, Isometsa ET, Azorin JM et al. A review of factors associated with greater likelihood of suicide attempts and suicide deaths in bipolar disorder: Part II of a report of the International Society for Bipolar Disorders Task Force on Suicide in Bipolar Disorder. Aust N Z J Psychiatry. 2015;49:1006-20.

19. Marangell LB, Bauer MS, Dennehy EB et al. Prospective predictors of suicide and suicide attempts in 1,556 patients with bipolar disorders followed for up to 2 years. Bipolar Disord. 2006;8:566-75.

20. Rolin D, Whelan J, Montano CB. Is it depression or is it bipolar depression? J Am Assoc Nurse Pract. 2020.

21. Akiskal HS, Bourgeois ML, Angst J, Post R, Möller H, Hirschfeld R. Re-evaluating the prevalence of and diagnostic composition within the broad clinical spectrum of bipolar disorders. J Affect Disord. 2000;59 (Suppl 1):S5-S30.

22. Koukopoulos A, Koukopoulos A. Agitated depression as a mixed state and the problem of melancholia. Psychiatr Clin North Am. 1999;22(3):547-64.

23. Akiskal HS, Pinto O. The evolving bipolar spectrum. Prototypes I, II, III, and IV. Psychiatr Clin North Am. 1999;22(3):517-34, vii.

24. Akiskal HS, Walker P, Puzantian VR, King D, Rosenthal TL, Dranon M. Bipolar outcome in the course of depressive illness. Phenomenologic, familial, and pharmacologic predictors. J Affect Disord. 1983;5(2):115-28.

25. Cheniaux Jr E. Manual de psicopatologia. 3. ed. Rio de Janeiro: Guanabara Koogan; 2008.

26. Goodwin F, Jamison KR. Doença maníaco-depressiva: transtorno bipolar e depressão recorrente. Porto Alegre: Artmed; 2010. 1376 p.

27. Miguel EC, Gentil V, Gattaz WF. Clínica psiquiátrica. São Paulo: Manole; 2011.

28. Bowden CL. Key treatment studies of lithium in manic-depressive illness: efficacy and side effects. J Clin Psychiatry. 1998;59:13-9.

29. Swann AC. Predicting therapeutic response in acute manic episodes: data from controlled studies with divalproex. Encephale. 2001;27:277-9.

30. Lin D, Mok H, Yatham LN. Polytherapy in bipolar disorder. CNS Drugs. 2006;20(1):29-42.

31. Yatham LN, Grossman F, Augustyns I, Vieta E, Ravindran A. Mood stabilisers plus risperidone or placebo in the treatment of acute mania – International, double-blind, randomised controlled trial. Br J Psychiatry. 2003;182:141-7.

32. Swann AC, Bowden CL, Calabrese JR, Dilsaver SC, Morris DD. Pattern of response to divalproex, lithium, or placebo in four naturalistic subtypes of mania. Neuropsychopharmacology. 2002;26:530-6.

33. Smulevich AB, Khanna S, Eerdekens M, Karcher K, Kramer M, Grossman F. Acute and continuation risperidone monotherapy in bipolar mania: a 3-week placebo-controlled trial followed by a 9-week double-blind trial of risperidone and haloperidol. Eur Neuropsychopharmacol. 2005;15:75-84.

34. Hirschfeld RMA, Keck PE, Kramer M et al. Rapid antimanic effect of risperidone monotherapy: a 3-week multicenter, double-blind, placebo-controlled trial. Am J Psychiatry. 2004;161:1057-65.

35. Yatham LN, Kennedy SH, Parikh SV et al. Canadian Network for Mood and Anxiety Treatments (CANMAT) and International Society for Bipolar Disorders (ISBD) 2018 guidelines for the management of patients with bipolar disorder. Bipolar Disord. 2018;20(2):97-170.

36. Bond DJ, Lam RW, Yatham LN. Divalproex sodium versus placebo in the treatment of acute bipolar depression: a systematic review and meta-analysis. J Affect Disord. 2010;124:228-34.

37. Jamison KR. TAB – Transtorno afetivo bipolar. Rio de Janeiro: Darkside; 2021.

Bibliografia

Ministério da Saúde. Portaria no 315, de 30 de março de 2016. Aprova o Protocolo Clínico e Diretrizes Terapêuticas do Transtorno Afetivo Bipolar do tipo I.

Comportamento Suicida

Guilherme Wazen • Érico Marques Kohl

Introdução

O suicídio é um importante problema de saúde pública mundial, caracterizado por um processo multifatorial complexo, e está entre **uma das causas prevalentes de morte prematura**, sendo responsável por aproximadamente 800 mil mortes anualmente.[1,2]

> O suicídio é um problema de saúde pública e uma das causas de morte prematura.

Prevalência

Dos indivíduos que tentam e morrem de suicídio, a maioria é atendida por um profissional de saúde por motivos não psiquiátricos nos meses anteriores à tentativa.[3] Cerca de 95% dos que tentam suicídio consultam-se em um serviço de saúde 1 ano antes da tentativa, sendo que 60% dessas visitas ocorrem apenas 1 mês antes.[4] Entre os indivíduos que morrem por suicídio, 83% comparecem a uma consulta de saúde no ano anterior à morte.[5] Geralmente, esses pacientes relatam queixas somáticas ativamente, mas não revelam queixas psiquiátricas da mesma maneira, a não ser que sejam questionados.[6]

A taxa de suicídio em pacientes internados em hospitais gerais é oito vezes maior do que a da população geral.[7] O suicídio em ambiente hospitalar é considerado um "evento sentinela", que, embora não seja uma consequência do curso natural da doença, pode causar danos à saúde do paciente.[8]

> A maioria dos indivíduos que tentam e morrem por suicídio foram atendidos por algum profissional de saúde nos meses anteriores à tentativa. Cerca de 60% dessas visitas ocorrem apenas um mês antes da tentativa.

> A taxa de suicídio em pacientes internados em hospitais gerais é oito vezes maior que a da população geral.

Definições

Segundo a Organização Mundial da Saúde (OMS), **o comportamento suicida engloba qualquer ato em que o indivíduo cause lesão a si mesmo**, independentemente do conhecimento de sua motivação ou do grau de letalidade.[9] A Tabela 12.1 especifica as definições relacionadas ao espectro do comportamento suicida.

Vale salientar que a automutilação ou autolesão sem intenção suicida (ASIS), uma situação comumente observada durante a interconsulta psiquiátrica (ICP), não necessariamente consiste somente em cortes. Além dos ferimentos cortocontusos, há também arranhões, beliscões, mordidas, tapas, socos e queimaduras em diversas regiões do corpo (membros, rosto etc.). Esse comportamento pode estar ligado a diversas finalidades:

- Alívio de dor emocional
- Diminuição de sintomas dissociativos
- Autopunição
- Manipulação
- Autorregulação
- Busca de prazer
- Evitação do ato suicida.

> Comportamento suicida engloba qualquer ato em que o indivíduo cause lesão a si mesmo, independentemente da motivação ou do grau de letalidade.

> A automutilação pode ter diversas finalidades: alívio da dor emocional, redução dos sintomas dissociativos, autopunição, manipulação, autorregulação, busca de prazer e evitação do suicídio.

Tabela 12.1 Definições relacionadas ao espectro do comportamento suicida.

Termo	Definição
Suicídio	Morte causada por comportamento injurioso autodirigido com qualquer intenção de morrer
Tentativa de suicídio	Comportamento potencialmente prejudicial autodirigido, não fatal e com qualquer intenção de morrer, podendo ou não resultar em ferimentos
Violência suicida autodirigida	Comportamento autodirigido e que deliberadamente resulta em ferimentos ou tem potencial para ferir a si mesmo. Há evidências implícitas ou explícitas de intenção suicida
Outros comportamentos suicidas e atos preparatórios	Atos ou preparações para fazer uma tentativa de suicídio, mas antes que o dano tenha começado. Isso pode incluir verbalização ou pensamento, planejamento do método (p. ex., comprar uma arma, adquirir comprimidos) ou preparar-se para a morte (p. ex., escrever uma nota de suicídio, doar coisas)
Ideação suicida	Pensamentos passivos sobre querer morrer ou pensamentos ativos sobre se matar, não acompanhados de comportamento preparatório
Automutilação	Ato não fatal, com comportamento não habitual e deliberado, que, sem intervenção de outros, causará automutilação (p. ex., arranhar, beliscar, morder, socar, cortar) e tem como objetivo a realização de mudanças, alívio, produção de sensações
Comportamento suicida	Inclui suicídio, tentativas de suicídio, outros comportamentos suicidas e atos preparatórios

Adaptada de O'Connor et al., 2013.[10]

Etiologia

O comportamento suicida tem uma base biopsicossocial. No mais recente e maior estudo genômico (Psychiatric Genomics Consortium), verificou-se uma **associação entre risco de sintomas depressivos e risco de suicídio em diversos diagnósticos** (transtorno depressivo maior, transtorno bipolar e esquizofrenia).[11]

Dos fatores sociais, é inegável a relação com o contexto cultural de cada região ou país, muitas vezes variando em epidemiologia, letalidade dos métodos (p. ex., uso de armas de fogo nos EUA, uso de pesticidas em regiões rurais), motivação e significado. Este último pode, ainda, ter seu conceito ampliado para contextos políticos, religiosos, geracionais, econômicos, legais e morais (estigma, vergonha, respeito). Tais situações são variáveis, tendem a mudar com o tempo e, obviamente, devem ser individualizas.[12]

O fator gênero traz números interessantes: **homens cometem duas vezes mais suicídios que mulheres, porém elas apresentam maior comportamento suicida e mais ASIS**. Essa discrepância se dá, provavelmente, em função da letalidade dos métodos, sendo o enforcamento e o uso de arma de fogo mais comuns entre homens, enquanto a autointoxicação é mais prevalente entre mulheres. Populações LGBTQIA+ também apresentam maior risco de comportamento suicida e suicídio.[12]

Fatores de risco no hospital geral

Indivíduos com condições clínicas apresentam risco elevado de pensamentos e comportamentos suicidas.[13] Segundo estudos, um terço das visitas de pacientes ao departamento de emergência em um hospital geral estão relacionadas à ideação suicida, e **até 80% dos pacientes com um plano suicida não foram detectados em sua primeira consulta em tais situações**.[14,15]

Algumas doenças médicas estão relacionadas a um maior risco de suicídio, como câncer, epilepsia, doença pulmonar obstrutiva crônica (DPOC), dor crônica e acidente vascular cerebral,[16] principalmente quando associadas a sintomas depressivos, de ansiedade, raiva, apatia, frustração e irritação, reduzindo a qualidade de vida e aumentando a mortalidade por suicídio.[17-19] Pacientes endocrinológicos sofrem muito psicologicamente e apresentam maior risco suicida, principalmente aqueles com diagnóstico de diabetes tipo I ou insulinodependentes.[20]

No contexto da ICP, é válido relembrar que pacientes com diagnóstico recente de doença grave (p. ex., câncer) ou pacientes crônicos com reagudização do quadro clínico (como lúpus e transplantados) têm maior risco de suicídio.[12]

Homens cometem duas vezes mais suicídios comparados às mulheres.

Indivíduos com condições clínicas apresentam risco elevado de pensamentos e comportamentos suicidas.

Um terço das visitas à emergência estão relacionadas à ideação suicida. Cerca de 80% dos pacientes com plano suicida não são detectados em sua primeira consulta no hospital geral.

Um fator de risco bem estabelecido para o suicídio, incluindo ideação suicida e comportamentos suicidas, é a presença de um transtorno mental, como episódios depressivos, quadros ansiosos, esquizofrenia ou transtorno de uso de substâncias.[21] Paralelamente, aqueles com doenças crônicas apresentam maior risco de sofrimento psíquico, como depressão e ansiedade, além do sofrimento físico, tornando a interação doença clínica e sofrimento psíquico potencialmente responsável pelo surgimento do comportamento suicida.[22] Além disso, estudos demonstraram que pacientes que cometeram suicídio tinham cerca de três vezes mais probabilidade de ter recebido alta do hospital geral do que de uma unidade psiquiátrica,[23] e mais de 70% dos pacientes em leitos de hospitais gerais que completaram o suicídio tiveram um diagnóstico de depressão, transtorno de uso de substâncias ou ambos na última admissão, embora apenas um entre 44 tenha sido encaminhado para avaliação psiquiátrica.[24] Na Tabela 12.2, destacam-se as comorbidades clínicas e psiquiátricas dos pacientes com risco suicida.[16-19,23-26]

> A presença de um transtorno mental é um fator de risco importante para o suicídio.

> Pacientes que cometeram suicídio tinham cerca de três vezes mais probabilidade de ter recebido alta do hospital geral do que de uma unidade psiquiátrica.

> Mais de 70% dos pacientes em leitos de hospitais gerais que cometeram suicídio tiveram um diagnóstico de depressão e/ou uso de substâncias na última admissão.

Tabela 12.2 Comorbidades clínicas e psiquiátricas de pacientes com risco suicida.

Comorbidades clínicas	Comorbidades psiquiátricas
Diabetes tipo I ou insulinodependente	Depressão
Asma	Esquizofrenia
Epilepsia	Transtorno por uso de substâncias
Artrite	Transtorno de personalidade (*borderline*)
Delirium	Hostilidade
Doença pulmonar obstrutiva crônica (DPOC)*	Ansiedade
Câncer*	Sentimento de inferioridade
Doença neurológica*	Insônia
	História familiar para comportamento suicida
	Tentativa suicida prévia

*Principalmente idosos, pessoas do sexo masculino, viuvez, dispneia terminal, dor, e resposta ruim ao tratamento. (Adaptada de Ahmedani et al., 2017; Huang et al., 2017; Alghwiri, 2016; Tang et al., 2014; Dougall et al., 2014; Dhossche et al., 2001; Inoue et al., 2017; Lee et al., 2021.[16-19,23-26])

Diagnóstico

A Tabela 12.3 destaca os critérios diagnósticos para os transtornos do comportamento suicida segundo o DSM-5-TR, e a Tabela 12.4, os critérios para transtorno de autolesões sem intenção suicida.

Como já citado, **o suicídio está associado a outros transtornos mentais em quase 95% dos casos**. Portanto, além dos critérios já citados, é importante que o interconsultor avalie a possibilidade de comorbidades.

> O suicídio está associado a outros transtornos mentais em quase 95% dos casos.

Tabela 12.3 Critérios diagnósticos para comportamento suicida segundo o DSM-5-TR.[12]

A. Nos últimos **24 meses**, o indivíduo fez uma tentativa de suicídio.
Nota: uma tentativa de suicídio é uma sequência autoiniciada de comportamentos por um indivíduo que, no momento do início, tinha a expectativa de que o conjunto de ações levaria à sua própria morte (o termo "momento do início" representa o momento em que ocorreu um comportamento envolvendo a aplicação do método)

B. O ato **não** preenche os critérios para autolesão não suicida, isto é, não envolve autolesão direcionada à superfície do corpo realizada para produzir alívio de um estado cognitivo/sentimento negativo ou para alcançar um estado de humor positivo

C. O diagnóstico **não** é aplicado à ideação suicida ou a atos preparatórios

D. O ato **não** foi iniciado durante um estado de *delirium* ou confusão

E. O ato **não** foi realizado unicamente por um motivo político ou religioso

Especificar tempo:
Atual: não mais de 12 meses desde a última tentativa
Em remissão inicial: 12 a 24 meses desde a última tentativa

Tabela 12.4 Critérios diagnósticos para transtorno de autolesões sem intenção suicida segundo o DSM-5-TR.[12]

A. No último ano, o indivíduo se envolveu, em **5 dias ou mais**, em danos autoinfligidos intencionais à superfície de seu corpo, de um tipo suscetível a induzir **sangramento, hematomas ou dor** (p. ex., corte, queimadura, esfaqueamento, pancadas, fricção excessiva), com a expectativa de que a lesão levasse apenas a danos físicos leves ou moderados (ou seja, sem intenção suicida)
Nota: a ausência de intenção suicida é declarada pelo indivíduo ou pode ser inferida pelo envolvimento repetido do indivíduo em um comportamento que ele sabe que provavelmente **não resultará em morte**

B. O indivíduo se envolve no comportamento autolesivo com uma ou mais das seguintes expectativas:
1. Para obter alívio de um sentimento negativo ou estado cognitivo
2. Para resolver uma dificuldade interpessoal
3. Para induzir um estado de sentimento positivo
Nota: o alívio desejado é experimentado **durante ou logo após** a autolesão, e o indivíduo pode apresentar padrões de comportamento, sugerindo uma **dependência** ao se envolver repetidamente nesse comportamento

C. A autolesão intencional está associada a **pelo menos um dos seguintes casos**:
1. Dificuldades interpessoais ou sentimentos/pensamentos negativos, como depressão, ansiedade, tensão, raiva, angústia generalizada ou autocrítica, ocorridos no período imediatamente anterior ao ato autolesivo
2. Período de preocupação com o comportamento pretendido (ou seja, antes de se envolver no ato), que é difícil de controlar
3. Pensamentos constantes sobre a autolesão que ocorre com frequência, mesmo quando não é tratada

D. O comportamento **não é socialmente sancionado** (p. ex., *piercing* no corpo, tatuagem, parte de um ritual religioso ou cultural) e **não se restringe a arrancar uma crosta ou roer unhas**

E. O comportamento ou suas consequências causam sofrimento clinicamente significativo ou interferência no funcionamento interpessoal, acadêmico ou em outras áreas importantes do funcionamento

F. O comportamento não ocorre exclusivamente durante episódios psicóticos, delírio, intoxicação por substância ou abstinência de substância. Em indivíduos com transtorno do neurodesenvolvimento, o comportamento não faz parte de um padrão de estereotipias repetitivas. O comportamento não é mais bem explicado por outro transtorno mental ou condição médica (p. ex., transtorno psicótico, transtorno do espectro autista, transtorno do desenvolvimento intelectual, síndrome de Lesch-Nyhan, transtorno de movimento estereotipado com autolesão, tricotilomania, transtorno de escoriação)

Diagnóstico diferencial

Autolesão sem intenção suicida

A principal diferença está no objetivo do ato. Enquanto a ASIS foca na experiência de alívio, o comportamento suicida visa à morte.

Transtorno de personalidade *borderline*

Apesar de comorbidade frequente, inclusive sendo critério para esse diagnóstico, o comportamento suicida e a ASIS podem ocorrer em diversos diagnósticos.

Tricotilomania

Trata-se do ato de arrancar fios de cabelo ou pelos principalmente na região do couro cabeludo, sobrancelhas e cílios, muitas vezes durante distração. Entretanto, alguns casos de ASIS estão restritos a puxar os cabelos, sendo necessário fazer a diferenciação.

Skin picking

Contexto semelhante ao anterior, entretanto se restringindo à escoriação de pele (geralmente face e couro cabeludo).

Transtorno de movimento estereotipado

A estereotipia é um ato repetitivo, não proposital, que, por vezes, pode levar a injúrias. No entanto, normalmente está relacionada a transtornos de desenvolvimento.[12]

Avaliação

O suicídio é um evento que pode ser entendido como a interação entre os fatores chamados de 3 Ps (Tabela 12.5):

- Predisponentes
- Protetores
- Precipitantes.

Tabela 12.5 Fatores predisponentes, precipitantes e protetores no comportamento suicida.

Predisponentes	Precipitantes	Protetores
Transtornos psiquiátricos	Desilusão amorosa	Flexibilidade cognitiva
Tentativa prévia de suicídio	Separação conjugal	Disposição para buscar ajuda
Suicídio na família	Conflitos interpessoais	Habilidade para se comunicar
Abuso sexual na infância	Problemas financeiros	Capacidade de fazer uma boa avaliação da realidade
Impulsividade/agressividade	Perda de emprego	Abertura à experiência de outrem
Isolamento social	Desonra	Habilidade para solução de problemas da vida
Doenças incapacitantes, incuráveis	Vergonha	Bom relacionamento interpessoal (família, amigos, vizinhos etc.)
Alta recente de internação psiquiátrica	Embriaguez	Boa estrutura familiar, crianças pequenas em casa
	Facilidade de acesso a meio letal	Adesão a valores e normas socialmente compartilhados, religião
		Gravidez, puerpério
		Acesso a serviços de saúde mental, boa relação terapêutica
		Boa qualidade de vida
		Sono regular
		Estar empregado

Adaptada de Scocco et al., 2002; Botega, 2015.[27,28]

Muitas vezes, os pensamentos suicidas não são sistematicamente explorados durante a consulta com um paciente deprimido.[29] Um bom treinamento frente ao comportamento suicida pode melhorar as atitudes e a confiança dos profissionais de saúde diante dessa situação.[30, 31]

A triagem com intervenções breves e gerenciamento de cuidados diminui o risco de suicídio após a alta do setor de emergência.[32] Nesse tipo de caso, o objetivo de uma ferramenta de triagem é identificar pacientes com risco elevado de suicídio. Essas ferramentas de rastreamento resumidas visam identificar os pacientes que precisam de uma reavaliação adicional. Para pacientes com uma triagem positiva ou que levantem suspeitas clínicas, uma ferramenta de triagem não substitui uma avaliação completa do risco de suicídio, sendo necessária a avaliação de um profissional treinado. Ainda assim, na melhor das circunstâncias, **a capacidade de prever quais pacientes tentarão ou cometerão suicídio permanece limitada.**[33]

Poucas ferramentas de rastreamento de risco de suicídio foram validadas para pacientes em hospital geral.[33] O *Ask Suicide-Screening Questions* (ASQ) é uma ferramenta de triagem válida para detectar o risco de suicídio nessa população.[34] Outras ferramentas são a *Beck's Scale for Suicidal Ideation* (SSI) e a C-SSRS *Columbia Suicide Severity Rating Scale* (C-SSRS).[35,36] De qualquer maneira, **nenhum instrumento tem valor preditivo positivo suficiente para ser considerado um fator preditor de suicídio, e nada substitui uma anamnese completa.**[12]

Em muitos casos, o paciente é encaminhado para a ICP após uma tentativa de autoextermínio ou uma autolesão sem intenção suicida. Nessas situações, é válido avaliar se o paciente está clinicamente apto para uma entrevista com a equipe (p. ex., verificar se está intubado, sedado ou instável hemodinamicamente). Nesses casos, a coleta de anamnese deve ocorrer por meio de informantes (família, colegas) ou de pesquisa no prontuário.

Se possível, deve-se garantir um ambiente adequado para coleta dos dados, com segurança (cuidado com janelas, objetos perfurocortantes, medicamentos) e discrição (sem outros pacientes ou com equipe reduzida). Durante a anamnese, é importante avaliar dados sobre:

- Tentativa prévia (ano, método, letalidade, necessidade de hospitalização)
- Dados de tentativa atual (método, grau de letalidade, planejamento)
- Arrependimento do suicídio
- Probabilidade de nova tentativa de autoextermínio
- Acesso a formas letais
- Comorbidades (clínicas, psiquiátricas), uso de substâncias psicoativas
- Vulnerabilidade (grupos minoritários, situação de rua)
- Grau de suporte (familiares, amigos).[37]

Durante a anamnese, sempre devem ser avaliados os seguintes aspectos:
- Método, letalidade e planejamento da tentativa atual
- Arrependimento
- Acesso a meios letais
- Probabilidade de novas tentativas
- Comorbidades clínicas e psiquiátricas
- Vulnerabilidade
- Suporte familiar
- Tentativas prévias.

Em muitos casos, haverá necessidade de avaliações consecutivas durante os próximos dias. Esse seguimento permitirá ao profissional fortalecer o vínculo com o paciente e acessar demais sofrimentos.

Conduta não medicamentosa

A construção de vínculo e a psicoeducação ainda se mantêm como as principais abordagens para o suicídio. Entretanto, casos graves encaminhados principalmente pela emergência necessitam de um plano terapêutico mais elaborado, envolvendo farmacoterapia e psicoterapia. Além das abordagens que detalharemos a seguir, outros profissionais também ganham relevância, a depender do caso, tais como o serviço social (na localização da família, solicitação de documentos), enfermagem (na detecção de risco suicida) e equipe solicitante (caso haja alterações clínicas, cirúrgicas).[37]

Como a ICP geralmente é um ponto de partida para o início de um acompanhamento psiquiátrico, é recomendado que o encaminhamento do paciente a outros serviços seja esclarecido à família, fornecendo a guia de transferência, informações e o contato da instituição.

Abordagem psicoterápica do comportamento suicida

Entre as intervenções psicológicas, a terapia cognitivo-comportamental (TCC) e a terapia comportamental dialética (DBT) são as psicoterapias mais pesquisadas para a redução do comportamento suicida.[38-40] Tem sido bem demonstrada a redução da ideação suicida pela TCC, bem como o comportamento suicida em adultos e adolescentes.[41]

A terapia cognitiva pós-admissão (TCPA), um modelo de TCC projetado para adultos hospitalizados após uma recente autolesão ou tentativa de suicídio, também tem se mostrado efetiva.[42,43]

Outras abordagens

A eletroconvulsoterapia (ECT) é outra intervenção recomendada para a redução do risco de suicídio.[44] Apesar de uma redução aguda da intenção suicida em pacientes internados tratados com ECT, questões metodológicas dificultam a extrapolação dos resultados.[45,46] Além disso, o estigma associado à ECT e a prática atual de reservar esse método para os pacientes resistentes ao tratamento como último recurso impedem que ela seja considerada uma opção de tratamento precoce para o risco de suicídio.[47]

A estimulação magnética transcraniana (EMTr) mostrou declinar rapidamente os níveis de ideação suicida após sua administração, embora estudos com resultados mais robustos sejam necessários para confirmar a eficácia da desse método de tratamento na diminuição do risco de suicídio de pacientes internados.[48]

Conduta medicamentosa

Existem evidências positivas para antipsicóticos, lítio, antidepressivos e cetamina na redução do comportamento suicida de maneira geral. Antipsicóticos (p. ex., olanzapina e risperidona) e antidepressivos demonstraram eficácia na redução desse comportamento.[49-51]

Clozapina e lítio concentram a maior quantidade de evidências.[52-56] A maioria dos estudos que demostraram essas evidências foi realizada em regime ambulatorial e revelou benefícios acumulados ao longo de um período de meses a anos.[57] Portanto, as evidências dos efeitos agudos desses agentes ainda não são claras.[58]

Existem apenas dois estudos – um sobre clozapina e outro sobre cetamina (0,5 mg/kg IV por 40 min) – demonstrando a eficácia dos medicamentos na redução de ideação/comportamento suicida no ambiente hospitalar geral até o momento.[59,60] A cetamina intravenosa tem uma resposta rápida (em horas) na redução da ideação suicida, mas ainda são necessários estudos que relatem os efeitos antissuicidas independentes da ação antidepressiva.[61-63] Além disso, o uso da cetamina é dificultado por questões como potencial de abuso, necessidade de dosagem repetitiva e durabilidade de ação.[58]

Os pensamentos suicidas devem ser sistematicamente explorados durante a avaliação por qualquer outro motivo.

Treinamento para a abordagem do comportamento suicida pode melhorar as atitudes e a confiança dos profissionais da saúde.

O tratamento das comorbidades clínicas é essencial para o manejo do comportamento suicida.

Considerando a redução do comportamento suicida, as evidências se concentram a longo prazo para a clozapina e lítio.

Cetamina tem evidências de resposta rápida na redução da ideação suicida, porém são necessários estudos avaliando o efeito independente da ação antidepressiva dessa medicação.

Prevenção

O treinamento da equipe é o componente mais importante das intervenções direcionadas aos profissionais de saúde na prevenção do suicídio em pacientes internados.[64] Dessa maneira, o conhecimento é enriquecido e a experiência frente ao suicídio se eleva, aumentando as habilidades na detecção e nos cuidados desse quadro, incluindo a automutilação. O treinamento também reduz as pressões do ambiente de trabalho em função do comportamento suicida de um paciente internado.[65,66] Portanto, torna-se essencial o fornecimento de intervenções educativas sobre a prevenção do suicídio em pacientes hospitalizados para profissionais de saúde de um hospital geral.[67]

Estudos sobre precauções relacionadas ao paciente, como supervisão ao leito, são escassos.[58] Esse tipo de supervisão é muitas vezes negligenciada, porém, se realizada com o devido respeito, proporcionando liberdade e privacidade ao paciente, há uma melhora na autoconfiança do paciente e na relação terapêutica em geral.[68] Três componentes são vitais para a segurança dos pacientes em ambiente hospitalar:

- Conexão (ser tranquilizado pela equipe e vinculado a ela)
- Proteção (receber proteção e apoio do serviço)
- Controle (desenvolver *insight*, estar pronto para receber alta e entender as melhores maneiras de lidar com os sintomas físicos).[69]

> A habilidade na detecção e o manejo adequado do paciente suicida são essenciais para melhorar a qualidade do atendimento ao paciente e a satisfação e qualidade de vida do profissional da saúde.

Pacientes suicidas internados em enfermarias médicas têm um perfil diferente dos pacientes suicidas internados em hospitais psiquiátricos.[70] História prévia de tentativa de suicídio, automutilação, história familiar de suicídio, transtorno de humor, esquizofrenia, desesperança, culpa e ideação suicida atual foram identificados como fatores de risco para suicídios em pacientes de hospital geral, assim como suporte social insuficiente e sintomas de ansiedade intensa.[70-72]

Torna-se urgente que ações preventivas comecem logo no primeiro contato com o paciente. Nesse caso, toda a equipe de saúde deve ser direcionada para uma triagem eficaz desses casos, incluindo o encaminhamento e o contato direto com profissionais de saúde mental do hospital.[58] O desconforto ao falar sobre ideias de suicídio ou automutilação com a equipe pode ser algo muito comum. Estimular esses pacientes a falarem sobre seu bem-estar subjetivo e ideias para o futuro assim que saírem da internação é um meio para que esse assunto seja debatido com mais confiança, estreitando a aliança terapêutica.

Geralmente, esses pacientes se consideram um fardo e sentem grande receio de que seus sintomas físicos não melhorem. Dessa forma, é evidentemente **importante atender às necessidades físicas dos pacientes**, como o controle da dor e a dispneia.[72]

Implicações legais

Atualmente, a preservação da vida do paciente tem sido colocada como meta pelos médicos, prevalecendo sobre o desejo de morrer do paciente (beneficência e não maleficência do médico *versus* autonomia do paciente). Em função disso, os pacientes devem ser informados sobre a **obrigação legal do médico de romper o sigilo nessas circunstâncias**.[73]

Todos os pacientes devem receber uma avaliação do risco de suicídio, independentemente de apresentarem ou não ideação suicida. A falha em avaliar corretamente o risco de suicídio ou de implementar um plano preventivo adequado para evitá-lo, tão logo um indício seja identificado, poderá responsabilizar o profissional caso o paciente fira a si mesmo.

Mesmo com a presença atual de escalas e entrevistas estruturadas para a avaliação do risco de suicídio, essas ferramentas não podem substituir uma avaliação completa por meio de uma anamnese acurada, compreendendo o comportamento do paciente como um todo.[74]

Estando frente ao paciente potencialmente suicida, o médico tem como obrigação informar o tratamento recomendado de maneira clara e direta, assim como prováveis alternativas de tratamento, incluindo seus riscos e benefícios. Além disso, toda a equipe médica precisa estar atenta para o perigo de uma alta precoce, tornando-se de grande importância uma relação pragmática entre os médicos e todos os outros profissionais de saúde envolvidos na instituição. Um exemplo é ter sempre a presença do serviço social nessas condições.

Historicamente, temos os contratos escritos/verbais entre o médico e o paciente com comportamento suicida, mas eles não têm força legal, embora apresentem certo valor terapêutico na relação médico-paciente.

> Todos os pacientes devem receber uma avaliação do risco de suicídio, independentemente de apresentarem ou não ideação suicida.

> Escalas e entrevistas estruturadas podem ser utilizadas, mas não substituem a anamnese acurada.

> Toda equipe precisa estar atenta ao risco da alta precoce.

Assista ao webinário *Suicide risk assessment reducing liability and improving outcomes,*[81] por Debra A. Pinals.

> Documentar no prontuário a avaliação do risco de suicídio e as orientações dadas à equipe e à família é essencial.

Assista ao webinário *Suicide prevention: assessing risk,*[82] por Keith Hawton.

Para um bom exercício profissional mediante as preocupações legais, o médico deve, de modo proativo:

- Documentar no prontuário ou na ficha médica do paciente a possibilidade de suicídio e certificar-se de ter feito as perguntas certas e registrado as respostas. Perguntas sobre diagnóstico, abuso de substâncias e possibilidade de suicídio devem ser feitas. É mais importante documentar a avaliação, e não a atividade avaliatória em si
- Fazer uma avaliação contínua, com evoluções contínuas e resposta ao tratamento em cada anotação
- Ser afirmativo nos dados anotados, declarando o que fez e por que fez, assim como se certificar de que o paciente compreende o que você está dizendo e o motivo de suas ações (isso também é válido para os familiares envolvidos)
- Documentar as preocupações com o tratamento e as condutas tomadas para desenvolver um sistema de atendimento ao paciente, enfatizando o envolvimento de outras disciplinas afins e dos membros do sistema de apoio social
- Deixar bem clara sua decisão de hospitalizar ou não o paciente, tornando tal intervenção bem documentada em prontuário.[75]

Atualizações

- Ghosal et al. (2022) sugeriram 5 categorias para avaliação da ICP:
  - Imediata (vermelho): atendimento imediato se houver tentativa de autoextermínio aguda
  - Emergência (laranja): atendimento em menos de 4 horas se houver planejamento de tentativa de autoextermínio
  - Urgência (amarelo): atendimento em menos de 24 horas se houver intenção suicida
  - Semiurgente (verde): atendimento em menos de 72 horas se houver pensamento de morte
  - Não urgente (azul): atendimento em semanas se houver acompanhamento psiquiátrico[37]
- Sauvaget et al. (2021) concluem que, durante a ICP, é importante avaliar o risco suicida até o último instante do acompanhamento[76]
- Rhee et al. (2022), em revisão sistemática e metanálise, verificaram que a ECT é superior à cetamina para tratamento agudo de episódio depressivo[77]
- Lu et al. (2022) verificaram que, em paciente com risco moderado a grave de suicídio, intervenções de prevenção de suicídio de médicos não psiquiatras tiveram a mesma efetividade que aquelas com psiquiatras. Portanto, treinamentos devem ser feitos com toda a equipe médica[78]
- Beayno et al. (2022) mostraram que, em populações LGBTQIA+, o uso correto de nomes ou de pronomes pode diminuir o risco de estresse emocional e suicidalidade nessa população[79]
- Balestrieri et al. (2022), em estudo multicêntrico, verificaram que o manejo do suicídio após a alta deve envolver a família e os demais serviços psiquiátricos.[80]

Highlights

- A maioria dos que tentam e morrem por suicídio são atendidos por um profissional de saúde por motivos não psiquiátricos nos meses anteriores à tentativa
- Indivíduos com problemas médicos apresentam risco elevado de pensamentos e comportamentos suicidas
- Pacientes suicidas internados em enfermarias médicas têm um perfil diferente dos pacientes suicidas internados em hospitais psiquiátricos
- As ferramentas de rastreamento têm como objetivo identificar os pacientes que precisam de uma reavaliação adicional. Elas não substituem uma anamnese e um exame clínico bem feitos
- Todos os pacientes devem receber uma avaliação do risco de suicídio, independentemente de apresentarem ou não ideação suicida.

DURANTE O ATENDIMENTO

O que fazer

- Encaminhar paciente de acordo com o fluxograma da rede de atenção psicossocial da cidade
- Ter equipe bem treinada, fornecendo triagem e supervisão
- Utilizar a estratificação de risco associada à avaliação clínica, ao perfil demográfico, à vulnerabilidade, aos recursos etc., pois ela tem valor preditivo próximo a zero e leva a números consideráveis de falsos positivos e falsos negativos
- Nunca utilizar um sintoma isolado como critério confiável para redução do risco de suicídio ou para informar a tomada de decisão de alta. É necessário um seguimento do paciente
- Embora a hospitalização involuntária seja uma opção a ser considerada em situações de crise, ainda não se sabe se salva vidas do suicídio a curto prazo (pós-alta) ou a longo prazo
- Basear a alta em aspectos comportamentais e cognitivos sugestivos de baixo risco (p. ex., paciente sem agitação, sem distúrbios do sono, com maior tolerância ao sofrimento e frustração, capaz de agir de acordo com um plano de segurança), assim como manejo e resolução dos estressores externos

O que não fazer

- Acreditar que somente uma simples internação afastará o risco suicida do paciente
- Não iniciar estratégias de redução de risco e proteção a longo prazo
- Ignorar queixas suicidas de pacientes não psiquiátricos
- Utilizar somente uma escala de avaliação de risco como principal ferramenta
- Dar alta para um paciente quando ele estiver sem sintoma psicótico há um dia
- Dar alta porque o paciente afirma não ter mais pensamentos suicidas

ANEXO

Adaptação para o português do *Ask Suicide-Screening Questions* (ASQ)

Pergunte ao paciente:
1. Nas últimas semanas, você tem desejado estar morto? SIM ou NÃO
2. Nas últimas semanas, você sentiu que seria melhor para você ou para sua família se você morresse? SIM ou NÃO
3. Nas últimas semanas, você tem pensado em se matar? SIM ou NÃO
4. Você já tentou se matar alguma vez? SIM ou NÃO
Se sim, como:

Quando:
Se o paciente responder SIM a qualquer uma das perguntas anteriores, pergunte:
5. Você está pensando em se matar agora? SIM ou NÃO
Se sim, descreva:

Próximos passos:
Se ele responder NÃO às perguntas de 1 a 4, a triagem está concluída (não é necessária a pergunta 5) e nenhuma intervenção é necessária.
Observação: o julgamento clínico sempre pode substituir uma resposta negativa.
Se responder SIM a qualquer uma das perguntas de 1 a 4 ou se recusar-se a responder, a triagem será considerada positiva. Faça a pergunta 5 para avaliar a acuidade.
Se responder SIM para a pergunta 5, a triagem é positiva aguda (risco iminente identificado):
- O paciente requer uma avaliação de segurança e saúde mental completa
- O paciente não pode sair até que seja avaliado quanto à segurança
- Mantenha o paciente à vista. Remova todos os objetos perigosos da sala. Alerte o médico ou o clínico responsável pelo cuidado do paciente.
Se responder NÃO à pergunta 5, a triagem é positiva não aguda (risco potencial identificado):
- O paciente requer uma breve avaliação de segurança contra suicídio para determinar se uma avaliação completa de saúde mental é necessária
- O paciente não pode sair até que seja avaliado quanto à segurança
- Alerte o médico ou o clínico responsável pelo cuidado do paciente.

Referências bibliográficas

1. Mann JJ, Apter A, Bertolote J, Beautrais A, Currier D, Haas A et al. Suicide prevention strategies: a systematic review. JAMA. 2005;294(16):2064-74.

2. World Health Organisation. Depression. Media center. Fact sheets. 2017. Disponível em: http://www.who.int/mediacentre/factsheets/fs369/en/. Acesso em: 12 jul. 2024.

3. Luoma JB, Martin CE, Pearson JL. Contact with mental health and primary care providers before suicide: a review of the evidence. Am J Psychiatry. 2002;159:909-16.

4. Ahmedani BK, Stewart C, Simon GE, Lynch F, Lu CY, Waitzfelder BE et al. Racial/ethnic differences in health care visits made before suicide attempt across the United States. Med Care. 2015;53(5):430-5.

5. Ahmedani BK, Simon GE, Stewart C, Beck A, Waitzfelder BE, Rossom R et al. Health care contacts in the year before suicide death. J Gen Intern Med. 2014;29(6):870-7.

6. Pan YJ, Lee MB, Chiang HC, Liao SC. The recognition of diagnosable psychiatric disorders in suicide cases' last medical contacts. Gen Hosp Psychiatry. 2009;31(12):181-4.

7. Tseng MC, Cheng IC, Hu FC. Standardized mortality ratio of inpatient suicide in a general hospital. J Formros Med Assoc. 2011;110(4):267-9.

8. Williams SC, Schmaltz SP, Castro GM, Baker DW. Incidence and method of suicide in hospitals in the United States. Jt Comm J Qual Patient Saf. 2018;44(11):643-50.

9. World Health Organization. Preventing suicide: a global imperative. Geneva: WHO; 2014.

10. O'Connor E, Gaynes B, Burda BU, Williams C, Whitlock EP. Screening for suicide risk in primary care: a systematic evidence review for the U.S. Preventive Services Task Force [Internet]. Rockville (MD): Agency for Healthcare Research and Quality (US); 2013. Disponível em: https://www.ncbi.nlm.nih.gov/books/NBK137739/. Acesso em: 13 jul. 2024.

11. Mullins N, Kang J, Campos AI, Coleman JRI, Edwards AC, Galfalvy H et al. Dissecting the shared genetic architecture of suicide attempt, psychiatric disorders, and known risk factors. Biol Psychiatry. 2022;91(3):313-27.

12. American Psychiatric Association. Diagnostic and Statistical Manual of Mental Disorders: DSM-5-TR. 5. ed. Arlington, VA: APA; 2022.

13. Qin P, Webb R, Kapur N, Sorensen HT. Hospitalization for physical illness and risk of subsequent suicide: a population study. J Intern Med. 2013;273(1):48-58.

14. Gentil L, Huynh C, Grenier G, Fleury MJ. Predictors of emergency department visits for suicidal ideation and suicide attempt. Psychiatry Res. 2020;285:112805.

15. Claassen CA, Larkin GL. Occult suicidality in an emergency department population. Br J Psychiatry 2005;186(04):352-3.

16. Ahmedani BK, Peterson EL, Hu Y, Rossom RC, Lynch F, Lu CY et al. Major physical health conditions and risk of suicide. Am J Prev Med. 2017;53(3):308-15.

17. Huang HC, Chang CH, Hu CJ, Shyu ML, Chen CI, Huang CS et al. Time-varying effects of psychological distress on the functional recovery of stroke patients. Arch Phys Med Rehabil. 2017;98(4):722-9.

18. Alghwiri AA. The correlation between depression, balance, and physical functioning post stroke. J Stroke Cerebrovasc Dis. 2016;25(2):475-9.

19. Tang WK, Lau CG, Mok V, Ungvari GS, Wong KS. Apathy and healthrelated quality of life in stroke. Arch Phys Med Rehabil. 2014;95(5):857-61.

20. Robinson DJ, Coons M, Haensel H, Vallis M, Yale JF. Diabetes and mental health. Can J Diabetes. 2018;42(Suppl 1):S130-S141.

21. Bachmann S. Epidemiology of suicide and the psychiatric perspective. Int J Environ Res Public Health. 2018;15(7):1425.

22. Mommersteeg PM, Herr R, Zijlstra WP, Schneider S, Pouwer F. Higher levels of psychological distress are associated with a higher risk of incident diabetes during 18 year follow-up: results from the British household panel survey. BMC Public Health. 2012;12:1109.

23. Dougall N, Lambert P, Maxwell M, Dawson A, Sinnott R, McCafferty S et al. Deaths by suicide and their relationship with general and psychiatric hospital discharge: 30-year record linkage study. Br J Psychiatry. 2014;204:267-73.

24. Dhossche DM, Ulusarac A, Syed W. A retrospective study of general hospital patients who commit suicide shortly after being discharged from the hospital. Arch Intern Med. 2001;161(7):991-4.

25. Inoue K, Kawanishi C, Otsuka K, Cho Y, Shiraishi M, Ishii T et al. A large-scale survey of inpatient suicides: comparison between medical and psychiatric settings. Psychiatry Res. 2017;250:155-8.

26. Lee JI, Burdick KE, Ko CH, Liu TL, Lin YC, Lee MB. Prevalence and factors associated with suicide ideation and psychiatric morbidity among inpatients of a general hospital: a consecutive three-year study. Kaohsiung J Med Sci. 2021;37(5):427-33.

27. Scocco P, De Leo D. One-year prevalence of death thoughts, suicide ideation and behaviours in an elderly population. Int J Geriatr Psychiatry. 2002;17(9):842-6.

28. Botega NJ. Crise suicida: avaliação e manejo. Porto Alegre: Artmed; 2015.

29. Feldman MD, Francks P, Duberstein PR, Vannoy S, Epstein R, Kravitz RL. Let's not talk about it: suicide inquiry in primary care. Ann Fam Med 2007;5(5):412-8.

30. McNiel DE, Fordwood SR, Weaver CM, Chamberlain JR, Hall SE, Binder RL. Effects of training on suicide risk assessment. Psychiatr Serv. 2008;59(12):1462-5.

31. Audouard-Marzin Y, Kopp-Bigault C, Scouarnec P, Walter M. General practitioners training about suicide prevention and risk: a systematic review of literature. Presse Med. 2019;48(7-8 Pt 1):767-79.

32. Miller IW, Camargo CA, Arias SA, Sullivan AF, Allen MH, Goldstein AB. Suicide prevention in an emergency department population: the ED-SAFE study. JAMA Psychiatry. 2017;74(6):563-70.

33. Thom R, Hogan C, Hazen E. Suicide risk screening in the hospital setting: a review of brief validated tools. Psychosomatics. 2020; 61(1):1-7.

34. Horowitz LM, Snyder DJ, Boudreaux ED, He JP, Harrington CJ, Cai J et al. Validation of the ask suicide-screening questions for adult medical inpatients: a brief tool for all ages. Psychosomatics. 2020;61(6):713-22.

35. Beck AT, Kovacs M, Weissman A. Assessment of suicidal intention: the Scale for Suicide Ideation. J Consult Clin Psychol. 1979;47(2):343-52.

36. Posner K, Brown GK, Stanley B, Brent DA, Yershova KV, Oquendo MA et al. The Columbia-Suicide Severity Rating Scale: initial validity and internal consistency findings from three multisite studies with adolescents and adults. Am J Psychiatry. 2011;168(12):1266-77.

37. Ghosal MK, Ray AK. Assessment of psychiatric disorders in consultation-liaison. Indian J Psychiatry. 2022;64(Suppl 2):S211-S227.

38. Comtois KA, Linehan MM. Psychosocial treatments of suicidal behaviors: a practice-friendly review. J Clin Psychol. 2006;62(2):161-70.

39. Tarrier N, Taylor K, Gooding P. Cognitive-behavioral interventions to reduce suicide behavior: a systematic review and meta-analysis. Behav Modif. 2008;32(1):77-108.

40. Rudd MD, Bryan CJ, Wertenberger EG, Peterson AL, Young-McCaughan S, Mintz J et al. Brief cognitive-behavioral therapy effects on post-treatment suicide attempts in a military sample: results of a randomized clinical trial with 2-year follow-up. Am J Psychiatry. 2015;172(5):441-9.

41. Mewton L, Andrews G. Cognitive behavioral therapy for suicidal behaviors: improving patient outcomes. Psychol Res Behav Manag. 2016;9:21-9.

42. Ghahramanlou-Holloway M, Cox DW, Greene FN. Post-admission cognitive therapy: a brief intervention for psychiatric inpatients admitted after a suicide attempt. Cogn Behav Pract. 2012;19(2):233-44.

43. Ghahramanlou-Holloway M, LaCroix JM, Perera KU, Neely L, Grammer G, Weaver J et al. Inpatient psychiatric care following a suicide-related hospitalization: a pilot trial of post-admission cognitive therapy in a military medical center. Gen Hosp Psychiatry. 2020;63:46-53.

44. Easton A, Waite J (orgs.). The ECT handbook. London: RCPsych Publications; 2013.

45. Patel M, Patel S, Hardy DW, Benzies BJ, Tare V. Should electroconvulsive therapy be an early consideration for suicidal patients? J ECT. 2006;22(2):113-5.

46. Kellner CH, Fink M, Knapp R, Petrides G, Husain M, Rummans T et al. Relief of expressed suicidal intent by ECT: a consortium for research in ECT study. Am J Psychiatry. 2005;162(5):977-82.

47. Dowman J, Patel A, Rajput K. Electroconvulsive therapy: attitudes and misconceptions. J ECT. 2005;21(2):84-7.

48. George MS, Raman R, Benedek DM, Pelic CG, Grammer GG, Stokes KT et al. A two-site pilot randomized 3 day trial of high dose left prefrontal repetitive transcranial magnetic stimulation (rTMS) for suicidal inpatients. Brain Stimulat. 2014;7(3):421-31.

49. Reeves H, Batra S, May RS, Zhang R, Dahl DC, Li X. Efficacy of risperidone augmentation to antidepressants in the management of suicidality in major depressive disorder: a randomized, double-blind, placebo-controlled pilot study. J Clin Psychiatry. 2008;69(8):1228-36.

50. Verkes RJ, Van der Mast RC, Hengeveld MW, Tuyl J Zwinderman AH, Van Kempen GM. Reduction by paroxetine of suicidal behavior in patients with repeated suicide attempts but not major depression. Am J Psychiatry. 1998;155(4):543-7.

51. Ward A, Ishak K, Proskorovsky I, Caro J. Compliance with refilling prescriptions for atypical antipsychotic agents and its association with the risks for hospitalization, suicide, and death in patients with schizophrenia in Quebec and Saskatchewan: a retrospective database study. Clin Ther. 2006;28(11):1912-21.

52. Cipriani A, Hawton K, Stockton S, Geddes JR. Lithium in the prevention of suicide in mood disorders: updated systematic review and meta-analysis. BMJ. 2013;346:f3646.

53. Guzzetta F, Tondo L, Centorrino F, Baldessarini RJ. Lithium treatment reduces suicide risk in recurrent major depressive disorder. J Clin Psychiatry. 2007;68(3):380-3.

54. Hennen J, Baldessarini RJ. Suicidal risk during treatment with clozapine: a meta-analysis. Schizophr Res. 2005;73(2-3):139-45.

55. Meltzer HY, Alphs L, Green AI, Altamura AC, Anand R, Bertoldi A et al. Clozapine treatment for suicidality in schizophrenia: International Suicide Prevention Trial (InterSePT). Arch Gen Psychiatry. 2003;60(1):82-91.

56. Smith KA, Cipriani A. Lithium and suicide in mood disorders: updated meta-review of the scientific literature. Bipolar Disord. 2017;19(7):575-86.

57. Ahrens B, Müller-Oerlinghausen B, Grof P. Length of lithium treatment needed to eliminate the high mortality of affective disorders. Br J Psychiatry Suppl. 1993;(21):27-9.

58. Navin K, Kuppili PP, Menon V, Kattimani S. Suicide prevention strategies for general hospital and psychiatric inpatients: a narrative review. Indian J Psychol Med. 2019;41(5):403-12.

59. Modestin J, Dal Pian D, Agarwalla P. Clozapine diminishes suicidal behavior: a retrospective evaluation of clinical records. J Clin Psychiatry. 2005;66(4):534-8.

60. Ballard ED, Ionescu DF, Voort JL, Niciu MJ, Richards EM, Luckenbaugh DA et al. Improvement in suicidal ideation after ketamine infusion: relationship to reductions in depression and anxiety. J Psychiatr Res. 2014;58:161-6.

61. Bartoli F, Riboldi I, Crocamo C, Di Brita C, Clerici M, Carrà G. Ketamine as a rapid-acting agent for suicidal ideation: a meta-analysis. Neurosci Biobehav Rev. 2017;77:232-6.

62. Wilkinson ST, Ballard ED, Bloch MH, Mathew SJ, Murrough JW, Feder A et al. The effect of a single dose of intravenous ketamine on suicidal ideation: a systematic review and individual participant data meta-analysis. Am J Psychiatry. 2018;175(2):150-8.

63. Soleimani L, Welch A, Murrough JW. "Does ketamine have rapid anti-suicidal ideation effects?" Curr Treat Options Psychiatry. 2015;2(4):383-93.

64. Manister NN, Murray S, Burke JM, Finegan M, McKiernan ME. Effectiveness of nursing education to prevent inpatient suicide. J Contin Educ Nurs. 2017;48(9):413-9.

65. McAuliffe N, Perry L. Making it safer: a health centre's strategy for suicide prevention. Psychiatr Q. 2007;78(4):295-307.

66. Jayaram G. Inpatient suicide prevention: promoting a culture and system of safety over 30 years of practice. J Psychiatr Pract. 2014;20(5):392-404.

67. Xue C, Yang Y, Xu K, Shi X, Liu H. Health personnel-targeted education interventions on inpatient suicide prevention in general hospitals: a scoping review. Int J Nurs Sci. 2020;7(4):477-83.

68. Pitula CR, Cardell R. Suicidal inpatients' experience of constant observation. Psychiatr Serv. 1996;47(6):649-51.

69. Berg SH, Rørtveit K, Aase K. Suicidal patients' experiences regarding their safety during psychiatric in-patient care: a systematic review of qualitative studies. BMC Health Serv Res. 2017;17(73).

70. Cheng IC, Hu FC, Tseng MC. Inpatient suicide in a general hospital. Gen Hosp Psychiatry. 2009;31(2):110-5.

71. Large M, Smith G, Sharma S, Nielssen O, Singh SP. Systematic review and meta-analysis of the clinical factors associated with the suicide of psychiatric in-patients. Acta Psychiatr Scand. 2011;124(1):18-29.

72. Furlanetto LM, Stefanello B. Suicidal ideation in medical inpatients: psychosocial and clinical correlates. Gen Hosp Psychiatry. 2011;33(6):572-8.

73. Alves LCA (coord.). Ética e psiquiatria. 2. ed. São Paulo: Conselho Regional de Medicina do Estado de São Paulo; 2007. 262 p.

74. Morenz B, Sales B. Complexity of ethical decision making in psychiatry. Ethics Behav. 1997;7(1):1-14.

75. Berman AL, Silverman MM. Hospital-based suicides: challenging existing myths. Psychiatr Q. 2022;93(1):1-13.

76. Sauvaget A, Guitteny M, Bukowski N, Duffieux V, Mezouari A, Brisson A et al. Les traitements de la dépression en psychiatrie de liaison: de la théorie à la pratique [Treatments for depression in consultation-liaison psychiatry: from theory to practice]. Rev Med Interne. 2021;42(10):694-706.

77. Rhee TG, Shim SR, Forester BP, Nierenberg AA, McIntyre RS, Papakostas GI et al. Efficacy and safety of ketamine vs electroconvulsive therapy among patients with major depressive episode: a systematic review and meta-analysis [published online ahead of print, 2022 Oct 19]. JAMA Psychiatry. 2022;79(12):1162-72.

78. Lu TH, Lin SH, Pi YY, Lu CR, Wang SH, Huang CN et al. Effects of the QPR (question, persuade, refer) strategy on suicidal prevention among general medical staff and consultation-liaison psychiatrists: a single center, naturalistic study. Journal of Suicidology. 2022;17(1):67-71.

79. Beayno A, Angelova Y. The health care experience of a transgender woman: the role of the consultation-liaison psychiatrist in advocacy against discrimination in the hospital setting. J Acad Consult Liaison Psychiatry. 2022;63(4):400-3.

80. Balestrieri M, Rucci P, Murri MB, Caruso R, D'Agostino A, Ferrari S et al. Suicide risk in medically ill inpatients referred to consultation-liaison psychiatric services: a multicenter study [published online ahead of print, 2022 Aug 31]. J Affect Disord. 2022;319:329-35.

81. SPRC. Suicide Risk Assessment Reducing Liability and Improving Outcomes [Internet]. YouTube; 2022. Disponível em: https://www.youtube.com/watch?v=AJQMMuZJ7E0. Acesso em: 1 ago. 2024.

82. Hawton K. Suicide prevention: assessing risk [vídeo na Internet]. YouTube; 2020. Disponível em: https://www.youtube.com/watch?v=5qsy1DducqE. Acesso em: 1 ago. 2024.

13

Transtornos Relacionados ao Estresse

Elton Alonso Pompeu • Lazslo Antônio Ávila

Contextualização no hospital geral

Os transtornos relacionados ao estresse, ainda que considerando as constantes e recentes mudanças na tipificação e classificação, são definidos como consequências diretas de uma situação traumática importante, aguda ou persistente. Estressores por si sós, ou suas consequências, são o fator causal primordial e essencial, sem o qual nenhum dos transtornos que aqui serão abordados ocorreria. **São transtornos nos quais há uma resposta mal adaptada a um estresse grave ou persistente**. O mecanismo adaptativo do indivíduo acometido não se mostra eficaz, levando a dificuldades no funcionamento geral da pessoa.

Alguns estudos colocam essa classe de transtornos entre as mais comumente abordadas na interconsulta psiquiátrica (ICP), por volta da quarta posição;[1] quando associados a manifestações neuróticas e somatoformes, comuns em situações de intensa pressão psicológica, chegam a liderar os pedidos de avaliação.[2]

> Os transtornos relacionados ao estresse são consequências diretas de uma situação traumática, aguda ou persistente. Nesses casos, há uma resposta mal adaptada ao estresse grave ou persistente.

Histórico breve

Com base na definição clássica de homeostase[3] e partindo-se do fato de que a manutenção da vida depende, de forma crítica, da manutenção do meio interno constante em face de um ambiente que muda,[4] o estresse foi definido, em 1956, como o efeito de qualquer fator que ameace a homeostase.[5] Uma outra acepção válida é a que considera a situação estressora como aquela cujas demandas ameaçam exceder os recursos do indivíduo.[6]

As respostas agudas ao estresse em indivíduos jovens e saudáveis tendem a ser adaptativas e não impõem nenhum fardo à saúde. Entretanto, em contraste, quando os estressores são muito intensos ou persistentes em pessoas vulneráveis, seja por idade, genética ou fatores constitucionais, podem levar ao adoecimento.[7]

A relação entre o estresse e o adoecimento mental é milenarmente conhecida. Heródoto, o precursor da historiografia, já contava a história de um soldado que, no meio da famosa Batalha de Maratona, perdeu a visão subitamente durante o combate. Hipócrates, o precursor de toda a medicina, descrevia sonhos atemorizantes sobre batalhas, e as antigas sagas nórdicas descreviam a reação inadaptada do herói islandês Gisli Súrsson a esses sonhos, temendo a escuridão noturna e não conseguindo dormir.

Somente nas guerras revolucionárias napoleônicas é que teve início a tentativa de sistematizar os fenômenos relacionados ao trauma, incluindo a busca por suas etiologias. Os médicos do exército francês descreviam que alguns soldados colapsavam ao solo, em estupor, quando balas de canhão passavam, ainda que não fossem feridos por elas.

A partir dessas experiências médicas, Philippe Pinel fez as primeiras descrições precisas das neuroses de guerra e dos estados estuporosos pós-traumáticos agudos. Pinel também descreveu em suas obras o caso de seu amigo, o filósofo Blaise Pascal, que, durante 8 anos de sua vida, teve sonhos reminiscentes de seu quase afogamento no rio Sena, quando os cavalos se soltaram de sua carruagem. Pascal criou o hábito de colocar uma cadeira ao lado esquerdo de sua cama para impedir sua queda enquanto dormia, pois costumeiramente tinha pesadelos nos quais um precipício se apresentava daquele lado do leito. Tal experiência, segundo

> O filme *Nascido em 4 de julho* é um drama baseado na história verídica de Ron Kovic, soldado que lutou no Vietnã e foi gravemente ferido nos campos de batalha.

> Estressores intensos ou persistentes em pessoas vulneráveis podem levar ao adoecimento.

> Pinel fez as primeiras descrições das neuroses de guerra e dos estados de estupor pós-traumáticos agudos.

No filme *Fantasmas de guerra*, pode-se acompanhar a trajetória de cinco soldados lutando com seus fantasmas ao final da Segunda Guerra Mundial.

No livro *Diante da dor dos outros*, a autora nos incita a refletir sobre o impacto das imagens de sofrimento em nosso psiquismo.

Sontag S. Diante da dor dos outros. São Paulo: Companhia das Letras; 2003.

a descrição de Pinel, alterou a personalidade de Pascal, que se tornou mais apreensivo, escrupuloso, retirado e deprimido depois do incidente.

Com a Revolução Industrial e o advento dos grandes maquinários e meios de transporte, os traumas psicológicos deixaram de ser exclusividade dos campos de batalha. Os primeiros graves acidentes ferroviários intrigaram os médicos da época pelos sintomas psíquicos experimentados pelos sobreviventes. Estabeleceu-se, então, uma controvérsia sobre a origem dos sintomas: se seriam uma manifestação de microlesões cerebrais ou espinhais pelo trauma dos acidentes ou se teriam natureza histérica. Em 1884, o médico alemão Hermann Oppenheim descreveu o termo "neurose traumática" ao relatar 42 casos de acidentes laborais e ferroviários.[8] Em 1907, na Guerra Russo-Japonesa, surgiu o termo "neurose de guerra", com destaque para a similaridade entre o quadro visto nos soldados russos e nos sobreviventes de acidentes ferroviários descritos por Oppenheim.[9]

Na Primeira Guerra Mundial, houve o encontro de dois fenômenos que possibilitaram o real início da sistematização descritiva dos transtornos relacionados ao estresse: a guerra moderna uniu a ciência bélica à ciência psiquiátrica. A Segunda Guerra Mundial, com o Holocausto, os bombardeios indiscriminados a populações civis e as duas bombas atômicas, amplificou o conhecimento do fenômeno, e o envolvimento norte-americano no conflito possibilitou a chegada desse conceito à escola americana de psiquiatria, o que seria de enorme valia na subsequente Guerra do Vietnã, durante a qual alternativas terapêuticas já seriam mais bem aplicadas; após o período de guerra, sistematizou-se, enfim, o diagnóstico do transtorno de estresse pós-traumático.[10]

Epidemiologia

Dentro da classe de transtornos relacionados ao estresse, o conhecimento sobre prevalência é bastante variável, assim como os números sobre a ocorrência dos distintos transtornos. A exposição a uma ou mais situações traumáticas no decorrer da vida atinge 60,7% dos homens e 51,2% das mulheres, segundo dados dos EUA, sendo que 56,3% dos homens e 48,7% das mulheres passam por dois ou mais eventos dessa natureza.[11]

O transtorno de apego reativo é bastante raro em contextos clínicos, e até em populações de crianças gravemente negligenciadas se faz incomum, com prevalência inferior a 10%. Já o transtorno de interação social desinibida, que guarda características etiológicas comuns ao transtorno de apego reativo, tem prevalência ao redor de 20% em crianças institucionalizadas ou em lares adotivos temporários, sendo sua prevalência geral igualmente desconhecida.[12]

Transtorno de estresse pós-traumático tem prevalência de 8% na população.

Quanto ao **transtorno de estresse pós-traumático (TEPT), a taxa de prevalência gira em torno de 8% da população**, variando entre 10,4% em mulheres e 5% em homens. A depender da situação traumática, esses números se alteram enormemente: em vítimas masculinas de estupro, a prevalência é de 46%; nas vítimas femininas, 65%.[11] Além dos sobreviventes de estupro, outros grupos com taxas mais altas são os militares (em particular, sobreviventes de combate ou captura), os profissionais com maior risco de exposição traumática (policiais, bombeiros, emergencistas) e os sobreviventes civis de campos de detenção, de genocídios e de limpeza étnica. Na Europa, na Ásia, na África e na América Latina, as estimativas se agrupam entre 0,5 e 1%.[12] No Brasil, a prevalência de indivíduos submetidos a eventos traumáticos em grandes centros urbanos atinge a impressionante marca de 90%. Em São Paulo, a prevalência do TEPT é de 10,2% de maneira geral, sendo de 14,5% no sexo feminino e 4,2% no masculino.[13] Em trabalhadores da Saúde durante a pandemia de covid-19, a prevalência do transtorno foi de 23,4%, mantendo-se por 12 meses em 11,9%.[14]

A prevalência do transtorno de estresse agudo é variável de acordo com a natureza do trauma e do contexto de avaliação.

A prevalência do transtorno de estresse agudo varia de acordo com a natureza do trauma e do contexto de avaliação, mas, na população geral, identifica-se o transtorno em menos de 20% dos casos em que não há agressão interpessoal envolvida, em 13 a 21% dos acidentes automobilísticos, em 14% das lesões encefálicas leves por traumatismo, em 19% dos furtos, em 10% dos queimados graves e em 6 a 12% dos trabalhadores acidentados na indústria. As taxas se elevam quando o evento traumático é interpessoal, como estupros, assaltos e tiroteios em locais públicos, variando, então, entre 20 e 50%.[12]

O transtorno de adaptação é relativamente comum e alcança uma prevalência de até 50% no contexto da ICP.

Já o transtorno de adaptação, ainda que se leve em conta a grande variação de prevalência em função da população estudada e dos instrumentos de avaliação utilizados, é relativamente comum. Entre 5 e 20% dos pacientes ambulatoriais em saúde mental apresentam esse diagnóstico, que é frequentemente o mais comum nos serviços de interconsulta psiquiátrica, chegando, muitas vezes, a representar 50% dos casos.[12]

Etiologia

A característica definidora desses transtornos é a exposição a um evento traumático ou estressante, isolado ou em série. Para todos os transtornos da classe, é necessário que um fator estressor seja identificado como causal, porém isso é insuficiente para explicar o desenvolvimento do transtorno. **Embora nem todos os indivíduos expostos ao mesmo estressor desenvolvam um transtorno, os transtornos desse grupo não ocorreriam sem a experiência do estressor traumático**. Os eventos estressores que desencadeiam alguns desses transtornos podem estar dentro do espectro normal de experiências de vida, enquanto outros transtornos requerem necessariamente um estressor de natureza extremamente traumática ou horripilante.[15]

Além da óbvia presença do fator estressor, a suscetibilidade individual desempenha importante papel em determinar o desenvolvimento ou não de uma resposta inadaptada e patológica ao trauma. Os eventos acabam por interagir com diversos fatores individuais, gerando as manifestações do transtorno. **Entre os fatores que influenciam a suscetibilidade ao estresse estão a vulnerabilidade genética, o modo de lidar com problemas, o tipo de personalidade e o suporte social do indivíduo**.[16]

> A característica definidora desses transtornos é a exposição a um evento traumático ou estressante, isolado ou em série. Para alguns transtornos, o estressor pode ser cotidiano; em outros, deve ser traumático ou horripilante.

> A vulnerabilidade genética, o modo de lidar com problemas, o tipo de personalidade e o suporte social do indivíduo estão entre os fatores que influenciam a suscetibilidade ao estresse.

Diagnóstico (CID-11 e DSM-5)

A categoria dos transtornos relacionados ao estresse vem sofrendo importantes revisões diagnósticas ao longo da evolução dos diferentes manuais que norteiam a prática psiquiátrica em todo o mundo. Como consequência dessas revisões, há importantes diferenças entre os manuais mais relevantes.

A décima primeira revisão da Classificação Internacional de Doenças (CID-11) apresenta uma classificação mais conservadora do que a CID-10, sua antecessora. A CID-11 não contempla o diagnóstico de transtorno de estresse agudo, divide o transtorno de estresse pós-traumático em TEPT e TEPT complexo e contempla, nessa classe, o luto prolongado.

Já o DSM-5, manual classificatório da Associação Americana de Psiquiatria, manteve o transtorno de estresse agudo e, em categoria separada, o transtorno do luto complexo persistente, bastante análogo ao transtorno de luto prolongado (tendo sido retomada a denominação "transtorno de luto prolongado" na DSM-5-TR). Para finalidade informativa, abordaremos aqui tanto o transtorno de estresse agudo quanto o luto prolongado, bem como os transtornos comuns aos dois manuais: transtorno de apego reativo, transtorno de interação social desinibida, transtorno de estresse pós-traumático (incluindo o subtipo complexo) e transtorno de ajustamento.

> Esses transtornos vêm sofrendo revisões diagnósticas ao longo dos anos. A CID-11 não contempla o transtorno de estresse agudo, mas inclui o TEPT complexo e o luto prolongado.

Transtorno de estresse pós-traumático (DSM-5 309.81)

Como explicado anteriormente, a CID-11 apresenta duas classificações para o TEPT: transtorno de estresse pós-traumático e transtorno de estresse pós-traumático complexo.

O transtorno de estresse pós-traumático é uma síndrome que se desenvolve após exposição a um evento ou uma série de eventos extremamente ameaçadores ou horríveis, sendo caracterizada pelos seguintes aspectos:

1. **Revivências de evento(s) traumático(s)** no presente sob a forma de memórias vívidas e intrusivas, *flashbacks* ou pesadelos, tipicamente acompanhados por sensações e sentimentos de opressão. O sujeito se sente imerso nas mesmas emoções intensas experimentadas durante o evento traumático.
2. **Evitação de pensamentos ou memórias do evento ou eventos**, ou evitação de atividades, sensações ou pessoas reminiscentes dos eventos.
3. **Percepções persistentes de uma ameaça corrente aumentada**, por exemplo, por hipervigilância ou reações exageradas de sobressalto a estímulos inesperados.

> O TEPT desenvolve-se após exposição a um evento extremamente ameaçador ou horrível. Caracteriza-se por revivências do evento, esquiva e percepção persistente de uma ameaça.

> O TEPT complexo associa-se comumente a eventos prolongados ou repetitivos dos quais é difícil ou impossível escapar. Além dos sintomas-chave do TEPT, há alterações na regulação afetiva, crenças de inutilidade e dificuldades nos relacionamentos interpessoais.

Para que seja realizado o diagnóstico, os sintomas devem persistir por várias semanas e causar significativo prejuízo pessoal, social, familiar, ocupacional, educacional ou em outras áreas do funcionamento.

O transtorno de estresse pós-traumático complexo pode se desenvolver após um evento ou série de eventos de natureza extremamente ameaçadora ou horrível, comumente envolvendo eventos prolongados ou repetitivos dos quais é difícil ou impossível escapar (tortura, escravização, campanhas genocidas, violência doméstica prolongada, abuso físico ou sexual repetido na infância). O transtorno é caracterizado pelos sintomas-chave do TEPT, ou seja, todos os requerimentos diagnósticos para o TEPT são preenchidos em algum momento durante o curso do transtorno.

Esse transtorno é também caracterizado por:

- Problemas graves e pervasivos na regulação afetiva
- Crenças persistentes sobre si mesmo de diminuição, derrota ou inutilidade, acompanhadas por sentimentos profundos e pervasivos de vergonha, culpa ou fracasso relacionados ao evento traumático
- Dificuldades persistentes em sustentar relacionamentos e em se sentir próximo a outras pessoas.

O transtorno causa significativo prejuízo nos âmbitos pessoal, social, familiar, ocupacional, educacional ou em outras áreas do funcionamento.

Diagnóstico diferencial

Transtorno de ajustamento

No transtorno de ajustamento, o estressor pode não ser de natureza extremamente traumatizante. O paciente pode apresentar clínica de TEPT em resposta a estressores mais usuais (p. ex., separação conjugal, demissão do trabalho) ou, ainda, apresentar sintomas de TEPT sem o preenchimento de todos os critérios diagnósticos.

Transtorno de estresse agudo

Os sintomas se restringem ao período de 3 dias a 1 mês após a exposição ao evento traumático.

Transtorno obsessivo-compulsivo (TOC)

No TOC, há pensamentos intrusivos, porém de caráter obsessivo e não relacionados ao trauma, com possível desenvolvimento de uma resposta compulsiva.

Transtornos de ansiedade

Os sintomas de pânico, evitação, irritabilidade e antecipação nesses transtornos não se associam a um evento traumático específico.

Transtornos dissociativos e conversivos

A clínica desses transtornos pode estar associada ao TEPT quando há ligação temporal entre possíveis sintomas amnésticos, dissociações de identidade ou despersonalizações/desrealizações com um trauma significativo. Quando não há essa associação, o transtorno dissociativo específico deve ser diagnosticado.

Psicoses

Por vezes, faz-se necessária a diferenciação entre *flashbacks* e manifestações delirantes/alucinatórias ou, ainda, outras alterações de sensopercepção relacionadas a psicoses breves, esquizofrenia, transtornos de humor com sintomas psicóticos, *delirium*, psicoses induzidas por substância ou psicoses por condição médica. Comumente, no TEPT não se perde a congruência ideoafetiva, como nas psicoses.

Personalidade borderline

O TEPT complexo guarda semelhanças sintomáticas com o transtorno de personalidade *borderline* (TPB), em particular nas pacientes do sexo feminino.[17] A relação temporal com um trauma no TEPT complexo, comparada ao padrão relativamente perene de funcionamento emocional e interpessoal no TPB, ajuda grandemente na diferenciação, porém, quando os dois transtornos são comórbidos, essa diferenciação é dificultada. Sintomas que indicam predominância do padrão *borderline* sobre aqueles desenvolvidos no TEPT são: esforços desesperados para evitar ser abandonado, noção de *self* instável, relacionamentos interpessoais instáveis e intensos e impulsividade geral.[17]

Transtornos depressivos

As lembranças intrusivas diferem das ruminações depressivas pelo caráter involuntário e intrusivo das recordações angustiantes.

Características clínicas

A apresentação clínica do TEPT varia. **Os sintomas geralmente se relacionam a três aspectos: reexperiência traumática, hiperexcitabilidade psíquica e esquiva ou distanciamento emocional.**[18] Em alguns indivíduos, predominam os sintomas emocionais e comportamentais associados à revivência do medo. Em outros, disforia, anedonia ou, ainda, cognição negativa podem se destacar. Pode também haver predomínio de sintomas dissociativos ou a combinação de todos esses aspectos.

As lembranças intrusivas normalmente incluem componentes emocionais, sensoriais ou fisiológicos. Os sonhos angustiantes, que repetem o evento em si ou representam as ameaças principais, são comuns. Estados dissociativos, com duração de segundos a dias, levando a revivências de aspectos do evento traumático e ao comportamento de como se o evento estivesse ocorrendo naquele momento, podem ocorrer em um espectro sintomático, incluindo desde intrusões visuais ou sensoriais referentes a uma parte do evento traumático, sem perda do senso de realidade, até a perda total desse senso. Frequentemente, há enorme sofrimento psicológico ou reatividade fisiológica quando o indivíduo se depara com eventos precipitadores que se assemelham ao trauma ou simbolizam algum de seus aspectos.

Assim, **o paciente passa a evitar estímulos que possam se associar ao trauma, como pensamentos, lembranças, sentimentos ou diálogos a ele concernentes, ou que despertem lembranças do evento**. Cognitivamente, pode haver crenças errôneas quanto às responsabilidades, próprias ou de terceiros, a respeito do evento traumático. **Frequentemente, há hipersensibilidade a potenciais ameaças, relacionadas ou não ao trauma.** Pode ocorrer humor negativo persistente, isolamento pessoal e incapacidade para emoções positivas. Irritabilidade e agressividade não provocada são ocorrências possíveis, assim como comportamento imprudente ou autodestrutivo. Em geral, são indivíduos bastante reativos a estímulos inesperados.

Conduta não farmacológica

Técnicas psicoterapêuticas que objetivem o tratamento sintomático, como estratégias de regulação emocional, narrativa da memória do trauma, reestruturação cognitiva, manejo do estresse, ansiedade e melhoria de habilidades interpessoais, podem ser consideradas abordagens de primeira linha. Técnicas meditativas e intervenções baseadas em *mindfulness* são uma segunda linha particularmente efetiva para alterações emocionais, atencionais e comportamentais (agressão) relacionadas.[19] Intervenções psicoterapêuticas direcionadas ao trauma são a primeira linha geral de tratamento, acima dos psicofármacos.[20]

Para crianças e pacientes jovens, alguns pontos podem facilitar uma adaptação mais positiva ao estresse: promover sensação de segurança, acalmar o paciente, promover um senso de eficiência pessoal e comunitária, estimular conexões e instilar esperança. O contato com o paciente sempre deve ser iniciado de maneira solícita, compassiva e não intrusiva. Necessidades e preocupações imediatas devem ser identificadas e abordadas. As fontes de suporte pessoal do paciente devem ser contactadas, psicoeducação sobre as reações ao estresse deve ser fornecida e todas as ligações com serviços necessários no momento do atendimento ou futuramente devem ser providenciadas.

Conduta farmacológica

Apesar de as intervenções psicoterapêuticas relacionadas ao trauma serem a primeira linha de tratamento, há uma série de razões a se considerar na prescrição farmacológica:

- Há evidências de efeito benéfico?
- Qual o tempo até a inserção do paciente em psicoterapia?
- Há instabilidade pessoal que reduza a eficácia psicoterapêutica?
- Há presença de comorbidades e perfis específicos de sintomas?
- Há presença de sintomas apesar de o paciente estar em psicoterapia?

A bailarina de Auschwitz é um livro de memórias que narra a trajetória de uma sobrevivente do Holocausto que apresentou diversos sintomas de TEPT ao longo da vida.
Eger EE. A bailarina de Auschwitz. Rio de Janeiro: Sextante; 2019.

Sniper americano, um filme baseado na biografia de Chris Kyle, mostra os efeitos devastadores do pós-guerra na vida do personagem principal.

Os sintomas se relacionam a três aspectos: reexperiência traumática, hiperexcitabilidade psíquica e esquiva ou distanciamento emocional.

Sonhos angustiantes que repetem o evento ou representam as ameaças principais são comuns.

Há esquiva de estímulos associados ao trauma.

Intervenções psicoterapêuticas direcionadas ao trauma são a primeira linha de tratamento.

Atentar à importância da psicoeducação quanto às reações normais ao estresse.

O tratamento farmacológico de primeira linha para TEPT são os inibidores seletivos de recaptação de serotonina (ISRS).

> Antipsicóticos, em particular quetiapina, compõem a segunda linha farmacológica.

> O uso de benzodiazepínicos deve ser evitado na fase aguda do trauma.

O tratamento farmacológico de primeira linha para TEPT é constituído por inibidores seletivos de recaptação de serotonina (ISRS), em particular fluoxetina, paroxetina e sertralina, além da venlafaxina. Antipsicóticos, especialmente quetiapina, compõem a segunda linha farmacológica. Opções de associação às medicações de primeira linha que apresentam algum nível de evidência são prazosina (antagonista alfa-1) e risperidona.[20] O uso de benzodiazepínicos está ligado a efeitos adversos, sobretudo de retirada,[21] não sendo recomendado.[22] Além disso, os benzodiazepínicos não devem ser utilizados no período agudo do trauma, pois podem levar a um aumento no risco de evolução para TEPT.[23] Na presença de distúrbios do sono, como insônia e pesadelos, há evidências limitadas, porém promissoras, para o uso de prazosina ou olanzapina,[24] e a nabilona, um endocanabinoide sintético, chegou a apresentar efeito benéfico em um estudo clínico pequeno quando prescrita em baixas doses.[25]

Transtorno de ajustamento (CID-11 6B43 e DSM-5 309.9)

> O transtorno de ajustamento é uma resposta inadaptada a um ou vários estressores psicossociais identificáveis.

> Os sintomas em geral emergem em até 30 dias (ou 90 dias pelo DSM-5) após o estressor.

O transtorno de ajustamento é uma resposta inadaptada a um ou vários estressores psicossociais identificáveis (p. ex., divórcio, doença ou disfunção, problemas socioeconômicos, conflitos em casa ou no trabalho), usualmente emergindo em até 30 dias (90 dias pelo DSM-5) após o fator estressor. Caracteriza-se por preocupação excessiva, pensamentos recorrentes e angustiantes sobre o estressor ou ruminação constante sobre suas implicações, assim como fracasso na adaptação ao estressor, levando a prejuízos significativos no funcionamento pessoal, social, educacional, ocupacional ou em outras áreas importantes. Os sintomas não têm especificidade ou severidade suficientes para justificar outro diagnóstico e tipicamente se resolvem em 6 meses, a não ser que o estressor persista por uma duração maior.

Critérios diagnósticos (DSM-5)

Segundo o DSM-5, são critérios diagnósticos do transtorno de ajustamento:

- Desenvolvimento de sintomas emocionais ou comportamentais em resposta a um ou mais estressores identificáveis, ocorrendo dentro de 3 meses do início do(s) estressor(es)
- Sintomas ou comportamentos clinicamente significativos, conforme evidenciado por um ou mais dos seguintes aspectos:
  - Sofrimento intenso desproporcional à gravidade ou à intensidade do estressor, considerando-se o contexto cultural e os fatores que poderiam influenciar a gravidade e a apresentação dos sintomas
  - Prejuízo significativo no funcionamento social, profissional ou em outras áreas importantes da vida do indivíduo

> A sintomatologia não é específica. Há uma grande variedade de sintomas emocionais e comportamentais.

> O filme *Amor* mostra a trajetória de adaptação de um casal perante estressores psicossociais.

- A perturbação relacionada ao estresse não satisfaz os critérios de outro transtorno mental e não é meramente uma exacerbação de um transtorno mental preexistente
- Os sintomas não representam luto normal
- Uma vez que o estressor ou suas consequências tenham cedido, os sintomas não persistem por mais de 6 meses.

Os subtipos são classificados quando acontece o predomínio de:

- **Humor deprimido (DSM-5 309.0)**: choro fácil ou sentimentos de desesperança
- **Ansiedade (DSM-5 309.24)**: nervosismo, preocupação, inquietação ou ansiedade de separação
- **Misto de ansiedade e depressão (DSM-5 309.28)**
- **Perturbação da conduta (DSM-5 309.3)**
- **Perturbação mista das emoções e da conduta (DSM-5 309.4)**
- **Não especificado (DSM-5 309.9)**: reações mal-adaptativas que não são classificáveis em nenhum subtipo específico.

Características clínicas

> O transtorno de ajustamento é a única entidade da psiquiatria que exige a exclusão de outras patologias como fator central.

O transtorno de ajustamento não é, em geral, caracterizado por sintomatologia específica. Uma grande variedade de sintomas emocionais e comportamentais pode surgir, mas esses sintomas não são severos ou padronizados o suficiente para serem classificados como outro transtorno específico.

Essa categoria diagnóstica está relacionada a um trauma, porém sem a característica evidentemente catastrófica do TEPT, sendo, na prática, usada para diagnosticar estados subsindrômicos ou inferiores ao limiar de outras categorias. Em função disso é que se dão os múltiplos subtipos desse transtorno, em quantidade rara a outras entidades diagnósticas da psiquiatria.[26] Além disso, **o transtorno de ajustamento é a única entidade da psiquiatria que exige a exclusão de outras patologias como fator central**.

Na interpretação da CID-11, esse transtorno se insere em um *continuum* do processo normal de adaptação, porém se distingue da normalidade pela presença de sofrimento intenso ou de reações ao estresse que produzam prejuízo individual. Há também uma tentativa de se apontarem sintomas próprios, como as ruminações sobre o estressor e a falha adaptativa. Apesar da definição de resolução em até 6 meses, um estudo apontou que quadros não tratados do transtorno de adaptação podem durar até 2 anos.[27] É necessário apontar que pacientes com transtorno de adaptação se associam a um risco maior de tentativas e consumação de suicídio.[12]

> O transtorno de ajustamento se diferencia da normalidade pela presença de sofrimento intenso ou de reações ao estresse com prejuízo individual.

> Na ausência de tratamento, quadros de ajustamento podem durar até 2 anos.

Diagnóstico diferencial

Reações normais ao estresse
Diagnostica-se transtorno de adaptação apenas quando a magnitude do sofrimento exceder o que se esperaria normalmente ou quando o evento adverso desencadear um prejuízo funcional.

Transtorno de estresse pós-traumático
Nos transtornos de adaptação, o estressor pode ser de qualquer gravidade, e o diagnóstico pode ser feito imediatamente após a exposição ao evento traumático.

Transtorno de estresse agudo
O diagnóstico só pode ocorrer entre 3 dias e 1 mês da exposição ao estressor, que necessariamente deve ter natureza catastrófica.

Conduta não farmacológica

Princípios da terapia cognitivo-comportamental podem ajudar o paciente a melhorar sua capacidade de lidar com problemas.[28] As medidas psicoterapêuticas são as principais para esse transtorno, visando reduzir o estresse ou até remover o estressor, bem como melhorar a capacidade de lidar com o estressor que não pode ser removido e estabelecer um sistema de suporte para maximizar a adaptação. Quando a condição de saúde geral do paciente permite, atividade física vigorosa deve ser incentivada para estabilização do sistema nervoso autônomo.

> O manejo psicoterapêutico tem papel central no tratamento, visando melhorar a capacidade de enfrentamento perante o estressor.

Conduta farmacológica

Quando a sintomatologia de qualquer dos subtipos for importante ao ponto de causar prejuízo pessoal ao paciente, a inserção de psicofarmacoterapia, visando ao alívio do quadro, pode ser benéfica. Estudos antigos referem algum efeito com metilfenidato em altas doses, porém há o potencial mal determinado de dependência desse medicamento.[29]

Transtorno de luto prolongado/transtorno do luto complexo persistente (CID-11 6B42)

As diferenças entre as definições e os conjuntos de sintomas do transtorno de luto prolongado da CID-11 e do transtorno do luto complexo persistente são pequenas e, em sua maioria, semânticas, tendo a nomenclatura "transtorno de luto prolongado" sido retomada na DSM-5-TR.[30]

Esse transtorno é caracterizado por, após a morte de um parceiro, genitor, filho ou qualquer outra pessoa próxima ao enlutado, haver uma resposta de pesar persistente e pervasiva, caracterizada por saudade do falecido ou preocupação persistente em relação a ele, acompanhada de intensa dor emocional (tristeza, culpa, raiva, negação, atribuição de culpa, dificuldade de aceitar a morte, sensação de ter perdido uma parte de si, incapacidade de expressar humor positivo, embotamento emocional, dificuldade de se engajar em atividades sociais ou de outra natureza). A resposta de pesar deve persistir por um período de tempo atipicamente

> O transtorno de luto prolongado é caracterizado por uma resposta de pesar persistente e pervasiva por um período atipicamente longo após a perda.

> A reação à perda deve exceder as normas sociais culturais ou religiosas típicas do contexto do indivíduo.

O filme *Um ninho para dois* reflete a maneira como cada personagem vivencia o luto e reage à perda.

longo após a perda (mais de 6 meses, no mínimo), excedendo claramente as normas sociais, culturais ou religiosas esperadas para o contexto do indivíduo. Reações de luto que persistem por um período mais longo, porém dentro de um período normativo de luto proveniente do contexto religioso ou cultural, são vistas como resposta normal de luto e não recebem diagnóstico. **A perturbação deve causar prejuízo significativo no funcionamento pessoal, familiar, social, educacional, ocupacional ou em outras áreas importantes.**

Critérios diagnósticos para o transtorno do luto complexo persistente (DSM-5-TR)

- O indivíduo experimentou a **morte de alguém com quem tinha um relacionamento próximo**
- Desde a morte, **ao menos um dos seguintes sintomas** é experimentado em um grau clinicamente significativo na maioria dos dias, persistindo **por pelo menos 12 meses** após a morte, no caso de adultos enlutados, ou 6 meses, no caso de crianças enlutadas:
  - **Saudade persistente** do falecido (em crianças pequenas, a saudade pode ser expressa em brincadeiras e atitudes, incluindo comportamentos que refletem a separação e, depois, a reunião com um cuidador ou outra figura de apego)
  - **Intenso pesar e dor emocional** em resposta à morte
  - **Preocupação com o falecido** (em crianças, essa preocupação com o falecido pode ser expressa por meio dos temas das brincadeiras e comportamento e pode se estender à preocupação com a possível morte de outras pessoas próximas a elas)
  - **Preocupação com as circunstâncias da morte**
- Desde a morte, **ao menos seis dos seguintes sintomas são experimentados** em um grau clinicamente significativo na maioria dos dias, persistindo por pelo menos 12 meses após a morte, no caso de adultos enlutados, e 6 meses, no caso de crianças enlutadas:
  - **Dificuldade acentuada em aceitar a morte** (em crianças, isso depende da capacidade de compreenderem o significado e a continuidade da morte)
  - **Incredulidade ou entorpecimento emocional** quanto à perda
  - **Dificuldade com memórias positivas** do falecido
  - **Amargura ou raiva** relacionada à perda
  - **Avaliações desadaptativas sobre si mesmo** em relação ao falecido ou à morte (p. ex., autoacusação)
  - **Evitação excessiva de lembranças** da perda (p. ex., evitação de indivíduos, lugares ou situações associadas ao falecido; em crianças, isso pode incluir a evitação de pensamentos e sentimentos relacionados ao falecido)
  - **Perturbação social da identidade**
  - **Desejo de morrer**, a fim de reencontrar o falecido
  - **Dificuldade de confiar em outros indivíduos** desde a morte
  - **Sentir-se sozinho ou isolado** dos outros indivíduos desde a morte
  - **Crença de que a vida não tem sentido ou é vazia** sem o falecido ou de que não consegue funcionar sem o falecido
  - **Confusão quanto ao próprio papel na vida** ou senso diminuído quanto à própria identidade (p. ex., sentir que uma parte de si morreu com o falecido)
  - **Dificuldade ou relutância em buscar interesses** desde a perda ou em planejar o futuro (p. ex., amizades, atividades)
- A perturbação causa sofrimento clinicamente significativo ou prejuízo do funcionamento social, profissional ou em outras áreas importantes da vida do indivíduo
- A **reação de luto é desproporcional ou inconsistente com as normas** culturais, religiosas ou apropriadas à idade
- **Com luto traumático:** luto em caso de morte por homicídio ou suicídio, causando no enlutado preocupações persistentes referentes à natureza traumática da morte (frequentemente em resposta às lembranças da perda), incluindo os últimos momentos do falecido, grau de sofrimento, lesão mutiladora e a natureza maldosa ou intencional da morte.[12]

Critérios diagnósticos para transtorno de luto prolongado (DSM-5-TR)

- O indivíduo enlutado experimentou a morte, há pelo menos 12 meses, de uma pessoa que era próxima a ele (em crianças e adolescentes, há pelo menos 6 meses)

- Desde a morte, desenvolveu uma resposta persistente de luto, caracterizada por um ou ambos os sintomas a seguir, que devem estar presentes na maioria dos dias em um grau clinicamente significativo. Além disso, os sintomas ocorreram quase todos os dias durante pelo menos o último mês:
  - Saudade intensa da pessoa falecida
  - Preocupação com pensamentos ou lembranças da pessoa falecida (em crianças e adolescentes, a preocupação pode estar focada nas circunstâncias da morte)
- Desde a morte, estão presentes pelo menos três dos seguintes sintomas na maioria dos dias, em um grau clinicamente significativo. Além disso, os sintomas ocorrem quase todos os dias durante, pelo menos, o último mês:
  - Distúrbios de identidade desde o falecimento (p. ex., sentir que parte de si morreu)
  - Sensação marcante de incredulidade sobre a morte
  - Evitar lembrar que a pessoa está morta (em crianças e adolescentes, pode se caracterizar por esforços em evitar se lembrar)
  - Intensa dor emocional relacionada à morte (p. ex., raiva, amargura, tristeza)
  - Dificuldade de se reintegrar aos próprios relacionamentos e atividades após a morte (p. ex., problemas em interagir com amigos, perseguir interesses ou planejar o futuro)
  - Entorpecimento emocional (ausência ou redução marcante na experiência emocional) como resultado da morte
  - Sensação de que a vida não tem sentido como resultado da morte
  - Solidão intensa como resultado da morte
- O transtorno causa significativo sofrimento ou prejuízo social, ocupacional ou em outras áreas do funcionamento
- A duração e a severidade da reação de luto claramente ultrapassam as normas sociais, culturais ou religiosas esperadas para o contexto do indivíduo
- Os sintomas não são mais bem explicados por outro transtorno mental, como um transtorno depressivo maior ou transtorno de estresse pós-traumático, e não são atribuíveis aos efeitos fisiológicos de uma substância (p. ex., medicações, álcool) ou a outra condição médica.

Características clínicas

Características do luto prolongado incluem uma forte negação da perda, percepção de diminuição do próprio valor, dificuldade de adaptação à vida sem o ente falecido ou incapacidade de formar novos laços ou relacionamento com outros.[31] Perda cumulativa ou trauma antes da morte de um ente querido podem contribuir para os fatores de risco do luto prolongado, que incluem ansiedade de separação infantil, estilo inseguro de apego, abuso ou morte parental, controle parental e anseio por reencontro com um ente querido.[31] Dependência do falecido por parte da pessoa amada, parentesco próximo com a família do falecido ou morte inesperada ou complicada (p. ex., suicídio) são fatores adicionais de risco.[31]

Diagnóstico diferencial

Luto normal

No luto prolongado, as reações graves persistem por pelo menos 6 meses após a morte do ente próximo, interferindo com a capacidade do indivíduo enlutado de funcionar normalmente.

Transtornos depressivos

São comuns a ambos os transtornos o humor deprimido e sintomas como choro e até pensamentos suicidas. A diferenciação entre os transtornos é feita pela presença de foco fixo na perda no luto prolongado.

Transtorno de ansiedade de separação

A ansiedade se refere a uma figura de apego atual, presente, enquanto no luto prolongado o sofrimento é por um indivíduo falecido.

Transtorno de estresse pós-traumático

Há diversas características comuns a ambos os transtornos, como pensamentos intrusivos (focados no trauma, no TEPT, e em aspectos do relacionamento com o falecido, no luto

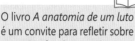

O livro *A anatomia de um luto* é um convite para refletir sobre questões fundamentais como vida, morte e luto.

Lewis CC. A anatomia de um luto. Rio de Janeiro: Thomas Nelson; 2021.

prolongado) e evitação de lembranças que evoquem sofrimento. Enquanto no TEPT a valência da emoção associada ao evento desencadeante é sempre negativa, no luto prolongado as lembranças podem gerar sentimentos contraditórios. O tempo em relação ao trauma é de 1 mês no TEPT e de 6 a 12 meses no luto prolongado.[32]

Conduta não farmacológica

Diretrizes usadas para psicoterapia no TEPT parecem ser válidas também no luto prolongado em função da relativa similaridade das apresentações clínicas,[32] em particular técnicas de exposição e reestruturação cognitiva.

Conduta farmacológica

Levando-se em conta a presença de sintomas depressivos no luto prolongado, é de se esperar que antidepressivos consigam melhorar sintomas. De fato, cinco antidepressivos (escitalopram, desipramina, sertralina, nortriptilina e bupropiona) demonstraram efeito nos sintomas depressivos presentes, com uma redução mais sutil nas sensações de luto e pesar.[32] É importante estar atento a eventuais manifestações de ideação suicida, que, quando presentes, exigem o respectivo manejo.

Transtorno de estresse agudo (DSM-5-TR)

A ideia por trás do diagnóstico de transtorno de estresse agudo, quando foi formulado, era **identificar pacientes que, no período de 3 dias a 1 mês após o trauma, apresentassem sintomatologia de transtorno de estresse pós-traumático**. A presença do trauma, com característica catastrófica pessoal ou coletiva, é obrigatória na gênese da condição. Podem estar presentes sintomas dissociativos, revivências do trauma, sintomas evitativos, humor negativo e hiperestimulação autonômica. O quadro pode seguir para um transtorno de estresse pós-traumático, se permanecer por mais de 1 mês, ou pode se resolver, seja por via espontânea ou terapêutica.

O transtorno de estresse agudo ocorre no período de 3 dias a 1 mês após o trauma.

O trauma deve ser de natureza catastrófica, pessoal ou coletiva.

Pode haver evolução para o TEPT ou remissão de forma espontânea ou terapêutica.

Critérios diagnósticos

- Exposição a **episódio concreto ou ameaça de morte, lesão grave ou violação sexual** em uma (ou mais) das seguintes formas:
  - **Vivenciar diretamente** o evento traumático
  - **Testemunhar pessoalmente** evento ocorrido a outras pessoas
  - **Saber que o evento ocorreu** com familiar ou amigo próximo. Nota: nos casos de morte ou ameaça de morte de um familiar ou amigo, é preciso que o evento tenha sido violento ou acidental
  - **Ser exposto de forma repetida ou extrema** a detalhes aversivos do evento traumático (p. ex., socorristas que recolhem restos de corpos humanos, policiais repetidamente expostos a detalhes de abuso infantil). Nota: isso não se aplica à exposição por meio de mídia eletrônica, televisão, filmes ou fotografias, a menos que tal exposição esteja relacionada ao trabalho
- Presença de nove (ou mais) dos sintomas a seguir, de qualquer uma das cinco categorias (intrusão, humor negativo, dissociação, evitação e excitação), começando ou piorando depois da ocorrência do evento traumático:
  - **Sintomas de intrusão**
    - Lembranças angustiantes recorrentes, involuntárias e intrusivas do evento traumático. Nota: em crianças, podem ocorrer brincadeiras repetitivas, durante as quais temas ou aspectos do evento traumático são expressos
    - Sonhos angustiantes recorrentes, nos quais o conteúdo e/ou o afeto do sonho estão relacionados ao evento. Nota: em crianças, pode haver pesadelos sem conteúdo identificável
    - Reações dissociativas (p. ex., *flashbacks*), nas quais o indivíduo sente ou age como se o evento traumático estivesse acontecendo novamente. Essas reações podem ocorrer em um *continuum*, com a expressão mais extrema sendo uma perda completa de percepção do ambiente ao redor. Nota: em crianças, a reencenação específica do trauma pode ocorrer nas brincadeiras

  ▸ Sofrimento psicológico intenso ou prolongado ou reações fisiológicas acentuadas em resposta a sinais internos ou externos que simbolizem ou se assemelhem a algum aspecto do evento traumático
- **Humor negativo**
  ▸ Incapacidade persistente de vivenciar emoções positivas (p. ex., incapacidade de vivenciar sentimentos de felicidade, satisfação ou amor)
- **Sintomas dissociativos**
  ▸ Senso de realidade alterado acerca de si mesmo ou do ambiente ao redor (p. ex., ver-se a partir da perspectiva de outra pessoa, estar entorpecido, sentir-se como se estivesse em câmera lenta)
  ▸ Incapacidade de recordar um aspecto importante do evento traumático (geralmente em função de amnésia dissociativa, e não de outros fatores, como traumatismo craniano, álcool ou drogas)
- **Sintomas de evitação**
  ▸ Esforços para evitar recordações, pensamentos ou sentimentos angustiantes ou fortemente relacionados ao evento traumático
  ▸ Esforços para evitar lembranças (pessoas, lugares, conversas, atividades, objetos, situações) que despertem recordações, pensamentos ou sentimentos angustiantes ou fortemente relacionados ao evento traumático
- **Sintomas de excitação**
  ▸ Perturbação do sono (p. ex., dificuldade de iniciar ou manter o sono, sono agitado)
  ▸ Comportamento irritadiço e surtos de raiva (com pouca ou nenhuma provocação), geralmente expressos como agressão verbal ou física em relação a pessoas ou objetos
  ▸ Hipervigilância
  ▸ Problemas de concentração
  ▸ Resposta de sobressalto exagerada
- A duração da perturbação (sintomas do critério B) é de 3 dias a 1 mês após o trauma. Nota: os sintomas começam geralmente logo após o trauma, mas é preciso que persistam por no mínimo 3 dias e até 1 mês para satisfazerem os critérios do transtorno
- A perturbação causa sofrimento clinicamente significativo e prejuízo no funcionamento social, profissional ou em outras áreas importantes da vida do indivíduo
- A perturbação não é causada pelos efeitos fisiológicos de uma substância (p. ex., medicamento ou álcool) ou de outra condição médica (p. ex., lesão cerebral traumática leve) e não é mais bem explicada por um transtorno psicótico breve.[12]

Características clínicas

No transtorno de estresse agudo, o indivíduo costuma adotar pensamentos catastróficos ou extremamente negativos em relação a seu papel no trauma, à sua resposta ao evento ou à probabilidade de danos futuros. A interpretação dos próprios sintomas pode ser catastrófica também. Ataques de pânico podem ser comuns e o comportamento tende a se apresentar caótico ou impulsivo. Nas crianças, é possível que haja ansiedade de separação significativa, manifestada por busca exagerada pela atenção de seus cuidadores. Presença de transtorno mental prévio, neuroticismo, percepção exagerada do evento traumático, estilo de enfrentamento evitativo e sexo feminino são fatores que se associam a maior probabilidade do transtorno.

> Presença de transtorno mental prévio, neuroticismo, percepção exagerada do evento traumático, estilo de enfrentamento evitativo e sexo feminino se associam a maior probabilidade do transtorno.

Diagnóstico diferencial

Transtornos de adaptação
O estressor não necessariamente é de natureza extremamente grave nesse transtorno.

Transtorno de pânico
Nesse transtorno, os ataques de pânico são inesperados e o medo do paciente se relaciona à possibilidade de ataques futuros e de suas consequências.

Transtorno de estresse pós-traumático
Se os sintomas do transtorno de estresse agudo persistirem por mais de 1 mês, satisfazendo os critérios diagnósticos do TEPT, o diagnóstico passa a ser de TEPT.

O filme *Nada de novo no front* traz um reflexão sobre a guerra e o impacto da violência em seus personagens.

Transtorno obsessivo-compulsivo

Os pensamentos intrusivos do TOC são obsessivos, não relacionados a uma vivência traumática, podendo ser acompanhados por compulsões e sem outros sintomas do transtorno de estresse agudo.

Conduta não farmacológica

A abordagem com maiores evidências é a terapia cognitivo-comportamental, usando técnicas de reestruturação cognitiva e exposição prolongada, demonstrando, inclusive, superioridade em relação à abordagem farmacológica.[33]

Conduta farmacológica

> O uso precoce de corticoides, alfa-agonistas ou betabloqueadores é uma medida útil no tratamento agudo.

Além das observações anteriores, mediante a observação de alguns fatores relativos ao momento do trauma, como aumento da frequência cardíaca e níveis baixos de cortisol, estudos têm proposto o uso precoce de corticoides, alfa-agonistas ou betabloqueadores como medidas úteis no tratamento do transtorno do estresse agudo e visando à prevenção do transtorno de estresse pós-traumático. Os betabloqueadores, como o propranolol, têm mostrado algum benefício sintomático, porém não de forma sustentada a ponto de reduzir a incidência de TEPT.[34]

O uso de ISRS, por conta de seus resultados no TEPT, chegou a ser sugerido no transtorno de estresse agudo, porém, por conta de seu período de latência cobrir (e por vezes extrapolar) a duração do transtorno de estresse agudo, não se tem encontrado validade na prescrição desses fármacos. Em princípio, o tratamento farmacológico do transtorno de estresse agudo visa melhorar a sintomatologia mais imediata e, a partir desse alívio inicial, também a reduzir a probabilidade de desenvolvimento posterior do transtorno de estresse pós-traumático.

Significado de estresse na contemporaneidade

Após essa abrangente consideração do estresse enquanto categoria nosográfica psiquiátrica, vamos passar agora para uma apreciação do significado desse termo em seu uso corrente, associado às diversas circunstâncias de sua ocorrência no plano social.

Referimo-nos às condições estressantes vigentes e imperantes no cotidiano e nas características do funcionamento institucional no ambiente de trabalho, nos setores de lazer e no convívio comunitário.

Partindo de um exemplo muito concreto: quando o médico comparece ao seu trabalho diário no hospital, antes mesmo de chegar ao prédio físico ele já passou pelo trânsito, por atrasos e demoras, pelos pedintes na rua, pela falta de vagas para estacionar. Ao entrar, ele sofreu com o atraso do elevador, com o eventual mau-humor dos atendentes, com as fichas às vezes mal preenchidas, com fatores burocráticos da organização (e desorganização) do trabalho. Depois, enfrentou os desafios característicos e inevitáveis de sua própria função. Encontrou-se com pessoas que ele gosta mais ou gosta menos: colegas, chefes, equipes. Pode ter tido problemas com os equipamentos, com a ausência de instrumentos ou má qualidade deles, bem como restrições ou induções do ambiente. Pode ter tido uma noite mal dormida e não ter tido tempo adequado para o almoço. Pode estar maldisposto, com a saúde não tão adequada. Pode não estar sendo convenientemente remunerado. Pode estar com problemas com o "leão" do imposto de renda. Pode não estar vivendo um ótimo momento de vida familiar. Enfim, o estresse pode estar distribuído em mil aspectos do seu momento existencial. O mesmo ocorre com o seu paciente, que também tem seus próprios problemas e mais todos os outros que estão agravados em função de sua doença e seu sofrimento.

Portanto, o estresse está ali, por todos os lados. "Viver é muito perigoso", já dizia Guimarães Rosa.

Vamos recorrer agora a dois autores contemporâneos, Gilles Lipovetsky e Byung-Chul Han, para fornecer um quadro geral das mazelas a que todos estamos submetidos, por viver nesse tempo histórico e sermos obrigados a recorrer à resiliência para não sucumbirmos às consequências da desadaptação.

Em seu (já) clássico estudo denominado *Os tempos hipermodernos*,[35] Gilles Lipovetski assinala que hoje **o homem conquistou uma autonomia e recursos materiais nunca imaginados, mas paga um pesado preço pelos benefícios da civilização**. Três eixos compõem a sua análise e permitem organizar um modelo para a compreensão do sofrimento do homem contemporâneo: o hiperindividualismo, a hipertécnica e o hiperconsumo.

Um importante autor contemporâneo, Byung Chul Han, faz uma análise do principal traço distintivo que caracteriza o sofrimento do trabalhador nas condições atuais de superdesempenho competitivo.

Han BS. Sociedade do cansaço. Petrópolis: Vozes; 2015.

Uma reflexão fundamental sobre a evolução do capitalismo e as novas demandas de adaptação à sociedade contemporânea é feita por Lipovetsky e Charles.

Lipovetsky G, Charles S. Os tempos hipermodernos. São Paulo: Edições 70; 2011.

> O homem conquistou uma autonomia e recursos materiais nunca imaginados, mas paga um pesado preço pelos benefícios da civilização.

Começando pelo último desses aspectos, o capitalismo sofisticou-se extremamente, desde que seu rival econômico-político anterior, ou seja, os países de governo comunista, colapsaram com o final da União Soviética. Hoje, a China pode representar uma oposição geopolítica, mas certamente não se opõe ao modelo capitalista de consumo. A produção incessante, a enorme diversidade de produtos disponíveis, a pressão por consumir, a moda, os padrões sociais de ascensão, a propaganda e muitos outros fatores articulados entre si promoveram uma explosão do consumo. Há uma obrigação implícita para consumir. Vive-se hoje para consumir. Consomem-se produtos, viagens, situações e pessoas.

O segundo fator, fortemente associado ao próprio consumo, é a propagação cada vez maior e mais exigente do desenvolvimento das tecnologias. A ciência como um todo perdeu sua dimensão essencial e se tornou apenas a retaguarda e o pressuposto da inovação tecnológica. **O mundo do trabalho passou a ser fortemente orientado para e pela tecnologia.** Quem não se submete, quem não se habilita e quem não acompanha a evolução tecnológica é excluído, afastado, desqualificado. Profissões inteiras desapareceram ou estão em profundo processo de reorganização em virtude das transformações técnico-tecnológicas.

> O mundo do trabalho passou a ser fortemente orientado para e pela tecnologia.

Finalmente, o hiperindividualismo. É difícil imaginar um tempo em que o indivíduo não ocupava o centro das análises sociais e das categorias definidoras do que é o ser humano. Entretanto, até o século XVII, nem sequer a palavra indivíduo era usada, porque as formações sociais e culturais defendiam a primazia do social e do coletivo sobre o individual. A partir da completa ascensão da sociedade contemporânea, o indivíduo passou a ser realmente considerado como "a medida para todas as coisas". Contudo, a abordagem psicanalítica foi essencial para esclarecer que **o indivíduo não é ninguém sem os outros. Nós não existimos por nós mesmos.** Somos seres relacionais, e o homem isolado adoece gravemente, tornando-se incapaz de manter a sua saúde mental.[36] Nossa constituição psicológica é de sermos pessoas que se vinculam umas às outras, que dependem intimamente dos relacionamentos; nossa própria humanização só se dá no contexto de nossos vínculos interpessoais. No entanto, o modelo social hegemônico propõe e defende que busquemos nossa completa autonomia: indivíduos que se bastam a si mesmos. Daí decorre, inevitavelmente, a principal patologia contemporânea: a depressão.

> O indivíduo não é ninguém sem os outros. Nós não existimos por nós mesmos.

A essa análise, podemos acrescentar a contribuição do filósofo sul-coreano Byung-Chul Han, que, em suas obras, tem defendido que hoje estamos submetidos a um regime atroz de existência, que ele denomina como a "sociedade do cansaço".[37] Estamos todos completamente submetidos a uma demanda extremamente exigente de produção contínua. Devemos trabalhar sem parar, e não existe mérito no lazer, no descanso, na contemplação e muito menos no ócio. A sociedade atual demanda produtividade, a autorrealização se mede pelo desempenho. Não há limites para o crescimento profissional, assim como não há limites para a lucratividade. Se antes era o patrão quem exigia o desempenho, hoje cada trabalhador se tornou seu próprio patrão e pode exigir o máximo, extrair o máximo, determinar todos os esforços, que se tornaram livremente escolhidos e determinados. Segundo esse autor, duas decorrências são inevitáveis: a depressão e o esgotamento físico e psíquico.

O pai da psicanálise, Sigmund Freud, em seu sempre atual livro *O mal-estar na civilização*,[38] alerta que **o homem contemporâneo se vê preso à injunção de três tiranos: o poder, o sucesso e a riqueza.**

Consideramos que é tarefa urgente entender o significado cruel e empobrecedor de lutar por riqueza em uma sociedade tão desigual quanto a brasileira; lutar por sucesso individual quando, para cada vencedor, há tantos que perdem; e lutar por poder quando somente o bem-estar de todos é o que realmente pode produzir felicidade.

Atualizações

- Oliveira et al. (2022) fizeram uma revisão sistemática sobre os fatores de risco para TEPT em pacientes pós-covid-19. Os fatores de risco encontrados foram gênero feminino, idade entre 40 e 50 anos, transtornos psicológicos prévios, crença no aumento da mortalidade por covid-19, admissão na terapia intensiva e tempo de internação[39]
- Lima et al. (2022) realizaram uma revisão de escopo quanto às alterações morfológicas e fisiológicas em vítimas de abuso sexual na infância. Indivíduos que sofreram abuso quando crianças apresentaram alterações em regiões cerebrais, com mudanças de volume, conectividade funcional e composição química[40]
- Barbosa et al. (2022) realizaram uma revisão integrativa dos aspectos psicológicos da mortalidade pela covid-19. O trauma característico do luto vivenciado durante a pandemia se relaciona às múltiplas mortes, à sensação de impotência e culpa vivenciada por familiares e à ausência de cerimônias fúnebres. O luto relacionado à covid-19 contribuiu para o comprometimento funcional e luto patológico[41]

- Li et al. (2023) realizaram uma revisão abordando a relação entre neuroinflamação e TEPT. A neuroinflamação tem um papel fundamental na patogênese do TEPT[42]
- Gasparyan et al. (2022) fizeram uma revisão bibliográfica com foco nas principais medicações utilizadas no tratamento do TEPT[43]
- van Schaik et al. (2022) realizaram uma revisão sobre a vivência do luto durante a pandemia de covid-19.[44]

Highlights

- Estressores muito intensos ou persistentes em pessoas vulneráveis, seja por idade, genética ou fatores constitucionais, podem levar ao adoecimento
- A característica definidora desses transtornos é a exposição a um evento traumático ou estressante, isolado ou em série
- Além da presença do fator estressor, a suscetibilidade individual desempenha importante papel em determinar o desenvolvimento ou não de uma resposta inadaptada e patológica ao trauma
- Entre os fatores que influenciam a suscetibilidade ao estresse, estão a vulnerabilidade genética, a forma de lidar com problemas, o tipo de personalidade e o suporte social do indivíduo
- Transtorno de estresse pós-traumático: desenvolve-se após exposição a um evento ou a uma série de eventos com características extremamente ameaçadoras ou horríveis. A apresentação clínica é variada, com sintomas que geralmente se relacionam a três aspectos: reexperiência traumática, hiperexcitabilidade psíquica e esquiva ou distanciamento emocional. Tratamento: psicoterapia; ISRS; IRSN
- Transtorno de ajustamento: resposta inadaptada a um ou vários estressores psicossociais identificáveis (p. ex., divórcio, doença ou disfunção, problemas socioeconômicos, conflitos em casa ou no trabalho). Psicoterapias são a primeira linha terapêutica
- Transtorno de luto prolongado: após a morte de pessoa próxima ao enlutado, ocorre uma resposta de pesar persistente e pervasiva, caracterizada por saudade ou preocupação persistente com o falecido, acompanhada de intensa dor emocional. A resposta de pesar deve persistir por um período atipicamente longo após a perda (mais de 6 meses, no mínimo; 12 meses segundo o DSM-5), excedendo as normas sociais, culturais ou religiosas esperadas para o contexto do indivíduo. Tratamento: psicoterapia; avaliar necessidade de antidepressivos
- Transtorno de estresse agudo: pacientes que, no período de 3 dias a 1 mês após um trauma, abrem sintomatologia de transtorno de estresse pós-traumático. O quadro pode seguir para um transtorno de estresse pós-traumático, se permanecer por mais de 1 mês, ou se resolver, por via espontânea ou terapêutica. Tratamento: psicoterapia; evitar benzodiazepínicos.

DURANTE O ATENDIMENTO

O que fazer

- Determinar estabilidade clínica do paciente
- Avaliar as condições gerais do trauma
- Checar se o paciente reagiu ao trauma com sintomas marcadamente anormais ou incapacitantes
- Atentar para sintomas dissociativos
- Checar se há oscilação de nível de consciência, afastando condições médicas gerais
- Obter dados relativos ao trauma com terceiros
- Investigar antecedentes psiquiátricos pessoais
- Direcionar questionamentos ao que o paciente apresenta e gostaria de melhorar no momento, direcionando-o para possibilidades de recuperação futura[32]
- Manter postura otimista, resgatando pontos positivos reais do paciente e incentivando sua recuperação e seu retorno às atividades
- Usar indutores de sono não benzodiazepínicos se houver insônia (trazodona)
- Usar antipsicóticos atípicos se houver dissociações, revivências ou hiper-reatividade
- Orientar paciente e família quanto à necessidade de seguimento psiquiátrico adequado caso os sintomas ultrapassem 1 mês de duração

O que não fazer

- Retraumatizar: não se deve forçar o paciente a descrever o evento traumático ou a retornar à cena violenta. Não colabore para fixar a memória do trauma
- Patologizar os sintomas: evitar descrever os sintomas do paciente em linguagem técnica, dando preferência para palavras comuns (p. ex., medo em vez de pânico)
- Incorrer em vitimização: não hipervalorizar o impacto destruidor do trauma
- Usar benzodiazepínicos, exceto se sintomas gravíssimos ou se o prescritor se responsabilizar pela retirada desses medicamentos em curtíssimo prazo. Pacientes que usam benzodiazepínicos por períodos mais prolongados evoluem mais frequentemente para TEPT do que os que não os utilizam
- Medicar sintomas leves: reforçar caráter transitório e esperado desses sintomas

Mapa mental

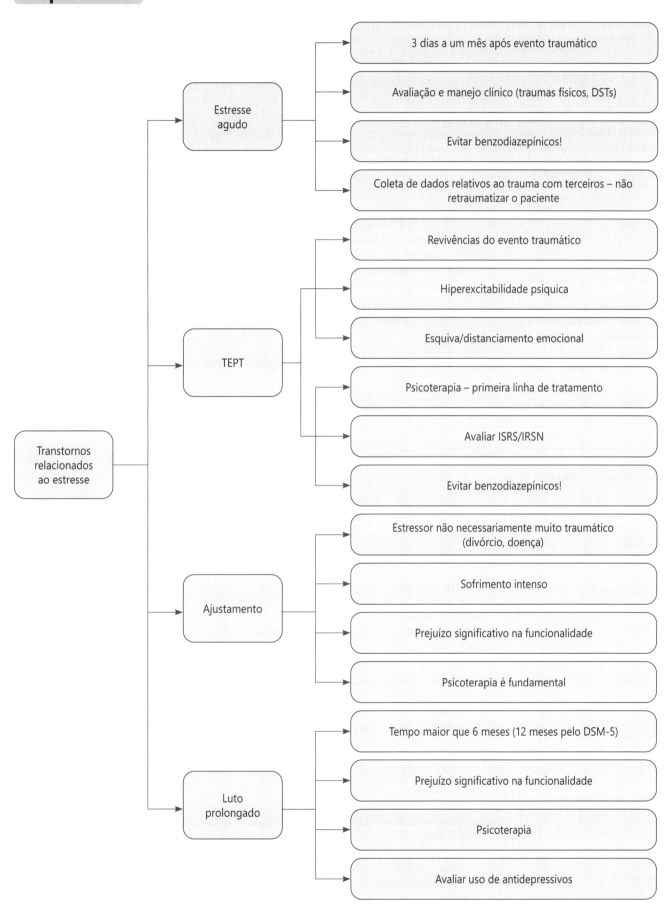

Referências bibliográficas

1. Lücke C, Gschossmann JM, Schmidt A. A comparison of two psychiatric service approaches: findings from the Consultation vs. Liaison Psychiatry-Study. BMC Psychiatry. 2017;17(1):8.
2. Gala C, Rigatelli M, Bertolini C, Rupolo G, Gabrielli F, Grassi L. A multicenter investigation of consultation-liaison psychiatry in Italy. Italian C-L Group. Gen Hosp Psychiatry. 1999;21(4):310-7.
3. Cannon WB. Bodily changes in pain, hunger, fear and rage. 2. ed. New York: Appleton; 1929.
4. Bernard C. An introduction to the study of experimental medicine. New York: Collier; 1957.
5. Selye H. The stress of life. New York: McGraw-Hill; 1956.
6. Lazarus RS, Folkman S. Stress, appraisal and coping. New York: Springer; 1984.
7. Schneiderman N, Ironson G, Siegel SD. Stress and health: psychological, behavioral, and biological determinants. Annu Rev Clin Psychol. 2005;1:607-28.
8. Oppenheim H. Die Traumatischen neurosen. 2. ed. Berlin: Hirschwald; 1892.
9. Ellis OS. The origins of the war neuroses. J R Navy Med Serv. 1984;70(3):168-77.
10. Crocq MA, Crocq L. From shell shock and war neurosis to posttraumatic stress disorder: a history of psychotraumatology. Dialogues Clin Neurosci. 2000;2(1):47-55.
11. Kessler RC, Sonnega A, Bromet E, Hughes M, Nelson CB. Post-traumatic stress disorder in the national comorbidity survey. Arch Gen Psychiatry. 1995;52(12):1048-60.
12. American Psychiatric Association. Manual diagnóstico e estatístico dos transtornos mentais: DSM-5. Porto Alegre: Artmed; 2014. p. 265-90.
13. Ribeiro WS, Andreoli SB, Ferri CP, Prince M, Mari JJ. Exposure to violence and mental health problems in low and middle-income countries: a literature review. Bras Psiquiatr. 2009; 31(Suppl 2):S49-57.
14. Allan SM, Bealey R, Birch J, Cushing T, Parke S, Sergi G et al. The prevalence of common and stress-related mental health disorders in healthcare workers based in pandemic-affected hospitals: a rapid systematic review and meta-analysis. Eur J Psychotraumatol. 2020;11(1):1810903.
15. World Health Organization. International Statistical Classification of Diseases and Related Health Problems – 11th ed. (ICD-11). Geneva: World Health Organization, 2019. p. 48-50.
16. Salleh MR. Life event, stress and illness. Malays J Med Sci. 2008;15(4):9-18.
17. Cloitre M, Garvert DW, Weiss B, Carlson EB, Bryant RA. Distinguishing PTSD, complex PTSD, and borderline personality disorder: a latent class analysis. Eur J Psychotraumatol. 2014;5.
18. Câmara Filho JWS, Sougey EB, Transtorno de estresse pós-traumático: formulação diagnóstica e questões sobre comorbidade. Rev Bras Psiquiatr. 2001;23(4):221-8.
19. Cloitre M, Courtois CA, Charuvastra A, Carapezza R, Stolbach BC, Green BL. Treatment of complex PTSD: Results of the ISTSS expert clinician survey on best practices. J Trauma Stress. 2011;24(6):615-27.
20. Bisson J, Baker A, Dekker W, Hoskins M. Evidence-based prescribing for post-traumatic stress disorder. Br J Psychiatry. 2020;216(3):125-6.
21. Risse SC, Whitters A, Burke J, Chen S, Scurfield RM, Raskind MA. Severe withdrawal symptoms after discontinuation of alprazolam in eight patients with combat-induced posttraumatic stress disorder. J Clin Psychiatry. 1990;51(5):206-9.
22. Friedman MJ, Davidson JRT, Mellman TA. Guidelines for pharmacotherapy and position paper on practice guidelines. In: Foa EB, Keane TM, Friedman MJ (eds.). Effective treatments for post-traumatic stress disorder: practice guidelines from the International Society for Traumatic Stress Studies. New York, Guilford; 2000.
23. Shalev A, Liberzon I, Marmar C. Post-traumatic stress disorder. N Engl J Med. 2017;376(25):2459-69.
24. Van Liempt S, Vermetten E, Geuze E, Westenberg H. Pharmacotherapeutic treatment of nightmares and insomnia in posttraumatic stress disorders: an overview of the literature. Ann NY Acad Sci. 2006;1071:502-7.
25. Fraser GA. The use of a synthetic cannabinoid in the management of treatment-resistant nightmares in posttraumatic stress disorder (PTSD). CNS Neurosci Ther. 2009;15(1):84-8.
26. Maercker A, Lorenz L. Adjustment disorder diagnosis: improving clinical utility. World J Biol Psychiatry. 2018;19(sup1):S3-S13.
27. Maercker A, Forstmeier S, Pielmaier L, Spangenberg L, Brähler E, Glaesmer H. Adjustment disorders: prevalence in a representative nationwide survey in Germany. Soc Psychiatry Psychiatr Epidemiol. 2012;47(11):1745-52.
28. Van der Klink JJL, Van Dijk FJH. Dutch practice guidelines for managing adjustment disorders in occupational and primary health care. Scand J Work Environ Health. 2003;29(6):478-87.
29. Rosenberg PB, Ahmed I, Hurwitz S. Methylphenidate in depressed medically ill patients. J Clin Psychiatry. 1991;52(6):263-67.
30. Maciejewski PK, Maercker A, Boelen PA, Prigerson HG. "Prolonged grief disorder" and "persistent complex bereavement disorder", but not "complicated grief", are one and the same diagnostic entity: an analysis of data from the Yale Bereavement Study. World Psychiatry. 2016;15(3):266-75.
31. Craig L. Prolonged grief disorder. Oncol Nurs Forum. 2010;37(4):401-6.
32. Maercker A, Lalor J. Diagnostic and clinical considerations in prolonged grief disorder. Dialogues Clin Neurosci. 2012;14(2):167-76.
33. Bryant RA. Acute stress disorder. Curr Opin Psychol. 2017;14:127-31.
34. Bisson JI. Pharmacological treatment to prevent and treat post-traumatic stress disorder. Torture. 2008;18(2):104-6.
35. Lipovetski G, Charles S. Os tempos hipermodernos. São Paulo: Barcarolla; 2004.
36. Ávila LA. Saúde mental: questão de vínculos. In: Ávila LA (ed.). Grupos: uma perspectiva psicanalítica. São Paulo: Zagodoni; 2016. p. 117-24.
37. Chul Han B. Sociedade do cansaço. Petrópolis: Vozes; 2017.
38. Freud S. O mal-estar na civilização (1932). Obras completas de Sigmund Freud. Rio de Janeiro, Imago; 1995.
39. Oliveira TG, Moura ECSC, Melo PE. Fatores de risco associados ao transtorno de estresse pós-traumático em pacientes pós-COVID-19: uma revisão sistemática. Int J Dev Res. 2022;12(8).
40. Lima IP, Evangelista JC, Bezerra LCA, Silva MCL, Loureiro ML, Goulart PC et al. Neurological changes in individuals with post-traumatic stress disorder secondary to childhood sexual abuse: a scope review. Research, Society and Development. 2022;11(4):e1611427125.

41. Barbosa TD, Melo MSS, Menezes DA. Analysis of family grief members in the context of COVID-19: an integrative review. Research, Society and Development. 2022;11(12).
42. Li J, Tong L, Schock BC, Ji LL. Post-traumatic stress disorder: focus on neuroinflammation. Mol Neurobiol. 2023;60(7):3963-78.
43. Gasparyan A, Navarro D, Navarrete F, Manzanares J. Pharmacological strategies for post-traumatic stress disorder (PTSD): from animal to clinical studies. Neuropharmacology. 2022;218:109211.
44. van Schaik T, Brouwer MA, Knibbe NE, Knibbe HJJ, Teunissen SCCM. The effect of the COVID-19 pandemic on grief experiences of bereaved relatives: an overview review. Omega (Westport). 2022;302228221143861.

Bibliografia

Hobfoll SE, Watson P, Bell CC, Bryant RA, Brymer MJ, Friedman MJ. Five essential elements of immediate and mid-term mass trauma intervention: empirical evidence. Psychiatry. 2007;70(4):283-315.

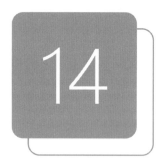

14 Agitação Psicomotora

Mayra Folgosi Ricci • Angélica C. Moizés Cucolo •
João Augusto Doimo Antunes

Introdução

Profissionais dos serviços de emergência, em algum momento, irão se deparar com pacientes agitados ou agressivos. O manejo desse comportamento requer ação rápida e conhecimento por parte dos profissionais da Saúde, tanto para coleta de informações quanto para formulação das hipóteses diagnósticas e seus respectivos tratamentos. Este capítulo visa auxiliar o profissional da Saúde na condução de pacientes em agitação psicomotora (APM).

A agitação psicomotora é uma síndrome multifatorial para a qual ainda não há uma definição consensual.[1,2] A 5ª edição do *Manual Diagnóstico e Estatístico de Transtornos Mentais* (DSM-5-TR)[3] a define como uma "atividade motora sem propósito, sem ser dirigida a um objeto". **A atividade motora geralmente é improdutiva, repetitiva e inadequada, podendo incluir comportamentos como andar de um lado para outro incessantemente, gesticular de modo excessivo e ser incapaz de ficar calmo ou parado.**[4,5] Pode ser evidenciada por características internas, como responsividade aumentada a estímulos, pensamentos acelerados e labilidade emocional, e características externas, como atividade motora ou verbal excessiva ou inadequada e comprometimento da comunicação.[4,6,7]

A agitação psicomotora representa um fenômeno frequente e uma questão clinicamente relevante por estar associada a uma variedade de transtornos mentais e condições médicas, em geral,[2,5,8] sendo uma situação prevalente nos serviços de emergência.[1,2,9]

Como a agitação é entendida como um *continuum* de sintomas que variam de leves a graves, é essencial detectar as primeiras manifestações de um episódio de APM para evitar um possível agravamento dos sintomas.[5] O manejo ineficaz pode resultar no uso desnecessário de medidas coercivas (medicação involuntária, contenção física) e evoluir para comportamentos agressivos ou violentos.[1,5,10-14] Além disso, o manejo atrasado e/ou inadequado pode levar a maior uso de recursos hospitalares e hospitalizações evitáveis, com custos econômicos significativos.[5,7]

Portanto, **o reconhecimento e o gerenciamento imediato dos sintomas da APM são imperativos para diminuir o risco de danos ao paciente e manter a segurança da equipe de Saúde e dos demais indivíduos nas suas proximidades.**[6,14]

Epidemiologia

Atualmente, **faltam estudos epidemiológicos padronizados que avaliem a prevalência, o impacto clínico e as consequências da curto e longo prazo da agitação aguda.**[13]

A agitação é responsável por 2,6 a 52% de todos os atendimentos de emergências psiquiátricas no mundo;[6,15] no Brasil, representa de cerca de 24% dos atendimentos.[9,16,17]

A prevalência geral de agitação em pacientes com esquizofrenia ou transtorno de humor varia de 11 a 13%, com taxas ainda mais altas entre indivíduos com dependência alcoólica (25%) ou em uso de outras substâncias psicoativas (35%).[6,12,13] A APM também está presente, em média, em 24 a 45% dos quadros demenciais e em 20 a 30% dos transtornos de ansiedade.[6,12,13,18]

Agitação psicomotora refere-se a uma atividade motora improdutiva, repetitiva e inadequada. O reconhecimento imediato é imperativo para reduzir danos ao paciente e manter a segurança da equipe.

O quadro requer ação rápida e conhecimento para coleta de dados, formulação de hipóteses e manejo adequado.

A APM está associada a uma variedade de transtornos mentais e condições médicas gerais.

A agitação é responsável por 2,6 a 52% de todas as emergências psiquiátricas.

Diagnóstico diferencial

A agitação pode ser causada por uma variedade de etiologias, tanto clínicas quanto psiquiátricas,[2,19] o que a torna um dos problemas clínicos mais comumente encontrados em serviços de emergência e em instituições psiquiátricas.[19]

No processo de avaliação, os médicos devem realizar um exame inicial do estado mental o mais rápido possível, a fim de determinar a causa mais provável da agitação e orientar as intervenções preliminares para acalmar o paciente. O objetivo principal da avaliação inicial não é o diagnóstico definitivo, mas, sim, averiguar possíveis diagnósticos diferenciais e desenvolver estratégias de gestão adequada.[8,20]

A avaliação de um paciente agitado pode ser complicada por falta de cooperação do paciente ou por sua incapacidade de fornecer uma história relevante, em caso de ausência de um familiar ou conhecido. Isso muitas vezes leva os médicos a tomarem decisões baseadas em informações escassas.[8]

Como regra geral, especialmente em um indivíduo sem antecedentes de transtornos mentais, a APM deve ser investigada inicialmente como sendo um desdobramento de uma condição clínica geral.[2,10,21]

A APM pode ser categorizada como consequência de quatro etiologias: condição médica geral, intoxicação e/ou abstinência de substâncias psicoativas (SPA), transtorno psiquiátrico primário[21,22] ou, ainda, como "agitação indiferenciada" (Tabela 14.1).[1,2,9]

> A agitação psicomotora pode ser causada por uma variedade de etiologias, tanto clínicas quanto psiquiátricas. Divide-se em quatro categorias: decorrente de condição médica geral; de intoxicação ou abstinência por SPA; de um transtorno psiquiátrico primário; ou como uma agitação indiferenciada.

Tabela 14.1 Condições que podem causar agitação psicomotora.

Condições clínicas	Traumatismo cranioencefálico
	Encefalite, meningite ou outra infecção
	Encefalopatia hepática ou renal
	Quadros demenciais
	Epilepsia (pós-ictal)
	Doenças cerebrovasculares
	Tumores ou massas intracranianas
	Alterações metabólicas (hipo ou hipernatremia, hipoglicemia)
	Hipoxia
	Alterações hormonais (hipertireoidismo)
	Níveis tóxicos de medicações (como lítio, anticonvulsivantes)
	Exposição a toxinas ambientais (solventes, inseticidas)
	Covid-19
Intoxicação ou abstinência de substâncias	Álcool
	Nicotina
	Uso de outras drogas (cocaína, *ecstasy*, estimulantes)
Transtornos psiquiátricos	Transtornos psicóticos (esquizofrenia, esquizoafetivo)
	Transtorno afetivo bipolar (mania, estados mistos)
	Depressão agitada
	Transtornos ansiosos
	Transtornos de personalidade (sociopatias, *borderline*, histriônica)
	Transtornos de adaptação
	Transtornos do espectro autista
	Deficiência intelectual
Indiferenciada	

Adaptada de Garriga et al., 2016;[1] Nordstrom et al., 2012;[2] Baldaçara et al., 2019.[9]

O objetivo principal da avaliação inicial não é o diagnóstico definitivo, mas, sim, avaliar possíveis diagnósticos diferenciais. A APM deve ser sempre investigada como possível desdobramento de uma condição clínica geral.

A agitação psicomotora em função de causas orgânicas apresenta início agudo ou subagudo e curso geralmente flutuante. Observam-se, ainda, alterações do nível de consciência e da atenção.

Deve-se sempre atentar para sinais ou sintomas de intoxicação ou abstinência de SPA.

Pacientes com transtornos psiquiátricos prévios, mas que apresentam queixas novas ou sintomas inconsistentes com a evolução da doença, devem ser investigados quanto à presença de condições médicas gerais.

Causas orgânicas

Episódios de agitação psicomotora decorrentes de causas médicas tipicamente se apresentam com início agudo ou subagudo e costumam ter um curso flutuante, frequentemente ocorrendo em pacientes com idade acima de 40 a 45 anos e ausência de transtornos psiquiátricos anteriores.[2,21] Esses pacientes tendem a apresentar alterações do nível de consciência, com redução da capacidade de manter a atenção, desorientação temporoespacial e alterações no exame físico (como sudorese, taquicardia, taquipneia, febre, tremores etc.). Alucinações visuais, olfativas e táteis, discurso com conteúdo delirante, sintomas compatíveis com comprometimento cognitivo e prejuízos de memória também podem estar presentes.[9,21]

Deve-se considerar a presença de doenças do sistema nervoso central, como quadros demenciais, doença de Parkinson, traumatismo cranioencefálico, epilepsia e acidente vascular cerebral, além de uma gama de outras condições médicas, como tireotoxicose, hipoglicemia ou hiperglicemia, encefalopatia por insuficiência renal ou hepática, hipoxia, alterações hidreletrolíticas, níveis tóxicos de medicações (como carbonato de lítio ou anticonvulsivantes) e exposição a toxinas ambientais.[1,2,5,9,21,23,24]

Decorrente de intoxicação e/ou abstinência de substâncias psicoativas

O próximo passo será avaliar se o paciente está intoxicado ou em abstinência de substâncias psicoativas. Como pode ser difícil obter uma história confiável de um paciente agitado e intoxicado, o profissional deverá se ater a alterações do exame do estado mental e do exame físico (como hálito etílico, sinais de aplicação de drogas injetáveis, pupilas em midríase – em situações de intoxicação por cocaína – ou contraídas – em intoxicação por opioides), ou seja, deverá reconhecer sinais e sintomas clínicos do uso de diferentes substâncias.[2,8,9]

Decorrente de condição psiquiátrica primária

A próxima questão sobre o diagnóstico diferencial é verificar se o paciente está agitado em função de uma condição psiquiátrica primária. **Pacientes com uma nova queixa ou uma apresentação inconsistente com quadros anteriores de desestabilização podem exigir maior investigação, pois pode haver uma comorbidade clínica associada.**[2,25]

A agitação pode apresentar manifestações clínicas diferentes nos transtornos psiquiátricos e não há avaliação padrão estabelecida.[8,10]

Para facilitar o tratamento adequado, é recomendado diferenciar agitação psicomotora associada a um quadro psicótico (na esquizofrenia, no transtorno afetivo bipolar) da relacionada a um quadro não psicótico (em transtornos de ansiedade, transtornos de humor, transtornos de personalidade, deficiência intelectual, transtornos do espectro autista ou transtornos de adaptação).[5]

Quadros psicóticos são caracterizados por alterações de pensamentos e percepção alterada da realidade, o que pode aumentar a ocorrência de episódios de agitação psicomotora ou agressividade. Episódios depressivos com aumento da psicomotricidade também podem cursar com agitação. Alguns transtornos de personalidade, principalmente aqueles do grupo B (antissocial, *borderline*, histriônico e narcisista), em função da baixa tolerância à frustração e da impulsividade, podem ser comumente avaliados em emergências em decorrência de quadros de agitação.[9,21]

Agitação indiferenciada

Quando nenhum diagnóstico provisório pode ser atribuído ou quando a informação não está imediatamente disponível, a APM poderá ser classificada como agitação indiferenciada. Nesses casos, deve ser inicialmente presumida como sendo decorrente de uma condição clínica, até que se prove o contrário. A avaliação deve ser direcionada a qualquer condição subjacente e incluir análises laboratoriais, exames de neuroimagem ou punção lombar, conforme apropriado.[1,2,9]

Início do atendimento ao paciente agitado

Para melhor entendimento do manejo do paciente agitado ou violento, utilizaremos uma sequência de execução:[5,21]

- Controle dos fatores ambientais e operacionais
- Diagnóstico precoce do risco de agitação psicomotora e ação para gerenciá-la
- Intervenções caso o comportamento agitado já tenha se instalado.

  Dividiremos o atendimento em quatro tópicos principais:

- Manejo ambiental e organizacional
- Manejo comportamental e atitudinal
- Manejo farmacológico
- Manejo físico.

> O atendimento ao paciente agitado demanda:
> - Controle de fatores ambientais e operacionais
> - Diagnóstico precoce do risco de agitação e gerenciamento desse risco
> - Intervenção efetiva no caso de comportamento já instalado.

Manejo ambiental e organizacional

As intervenções ambientais são importantes para a segurança do paciente e da equipe, além de auxiliar no controle dos impulsos e diminuir o comportamento violento.[26]

A Tabela 14.2 resume algumas medidas que podem ajudar a reduzir o comportamento agitado.

O paciente agitado deverá ser atendido prontamente, minimizando o risco de piora da agitação e de evolução para hostilidade e agressividade.

A prevenção do comportamento agitado inicia-se antes do atendimento em si. É recomendando o uso de portas de segurança e detectores de metais na admissão do serviço, para dificultar a entrada de armas,[10,21] bem como a implementação de protocolos gerais de segurança e sistema de comunicação rápido (como códigos emitidos por meio de alto-falante), para que a equipe alerte sobre a admissão de paciente agitado[21] ou com histórico de comportamento violento.

Nem sempre o familiar acompanhante auxilia na avaliação. Se houver indícios de que o paciente possa se desestabilizar, o acompanhante deverá ser retirado e posteriormente escutado.

Como a APM é, com frequência, decorrente de uma alteração orgânica, podem ocorrer complicações inerentes à patologia ou ao próprio tratamento. Assim, a equipe deverá ter fácil acesso a equipamentos para eventuais emergências, como cilindro de oxigênio, ambu, desfibrilador, materiais para intubação, aspirador de secreção, nebulizador e carrinho de parada.[9,27] **O local também deverá estar equipado para realizar eletrocardiograma e exames laboratoriais, tais como glicemia capilar e gasometria, além de dispor de materiais para contenção física.**[9]

Tabela 14.2 Medidas ambientais para manejo da agitação psicomotora.

Espaço físico	Organizado visando garantir a segurança do paciente e da equipe, além da observação constante do paciente
Consultório médico	Somente objetos essenciais ao atendimento. Retirar demais objetos, móveis ou aparelhos que poderão ser utilizados como armas. Medicamentos e equipamentos médicos deverão estar guardados
Mesa do profissional	Posicionada de forma que ambos (paciente e profissional) tenham acesso fácil à saída, de preferência com a mesma distância
Cadeira do profissional	Localizada de costas para a porta. Deixar o caminho para a saída desobstruído
Alarme de pânico	Estratégia para proteção do profissional visando à rapidez de auxílio pela equipe. Deverá ser instalado em local de fácil acesso, como embaixo da mesa)
Exposição a estímulos	Atendimento em ambiente tranquilo, livre de ruído ou de extremos de temperatura, pois podem agravar o quadro. Iluminação adequada e itens de orientação, como relógios e calendários para ajudar aqueles que estão confusos

Adaptada de Mantovani et al., 2010;[21] Del-Ben et al., 2017;[26] Kawakami et al., 2016.[27]

Manejo comportamental e atitudinal

A equipe deverá basear suas condutas em protocolos preestabelecidos pelo serviço e receber treinamento constante. Os profissionais devem ter capacidade de conduzir seu papel no atendimento e habilidade para se adaptar às mudanças de prioridades, além de saberem reconhecer questões contratransferenciais, reações negativas, vulnerabilidades e angústias.[28] **Pacientes em APM podem provocar diversas reações na equipe, como medo, ansiedade e insegurança;**[29] portanto, o atendimento não será eficaz se não houver uma equipe coesa e preparada.

> O paciente agitado deve ser atendido prontamente para minimizar o risco de piora e evolução para agressividade.

Durante o atendimento, o ideal é que o entrevistador esteja acompanhado de outro membro da equipe, no intuito de reduzir ou inibir o comportamento violento. Ambos devem se apresentar, utilizar crachás de identificação e, preferencialmente, estar paramentados com as vestimentas próprias do estabelecimento em que atendem.[30]

É importante atentar-se para a linguagem corporal. O ideal é manter os braços e mãos em local onde possam ser vistos, evitando braços cruzados ou nas costas e mãos cerradas, pois podem ser interpretados como uma ameaça.[1,9,28] **Deve-se manter contato visual durante a entrevista, evitando, porém, o olhar fixo. Também é importante abster-se de toques e manter distanciamento.**[1,9] **As anotações devem ser feitas posteriormente, visto que também podem ser erroneamente interpretadas.**[1,28,30]

> O entrevistador deve estar acompanhado de outro membro da equipe, a fim de reduzir ou inibir o comportamento violento.

O profissional deve escutar com atenção as queixas dos pacientes e explicar cada procedimento que será realizado. Como os pacientes agitados podem ter sua capacidade de processar informações verbais prejudicada, **deve-se falar pausadamente, com frases curtas e vocabulário simples, evitando uma entonação vocal que possa parecer autoritária ou hostil.**[6,9,28] Também é fundamental orientar quanto aos limites aceitáveis de conduta de forma direta, e não como uma ameaça, e esclarecer sobre a possibilidade de intervenção medicamentosa e contenção física caso exista risco de agressão.[9,28]

> Deve-se manter contato visual sem olhar fixo, manter o distanciamento e escutar atentamente o paciente.

Existem algumas escalas de avaliação da gravidade da agitação psicomotora que são úteis para orientar o profissional quanto à conduta a ser tomada. Como não há um consenso sobre qual escala seria melhor para avaliação, a escolha do médico deve ser norteada pelos protocolos do serviço, treinamento e facilidade na aplicabilidade ou validação da ferramenta. Citaremos aqui as seguintes escalas:

> É importante falar pausadamente, com frases curtas e vocabulário simples, evitando parecer autoritário ou hostil.

- Escala de Avaliação Agitação-Tranquilização (ACES):[26,31] Anexo A
- Escala de Avaliação da Atividade Comportamental (BARS):[2,30,32] Anexo B
- Escala de Agitação-Sedação de Richmond (RASS):[30,33,34] Anexo C.

A ACES consiste em uma escala com 9 pontos, permitindo obter informações rapidamente sobre o estado de agitação inicial do paciente e sua resposta após a intervenção farmacológica.[31] A BARS pode ser aplicada por profissionais não médicos e não requer a colaboração do paciente.[2,5,30] A RASS, por sua vez, é uma opção para estimar sedação-agitação à beira do leito,[33] bem como profundidade e qualidade da sedação.[34] Consiste em uma escala com 10 itens que descrevem os níveis gradativos de agitação/sedação por meio da aplicação de três passos: observação paciente, resposta a comandos verbais e estímulos físicos.[34]

Desescalada verbal

Essa técnica foi inicialmente descrita por Stevenson e Otto (1998) como o *talking-down* do paciente, em que, por meio de processos interativos, o paciente é redirecionado para um espaço pessoal mais pacífico,[1,35] diminuindo a agitação e o risco de comportamento violento.

> Assista ao vídeo em que o Dr. Leonardo Baldaçara e a Dra. Cinthia Périco discutem o tema da agitação psicomotora na ABP TV.[78]

A American Association of Emergency Psychiatry (AAEP) criou, em outubro de 2010, o projeto BETA (*Best practices in Evaluation and Treatment of Agitation* – Melhores práticas em avaliação e tratamento da agitação), cujo objetivo é fornecer orientações para a avaliação não coercitiva e o tratamento eficaz do paciente, criando diretrizes para direcionar o médico na intervenção do paciente agitado, incluindo aspectos como triagem, diagnóstico, desescalada verbal e escolha da medicação adequada. Também auxilia o profissional nas intervenções mais restritivas, quando necessárias.[2,36]

O Projeto BETA propõe 10 domínios de técnicas de desescalada verbal para o manejo do paciente agitado,[28,37] descritos na Tabela 14.3.

Tabela 14.3 Dez domínios da desescalada verbal.

1. Respeitar o espaço pessoal do paciente
2. Não provocar
3. Estabelecer contato verbal
4. Ser conciso
5. Identificar desejos e sentimentos do paciente
6. Ouvir atentamente o que o paciente está dizendo
7. Concordar ou concordar para depois discordar
8. Estabelecer regras e limites claros
9. Oferecer opções e otimismo
10. Informar o paciente e a equipe

Adaptada de Garriga et al., 2016;[1] Richmond et al., 2012;[28] Fishkind, 2002.[37]

Manejo farmacológico

O manejo adequado da agitação psicomotora é essencial para o segurança do paciente e de terceiros, incluindo acompanhantes e equipe de Saúde.[1,20,38] **Quando as medidas não far-macológicas falham, faz-se necessária a tranquilização rápida do paciente com o uso de medicações, porém sem sedação excessiva, permitindo a continuidade da investigação diagnóstica** e, quando possível, sua participação na decisão de seus próprios cuidados.[1,20,22,38-40]

Nesta parte do presente capítulo, serão discutidas as práticas farmacológicas recomendadas na abordagem emergencial da APM, sem objetivar o esgotamento do assunto.

O tratamento deve ser escolhido por meio de um processo compartilhado de tomada de decisão, considerando aspectos como gravidade e etiologia da agitação, disponibili-dade de medicamentos, via de administração, início de ação, perfil de efeitos colaterais e preferência do paciente, quando possível.[39,41]

Não existe nenhuma medicação considerada superior e eficaz para todos os casos de agitação.[20] As opções de tratamento farmacológico são baseadas no conhecimento atual da neurofisiopatologia da APM, que envolve hiperatividade de dopamina e norepinefrina e hipoatividade de serotonina e do ácido gama-aminobutírico (GABA).[4,23] Assim, **as três classes de medicamentos mais utilizadas são os antipsicóticos de primeira geração, os antipsicóticos de segunda geração e os benzodiazepínicos.**[20,25,26]

Em relação às vias de administração, **deve-se dar preferência para a via oral (VO) sempre que possível**, se o paciente estiver minimamente colaborativo,[1,20,26,38] pelo fato de ser menos invasiva. É importante lembrar, porém, que a administração VO não está isenta de efeitos colaterais. O paciente deve ser capaz de deglutir e apresentar um grau de agitação entre leve e moderado, pois precisará aguardar mais tempo para o início do efeito medicamentoso, que tende a ser mais lento quando comparado à administração por via parenteral.[42] Sugere-se optar por medicações de rápido início de ação, como as orodispersíveis (ODT), sublinguais (SL) e soluções orais (SO),[38,42] embora algumas dessas opçõcs não estejam ainda disponíveis nos serviços de Saúde pública do Sistema Único de Saúde (SUS) e em alguns serviços privados.

Quando o quadro de agitação é mais intenso e há risco de violência, as vias parenterais são as mais indicadas, principalmente a intramuscular (IM).[26,42,43] A administração IM é a que aparece no maior número de estudos, por ter absorção e início de ação comparativa-mente mais rápidos do que por via oral.[42] Já **a via intravenosa (IV) tem sido cada vez menos recomendada**,[5,39,42] ficando restrita aos quadros em que a medicação VO não é possível.[44] A associação com eventos adversos graves (p. ex., depressão respiratória) e a falta de estrutura dos locais de atendimento são fatores que limitam sua utilização rotineira.[14,42] Ao optar pela via IV, o médico precisa ter em mente a possibilidade de tais eventos, e o serviço deve estar adequadamente preparado para o monitoramento contínuo do paciente, com equipamentos multiparâmetros e material de ressuscitação cardiopulmonar ao alcance.[14,42]

Na APM, há situações em que a combinação de medicamentos é necessária em função do grau de agitação do paciente, apesar da maior probabilidade de efeitos colaterais e de interações.[14,42] **Não é recomendado combinar diferentes vias de administração, pois o início de ação e a absorção ocorrerão em momentos diferentes, dificultando o moni-toramento.**[14,42] Sugere-se iniciar com baixas doses e, se não houver estabilização do quadro, após reavaliação de 30 minutos da administração de medicações por via IM e de cerca de 30 a 60 minutos para VO,[45] optar por readministração das mesmas medicações e dosagens

Na falha das medidas não far-macológicas, faz-se necessá-ria a tranquilização rápida do paciente, mas com cautela, para não ocorrer sedação excessiva.

A escolha do tratamento deve considerar a gravidade do qua-dro, a etiologia da agitação, a disponibilidade dos medica-mentos, a via de administração, o início de ação, o perfil de efeitos colaterais e a preferência do paciente, quando possível.

Não existe nenhuma medicação considerada superior e eficaz para todos os casos de agitação.

As três classes de medicação mais utilizadas são os antip-sicóticos de primeira geração, os de segunda geração e os benzodiazepínicos.

A VO deve ser a escolha sempre que possível, se o paciente esti-ver minimamente colaborativo.

A IV é cada vez menos reco-mendada pelo risco de eventos adversos graves, como alte-rações cardíacas e depressão respiratória.

Não é recomendado combinar diferentes vias de administração.

utilizadas.[26] Considerar uma terceira dose somente após o fracasso da terceira tentativa de controle da agitação psicomotora.[26]

É importante notar que as medicações podem e devem controlar a agitação, mas isso não significa que a etiologia subjacente da agitação esteja sendo abordada.[20] Conforme já mencionado, no caso de suspeita de *delirium*, o tratamento da causa orgânica precipitante da condição é mais indicado do que qualquer intervenção medicamentosa.[42]

Para pacientes com APM associada a um transtorno psiquiátrico, como transtorno afetivo bipolar (TB) ou esquizofrenia, os antipsicóticos são preferíveis aos benzodiazepínicos, pois atuarão no controle da psicose adjacente.[20] Entretanto, se a dose inicial do antipsicótico não controlar adequadamente a agitação, é recomendado adicionar um benzodiazepínico, em vez de um segundo antipsicótico.[20] Já no caso de abstinência aguda por álcool, deve-se optar pelo uso de benzodiazepínicos, como o lorazepam.[38]

Discutiremos, a seguir, as principais classes de medicações indicadas para tranquilização rápida, bem como suas principais indicações.

Antipsicóticos típicos ou de primeira geração

O mecanismo exato dos antipsicóticos típicos ou de primeira geração (FGAs) para agitação é desconhecido, mas acredita-se que seja decorrente da inibição da transmissão da dopamina no cérebro por meio do antagonismo dos receptores D2 da dopamina, reduzindo os sintomas psicóticos subjacentes que levam à agitação.[20,18] **Os FGAs são classificados em alta ou baixa potência, de acordo com a intensidade da inibição dopaminérgica, e incluem haloperidol, clorpromazina, levomepromazina, droperidol e loxapina.**

O haloperidol é um FGA da classe das butirofenonas, um antagonista altamente potente e seletivo do receptor da dopamina do tipo D2; é considerado seguro e eficaz, sendo administrado por VO, IM ou IV.[20,23] É indicado nas situações de agitação psicomotora causadas por transtornos psiquiátricos primários ou condições médicas gerais, inclusive em gestantes.[1,14] Deve-se ter cautela em situações de intoxicação por estimulantes pela possibilidade de risco cardiológico.[26] Evidências mais recentes têm sugerido a associação do haloperidol IM com prometazina, difenidramina ou benzodiazepínicos (midazolam, diazepam ou lorezapam)[1,21,23,25,26,46] no intuito de reduzir a possibilidade de sintomas extrapiramidais (SEP).[23,41]

Doses iniciais de 2,5 mg a 10 mg de haloperidol produzem boas respostas,[39] **sendo a dose máxima recomendada de 30 mg em 24 horas**.[42] Esse medicamento apresenta efeitos mínimos nos sinais vitais e na interação medicamentosa, mas pode desencadear alterações cardiológicas, como aumento do intervalo QTc, além de induzir SEP e síndrome neuroléptica maligna (SNM).[20,23]

O haloperidol IM teve eficácia semelhante à olanzapina IM nos episódios de agitação aguda em alguns estudos comparativos.[1,43] Vale lembrar que seu custo é significativamente menor.[47,48]

A clorpromazina, uma fenotiazina, apresenta efeitos semelhantes à administração de haloperidol, porém é mais sedativa e apresenta maiores efeitos anticolinérgicos, o que pode desencadear arritmias cardíacas, hipotensão e diminuir o limiar convulsivo,[20,21,41] principalmente quando administrada IM. É preciso evitá-la se outras medicações mais eficazes e seguras estiverem disponíveis.[49]

O uso de levomepromazina, também da classe das fenotiazinas, é considerado principalmente se administrada VO e IM; em alguns estudos observacionais, demonstrou um efeito mais rápido do que o haloperidol intramuscular.[50] Apresenta como possíveis efeitos colaterais: sedação, tontura, hipotensão, hipertensão, SEP, íleo paralítico e cetoacidose.[39] Deve-se ter cuidados adicionais ao utilizá-la em pacientes idosos.

O droperidol, uma butirofenona com bloqueio do receptor D2, pode ser utilizada na agitação aguda, com eficácia comprovada na administração IM,[20,38] com menos efeitos colaterais quando comparada a outros agentes, como o midazolam.[51] Quanto aos riscos cardíacos e SEP, apresenta efeitos colaterais similares ao haloperidol.[20,41] No entanto, a sustentabilidade do efeito é fraca em função de sua curta meia-vida.[52]

A loxapina é um antipsicótico típico com características atípicas.[39] Usada na forma inalatória, possui perfil de segurança e eficácia estabelecido,[39] além de rápida absorção[53] e início de ação,[54] com picos de níveis plasmáticos alcançados em 2 minutos após a administração.[18] No entanto, a loxapina ainda não se encontra disponível no Brasil.

> O haloperidol é considerado seguro e eficaz. Deve-se ter cautela com o risco de alterações cardiológicas, sintomas extrapiramidais e SNM.

> A clorpromazina é mais sedativa e tem maiores efeitos anticolinérgicos. Deve-se atentar para o risco de arritmias cardíacas, hipotensão e redução do limiar convulsivo.

Antipsicóticos atípicos ou de segunda geração

Os antipsicóticos atípicos ou de segunda geração (SGAs) atuam preferencialmente como antagonistas dopaminérgicos e serotoninérgicos,[18,20] sendo cada vez mais indicados por especialistas como terapia de primeira linha na condução da APM no ambiente emergencial, tanto VO quanto IM,[5,19,20] tendo a VO um início de ação mais lento em comparação à via IM.[38]

Apresentam melhor perfil de segurança, com menor probabilidade de incidência de efeitos colaterais, como SNM e SEP,[18,19,39] e menor risco de mortalidade em pacientes com comorbidades associadas, como demência.[55] A vantagem de ter menor interferência nos sinais vitais, como pressão arterial, em relação aos FGAs é importante durante o processo de exclusão de causas orgânicas desencadeadoras da agitação aguda.[19]

As principais medicações dessa classe para tranquilização rápida são: olanzapina VO e IM, ziprasidona IM, risperidona VO e aripiprazol IM.[14,20,39,52,55-57] No Brasil, não temos disponíveis no momento olanzapina IM,[39] ziprasidona IM,[39] risperidona ODT[42] e aripiprazol IM.[39,42]

Olanzapina IM é considerada uma opção segura, com eficácia semelhante e menor incidência de SEP em comparação com o haloperidol IM,[43,47,48,57] porém com maior risco de depressão respiratória.[47,48,52]

Faltam ainda estudos para recomendar o uso de lurasidona, iloperidona e asenapina no controle da agitação aguda.[20] Iloperidona e asenapina SL não se encontram disponíveis no Brasil.[39,54] Aripiprazol, quetiapina e clozapina não são utilizados como primeira linha no tratamento da APM.[20,57]

> Antipsicóticos atípicos apresentam melhor perfil de segurança e menor risco de efeitos colaterais. Não há disponibilidade no Brasil das formulações intramusculares de olanzapina, ziprasidona e aripiprazol.

Benzodiazepínicos

Os benzodiazepínicos (BZD) atuam no receptor GABA, que é o principal neurotransmissor inibitório do sistema nervoso central e desempenha papel importante na regulação de outros neurotransmissores, explicando, assim, sua eficácia nos quadros de agitação psicomotora.[20,23,58,59] **Esses psicofármacos podem ter ação ansiolítica, anticonvulsivante, sedativa, hipnótica ou como relaxante muscular**.[18,58] Na literatura, encontram-se dados limitados em relação ao controle da agitação com BZD orais em monoterapia, porém seu baixo custo e ampla disponibilidade nos serviços de Saúde têm sido fatores que contribuem para a sua utilização.[39] Pode ser administrada por VO, SL, IM, IV ou retal.[58] Efeitos adversos incluem sedação excessiva, agitação, confusão mental, irritabilidade, amnésia, risco de quedas, efeito paradoxal, hipotensão, depressão respiratória e parada cardiorrespiratória.[23,26,39] Devem ser evitados em função do efeito depressor do sistema nervoso central (SNC), nos casos de intoxicação por álcool, barbitúricos ou opioides e em pacientes com comprometimento pulmonar grave ou após traumatismo cranioencefálico.[23,26]

> Benzodiazepínicos têm ação ansiolítica, anticonvulsivante, sedativa e hipnótica, podendo atuar em casos de agitação psicomotora.

> É preciso cautela com o uso de benzodiazepínicos pelo risco de sedação excessiva, confusão mental, risco de quedas, efeito paradoxal e depressão respiratória.

A potência do BZD é determinada pela sua afinidade de ligação ao receptor: lorazepam e clonazepam têm alta potência; diazepam tem potência moderada.[18,23] O tempo de início de ação depende da lipossolubilidade do medicamento, determinando que agentes mais lipofílicos apresentem início de ação mais rápida.[58]

Há estudos demonstrando eficácia na administração do clonazepam VO e lorazepam VO em associação com risperidona VO no controle de episódios de APM.[60,61] O uso isolado de benzodiazepínicos VO é indicado em casos específicos, como síndrome de abstinência alcoólica e intoxicação por cocaína e outros estimulantes.[20] Em situações com pacientes sabida ou presumivelmente hepatopatas, sugere-se optar pelo uso de lorazepam VO.[62,63]

O midazolam pode ser utilizado VO, IM ou IV em razão do seu rápido início de ação.[26] A combinação de haloperidol IM com midazolam IM pode apresentar vantagens, como efeito mais rápido na tranquilização do paciente agitado.[52,64] Uma alternativa mais segura é a associação do haloperidol IM com lorazepam IM,[23,61] mas esse último não se encontra disponível no Brasil.[26,42,47]

Midazolam IM, nas doses de 5 a 10 mg, pode ser mais eficaz nos quadros de agitação psicomotora quando comparado à olanzapina e ao haloperidol IM, devido ao menor tempo de início de ação e pico de efeito.[52,57] Entretanto, não há diferenças significativas quanto a eventos adversos,[57] e todos apresentam sedação efetiva em até 60 minutos.[43]

O diazepam pode ser administrado VO ou IV e deve ser evitado o uso IM em virtude de sua absorção errática.[23,26]

> Diazepam não deve ser administrado por via intramuscular.

Diazepam VO, lorazepam e clonazepam VO, SO são opções para agitação leve a moderada decorrente de intoxicação por cocaína e em situações de abstinência por álcool.[39]

Apresentamos, na Tabela 14.4, as principais indicações de medicações e possíveis associações para controle da agitação psicomotora.

Tabela 14.4 Principais medicamentos e associações para o controle da agitação psicomotora.

Medicação	Via de administração	Dose recomendada	Tempo de ação inicial	Efeitos colaterais	Contraindicações
Haloperidol	VO ou IM	2,5 a 30 mg	VO 1 h IM 30 min Repetir em 30 min	SEP, SNM, acatisia, distonia	Doença de Parkinson, depressão grave do sistema nervoso central
Prometazina	IM	25 a 100 mg	30 min Repetir em 30 min	Boca seca, dor epigástrica, retenção urinária, borramento visual	Discrasias sanguíneas, agranulocitose por fenotiazinas
Midazolam	IM	Dose inicial de 1 a 15 mg Dose máxima não estabelecida	10 min Repetir em 30 min	Confusão mental, ataxia, amnésia, sedação excessiva	Insuficiência hepática ou respiratória grave, miastenia *gravis*
Olanzapina*	IM	2,5 a 30 mg	15 a 45 min Repetir em 2 a 4 h	Sedação excessiva, SEP, acatisia, efeitos anticolinérgicos	Epilepsia ou condições que reduzam o limiar convulsivo, câncer de mama, hiperplasia prostática
Ziprasidona*	IM	10 a 40 mg	1 h Repetir em 2 a 4 h	Sonolência, acatisia, náusea, cefaleia, SEP	IAM recente, ICC descompensada, arritmias cardíacas
Haloperidol e midazolam	IM	2,5 a 30 mg 1 a 15 mg, dose máxima não estabelecida	20 min Repetir em 30 min	Ver medicações individuais	Ver medicações individuais
Haloperidol e prometazina	IM	2,5 a 40 mg 25 a 100 mg	30 min Repetir em 30 min	Ver medicações individuais	Ver medicações individuais
Diazepam	VO	10 a 60 mg	30 a 90 min Repetir em 1 h	Sedação excessiva, ataxia, amnésia, desinibição paradoxal, depressão respiratória	DPOC ou condições clínicas com redução do *drive* respiratório, intoxicação por álcool, opioides ou barbitúricos
Lorazepam	VO	2 a 6 mg	2 h Repetir em 2 h	Sedação excessiva, ataxia, amnésia, desinibição paradoxal, depressão respiratória	DPOC ou condições clínicas com redução do *drive* respiratório, intoxicação por álcool, opioides ou barbitúricos
Clonazepam	VO	2 a 8 mg	1 a 3 h Repetir em 1 h	Sedação excessiva, ataxia, amnésia, desinibição paradoxal, depressão respiratória	DPOC ou condições clínicas com redução do *drive* respiratório, intoxicação por álcool, opioides ou barbitúricos
Risperidona	VO	2 a 8 mg	1 h Repetir em 1 h	SEP, acatisia, náuseas, tontura, incontinência urinária, SNM	Gestação, lactação, insuficiência renal ou hepática grave
Risperidona e lorazepam	VO	2 a 8 mg 2 a 6 mg	1 h Repetir em 1 h	Ver medicações individuais	Ver medicações individuais
Risperidona e clonazepam	VO	2 a 8 mg	1 h Repetir em 1 h	Ver medicações individuais	Ver medicações individuais

*Formulação não disponível no Brasil. DPOC: doença pulmonar obstrutiva crônica; IAM: infarto agudo do miocárdio; ICC: insuficiência cardíaca congestiva; IM: intramuscular; SEP: sintomas extrapiramidais; SNM: síndrome neuroléptica maligna; VO: via oral. (Adaptada de Baldaçara et al., 2019;[14] Yildiz et al., 2003;[19] Del-Ben et al., 2017;[26] Baldaçara et al., 2021;[39] Baldaçara et al., 2021;[42] Baldaçara et al., 2011.[47])

Manejo físico

Quando as intervenções verbais e medicamentosas forem insuficientes, pode ser necessário o uso de medidas mais restritivas para o paciente, como isolamento e contenção mecânica ou física.

A contenção física caracteriza-se pela imobilização manual do paciente por várias pessoas da equipe, segurando-o firmemente contra o solo.[65,66] Já a contenção mecânica é definida como a aplicação de dispositivos ou materiais para evitar ou limitar o movimento normal de qualquer parte do corpo do paciente, como por uso de faixas, cintos e grades.[65-67] Entretanto, na literatura, há autores que abordam essas nomenclaturas como sinônimos.[68-71]

O isolamento ou reclusão é o confinamento do paciente sozinho, involuntariamente, em uma sala especial, na qual ele pode se movimentar livremente, porém de onde esteja fisicamente impedido de sair.[21,67] Poucos hospitais no Brasil utilizam essa técnica e, por isso, ela não será abordada em detalhes neste capítulo.

A contenção mecânica é uma prática relativamente comum, não apenas na psiquiatria. Embora a maioria dos especialistas concorde com suas indicações, há diversas variáveis éticas, legais e clínicas a serem consideradas, bem como poucos dados disponíveis ainda para garantir a real segurança e eficácia do seu uso.[21,68,69,72]

Desde 1990, **a maioria das diretrizes e padrões de agências regulatórias tem recomendado que a contenção mecânica seja utilizada como último recurso, apenas quando as demais intervenções tenham falhado**, e em emergências que comprometam a vida ou a integridade física do paciente ou de terceiros.[68,72,73]

É geralmente indicada em condições de agitação psicomotora, agressividade, confusão mental, rebaixamento do nível de consciência, risco de queda, comportamento suicida ou em pacientes que não cooperam com a permanência de dispositivos de suporte de vida (cateteres, drenos, tubos).[66,71]

Por ser um procedimento de risco, deve-se estar atento para possíveis complicações inerentes à contenção, como garroteamento dos membros, broncoaspiração, lesões de pele, aumento da liberação de catecolaminas, rabdomiólise, desidratação, insuficiência renal aguda, trombose venosa, tromboembolismo, traumas psicológicos, risco de ser agredido por outros pacientes e até eventos fatais por asfixia.[26,68,69,71,72] Há de se levar em conta também os possíveis riscos à própria equipe assistencial, como ser agredido, maior exposição a contaminação por fluidos corporais e desconforto emocional.[38,67,68]

No Brasil, a contenção mecânica está fundamentada no Código de Ética Médica, nas seguintes resoluções e pareceres do Conselho Federal de Medicina e portarias do Ministério da Saúde que normatizam os Centros de Atenção Psicossocial (CAPS): Resolução CFM nº 2.057/2013, Resolução CFM nº 1.952/2010, Processo Consulta nº 8.589/10 – CFM (01/11); Parecer nº 1.317/01 – CRMPR; Portaria SAS/MS nº 224/1992; Portaria MS/GM nº 336/2002; Portaria MS/GM nº 3088/2011; e Portaria MS/GM nº 121/2012.[65]

O Conselho Regional de Medicina do Estado de São Paulo (Cremesp) publicou o parecer n. 175.956, no qual esclarece que a "contenção é usada para pacientes que apresentam quadro de inquietação e possível agitação psicomotora. É um procedimento usado na psiquiatria, com pacientes com alto risco de violência". Reitera, ainda, que deverá ser prescrita por médico, ter registro em prontuário e ser utilizada quando for o meio mais adequado de prevenir danos ao próprio paciente ou a terceiros.[65] Deverá ser mantida pelo menor tempo possível e a monitoração do paciente deverá ser constante.[5,26]

A Resolução do Conselho Regional de Enfermagem nº 427/2012, art. 1º, estabelece que:

Os profissionais da Enfermagem, excetuando-se as situações de urgência e emergência, somente poderão empregar a contenção mecânica do paciente sob supervisão direta do enfermeiro e, preferencialmente, em conformidade com protocolos estabelecidos pelas instituições de Saúde, públicas ou privadas, a que estejam vinculados.[74]

Algumas recomendações quanto às condutas de contenção mecânica estão descritas na Tabela 14.5.

Com relação às técnicas, há estudos que mostram que o método de quatro pontos é o mais utilizado no Brasil.[71,76]

A Tabela 14.6 lista algumas das técnicas de contenção mecânica.

Tabela 14.5 Principais recomendações de condutas em contenção mecânica.

1. Contenção mecânica se dá pela fixação do paciente ao leito por meio de faixas de tecido nos membros superiores e inferiores. Será realizada no tórax quando necessário
2. Deverá ser o último recurso a ser utilizado, após falha nas intervenções verbais e farmacológicas
3. Indicada quando houver agitação psicomotora intensa, risco de auto ou heteroagressão, risco de quedas ou rebaixamento do nível de consciência[71]
4. Deverão ser estabelecidos protocolos e planos específicos para a realização do procedimento
5. Jamais deverá ser realizada com caráter punitivo[5,65,67]
6. Recomenda-se, para a contenção, no mínimo cinco profissionais da Saúde devidamente treinados[65]
7. O médico deverá prescrever o procedimento e estar presente[65,71]
8. O paciente deverá ser orientado, quando possível, sobre o procedimento e a justificativa para sua ocorrência[65]
9. O representante legal ou o familiar do paciente deverão ser informados[5,65,71]
10. Manter a restrição pelo menor tempo possível[65,71]
11. Dar preferência ao uso de faixas de tecido ou outros materiais confortáveis, seguros, resistentes e apropriados para o tamanho do paciente[66]
12. Durante todo o período, o paciente deverá permanecer sob cuidados e supervisão de membros da equipe, que deverão assegurar suas necessidades básicas, como higiene, hidratação, nutrição[66]
13. Sinais vitais, perfusão sanguínea, nível de consciência e local da contenção deverão ser monitorados constantemente e registrados em prontuário[66,71]
14. Manter cabeceira levemente levantada para reduzir risco de broncoaspiração[65]
15. A reavaliação médica para manutenção ou não da contenção deverá se dar em um período não maior que 30 minutos[65]
16. Será realizada a retirada da contenção de forma gradual e na presença de vários membros da equipe[5]
17. Todas as informações relacionadas à indicação de contenção mecânica, assim como sinais vitais, condições de conforto e segurança e eventuais intercorrências durante o procedimento, deverão ser registradas em prontuário[65,66]
18. Preenchimento do Formulário de Contenção Física[75] – Anexo D

Adaptada de Vieta et al., 2017;[5] Mantovani et al., 2010;[21] Cordeiro et al., 2015;[65] Sharifi et al., 2021;[66] Knox et al., 2012;[67] Baldaçara et al., 2021;[71] Silva et al., 2012.[75]

Tabela 14.6 Técnicas de contenção mecânica.

Quatro pontos	Membros contidos: antebraços e tornozelos Posição: deitado, membros superiores ao lado do tronco e cabeça elevada Cuidados: evitar o garroteamento de extremidades
Cinco pontos	Membros contidos: antebraços, tornozelos e tórax Posição: deitado, membros superiores ao lado do tronco e cabeça elevada Cuidados: não realizar contenção nas axilas pelo risco de lesão de plexo braquial. Nas mulheres, a faixa deverá ser posicionada abaixo das mamas
Nove pontos	Membros contidos: antebraços, tornozelos, braços, coxas e tórax Posição: deitado, membros superiores ao lado do tronco e cabeça elevada Cuidados: evitar o garroteamento de extremidades. Não realizar contenção nas axilas pelo risco de lesão de plexo braquial. Nas mulheres, a faixa deverá ser posicionada abaixo das mamas Indicada na agitação grave, em caso de falha nas técnicas anteriores
Contenção abdominal	Indicação: agitação grave quando a contenção de tórax é contraindicada ou para evitar movimentação após procedimentos cirúrgicos
Contenção dos joelhos	Indicação: alternativa para a contenção das coxas
Contenção das mãos	Indicação: evitar remoção de cateteres ou automutilação

Adaptada de Baldaçara et al., 2021.[71]

Considerações finais

A agitação psicomotora é uma condição prevalente em contextos clínicos e psiquiátricos. As causas subjacentes podem estar relacionadas a transtornos mentais ou condições médicas gerais. Assim, faz-se necessário o treinamento de toda equipe assistencial para o reconhecimento dessa condição, dos diagnósticos diferenciais e o manejo efetivo.

Garantir a segurança do paciente e da equipe é um passo primordial no manejo. Medidas ambientais e de comunicação efetiva devem ser sempre utilizadas. Caso as medidas não farmacológicas falhem, o profissional deve optar por iniciar uma tranquilização rápida, sempre prezando pela segurança do paciente e de acordo com os protocolos da instituição.

ANEXOS

Anexo A – Escala de Avaliação Agitação-Tranquilização (ACES)[26,31]

1. Agitação acentuada: nível elevado de atividade motora. O paciente pode demonstrar níveis acentuados de expressão verbal, estar fisicamente violento, não conseguir controlar os sinais de agitação se solicitado, requerer cuidado de enfermagem contínuo/supervisão e/ou contenção física.

2. Agitação moderada: aumento moderado dos níveis de atividade motora. O paciente demonstra aumento nos níveis de expressão verbal e pode estar verbalmente ameaçador, mas não é violento fisicamente; pode controlar parcialmente os sinais de agitação se solicitado e necessita de cuidado de enfermagem/supervisão de rotina.

3. Agitação branda: discreto aumento dos níveis de atividade física. O paciente pode demonstrar discreto aumento dos níveis de expressão verbal (p. ex., aumento no tom de voz), mas não é ameaçador ou violento; pode controlar os sinais de agitação se solicitado e necessita de cuidado de enfermagem/supervisão de rotina.

4. Normal: níveis normais de atividade física e de expressão verbal. Paciente acordado, com os olhos continuamente abertos.

5. Tranquilização branda: moderada redução dos níveis de atividade verbal e física. Paciente com olhos continuamente abertos, alerta e responsivo ao ambiente.

6. Tranquilização moderada: níveis moderadamente reduzidos de atividade verbal e física. Pacientes com olhos abertos intermitentemente, sendo facilmente despertado. É responsivo a estímulos leves verbais (p. ex., chamando o seu nome) ou físicos (p. ex., um toque suave) e permanece acordado quando o estímulo cessa.

7. Tranquilização acentuada: redução importante da atividade verbal ou física. Paciente dorme superficialmente, sendo acordado por estímulos leves a moderados verbais (p. ex., chamando o seu nome) ou físicos (p. ex., um toque).

8. Sono profundo: sem atividade verbal ou física. Paciente dorme profundamente, acorda com grande dificuldade por intensos estímulos verbais (p. ex., o chamado alto e repetido do seu nome) e/ou físicos (p. ex., sacudir repetida e vigorosamente os ombros do paciente) e volta a dormir imediatamente quando o estímulo cessa.

9. Torpor: paciente dorme profundamente e não pode ser acordado por meio de estímulo verbal ou físico (p. ex., sacudir repetida e vigorosamente os ombros do paciente).

Anexo B – Escala de Avaliação da Atividade Comportamental (BARS)[2,30,32]	
Atividade	**Conduta a ser tomada**
Redução do nível de consciência	Encaminhar para pronto atendimento geral
Não responde aos despertares	Encaminhar para pronto atendimento geral
Sonolento, mas responde ao contato verbal e físico	Encaminhar para pronto atendimento geral ou psiquiátrico
Sonolento e sedado	Encaminhar para pronto atendimento geral ou psiquiátrico
Violento, sendo necessário realizar contenção física	Encaminhar para pronto atendimento geral ou psiquiátrico
Agitado, mas sem necessidade de contenção física	Abordagem verbal e técnica de desescalada verbal. Se não houver sucesso, encaminhar ao pronto atendimento geral
Agitado, mas se acalma com instruções	Abordagem verbal e técnica de desescalada verbal. Se não houver sucesso, encaminhar ao pronto atendimento geral

Anexo C – Escala de Agitação-Sedação de Richmond (RASS)[34]			
Escore	**Termo**	**Descrição**	**Conduta**
(+)4	Combativo	Claramente combativo ou violento: perigo imediato para a equipe	Observação do paciente
(+)3	Muito agitado	Puxa ou remove tubos, cateteres ou apresenta comportamento agressivo com a equipe	Observação do paciente
(+)2	Agitado	Movimentos frequentes, sem objetivo ou assincronia paciente-ventilador	Observação do paciente
(+)1	Inquieto	Ansioso ou apreensivo, porém sem movimentos agressivos ou vigorosos	Observação do paciente
0	Alerta e calmo		Observação do paciente
(-)1	Sonolento	Não totalmente alerta ao comando verbal, mas mantém despertar sustentado (mais que 10 s) e com contato visual	Comando verbal
(-)2	Sedação leve	Ao comando verbal, desperta brevemente (menos que 10 s) e mantém contato visual	Comando verbal
(-)3	Sedação moderada	Qualquer movimento ao comando verbal (mas sem contato visual)	Comando verbal
(-)4	Sedação profunda	Sem resposta ao comando verbal, mas com qualquer movimento ao estímulo físico	Estímulo físico
(-)5	Não responde a estímulos	Sem resposta ao comando verbal ou a estímulos físicos	Estímulo físico

Anexo D – Contenção física em pacientes com quadro de agitação motora

Registro de contenção física

Paciente:	Prontuário:

Data: ___/___/_____	Hora início da contenção: _____:_____	Hora término da contenção: _____:_____

Assinatura/Carimbo Médico	Assinatura/Carimbo do Enfermeiro

Motivo da Contenção

1. Risco de autolesão 2. Risco de lesão a terceiros 3. Risco de fuga 4. Fissura	5. Risco de queda 6. Abstinência com agitação 7. Outros: _____ _____

Atuação para prevenir a contenção mecânica

1. Desescalada verbal
2. Técnica farmacológica oral _____   parenteral _____

Tratamento farmacológico administrado e dados vitais

Ver folha de prescrição de medicação do paciente e folhas de dados vitais da enfermagem

Tipo de contenção

1. Sem alteração
2. Melhora parcial
3. Piora
4. Melhora completa

Controle de horário

Controle de melhora

Relato de efeitos adversos

Medidas tomadas

Atualizações

- Baldaçara et al. (2021) discutem o manejo da agitação psicomotora em pacientes com covid-19[72]
- Baldaçara et al. (2021) apresentam os aspectos gerais das diretrizes brasileiras para o manejo da agitação psicomotora discutindo cuidados gerais com o ambiente e com a equipe responsável pelo paciente[30]
- Baldaçara et al. (2021) orientam acerca das técnicas de comunicação e contenção física baseadas nas diretrizes brasileiras para o manejo da agitação psicomotora[72]
- Fernandes et al. (2022) discutem orientações sobre protocolos relativos à promoção de segurança dos profissionais da Saúde perante pacientes em agitação psicomotora.[77]

Highlights

- Agitação psicomotora é uma síndrome multifatorial caracterizada por uma atividade motora sem propósito, repetitiva e inadequada
- É um *continuum* de sintomas que variam de leves a graves, sendo essencial detectar as primeiras manifestações para evitar um possível agravamento dos sintomas e evolução para auto ou heteroagressividade
- O paciente agitado deverá ser atendido prontamente, o que minimiza o risco da piora da agitação e evolução para hostilidade e agressividade
- A agitação psicomotora pode ser decorrente de uma condição médica geral, intoxicação e/ou abstinência de substâncias psicoativas ou em função de um transtorno psiquiátrico primário
- O objetivo principal na avaliação inicial não é realizar um diagnóstico definitivo, mas, sim, averiguar possíveis diagnósticos diferenciais e desenvolver estratégias de gestão adequada
- O manejo do paciente agitado ou violento envolve o controle dos fatores ambientais e operacionais, o diagnóstico precoce do risco de agitação psicomotora e as ações para gerenciamento, manejo físico e farmacológico
- Durante o atendimento, o entrevistador deve estar acompanhado de outro membro da equipe, apresentar-se ao paciente e atentar para a linguagem corporal. Deve manter contato visual durante a entrevista, evitando o olhar fixo, além de manter distanciamento e evitar entonação vocal autoritária ou hostil
- O tratamento escolhido deve considerar gravidade da agitação, etiologia da agitação, disponibilidade de medicamentos, via de administração, início de ação, perfil de efeitos colaterais e preferência do paciente, quando possível
- Não existe nenhuma medicação considerada superior e eficaz para todos os casos de agitação. As três classes de medicamentos mais utilizadas são os antipsicóticos de primeira geração, antipsicóticos de segunda geração e benzodiazepínicos. Deve-se dar preferência para a via oral sempre que possível
- Quando as intervenções verbais e medicamentosas forem insuficientes, pode ser necessário o uso de medidas mais restritivas para o paciente, como isolamento e contenção mecânica ou física
- A contenção mecânica deverá ser prescrita por médico, ter registro em prontuário e ser utilizada quando for o meio mais adequado de prevenir danos ao próprio paciente ou a terceiros. Deve ser mantida pelo menor tempo possível e a monitoração do paciente precisa ser constante.

DURANTE O ATENDIMENTO

O que fazer

- Atender sempre acompanhado
- Apresentar-se e apresentar os outros membros da equipe
- Manter distanciamento seguro
- Manter contato visual
- Colocar limites claros
- Medicar quando necessário
- Conter mecanicamente se houver risco para si ou risco de agressividade com terceiros
- Escutar com empatia
- Avisar o paciente dos procedimentos
- Medicar por uma única via
- Escolher a via oral sempre que possível
- Na via oral, dar preferência a medicações com rápido início de ação (SL, ODT ou SO)
- Em caso de agitação grave, escolher via parenteral, preferencialmente IM
- Preferir monoterapia
- Considerar outra medicação após a terceira tentativa utilizando a mesma

O que não fazer

- Tocar o paciente
- Fazer anotações durante entrevista
- Movimentos bruscos
- Olhar fixamente
- Ameaçar ou humilhar
- Confrontar
- Sedar excessivamente o paciente
- Realizar contenção de maneira punitiva
- Medicar por múltiplas vias
- Medicar o paciente em excesso
- Provocar sedação
- Usar várias medicações ao mesmo tempo
- Aplicar diazepam por via intramuscular (absorção errática)

Mapa mental

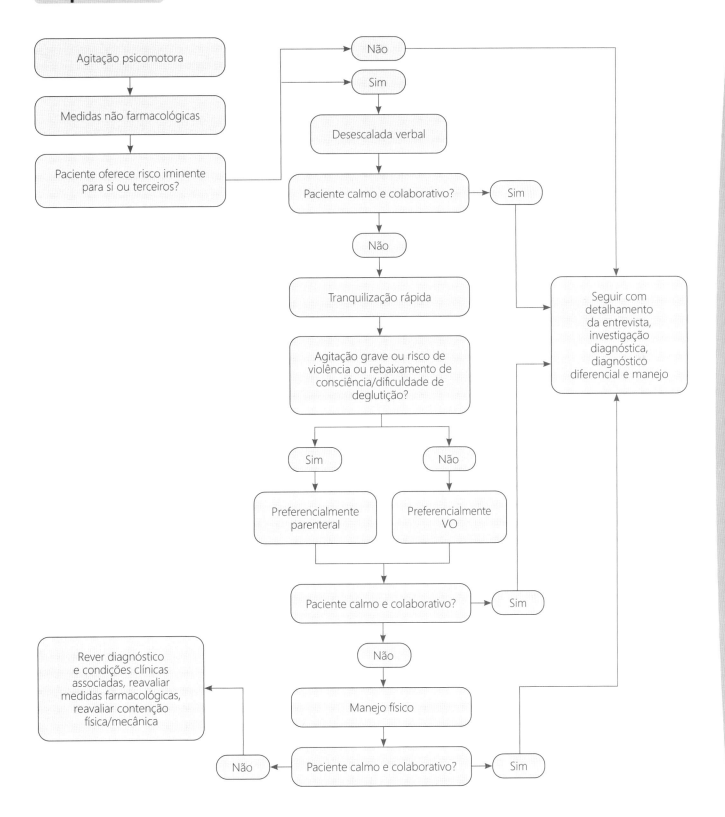

Referências bibliográficas

1. Garriga M, Pacchiarotti I, Kasper S, Zeller SL, Allen MH, Vásquez G et al. Assessment and management of agitation in psychiatry: expert consensus. World J Biol Psychiatry. 2016;17(2):86-128.
2. Nordstrom K, Zun LS, Wilson MP, Stiebel V, Ng AT, Bregman B et al. Medical evaluation and triage of the agitated patient: consensus statement of the American Association for Emergency Psychiatry Project BETA Medical Evaluation Workgroup. West J Emerg Med. 2012;13(1):3-10.
3. American Psychiatric Association. Diagnostic and Statistical Manual of Mental Disorders: DSM-5-TR. 5. ed. Arlington, VA: APA; 2022.
4. Lindenmayer JP. The pathophysiology of agitation. J Clin Psychiatry. 2000;61(Suppl 14):5-10.
5. Vieta E, Garriga M, Cardete L, Bernardo M, Lombraña M, Blanch J et al. Protocol for the management of psychiatric patients with psychomotor agitation. BMC Psychiatry. 2017;17(1):328.
6. Pacciardi B, Mauri M, Cargioli C, Belli S, Cotugno B, Paolo L et al. Issues in the management of acute agitation: how much current guidelines consider safety? Front Psychiatry. 2013;4:26.
7. Martínez-Raga J, Amore M, Di Sciascio G, Florea RI, Garringa M, Gonzalez G et al. 1st International Experts' Meeting on agitation: conclusions regarding the current and ideal management paradigm of agitation. Front Psychiatry. 2018;9:54.
8. Stowell KR, Florence P, Harman HJ, Glick RL. Psychiatric evaluation of the agitated patient: consensus statement of the American Association for Emergency Psychiatry Project Beta Psychiatric Evaluation Workgroup. West J Emerg Med. 2012;13(1):11-6.
9. Baldaçara L, Ismael F, Leite V, Pereira LA, Santos RM, Gomes Jr VP et al. Brazilian guidelines for the management of psychomotor agitation. Part 1. Non-pharmacological approach. Braz J Psychiatry. 2019;41(2):153-67.
10. Citrome L, Volavka J. Violent patients in the emergency setting. Psychiatr Clin North Am. 1999;22(4):789-801.
11. Wong AH, Crispino L, Parker JB, McVaney C, Rosenberg A, Ray JM et al. Characteristics and severity of agitation associated with use of sedatives and restraints in the emergency department. J Emerg Med. 2019;57(5):611-9.
12. Escobar R, San L, Pérez V et al. Effectiveness results of olanzapine in acute psychotic patients with agitation in the emergency room setting: results from NATURA study. Actas Esp Psiquiatr. 2008;36(3):151-7.
13. San L, Marksteiner J, Zwanzger P, Figuero MA, Romero FT, Kyropoulos G et al. State of acute agitation at psychiatric emergencies in Europe: the STAGE Study. Clin Pract Epidemiol Ment Health. 2016;12:75-86.
14. Baldaçara L, Diaz AP, Leite V, Pereira LA, Santos RM, Gomes Jr VP et al. Brazilian guidelines for the management of psychomotor agitation. Part 2. Pharmacological approach. Braz J Psychiatry. 2019;41(4):324-35.
15. Pascual JC, Madre M, Puigdemont D, Oller S, Corripio I, Díaz A et al. A naturalistic study: 100 consecutive episodes of acute agitation in a psychiatric emergency department. Actas Españolas de Psiquiatría. 2006;34(4):239-44.
16. Cavalcante DA, Gadelha A, Noto C. How challenging is to manage agitated patients? Braz J Psychiatry. 2019;41(4):277-8.
17. Padilha VM, Schettini CS, Santos Junior A, Azevedo RC. Profile of patients attended as psychiatric emergencies at a university general hospital. São Paulo Med J. 2013;131(6):398-404.
18. Pompili M, Ducci G, Galluzzo A, Rosso G, Palumbo C, De Berardis D. The management of psychomotor agitation associated with schizophrenia or bipolar disorder: a brief review. Int J Environ Res Public Health. 2021;18(8):4368.
19. Yildiz A, Sachs GS, Turgay A. Pharmacological management of agitation in emergency settings. Emerg Med J. 2003;20(4):339-46.
20. Wilson MP, Pepper D, Currier GW, Holloman GH Jr, Feifel D. The psychopharmacology of agitation: consensus statement of the American Association for Emergency Psychiatry Project Beta Psychopharmacology Workgroup. West J Emerg Med. 2012;13(1):26-34.
21. Mantovani C, Migon MN, Alheira FV, Del-Ben CM. Manejo de paciente agitado ou agressivo [Management of the violent or agitated patient]. Braz J Psychiatry. 2010;32(Suppl 2):S96-S103.
22. Allen MH, Currier GW, Carpenter D, Ross RW, Docherty JP; Expert Consensus Panel for Behavioral Emergencies 2005. The expert consensus guideline series. Treatment of behavioral emergencies 2005. J Psychiatr Pract. 2005;11(Suppl 1):5-108; quiz 110-2.
23. Battaglia J. Pharmacological management of acute agitation. Drugs. 2005;65(9):1207-22.
24. Miller CWT, Hodzic V, Weintraub E. Current understanding of the neurobiology of agitation. West J Emerg Med. 2020;21(4):841-8.
25. Roppolo LP, Morris DW, Khan F, Downs R, Metzger J, Carderb T et al. Improving the management of acutely agitated patients in the emergency department through implementation of Project BETA (Best Practices in the Evaluation and Treatment of Agitation). JACEP Open. 2020;1(5): 898-907.
26. Del-Ben CM, Sponholz-Junior A, Mantovani C, Faleiros MCM, Oliveira GEC, Guapo VG et al. Emergências psiquiátricas: manejo de agitação psicomotora e avaliação de risco suicida. Medicina (Ribeirão Preto). 2017;50(supl.1):98-112.
27. Kawakami D, Prates JG, Teng CT. Propostas para o futuro: estrutura física e equipe ideal nas emergências psiquiátricas. Debates em Psiquiatria [Internet]. 2016;6(4):28-33.
28. Richmond JS, Berlin JS, Fishkind AB, Holloman Jr GH, Zeller S, Wilson MP et al. Verbal de-escalation of the agitated patient: consensus statement of the American Association for Emergency Psychiatry Project BETA De-escalation Workgroup. West J Emerg Med. 2012;13(1):17-25.
29. Kondo EH, Vilella JC, Borba LO, Paes LO, Maftum MA. Abordagem da equipe de enfermagem ao usuário na emergência em saúde mental em um pronto atendimento. Rev Esc Enferm USP. 2011;45(2):501-7.
30. Baldaçara L, Ismael F, Leite V, Pereira LA, Santos RM, Gomes Jr VP et al. Brazilian guidelines for the management of psychomotor agitation: general care and assessment. Debates in Psychiatry. 2021;11(1):8-20.
31. Mantovani C, Labate CM, Sponholz Jr A, Marques JMAM, Guapo VG, Santos MESB et al. Are low doses of antipsychotics effective in the management of psychomotor agitation? A randomized, rated-blind trial of 4 intramuscular interventions. J Clin Psychopharmacol. 2013;33(3):306-12.
32. Swift RH, Harrigan EP, Cappelleri JC, Kramer D, Chandler LP. Validation of the behavioural activity rating scale (BARS): a novel measure of activity in agitated patients. J Psychiatr Res. 2002;36(2):87-95.
33. Nassar Jr AP, Pires Neto RC, Figueiredo WB, Park M et al. Validity, reliability and applicability of Portuguese versions of sedation-agitation scales among critically ill patients. Sao Paulo Med J. 2008;126(4):215-9.
34. Massaud-Ribeiro L, Barbosa MCM, Panisset AG, Robaina JR, Lima-Setta F, Prata-Barbosa A et al. Cross-cultural adaptation of the Richmond Agitation-Sedation Scale to Brazilian Portuguese for the evaluation of sedation in pediatric intensive care. Rev Bras Ter Intensiva. 2021;33(1):102-10.
35. Stevenson S, Otto MP. Finding ways to reduce violence in psychiatric hospitals. J Healthc Qual. 1998;20(4):28-32.

36. Holloman GH Jr, Zeller SL. Overview of Project BETA: best practices in evaluation and treatment of agitation. West J Emerg Med. 2012;13(1):1-2.
37. Fishkind A. Calming agitation with words, not drugs: 10 commandments for safety. Curr Psychiatr. 2002;1(4):32-9.
38. Zeller SL, Citrome L. Managing agitation associated with schizophrenia and bipolar disorder in the emergency setting. West J Emerg Med. 2016;17(2):165-72.
39. Baldaçara L, Pinto FI, Leite VS, Figueiredo RN, Pereira LA, Vasques DAC et al. Diretrizes brasileiras para o manejo da agitação psicomotora: abordagem farmacológica 1 – tranquilização rápida. Debates em Psiquiatria [Internet].2021;11(1):28-35. Disponível em: https://revistardp.org.br/revista/article/view/11. Acesso em: 15 jul. 2024.
40. McAllister-Williams RH, Ferrier IN. Rapid tranquillisation: time for a reappraisal of options for parenteral therapy. Br J Psychiatry. 2002;180:485-9.
41. Miller J. Managing acute agitation and aggression in the world of drug shortages. Ment Health Clin. 2021;11(6):334-46.
42. Baldaçara L, Ismael F, Leite VS, Figueiredo RN, Pereira LA, Vasques DAC et al. Diretrizes brasileiras para o manejo da agitação psicomotora: tranquilização rápida 2 – combinações e grupos especiais. Debates em Psiquiatria [Internet]. 2021;11(1):38-45. Disponível em: https://revistardp.org.br/revista/article/view/14.
43. Chan EW, Lao KSJ, Lam L, Tsui SH, Lui CT, Wong CP et al. Intramuscular midazolam, olanzapine, or haloperidol for the management of acute agitation: A multi-centre, double-blind, randomised clinical trial. EClinicalMedicine. 2021;32:100751.
44. National Collaborating Centre for Mental Health (UK). Violence and aggression: short-term management in mental health, health and community settings. London: British Psychological Society; 2015.
45. Allen MH. Managing the agitated psychotic patient: a reappraisal of the evidence. J Clin Psychiatry. 2000;61(Suppl 14):11-20.
46. Huf G, Coutinho ESF, Fagundes Jr HM, Oliveira ES, Lopez JRRA, Gewandszajder M et al. Current practices in managing acutely disturbed patients at three hospitals in Rio de Janeiro-Brazil: a prevalence study. BMC Psychiatry. 2002;2:4.
47. Baldaçara L, Sanches M, Cordeiro DC, Jackoswski AP. Rapid tranquilization for agitated patients in emergency psychiatric rooms: a randomized trial of olanzapine, ziprasidone, haloperidol plus promethazine, haloperidol plus midazolam and haloperidol alone. Braz J Psychiatry. 2011;33(1):30-9.
48. Freeman DJ, DiPaula BA, Love RC. Intramuscular haloperidol versus intramuscular olanzapine for treatment of acute agitation: a cost-minimization study. Pharmacotherapy. 2009;29(8):930-6.
49. Ahmed U, Jones H, Adams CE. Chlorpromazine for psychosis induced aggression or agitation. Cochrane Database Syst Rev. 2010;(4):CD007445.
50. Suzuki H, Gen K. A naturalistic comparison of the efficacy and safety of intramuscular olanzapine and intramuscular levomepromazine in agitated elderly patients with schizophrenia. Neuropsychiatr Dis Treat. 2013;9:1281-7.
51. Isbister GK, Calver LA, Page CB, Stokes B, Bryant JL, Downes MA. Randomized controlled trial of intramuscular droperidol versus midazolam for violence and acute behavioral disturbance: the DORM study. Ann Emerg Med. 2010;56(4):392-401.e1.
52. Bak M, Weltens I, Bervoets C, De Fruyt J, Samochowiec J, Fiorillo A et al. The pharmacological management of agitated and aggressive behaviour: a systematic review and meta-analysis. Eur Psychiatry. 2019;57:78-100.
53. Allen MH, Feifel D, Lesem MD, Zimbroff DL, Ross R, Munzar P et al. Efficacy and safety of loxapine for inhalation in the treatment of agitation in patients with schizophrenia: a randomized, double-blind, placebo-controlled trial. J Clin Psychiatry. 2011;72(10):1313-21.
54. Faden J, Citrome L. Examining the safety, efficacy, and patient acceptability of inhaled loxapine for the acute treatment of agitation associated with schizophrenia or bipolar I disorder in adults. Neuropsychiatr Dis Treat. 2019;15:2273-83.
55. Farlow MR, Shamliyan TA. Benefits and harms of atypical antipsychotics for agitation in adults with dementia. Eur Neuropsychopharmacol. 2017;27(3):217-31.
56. Ramadan M. Managing psychiatric emergencies. Internet J Emerg Med. 2006;4:1-9.
57. Klein LR, Driver BE, Miner JR, Martel ML, Hessel M, Collins JD et al. Intramuscular midazolam, olanzapine, ziprasidone, or haloperidol for treating acute agitation in the emergency department. Ann Emerg Med. 2018;72(4):374-85.
58. Griffin CE 3rd, Kaye AM, Bueno FR, Kaye AD. Benzodiazepine pharmacology and central nervous system-mediated effects. Ochsner J. 2013;13(2):214-23.
59. Grallert SRM, Tavares LC, Araújo EB de. Radioligantes para neurorreceptores benzodiazepínicos. Rev Bras Ciênc Farm. [Internet]. 2003;39(3):243-57. Disponível em: https://www.revistas.usp.br/rbcf/article/view/43887. Acesso em: 15 jul. 2024.
60. Fang M, Chen H, Li LH, Wu R, Liu L, Ye M et al. Comparison of risperidone oral solution and intramuscular haloperidol with the latter shifting to oral therapy for the treatment of acute agitation in patients with schizophrenia. Int Clin Psychopharmacol. 2012;27(2):107-13.
61. Currier GW, Chou JC, Feifel D, Bossie CA, Turkoz I, Mahmoud RA et al. Acute treatment of psychotic agitation: a randomized comparison of oral treatment with risperidone and lorazepam versus intramuscular treatment with haloperidol and lorazepam. J Clin Psychiatry. 2004;65(3):386-94.
62. Laranjeira R, Nicastri S, Jerônimo C, Marques AC. Consenso sobre a síndrome de abstinência do álcool (SAA) e o seu tratamento. Braz J Psychiatry [online]. 2000;22(2):62-71.
63. Mendenhall, RM, Suppan, RJ. Battle of the benzodiazepines: comparison of treatment outcomes for alcohol withdrawal syndrome: lorazepam vs chlordiazepoxide – a literature review. Am J Clin Med Res. 2021;9(1):33-5.
64. Huf G, Coutinho ES, Adams CE. Haloperidol mais prometazina para pacientes agitados – uma revisão sistemática [Haloperidol plus promethazine for agitated patients – a systematic review]. Braz J Psychiatry. 2009;31(3):265-70.
65. Cordeiro Q, Morana HCP. Contenção física e mecânica no atendimento psiquiátrico. Psiquiatria Forense. 2015;20(6):1-3. Disponível em: https://www.polbr.med.br/ano15/for0615.php. Acesso: 15 jul. 2024.
66. Sharifi A, Arsalani N, Fallahi-Khoshknab M, Mohammadi-Shahbolaghi F. The principles of physical restraint use for hospitalized elderly people: an integrated literature review. Syst Rev. 2021;10(1):129.
67. Knox DK, Holloman GH Jr. Use and avoidance of seclusion and restraint: consensus statement of the American Association for Emergency Psychiatry Project Beta Seclusion And Restraint Workgroup. West J Emerg Med. 2012;13(1):35-40.
68. Fernández-Costa D, Gómez-Salgado J, Fagundo-Rivera J, Martín-Pereira J, Prieto-Callejero B, García-Iglesias JJ. Alternatives to the use of mechanical restraints in the management of agitation or aggressions of psychiatric patients: a scoping review. J Clin Med. 2020;9(9):2791.
69. Kersting XAK, Hirsch S, Steinert T. Physical harm and death in the context of coercive measures in psychiatric patients: a systematic review. Front Psychiatry. 2019;10:400.
70. Steinert T, Lepping P, Bernhardsgrütter R, Conca A, Hatling T, Janssen W et al. Incidence of seclusion and restraint in psychiatric hospitals: a literature review and survey of international trends. Soc Psychiatry Psychiatr Epidemiol. 2010;45(9):889-97.

71. Baldaçara L, Ismael F, Leite VS, Figueiredo RN, Pereira LA, Vasques DAC et al. Diretrizes brasileiras para o manejo da agitação psicomotora: técnicas de comunicação e contenção física. Debates em Psiquiatria [Internet]. 2021;11(1):22-7. Disponível em: https://revistardp.org.br/revista/article/view/13. Acesso em: 15 jul. 2024.
72. Chieze M, Hurst S, Kaiser S, Sentissi O. Effects of seclusion and restraint in adult psychiatry: a systematic review. Front Psychiatry. 2019;10:491.
73. Martin V, Bernhardsgrütter R, Goebel R, Steinert T. The use of mechanical restraint and seclusion in patients with schizophrenia: a comparison of the practice in Germany and Switzerland. Clin Pract Epidemiol Ment Health. 2007;3:1.
74. Conselho Federal de Enfermagem. Resolução Cofen nº 427/2012. Normatiza os procedimentos de enfermagem no emprego de contenção mecânica de pacientes. 2012. Disponível em: http://www.cofen.gov.br/resoluo-cofen-n-4272012_9146.html. Acesso em: 15 jul. 2024.
75. Silva EM, Leite LF, Ribeiro VF, Garcia GF. Protocolo de contenção física de pacientes. Diretrizes Clínicas da Fundação Hospitalar do Estado de Minas Gerais (FHEMIG). 2012;189-202.
76. Braga IP, Souza JC, Leite MB, Fonseca V, Silva EM, Volpe FM. Contenção física no hospital psiquiátrico: estudo transversal das práticas e fatores de risco. J Bras Psiquiatr [online]. 2016;65(1):53-9.
77. Fernandes GR, Machado HS, Barros MS, Bahls LRC, Costa GF, Ribeiro ER. Segurança do profissional de saúde frente ao paciente em agitação psicomotora. Debates em Psiquiatria. 2022;12:1-21.
78. Périco C, Rocha GA, Baldaçara L. Emergência psiquiátrica: saiba o que é agitação psicomotora. [Internet]. ABP TV, 2023. Vídeo: 1 h 5 min 4 s. Disponível em: https://www.youtube.com/watch?v=Qfue3LCQW7o.

Somatização e Transtornos de Sintomas Somáticos: Fenômenos e Sintomas Psicossomáticos

Lazslo Antônio Ávila • Marília Capuço Oliveira

Introdução

Os manuais diagnósticos de doenças mudam com o tempo. Nada é permanente no mundo humano e, portanto, nas ciências também há um processo contínuo de evolução e transformação. As categorias que hoje estão fortemente estabelecidas na Classificação Internacional de Doenças (CID) e no *Manual Diagnóstico e Estatístico de Transtornos Mentais* (DSM) são fruto de processos intelectuais geradores de conceitos que circunscrevem e permitem descrever as entidades nosológicas. No entanto, esses documentos foram criados em determinados contextos sociais, em circunstâncias culturais próprias a cada período da história. Portanto, os conceitos são construções intelectuais mutáveis.[1,2]

Cada época consagra a sua própria visão do mundo, suas perspectivas sobre saúde e doença, sobre as causas e razões que se atribuem aos fenômenos e acontecimentos. Mutáveis como são essas concepções, em alguns anos talvez não faça o menor sentido o que propomos hoje em dia, que terá sido superado por outros conceitos, muito mais acurados.

Por isso, neste capítulo, procuraremos direcionar o leitor para uma discussão sobre um paradigma que data de milênios: referimo-nos à distinção/separação entre corpo e mente.

Essa distinção já havia sido estabelecida pelos filósofos clássicos, embora a nomenclatura da época fosse outra: corpo *versus* alma. Platão (428 a 347 a.C.) considerava a alma imortal, divina e permanentemente associada ao mundo das ideias. Já Aristóteles (384 a 322 a.C.) defendia a existência de diversas almas coabitando o mesmo corpo: a alma vegetativa, a sensitiva (ou animal) e a racional (ou *Logos*). Hipócrates, contemporâneo desses pensadores, adotava essa concepção, muito embora lutasse por estabelecer a base natural dos padecimentos corporais, afastando as ideias de ordem sobrenatural.

A tradição helenística, tanto na filosofia quanto na medicina, foi afirmada e ampliada durante o período romano. Ao cair Roma, já estava implantado o cristianismo e, com isso, uma cisão muito mais profunda entre corpo e alma. O corpo era considerado irremediavelmente terreno, material – aliás, como a Bíblia assegura, apenas pó. Já a alma, filha de Deus, dirige-se a Ele e é de sua mesma natureza.

Por mais de mil anos, prevaleceu a dicotomia entre corpo (entendido como matéria sujeita ao pecado e à decadência) e alma (vista como superior e imaterial). Quando a Idade Média (entre 500 a.C. e 1500 d.C.) finaliza, com a descoberta do Novo Mundo, e as grandes transformações econômico-políticas, e começa a Revolução Científica, inicia-se a Idade Moderna. Esse período marca o fim do predomínio da visão tradicional, fortemente influenciada pelo cristianismo, que opunha o corpo à alma. Ao longo do século XVI, ousados astrônomos, como Copérnico, Kepler e Galileu Galilei, conseguem desafiar o modelo teológico do Universo e da Criação. Depois deles, surge René Descartes, filósofo, lógico e médico anatomista. A partir da sua obra *Discurso do Método*[3] (1637), inaugura-se a perspectiva racional e propriamente científica e, ao mesmo tempo, afirma-se e completa-se a radical cisão entre corpo e mente.

Descartes estabeleceu a distinção entre a **res extensa** (a coisa física) e a **res cogitans** (a coisa mental) porque necessitava romper com a pesada tradição da teologia cristã e porque buscava uma representação metódica dos fenômenos da natureza. Seu rigor de pensamento fez nascer a ciência moderna. Entretanto, a sua famosa divisão entre as *res* fez com que as ciências naturais e as ciências humanas nascessem separadas, quase divorciadas.

Cada época consagra suas perspectivas sobre saúde e doença, bem como sobre causas e razões que se atribuem para os fenômenos e os acontecimentos.

A questão da separação entre corpo e mente é um paradigma que data de milênios.

Por mais de mil anos, prevaleceu a dicotomia mente-corpo.

A visão tradicional, influenciada pelo cristianismo, opunha o corpo e a alma.

Descartes trouxe uma perspectiva racional e científica à questão e favoreceu a radical cisão entre corpo e mente.

As ciências naturais e as humanas vêm se desenvolvendo de maneira independente há 400 anos.

A medicina busca a história natural das doenças e uma forma de classificá-las como entidades nosológicas, regidas por leis físico-químicas. Apesar disso, questões humanas permeiam continuamente essa trajetória.

Diversas conquistas da medicina existiram pela proximidade com as ciências da natureza.

Apesar de todos os avanços da medicina, a dualidade corpo-mente é uma das questões mais importantes da atualidade.

Nós, seres humanos, somos seres híbridos: em parte somos biologia, em parte somos psiquismo e sociedade.

O corpo de cada um de nós retrata, expressa e sintetiza a nossa história pessoal, nossa biografia.

O corpo-subjetivo varia imensamente, pois há um número incontável de corpos. Sob essa perspectiva, originou-se o modelo biopsicossocial.

Esses dois ramos das ciências vêm se desenvolvendo independentemente há 400 anos. A medicina, com razão, mas também com sérias consequências, elegeu adotar completamente os parâmetros das ciências da natureza. Assim, a biologia, a química e a física, além da matemática e da estatística, tornaram-se seus componentes fundamentais e suas aliadas. As ciências humanas, prosseguindo seu desenvolvimento, ficaram nas fronteiras de inúmeras questões e condições médicas ao longo desses quatro séculos da medicina dita científica.

O que observamos hoje em dia é um complexo interjogo. Se, por um lado, a medicina continua a buscar principalmente a "história natural" das doenças e classificá-las como "entidades nosológicas", sujeitas às leis físico-químicas e descritas em termos anatomofisiopatológicos, por outro lado, as mais diversificadas questões humanas inevitavelmente brotam a todo momento. Se a medicina fosse apenas biológica, pouco haveria que a diferenciasse da medicina veterinária. Afinal, **nosso corpo-organismo, construído de acordo com as sequências de nosso DNA, é, segundo os dados rigorosos do Projeto Genoma Humano, 98,7% idêntico ao dos chimpanzés**.

Por isso, os "modelos animais" são amplamente empregados nas pesquisas em medicina. Nossos órgãos, nossos tecidos, nossas funções fisiológicas e até mesmo nossos neurônios são, em geral, absolutamente idênticos aos dos mamíferos. A semelhança de DNA é tanta que somos inegavelmente parentes muito próximos. É por esse motivo que é possível transplantarmos tecidos da pele de porcos para humanos que perderam grandes extensões de sua derme e epiderme sem que haja grande rejeição imunológica. O treinamento médico cirúrgico admite amplamente a prática de diferentes manobras e procedimentos nas mais diversas espécies animais. A estrutura dos nossos olhos, por exemplo, é fundamentalmente idêntica a incontáveis famílias e gêneros zoológicos, e assim por diante.

A medicina pode apoiar-se profundamente na biologia, tanto de nossa própria espécie quanto na de toda a ordem dos *Mammalia*. A sexuação, por outro lado, nos aproxima de todas as espécies vivas acima dos organismos unicelulares, ou seja, todos os seres eucariontes, submetidos às mesmas leis naturais, como a seleção das espécies.

Considerando tudo isso, não admira que o progresso imenso alcançado pela medicina desde Descartes, ou seja, tudo aquilo que denominamos como medicina científica, possa gozar de merecido prestígio. A superação das grandes epidemias do passado, a conquista de tantos êxitos e de tantas descobertas sobre a etiologia, a evolução e o tratamento de incontáveis doenças não deixa dúvidas de que a associação da medicina com as chamadas ciências da natureza foi benéfica para toda a humanidade.[4]

Contudo, é na dualidade corpo-mente que reside um dos problemas mais importantes para a prática atual da medicina – e, talvez, para o seu futuro. Isso porque nós, seres humanos, somos, na verdade, seres híbridos: em parte somos biologia, ou seja, corpo-organismo, e em parte somos psiquismo e sociedade, o corpo-subjetivo, a pessoa humana.

E o que é o corpo-subjetivo? É o corpo habitado, o corpo de cada um de nós, singularmente. O corpo-Eu, o meu corpo. O corpo que eu habito, o corpo que eu dirijo, o corpo que eu faço executar as tarefas a que me proponho. O corpo que vai sendo moldado pelas minhas escolhas existenciais – por exemplo, compare o corpo de uma bailarina com o de um estivador, o corpo de um artista com o de um atleta, o corpo de um funcionário público com o de um migrante pobre. O corpo de cada um de nós retrata, expressa e sintetiza a nossa história pessoal, nossa biografia.

O corpo-subjetivo varia imensamente. Existe, na verdade um número incontável de corpos.[5,6] Na prática médica, esse reconhecimento converteu-se no grande modelo denominado geralmente como **modelo biopsicossocial**. Desde a década de 1950, os mais diversos trabalhos científicos publicados – tantos que seria descabível enumerá-los aqui – têm adotado essa perspectiva, o que, sem dúvida, contribuiu muito para atuações mais seguras e resolutivas nos mais diversos campos da medicina. Assim, a medicina preventiva, a epidemiologia, a pediatria, a hebiatria, a geriatria, a oncologia, a imunologia e praticamente todas as especialidades médicas hoje ampliam seus referenciais do modelo biomédico para o psicossocial e, muitas vezes, ainda mais além, para incluir as variáveis culturais, por meio da antropologia médica e da etnopsiquiatria, e as dimensões espirituais. A tanatologia, influenciando as práticas médicas paliativas, teve um grande impacto nesse último aspecto.

Entretanto, o que queremos salientar é que ainda não chegou ao final a polêmica mente *versus* corpo. Verificam-se, por exemplo, os inúmeros debates que se têm realizado em torno da relação e disjunção entre cérebro e mente.[7-10] O corpo, visto pela ótica médica, ainda é, fundamentalmente, o conjunto de órgãos e sistemas, regido pelas leis imutáveis da seleção natural e estudado e interferido enquanto corpo-coisa, *res* extensa, corpo-máquina, corpo-organismo biológico.

Sabe-se que existe algo mais, algo além. Há a pessoa, o indivíduo – aliás, os dois indivíduos, o médico e aquele que é atendido por ele. Há o corpo-subjetivo e há o encontro intersubjetivo da relação médico-paciente (para mais detalhes, consulte o Capítulo 5, *Relação Médico-Paciente*, e Capítulo 7, *Adoecimento e suas Múltiplas Faces*). Na relação médico-paciente todos os inúmeros campos e conteúdos que fazem parte das ciências humanas comparecem necessariamente.

Para fazer uma enumeração sem maior detalhe ou aprofundamento, podemos mencionar as seguintes "humanidades": a) o direito, que comparece nas questões da bioética, nas práticas que regulam as relações profissionais e as instituições de Saúde e nas jurisdições sobre a prática médica; b) a sociologia, que se interessa e participa de tudo que se refere à saúde coletiva, à epidemiologia e aos aspectos concretos relativos a cada formação social; c) a antropologia, que esclarece as variações culturais do binômio saúde-doença; d) a linguística e a semiologia, que participam de todas as discussões sobre o discurso médico e a evolução da linguagem médica; e) a economia, que concerne às práticas econômico-financeiras dos profissionais médicos e suas estruturas institucionais; f) a filosofia e a epistemologia, que cuidam da evolução e da validade dos conceitos que regulam a prática da medicina; g) a psicologia e a psicanálise, que participam de tudo que se refere ao paciente e ao médico enquanto pessoas.

> A medicina, enquanto ciência e arte do cuidado de seres humanos, não pode abdicar das ciências humanas.

Portanto, a medicina enquanto ciência e arte do cuidado dos seres humanos não pode abdicar das ciências humanas, muito embora prossiga fortemente amparada nas ciências naturais. No centro dessa questão está a relação mente-corpo, que também está na base da problemática que fez surgir historicamente a disciplina da Psicossomática, que se materializa em muitos quadros da Medicina Geral e da Psiquiatria.

Definição

Vamos apresentar aqui a visão atual, ou seja, como os manuais DSM-5, DSM-5-TR e CID-11 buscam caracterizar os transtornos somáticos envolvidos na relação mente-corpo. Desde a CID-10 e o DSM-4-TR, profundas discussões haviam decidido não empregar a expressão "psicossomático", porque os autores consideraram que em nenhum dos quadros apresentados se poderia deixar de reconhecer, junto aos fatores orgânicos, a presença e influência dos fatores mentais e emocionais. Assim, **o termo "psicossomático" não é empregado porque seria redundante utilizar a expressão em todas as categorias nosológicas**. A mesma preocupação existe hoje, quando o DSM-5 decidiu pela unificação, na categoria geral "transtornos com sintomas somáticos", dos antigos critérios: 1) transtorno de somatização; 2) transtorno somatoforme indiferenciado; 3) transtorno doloroso.

> Desde a CID-10 e o DSM-4-TR, profundas discussões haviam decidido não empregar o termo "psicossomático", porque seria redundante utilizar a mesma expressão para todas as categorias nosológicas.

Considera-se que esse conjunto de sintomas surge frequentemente nas mais diversas especialidades médicas e que os clínicos devem aprender a reconhecê-los claramente, procurando evitar o uso da categoria "sintomas somáticos sem explicação médica", para não reforçar a noção de um dualismo mente-corpo. A característica mais ressaltada é a de que os indivíduos assim diagnosticados mantêm pensamentos, sentimentos e/ou comportamentos excessivos em relação à sua própria saúde ou a órgãos e funções corporais específicos. A ansiedade e a preocupação contínuas fazem com que dediquem tempo e energia desproporcionais com seus sintomas. Os autores advertem que esse quadro não exclui a possibilidade de esses transtornos surgirem acompanhados de uma doença clínica constatável.

> O DSM-5 unificou os antigos critérios de I) transtorno de somatização; II) transtorno somatoforme indiferenciado; e III) transtorno doloroso na categoria geral "transtornos com sintomas somáticos".

Na presente edição do DSM-5, encontramos a seguinte caracterização:

> Com base nos achados publicados a partir dessa análise comum entre o DSM-5 e a CID-11, demonstrou-se que o agrupamento de transtornos conforme o que se convencionou chamar de fatores internalizantes e externalizantes representa uma estrutura com respaldo empírico. Inseridos tanto no grupo internalizante (que representa transtornos com sintomas proeminentemente de ansiedade, depressivos e somáticos) como no grupo externalizante (que representa transtornos com sintomas proeminentemente impulsivos, da conduta disruptiva e por uso de substâncias), o compartilhamento de fatores de risco genéticos e ambientais, conforme demonstrado por estudos com gêmeos, provavelmente explica grande parte das comorbidades sistemáticas observadas em amostras clínicas e na comunidade.[11]

> Fatores psicológicos interagem com condições médicas e podem exacerbá-las, colocando o paciente em risco de adquirir ou piorar uma doença prévia.

A equipe de profissionais que participou dessa edição do DSM considerou importante salientar que fatores psicológicos, tais como comportamentos e sintomas psicológicos, interagem com determinadas condições médicas e as podem exacerbar, colocando o paciente em

> Pacientes com transtornos somáticos não procuram os profissionais de saúde mental, mas, sim, ambulatórios gerais e demais contextos médicos.

risco de adquirir ou piorar uma doença prévia. Com esse acréscimo, foram incluídos como parte desses transtornos os seguintes diagnósticos:

- Transtorno de sintomas somáticos
- Transtorno de ansiedade de doença
- Transtorno conversivo (transtorno de sintomas neurológicos funcionais)
- Fatores psicológicos que afetam outras condições médicas
- Transtorno factício
- Outro transtorno de sintomas somáticos e transtorno relacionado especificado
- Transtorno de sintomas somáticos e transtorno relacionado não especificados.

Como aspecto fundamental a todos eles, destacam-se a presença de sofrimento e prejuízo e o fato de que esses pacientes não costumam procurar os profissionais de saúde mental, ou seja, psiquiatras e psicólogos, mas frequentam os ambulatórios e demais contextos médicos, sendo, portanto, fundamental que os clínicos gerais dediquem especial atenção a esses transtornos, nos quais o corpo é o local e a cena de aparecimento dos sintomas. Salientam os autores:

> O principal diagnóstico nessa classe diagnóstica, transtorno de sintomas somáticos, enfatiza o diagnóstico feito com base em sinais e sintomas positivos (sintomas somáticos perturbadores associados a pensamentos, sentimentos e comportamentos anormais em resposta a esses sintomas) em vez da ausência de uma explicação médica para sintomas somáticos. O que caracteriza indivíduos com transtorno de sintomas somáticos não são os sintomas somáticos em si, mas como eles se apresentam e como são interpretados. A integração de componentes afetivos, cognitivos e comportamentais aos critérios do transtorno de sintomas somáticos proporciona uma reflexão mais abrangente e precisa do verdadeiro quadro clínico do que seria possível avaliando-se apenas as queixas somáticas.[11,12]

Assim, o DSM-5 enfatiza a importância de um diagnóstico positivo de somatização, em vez de simplesmente reconhecer a ausência de uma explicação para os sintomas. **O médico deve sempre ser cauteloso ao descartar a etiologia orgânica**, verificando se os sintomas são ou não compatíveis com uma fisiopatologia médica – e nesse ponto, mais uma vez, os autores salientam que é preciso não reforçar a dicotomia mente-corpo.[11,12]

A seguir, estão os principais diagnósticos incluídos na categoria "transtorno de sintomas somáticos e transtornos relacionados".

Transtorno de sintomas somáticos

Quanto à prevalência, o transtorno de sintomas somáticos afeta aproximadamente 5 a 7% da população adulta, com maior incidência entre as pessoas do sexo feminino. Está também associado aos seguintes aspectos demográficos: menor grau de instrução, nível socioeconômico desfavorecido, abuso sexual ou outras adversidades na infância, transtornos psiquiátricos, como depressão, ansiedade e transtorno de pânico, e estresse social. Em relação aos fatores psicológicos, salienta-se a sensibilidade à dor, a excessiva atenção às sensações corporais e a atribuição cognitiva acerca dos sintomas corporais de uma suposta doença.

Caracteriza **pacientes que apresentam sintomas somáticos que levam a um sofrimento significativo, estando ou não associados a uma condição médica.** Esses pacientes geralmente apresentam níveis elevados de preocupação a respeito de doenças, acarretando prejuízos significativos na qualidade de vida (Tabela 15.1).[11,13]

É frequente que pacientes com esse transtorno utilizem diversos serviços médicos em busca de solução para as mesmas queixas, levando a hospitalizações repetidas, exames de imagens e laboratoriais desnecessários e elevação dos custos médicos para os sistemas de Saúde.[11,14-16] **Paciente somatizadores tendem a procurar serviços de Saúde geral em vez de serviços de Saúde mental especificamente,**[17] o que reforça a necessidade da correta identificação e manejo desses pacientes em um contexto de atendimento em hospital geral.[11,18] A relação médico-paciente é fundamental, pois a solicitação de uma avaliação por um especialista da área de Saúde mental pode ser interpretada de maneira equivocada, fazendo com que alguns pacientes, inclusive, se recusem a permiti-la.

Os principais diagnósticos diferenciais, além de doenças médicas não psiquiátricas, são:

- **Transtorno conversivo**: no transtorno de sintomas somáticos, a ênfase recai no sofrimento causado por sintomas específicos, enquanto no transtorno conversivo há alterações motoras ou sensoriais e, geralmente, perda da função, sendo, muitas vezes, agudo e transitório

---

Deve-se evitar o uso da categoria "sintomas somáticos sem explicação médica".

O diagnóstico deve ser feito com base em sinais e sintomas positivos, em vez de em uma explicação médica para os sintomas somáticos.

O DSM-5 enfatiza a importância de um diagnóstico positivo de somatização, em vez de simplesmente reconhecer a ausência de uma explicação para os sintomas.

O médico deve sempre ser cauteloso ao descartar a etiologia orgânica.

O transtorno de sintomas somáticos atinge 5 a 7% da população.

Pacientes diagnosticados com transtorno de sintomas somáticos apresentam sintomas somáticos que levam a um sofrimento significativo, podendo ou não estar associados a uma condição médica.

A relação médico-paciente é fundamental na avaliação desses pacientes.

Tabela 15.1 Critérios diagnósticos do transtorno de sintomas somáticos segundo o DSM-5-TR.[12]

A	Um ou mais sintomas somáticos que causam aflição ou resultam em perturbação significativa da vida diária
B	Pensamentos, sentimentos ou comportamentos excessivos relacionados aos sintomas somáticos ou associados a preocupações com a saúde manifestados por pelo menos um dos seguintes aspectos: ■ Pensamentos desproporcionais e persistentes acerca da gravidade dos próprios sintomas ■ Nível de ansiedade persistentemente elevado acerca da saúde e dos sintomas ■ Tempo e energia excessivos dedicados a esses sintomas ou preocupações a respeito da saúde
C	Embora algum dos sintomas somáticos possa não estar continuamente presente, a condição de estar sintomático é persistente (em geral, dura mais de 6 meses) *Especificar se:* **Com dor predominante** (anteriormente transtorno doloroso): esse especificador visa identificar indivíduos cujos sintomas somáticos envolvem predominantemente dor *Especificar se:* **Persistente**: um curso persistente é caracterizado por sintomas graves, prejuízo marcante e longa duração (mais de 6 meses). *Especificar a gravidade atual:* **Leve**: apenas um dos sintomas especificados no critério B é satisfeito **Moderada**: dois ou mais sintomas especificados no critério B são satisfeitos **Grave**: dois ou mais sintomas especificados no critério B são satisfeitos, além da presença de múltiplas queixas somáticas (ou um sintoma somático muito grave)

- **Transtorno de ansiedade de doença**: esse diagnóstico é mais adequado caso o paciente apresente preocupações excessivas a respeito de sua saúde, porém com mínimos (ou nenhum) sintomas somáticos. A principal preocupação desses pacientes é o medo de adoecer
- **Transtorno dismórfico corporal**: nesse transtorno, o paciente é excessivamente preocupado com sua própria imagem corporal, apresentando uma percepção distorcida de sua imagem física.[19,20]

Além da associação comórbida com doenças médicas, **ansiedade e depressão são os transtornos psiquiátricos mais comumente relacionados ao transtorno de sintomas somáticos**, inclusive com alguns estudos demonstrando maior severidade dos sintomas somáticos quando associados a essas patologias psiquiátricas.[11,15,21]

A identificação e o tratamento das comorbidades psiquiátricas que o paciente possa apresentar é de fundamental importância no curso e no prognóstico do paciente, pois o tratamento medicamentoso é norteado com base nessas patologias e nos sintomas apresentados.[13,14]

> Além da associação com doenças clínicas, ansiedade e depressão são os transtornos psiquiátricos mais comumente relacionados ao transtorno de sintomas somáticos.

Transtorno de ansiedade de doença

Trata-se de um diagnóstico novo, estabelecido a partir do DSM-5 e caracteriza indivíduos que se preocupam em ter ou contrair uma doença médica não diagnosticada. O sofrimento não deriva de uma queixa física específica, mas da ansiedade gerada a respeito do significado, importância ou causa dessa queixa.[11] Nesses pacientes, existe pouco ou nenhum sintoma somático.[13] **A ênfase, nesse transtorno, é a preocupação em estar doentes**. Ainda, **caso o paciente tenha uma doença clínica e apresente uma ansiedade desproporcional à patologia**, esse diagnóstico também pode ser utilizado.[11,13] O transtorno de ansiedade de doença pode causar comprometimento importante em várias esferas da vida do indivíduo.

> O transtorno de ansiedade de doença caracteriza indivíduos que se preocupam em ter ou contrair uma doença.

Em função da preocupação excessiva com possíveis doenças, esses pacientes procuram com muita frequência auxílio médico, sendo mais comumente encontrados em serviços médicos gerais do que naqueles especializados em saúde mental, daí sua importância em um contexto de hospital geral. Procuram diversos médicos com as mesmas queixas, em geral com frustrações em relação ao atendimento médico recebido anteriormente – isso caracteriza o subtipo que busca cuidado, que corresponde à maioria dos pacientes com

> O sofrimento deriva da ansiedade gerada a respeito do significado, importância ou causa dessa queixa.

esse transtorno. Também existe o subtipo "evitação de cuidado", cujos pacientes, por medo de doenças, evitam procurar atendimento médico.[11,13]

Em função de seu caráter pejorativo, o termo hipocondria foi excluído do DSM-5.[11,22] **Em sua maior parte, os pacientes que anteriormente eram diagnosticados com hipocondria podem ser classificados, atualmente, como portadores do transtorno de sintomas somáticos**, enquanto uma minoria se enquadra no transtorno de ansiedade de doença.[11,13,22]

> Caso o paciente tenha uma doença clínica, sua ansiedade é desproporcional à patologia.

Na Tabela 15.2 estão descritos os critérios para o diagnóstico do transtorno de ansiedade de doença.

Tabela 15.2 Critérios diagnósticos do transtorno de ansiedade de doença segundo o DSM-5-TR.[12]

A	Preocupação em ter ou contrair uma doença grave.
B	Sintomas somáticos não estão presentes ou, se estiverem, são de intensidade apenas leve. Se outra condição médica estiver presente ou houver risco elevado de desenvolver uma condição médica (p. ex., presença de forte história familiar), a preocupação é claramente excessiva ou desproporcional
C	Há alto nível de ansiedade com relação à saúde e o indivíduo é facilmente alarmado a respeito do estado de saúde pessoal
D	O indivíduo tem comportamentos excessivos relacionados à saúde (p. ex., verificações repetidas do corpo, procurando sinais de doença) ou exibe evitação mal-adaptativa (p. ex., evita consultas médicas e hospitais)
E	Preocupação relacionada a uma doença presente há pelo menos 6 meses, mas a doença específica que é temida pode mudar nesse período.
F	A preocupação relacionada à doença não é mais bem explicada por outro transtorno mental, como transtorno de sintomas somáticos, transtorno de pânico, transtorno de ansiedade generalizada, transtorno dismórfico corporal, transtorno obsessivo-compulsivo ou transtorno delirante tipo somático
	Determinar o subtipo: **Busca de cuidado**: o cuidado médico, incluindo consultas ao médico ou realização de exames e procedimentos, é utilizado com frequência **Evitação de cuidado**: o cuidado médico raramente é utilizado

O diagnóstico diferencial pode ser feito com outras condições médicas, sendo necessária a investigação. No entanto, **o diagnóstico de uma condição médica específica não descarta o diagnóstico do transtorno de ansiedade de doença**, visto que as preocupações a respeito da doença clínica podem ser desproporcionais à gravidade da patologia.[11]

Em relação ao transtorno de adaptação relacionado a patologias, há uma ansiedade grave em resposta a determinada doença. Caso a ansiedade persista por pelo menos 6 meses e se apresente de maneira desproporcional à doença, o diagnóstico de transtorno de ansiedade de doença deve ser considerado.[11,23]

No transtorno de sintomas somáticos, há a presença de múltiplos sintomas somáticos e preocupação excessiva com relação a eles. Já no transtorno de ansiedade de doença, a ênfase está no medo de ter uma doença, com mínimas queixas de sintomas.

O tratamento farmacológico pode ser útil no sentido de reduzir a ansiedade gerada no paciente pelo medo de estar doente, porém é paliativa, devendo ser associada à psicoterapia.[13]

Transtornos de sintomas neurológicos funcionais (transtorno conversivo)

> Transtornos conversivos estão vinculados a funcionamentos sensoriais perturbados.

O DSM-5 e o DSM-5-TR vinculam os transtornos conversivos a funcionamentos sensoriais perturbados, incluindo paralisia e fraqueza, movimentos anormais, tremores, dificuldade de marcha e postura anormal de membro, sensações cutâneas e distúrbios de visão ou audição, que podem se apresentar reduzidas ou ausentes.

Os eventos não epilépticos psicogênicos (ENEPs) são muito importantes de serem reconhecidos e diagnosticados, pois o quadro clínico pode se assemelhar ao de eventos epiléticos.

A presença de epilepsia é um fator de risco para convulsões psicogênicas, visto que convulsões não epiléticas são mais comuns em pacientes epilépticos.

Também podem ocorrer sintomas semelhantes a síncopes ou coma. Alterações na fala incluem volume reduzido ou ausente (disfonia/afonia), disartria, *globus* faríngeo (sensação de "bola" na garganta) e diplopia.

São sintomas comuns dos transtornos conversivos: tiques, torcicolos, convulsões, desmaios ou síncopes, marcha anormal, fraqueza, quedas, afonia, vômitos psicogênicos.[13] Os critérios diagnósticos para esse transtorno se encontram na Tabela 15.3.

Para o diagnóstico, é necessário que exista uma incompatibilidade dos sintomas com patologias neurológicas. Alguns métodos podem auxiliar o médico a avaliar discrepâncias. Seguem exemplos:

- Resistência à abertura ocular durante uma crise epiléptica psicogênica e presença de eletro-encefalograma normal[11,13]
- Déficit no campo visual de forma tubular[11,13]
- Sinal de paresia de Hoover, que se baseia na sincinesia, com o surgimento de um movimento involuntário e simultâneo de um membro paralisado quando é realizado um movimento com o membro contralateral. Assim, ocorre a extensão involuntária da perna paralisada ao flexionar a perna contralateral contra uma resistência[11,13,24,25]
- Mudança no padrão de tremores quando o paciente é distraído. Uma possibilidade de avaliação consiste em pedir ao paciente que imite o examinador, solicitando um movimento rítmico com a mão não afetada[11,13]
- Fraqueza durante avaliação da flexão plantar quando realizada no leito, porém paciente consegue caminhar na ponta dos pés.[11]

O início do quadro pode estar relacionado a estresse importante ou trauma, podendo estar associado a sintomas dissociativos (desrealização, despersonalização e amnésia dissociativa).[11] Embora a prevalência seja desconhecida, sintomas conversivos são muito comuns na prática clínica, sendo mais observados em mulheres (2 a 3 vezes mais em comparação aos homens).[11]

Além das patologias clínicas que podem ocorrer em pacientes com transtornos conversivos, principalmente as neurológicas, podem ser observados comumente os seguintes transtornos: de personalidade, depressivos, de ansiedade e de sintomas somáticos.[13]

> É importante que o médico saiba reconhecer os ENEPs, já que o quadro clínico do paciente pode se assemelhar a eventos epilépticos.

> Para que seja feito o diagnóstico, é necessário que exista uma incompatibilidade dos sintomas com patologias neurológicas.

> O início do quadro pode estar relacionado a estresse importante ou trauma e associado a sintomas dissociativos.

Tabela 15.3 Critérios diagnósticos segundo o DSM-5-TR para os transtornos de sintomas neurológicos funcionais.[12]

A	Um ou mais sintomas de função motora ou sensorial alterada
B	Achados físicos evidenciam incompatibilidade entre o sintoma e as condições médicas ou neurológicas encontradas
C	O sintoma ou déficit não é mais bem explicado por outro transtorno mental ou médico
D	O sintoma ou déficit causa sofrimento clinicamente significativo, prejuízo no funcionamento social, profissional ou em outras áreas importantes da vida do indivíduo ou requer avaliação médica

Nota para codificação: o código da CID-10-MC depende do tipo de sintoma (ver a seguir)

Especificar o tipo de sintoma:
(F44.4) Com fraqueza ou paralisia
(F44.4) Com movimento anormal (p. ex., tremor, movimento distônico, mioclonia, distúrbio da marcha)
(F44.4) Com sintomas de deglutição
(F44.4) Com sintoma de fala (p. ex., disfonia, fala arrastada)
(F44.5) Com ataques ou convulsões
(F44.6) Com anestesia ou perda sensorial
(F44.6) Com sintoma sensorial especial (p. ex., perturbação visual, olfatória ou auditiva)
(F44.7) Com sintomas mistos

Especificações:
Episódio agudo: sintomas presentes há menos de 6 meses
Persistente: sintomas presentes há 6 meses ou mais

Especificações:
Com estressor psicológico (especificar estressor)
Sem estressor psicológico

As doenças neurológicas são o principal diagnóstico diferencial.

No transtorno factício e na simulação, há evidências de fingimento dos sintomas, com controle voluntário consciente.

As doenças neurológicas são o principal diagnóstico diferencial dos transtornos conversivos, sendo necessário realizar avaliações clínica e neurológica completas.[11,13,22] **No transtorno factício e na simulação, há evidências de fingimento dos sintomas, com controle voluntário consciente.**[13] Em relação ao transtorno conversivo, a avaliação da intencionalidade consciente não é confiável, razão pela qual esse diagnóstico não requer que os sintomas não sejam produzidos intencionalmente.[11] Nos transtornos dissociativos, a comorbidade é comum – e, quando presente, é possível realizar ambos os diagnósticos.

Em geral, a resolução de sintoma conversivo é espontânea, embora algumas medicações possam ser úteis em emergências, tais como os benzodiazepínicos lorazepam e diazepam. Não existe um tratamento farmacológico específico para os transtornos conversivos, devendo o tratamento ser individualizado com base na apresentação clínica do paciente e em suas comorbidades psiquiátricas.[26,27]

O acompanhamento psicoterápico desses pacientes é fundamental, assim como a identificação precoce e o tratamento de comorbidades psiquiátricas, como depressão e ansiedade.[13,26]

Fatores psicológicos que afetam outras condições médicas

Caracteriza-se pela presença de fatores psicológicos ou comportamentais que interferem negativamente em determinada condição médica, possibilitando maior risco de morte, sofrimento ou incapacidade.[11,22] **É necessário que uma condição clínica esteja presente.**[13] A adequada identificação desse transtorno é fundamental para proporcionar ao paciente o apoio necessário, principalmente psicoterapêutico, garantindo um enfrentamento eficaz das patologias e a otimização do tratamento. Os critérios diagnósticos se encontram na Tabela 15.4.

Transtorno factício

O transtorno factício, que ocupava um capítulo específico no DSM-IV-TR, foi incorporado ao capítulo de transtorno de sintomas somáticos e transtornos relacionados no DSM-5 e no DSM-5-TR.[22]

Para o diagnóstico, é essencial que o paciente falsifique sinais ou sintomas de doença ou lesão, em si mesmo ou em outra pessoa (Tabela 15.5).[11] Em relação ao transtorno factício imposto a outros, o indivíduo que falsifica a doença em outra pessoa é quem recebe o diagnóstico, e não a vítima (Tabela 15.6).[11] São comuns diagnósticos psiquiátricos comórbidos, como transtornos de humor, de personalidade ou uso de substâncias.[13]

Tabela 15.4 Critérios diagnósticos segundo o DSM-5-TR para fatores psicológicos que afetam outras condições médicas.[12]

A	Um sintoma ou condição médica (que não um transtorno mental) está presente
B	Fatores psicológicos ou comportamentais afetam de maneira adversa a condição médica nos seguintes aspectos: 1. Influenciaram o curso da condição médica, conforme demonstrado por uma associação temporal próxima entre os fatores psicológicos e o desenvolvimento, a exacerbação ou a demora na recuperação da condição médica 2. Interferem no tratamento da condição médica (p. ex., má adesão) 3. Constituem riscos claros adicionais à saúde do indivíduo 4. Influenciam a fisiopatologia subjacente, precipitando ou exacerbando sintomas e demandando atenção médica
C	Os fatores psicológicos e comportamentais do critério B não são mais bem explicados por um transtorno mental (p. ex., transtorno de pânico, transtorno depressivo maior, transtorno de estresse pós-traumático)
	Especificar a gravidade atual: **Leve**: aumenta o risco médico (p. ex., adesão inconsistente ao tratamento anti-hipertensivo) **Moderada**: agrava a condição médica subjacente (p. ex., ansiedade agravando a asma) **Grave**: resulta em hospitalização ou consulta em emergência **Extrema**: resulta em risco grave potencialmente fatal (p. ex., paciente ignora sintomas de infarto agudo do miocárdio)

Tabela 15.5 Critérios diagnósticos segundo o DSM-5-TR para transtorno factício autoimposto.[12]

A	Falsificação de sinais ou sintomas físicos ou psicológicos, ou indução de lesão ou doença, associadas a evidências de fraude
B	O indivíduo se apresenta a outros como doente, incapacitado ou lesionado
C	O comportamento fraudulento é evidente, mesmo na ausência de recompensas externas óbvias
D	O comportamento não é mais bem explicado por outro transtorno mental, como transtorno delirante ou outra condição psicótica

Especificar se:
Episódio único
Episódios recorrentes (dois ou mais eventos de falsificação de doença e/ou indução de lesão)

> O transtorno factício passou a integrar o capítulo de transtornos de sintomas somáticos a partir do DSM-5.

Tabela 15.6 Critérios diagnósticos segundo o DSM-5-TR para transtorno factício imposto a outro (anteriormente chamado de transtorno factício por procuração).[12]

A	Falsificação de sinais ou sintomas físicos ou psicológicos, ou indução de lesão ou doença em outro, associadas a evidências de fraude
B	O indivíduo apresenta uma pessoa (vítima) a terceiros como alguém doente, incapacitado ou lesionado
C	O comportamento fraudulento é evidente até mesmo na ausência de recompensas externas óbvias
D	O comportamento não é mais bem explicado por outro transtorno mental, como transtorno delirante ou outro transtorno psicótico

Nota: o agente, não a vítima, recebe esse diagnóstico

Especificar se:
Episódio único
Episódios recorrentes (dois ou mais eventos de falsificação de doença e/ou indução de lesão)

> É essencial para o diagnóstico de transtorno factício que o paciente falsifique sinais ou sintomas de doença ou lesão, em si mesmo ou em outra pessoa.

Em relação ao diagnóstico diferencial com a simulação, é importante notar que, enquanto na simulação o relato intencional de sintomas tem por objetivo obter ganhos secundários, como uma licença do trabalho, no transtorno factício há ausência de recompensas óbvias.

Alguns exemplos de transtorno factício são descritos a seguir:

> Transtorno factício é diferente de simulação, situação em que a pessoa faz um relato falso intencional a fim de obter ganhos secundários.

- Artrite e enfisema subcutâneos provocados pela injeção de ar com uma seringa em várias regiões do corpo[28]
- Hemoptise factícia[29]
- Feridas de difícil cicatrização[30]
- Convulsões, vômitos e sangramentos em crianças induzidos pela mãe.[30,31]

Um exemplo desse transtorno é ao história real de Dee Dee Blanchard e Gypsy Rose Blanchard, sua filha. Nesse caso, a mãe produzia, intencionalmente, vários sintomas na filha. As pessoas acreditavam que Gypsy sofria de várias doenças, como asma, deficiência mental, epilepsia e déficits neurológicos. No final, a mãe foi assassinada pela filha. Esse caso foi tema do documentário *Mamãe morta e querida* e da série *The act*.[32]

É importante atentar para alguns sinais que levantam a **suspeita de transtorno factício**, tais como:[13]

- **História médica extensa**, com evidência de múltiplas intervenções
- **Apresentação clínica incomum, com pouca resposta a tratamentos realizados**
- **Dificuldade em acessar informações relacionadas ao paciente**, seja por meio de familiares, amigos ou profissionais que o acompanharam previamente.

> Alguns sinais que levam à suspeita de transtorno factício são: história médica extensa, apresentação clínica incomum, pouca resposta ao tratamento e dificuldade em acessar informações médicas.

No caso de transtorno factício imposto a outro, pode ser necessário realizar a busca ativa com outras fontes, como familiares, amigos e profissionais vinculados à escola, para se chegar a uma adequada definição diagnóstica. Em relação ao manejo do paciente com transtorno factício, não existe uma terapia específica definida. É fundamental o diagnóstico precoce, a fim de reduzir o risco de morbidade, mortalidade e procedimentos desnecessários.[33]

Individualizar o tratamento é essencial, com acompanhamento de equipe multidisciplinar para o seguimento adequado (médicos clínicos, psiquiatras, psicólogos, enfermagem, assistente social). Além disso, é necessário estar atento a questões éticas e legais, principalmente nos casos de transtorno factício imposto a outro.[13,34]

Manejo: como abordar o paciente somatizador?

Considerando-se a complexidade e a diversidade das somatizações (aqui, para fins didáticos, estamos agrupando os transtornos com sintomas somáticos, os transtornos conversivos e as dissociações, sem deixar de reconhecer suas especificidades), o médico interconsultor deve estar preparado para orientar o médico clínico, que será o principal responsável para que o tratamento possa prosseguir adequadamente. É preciso notar que **o paciente que somatiza, em geral, tem dificuldade de reconhecer os aspectos psicológicos/psiquiátricos associados ao seu processo de sintomatização**. Ele espera que seja o clínico a conduzir seu tratamento e, tipicamente, resiste muito a qualquer encaminhamento para a psiquiatria ou para o tratamento psicoterapêutico.

> O paciente que somatiza tem dificuldade de reconhecer os aspectos psicológicos. O clínico deve ter cautela para não afastar esse paciente.

É necessário passar instruções claras, concisas e detalhadas ao clínico para que ele não afaste o paciente ao constatar que os sintomas relatados não se encaixam nos principais critérios diagnósticos das doenças orgânicas. O clínico recebe amplo e contínuo treinamento para reconhecer as doenças do organismo, que correspondem ao modelo patofisiológico. É preciso instruí-lo de que esses transtornos não são mentiras, não são simulações, não são "imaginários", não são "inventados", não são "manipulações". **São sofrimentos reais, embora não constatáveis nos exames laboratoriais.**

O maior perigo, que constantemente ronda esses pacientes, é a cronificação do transtorno. Os sintomas tendem a se tornar crônicos em virtude da associação de dois fatores concorrentes: 1) por um lado, o próprio paciente sente que tem uma "doença real" e procura médicos que confirmem a sua suposição, não acreditando que seus sintomas possam ter origem em "sua cabeça"; 2) os médicos de formação muito organicista tendem a mostrar resultados negativos de exames para os pacientes, afirmando que eles "não têm nada". O que cronifica o paciente é essa forma particular de iatrogenia: o paciente sente, mas o médico desqualifica o relato dos sintomas ao não encontrar evidências de doença orgânica. **É como se houvesse um desencontro fundamental: quem sofre não encontra auxílio nem explicação, e quem trata julga que não está diante de um problema que deva ser tratado.** Como resultado, o paciente vai embora sem estar convencido e sem alívio de seus sintomas, buscando logo outro médico ou hospital e iniciando uma peregrinação cara e danosa. Muitas vezes, instala-se no indivíduo uma "identidade" de doente, com uma forma particular de apresentar condutas adoecidas, causando um grande prejuízo na qualidade de vida.

Por isso, é fundamental que o psiquiatra interconsultor prepare adequadamente o clínico, para que ele possa acolher o paciente somatizador e oferecer um acompanhamento que permita, após a exclusão de qualquer doença clínica, o reconhecimento do comprometimento mental/emocional na origem desses sintomas. A partir de então, instruído pelo clínico, o paciente passa a aceitar o encaminhamento para o psiquiatra e/ou psicólogo, encerrando o risco de graves conflitos entre o paciente e seus médicos clínicos, bem como os gastos desnecessários com consultas e medicações e a cronificação da "identidade de doente". A problemática pessoal e subjetiva do paciente com sua vida, do paciente com seu corpo, pode ser então tratada no contexto próprio da consulta psicológica/psiquiátrica.

Transtornos conversivos × dissociativos

Uma dúvida frequente está relacionada à diferenciação entre transtornos conversivos e dissociativos (Figura 15.1). No DSM-5, assim como no DSM-5-TR, os transtornos dissociativos continuam ocupando outro capítulo e são definidos como "perturbações e/ou descontinuidade da integração normal de consciência, memória, identidade, emoção, percepção, representação corporal, controle motor e comportamento".[11,12] São, com frequência, consequência de traumas, e tanto o transtorno de estresse agudo quanto o transtorno do estresse pós-traumático podem cursar com sintomas dissociativos. Estão incluídos nessa categoria: amnésia dissociativa (nesse caso, uma mudança no DSM-5 foi mantida também no DSM-5-TR: a fuga dissociativa foi incorporada à amnésia dissociativa como um especificador),[22] transtorno dissociativo de identidade e transtorno de despersonalização/desrealização.

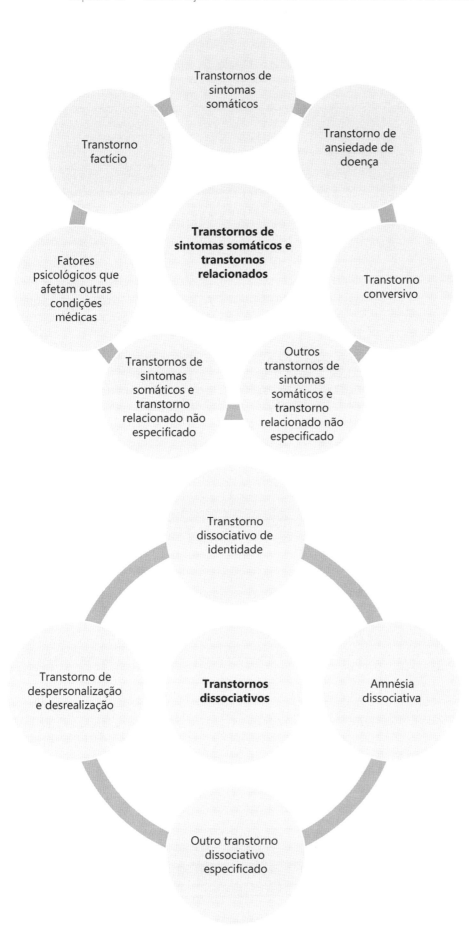

Figura 15.1 Transtornos somáticos e transtornos dissociativos.

Atualizações

- O DSM-5, a quinta edição do Manual Diagnóstico e Estatístico de Transtornos Mentais, foi publicado em 2013 pela Associação Americana de Psiquiatria (APA) e, como discorrido neste capítulo, trouxe mudanças importantes nos conceitos de sintomas somáticos e transtornos relacionados[11,35]
- Em 2022 foi lançada a revisão do DSM-5, o DSM-5-TR. Em relação aos temas abordados neste capítulo, não houve nenhuma mudança substancial no conteúdo
- A CID-11, classificação da OMS que entrou em vigor no ano de 2022, introduziu uma nova categoria: transtorno de angústia corporal (substituindo os transtornos somatoformes e incluindo a neurastenia)[35,36]
- Na CID-11, o transtorno hipocondríaco é classificado junto com os transtornos obsessivos-compulsivos e transtornos relacionados, não sendo incluído no transtorno de angústia corporal[35,36]
- Uma observação importante a respeito da nomenclatura utilizada para descrever esses transtornos: enquanto o CID-11 aboliu o uso da palavra "somático", em virtude de sua conotação negativa, o DSM manteve o termo.[11,35]

Highlights

- A maioria dos transtornos tratados neste capítulo são vistos inicialmente por outras especialidades médicas, e não por psiquiatras. Assim, torna-se fundamental a adequada identificação desses transtornos para um seguimento adequado e melhor prognóstico
- É fundamental o acompanhamento multidisciplinar dos casos, com adequada interlocução entre as equipes envolvidas no atendimento ao paciente
- A psicoeducação é de extrema importância, tanto para as equipes médicas, a fim de melhor identificar e conduzir os casos, quanto para o paciente, para adequado entendimento de sua patologia e possibilidades terapêuticas
- O fortalecimento de vínculo também é fundamental, tanto no que diz respeito às equipes quanto na relação médico-paciente
- Desmistificar patologias psiquiátricas é necessário para melhorar o prognóstico do paciente e possibilitar um acompanhamento mais abrangente, ressaltando a relação íntima entre corpo e mente.

DURANTE O ATENDIMENTO

O que fazer

- Praticar a escuta atenta e empática
- Fortalecer a relação médico-paciente e o manejo interdisciplinar
- Manter interlocução com o médico clínico
- Trabalhar em conjunto em prol de uma abordagem global do paciente
- Evitar que o paciente se sinta menosprezado em sua queixa
- Investigar e tratar as comorbidades psiquiátricas

O que não fazer

- Menosprezar a queixa do paciente
- Dizer que os sintomas são "imaginários"
- Ter atitudes repressoras
- Utilizar termos pejorativos, como: "o paciente está com piti" e/ou "o paciente está tendo um piripaque"

Mapa mental

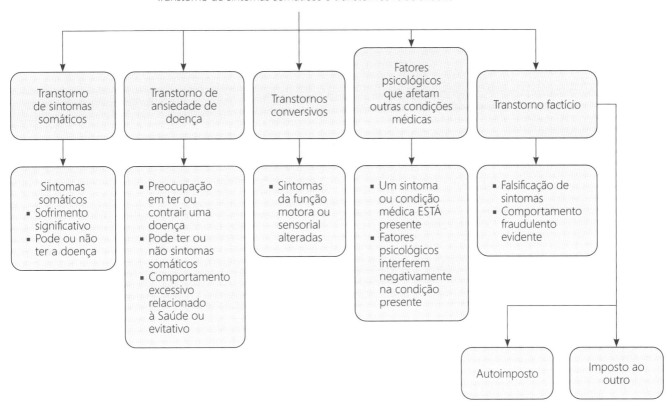

Transtorno de sintomas somáticos e transtornos relacionados

- **Transtorno de sintomas somáticos**
  - Sintomas somáticos
  - Sofrimento significativo
  - Pode ou não ter a doença

- **Transtorno de ansiedade de doença**
  - Preocupação em ter ou contrair uma doença
  - Pode ter ou não sintomas somáticos
  - Comportamento excessivo relacionado à Saúde ou evitativo

- **Transtornos conversivos**
  - Sintomas da função motora ou sensorial alteradas

- **Fatores psicológicos que afetam outras condições médicas**
  - Um sintoma ou condição médica ESTÁ presente
  - Fatores psicológicos interferem negativamente na condição presente

- **Transtorno factício**
  - Falsificação de sintomas
  - Comportamento fraudulento evidente
  - Autoimposto
  - Imposto ao outro

Referências bibliográficas

1. Berrios GE. Rumo a uma nova epistemologia da Psiquiatria. Trad. Lazlo Antonio Ávila. São Paulo: Escuta; 2016.
2. Berrios GE. Uma história da psiquiatria clínica. 3 vol. São Paulo: Escuta; 2012.
3. Descartes R. Discurso do método (1637). Trad. Paulo Neves. Porto Alegre: L&PM; 2004.
4. Porter R. The greatest benefit to mankind: a medical history of humanity. London: Harper Collins; 1998.
5. Corbin A, Courtine J-J, Vigarello G. História do corpo: da Renascença às Luzes. Trad. Lúcia M. E. Orth. 3 vol. Petrópolis: Vozes; 2008.
6. Ávila LA. Psicanálise e antropologia do self: fertilização cruzada. In: Godoy DBOA, Bairrão JFMH. Etnopsicologia brasileira: mosaico e aplicações (e-book). São Paulo: Editora da Universidade de São Paulo; 2018.
7. Moreira-Almeida A. Explorando a relação mente-cérebro: reflexões e diretrizes. Archives of Clinical Psychiatry (São Paulo). 2013:40(3):105-9.
8. Blanco C. Historia de la neurociencia: el conocimiento del cerebro y la mente desde una perspectiva interdisciplinar. Madrid: Biblioteca Nueva; 2014.
9. Damásio AR. O erro de Descartes: emoção, razão e o cérebro humano. 2. ed. Trad. Dora Vicente & Georgina Segurado. São Paulo: Companhia das Letras; 2006.
10. Damásio AR. Em busca de Espinosa: prazer e dor na ciência dos sentimentos. Adaptação [para o português do Brasil] de Laura T. Motta. São Paulo: Companhia das Letras; 2004.
11. American Psychiatric Association. DSM-5: Manual diagnóstico e estatístico de transtornos mentais. 5. ed. Porto Alegre: Artmed; 2014.
12. American Psychiatric Association. Diagnostic and Statistical Manual of Mental Disorders: DSM-5-TR. 5. ed. Washington, DC: APA; 2022.
13. Sadock BJ, Sadock VA, Ruiz P (orgs.). Kaplan e Sadock Compêndio de Psiquiatria – Ciência do Comportamento e Psiquiatria Clínica. 11. ed. Porto Alegre: Artmed; 2016.
14. Botega NJ. Prática psiquiátrica no hospital geral. 3. ed. Porto Alegre: Artmed; 2012.
15. Tofoli LF, Andrade LH, Fortes S. Somatização na América Latina: uma revisão sobre a classificação de transtornos somatoformes, síndromes funcionais e sintomas sem explicação médica. Braz J Psychiatry. 2011;33(suppl 1):S59-S69.
16. Coelho CLS, Ávila LA. Controvérsias sobre a somatização. Arch Clin Psychiatr. 2007;34(6):278-84.
17. Carvalho JG. Transtornos somatoformes na atenção básica a saúde: uma revisão de literatura [dissertação]. Campos Gerais: Universidade Federal de Minas Gerais, 2010. Disponível em: http://hdl.handle.net/1843/BUOS-9CDHC3. Acesso em: 17 jul. 2024.
18. Brunoni AR. Transtornos mentais comuns na prática clínica. Revista de Medicina. 2008;87(4):251-63.
19. Torres AR, Ferrão YA, Miguel EC. Transtorno dismórfico corporal: uma expressão alternativa do transtorno obsessivo-compulsivo? Rev Bras Psiquiatr. 2005;27(2):95-6.
20. Bonfim GW, Nascimento IPC, Borges NB. Transtorno dismórfico corporal: revisão da literatura. Contextos Clínicos. 2016;9(2):240-52.
21. Lazzaro CDS, Ávila LA. Somatização na prática médica. Arq Ciênc Saúde. 2004;11(2):1-5.
22. Araújo AC, Neto FL. A nova classificação americana para os transtornos mentais – o DSM-5. Rev Bras Ter Comp Cogn. 2014;16(1):67-82.

23. Martins-Monteverde CMS, Padovan T, Juruena MF. Transtornos relacionados a traumas e a estressores. Medicina (Ribeirão Preto). 2017;50(Supl.1):37-50.
24. Stone J, Zeman A, Sharpe M. Functional weakness and sensory disturbance. J Neurol Neurosurg Psychiatry. 2002;73:241-5.
25. Araujo R, Santana I. Doenças funcionais/psicogênicas em neurologia – síndromes clínicas e diagnóstico pela positiva. Sinapse. 2018;18(2):35-49.
26. Pinho DM. Terapêuticas do transtorno conversivo [dissertação]. Porto: Universidade do Porto; 2021. Disponível em: https://repositorio-aberto.up.pt/bitstream/10216/134731/2/481663.pdf. Acesso em: 17 jul. 2024.
27. O'Neal MA, Baslet G. Treatment for patients with a functional neurological disorder (conversion disorder): an integrated approach. Am J Psychiatry. 2018;175(4):307-14.
28. Menezes APT, Holanda EM, Silveira VAL, Oliveira KCS, Oliveira FGM. Síndrome de Munchausen: relato de caso e revisão da literatura. Rev Bras Psiquiatr 2002;24(2):83-5.
29. Sanches M, Pachionni AM, Pitta JCN. Hemoptise factícia: suspeita, investigação e manejo. Psychiatry On-line Brazil. 1998;(3)5.
30. Sousa Filho D, Kanomata EY, Feldman RJ, Maluf Neto A. Síndrome de Munchausen e síndrome de Munchausen por procuração: uma revisão narrativa. Einstein. 2017;15(4):516-21.
31. Telles LE de B, Moreira CG, Almeida MR de, Mecler K, Valença AM, Baldez DP. Transtorno factício imposto a outro (síndrome de Munchausen por procuração) e maus-tratos infantis. Debates em Psiquiatria [Internet]. 2015;5(6):38-42.
32. Tachibana M, Ferreira GD. O cuidado materno violento: reflexões psicanalíticas sobre a Síndrome de Munchausen por Procuração. Semina: Ciências Sociais e Humanas. 2020;41(2):229-48.
33. Aranha GF, Carvalho LZM, Guarniero FB, Soares SMSR. Transtorno factício: um desafio para as diversas especialidades. Rev Med. 2007;86(1):14-9.
34. Franco JOB, Batistão RS, Santos DC, Ferreira WFS, Vasconcelos CR. Bioética e sociedade: transtorno factício autoimposto e imposto a outro. Rev Latinoam Bioet [online]. 2020;20(1):49-66.
35. Gracino YLL, Louveira MH, Gaudioso CE, Souza JC. Transtornos somatoformes durante a pandemia de covid-19. Research, Society and Development. 2020;9(9):e902998019.
36. World Heatlh Organization. ICD-11: International Classification of Diseases 11th Revision. Geneva: WHO, 2019. Disponível em: https://www.who.int/classifications/classification-of-diseases. Acesso em: 17 jul. 2024.

16 | *Delirium*

Daniel Canhada Brianti • Débora Motta Ramos Brianti

Introdução

O *delirium* é um transtorno neuropsiquiátrico agudo, causado por doença clínica e/ou substâncias exógenas, potencialmente reversível, mas que pode gerar danos cerebrais permanentes.[1,2] É caracterizado por:

- Início abrupto
- Flutuação do nível de consciência
- Transtorno global das funções cognitivas, com anormalidades da atenção, aumento ou redução da atividade psicomotora e distúrbio no ciclo sono-vigília
- Caráter transitório
- Relacionado a uma etiologia orgânica.[3-5]

No contexto da interconsulta pediátrica (ICP), o quadro de *delirium* **prolonga a permanência hospitalar e aumenta o risco de institucionalização, a necessidade de ventilação mecânica, as chances de perdas funcionais irreversíveis e de declínios cognitivos e a mortalidade.**[3,4] Além disso, tem alta incidência e gravidade, principalmente no ambiente de unidade de terapia intensiva (UTI), sendo frequentemente subdiagnosticado. Essa condição aumenta os custos hospitalares e muitos pacientes são submetidos a tratamentos inadequados.[4,5]

> *Delirium* é um quadro neuropsiquiátrico agudo, causado por doença clínica ou substâncias exógenas, potencialmente reversível, mas que pode gerar danos cerebrais permanentes.

> O *delirium* prolonga a permanência hospitalar, aumentando o risco de institucionalização e ventilação mecânica, as chances de perdas funcionais irreversíveis e declínios cognitivos e a mortalidade.

> O *delirium* é frequentemente subdiagnosticado.

Histórico breve

A palavra *delirium* advém do latim *delirare*, cujo significado é "estar fora do lugar", e era usada para descrever tanto estados de agitação psicomotora como de sonolência excessiva decorrente de distúrbios mentais.[3]

O termo *delirium* foi introduzido no DSM-III pela American Psychiatric Association em 1980. Antes disso, no DSM-II (1968), fazia parte da classificação inespecífica de "transtorno mental orgânico" – e, apesar de ser considerada uma entidade clínica, a nomenclatura era muito ampla. Nos últimos anos, muitos termos foram usados para designar o *delirium*: transtorno confusional agudo, encefalopatia metabólica, psicose da unidade de tratamento intensivo, psicose tóxica, alterações agudas do nível de consciência, demência aguda, demência reversível, psicose exógena, síndrome cerebral orgânica, entre outras denominações.[1-3,6]

Epidemiologia

Na população geral, a incidência varia de 1 a 2%.[1,4,7] Em uma breve revisão da literatura, podemos observar heterogeneidade nas prevalências aproximadas de *delirium* de acordo com os setores hospitalares, características das unidades, subgrupos populacionais e ferramentas empregadas para o diagnóstico, sendo os números frequentemente subestimados.[5,8]

Em idosos internados em UTI, observa-se prevalência de até 80%; nas enfermarias, a prevalência é de até 50%.[5,7,9,10] Em relação às crianças internadas em unidades de terapia intensiva pediátrica (UTIP), a prevalência pode variar entre 10 e 47%.[5,9,11] Traube et al. (2017), em um estudo internacional e multicêntrico envolvendo 994 pacientes, relataram uma prevalência pontual de *delirium* de 25% em crianças graves sob cuidados intensivos.[11]

> A incidência é de 1 a 2% na população geral, chegando a 80% em idosos internados em UTI.

> Em UTI pediátrica, a prevalência pode variar entre 10 e 47%.

> É um quadro frequente em cirurgias ortopédicas e cardíacas de grande porte.

Vale ressaltar que o *delirium* é um quadro frequente em cirurgias ortopédicas e cardíacas de grande porte, cujo risco de desenvolver a síndrome varia de 10 a 50%.[7,8,10]

No Brasil, os dados epidemiológicos são escassos, mas estudos realizados dentro de alguns hospitais gerais relataram que a doença foi responsável por 56% das interconsultas psiquiátricas em idosos.[7] Algumas pesquisas foram realizadas no setor de emergência hospitalar com idosos que deram entrada e permaneceram em observação no local. No estudo brasileiro, a incidência da síndrome foi de 12%, contra 18% dos estudos canadenses e 9% de estudos americanos.[7,12]

Etiologia

> A fisiopatologia do *delirium* ainda não está totalmente esclarecida.

Apesar de a fisiopatologia do *delirium* ainda não estar totalmente esclarecida, as possibilidades mais aceitas são de que o quadro resulta de processos inflamatórios, desarranjos dos neurotransmissores cerebrais e estresse oxidativo, condições que contribuem para o aumento da exposição cerebral a toxinas, o estado de redução da acetilcolina e o aumento de dopamina (Tabela 16.1).[12-14]

> Extremos de idade, déficit cognitivo prévio e doenças mentais preexistentes são fatores de predisposição ao *delirium*.

Alguns fatores estão relacionados a maior predisposição para o desenvolvimento do *delirium*, tais como extremos de idade. Idosos acima de 65 anos apresentam alterações estruturais e degenerativas no cérebro, tornando-os mais vulneráveis, além de uma diminuição da flexibilidade neuroquímica.[15,16] Crianças menores de 2 anos também têm risco aumentado, em função do desenvolvimento microestrutural e neuroquímico incompleto.[4,16]

Outro fator predisponente é o déficit cognitivo prévio. Quando presente, a demência é o principal fator de risco para o desenvolvimento de *delirium*, e a coexistência dessas duas condições é muito comum.[9,12] Quanto mais grave o quadro de demência, maior a chance de desenvolvimento do *delirium*.[9,12,17]

> Depressão e transtorno bipolar são as doenças mentais mais associadas ao *delirium*.

> Uso e abuso de álcool, opioides, benzodiazepínicos e medicações anticolinérgicas também contribuem para o surgimento *delirium*.

Outros fatores predisponentes são doenças mentais preexistentes, sendo que depressão e transtorno bipolar são as doenças mentais mais associadas ao *delirium*. Além disso, baixa escolaridade, abuso de álcool, abuso de opioides e benzodiazepínicos, uso de medicações anticolinérgicas e deficiência visual também contribuem para sua incidência.[3,4]

Entre os fatores precipitantes destacam-se as infecções, em especial as urinárias e respiratórias. Contenção física, uso de cateter vesical e polifarmácia entram como causas iatrogênicas mais comuns. Medicamentos da classe dos benzodiazepínicos, opioides e anti-histamínicos podem aumentar o risco da doença.[4,8]

Os fatores de predisposição e os fatores precipitantes estão listados nas Tabelas 16.2 e 16.3.

Quadro clínico e avaliação

> O início dos sintomas é abrupto e flutuante em sua intensidade.

O quadro clínico do *delirium* é muito oscilante, mas **possui sintomas nucleares de alteração do nível de consciência e atenção, que, quando ausentes, afastam o diagnóstico de *delirium***.[1-3,5,13,18]

> O quadro apresenta sintomas nucleares de alteração do nível de consciência e de atenção, que, quando ausentes, afastam o diagnóstico de *delirium*.

É importante sempre lembrar que o início dos sintomas é abrupto, flutuante em sua intensidade e de duração curta ou prolongada.

Na Tabela 16.4 estão expostos os principais sintomas que podem ocorrer no *delirium*.

Tabela 16.1 Fisiopatologia do *delirium*.

- **Aumento da permeabilidade da barreira hematoencefálica** em decorrência de processos inflamatórios, com consequente aumento da vulnerabilidade cerebral
- Hipoxias transitórias subclínicas levam à **diminuição de acetilcolina**, responsável pela atenção e pelo estado de alerta, cujas deficiências são a base do *delirium*
- O estresse oxidativo contribui para **liberação de dopamina endógena**, provável responsável pelos distúrbios perceptivos do *delirium*
- Desarranjos em outros neurotransmissores cerebrais também estão presentes, como **excesso de norepinefrina e glutamato e redução da melatonina**, sendo esta última responsável pela interrupção do ciclo de sono e vigília

Adaptada de Machado et al., 2021;[13] Thom et al., 2019.[14]

Tabela 16.2 Fatores de predisposição ao *delirium*.

Idade	> 65 anos e < 2 anos
Déficit cognitivo prévio	Demências, alterações do desenvolvimento
Gravidade da doença de base	>APACHE II*: aumento de 6% do risco para *delirium*
Doenças mentais preexistentes	Depressão e transtorno bipolar
Privação sensorial	Deficiência visual ou auditiva
História prévia de *delirium*	

*Escala utilizada para calcular risco de óbito. (Adaptada de Santos et al., 2011;[4] Castro et al., 2017;[5] Diniz e Forlenza, 2012;[19] Daltro-Oliveira et al., 2014;[20] Fong et al., 2015.[21])

Tabela 16.3 Fatores precipitantes do *delirium*.

Sistêmicos	Infecção/sepses, trauma, desidratação, hipotermia ou hipertermia
Sistema nervoso central	Meningite/encefalite, acidente vascular cerebral, hemorragia, hematoma
Medicamentos e drogas	Mudanças de medicação, polifarmácia, drogas de uso recreativo, abstinência
Metabólicos	Encefalopatia de Wernicke, insuficiência hepática ou renal, hipo ou hipernatremia, hipo ou hipercalcemia, hipo ou hiperglicemia, disfunção tireoidiana
Cardiopulmonares	Infarto agudo do miocárdio, insuficiência cardíaca congestiva, hipoxemia, hipercarbia, encefalopatia hipertensiva, choque
Iatrogênicos	Imobilização, cirurgia, cateter urinário

> Infecções, contenção física, uso de cateter vesical e polifarmácia são fatores precipitantes.

Adaptado de Santos et al., 2011;[4] Castro et al., 2017;[5] Diniz et al., 2012;[19] Daltro-Oliveira et al., 2014;[20] Fong et al., 2015.[21]

Tabela 16.4 Principais sintomas que podem ocorrer no *delirium*.

- Obnubilação ou rebaixamento do nível de consciência
- Diminuição da capacidade de atenção
- Desorientação do tempo e do espaço
- Aumento ou redução da atividade psicomotora
- Comprometimento do ciclo sono-vigília, com sonolência diurna e despertares noturnos
- Dificuldade no planejamento, organização e execução de tarefas objetivas
- Delírios que, em geral, são pouco estruturados
- Percepções delirantes
- Labilidade de humor
- Disforia ou apatia
- Distúrbios autonômicos

Adaptada de Santos et al., 2011;[4] Diniz e Forlenza, 2012.[19]

É frequente, na literatura, que se classifique o quadro clínico em três subtipos: hiperativo, hipoativo e misto (Tabela 16.5).

A forma hipoativa apresenta um pior prognóstico, pois comumente passa despercebida entre os familiares e profissionais da Saúde.[3,13,18]

> Os subtipos são: hiperativo, hipoativo e misto.

Diagnóstico

O **diagnóstico de *delirium* é clínico**, realizado por meio de anamnese direta ou indireta bem definida e exame físico minucioso.

Na Figura 16.1, destacam-se os principais pontos a serem avaliados para o diagnóstico do *delirium*.

Deve-se **avaliar se houve mudanças na funcionalidade ou no comportamento basal do paciente acometido**, assim como questionar sobre abuso de substâncias e de álcool, medicações em uso, sintomas anormais sistêmicos de início recente e presença de fatores precipitantes e predisponentes do *delirium*.[3,13]

> O diagnóstico de *delirium* é clínico.

Tabela 16.5 Subtipos clínicos do *delirium*.

	Hiperativo	Hipoativo	Misto
Sintomas	Agitação e confusão mental Auto e heteroagressividade Alucinações e delírios	Apatia e sonolência Pouco contactante Alentecimento psicomotor com bradicinesia	Momentos com manifestações de ambas as variantes
Metabolismo fisiopatológico	Metabolismo cerebral normal ou elevado EEG rápido ou normal Redução da atividade de GABA	Diminuição global da atividade cerebral EEG: alentecimento difuso Sistema GABA: hiperestimulação	

EEG: eletroencefalograma; GABA: ácido gama-amiobutírico. (Adaptada de Santos et al., 2011;[4] Diniz e Forlenza, 2012.[19])

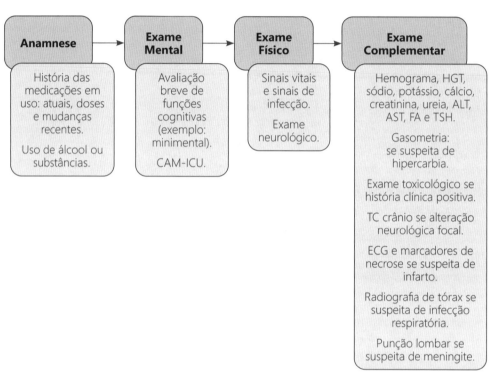

Figura 16.1 Avaliação de *delirium*. ALT: alanina aminotransferase; AST: aspartato aminotransferase; CAM-ICU: *Confusion Assessment Method-Intensive Care Unit*; ECG: eletrocardiograma; FA: fosfatase alcalina; HGT: hemoglobina glicada; TC: tomografia computadorizada. (Adaptada de Santos et al., 2011;[4] Sarno et al., 2015;[10] Monteiro e Kimiani, 2018;[17] Boreli et al., 2018;[18] Lagoeiro, 2018.[22])

> É crucial a avaliação de causas potencialmente reversíveis.

É crucial a avaliação de causas potencialmente reversíveis, procurando sinais de sepse, desidratação ou insuficiência de um órgão importante.[3]

CID-10 e CID-11

A décima edição da Classificação Internacional de Doenças, conhecida como CID-10, foi lançada em maio de 1990, e as alterações da CID-11, em vigência desde fevereiro de 2022, ocorreram em função das inúmeras mudanças e atualizações nas tecnologias e na própria medicina.[23-26] Os capítulos sobre *delirium* permaneceram inalterados (Tabela 16.6).

DSM

O *Manual Diagnóstico e Estatístico de Transtornos Mentais* (em inglês, *Diagnostic and Statistical Manual of Mental Disorders*), conhecido como DSM, teve sua primeira edição publicada em 1953, que consistia em uma lista com a descrição clínica de cada doença. Outras modificações foram feitas em anos subsequentes e, em maio de 2013, foi oficialmente publicado o DSM-5. Em março de 2022, foi realizada a revisão do DSM-5, publicado como DSM-5-TR.[27-32]

Tabela 16.6 Diagnóstico de *delirium* segundo a CID-11.[23-26]

Características essenciais:
- Prejuízo de atenção, orientação e consciência que se desenvolve em um curto período de tempo, com sintomas transitórios e que podem flutuar, dependendo da etiologia subjacente
- Mudança em relação ao funcionamento basal do indivíduo
- Pode ser causado pelos efeitos fisiológicos de uma condição médica, pelos efeitos diretos de uma medicação ou substância ou por fatores desconhecidos
- Sintomas não são mais bem explicados por um transtorno neurocognitivo preexistente ou em evolução ou por outro transtorno mental
- Sintomas não são mais bem explicados por quadro típico de intoxicação ou abstinência de medicação ou substância

F05	*Delirium* não induzido pelo álcool e outras substâncias psicoativas
F05.1	*Delirium* não superposto a uma demência, assim descrito
F05.2	*Delirium* superposto a uma demência
F05.8	Outro *delirium*
F05.9	*Delirium* não especificado

No DSM-5, o *delirium* é definido de forma mais restritiva em termos de suas características cognitivas, e o nível do elemento de excitação implícito nos critérios anteriores do DSM foi removido (Tabela 16.7). Além disso, o critério D afirma que **a desatenção ou mudanças na cognição não devem ocorrer no contexto de um nível severamente reduzido de excitação.**[28,32] No DSM-5-TR, houve uma modificação no critério A, com a remoção da frase "orientação reduzida para o ambiente" e mudança da segunda parte do critério para "acompanhado por consciência reduzida do ambiente", buscando evitar confusão com a desorientação, que já é descrita no critério C.[32]

Tabela 16.7 Diferenças entre DSM-5-TR, DSM-5 e DSM-IV no diagnóstico de *delirium*.

DSM-5-TR	DSM-5	DSM-IV
A. Perturbação na atenção (p. ex. capacidade reduzida para direcionar, focalizar, manter e mudar a atenção), acompanhada por uma consciência reduzida do ambiente	**A.** Perturbação da atenção (capacidade reduzida de direcionar, focar, sustentar e mudar a atenção) e da consciência (orientação reduzida para o ambiente)*	**A.** Perturbação de consciência (clareza reduzida de percepção do ambiente), com capacidade reduzida de centralizar, sustentar e mudar a atenção
B. A perturbação se desenvolve em um período breve de tempo (normalmente, de horas ou poucos dias), representa uma mudança da atenção e da consciência basais e tende a oscilar quanto à gravidade ao longo do dia	**B.** O distúrbio se desenvolve em um curto período de tempo (geralmente, de horas a alguns dias), representa uma mudança aguda da atenção e consciência basais e tende a flutuar em gravidade ao longo do dia	**B.** Uma mudança na cognição, como déficit de memória, desorientação e distúrbio de linguagem, ou o desenvolvimento de um distúrbio perceptivo que não é mais bem explicado por uma demência preexistente, estabelecida ou em evolução
C. Perturbação adicional na cognição (p. ex., desorientação, déficit de memória, linguagem, capacidade visuoespacial ou percepção)	**C.** Um distúrbio adicional na cognição (p. ex., desorientação, déficit de memória, linguagem, capacidade visuoespacial ou percepção)	**C.** A perturbação se desenvolve em um curto período de tempo (geralmente, de horas a dias) e tende a flutuar durante o dia
D. As perturbações dos critérios A e C não são mais bem explicadas por outro transtorno neurocognitivo preexistente, estabelecido ou em desenvolvimento e não ocorrem no contexto de um nível gravemente diminuído de estimulação, como no coma	**D.** Os distúrbios nos critérios A e C não são mais bem explicados por um distúrbio neurocognitivo preexistente, estabelecido ou em evolução e não ocorrem no contexto de um nível severamente reduzido de excitação, como o coma	**D.** Existem evidências na história, exame físico ou achados laboratoriais de que o distúrbio é causado pelas consequências fisiológicas diretas de uma condição médica geral
E. Há evidências, a partir da história, do exame físico ou de achados laboratoriais, de que a perturbação é uma consequência fisiológica direta de outra condição médica, intoxicação ou abstinência de substância (p. ex., droga de abuso ou medicamento), de exposição a uma toxina ou de que ela seja decorrente de múltiplas etiologias	**E.** Há evidências da história, exame físico ou achados laboratoriais de que o distúrbio é uma consequência fisiológica direta de outra condição, medicação ou intoxicação por substância	

*Modificado no DSM-5-TR. (Adaptada de American Psychiatric Association, 1994;[30] American Psychiatric Association, 2014;[31] American Psychiatric Association, 2023.[32])

O DSM-5 e DSM-5-TR determinam subtipos de *delirium*, a saber:

- ***Delirium* por intoxicação de substâncias**: esse diagnóstico deve ser feito em vez de "intoxicação por substâncias" quando predominam os sintomas dos critérios A e C no quadro clínico e quando forem suficientemente graves para justificar atenção clínica
- ***Delirium* por abstinência de substâncias**: esse diagnóstico deve ser feito em vez de "abstinência por substâncias" quando predominam os sintomas dos critérios A e C no quadro clínico e quando forem suficientemente graves para justificar atenção clínica
- ***Delirium* induzido por medicamento**: esse diagnóstico é aplicável quando os sintomas dos critérios A e C aparecem como efeito colateral de um medicamento tomado conforme prescrição.

Delirium: outros métodos para o diagnóstico

Atualmente, utiliza-se o método de avaliação CAM (*Confusion Assessment Method*), que foi criado para ser aplicado por profissionais sem conhecimento específico em psiquiatria (Tabela 16.8). É um instrumento de rastreio, não se prestando a avaliar a gravidade do quadro.[8,16,17,33]

No CAM não existe escore; o método **consiste apenas em respostas positivas e negativas baseadas na observação do avaliador**, apresentando altos índices de sensibilidade, especificidade e confiabilidade.[4,9]

Tabela 16.8 *Confusion Assessment Method* (CAM).

A. Estado confusional agudo com flutuação marcante
B. Déficit de atenção marcante
C. Pensamento e discurso desorganizados
D. Alteração do nível de consciência (hipoativo ou hiperativo).
Considera-se *delirium* na presença dos itens A e B mais C e/ou D.

Adaptado de Lobo et al., 2010;[8] Monteiro e Kiminani, 2018.[17]

Diagnóstico diferencial

O diagnóstico diferencial exige uma boa anamnese clínica e exames detalhados do paciente.[19] **Muitos achados do *delirium* podem ocorrer também em outras patologias psiquiátricas e clínicas.**[4]

Observamos um início agudo e um curso flutuante no *delirium*, enquanto a demência se apresenta de maneira insidiosa e com curso progressivo.[4,16] Já na depressão e na esquizofrenia, o início e o curso são variáveis. O nível de consciência é prejudicado no *delirium*.[4,16]

A ocorrência de psicose é comum no *delirium*, na esquizofrenia e na psicose breve, podendo ser identificada em uma pequena porcentagem dos quadros de depressão e sendo incomum na demência.[4,12,16]

Em relação à atenção e à memória, o *delirium* se apresenta com déficit de memória e desatenção, enquanto na demência não se observa déficit de atenção.[3,16] Na esquizofrenia, a memória encontra-se preservada, mas está seletivamente prejudicada na psicose breve. No que se refere à depressão, nota-se comumente um déficit atencional sem prejuízo de memória.[3,16]

O exame de eletroencefalografia (EEG) demonstra lentificação no *delirium* e na demência, estando geralmente normal na depressão, na psicose breve e na esquizofrenia. O quadro não é reversível na demência e na esquizofrenia. Em relação ao *delirium*, pode ser reversível na fase inicial.[3,16]

O *delirium* requer tratamento urgente em função da gravidade do quadro. Tanto a demência quanto a esquizofrenia demandam tratamento crônico.[3,16] A psicose breve deve ser acompanhada com seguimento psiquiátrico, e o tempo de tratamento da depressão é variável, dependendo do quadro que o paciente apresenta.[3,16]

Tratamento

O tratamento é variável e muito individual, já que **o objetivo principal é controlar a patologia primária, tentando conter e reverter suas manifestações**.[9] Em geral, a reparação das anormalidades de base melhora a funcionalidade cerebral.

Conduta não medicamentosa

O tratamento não farmacológico consiste em **medidas que evitem os fatores precipitantes e desencadeantes do *delirium*.**[8,9] A Tabela 16.9 destaca as principais intervenções que auxiliam no manuseio dos pacientes acometidos.

Restrições físicas em pacientes agitados devem ser evitadas e utilizadas apenas como último recurso, visto que tal método pode piorar o estado de agitação, bem como causar perda de mobilidade, úlceras por pressão, aspiração e prolongamento do *delirium*.[8,9]

Conduta farmacológica

O objetivo do tratamento farmacológico é reduzir o desconforto, o estresse e os comportamentos de risco. É importante ressaltar que os **psicotrópicos não tratam *delirium* nem revertem as causas etiológicas**, e que as **drogas psicoativas podem piorar o estado mental do paciente**.[3,5] Na Tabela 16.10, destacam-se as principais medicações utilizadas.

O filme *Maus hábitos* conta a história de uma jovem freira que decide fazer um jejum místico e apresenta um quadro de *delirium*.

Curso e prognóstico

Por definição, o *delirium* é uma síndrome mental orgânica transitória, e o prognóstico, a curto ou longo prazo, depende dos fatores de risco e dos fatores que precipitaram a síndrome, como idade, estado mental prévio e condição clínica atual.[10,16,19]

Tabela 16.9 Tratamento não medicamentoso do *delirium*.

- Permitir a presença e familiares e acompanhantes
- Orientar sempre o paciente no tempo e espaço
- Alojar em quartos calmos e mais próximos à equipe de enfermagem
- Fornecer instruções verbais simples
- Estimular a mobilidade, o autocuidado e a independência
- Estimular o uso de óculos e aparelhos auditivos, caso o paciente faça uso
- Utilizar calendários e relógios no ambiente
- Evitar mudanças de quartos e mudanças contínuas da equipe de atendimento
- Evitar fazer medicações em períodos noturnos ou em horários tardios

Adaptada de Lobo et al., 2010;[8] Pessoa e Nácul, 2006.[9]

Tabela 16.10 Tratamento farmacológico do *delirium*.

Nome	Via de administração	Dose	Efeitos colaterais	Considerações
Antipsicóticos típicos				
Haloperidol (1ª escolha)	IM (ação 20 a 40 min) Oral (ação 4 a 6 h)	0,5 mg a 1 mg, podendo repetir a dose em 30 a 60 min 0,5 mg 2×/dia 25 mg 2×/dia 5 mg 1×/dia	Efeito extrapiramidal Prolongamento do intervalo QT Risco de síndrome neuroléptica maligna	Usado em casos de agitação intensa Usado em casos de agitações mais leves
Antipsicóticos atípicos				
Risperidona	Oral (ação em 30 a 60 min)	0,5 mg a 3 mg a cada 12 a 24 h	Sedação Hipotensão Acatisia	Melhor resposta em *delirium* hipoativo
Olanzapina	Oral (meia-vida longa, o que dificulta o manejo do quadro agudo)	2,5 mg a 15 mg a cada 12 a 24 h		
Quetiapina	Oral (ação em 6 h)	12,5 mg a 200 mg a cada 12 a 24 h		
Benzodiazepínicos				
Lorazepam	IV (ação em 15 min) IM (ação em 30 min)	0,5 mg a 2 mg a cada 15 a 30 min 0,5 mg a 2 mg a cada 60 min	DEVE SER EVITADO Sedação Depressão respiratória Desinibição paradoxal Depressores do SNC	Usar apenas em caso refratário ao uso de neurolépticos Casos de síndrome de abstinência alcoólica

IM: via intramuscular; IV: via intravenosa; SNC: sistema nervoso central; VO: via oral. (Adaptada de Santos et al., 2011;[4] Pessoa e Nácul, 2006;[9] Thom et al., 2019;[14] Diniz e Forlenza, 2012.[19])

As próprias complicações decorrentes de uma hospitalização podem piorar o prognóstico da síndrome, como escaras de decúbito, quedas, infecções e má nutrição. Os efeitos cognitivos tendem a ser reversíveis, mas, em alguns casos, podem se tornar permanentes.[10,16]

O prognóstico é muito variável e piora quando o diagnóstico é alcançado tardiamente ou quando a causa base não é adequadamente tratada.

O objetivo do tratamento farmacológico é reduzir o desconforto, o estresse e os comportamentos de risco. É importante ressaltar que os psicotrópicos não tratam *delirium* nem revertem as causas etiológicas.

Atualizações

- Kotfis et al. (2020): a covid-19 aumenta o risco de *delirium* em decorrência de pelo menos sete fatores, incluindo: (1) invasão direta do vírus no sistema nervoso central (SNC); (2) indução de mediadores inflamatórios do SNC; (3) efeitos secundários à falha de outros órgãos ou sistemas; (4) efeito de estratégias sedativas; (5) tempo prolongado de ventilação mecânica; (6) imobilização; e (7) outros fatores ambientais, incluindo isolamento social e quarentena sem família. O artigo discute como os profissionais de UTI (médicos, enfermeiros, fisioterapeutas, farmacologistas) podem usar os conhecimentos e os recursos disponíveis para limitar a carga de *delirium* sobre os pacientes, reduzindo os fatores de risco modificáveis[32]
- Pun et al. (2021): a disfunção cerebral aguda (coma e *delirium*) foi altamente prevalente e prolongada em pacientes críticos com covid-19. O uso de benzodiazepínicos e a falta de visitação familiar foram identificados como fatores de risco modificáveis para *delirium* e, portanto, esses dados apresentam uma oportunidade para reduzir a disfunção cerebral aguda em pacientes com covid-19[33]
- A American Delirium Society (ADS) fornece uma ampla gama de informações educacionais sobre *delirium* para profissionais médicos, familiares e pacientes, incluindo apresentações em vídeo, publicações e informações adicionais.

Highlights

- O *delirium* é um transtorno neuropsiquiátrico agudo causado por doença clínica e/ou substâncias exógenas, potencialmente reversível, mas que pode gerar danos cerebrais permanentes
- É caracterizado por um início abrupto, flutuação do nível de consciência e alterações das funções cognitivas
- Tem caráter transitório e é relacionado a uma etiologia orgânica
- A presença de *delirium* prolonga a permanência hospitalar e aumenta o risco de institucionalização e a necessidade de ventilação mecânica, bem com as chances de perdas funcionais irreversíveis, de declínios cognitivos e a mortalidade
- É frequentemente subdiagnosticado
- A incidência na população geral é de 1 a 2%, chegando até 80% na UTI adulta. Em crianças e adolescentes em unidades intensivas, pode chegar a 47% dos pacientes internados
- É um quadro frequente em cirurgias ortopédicas e cardíacas de grande porte
- Extremos de idade, déficits cognitivos e doenças mentais preexistentes são fatores predisponentes
- Infecções, contenção física, uso de cateter vesical e polifarmácia são fatores precipitantes
- O uso de benzodiazepínicos, opioides e anti-histamínicos aumenta o risco da doença
- O diagnóstico é clínico, sendo essencial avaliar e tratar o quadro de base
- O CAM é um instrumento de rastreio que pode ser utilizado
- O tratamento é variável e muito individual, já que o objetivo principal é controlar a patologia primária, tentando conter e reverter suas manifestações.

DURANTE O ATENDIMENTO

O que fazer

Após estabelecidos os critérios diagnósticos para pacientes com *delirium*, devemos:
- Controlar os sintomas por meio de tratamento não farmacológico ou farmacológico
- Prevenir complicações mediante controle de vias respiratórias, hidratação e nutrição, mobilização precoce
- Identificar fatores potencialmente reversíveis, utilizando avaliação clínica, exames subsidiários exames mais específicos

O que não fazer

- Considerar que alterações do comportamento são sempre relacionadas a transtornos psiquiátricos primários
- Deixar de tratar a causa de base que desencadeou o quadro de *delirium*
- Restringir fisicamente (somente em casos extremos)
- Realizar mudanças frequentes na equipe médica ou de enfermagem
- Mudar o paciente de quarto
- Alojar paciente em quarto movimentado ou com muito barulho
- Manter paciente em um ambiente e uma rotina que não permitam um ciclo de sono-vigília adequado
- Manejar inadequadamente a dor

Mapa mental

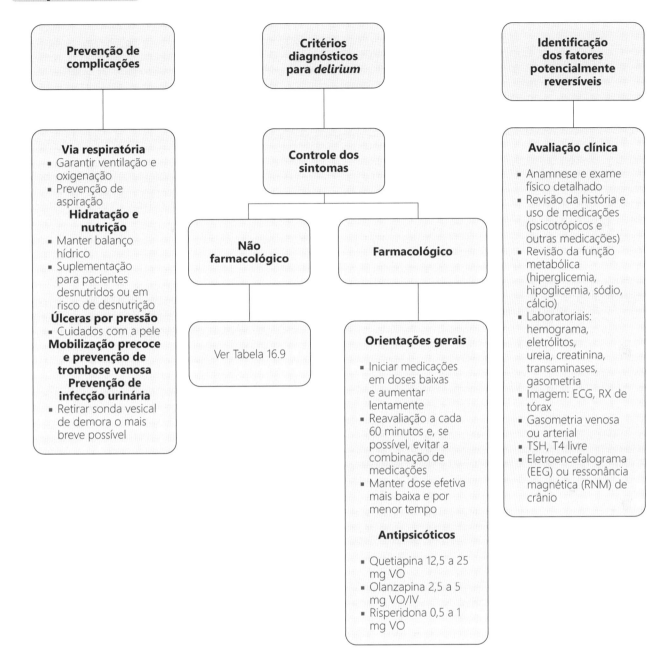

Referências bibliográficas

1. Silva LFAL, Junior MS. Delirium (estado confusional agudo). In: Botega NJ (org.). Prática psiquiátrica no hospital geral: interconsulta e emergência. Porto Alegre: Artmed; 2012. p. 263-4.

2. Bourgeois JA, Seaman JS, Servis ME. Delirium, demência, transtornos amnésticos e outros transtornos cognitivos. In: Yudofski SC, Gabbard GO. Tratado de psiquiatria clínica. Porto Alegre: Artmed; 2012. p. 325-87.

3. Wacker P, Nunes PV, Forlenza OV. Delirium: uma perspectiva histórica. Arch Clin Psychiatry (São Paulo). 2005;32:97-103.

4. Santos FS, Junior RF, Forlenza OV. Delirium: In: Miguel Filho EC, Gentil Filho V, Gattaz WF (orgs.). Clínica psiquiátrica: a visão do Departamento e do Instituto de Psiquiatria da HCFMUSP. vol. 1. Barueri: Manole; 2011. p. 567-81.

5. Castro REV. Delirium em unidades de terapia intensiva: o que precisamos saber [internet]. Portal Afya, Educação Médica; 2017. Disponível em: https://portal.afya.com.br/terapia-intensiva/delirium-em-unidades-de-terapia-intensiva-o-que-precisamos-saber. Acesso em: 17 jul. 2024.

6. Lima e Silva LFA, Junior MS. Prática psiquiátrica no hospital geral: interconsulta e emergência. 3. ed. Porto Alegre: Artmed; 2012. p. 263-4.

7. Rosso LH, Gomes GA, Maronezi LFC, Lindemann IL, Riffel RT, Stobbe JC. Delirium em idosos internados via unidade de emergência: estudo prospectivo. J Bras Psiquiatr (Rio de Janeiro). 2020;69(1). Disponível em: https://www.scielo.br/j/jbpsiq/a/zFg4V3hmYjd3TYCx tdgkvzh/?lang=pt. Acesso em: 17 jul. 2024.

8. Lobo RR, Silva Filho SRB, Lima NKC, Ferrioli E, Moriguti JC. Condutas em enfermaria de clínica médica de hospital de média complexidade - Parte 2. Medicina (Ribeirão Preto). 2010;43(3):249-57.

9. Pessoa RF, Nácul FE. Delirium em pacientes críticos. Rev Bras Ter Inten (São Paulo). 2006;8(2). Disponível em: https://www.scielo.br/scielo.php?pid=S0103-507X2006000200013&script=sci_arttext&tlng=pt. Acesso em: 17 jul. 2024.

10. Sarno CW, Romero RT. Estado confusional agudo (delirium). Disponível em: http://www.famema.br/assistencial/hc1/artigos/estado-confusionalagudo.pdf. Acesso em: 17 jul. 2024.

11. Traube C, Silver G, Reeder RW, Doyle H, Hegel E, Wolfe HA et al. Delirium in critically ill children: an international point prevalence study. Crit Care Med. 2017;45(4):584-90.

12. Robyn P et al. Delirium. Am J Psychiatry. 2019;176:10.

13. Machado AS, Pereira E, Grangeia R. Delirium no doente observado por psiquiatria de ligação: análise de uma coorte de doentes internados num hospital terciário e revisão da literatura. Psiquiatria Clínica. 2021;27(1). Disponível em: https://sigarra.up.pt/fpceup/en/pub_geral.pub_view?pi_pub_base_id=577204. Acesso em: 17 jul. 2024.

14. Thom RP, Levy-Carrick NC, Bui M, Silbersweig D. Delirium. Am J Psychiatry. 2019;176(10):785-93. Disponível em: https://psychiatryonline.org/doi/full/10.1176/appi.ajp.2018.18070893. Acesso em: 17 jul. 2024.

15. Kanova M, Sklienka P, Roman K, Burda M, Janoutova J. Incidence and risk factors for delirium development in ICU patients: a prospective observational study. Biomed Pap Med Fac Univ Palacky Olomouc Czech Repub. 2017;161(2):187-96.

16. Gonçalves M. Psiquiatria na prática médica: delirium. Psychiatry online Brasil. 2015;20(5). Disponível em: https://www.polbr.med.br/ano15/prat0515.php#:~:text=Delirium%20%C3%A9%20um%20quadro%20considerado,ou%20outra%20droga%20de%20abuso. Acesso em: 17 jul. 2024.

17. Monteiro TC, Kiminami DOG. Delirium na sala de urgência. Rev Qualidade HC. 2018. Disponível em: https://www.hcrp.usp.br/revistaqualidade/uploads/Artigos/172/172.pdf. Acesso em: 17 jul. 2024.

18. Borelli WV, Aguzzoli C, Soldatelli MD, Schilling LP. Estado confusional agudo. Acta Méd (Porto Alegre). 2016;5(5). Disponível em: https://docs.bvsalud.org/biblioref/2018/04/883001/03-estado-confusional-agudo.pdf. Acesso em: 17 jul. 2024.

19. Diniz BSO, Forlenza OV. Neuropsiquiatria clínica. Rio de Janeiro: Rubio; 2012. p. 125-34.

20. Daltro-Oliveira R, Flores DG, Quarantini LC. Delirium. In: Quevedo J, Carvalho AF (orgs.). Emergências psiquiátricas. 3. ed. Porto Alegre: Artmed; 2014. p. 87-99.

21. Fong TG, Davis D, Growdon ME, Albuquerque A, Inouye SK. The interface of delirium and dementia in older persons. Lancet Neurol. 2015;14(8):823-32.

22. Lagoeiro B. Como realizar o diagnóstico de delirium? [internet]. Portal Ayfa, Educação Médica; 2018. Disponível em: https://portal.afya.com.br/neurologia/como-realizar-o-diagnostico-de-delirium. Acesso em: 17 jul. 2024.

23. Thees V. CID-11: veja o que muda na nova classificação internacional de doenças [internet]. Portal Ayfa, Educação Médica; 2019. Disponível em: https://portal.afya.com.br/saude/oms-lanca-a-cid-11-veja-o-que-muda-na-nova-classificacao-internacional-de-doencas. Acesso em: 17 jul. 2024.

24. Portal Afya. CID 11: veja o que mudou na classificação de doenças [internet]. Portal Afya, Educação Médica; 2018. Disponível em: https://educacaomedica.afya.com.br/blog/cid-11-veja-o-que-mudou-na-classificacao-de-doencas?utm_source=(direct)&utm_medium=(none). Acesso em: 17 jul. 2024.

25. Almeida MSC, Sousa Filho LF, Rabello PM, Santiago BM. Classificação Internacional das Doenças 11ª revisão: da concepção à implementação. Rev Saúde Pública. 2020;54:104. Disponível em: https://scielosp.org/pdf/rsp/2020.v54/104/pt. Acesso em: 17 jul. 2024.

26. World Health Organization. Classificação de Transtornos Mentais e de Comportamento CID-10: descrições clínicas e diretrizes diagnósticas. Porto Alegre: Artmed; 1993.

27. Caponi SO. DSM-V como dispositivo de segurança. Physis (Rio de Janeiro). 2014;24(3):741-63. Disponível em: https://www.scielo.br/j/physis/a/3JKXPsyrDFSZqcMx4dcT94y/abstract/?lang=pt#. Acesso em: 17 jul. 2024.

28. European Delirium Association and American Delirium Society. The DSM-5 criteria, level of arousal and delirium diagnosis: inclusiveness is safer. BMC Med. 2014;12:141. Disponível em: https://www.ncbi.nlm.nih.gov/pmc/articles/PMC4177077/. Acesso em: 17 jul. 2024.

29. Araújo AC, Lufo Neto L. A nova classificação americana para os transtornos mentais - o DSM-5. Rev Bras Ter Comport Cogn (São Paulo). 2014;16(1). Disponível em:http://pepsic.bvsalud.org/scielo.php?script=sci_arttext&pid=S1517-55452014000100007. Acesso em: 17 jul. 2024.

30. American Psychiatric Association. DSM-IV Diagnostic and Statistical Manual of Mental Disorders. Washington, DC: American Psychiatric Association Publishing; 1994.

31. American Psychiatric Association. DSM-5: Manual Diagnóstico e Estatístico de Transtornos Mentais. 5. ed. Porto Alegre, RS: Artmed; 2014.

32. American Psychiatric Association. DSM-5-TR: Manual diagnóstico e estatístico de transtornos mentais - texto revisado. Porto Alegre: Artmed; 2023.

33. Garcez FB, Silva TJA. Clínica psiquiátrica: as grandes síndromes psiquiátricas. v. 2. 2. ed. Barueri: Manole; 2021. p.1207-16.

34. Kotfis K, Roberson SW, Wilson JE, Dabrowski W, Pun BT, Ely EW. COVID-19: ICU delirium management during SARS-CoV-2 pandemic. Crit Care. 2020;24(1):176.

35. Pun BT, Badenes R, La Calle GH, Orun OM, Chen W, Raman R et al. Covid-19 Intensive Care International Study Group. Prevalence and risk factors for delirium in critically ill patients with covid-19 (COVID-D): a multicentre cohort study. Lancet Respir Med. 2021;9(3):239-50.

17 | Síndrome Neuroléptica Maligna

Celina Dias e Santos Lazzaro • Érico Marques Kohl • Nicole de Oliveira Mazzeto

Introdução

O psiquiatra e outros profissionais que atendem pacientes psiquiátricos devem estar familiarizados com os sintomas das síndromes malignas, o seu diagnóstico diferencial e as opções terapêuticas. As principais entidades clínicas são:

- Síndrome neuroléptica maligna (SNM), abordada neste capítulo
- Síndrome serotoninérgica (Capítulo 18)
- Catatonia e catatonia maligna (Capítulo 19).

Contextualização

A síndrome neuroléptica maligna é uma consequência rara, porém potencialmente letal do uso de **antipsicóticos e outras substâncias** (lítio, anticonvulsivantes, antidepressivos tricíclicos, anti-histamínicos, abstinência de agentes dopaminérgicos), o que requer uma familiaridade do médico com o diagnóstico para que possa **rapidamente reconhecer e intervir**. Vale ressaltar que outros fármacos também podem ocasionar a SNM, conforme será descrito neste capítulo.

> A SNM é uma consequência potencialmente letal do uso de antipsicóticos e outros fármacos.

> A SNM decorre do bloqueio de receptores dopaminérgicos D2.

Histórico breve

A SNM foi inicialmente descrita ao **final da década de 1950**, após a introdução de antipsicóticos para o tratamento de transtornos mentais.[1]

Recentemente, no DSM-5-TR, o termo "neuroléptico" (*neuro* + grego *lêptikós*, -ê, -ón, disposto a receber) foi abandonado, sendo somente utilizado nesse diagnóstico.[2]

Epidemiologia

A SNM é um **risco potencial** em qualquer indivíduo após a administração de antipsicóticos. **Não é específica de nenhum diagnóstico neuropsiquiátrico**, podendo ocorrer em indivíduos sem transtorno mental diagnosticável que receberam antagonista dopaminérgico. Evidências de estudos de bases de dados sugerem taxas de incidência de **0,01 a 0,02%** entre pessoas tratadas com antipsicóticos.

Pacientes de ambos os sexos e de todas as idades (jovens a idosos) são afetados, mas a SNM predomina em **jovens adultos do sexo masculino**.[1,3] De acordo com Kaplan, é mais comum a incidência de SNM no primeiro ano de uso de antipsicóticos. **Indivíduos com síndromes cerebrais orgânicas são considerados de alto risco**, bem como aqueles com deficiência intelectual.[4,5]

> A SNM não é específica de nenhum diagnóstico neuropsiquiátrico e pode ocorrer em indivíduos sem nenhum transtorno mental que receberam antagonistas dopaminérgicos.

> Indivíduos com síndromes cerebrais orgânicas são considerados de alto risco.

Etiologia

A SNM tem como gatilho o **bloqueio de receptores dopaminérgicos D2**, localizados no **hipotálamo** e nos sistemas reguladores do **tronco cerebral**. Existem diversas hipóteses que

A SNM pode ocorrer com todos os antipsicóticos comercializados, mas há diferenças entre os antipsicóticos de primeira e segunda gerações.

Os ASGs apresentam uma afinidade mais baixa para o receptor de dopamina D2, com menor probabilidade de efeitos extrapiramidais.

O aripiprazol está associado a menor frequência de hiperpirexia, diaforese e taquipneia.

A mortalidade é mais baixa quando a SNM é causada por ASGs.

Proclorperazina, prometazina, droperidol, metoclopramida e amoxapina também foram associados à SNM.

São fatores de risco para SNM: via de administração parenteral, doses elevadas, titulação rápida da dose, desidratação, desnutrição, síndrome cerebral orgânica, alcoolismo e infecções.

Episódio anterior de SNM é fator de risco importante para um novo quadro após reintrodução do fármaco.

sugerem a associação entre gatilho farmacológico (antagonismo dos receptores dopaminérgicos) e traços de vulnerabilidade no indivíduo que desenvolve a SNM.[6]

As evidências, até o momento, sugerem que a SNM está associada a praticamente **todos os antipsicóticos comercializados**. Presume-se que os antipsicóticos de primeira geração (APGs) de alta potência apresentem um risco maior de precipitá-la que os medicamentos de baixa potência e os antipsicóticos de segunda geração (ASGs), embora essa suposição permaneça **não comprovada**.[7]

Existem diferenças farmacodinâmicas entre os dois grupos de antipsicóticos. Em geral, os **ASGs expressam uma afinidade mais baixa para o receptor de dopamina D2**, embora sejam potentes antagonistas do receptor de serotonina 5-HT2A. Acredita-se que a alta proporção de 5-HT2A para ocupação do receptor D2 confira a probabilidade reduzida de efeitos colaterais extrapiramidais com uso de ASGs (aripiprazol, asenapina, clozapina, iloperidona, olanzapina, paliperidona, quetiapina, risperidona e ziprasidona).

Três ASGs (aripiprazol, brexpiprazol, cariprazina) são semelhantes em seu mecanismo de ação, atuando como agonistas parciais no receptor de dopamina D2. Essa característica faz com que sejam menos propensos a exercer antagonismo excessivo nesse receptor em comparação a outros antipsicóticos. **O aripiprazol, em particular, parece estar associado a uma frequência mais baixa de hiperpirexia, diaforese e taquipneia** do que outros casos de SNM associada a ASGs.

Embora alguns achados demonstrem mortalidade mais baixa em casos de SNM causada por antipsicóticos de segunda geração em comparação com os de primeira geração, as manifestações induzidas por antipsicóticos atípicos são semelhantes em natureza e gravidade às produzidas por medicamentos antipsicóticos típicos.[7] Fármacos usados em ambientes médicos, como proclorperazina, prometazina, droperidol, metoclopramida e amoxapina (antidepressivo) também foram associados à SNM (Tabela 17.1).

Outros fatores de risco sugeridos para o desenvolvimento dessa síndrome são: **administração parenteral, uso de doses elevadas, titulação rápida da dose, desidratação, desnutrição, síndrome cerebral orgânica, alcoolismo e infecções**. No entanto, é importante notar que a SNM geralmente ocorre dentro da faixa de dosagem terapêutica típica de antipsicóticos.[3,4]

Um **episódio anterior de SNM é um forte fator de risco**, com probabilidade entre 17 e 30% de que os pacientes desenvolvam a síndrome novamente após a reintrodução do psicofármaco.

Tabela 17.1 Medicamentos que podem resultar em síndrome neuroléptica maligna.

- Antipsicóticos de primeira geração ou típicos, como haloperidol (alta potência), clorpromazina, levomepromazina, periciazina, pimozida, zuclopentixol etc.
- Antipsicóticos de segunda geração ou atípicos, como aripiprazol, asenapina, clozapina, iloperidona, olanzapina, paliperidona, quetiapina, risperidona, ziprasidona etc.
- Carbonato de lítio
- Antidepressivos tricíclicos, como imipramina, nortriptilina e clomipramina
- Antieméticos, como metoclopramida
- Anticolinérgicos, como prometazina e proclorperazina
- Antidepressivos tetracíclicos, como amoxapina

Quadro clínico e avaliação

Alterações da consciência podem ser precocemente notadas.

Rigidez muscular é uma característica fundamental da SNM, podendo, em sua forma mais grave, apresentar-se como flexibilidade cérea.

Embora haja variabilidade no curso do transtorno, as alterações do estado mental são notadas precocemente, sendo caracterizadas por diminuição ou alteração da consciência, que varia do estupor ao coma. Os indivíduos afetados podem parecer alertas, mas atordoados e sem resposta, o que é consistente com uma apresentação de estupor catatônico.[1,2]

A rigidez muscular generalizada, geralmente descrita como flexibilidade cérea em sua forma mais grave, é considerada uma característica fundamental da SNM.[1] Esse sintoma pode não responder ao tratamento com medicamentos antiparkinsonianos e estar associado a outros sinais neurológicos. Esses sinais incluem **tremor, sialorreia, acinesia, distonia, trismo, mioclonia, disartria e disfagia**. A apresentação pode estar acompanhada de **rabdomiólise**.[1]

Em uma revisão centrada no padrão sequencial de sintomas na SNM, Velamoor et al. encontraram uma predominância de quatro sinais na maioria dos casos. A análise revelou que, em mais de 70% dos casos, a seguinte sequência de sinais clínicos define a SNM: alterações do estado mental, seguidas por rigidez muscular, hipertermia e, por fim, disfunção autonômica (Tabela 17.2).[6]

Em termos de início, 16% dos pacientes desenvolvem sinais de SNM dentro de 24 horas após o início de um agente dopaminérgico; 66%, em 1 semana; e 96%, em 30 dias.[3,4] É **improvável que a SNM ocorra após 30 dias da instituição de um psicofármaco.**[4]

Tabela 17.2 Quadro clínico da síndrome neuroléptica maligna.

- Alterações do estado mental, como *delirium* ou alteração do nível de consciência
- Rigidez muscular generalizada
- Hipertermia
- Disfunção autonômica (taquicardia, aumento da pressão arterial, taquipneia, sudorese)
- Outros sinais neurológicos: tremor, sialorreia, acinesia, distonia, trismo, mioclonia, disartria e disfagia

> Outros sinais neurológicos podem ocorrer, tais como tremor, sialorreia, acinesia, distonia, trismo, mioclonia, disartria e disfagia.

> Mais de 70% dos casos apresentam alterações do estado mental, seguidas de rigidez muscular, hipertermia e disfunção autonômica.

Diagnóstico

Embora a SNM seja facilmente reconhecida em sua forma clássica, costuma ser heterogênea no surgimento, na apresentação, na progressão e na evolução.

Assim, o DSM-5-TR listou as características clínicas mais importantes para que seja feito o diagnóstico:[2]

- Exposição a um antagonista dopaminérgico 72 horas antes do desenvolvimento dos sintomas
- Hipertermia (> 38°C em pelo menos duas ocasiões, por medição oral –0,3 a 0,6°C menor que temperatura axilar) associada a diaforese profusa
- Elevações extremas de temperatura (alteração de controle central)
- Rigidez generalizada, descrita como "cano de chumbo" em sua forma mais grave e comumente sem resposta a agentes antiparkinsonianos, podendo estar associada a outros sintomas (p. ex., tremor, sialorreia, acinesia, distonia, trismo, mioclonia, disartria, disfagia, rabdomiólise)
- Elevação da creatinofosfoquinase (CPK) para pelo menos quatro vezes o limite superior ao normal
- Mudanças no estado mental, caracterizadas por *delirium* ou alteração de consciência, variando do estupor ao coma. Os indivíduos afetados podem parecer em estado de alerta, embora atordoados e não reagentes
- Ativação e instabilidade autonômicas manifestadas por taquicardia (25% acima dos níveis basais), diaforese, elevação da pressão arterial (sistólica ou diastólica 25% acima dos níveis basais) ou flutuação (mudança da pressão diastólica > 20 mmHg ou mudança da pressão sistólica > 25 mmHg em 24 horas)
- Taquipneia (taxa > 50% acima dos níveis basais) e sofrimento respiratório, podendo ocasionar parada respiratória repentina
- Exclusão de outras etiologias ou complicações infecciosas, tóxicas, metabólicas e neuropsiquiátricas.

> A SNM é heterogênea no surgimento, apresentação, progressão e evolução.

> A exposição a um antagonista dopaminérgico nas 72 horas antes dos sintomas é importante.

Diagnóstico diferencial

Condições clínicas

A SNM é um diagnóstico de exclusão. Outros distúrbios que devem ser investigados incluem condições potencialmente fatais, como infecções do sistema nervoso central (SNC) (encefalite viral aguda, tétano, infecções bacterianas, fúngicas e parasitárias)[8-10] e lesões de massa do SNC (tumores, abscessos, acidente vascular cerebral ou trauma).[3,9]

> A SNM é um diagnóstico de exclusão.

Endocrinopatias, incluindo feocromocitoma e tireotoxicose, também compartilham sintomas semelhantes à SNM, assim como várias doenças autoimunes, como lúpus eritematoso sistêmico ou doenças mistas do tecido conjuntivo.[3]

Outras condições que devem entrar na pesquisa de diagnósticos diferenciais ao se avaliar um paciente com febre, instabilidade autonômica e rigidez muscular incluem:

- Insolação[6,9]
- Síndrome serotoninérgica[11]
- Exposição a toxinas e outras drogas
- Hipertermia maligna após exposição a anestésicos inalatórios[4,9-11]
- Síndrome de hipertermia parkinsoniana após interrupção abrupta de agonistas de dopamina (p. ex., levodopa, amantadina)
- Hipertermia por estimulante (p. ex., cocaína ou anfetaminas)
- Hipertermia por abuso de alucinógenos (p. ex., fenciclidina)
- Envenenamento por atropina ou anticolinérgicos
- Abstinência de álcool, sedativo ou baclofeno.[3]

> Sempre considerar diagnóstico diferencial com infecções ou lesões do SNC, endocrinopatias, doenças autoimunes, exposição a toxinas ou drogas, outras causas de hipertermia, síndrome serotoninérgica, envenenamento e catatonia maligna.

Catatonia maligna

Em casos raros, pacientes com esquizofrenia ou distúrbio de humor podem apresentar catatonia maligna, condição que pode ser indistinguível da SNM.[9] Uma considerável controvérsia permanece a respeito da diferença entre esses diagnósticos. Ambas as condições compartilham sintomas comuns (como febre, rigidez, instabilidade autonômica e estupor), anormalidades laboratoriais (CPK elevada, leucocitose, baixos níveis de ferro sérico), piora aguda dos sintomas em função da reintrodução de neurolépticos e resposta ao tratamento com benzodiazepínicos e eletroconvulsoterapia (ECT). Além disso, acredita-se que em cerca de 20% dos casos pode haver quadros concomitantes.[8,12-15]

> Em cerca de 20% dos casos, pode haver SNM e catatonia maligna concomitantes.

Síndrome serotoninérgica

> Leucocitose, elevação da CPK e mioglobinúria podem estar presentes.

Geralmente, a síndrome serotoninérgica, além de se originar de medicamentos diferentes (agentes serotoninérgicos, como inibidores seletivos de recaptação de serotonina, dentre outros), apresenta um quadro rápido (dentro de 24 horas) e com sintomas gastrointestinais (náuseas, vômito, diarreia) e neurológicos (hiper-reflexia). Entretanto, em muitos casos há uso concomitante de agentes serotoninérgicos e dopaminérgicos, o que pode confundir a avaliação do especialista.[11]

Assista a uma prova prática do Royal College of Psychiatrists abordando a SNM.[28]

Exames físico, neurológico, mental e complementares

Além das alterações físicas, neurológicas e mentais descritas no decorrer do capítulo, alguns indivíduos podem apresentar alterações em exames laboratoriais, como:

- Leucocitose com ou sem desvio à esquerda e acidose metabólica em cerca de 75% dos casos[3]
- Elevações da CPK derivada do músculo esquelético em 95% dos indivíduos[3,4,10]
- Mioglobinúria em 67% dos casos[3,4]
- Eletroencefalograma com lentificação difusa não focal em 54% dos pacientes[3,4]
- Hiponatremia, hipernatremia, desidratação, diminuição dos níveis de ferro sérico, catecolaminas séricas elevadas e coagulopatias, ainda que sejam achados menos consistentes[3]
- Líquido cefalorraquidiano e neuroimagem geralmente inalterados[3]
- Necrose muscular por rigidez, hipertermia e isquemia, que podem resultar em insuficiência renal aguda.[3]

Importante notar que nenhuma anormalidade laboratorial única é específica para o diagnóstico de SNM.[3]

Assista ao relato de familiares de pacientes com SNM.[29]

Conduta não medicamentosa

Em muitos casos, a SNM é um transtorno iatrogênico autolimitado, e a interrupção da medicação antipsicótica e o tratamento médico podem ser suficientes para reverter os sintomas.[16]

As medidas de suporte são essenciais no tratamento da SNM. A **retirada imediata do agente causador é a primeira medida a ser tomada**.[9,10,16,17] A reposição de volume deve ser agressiva, especialmente porque a maioria dos pacientes com SNM fica desidratada durante a fase aguda da doença.[10,16] Em casos de hipertermia extrema, devem ser adotadas medidas de resfriamento físico.[16] Monitoramento e correção de eletrólitos também são fundamentais. Fluidos alcalinizados ou bicarbonato podem prevenir a insuficiência renal, e o monitoramento médico intensivo para complicações de insuficiência cardiorrespiratória, insuficiência renal, pneumonia aspirativa e coagulopatias é indicado.[16]

> Retirada imediata do agente causador é a primeira medida a ser tomada.

> Reposição de volume agressiva, resfriamento físico, monitoramento e correção de eletrólitos são essenciais.

Conduta medicamentosa

Embora ainda careçam ensaios clínicos randomizados (ECRs) de tratamentos farmacológicos, certos fundamentos teóricos, consensos, numerosos relatórios clínicos e opiniões de especialistas fornecem suporte para abordagens empíricas, embora não aprovadas pela agência norte-americana Food and Drug Administration (FDA).[8,16]

Benzodiazepínicos

Os **benzodiazepínicos podem melhorar os sintomas e acelerar a recuperação, especialmente em casos menos graves**. O uso de lorazepam (p. ex., 1 a 2 mg por via intravenosa a cada 4 a 6 horas) é uma intervenção clínica de primeira linha razoável em pacientes com SNM aguda, reduzindo rigidez e febre em 24 a 48 horas, além de sintomas catatônicos como mutismo e imobilidade.[16]

> Benzodiazepínicos melhoram os sintomas e aceleram a recuperação, com redução da rigidez e da febre em 24 a 48 horas.

Agentes dopaminérgicos

Muitos especialistas defendem a farmacoterapia com agentes dopaminérgicos. A bromocriptina e a amantadina podem reverter o parkinsonismo na SNM, reduzir o tempo de recuperação e diminuir as taxas de mortalidade pela metade, quando usadas sozinhas ou em combinação com outros tratamentos.

A dose inicial recomendada de amantadina é de 200 a 400 mg/dia, administrados em duas doses, por via oral ou via sonda nasogástrica.[16]

A bromocriptina é normalmente iniciada com uma dose de 2,5 mg, 2 ou 3 vezes/dia, podendo chegar a uma dose diária total de 45 mg se necessário. É importante notar que se trata de uma medicação que pode piorar a psicose e precipitar hipotensão e vômitos. Ela deve ser continuada por 10 dias após a resolução da SNM, pois a recorrência pode resultar da descontinuação prematura.[16]

> Bromocriptina e amantadina auxiliam na reversão do parkinsonismo, redução do tempo de recuperação e das taxas de mortalidade.

> Amantadina: 200 a 400 mg/dia em duas doses VO ou por sonda nasogástrica.

> Bromocriptina: 2,5 mg, 2 ou 3 vezes/dia.

Dantroleno

O dantroleno é um relaxante musculoesquelético que parece ser útil em casos de SNM associados a hipertermia extrema e rigidez. Benzodiazepínicos ou um agonista da dopamina podem ser usados concomitantemente com dantroleno, mas ele não deve ser coadministrado com bloqueadores dos canais de cálcio, uma vez que essa combinação pode precipitar o colapso cardiovascular. Normalmente, o dantroleno é iniciado com dose de 1 a 2,5 mg/kg por via intravenosa, passando para 1 mg/kg a cada 6 horas, se a hipertermia e a rigidez diminuírem após a primeira dose (com dose máxima de 10 mg/kg/dia). Os efeitos colaterais incluem insuficiência respiratória e insuficiência hepática. O dantroleno deve ser continuado por 10 dias após a resolução dos sintomas de SNM, pois os pacientes podem sofrer recorrência se for retirado prematuramente.[16]

> Dantroleno: em casos de hipertermia e rigidez. Não utilizar com bloqueadores dos canais de cálcio.

Eletroconvulsoterapia

A eletroconvulsoterapia é um terapia considerada eficaz no tratamento de SNM. Pode ser indicada em casos de falha da terapia medicamentosa, na SNM grave, quando uma resposta imediata é necessária ou se a catatonia maligna não puder ser descartada. São recomendadas 6 a 10 sessões de tratamento, com início da resposta após uma média de quatro delas. Os pacientes devem ser monitorados quanto ao aumento de lesão muscular e hipercalemia.[18]

Reiniciar um medicamento antipsicótico após a resolução da SNM está associado a uma taxa de recorrência estimada em até 30%.[3,4,16] É recomendado esperar pelo menos 2 semanas

> A ECT é indicada na falha da terapia medicamentosa, na SNM grave, quando uma resposta imediata é necessária ou se a catatonia maligna não puder ser descartada.

> O início da resposta da ECT ocorre após uma média de quatro sessões.

Recomenda-se aguardar 2 semanas após a resolução da SNM
para reiniciar o antipsicótico.

após a resolução da SNM antes de reiniciar qualquer antipsicótico, a fim de minimizar a chance de recorrência.[3,16,17]

Baixas doses de um ASG ou de um APG de baixa potência podem ser tituladas gradualmente para sinais precoces de SNM, com monitoramento cuidadoso.[3,4,16] A introdução de agonistas parciais da dopamina D2 (aripiprazol, brexpiprazol, cariprazina) pode ser uma opção. Esses medicamentos são considerados menos arriscados em termos de precipitação de outro episódio de SNM.

O consentimento informado deve ser obtido antes da reintrodução do medicamento, tanto do paciente quanto de seus familiares.[16]

Outros

Alguns relatos foram obtidos com levodopa, bupropiona, carbamazepina e outros benzodiazepínicos; entretanto, há necessidades de novos estudos.

Curso e prognóstico

O tempo médio de recuperação
é de 7 a 10 dias. Antipsicóticos
de depósito aumentam o tempo
de duração dos episódios de
SNM.

A SNM é geralmente autolimitada, a menos que ocorram complicações. O tempo médio de recuperação é de 7 a 10 dias após a descontinuação da droga.[2] Teoricamente, todos os pacientes se recuperam em até 30 dias.[3,4] No entanto, os antipsicóticos de depósito podem produzir episódios de SNM com aproximadamente o dobro da duração.[3,10] Em alguns pacientes, os sintomas catatônicos e parkinsonianos residuais da SNM podem persistir por semanas a meses após a resolução de sintomas mais agudos. A ECT, mesmo quando administrada no final do curso clínico da SNM, pode ser altamente eficaz no tratamento desses sintomas residuais em pacientes com sintomas refratários à farmacoterapia e cuidados de suporte.[19]

As taxas de mortalidade podem
chegar a 30%.

Foram relatadas taxas de mortalidade de até 30%, mas dados de literatura mais recente mostram uma redução significativa (até 15%) nas taxas de mortalidade.[3,10] Essa redução é provavelmente decorrente de maior **conscientização da síndrome pelos médicos, o que resulta em diagnóstico precoce, rápida descontinuação de antipsicóticos, intervenção com cuidados de suporte e uso de farmacoterapia.**[3,4,17]

Mioglobinúria e insuficiência renal são fortes preditores de mortalidade, com um risco de aproximadamente 50%. A morte geralmente resulta de parada cardíaca ou respiratória, pneumonia por aspiração, êmbolos pulmonares, insuficiência renal, mioglobinúria ou coagulação intravascular disseminada.[20]

Considerações finais

A SNM é uma complicação rara, mas rapidamente progressiva e potencialmente letal, associada à exposição a antagonistas da dopamina ou à retirada de um agonista da dopamina. A heterogeneidade substancial no início e na progressão da SNM está bem documentada e pode gerar dúvidas em relação ao seu diagnóstico.

À medida que os médicos da atenção primária e médicos não psiquiatras se familiarizam com o tratamento de pacientes com antipsicóticos, incluindo como agentes adjuvantes no transtorno depressivo maior, é essencial que estejam cientes das consequências do uso dessa classe de medicamentos e da necessidade de reconhecimento oportuno da SNM e das estratégias de manejo.[21,22] O aumento da consciência do médico a respeito da SNM deve levar a um reconhecimento mais precoce, permitindo um tratamento mais rápido e, muito provavelmente, uma redução na mortalidade.[7]

Atualizações

- Nassif et al. (2019) relatam caso de SNM na população pediátrica. Esse quadro deve ser incluído no diagnóstico diferencial de febre e alteração de comportamento[23]
- Guinart et al. (2021), em revisão sistemática, verificaram que alteração respiratória, gravidade de hipertermia grave e idade avançada são indicadores de maior risco de mortalidade. Uma comparação entre antipsicóticos de formulação oral e LAI (*long acting injectables*) mostrou que não houve diferença quanto à mortalidade[24]
- León-Amenero e Huarcaya-Victoria (2020), em revisão de relatos de casos, formularam três subtipos de na população infantil: catatônica (mutismo, negativismo e flexibilidade cérea), extrapiramidal (alteração de marcha, movimentos involuntários, rigidez muscular e sialorreia) e instabilidade autonômica (febre, alteração de consciência e pressão arterial)[25]
- Alfishawy et al. (2021) relataram um caso de SNM após vacinação de covid-19. Acredita-se que a via de entrada do vírus seja por meio de receptores de enzima conversora de angiotensina 2 (ECA2), processo que pode relacionar a infecção de SARS-CoV-2 com SNM. Entretanto, a vacina de mRNA não ativa receptores ECA2; uma das hipóteses seria o aumento de interleucinas pró-inflamatórias, como interleucina 6 (IL-6) e fator de necrose tumoral alfa (TNF-α)[26]
- Hirjak et al. (2021) resumiram diversos estudos entre DNM e genética. Os principais estudos focam em polimorfismos (−141C Ins/Del) no gene *DRD2* (receptor D2) e redução de função de citocromo CYP2D6.[27]

Highlights

- A SNM é consequência rara, mas potencialmente letal do uso de antipsicóticos e outros fármacos
- Tem como gatilho o bloqueio de receptores dopaminérgicos D2
- Antipsicóticos de primeira geração de alta potência apresentam risco maior de precipitar a SNM
- Fatores de risco associado: aumento rápido da dose, doses elevadas, via intravenosa e outras condições de debilidade orgânica
- Quadro clínico heterogêneo, mas com predominância de quatro sintomas na maioria dos casos: alterações do estado mental, rigidez muscular, hipertermia e disfunção autonômica
- É um diagnóstico de exclusão
- As alterações laboratoriais mais frequentes são: elevação de CPK, leucocitose, acidose metabólica, hipoxia e mioglobinúria
- Medidas de suporte são essenciais, como interrupção imediata do agente causador, reposição volêmica, resfriamento físico, correção de distúrbios hidroeletrolíticos, uso de bicarbonato etc.
- Terapias farmacológicas mais utilizadas: benzodiazepínicos (p. ex., lorazepam), agentes dopaminérgicos (p. ex., bromocriptina e amantadina), relaxante muscular esquelético (dantroleno)
- A ECT pode ser considerada em alguns casos
- Aguardar pelo menos 2 semanas para reintroduzir o antipsicótico e optar por ASGs ou APGs de baixa potência. Iniciar em doses baixas e progredir lentamente
- Reconhecer e intervir rapidamente pode ajudar a reduzir a taxa de mortalidade, que ainda é elevada.

DURANTE O ATENDIMENTO

O que fazer

- Realizar diagnóstico diferencial: infecções e lesões de massa do SNC, endocrinopatias, doenças autoimunes, distúrbios hipermetabólicos induzidos por drogas, catatonia etc.
- Excluir outras condições potencialmente fatais, como infecções do SNC e lesões de massa do SNC
- Retirada imediata do agente causador (antipsicótico, antidepressivo tricíclico, anticonvulsivante, lítio, anti-histamínico etc.)
- Realizar medidas de suporte (como hidratação vigorosa e resfriamento físico) e monitoramento e correção de eletrólitos

O que não fazer

- Utilizar fármacos de uso em hospital geral que aumentem risco para SNM, como proclorperazina, prometazina, droperidol e metoclopramida
- Elevar rapidamente a dose de antipsicóticos
- Desconsiderar a SNM como diagnóstico diferencial em quadros de rigidez, febre e alteração autonômica
- Fazer uso parenteral de antagonistas dopaminérgicos
- Reiniciar o antipsicótico ou outro psicofármaco logo após tratamento da SNM
- Descontinuar abruptamente os agentes antiparkinsonianos

Referências bibliográficas

1. Caroff SN. The neuroleptic malignant syndrome. J Clin Psychiatry. 1980;41(3):79-83.
2. American Psychiatric Association. Diagnostic and Statistical Manual of Mental: DSM-5-TR. 5. ed. Washington, DC: APA; 2022.
3. Caroff SN, Mann SC. Neuroleptic malignant syndrome. Med Clin North Am. 1993;77(1):185-202.
4. Caroff SN, Mann SC. Neuroleptic malignant syndrome. Psychopharmacol Bull. 1988;24(1):25-9.
5. Sadock BJ, Sadock VA, Ruiz P. Kaplan & Sadock's – Synopsis of psychiatry: behavioral sciences/clinical psychiatry. 11. ed. Philadelphia: Wolters Kluwer; 2015.
6. Velamoor VR, Norman RMG, Caroff SN, Mann SC, Sullivan KA, Antelo RE. Progression of symptoms in neuroleptic malignant syndrome. J Nerv Ment Dis. 1994;182(3):168-73.
7. Ananth J, Parameswaran S, Gunatilake, Burgoyne K, Sidhom T. Neuroleptic malignant syndrome and atypical antipsychotic drugs. J Clin Psychiatry. 2004;65(4):464-70.
8. Strawn JR, Keck Jr PE, Caroff SN. Neuroleptic malignant syndrome: answers to 6 tough questions. Curr Psychiatr. 2008;7(1):95-101.
9. Levenson JL. Neuroleptic malignant syndrome. Am J Psychiatry. 1985;142(10):1137-45.
10. Guze BH, Baxter LR. Neuroleptic malignant syndrome. N Engl J Med. 1985;313(3):163-6.
11. Boyer EW, Shannon M. The serotonin syndrome. N Engl J Med. 2005;352(11):1112-20.
12. Fink M, Taylor MA. The catatonic syndrome: forgotten but not gone. Arch Gen Psychiatry. 2009;66(11):1173-7.
13. Koch M, Chandragiri S, Rizvi S, Petrides G, Francis A. Catatonic signs in neuroleptic malignant syndrome. Compr Psychiatry. 2000;41(1):73-5.
14. Lee JWY. Neuroleptic-induced catatonia: clinical presentation, response to benzodiazepines, and relationship to neuroleptic malignant syndrome. J Clin Psychopharmacol. 2010;30(1):3-10.
15. Rosebush PI, Mazurek MF. Catatonia and its treatment. Schizophr Bull. 2010;36(2):239-42.
16. Strawn JR, Keck Jr PE, Caroff SN. Neuroleptic malignant syndrome. Am J Psychiatry. 2007;164(6):870-6.
17. Rosebush P, Stewart T. A prospective analysis of 24 episodes of neuroleptic malignant syndrome. Am J Psychiatry. 1989;146(6):717-25.
18. Trollor JN, Sachdev PS. Electroconvulsive treatment of neuroleptic malignant syndrome: a review and report of cases. Aust NZ J Psychiatry. 1999;33(5):650-9.
19. Caroff SN, Mann SC, Keck Jr PE, Francis A. Residual catatonic state following neuroleptic malignant syndrome. J Clin Psychopharmacol. 2000;20(2):257-9.
20. Tse L, Barr AM, Scarapicchia V, Vila-Rodriguez F. Neuroleptic malignant syndrome: a review from a clinically oriented perspective. Curr Neuropharmacol. 2015;13(3):395-406.
21. Nelson JC, Papakostas GI. Atypical antipsychotic augmentation in major depressive disorder: a meta-analysis of placebo-controlled randomized trials. Am J Psychiatry. 2009;166(9):980-91.
22. Nelson JC. Adjunctive ziprasidone in major depression and the current status of adjunctive atypical antipsychotics. Am J Psychiatry. 2015;172(12):1176-8.
23. Nassif ALHK, Silva VAS, Machado CAFS. Síndrome neuroléptica maligna em paciente pediátrico. Resid Pediatr. 2019;9(3):290-2.
24. Guinart D, Misawa F, Rubio JM, Pereira J, Filippis R, Gastaldon C et al. A systematic review and pooled, patient-level analysis of predictors of mortality in neuroleptic malignant syndrome. Acta Psychiatr Scand. 2021;144(4):329-41.
25. León-Amenero D, Huarcaya-Victoria J. Neuroleptic malignant syndrome in children and adolescents: systematic review of case reports. Rev Colomb Psiquiatr (Engl Ed). 2020;S0034-7450(19)30075-7.
26. Alfishawy M, Bitar Z, Elgazzar A, Elzoueiry M. Neuroleptic malignant syndrome following COVID-19 vaccination. Am J Emerg Med. 2021;49:408-9.
27. Hirjak D, Sartorius A, Kubera KM, Wolf RC. Antipsychotic-induced catatonia and neuroleptic malignant syndrome: the dark side of the moon. Mol Psychiatry. 2021;26(11):6112-4.
28. MRCPsych CASC Video Neuroleptic Malignant Syndrome. [Internet]. Pass The CASC, 2021. Vídeo: 7 min 54 s. Disponível em: https://www.youtube.com/watch?v=IOfV1YbxIzU.
29. Detection of Suspected Neuroleptic Malignant Syndrome. [Internet]. medinstructMedia, 2009. Vídeo: 2 min 59 s. Disponível em: https://www.youtube.com/watch?v=7IdQtYmgqDQ.

Bibliografia

American Psychiatric Association. Diagnostic and Statistical Manual of Mental Disorders. 5. ed. Arlington, VA: American Psychiatric Association; 2013.

Gelenberg AJ. The catatonic syndrome. Lancet. 1976;1(7973):1339-41.

18 Síndrome Serotoninérgica

Celina Dias e Santos Lazzaro • Érico Marques Kohl •
Nicole de Oliveira Mazzeto

Introdução

A síndrome serotoninérgica (SS), também chamada de intoxicação serotoninérgica, é potencialmente fatal e de etiologia desconhecida. Teoriza-se que seja precipitada pelo uso de fármacos serotoninérgicos, com consequente superativação dos receptores 5-HT1A pós-sinápticos periféricos e centrais e, mais notavelmente, dos receptores 5-HT2A. Essa síndrome consiste em uma combinação de **alterações do estado mental, hiperatividade neuromuscular e hiperatividade autonômica**. Pode ocorrer por meio do uso terapêutico de drogas serotoninérgicas isoladamente, por *overdose* intencional de drogas serotoninérgicas ou, classicamente, como resultado de uma interação medicamentosa complexa entre duas drogas serotoninérgicas que atuam por mecanismos diferentes. Uma infinidade de combinações de medicamentos pode resultar na síndrome da serotonina.[1]

> A SS é precipitada pelo uso de fármacos serotoninérgicos. Pode ocorrer pelo uso terapêutico, por superdosagem ou pela interação medicamentosa entre dois fármacos.

> Caracterizada por alterações do estado mental, hiperatividade neuromuscular e autonômica.

Epidemiologia

A SS pode acometer toda a faixa etária, desde neonatos até idosos, com uma incidência crescente com o passar dos anos em função do emprego de agentes serotoninérgicos durante o acompanhamento psiquiátrico em adultos.[2] Com o aumento do uso de antidepressivos com características predominantemente serotoninérgicas, observou-se um aumento da incidência de SS.[3]

A porcentagem de adultos que tomam antidepressivos nos EUA quase dobrou entre 1999 e 2010, aumentando de 6 para 10,4%. Em outro estudo complementar, no ano de 2016, o Sistema de Vigilância de Exposição Tóxica mostrou um crescimento de 18% nos casos entre 2002 e 2016 e um aumento de 8% no número de mortes. Em uma série de casos de 2019, evidenciou-se que a SS moderada ocorre cm aproximadamente 15% das intoxicações por inibidores seletivos de recaptação de serotonina (ISRSs).[3-5]

No entanto, no Brasil, a real incidência de SS é desconhecida, assim como o número de casos que são leves, moderados ou graves. Há uma série de razões para isso:

- Por ser uma condição relativamente incomum
- Por ser pouco reconhecida e pouco relatada pelos médicos clínicos em geral
- Pelo fato de casos leves serem frequentemente descartados ou autolimitados.[3]

Etiologia

A síndrome serotoninérgica é uma condição clínica **iatrogênica**, potencialmente fatal, que ocorre como consequência de uma hiperestimulação dos receptores serotoninérgicos, causada pela dosagem excessiva de um fármaco com potencial serotoninérgico ou em função de uma interação medicamentosa que cause tal ocorrência clínica.

De acordo com a fisiopatogenia, os mecanismos hipotetizados são (Figura 18.1):

- **Níveis elevados de L-triptofano**, catalisado pela enzima triptofano hidroxilase 2 (TPH2), por meio de suplementos que elevam os níveis de 5-hidroxitriptofano, e consequentemente, do neurotransmissor serotonina (5-HT)

Assista ao vídeo *Serotonin Syndrome Made Simple* para um breve resumo da SS.[21]

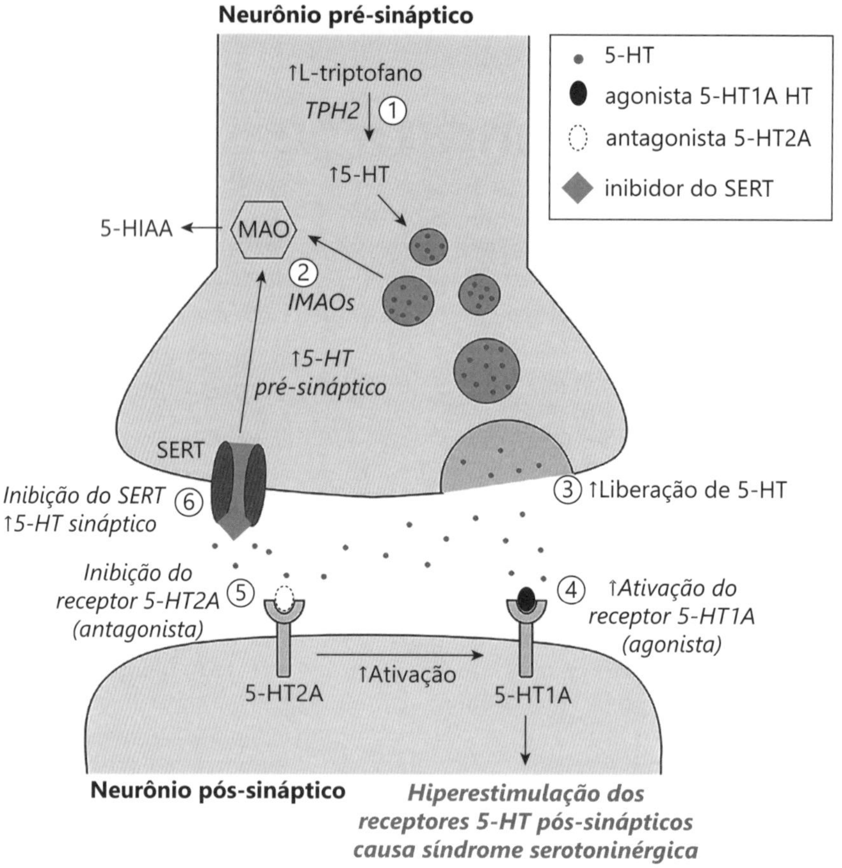

Neurônio pré-sináptico

Figura 18.1 Fisiopatologia da síndrome serotoninérgica. IMAO: inibidor da monoaminoxidase; 5-HIAA: ácido 5-hidroxi-indolacético; 5-HT: serotonina; MAO: monoaminoxidase; SERT: transportador de serotonina; TPH2: triptofano hidroxilase 2. (Adaptada de Scotton et al., 2019.[3])

- **Concentrações pré-sinápticas aumentadas de 5-HT após inibição do metabolismo da serotonina por inibidores de monoaminoxidase** (IMAOs) e fitoterápicos (erva-de-são-joão)
- **Maior liberação de 5-HT** por anti-histamínicos, agentes dopaminérgicos (levodopa) ou substâncias psicoativas (anfetaminas e seus derivados, cocaína, 3,4-metilenodioximetanfetamina [MDMA; *ecstasy*])
- **Ativação direta ou indireta dos receptores pós-sinápticos 5-HT1A** (p. ex., buspirona, triptanos, opioides, derivados de *ergot*, dietilamida do ácido lisérgico [LDS])
- **Antagonismo direto ou indireto dos receptores 5-HT2A pós-sinápticos**, aumentando o efeito de agonistas 5-HT1A (p. ex., antipsicóticos atípicos)
- **Níveis sinápticos aumentados de 5-HT em função da inibição do transportador SERT** por inibidores de recaptação (p. ex., ISRSs, inibidor da recaptação de serotonina e norepinefrina [IRSN], antidepressivos tricíclicos, opioides, substâncias psicoativas, dextrometorfano e ondansetrona).

Quadro clínico

A **apresentação da SS é extremamente variável**, incluindo desde sintomas leves até um quadro com risco à vida. Muitos relatórios preferem chamar a SS de toxicidade serotoninérgica, em vez de síndrome, em razão de sua ampla gama de sintomas e toxicidade.[6] Os sintomas geralmente começam dentro de 24 horas após:

- Aumento da dose de um agente serotoninérgico
- Adição de outro agente serotoninérgico a um regime de drogas
- Sobredosagem.

Nos quadros mais intensos, a maioria dos pacientes busca ajuda em um hospital dentro de 6 horas; no entanto, os pacientes com sintomas leves podem ter uma apresentação subaguda.[6]

Os sintomas iniciam dentro de 24 horas após aumento de dose, sobredosagem ou adição de outro agente serotoninérgico.

A apresentação da SS é extremamente variável. Em casos leves, geralmente não há hipertermia.

Os pacientes apresentam sintomas que variam de acordo com a sua intensidade:

- **Em casos leves**: as características predominantes são hipertensão leve e taquicardia, midríase, diaforese, calafrios, tremor, mioclonia e hiper-reflexia. Pacientes com síndrome leve geralmente são afebris, sendo esse um importante fator diferencial na classificação da intensidade dos sintomas
- **Em casos moderados**: apresentam os sintomas dos casos leves mais hipertermia (40°C), ruídos intestinais hiperativos, clônus ocular horizontal, agitação leve, hipervigilância e fala sob pressão
- **Em casos graves**: os pacientes apresentam todos os sintomas descritos anteriormente, além de hipertermia superior a 41,1°C, variações dramáticas na frequência de pulso e na pressão arterial, delírio e rigidez muscular. Casos graves podem resultar em complicações, como convulsões, rabdomiólise, mioglobinúria, acidose metabólica, insuficiência renal, síndrome do desconforto respiratório agudo, insuficiência respiratória, coagulação intravascular difusa, coma e morte.

> Casos leves manifestam hipertensão arterial leve, taquicardia, diaforese, calafrios, tremor, mioclonia e hiper-reflexia.

> Em casos graves, há hipertermia superior a 41°C, variações de pulso e pressão arterial, delírios e rigidez muscular.

Diagnóstico

A SS consiste em um diagnóstico de exclusão: não existe nenhum exame que confirme sua etiologia. O **padrão-ouro para diagnosticar a SS é a avaliação por um toxicologista médico**. No entanto, o raciocínio diagnóstico se baseia na identificação clínica da intoxicação serotoninérgica por meio de uma anamnese completa. Durante a anamnese, é possível realizar uma investigação detalhada sobre o uso de drogas prescritas, sem prescrição e ilícitas (como catinonas e outros estimulantes sintéticos, *ecstasy*, anfetaminas ou cocaína), bem como quaisquer suplementos dietéticos (como erva-de-são-joão, ginseng, triptofano e adulterantes farmacêuticos em inibidores de apetite). Também é fundamental avaliar a presença de comorbidades clínicas, sobretudo as renais.

Embora haja sistemas de classificação de diagnóstico amplamente conhecidos, como Sternbach (SC), Radomski (RC) e Hunter (HSTC), que visam caracterizar os sintomas em uma escala diagnóstica, nenhum deles é superior a uma boa identificação clínica realizada por meio de uma anamnese detalhada.[3,7]

> SS é um diagnóstico de exclusão, sendo essencial investigar o uso de medicações e drogas ilícitas.

> Atentar ao uso de suplementos dietéticos, como erva-de-são-joão, ginseng e triptofano, que podem interagir com psicofármacos, desencadeando a SS.

> Veja os principais medicamentos relacionados à SS no vídeo *Drugs That Cause Serotonin Syndrome*.[22]

Diagnóstico diferencial

Os principais diagnósticos diferenciais para SS incluem síndrome neuroléptica maligna (SNM), hipertermia maligna e toxicidade anticolinérgica, bem como condições como meningite, encefalite (em particular encefalite autoimune), hipertermia central e insolação.

Síndrome neuroléptica maligna

A SNM é uma reação medicamentosa idiossincrática fulminante e com risco à vida, que pode ocorrer em resposta a doses terapêuticas de antagonistas da dopamina. Enquanto a **SS é caracterizada por hiperatividade neuromuscular (hiper-reflexia com clônus, mioclonia e tremor)**, na SNM geralmente há diminuição da atividade neuromuscular, com características extrapiramidais (hipocinesia e rigidez do tubo de chumbo). Outro diferencial tem relação com o tempo: enquanto a SNM se desenvolve ao longo de dias a semanas, a SS evolui mais rapidamente (geralmente, dentro de 24 horas). Ver Tabela 18.1.

> Os principais diagnósticos diferenciais incluem SNM, hipertermia maligna, toxicidade anticolinérgica, hipertermia central, insolação, meningite e encefalite.

> Assista a uma prova prática do Royal College of Psychiatrists.[23]

Tabela 18.1 Diferenças entre a síndrome serotoninérgica (SS) e a síndrome neuroléptica maligna (SNM).

Diferenças	SS	SNM
Início	< 24 h	Dias a semanas
Etiologia	Agente serotoninérgico	Agente dopaminérgico
Quadro clínico	Tremor, hiper-reflexia, clônus	Hiporreflexia, rigidez muscular
Curso	< 24 h	Dias a semanas

Adaptada de Boyer et al., 2010.[2]

Intoxicação anticolinérgica

Na toxicidade anticolinérgica, há manutenção do tônus muscular e dos reflexos, **porém há ruídos intestinais hipoativos, mucosas secas, rubor e midríase**. Dessa maneira, o quadro clínico se diferencia da SS, apesar de também causar alteração de consciência.

Hipertermia maligna

A hipertermia maligna ocorre somente em **indivíduos geneticamente suscetíveis após a exposição a agentes anestésicos halogenados inalatórios e relaxantes musculares despolarizantes** (p. ex., succinilcolina). A síndrome é caracterizada por aumento de temperatura, taquicardia, rigidez muscular e acidose metabólica, sintomas associados a concentrações crescentes de dióxido de carbono expirado.

Conduta não medicamentosa

O manejo terapêutico ideal da SS consiste em cuidados de suporte clínico, especialmente nos casos graves, bem como avaliação de risco e monitoramento próximo dos pacientes com SS leve a moderada, para evitar a progressão para SS grave, com risco à vida.

O manejo da SS leve engloba:

> A identificação e a suspensão do fármaco são essenciais.

- **Identificação e interrupção** do(s) medicamento(s) serotoninérgico(s)
- **Cuidados de suporte** para estabilizar os sinais vitais (manutenção de saturações de oxigênio ≥ 94%, fluidos intravenosos (IV), monitoramento cardíaco e de temperatura)
- **Observação** por pelo menos 6 horas
- **Contenção química** (é preferível à mecânica, uma vez que esta pode intensificar contrações musculares e elevar nível de hipertermia e acidose láctica).[3,8,9]

> Contenção química é preferencial. A mecânica pode intensificar as contrações musculares e piorar a hipertermia e a acidose láctica.

Nos casos moderados, há o mesmo cuidado, porém em regime de internação para monitoramento e adição de um antagonista serotoninérgico. Nos casos graves com risco à vida, o paciente deve ser tratado em **ambiente monitorizado, com adição de sedação, paralisia muscular e intubação em unidade de terapia intensiva**. Se possível na instituição, é recomendado realizar eletroencefalograma contínuo para melhor visualização de convulsões.[10]

Conduta medicamentosa

Instabilidade autonômica

> Para controle da instabilidade autonômica, nitroprussiato e betabloqueadores de curta duração são indicados.

Para o controle da pressão arterial, os agentes anti-hipertensivos mais recomendados são o nitroprussiato e os betabloqueadores de curta duração (p. ex., esmolol). Caso haja hipotensão desencadeada por uso de IMAOs, podem ser empregados agentes simpaticomiméticos (p. ex., epinefrina).[2]

Hipertermia

> Não é recomendado uso de antipiréticos. Recomenda-se o uso de métodos físicos.

O controle da temperatura é vital para evitar complicações como convulsão, coma e alteração de coagulação. Nesses casos, **não é recomendado o uso de antipiréticos**, tais como dipirona e paracetamol, uma vez que o aumento de temperatura é decorrente da atividade muscular intensa. **Métodos físicos, como resfriamento convectivo e evaporativo, podem ser empregados**.[2]

> Se a temperatura ultrapassar 41,1°C, recomenda-se sedação, intubação e uso de relaxante muscular.

Se a temperatura ultrapassar 41,1°C, é necessário sedação, intubação e uso de relaxante muscular (p. ex., etomidato, succinilcolina). Deve-se ter cautela ao usar succinilcolina caso o paciente apresente hipercalemia (situação comum em pacientes com insuficiência renal aguda ou rabdomiólise).

Agitação

> Em caso de agitação, lorazepam ou diazepam são recomendados.

Em caso de agitação, os benzodiazepínicos empregados são:
- **Lorazepam**: 2 a 4 mg IV a cada 8 a 10 minutos, se necessário
- **Diazepam**: 5 a 10 mg IV a cada 8 a 10 minutos (vale lembrar que a via intramuscular tem absorção errática).

Antídoto

A farmacoterapia dirigida envolve a administração de antagonistas dos receptores 5-HT. A ciproeptadina é um anti-histamínico com propriedades antagonistas inespecíficas de 5-HT1A e 5-HT2A. É indicada uma dose inicial de 12 mg, seguida de 2 mg adicionais a cada 2 horas se os sintomas persistirem.[2,11-13]

> O uso de ciproeptadina pode ser útil.

Após a estabilização do paciente, é empregada uma dose de manutenção de 8 mg a cada 6 horas. Podem ocorrer efeitos adversos, como hipotensão (responsivo a volume) e sedação (almejado durante tratamento).

Apesar de essa medicação ser amplamente utilizada, em unanimidade os autores deixam clara a necessidade de novos estudos para comprovar sua efetividade, assim como ocorre com outras terapias com uso das drogas clorpromazina e olanzapina, utilizadas eventualmente por seus efeitos antagonistas de 5-HT, sempre em doses baixas.[2,14,15]

Curso e prognóstico

O curso da SS apresenta desfecho rápido (dentro de 24 horas), principalmente os quadros leves.[3] Quanto ao prognóstico, este depende de alguns fatores, como:

- **Intensidade dos sintomas** acometidos no paciente
- **Tempo de reconhecimento** pelos especialistas
- **Agilidade no tratamento**.

> O prognóstico depende da intensidade dos sintomas, tempo para reconhecimento e agilidade no tratamento.

Considerações finais

A rápida identificação do quadro clínico para posterior conduta terapêutica é essencial. Em caso da suspeita clínica, deve-se interromper qualquer agente serotoninérgico envolvido e iniciar o tratamento de suporte clínico.[16]

A melhor maneira de prevenir a SS é **evitar a polifarmácia e promover a psicoeducação do paciente**, evidenciando certos sinais de risco. O reconhecimento precoce e o tratamento da SS podem prevenir morbidade e mortalidade significativas.[17]

> Evitar a polifarmácia e promover psicoeducação ao paciente é essencial para a prevenção da SS.

Atualizações

- Scotton et al. (2019) mostraram possíveis alternativas farmacológicas em estudo. O telotristat é um inibidor reversível da enzima TPH (triptofano hidroxilase), que converte L-triptofano em 5-hidroxitriptofano. É empregado no tratamento da diarreia no tumor carcinoide, que ocorre devido do aumento de secreção de aminas, principalmente 5-HT. Em estudos *in vitro*, foi observada possível inibição de TPH2 (receptor central), porém a impossibilidade de passagem pela barreira hematoencefálica impede a diminuição de serotonina no sistema nervoso central[3]
- Talton et al. (2020) evidenciaram que os casos fatais estiveram relacionados à combinação de IMAO com ISRS e IRSN. Em casos de monoterapia com ISRS, não houve progressão para quadros graves[18]
- Prakash et al. (2021) realizaram um estudo com SS crônica (n = 14), no qual pacientes mostravam sintomatologia por mais de 6 semanas e com critérios da escala de Hunter. Os principais sintomas foram tremores (43%), rigidez (43%), diaforese (43%), alteração de marcha (36%), tontura (29%) e sintomas sexuais (21%). Amitriptilina, tramadol e valproato de sódio foram os principais fármacos associados[19]
- Em outro estudo, Prakash et al. (2021) mostraram que muitos agentes serotoninérgicos não são taxados com tal mecanismo, o que inclui medicamentos *over the counter* (OTC), como xaropes (dextrometorfano), opioides (tramadol), antieméticos (ondansetrona) e antibióticos (linezolida).[20]

Highlights

- A síndrome serotoninérgica é causada por níveis elevados de serotonina nos sistemas nervosos central e periférico
- O diagnóstico da síndrome serotoninérgica é de exclusão, já que não existem exames específicos que confirmem a condição. O padrão-ouro para o diagnóstico é realizado por um médico toxicologista, com base em uma anamnese completa e detalhada
- A apresentação clássica inclui uma tríade composta por instabilidade autonômica, alteração neuromuscular e alteração no estado mental. Esses sintomas podem variar de acordo com a gravidade da síndrome e nem sempre ocorrem simultaneamente
- O reconhecimento precoce é essencial para a suspensão imediata dos agentes serotoninérgicos, o monitoramento dos sinais vitais e o tratamento farmacológico adequado.

DURANTE O ATENDIMENTO

O que fazer

- Saber identificar as características clínicas da síndrome por meio da anamnese psiquiátrica e conduzir o caso de maneira estruturada
- Mesmo nos casos de suspeita clínica, sem certeza diagnóstica, devemos proceder com a suspensão abrupta de qualquer fármaco com potencial serotoninérgico
- Na identificação dos casos graves, proceder com a imediata hospitalização do paciente para o tratamento de suporte intra-hospitalar

O que não fazer

- Na identificação do quadro de intoxicação serotoninérgica, manter as medicações pelas quais levaram a sua ocorrência clínica. Mesmo diante de uma suposta estabilização psíquica anterior ou segurança do fármaco, devemos prontamente descontinuar a medicação
- Com a identificação da sintomatologia moderada a grave, proceder com a solicitação de interconsulta psiquiátrica ou demais especialistas e/ou hospitalização

Referências bibliográficas

1. Baldo BA, Rose MA. The anaesthetist, opioid analgesic drugs, and serotonin toxicity: a mechanistic and clinical review. Br J Anaesth. 2020;124(1):44-62.
2. Boyer EW, Traub SJ, Grayzel J. Serotonin syndrome. UpToDate. Waltham, MA: UpToDate; 2010.
3. Scotton WJ, Hill LJ, Williams AC, Barnes NM. Serotonin syndrome: pathophysiology, clinical features, management, and potential future directions. Int J Tryptophan Res. 2019;12:1178646919873925.
4. Gummin DD, Mowry JB, Spyker DA, Brooks DE, Fraser MO, Banner W. Annual report of the American Association of Poison Control Centers' National Poison Data System (NPDS): 34th annual report. Clin Toxicol (Phila). 2017;55(10):1072-252.
5. Isbister GK, Buckley NA. The pathophysiology of serotonin toxicity in animals and humans: implications for diagnosis and treatment. Clin Neuropharmacol. 2005;28(5):205-14.
6. Boyer EW, Shannon M. The serotonin syndrome. N Engl J Med. 2005;352(11):1112-20. Erratum in: N Engl J Med. 2007;356(23):2437. N Engl J Med. 2009;361(17):1714.
7. Dunkley EJ, Isbister GK, Sibbritt D, Dawson AH, Whyte IM. The hunter serotonin toxicity criteria: simple and accurate diagnostic decision rules for serotonin toxicity. QJM. 2003;96(9):635-42.
8. Houlihan DJ. Serotonin syndrome resulting from coadministration of tramadol, venlafaxine, and mirtazapine. Ann Pharmacother. 2004;38(3):411-3.
9. Chander WP, Singh N, Mukhiya GK. Serotonin syndrome in maintenance haemodialysis patients following sertraline treatment for depression. J Indian Med Assoc. 2011;109(1):36-7.
10. Arora B, Kannikeswaran N. The serotonin syndrome – the need for physician's awareness. Int J Emerg Med. 2010;3(4):373-7.
11. Morgan GE, Mikhail MS, Murray MJ. Clinical anesthesiology. 4. ed. New York, NY: McGraw-Hill; 2006.
12. Nisijima K, Yoshino T, Yui K, Katoh S. Potent serotonin (5-HT)(2A) receptor antagonists completely prevent the development of hyperthermia in an animal model of the 5-HT syndrome. Brain Res. 2001;890(1):23-31.
13. Dvir Y, Smallwood P. Serotonin syndrome: a complex but easily avoidable condition. Gen Hosp Psychiatry. 2008;30(3):284-7.
14. Nisijima K, Shioda K, Yoshino T, Takano K, Kato S. Diazepam and chlormethiazole attenuate the development of hyperthermia in an animal model of the serotonin syndrome. Neurochem Int. 2003;43(2):155-64.
15. Mitchell PB. Drug interactions of clinical significance with selective serotonin reuptake inhibitors. Drug Saf. 1997;17(6):390-406.
16. Volpi-Abadie J, Kaye AM, Kaye AD. Serotonin syndrome. Ochsner J. 2013;13(4):533-40.
17. Wang RZ, Nashistha V, Kaur S, Houchens NW. Serotonin syndrome: preventing, recognizing, and treating it. Cleve Clin J Med. 2016;83(11);810-7.
18. Talton CW. Serotonin syndrome/serotonin toxicity. Fed Pract. 2020;37(10):452-9.
19. Prakash S, Rathore C, Rana K, Roychowdhury D, Lodha D. Chronic serotonin syndrome: a retrospective study. World J Psychiatry. 2021;11(4):124-32.
20. Prakash S, Rathore C, Rana K. Serotonin syndrome: a syndrome on syndrome. Ann Indian Acad Neurol. 2021;24(3):430-2.
21. Keller J. Serotonin Syndrome Made Simple. [Internet]. Pharmacy 5in5, 2017. Vídeo: 1 min 43 s. Disponível em: https://www.youtube.com/watch?v=sQ5rwuVP8Kc.
22. Patel T. Drugs That Cause Serotonin Syndrome. [Internet]. Pharmacy 5in5, 2017. Vídeo: 1 min 47 s. Disponível em: https://www.youtube.com/watch?v=eTsl-O7cdWk.
23. Royal College of Psychiatrists. MRCPsych CASC Video Serotonin Syndrome. [Internet]. Pass The CASC, 2021. Vídeo: 7 min 26 s. Disponível em: https://www.youtube.com/watch?v=QTVPJVj9FpQ.

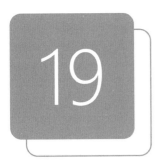

19 Catatonia e Catatonia Maligna

Celina Dias e Santos Lazzaro • Érico Marques Kohl •
Nicole de Oliveira Mazzeto

Introdução

Catatonia é uma **síndrome psicomotora associada a várias condições médicas e psiquiátricas, geralmente subdiagnosticada, que pode ser letal apesar da existência de métodos diagnósticos bem estabelecidos e tratamentos eficazes.** Embora tenha sido por muito tempo associada exclusivamente à esquizofrenia, a catatonia é diagnosticada com maior frequência nos transtornos do humor, entre os diagnósticos psiquiátricos. Os médicos devem estar atentos às etiologias clínicas e às complicações orgânicas da catatonia, pois a síndrome também é diagnosticada em pacientes com infecções e distúrbios endocrinológicos, metabólicos e neurológicos.

> Catatonia é uma síndrome psicomotora frequentemente subdiagnosticada.

> Está associada a várias condições médicas, neurológicas e psiquiátricas.

Histórico breve

Em 1874, Karl Kahlbaum descreveu a catatonia como uma síndrome psiquiátrica independente. Inicialmente, em 1868, Kahlbaum havia descrito a síndrome ao observar pacientes que sofriam de "profunda melancolia".[1] Em 1893, Kraepelin limitou a catatonia a um subtipo da demência precoce, que, posteriormente, foi redefinida por Bleuler, em 1906, como esquizofrenia do tipo catatônico. Somente na década de 1970 é que a associação exclusiva com a esquizofrenia foi questionada. Atualmente, a catatonia é reconhecida como uma síndrome médica sistêmica, associada a transtornos médicos, neurológicos e psiquiátricos.[2]

> Entre os transtornos psiquiátricos, a catatonia ocorre com maior frequência nos transtornos de humor.

Epidemiologia

A catatonia ocorre em uma ampla gama de condições psiquiátricas e médicas, com prevalência estimada entre 7,6 e 38% em pacientes psiquiátricos hospitalizados.[3] A grande diversidade clínica da síndrome dificulta o diagnóstico e a realização de estudos epidemiológicos, que geralmente apresentam resultados muito variáveis. A catatonia pode acompanhar muitas doenças psiquiátricas e somáticas. Uma minoria de pacientes catatônicos sofre de esquizofrenia (20%), enquanto a maioria (46%) apresenta transtornos afetivos.[4,5] Em até 20% dos casos, a catatonia está relacionada com condições médicas ou neurológicas gerais.[6] A prevalência em hospitais gerais varia de 1,6 a 3,2%.[7]

> A prevalência de catatonia em hospitais gerais varia de 1,6 a 3,2%. Em até 20% dos casos, está relacionada a condições médicas ou neurológicas.

Etiologia

Embora a fisiopatologia exata da catatonia permaneça obscura, estudos sugerem atividade anormal nos receptores de ácido gama-aminobutírico (GABA), glutamato e dopamina.[8-11] As evidências derivam da utilidade dos moduladores alostéricos de GABA-A, como benzodiazepínicos, e antagonistas do receptor excitatório glutamatérgico N-metil-D-aspartato (NMDAR), como amantadina, no tratamento da catatonia. Além disso, os agentes antidopaminérgicos, como os antipsicóticos, têm sido implicados na progressão e piora da catatonia. Diversos autores sugeriram uma correlação entre sintomas catatônicos e alterações específicas das vias do circuito estriado-tálamo-cortical, envolvendo o córtex frontal e parietal, os

A atividade neuronal aberrante em diferentes vias motoras, a regulação defeituosa de neurotransmissores e a função de oligodendrócitos prejudicada fazem parte da fisiopatologia.

O psiquiatra Dr. Daniel Barros explica brevemente a catatonia no vídeo *Catatonia: o que é e como tratar*.[69]

O diagnóstico da catatonia é clínico.

Imobilidade e mutismo são os sintomas mais comuns.

O comportamento motor pode ser repetitivo, sem propósito e contrário à intenção.

A falta de respostas significativas aos estímulos externos não deve ser interpretada como falta de consciência do paciente em relação ao seu entorno.

No DSM-5 e no DSM-5-TR, a catatonia é um especificador dos transtornos mentais.

gânglios da base e o cerebelo.[12,13] As manifestações clínicas catatônicas seriam, portanto, o resultado da desregulação das redes córtico-subcorticais, em vez de envolvimento focal.[14]

Outros estudos mostraram que a catatonia é substancialmente hereditária e que o gene *CNP* está implicado na hereditariedade da catatonia. Uma enzima importante para a função de oligodendrócitos e mielinização, a fosfodiesterase de nucleotídeo cíclico, é codificada pelo gene *CNP*. Pacientes com histórico de catatonia em parentes de primeiro grau têm aproximadamente 27% de risco de apresentar sintomas catatônicos.[15-17] Em resumo, a atividade neuronal aberrante em diferentes vias motoras, a regulação defeituosa de neurotransmissores e a função prejudicada de oligodendrócitos podem fazer parte da fisiopatologia da catatonia.

Quadro clínico e diagnóstico

O diagnóstico da síndrome catatônica é sobretudo clínico e abrange uma ampla gama de anormalidades psicomotoras, sendo a imobilidade e o mutismo as mais comuns. Pode variar da redução acentuada dos movimentos à agitação. **Iniciar, parar e planejar o movimento são funções que podem estar prejudicadas**, e o **comportamento motor pode ser repetitivo, sem propósito, impermeável a estímulos externos e contrário à intenção**.

O início pode ser agudo ou insidioso. Na presença desses sinais, deve-se avaliar ativamente outros marcadores de catatonia, que pode ser considerada uma emergência diagnóstica em função do alto risco de complicações.[18,19]

Na prática, a catatonia é tipicamente encontrada em pacientes hospitalizados e gravemente enfermos, seja por transtorno psiquiátrico ou outra condição médica subjacente. A síndrome catatônica também é observada com relativa frequência entre crianças e adolescentes.[20]

A falta de respostas significativas aos estímulos externos não deve ser interpretada como falta de consciência de seu entorno. Uma parte desses pacientes pode estar completamente ciente da situação e ser capaz de se lembrar de seu estado catatônico em detalhes depois de se recuperar.

O diagnóstico pode ser feito pelo DSM-5-TR, pela CID-11 ou a partir de uma escala diagnóstica, que pode ser utilizada como ferramenta de triagem ou de avaliação da resposta ao tratamento. Entre as várias escalas existentes, destaca-se a *Bush-Francis Catatonia Rating Scale* (BFCRS), que é a mais utilizada.[18,21]

Na transição do DSM-IV para o DSM-5, os critérios para catatonia foram modificados para aumentar o reconhecimento da condição e encorajar seu tratamento específico. No DSM-5 e no DSM-5-TR, a catatonia é definida pela presença de pelo menos três sintomas de uma lista de 12 (Tabela 19.1), tornando-se um especificador para transtornos mentais e sendo mais frequentemente encontrada nas seguintes situações:

- Transtorno bipolar I
- Transtorno bipolar II
- Transtorno depressivo maior
- Transtornos psicóticos: esquizofrenia, transtorno esquizoafetivo, transtorno esquizofreniforme, transtorno psicótico breve
- Transtornos do espectro autista (TEA)
- *Delirium*
- Transtorno psicótico induzido por substâncias.[22]

O DSM-5-TR também apresenta critérios diagnósticos para catatonia associada a outra condição médica, marcada pela presença da condição em decorrência de uma base fisiológica primária (Tabela 19.2). Em ambos os casos, os sinais e sintomas são iguais, o que muda é a etiologia do processo.[22]

A CID-11 foi além, passando a considerar a catatonia uma categoria diagnóstica independente (Tabela 19.3).[23]

Subtipos de catatonia

Os subtipos são baseados na natureza específica da **perturbação do movimento** (catatonia retardada ou excitada, podendo haver sinais de ambas durante um episódio catatônico, transição de uma para a outra ou vice-versa) ou na **gravidade** (*continuum* entre catatonia maligna e não maligna).[3] As características dos três subtipos principais, por ordem de incidência, são:

- **Catatonia retarda**: caracterizada por imobilidade (hipocinesia ou acinesia), mutismo, negativismo, posturas, olhar fixo, rigidez e estupor. Nos casos graves, os pacientes podem cessar a alimentação e a ingesta de líquidos[24]
- **Catatonia maligna**: condição potencialmente letal caracterizada por febre, instabilidade autonômica (pressão sanguínea lábil ou elevada, taquicardia, taquipneia e diaforese), *delirium* e rigidez. As complicações somáticas são frequentes (desidratação, infecções, fenômenos tromboembólicos). Requer cuidados de suporte de vida e é potencialmente fatal se não for tratada rápida e adequadamente[25,26]
- **Catatonia excitada**: atividade motora excessiva e sem propósito nos membros superiores e inferiores (hipercinesia), ecolalia, ecopraxia, inquietação, estereotipias, impulsividade, frenesi, agitação e combatividade, podendo ocorrer *delirium*. O excesso de atividade motora pode causar autolesões ou ferir outras pessoas.[27,28]

Outras formas raras de catatonia incluem a catatonia periódica, caracterizada por aumento e diminuição dos sinais catatônicos, ou alternância de períodos de catatonia retardada com catatonia excitada.[29,30] Alguns pacientes podem ter uma predisposição genética para a catatonia que se manifesta como catatonia periódica.[16]

Tabela 19.1 Critérios diagnósticos de catatonia secundária a outras condições psiquiátricas.

A. O quadro clínico é dominado por três (ou mais) dos sintomas a seguir:
1. Estupor (p. ex., ausência de atividade psicomotora; sem relação ativa com o ambiente)
2. Catalepsia (p. ex., indução passiva de uma postura mantida contra a gravidade)
3. Flexibilidade cérea (p. ex., resistência leve ao posicionamento pelo examinador)
4. Mutismo (p. ex., resposta verbal ausente ou muito limitada [excluir com afasia conhecida])
5. Negativismo (p. ex., oposição ou resposta ausente a instruções ou estímulos externos)
6. Postura (p. ex., manutenção espontânea e ativa de uma postura contrária à gravidade)
7. Maneirismo (p. ex., caricatura esquisita e circunstancial de ações normais)
8. Estereotipia (p. ex., movimentos repetitivos, anormalmente frequentes e não voltados a metas)
9. Agitação não influenciada por estímulos externos
10. Caretas
11. Ecolalia (p. ex., imitação da fala de outra pessoa)
12. Ecopraxia (p. ex., imitação dos movimentos de outra pessoa)
Nota para codificação: indicar o nome do transtorno mental associado ao registrar o nome da condição (p. ex., 293.89 [FO6. 1]: catatonia associada a transtorno depressivo maior). Codificar primeiro o transtorno mental associado (p. ex., transtorno do neurodesenvolvimento, transtorno psicótico breve, transtorno esquizofreniforme, esquizofrenia, transtorno esquizoafetivo, transtorno bipolar, transtorno depressivo maior ou outro transtorno mental – p. ex., 295.70 [F25:11]: transtorno esquizoafetivo, tipo depressivo; 293.89 [FO6.11]: catatonia associada a transtorno esquizoafetivo)

Adaptada de APA, 2022.[22]

Tabela 19.2 Critérios diagnósticos de catatonia secundária a outra condição médica.

DSM-5-TR	CID-11
Especificador "com catatonia" para: Transtorno psicótico (esquizofrenia, transtorno esquizoafetivo, transtorno esquizofreniforme, breve, transtorno psicótico) Transtorno do neurodesenvolvimento Transtornos do humor (depressão maior, transtorno bipolar) Outros transtornos mentais Catatonia em função de condição médica Transtorno de catatonia não especificado	*Categoria:* catatonia *Subcategorias:* 6A40: catatonia associada a outro transtorno mental (esquizofrenia, transtornos do humor, transtorno do espectro autista, Prader-Willi, tiques) 6A41: catatonia induzida por substâncias psicoativas, incluindo medicamentos 6A4Z: catatonia, não especificada *Categoria:* síndromes comportamentais ou secundárias associadas a distúrbios ou transtornos classificados em outra parte *Subcategoria:* 6E69: síndrome de catatonia secundária

Adaptada do APA, 2022[22] e WHO, 2022.[23]

Tabela 19.3 Critérios diagnósticos de catatonia pela CID-11.

Catatonia

Descrição
Catatonia inclui:
- 6A40: catatonia associada a outro transtorno mental
- 6A41: catatonia induzida por substâncias ou medicamentos
- 6E69: síndrome de catatonia secundária

(continua)

Catatonia (*Continuação*)

Requisitos gerais de diagnóstico para catatonia
Características essenciais (obrigatórias)
A presença de três ou mais dos seguintes sintomas de atividade psicomotora diminuída, aumentada ou anormal. Os três sintomas podem vir de apenas um grupo ou de qualquer combinação dos três grupos de sintomas a seguir

Diminuição da atividade psicomotora
- Encarar: olhar fixo, piscar diminuído, muitas vezes com os olhos bem abertos
- Ambiência: aparência de estar "motoricamente preso" em movimento indeciso ou hesitante
- Negativismo: oposição ou comportamento contrário a pedidos ou instruções, o que pode levar ao afastamento da interação com os outros (afastamento) ou à recusa de comer ou beber quando oferecido
- Estupor: imobilidade; nenhuma atividade psicomotora ou marcadamente reduzida; responde minimamente a estímulos externos
- Mutismo: nenhuma ou muito pouca resposta verbal; a fala pode ser abafada ou sussurrada, a ponto de ser ininteligível
Nota: não considere os sintomas da fala se forem decorrentes de doença do sistema nervoso, distúrbio do desenvolvimento da fala ou da linguagem, ou outra doença ou distúrbio que afete a fala

Aumento da atividade psicomotora
Qualquer um dos seguintes: hiperatividade extrema ou agitação sem motivo com movimentos involuntários e/ou incontroláveis; reações emocionais extremas; impulsividade (engajamento súbito em comportamento inadequado sem provocação); combatividade (atacar os outros geralmente de maneira não direcionada, com ou sem potencial de lesão)
Nota: múltiplas manifestações de aumento da atividade psicomotora devem ser contadas apenas como um dos três sintomas necessários para atender aos requisitos de catatonia

Atividade psicomotora anormal
- Caretas: expressões faciais estranhas ou distorcidas, muitas vezes inadequadas e irrelevantes para a situação
- Maneirismos: movimentos estranhos e propositais que não são apropriados ao contexto cultural do indivíduo; caricaturas exageradas de movimentos mundanos
- Postura: manutenção espontânea e ativa de uma postura contra a gravidade; indivíduo fica sentado ou em pé por longos períodos, sem reagir
- Estereotipia: atividade motora repetitiva, não direcionada a um objetivo (p. ex., brincar com os dedos, tocar repetidamente, acariciar ou esfregar-se); a anormalidade não é inerente à ação, mas está relacionada à sua frequência
- Rigidez: resistência por meio do aumento do tônus muscular, que pode variar desde um leve aumento do tônus até uma rigidez grave, conhecida como "tubo de chumbo" (requer exame)
- Ecofenômenos: imitação da fala do examinador (ecolalia) ou dos seus movimentos (ecopraxia)
- Verbigeração: repetição contínua e sem sentido de palavras, frases ou sentenças
- Flexibilidade cerosa: resistência leve e uniforme ao posicionamento pelo examinador (requer exame)
- Catalepsia: indução passiva de uma postura (tipicamente, o examinador move passivamente uma extremidade do paciente), que permanece mantida contra a gravidade (requer exame)

Os sintomas geralmente duram várias horas, mas podem persistir por muito mais tempo. No caso de sintomas graves (p. ex., estupor, catalepsia, mutismo, negativismo) ou de anormalidade nos sinais vitais (autonômicos), uma curta duração (p. ex., 15 min) pode ser suficiente para que essas características sejam consideradas qualificadores da catatonia
Os sintomas resultam em prejuízo significativo no funcionamento diário ou são graves o suficiente para causar complicações médicas severas
Os sintomas não são mais bem explicados por um transtorno do movimento primário classificado no capítulo sobre doenças do sistema nervoso

Adaptada de WHO, 2022.[23]

> Teste do desafio com lorazepam pode ser feito por via oral ou intravenosa. Na presença de teste positivo, há resultados satisfatórios em 90% dos casos.

> A negatividade do teste não descarta uma possível resposta terapêutica, mas sugere tratamento preferencial com ECT.

Avaliação

Existe um teste diagnóstico específico que, quando positivo, valida o diagnóstico de catatonia. O teste do desafio com lorazepam consiste na injeção intravenosa de 1 mg de lorazepam. Se nenhuma alteração for observada durante um período de 5 minutos, uma dose adicional de 1 mg é injetada. Após 10 minutos, em pelo menos dois terços dos pacientes ocorre redução da rigidez, aparecimento de movimentos espontâneos e recuperação da fala.[24,31,32] Se for usado lorazepam por via oral, o intervalo para a segunda dose deve ser maior: 15 e 30 minutos, respectivamente. A positividade do teste estimula o uso de lorazepam em doses que variam de 6 a 24 mg/dia, com resposta satisfatória em 90% dos casos. **A negatividade do teste não descarta uma possível resposta terapêutica subsequente ao benzodiazepínico (BDZ),** mas **sugere o tratamento preferencial com ECT.**[31]

Análogo ao teste com lorazepam, foi proposto um teste de desafio com zolpidem.[33] Nesse teste, 10 mg de zolpidem são administrados VO e, após 30 minutos, o paciente é examinado. A resposta positiva é uma redução de pelo menos 50% do escore da escala de avaliação utilizada.

Diagnóstico diferencial

Diversas condições neurológicas podem se assemelhar à catatonia, podendo, inclusive, haver sobreposição dos mecanismos fisiopatológicos envolvidos.

Síndrome neuroléptica maligna

A síndrome neuroléptica maligna (SNM) é uma reação idiossincrática grave ao tratamento com antipsicótico, apresentando até mesmo risco de morte.[34] Semelhante à catatonia maligna, os pacientes desenvolvem rigidez, mutismo e *delirium*, sintomas que são acompanhados de diaforese, hipertensão, taquicardia e febre. Leucocitose, níveis elevados de creatinofosfoquinase (CPK) e ferro sérico baixo podem estar presente em ambas as condições. **A SNM pode ser indistinguível da catatonia maligna, exceto pelo fator precipitante do tratamento com antipsicóticos. Catatonia é considerada fator de risco para SNM**, porém não está estabelecido que SNM seja um subtipo de catatonia.[4,34-36]

> A SNM pode ser indistinguível da catatonia maligna, exceto pelo fator precipitante.

> Catatonia é considerada fator de risco para SNM.

Efeitos colaterais extrapiramidais de antipsicóticos

Efeitos colaterais extrapiramidais são comumente associados a medicamentos antipsicóticos típicos e atípicos. Pacientes com parkinsonismo induzido por drogas podem apresentar imobilidade, olhar fixo e rigidez, sintomas que podem ser confundidos com catatonia. A diferença mais importante entre as síndromes é que os **pacientes parkinsonianos são tipicamente cooperativos e interativos, em contraste com os pacientes catatônicos, que costumam ser retraídos e negativistas**. Além disso, **o tremor, geralmente presente no parkinsonismo, não é uma característica da catatonia**. Ecofenômenos e postura são características geralmente ausentes no parkinsonismo. Outros efeitos colaterais extrapiramidais também podem se assemelhar a alguns aspectos da catatonia. Por exemplo, a postura e a imobilidade de pacientes catatônicos podem ser confundidas com distonia aguda. Da mesma maneira, a agitação psicomotora da catatonia excitada pode parecer semelhante à acatisia. No entanto, alguns pacientes tratados com medicamentos antipsicóticos podem desenvolver sinais consistentes tanto com catatonia quanto com parkinsonismo.[25]

> Pacientes com parkinsonismo induzido por drogas podem apresentar imobilidade, olhar fixo e rigidez, porém são cooperativos e interagem com o examinador.

Síndrome serotoninérgica

A síndrome serotoninérgica (SS) é uma reação potencialmente fatal decorrente do uso inadequado de medicamentos serotoninérgicos, como antidepressivos em doses altas ou superpostos. De maneira semelhante à catatonia maligna, pode se apresentar com hipertermia, instabilidade autonômica, rigidez e *delirium*. No entanto, a diferença se dá pela presença de hiper-reflexia, mioclonia, náuseas, vômitos e diarreia.[37,38]

> A SS se diferencia da catatonia pela presença de hiper-reflexia, mioclonia, náusea, vômitos e diarreia.

Hipertermia maligna

A hipertermia maligna (HM) é um distúrbio farmacogenético grave e raro, de herança autossômica dominante, latente, caracterizado por resposta hipermetabólica aos anestésicos halogenados e succinilcolina.[39] Em comum com a catatonia maligna, apresenta hipertermia, instabilidade autonômica e rigidez. **Os quadros podem ser diferenciados pelas circunstâncias de ocorrência e pelos testes para diagnóstico da HM.**

Status epilepticus não convulsivo

Status epilepticus não convulsivo pode ser clinicamente indistinguível do estupor catatônico. **É diagnosticado pela presença de atividade epiléptica no eletroencefalograma (EEG), diferentemente da catatonia, em que EEG aparece normal ou com alterações difusas.**[40,41]

> *Status epilepticus* não convulsivo pode ser clinicamente indistinguível do estupor catatônico.

Mutismo acinético

Mutismo acinético descreve a situação em que o paciente está alerta, mas incapaz de se mover ou falar. Esses sintomas são decorrentes de danos cerebrais por várias causas (infecções, toxinas ou doença cerebral degenerativa). A pessoa está completamente consciente do ambiente, mas não pode desempenhar as funções físicas necessárias para responder aos estímulos.[42,43] **Sinais evidentes de catatonia, como postura e ecofenômenos, podem diferenciar os dois transtornos, mas apresentações mais sutis podem tornar as duas condições difíceis de distinguir.** Esses quadros não respondem aos benzodiazepínicos, mas podem ser detectáveis por exames de neuroimagem.

Síndrome de encarceramento (*locked-in syndrome*)

É um estado de vigília e consciência com tetraplegia e paralisia dos pares cranianos inferiores, resultando em incapacidade para exibir expressões faciais, movimentar-se, falar ou comunicar-se, exceto por códigos e mediante movimentos oculares. Distingue-se, por esse aspecto, dos pacientes catatônicos, que não são motivados a se comunicar. A neuroimagem geralmente revela lesões no tronco encefálico.[44]

Encefalite anti-r NMDA

A encefalite antirreceptor N-metil-D-aspartato (anti-rNMDA) é uma síndrome neuropsiquiátrica causada por processos imunomediados, que apresenta autoanticorpos no soro ou no líquido cefalorraquidiano (LCR) dirigidos contra receptores NMDA, que se encontram mais densamente na superfície dos neurônios do hipocampo, mas também atingem outras estruturas cerebrais, como tronco encefálico, medula espinhal e gânglios simpáticos. Frequentemente precedem neoplasia oculta. Pode ser confundida com transtorno psiquiátrico, manifestando-se por mudanças comportamentais inexplicadas e sintomas incomuns, como coreia, instabilidade autonômica e catatonia em 40% dos pacientes. Nesse caso, os sintomas de catatonia não respondem ao teste do lorazepam. A apresentação da encefalite anti-NMDAR foi categorizada em cinco fases: prodrômica, psicótica, não responsiva, hipercinética e de recuperação. A fase psicótica progride para a fase não responsiva, caracterizada por mutismo, atividade motora diminuída e catatonia.[41] **Esse tipo de encefalite pode progredir rapidamente para convulsões, hipoventilação e coma.**[45,46]

> Encefalite antirreceptor NMDA apresenta catatonia em 40% dos casos e não responde ao teste do lorazepam.

Delirium

Sintomas de catatonia e *delirium* se sobrepõem, complicando o diagnóstico. Catatonia pode incluir períodos de *delirium*, assim como pacientes com *delirium* podem apresentar características catatônicas. No entanto, **o DSM-5-TR afirma que a catatonia não deve ser diagnosticada se ocorrer durante o curso de um *delirium***. Essa questão é importante, porque os **tratamentos para catatonia e *delirium* são diferentes**. Embora o *delirium* seja tipicamente tratado com antipsicóticos (típicos ou atípicos), o surgimento da catatonia pode alertar contra o uso de antipsicóticos. Além disso, se a catatonia não for reconhecida em um paciente com *delirium*, a retirada do benzodiazepínico, para evitar a piora do quadro de *delirium*, pode induzir a catatonia ou deixar a catatonia sem tratamento. Pacientes com *delirium* ou catatonia apresentam em comum a diminuição da comunicação e do estado de alerta (estupor), bem como hipocinesia ou hipercinesia. Contudo, a catatonia pode estar acompanhada de outras características distintivas, como posturas, rigidez e negativismo, além de responder positivamente ao teste do lorazepam.[47,48]

> A catatonia não deve ser diagnosticada se ocorrer durante o curso de um *delirium*.

No vídeo *Catatonia*,[70] demonstra-se a flexibilidade cérea.

Exames físico, neurológico, mental e complementar

A avalição clínica inicial deve incluir história médica geral e psiquiátrica (às vezes, fornecida por familiares), exame do estado mental e exame físico. É preciso excluir causa médica geral da catatonia antes de atribuí-la a um transtorno psiquiátrico, mesmo quando houver história psiquiátrica pregressa.[49] A natureza da catatonia impossibilita alguns aspectos dos exames físico e neurológico. Os componentes do exame neurológico que geralmente podem ser avaliados incluem reação pupilar, movimentos oculares, reflexo da córnea, reação à dor, presença de salivação, resposta de piscar à ameaça, reação a luz ou som, sinais de liberação frontal, avaliação do tônus, profundidade de reflexos tendinosos e resposta plantar. Os exames laboratoriais devem ser orientados pelas alterações encontradas. Etiologias neuromédicas (tóxicas, metabólicas ou infecciosas) requerem investigação completa.[4,18] Como a catatonia pode se desenvolver no contexto de uma ampla gama de condições neurológicas, exames de imagens cerebrais, preferencialmente ressonância magnética, poderão ser recomendados. O EEG, que costuma ser normal na catatonia, é útil na triagem de outras doenças neurológicas. Pode mostrar atividade epileptiforme em caso de mal epiléptico não convulsivo ou lentificação nos casos de encefalopatia.[32] A punção lombar pode ser indicada, possivelmente incluindo pesquisa para autoanticorpos (p. ex., aqueles dirigidos contra o receptor NMDA).[50]

A desidratação acentuada é comum em pacientes catatônicos e deve ser monitorada. Os sinais vitais devem ser avaliados com frequência, pois hipertensão, taquicardia, taquipneia e febre, quando acompanhadas por CPK elevada, diminuição do ferro sérico e leucocitose, podem caracterizar o início de catatonia maligna ou de SNM, se o paciente tiver recebido agentes antipsicóticos.[4,18,25] É crucial realizar uma revisão cuidadosa dos medicamentos recentes do paciente, bem como investigar quaisquer alterações. É importante determinar se o paciente está ou não recebendo agentes antipsicóticos ou benzodiazepínicos, pois existe o risco de desenvolvimento de catatonia após a interrupção abrupta de benzodiazepínicos.[51]

No vídeo *Catatonia - negativism, waxy flexibility, catalepsy*,[71] pode-se observar cataplexia e negativismo.

No vídeo *Catatonia examination*,[72] pode-se observar o exame físico na catatonia.

Conduta não medicamentosa

São recomendados cuidados preventivos nas complicações orgânicas potenciais da síndrome catatônica, como **trombose venosa profunda e embolia pulmonar, além da necessidade do uso de anticoagulantes. Do mesmo modo, o risco de lesões cutâneas (úlceras de decúbito) requer inspeção frequente das zonas de contato, uso de colchão adequado e reposicionamento regular**.[4,52] Para alimentação, o uso de sonda gástrica deve ser rapidamente previsto em caso de imobilidade prolongada. Para a contratura muscular, são aconselhados o alongamento regular e o mesmo manejo recomendado para pacientes com danos neurológicos estruturais.

Conduta medicamentosa

Deve-se evitar o uso de antipsicóticos e outras drogas bloqueadoras de dopamina (p. ex., agentes antieméticos) em pacientes com diagnóstico de catatonia, inclusive em pacientes psicóticos, impulsivos ou agressivos. Tanto os de primeira quanto os de segunda geração podem contribuir para a manutenção ou o agravamento do estado catatônico.[53]

A resposta da catatonia aos benzodiazepínicos é um dos fenômenos clínicos mais espetaculares observados na medicina.[54] Os benzodiazepínicos são o tratamento de primeira linha, embora com menor eficácia na catatonia crônica e na esquizofrenia catatônica[4,55] Há relatos de que 50 a 70% dos pacientes respondem ao lorazepam em doses de 2 mg a cada 6 a 8 horas (6 a 16 mg/dia) por 3 a 5 dias.[56] O zolpidem também é descrito como eficaz na resolução da síndrome catatônica, mas a sua meia-vida muito curta dificulta o tratamento.[33] O diazepam na forma intravenosa aparece como uma alternativa nos casos de catatonia maligna, em particular nos países onde o lorazepam injetável não é comercializado, como é o caso do Brasil. A duração necessária do tratamento para que se alcance a remissão da catatonia com um benzodiazepínico normalmente é de 4 a 10 dias.[55] O benzodiazepínico geralmente é continuado na dose eficaz por 3 a 6 meses para manter a recuperação e, depois, é gradualmente reduzido e descontinuado, embora uma manutenção mais longa possa ser necessária.[51]

Até o momento, existem poucas alternativas farmacológicas aos benzodiazepínicos. Apenas alguns antipsicóticos atípicos, como a clozapina e a quetiapina, destacam-se como indicação específica nos transtornos do espectro da esquizofrenia com sintomas catatônicos.[57,58] Entretanto, deve-se observar sua provável imputabilidade na ocorrência ou agravamento da catatonia, em particular a variedade maligna, ou a ocorrência de SNM. A reintrodução de antipsicóticos deve ser feita com cautela, com pacientes examinados regularmente para instabilidade autonômica e recorrência de sinais catatônicos. Se um benzodiazepínico resolveu o episódio catatônico, ele deve ser mantido durante o tratamento com o antipsicótico.[13]

Outros medicamentos são descritos esporadicamente na literatura, com pouca avaliação sobre eficácia e riscos potenciais. Destacam-se os antagonistas do glutamato, como amantadina[59] e memantina,[60] com resultados positivos em algumas situações. Estabilizadores de humor anticonvulsivantes foram propostos como uma possível opção de tratamento da catatonia em pacientes bipolares, com base na hipótese da catatonia do GABA. O valproato foi utilizado em vários relatos de casos.[61-63] Foi constatado que esse medicamento não apenas tem efeitos profiláticos, mas também apresenta "um efeito de melhora nos sintomas catatônicos".[62]

A eletroconvulsoterapia é considerada tratamento de primeira linha em situações de risco à vida, como catatonia maligna ou SNM. É também o tratamento recomendado em caso de falha da abordagem farmacológica.[4,31,64] Se nenhuma resposta for obtida após 48 horas, a ECT é recomendada. Acredita-se que a tenha eficácia em 85% dos pacientes tratados.[65]

Antipsicóticos contribuem para a manutenção ou o agravamento da catatonia.

Os benzodiazepínicos representam tratamento de primeira linha, com resposta em 50 a 70% dos casos.

A eletroconvulsoterapia é considerada tratamento de primeira linha em situações de risco à vida ou de falha da abordagem farmacológica.

Curso e prognóstico

No geral, está claro que a catatonia é um problema comum e sério, ainda que muitas vezes permaneça desconhecido. Apesar do interesse renovado pelo transtorno nas últimas décadas,[22,23,64] uma série de questões permanecem em relação às suas causas. A síndrome catatônica está associada a outros distúrbios, reforçando a necessidade de rápido diagnóstico e tratamento. O prognóstico tende a ser bom se a síndrome for detectada precocemente, se a causa for tratada, se os sintomas forem controlados e se as complicações forem evitadas. O prognóstico a longo prazo está ligado à natureza e à gravidade do transtorno psiquiátrico ou médico geral subjacente. No entanto, a catatonia pode persistir por anos, particularmente em pacientes com esquizofrenia.[58] Além disso, pacientes com catatonia maligna podem ficar com morbidade permanente (déficits cognitivos, síndromes de apatia e estenoses de membros), e taxas de mortalidade de até 20% foram relatadas.[25]

> O prognóstico tende a ser bom se a catatonia for detectada precocemente.

Pacientes catatônicos devem ser tratados em hospitais com informações multidisciplinares especializadas, para garantir o tratamento da causa da catatonia. Muito cuidado deve ser tomado para evitar complicações médicas. Boas hidratação e nutrição, bem como prevenção de infecções, úlceras de pressão, contraturas e trombose, são medidas essenciais.[52] As complicações da catatonia destacam a importância de reconhecer a síndrome e iniciar o tratamento o mais rápido possível. Em particular, a catatonia parece ser um fator de risco para o desenvolvimento da síndrome neuroléptica maligna, que apresenta uma taxa de mortalidade de aproximadamente 10% e pode ser clinicamente indistinguível da catatonia maligna.[34]

Atualizações

- Rogers et al. (2019) acreditam que a catatonia inicia mais por mecanismos relacionados a antígenos extracelulares do que por vias inflamatórias. Tal fato é corroborado pelos quadros de catatonia induzidos por infecções de SNC[66]
- Remberk et al. (2020) observam que os critérios diagnósticos em crianças e adolescentes são os mesmos que em adultos; entretanto, tal população apresenta quadro e curso diferentes. Além disso, catatonia podem ocorrer em 17% dos casos de TEA, com 4 sintomas principais: aumento da lentidão psicomotora e verbal; dificuldades em iniciar e concluir ações; maior dependência de estímulos físicos ou verbais; passividade aumentada e aparente falta de motivação[20]
- Palma-Álvarez et al. (2021) observaram uma relação entre quadros catatônicos e o uso de *cannabis* e canabinoides sintéticos[67]
- Jaimes-Albornoz et al. (2022), em revisão sistemática, verificaram que pacientes idosos têm mais chance de desenvolver catatonia se houver, concomitantemente, transtornos de humor, condição médica geral, transtorno do espectro da esquizofrenia (nessa ordem). Em comparação à população mais jovem, os idosos apresentam mais chance de catatonia no transtorno bipolar, principalmente na interconsulta psiquiátrica (ICP) e por abstinência de benzodiazepínico (BZD). Para essa população, o tratamento com BZD e ECT foi seguro.[68]

Highlights

- Catatonia é uma síndrome comportamental caracterizada por uma incapacidade de se mover normalmente, que pode ocorrer no contexto de vários transtornos psiquiátricos, neurológicos e médicos gerais
- Embora historicamente associada à esquizofrenia, a catatonia é diagnosticada com maior frequência nos transtornos do humor, entre os diagnósticos psiquiátricos
- Os sinais mais comuns de catatonia são a imobilidade e o mutismo, observados na catatonia retardada, ou agitação, fala desconexa e movimentos sem finalidade, que são característicos da catatonia excitada
- A catatonia também pode se apresentar na forma maligna, com hipertermia e instabilidade autonômica, demandando cuidados intensivos. Na catatonia maligna, bem como na síndrome maligna (SNM), frequentemente há leucocitose, elevação da creatinofosfoquinase (CPK) e níveis reduzidos de ferro sérico (ferropenia)
- Os médicos devem estar atentos às etiologias neuromédicas da catatonia, uma vez que é uma síndrome encontrada em pacientes com infecções, distúrbios neurológicos, endócrinos ou metabólicos. Uma vez identificada a catatonia, é necessário um estudo diagnóstico protocolizado da etiologia subjacente
- O tratamento da catatonia aguda geralmente ocorre em ambientes hospitalares, onde o paciente pode ser monitorado e receber um tratamento otimizado. Tratar simultaneamente o transtorno médico psiquiátrico ou geral subjacente juntamente com a catatonia pode melhorar os resultados
- Deve-se evitar o uso de drogas que bloqueiam a dopamina, mesmo que os pacientes sejam psicóticos, impulsivos ou agressivos. Tratar a catatonia com um antipsicótico é um fator de risco para a síndrome neuroléptica maligna (SNM). Antipsicóticos são contraindicados em catatonia maligna

- Cuidados devem ser tomados para evitar complicações médicas. Boas hidratação e nutrição, bem como prevenção de infecções, úlceras de pressão, contraturas e trombose, são medidas essenciais. As complicações da catatonia destacam a importância de reconhecer a síndrome e iniciar o tratamento rapidamente
- O tratamento imediato da catatonia com benzodiazepínicos ou ECT, bem como o tratamento da causa subjacente, geralmente leva à remissão da catatonia. A falha em reconhecer e tratar adequadamente a catatonia pode levar a resultados ruins. Em particular, a catatonia maligna pode ser fatal
- Para pacientes com catatonia não maligna, retardada ou excitada, é recomendado o uso de benzodiazepínico. Quando o indivíduo não responde ao benzodiazepínico, a sugestão é a ECT, que é também o tratamento indicado para catatonia maligna
- O benzodiazepínico é geralmente continuado na dose efetiva por 3 a 6 meses após a remissão da catatonia, mesmo quando uma droga antipsicótica for usada para tratar o transtorno subjacente.

DURANTE O ATENDIMENTO

O que fazer

- Sempre considerar o diagnóstico de catatonia
- Ao identificar as características clínicas da síndrome, iniciar tratamento e conduzir o caso de maneira estruturada
- Se possível, utilizar escalas validadas para o diagnóstico e para medir a gravidade e a resposta ao tratamento
- Realizar estudo diagnóstico protocolizado da(s) etiologia(s) subjacente(s). Identificando as causas, iniciar tratamento imediato
- Realizar o teste do lorazepam: se positivo, é preditor de boa resposta aos benzodiazepínicos

O que não fazer

- Atribuir a catatonia a um transtorno psiquiátrico antes de realizar uma extensa investigação para excluir uma possível causa médica geral, mesmo quando houver história psiquiátrica pregressa
- Administrar antipsicóticos e outras drogas bloqueadoras da dopamina (p. ex., agentes antieméticos), mesmo que os pacientes sejam psicóticos, impulsivos ou agressivos
- Negligenciar medidas de suporte clínico e prevenção de complicações

Referências bibliográficas

1. Kahlbaum K. Die katatonie oder das spannungsirresein. Eine klinische form psychischer krankheit. Berlim: A. Hirschwald; 1874.
2. Fink M, Shorter E, Taylor MA. Catatonia is not schizophrenia: Kraepelin's error and the need to recognize catatonia as an independent syndrome in medical nomenclature. Schizophr Bull. 2009;36(2):314-20.
3. Taylor MA, Fink M. Catatonia in psychiatric classification: a home of its own. Am J Psychiatry. 2003;160(7):1233-41.
4. Rosebush PI, Mazurek MF. Catatonia and its treatment. Schizophr Bull. 2010;36(2):239-42.
5. Stompe T, Ortwein-Swoboda G, Ritter K, Schanda H, Friedmann A. Are we witnessing the disappearance of catatonic schizophrenia? Compr Psychiatry. 2002;43(3):167-74.
6. Oldham MA. The probability that catatonia in the hospital has a medical cause and the relative proportions of its causes: a systematic review. Psychosomatics. 2018;59(4):333-40.
7. Caroff SN, Mann SC, Fricchione G (eds.). Catatonia: from psychopathology to neurobiology. Arlington: American Psychiatric Publishing; 2004. p. 141-50.
8. Iseki K, Ikeda A, Kihara T, Kawamoto Y, Mezaki T, Hanakawa T et al. Impairment of the cortical GABAergic inhibitory system in catatonic stupor: a case report with neuroimaging. Epileptic Disord. 2009; 11(2):126-31.
9. Northoff G. What catatonia can tell us about "top-down modulation": A neuropsychiatric hypothesis. Behav Brain Sci. 2002;25(5)555-77; discussion 578-604.
10. Carroll BT, Goforth HW, Thomas C, Ahuja N, McDaniel WW, Kraus MF et al. Review of adjunctive glutamate antagonist therapy in the treatment of catatonic syndromes. J Neuropsychiatry Clin Neurosci. 2007;19(4):406-12.
11. Lloyd JR, Silverman ER, Kugler JL, Cooper JJ. Electroconvulsive therapy for patients with catatonia: current perspectives. Neuropsychiatr Dis Treat. 2020;16:2191-208.
12. Walther S, Stegmayer K, Wilson JE, Heckers S. Structure and neural mechanisms of catatonia. Lancet Psychiatry. 2019;6(7):610-9.
13. Mittal AV, Bernard AJ, Northoff G. What can different motor circuits tell us about psychosis? An RDoC perspective. Schizophr Bull. 2017;43(5):949-55.
14. Walther S, Schäppi L, Federspiel A, Bohlhalter S, Wiest R, Strik W et al. Resting-state hyperperfusion of the supplementary motor area in catatonia. Schizophr Bull. 2016;43(5):97-81.
15. Selch S, Strobel A, Haderlein J, Meyer J, Jacob CP, Schmitt A et al. MLC1 polymorphisms are specifically associated with periodic catatonia, a subgroup of chronic schizophrenia. Bio Psychiatry. 2007;61(10):1211-4.
16. Peralta V, Fañanás L, Martín-Reyes M, Cuesta MJ. Dissecting the catatonia phenotype in psychotic and mood disorders on the basis of familial-genetic factors. Schizophr Res. 2018;200:20-5.
17. Hagemeyer N, Goebbels S, Papiol S, Kastner A, Hofer S, Begemann M et al. A myelin gene causative of a catatonia-depression syndrome upon aging. EMBO Mol Med. 2012;4(6):528-39.
18. Gazdag G, Sienaert P. Diagnosing and treating catatonia: an update. Curr Psychiatry Rev. 2013;9(2):130-510.

19. Sienaert P, Rooseleer J, De Fruyt J. Measuring catatonia: a systematic review of rating scales. J Affect Disord. 2011;135(1 a 3):1-9.
20. Remberk B, Szostakiewicz Ł, Kałwa A, Bogucka-Bonikowska A, Borowska A, Racicka E. What exactly is catatonia in children and adolescents? Psychiatr Polska. 2020;54(4):759-75.
21. Rooseleer J, Willaert A, Sienaert P. Katatonie meten: welke schaal te kiezen? [Rating scales for assessing catatonia; which ones are the best?]. Tijdschr Psychiatr. 2011;53(5):287-98.
22. American Psychiatric Association (APA). Diagnostic and Statistical Manual of Mental Disorders: DSM-5-TR. 5. ed. Washington: APA; 2022.
23. World Health Organization (WHO). ICD-11 for mortality and morbidity statistics. 2022. Disponível em: https://icd.who.int/browse/2024-01/mms/en. Acesso em: 18 jul. 2024.
24. Fink M, Taylor MA. The catatonia syndrome: forgotten but not gone. Arch Gen Psychiatry. 2009;66(11):117-7.
25. Mann SC, Caroff SN, Campbell EC et al. Malignant catatonia. In: Frucht SI, Fahn S (eds.). Current clinical neurology: movement disorder emergencies: diagnosis and treatment. Totowa, NJ: Humana Press; 2005. p. 53.
26. Fink M. Catatonia: a syndrome appears, disappears, and is rediscovered. Can J Psychiatry. 2009;54(7):437-45.
27. Bhati MT, Datto CJ, O'Reardon JP. Clinical manifestations, diagnosis, and empirical treatments for catatonia. Psychiatry Edgmont Townsh. 2007;4(3):46-52.
28. Chalasani P, Healy D, Morriss R. Presentation and frequency of catatonia in new admissions to two acute psychiatric admission units in India and Wales. Psychol Med. 2005;35(11):1667-75.
29. Ghaffarinejad AR, Sadeghi MM, Estilaee F, Zokaee Z. Periodic catatonia. Challenging diagnosis for psychiatrists. Neurosci (Riyadh). 2012;17(2):156-8.
30. Guzman CS, Myung VHM, Wang YP. Treatment of periodic catatonia with atypical antipsychotic, olanzapine. Psychiatry Clin Neurosci. 2008;62(4):482.
31. Bush G, Fink M, Petrides G, Dowling F, Francis A. Catatonia. II. Treatment with lorazepam and electroconvulsive therapy. Acta Psychiatr Scand. 1996;93(2):137-43.
32. Daniels J. Catatonia: clinical aspects and neurobiological correlates. J Neuropsychiatry Clin Neurosci. 2009;21(4):371-80.
33. Thomas P, Rascle C, Mastain B, Maron M, Vaiva G. Test for catatonia with zolpidem. Lancet. 1997;349(9053):702.
34. Castillo E, Rubin RT, Holsboer-Trachsler E. Clinical differentiation between lethal catatonia and neuroleptic malignant syndrome. Am J Psychiatry. 1989;146(3):324-8.
35. Fleischhacker WW, Unterweger B, Kane JM, Hinterhuber H. The neuroleptic malignant syndrome and its differentiation from lethal catatonia. Acta Psychiatr Scand. 1990;81(1):3-5.
36. Northoff G. Catatonia and neuroleptic malignant syndrome: psychopathology and pathophysiology. J Neural Transm (Vienna). 2002;109(12):1453-67.
37. Keck PE, Arnold LM. The serotonin syndrome. Psychiatr Ann. 2000;30:333-43.
38. Foong AL, Grindrod KA, Patel T, Kellar J. Demystifying serotonin syndrome (or serotonin toxicity). Can Fam Physician. 2018;64(10):720-7.
39. Rosenberg H, Pollock N, Schiemann A, Bulger T, Stowell K. Malignant hyperthermia: a review. Orphanet J Rare Dis. 2015;10(93):1-19.
40. Pichler M, Hocker S. Management of status epilepticus. Handb Clin Neurol. 2017;140:131-51.
41. Sutter R, Kaplan PW. Electroencephalographic criteria for nonconvulsive status epilepticus: synopsis and comprehensive survey. Epilepsia. 2012;53(Suppl 3):1-51.
42. Arnts H, van Erp WS, Lavrijsen JCM, van Gaal S, Groenewegen HJ, van den Munckoff P. On the pathophysiology and treatment of akinetic mutism. Neurosci Biobehav Rev.202;112:270-8.
43. Ackermann H, Ziegler W. [Akinetic mutism–a review of the literature]. Fortschr Neurol Psychiatr. 1995;63(2):59-67.
44. Das MJ, Anosike K, Asuncion RMD. Locked-in syndrome. StatPearls [Internet]. Treasure Island: StatPearls Publishing; 2004.
45. Sarkis RA, Coffey MJ, Cooper JJ, Hassan I, Lennox B. Anti-N-methyl-D-aspartate receptor encephalitis: a review of psychiatric phenotypes and management considerations. A report of the American Neuropsychiatric Association Committee on Research. J Neuropsychiatry Clin Neurosci. 2019;31(2):137-42.
46. Samanta D, Lui F. Anti-NMDA receptor encephalitis. StatPearls [Internet]. Treasure Island (FL): StatPearls Publishing; 2022. Disponível em: https://www.ncbi.nlm.nih.gov/books/NBK551672/. Acesso em: 18 jul. 2024.
47. Meyen R, Acevedo-Diaz EE, Reddy SS. Challenges of managing delirium and catatonia in a medically ill patient. Schizophr Res. 2018;197:557-61.
48. National Institute for Health and Care Excellence. Delirium: prevention, diagnosis and management. London: National Institute for Health and Care Excellence (NICE); 2019. Disponível em: https://www.ncbi.nlm.nih.gov/books/NBK553009/. Acesso em: 18 jul. 2024.
49. Jaimes-Albornoz W, Serra-Mestres J. Catatonia in the emergency department. Emerg Med J. 2012;29(11):863-7.
50. Lazar-Molnar E, Tebo AE. Autoimmune NMDA receptor encephalitis. Clin Chim Acta. 2015;438:90-7.
51. Amos JJ. Lorazepam withdrawal-induced catatonia. Ann Clin Psychiatry. 2012;24(2):170-1.
52. Clinebell K, Azzam PN, Gopalan P, Haskett R. Guidelines for preventing common medical complications of catatonia: case report and literature review. J Clin Psychiatry. 2014;75(6):644-51.
53. Belaizi M, Yahia A, Mehssani J, Idrissi MLB, Bichra MZ. [Acute catatonia: questions, diagnosis and prognostics, and the place of atypical antipsychotics]. Encephale. 2013;39(3):224-31.
54. Rosebush PI, Hildebrand AM, Furlong BG, Mazurek MF. Catatonic syndrome in a general psychiatric inpatient population: frequency, clinical presentation, and response to lorazepam. J Clin Psychiatry.1990;51(9):357-62.
55. Ungvari GS, Leung CM, Wong MK, Lau J. Benzodiazepines in the treatment of catatonic syndrome. Acta Psychiatr Scand. 1994;89(4):285-8.
56. Fink M. Catatonia and ECT: Meduna's biological antagonism hypothesis reconsidered. World J Biol Psychiatry. 2002;3(2):105-8.
57. Yoshimura B, Hirota T, Takaki M, Kishi Y. Is quetiapine suitable for treatment of acute schizophrenia with catatonic stupor? A case series of 39 patients. Neuropsychiatr Dis Treat. 2013;9:1565-71.
58. England ML, Ongür D, Konopaske GT, Karmacharya R. Catatonia in psychotic patients: clinical features and treatment response. J Neuropsychiatry Clin Neurosci. 2011;23(2):223-6.
59. Northoff G, EckertJ, Fritze J. Glutamatergic dysfunction in catatonia? Successful treatment of three acute akinetic catatonic patients with the NMDA antagonist amantadine. J Neurol Neurosurg Psychiatry. 1997;62(4):404-6.
60. Thomas C, Carroll BT, Maley RT, Jayanti K, Koduri A. Memantine and catatonic schizophrenia. Am J Psychiatry. 2005;162(3):626.
61. Bowers R, Ajit SS. Is there a role for valproic acid in the treatment of catatonia? J Neuropsychiatry Clin Neurosci. 2007;19(2):197-8.
62. Yoshida I, Monji A, Hashioka S, Ito M, Kanba S. Prophylactic effect of valproate in the treatment for siblings with catatonia: a case report. J Clin Psychopharmacol. 2005;25(5):504-10.

63. Muneer A. Catatonia in a patient with bipolar disorder type I. J Neurosci Rural Pract. 2014;5(3):314-16.
64. Fink M. Rediscovering catatonia: the biography of a treatable syndrome. Acta Psychiatr Scand Suppl. 2013;441:1-47.
65. Bhati MT, Datto CJ, O'Reardon JP. Clinical manifestations, diagnosis, and empirical treatments for catatonia. Psychiatry (Edgmont). 2007;4(3):46-52.
66. Rogers JP, Pollak TA, Blackman G, David AS. Catatonia and the immune system: a review. Lancet Psychiatry. 2019;6(7):620-30.
67. Palma-Álvarez RF, Soriano-Dia A, Ros-Cucurull E, Daigre C, Serrano-Pérez P, Ortega-Hernández G et al. Catatonia related to cannabis and synthetic cannabinoids: a review. J Dual Diagn. 2021;17(2):159-71.
68. Jaimes-Albornoz W, Ruiz de Pellon-Santamaria A, Nizama-Vía A, Isetta M, Albajar I, Serra-Mestres J. Catatonia in older adults: a systematic review. World J Psychiatry. 2022;12(2):348-67.
69. Barros DM. Catatonia: o que é e como tratar. [Internet]. Canal Daniel Martins de Barros, YouTube, 2021. Vídeo: 9 min 47 s. Disponível em: https://www.youtube.com/watch?v=ltf9nayvpeE.
70. Zerati E. Catatonia. [Internet]. Canal Dr. Edson Zerati, YouTube, 2010. Vídeo: 43 s. Disponível em: https://www.youtube.com/watch?v=zAEJ-Jvndms.
71. Catatonia - negativism, waxy flexibility, catalepsy. 1940s. [Internet]. Mental Health Treatment, YouTube, 2020. Vídeo: 3 min 34 s. Disponível em: https://www.youtube.com/watch?v=V55klYxkjvQ.
72. Rogers J. Catatonia examination. [Internet]. Canal Jonathan Rogers, YouTube, 2020. Vídeo: 3 min 45 s. Disponível em: https://www.youtube.com/watch?v=ex5e2-_vzsU.

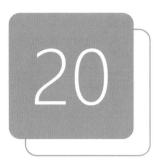

20 Transtornos Ansiosos

Érico Marques Kohl

Introdução

Os transtornos de ansiedade têm aumentado visivelmente e, segundo estimativas da Organização Mundial da Saúde,[1] a ansiedade consiste no mal do último século. A prevalência ao longo da vida é estimada em 20 a 30%, sendo um dos transtornos neuropsiquiátricos mais frequentes.[2] Esse aumento exponencial é resultado, principalmente, das relevantes transformações ocorridas nos âmbitos cultural e econômico, bem como por imposições de uma sociedade moderna e tecnológica cada vez mais competitiva. Isso é especialmente evidente em meio aos jovens que estão em fase de transição, que é marcada por mudanças psicossociais importantes e desafios com os quais o indivíduo tem que lidar.

A **ansiedade constitui uma reação emocional fisiológica normal e esperada diante de novas situações ou acontecimentos, envolvendo componentes afetivos, somáticos, cognitivos e comportamentais.**[2] Quando não é desproporcionalmente intensa, pode melhorar o desempenho global, estimular o desempenho funcional e também servir de sinal de alerta. Já a **ansiedade patológica caracteriza-se por uma resposta exacerbada a um estímulo comum**, interferindo de modo global no desenvolvimento das atividades diárias.[3]

O medo é uma resposta fisiológica à ameaça, sendo importante para a sobrevivência a curto prazo, porém, quando desproporcional e crônico, pode desencadear transtornos ansiosos.[2] Apesar de o medo e a ansiedade serem distintos – o medo é a resposta emocional a uma ameaça imediata real ou percebida, enquanto ansiedade é a antecipação a uma ameaça futura –, é frequente que se sobreponham.

Medo e ansiedade, quando mal adaptados e desproporcionais, são características centrais em diversos transtornos de ansiedade. O *Manual Diagnóstico e Estatístico de Transtornos Mentais* (DSM-5-TR), 5ª edição revisada, salienta que os transtornos de ansiedade compartilham características de medo, ansiedade excessiva e perturbações comportamentais associadas.[4]

O hospital geral é um ambiente ansiogênico, sendo comum o surgimento de sintomas ansiosos mediante o estresse desencadeado pelo adoecimento, pela internação e pelos procedimentos médicos realizados. Apesar de planejado para ser um local de recuperação e repouso, mobiliza emoções diversas, constituindo-se em um agravante do medo e dos sintomas ansiosos já presentes na maioria dos transtornos ansiosos, principalmente nas primeiras 24 horas de internação.[3] O paciente ansioso, nesse contexto, pode apresentar menor tolerância à dor, percepção distorcida dos sintomas e das sensações corporais,[3] além de solicitar constantemente a equipe, dificultando a relação e a avaliação objetiva dos sintomas. **O não reconhecimento de comorbidades psiquiátricas durante a hospitalização favorece internações prolongadas, desfechos negativos no tratamento, aumento dos custos em Saúde e pior qualidade de vida,**[5] o que justifica a importância de saber reconhecer e manejar os transtornos de ansiedade.

Os principais representantes dos transtornos ansiosos em um ambiente hospitalar são o transtorno de ansiedade generalizada (TAG), o transtorno de pânico (TP), a agorafobia e o transtorno por ansiedade social (TAS). É essencial que, em sua avaliação, o interconsultor considere doenças clínicas que podem mimetizar esses transtornos de ansiedade e outros transtornos psiquiátricos com manifestações ansiosas, além de avaliar se há dificuldade de ajustamento à doença clínica,[6] para que, assim, possa indicar o melhor manejo do quadro (Figura 20.1).

Ansiedade é uma reação fisiológica, porém, quando inadequada em sua intensidade ou duração, torna-se patológica.

Os transtornos de ansiedade compartilham características de medo, ansiedade excessiva e perturbações comportamentais associadas.

O hospital geral é um ambiente ansiogênico e que pode exacerbar reações de medo e sintomas ansiosos, especialmente nas primeiras 24 horas.

O não reconhecimento de comorbidades psiquiátricas favorece internações prolongadas, desfechos negativos no tratamento, aumento dos custos em Saúde e pior qualidade de vida.

No contexto da interconsulta psiquiátrica (ICP), o diagnóstico diferencial dos sintomas ansiosos é essencial para estabelecer o plano terapêutico.

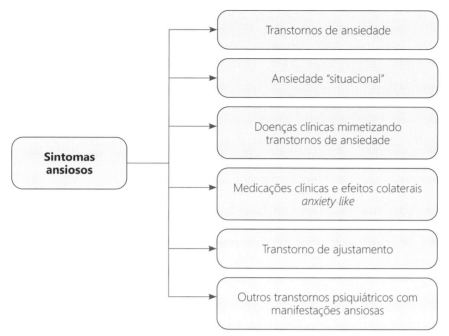

Figura 20.1 Principais diagnósticos a serem considerados na avaliação de sintomas ansiosos no contexto da interconsulta psiquiátrica (ICP).

Transtorno de ansiedade generalizada

Epidemiologia

A prevalência de TAG ao longo da vida é estimada em 8%,[7] sendo duas vezes mais comum no sexo feminino. A idade média para o início do transtorno é de 30 anos, mas pode ocorrer durante toda a vida. Uma característica interessante é que, entre os transtornos ansiosos, o TAG apresente a idade média de início mais tardia.[4]

Existe um alto grau de comorbidade entre TAG e outras doenças psiquiátricas, tais como depressão maior, transtorno de personalidade e outros transtornos de ansiedade (principalmente no sexo feminino). A **principal comorbidade associada ao TAG é a depressão**, acometendo três a cada cinco pacientes afetados pelo transtorno. Há, também, **fortes evidências de associação do TAG com os transtornos por uso de substâncias, principalmente no sexo masculino**.[4] Entre os transtornos ansiosos, o transtorno de pânico (TP) é o mais frequentemente associado, variando de 55 a 94%. Em adultos, TP e TAG predizem o surgimento um do outro em um período de 3 anos.[8]

Além da comorbidade com doenças psiquiátricas primárias, **é frequente a sua associação com doenças somáticas**, incluindo asma, úlcera péptica, síndrome do intestino irritável, doenças cardiovasculares, diabetes, doença pulmonar obstrutiva crônica (DPOC) e enxaqueca.[9] Ressalta-se que, quando associado a alguma comorbidade, o transtorno tende a apresentar pior prognóstico e a causar mais prejuízo na vida do indivíduo.[10]

Estudos demonstram que a **ansiedade é muito prevalente em pacientes internados, independentemente da morbidade**. O ambiente hospitalar apresenta estressores específicos que predispõem ao surgimento de quadros ansiosos, como sono prejudicado, dor, separação dos familiares, explicações inadequadas ou insuficientes quanto ao tratamento, incerteza, medo, perda de controle, alteração da imagem corporal em procedimentos cirúrgicos, entre outros. Alguns desses estressores são preditores do surgimento de ansiedade: dor, frustração, sentimento de perda do controle, preocupações financeiras e solidão.[10]

Etiologia

Há evidências de que a neuroinflamação e a hiperativação do sistema imune (que pode ser causada por estresse) contribuem para prejuízos da neurogênese e da sinaptogênese e estão envolvidas no mecanismo fisiopatológico do TAG.[2] Estudos recentes na área de psiquiatria nutricional avaliam padrões alimentares e sintomas ansiosos, sugerindo um papel importante

O filme *A cinco passos de você* narra a história de dois jovens durante uma longa internação clínica.

A prevalência do TAG ao longo da vida é estimada em 8%. A idade média de início do TAG é a mais tardia entre os transtornos ansiosos.

A principal comorbidade associada ao TAG é a depressão.

TP e TAG predizem o surgimento um do outro em um período de 3 anos.

É frequente a associação do TAG com doenças somáticas.

A ansiedade é muito prevalente em pacientes internados, independentemente da morbidade.

do padrão alimentar no processo inflamatório crônico, o que afeta também o sistema nervoso central e a plasticidade cerebral.[11] Outro mecanismo que vem sendo estudado é a relação da ansiedade com alterações da microbiota intestinal.

Ressalta-se que pacientes com TAG apresentam um estado de alerta crônico, reatividade fisiológica exacerbada ao medo e intolerância à incerteza,[12] o que pode justificar a exacerbação de seus sintomas mediante uma internação, já que o medo e a incerteza permeiam suas vivências no ambiente hospitalar.

Quadro clínico

As características centrais do TAG são ansiedade e preocupação excessiva acerca de diversos eventos, circunstâncias e/ou situações da vida cotidiana, ocorrendo na maioria dos dias por pelo menos 6 meses. A intensidade, duração ou frequência da ansiedade é desproporcional à probabilidade real ou ao impacto do evento antecipado. Esses sintomas não são restritos a uma circunstância particular e acontecem em diferentes aspectos da vida cotidiana. O excesso de preocupação pode ser acompanhado por inquietude, dificuldade de concentração, lapsos de memória, alterações no sono, fadiga, irritabilidade e tensão muscular, afetando diretamente as atividades do dia a dia. Os sintomas tendem a ser crônicos, com flutuações ao longo da vida, e podem ser agravados por situações estressoras,[4,13] como uma internação clínica.

Diagnóstico

Os critérios diagnósticos para o TAG, segundo o DSM-5-TR, estão destacados no Tabela 20.1.

Ressalta-se que os critérios diagnósticos se mantiveram os mesmos no DSM-5-TR, publicado em março de 2022. Em relação à CID-11, a diferença é que o diagnóstico requer a presença de apreensão geral ou de preocupação excessiva, sem a definição de um período mínimo; para o diagnóstico, há apenas a necessidade de persistência dos sintomas por meses, na maior parte dos dias.[13]

Escalas de avaliação de ansiedade podem ser utilizadas para rastreio diagnóstico, favorecendo o manejo precoce do paciente. No Brasil, a Escala Hospitalar de Ansiedade e Depressão (HAD) é autoaplicável e foi validada por Botega et al. (1995 e 1998). Nessa escala, constam sete itens para ansiedade e sete itens para depressão, sendo que pontuações acima de 7 em cada subescala são indicativas de quadros de ansiedade ou de depressão.[3]

Diagnóstico diferencial

A internação no hospital geral representa uma oportunidade para o diagnóstico desse transtorno, que tem impacto importante na vida do indivíduo. Apesar disso, é essencial

---

As características centrais do TAG englobam ansiedade e preocupação excessiva acerca de diversos eventos, circunstâncias e/ou situações da vida cotidiana.

Inquietude, dificuldade de concentração, lapsos de memória, alterações no sono, fadiga, irritabilidade e tensão muscular podem ocorrer no TAG.

Quando suspeitar?
- Resposta de sobressalto exagerada
- Sintomas somáticos
- Tensão muscular, dores musculares ou irritabilidade
- Inquietação, sensação de estar com os nervos à flor da pele
- Dificuldade de controlar a preocupação
- Preocupações frequentes com circunstâncias diárias da vida, sem fatores desencadeantes
- Fatigabilidade, dificuldade de atenção e memória
- Em crianças: preocupações com a escola, desempenho, pontualidade, eventos catastróficos e zelo excessivo.

O episódio 11 da 4ª temporada da série *This is us* mostra o impacto da ansiedade no dia a dia do personagem.

Tabela 20.1 Critérios diagnósticos para transtorno de ansiedade generalizada segundo o DSM-5-TR.[4]

- Ansiedade e preocupação excessivas (expectativa apreensiva), ocorrendo na maioria dos dias por pelo menos 6 meses, em relação a diversos eventos ou atividades (p. ex., desempenho escolar ou profissional)
- O indivíduo considera difícil controlar a preocupação
- A ansiedade e a preocupação estão associadas a três (ou mais) dos seis sintomas seguintes (com pelo menos alguns deles presentes na maioria dos dias nos últimos 6 meses):
  - Inquietação ou sensação de estar com os nervos à flor da pele
  - Fatigabilidade
  - Dificuldade em concentrar-se ou sensações de "branco" na mente
  - Irritabilidade
  - Tensão muscular
  - Perturbação no sono (dificuldade em conciliar ou manter o sono, ou sono insatisfatório e inquieto)
- A ansiedade, a preocupação ou os sintomas físicos causam sofrimento clinicamente significativo ou prejuízo no funcionamento social, profissional ou em outras áreas importantes da vida do indivíduo
- A perturbação não é consequência dos efeitos psicológicos de uma substância (p. ex., droga de abuso, medicamento) ou de outra condição médica (p. ex., hipertireoidismo)
- A perturbação não é mais bem explicada por outro transtorno mental

que o diagnóstico não seja feito de forma indiscriminada e pouco responsável, sem considerar cuidadosamente o diagnóstico diferencial, culminando em diagnósticos equivocados (falso-positivo).

No contexto da ICP, dentro de um ambiente hospitalar, existem diagnósticos diferenciais que se destacam, sendo eles:

- **Transtorno de ansiedade social** (o foco da ansiedade antecipatória está nas situações sociais em que o indivíduo será avaliado por terceiros quanto ao seu desempenho)
- **Transtorno de pânico** (presença de ataques de pânico recorrentes e inesperados)
- **Transtorno obsessivo-compulsivo** (preocupações não costumam envolver questões da vida real e podem incluir conteúdo estranho, irracional ou de natureza mágica)
- **Transtorno do estresse pós-traumático** (TEPT) (preocupações relacionadas a um evento traumático vivenciado)
- **Transtorno de ansiedade induzido por uma substância** (cafeína, psicoestimulantes e drogas de abuso) **ou medicamento**
- **Transtorno de ansiedade decorrente de outra condição médica** (hipertireoidismo, feocromocitoma, entre outras)
- **Transtorno de ajustamento** (ocorre em resposta a um estressor; a ansiedade está presente como sintoma, mas não preenche critério para os transtornos de ansiedade)
- **Ansiedade situacional** (não patológica, reação psicológica comum perante o adoecimento e a internação).

> O diagnóstico diferencial de condições clínicas que possam se manifestar com sintomas ansiosos é essencial.

Além disso, deve-se ressaltar a importância da avaliação das **medicações clínicas em uso que podem desencadear agitação e outros sintomas ansiosos**. Na Tabela 20.2, destacamos as principais medicações, mas sugerimos que o interconsultor busque informações detalhadas quanto aos efeitos colaterais para as medicações em uso pelo paciente a ser avaliado. Outra questão importante é atentar para a possibilidade de os sintomas ansiosos serem decorrentes de um quadro de abstinência das medicações regularmente utilizadas pelo paciente, tais como benzodiazepínicos e antidepressivos, e que podem ter sido suspensas na internação.

> Atenção para medicações clínicas em uso que possam desencadear agitação e outros sintomas ansiosos.

Destaca-se, ainda, a importância do diagnóstico diferencial de condições clínicas que possam se manifestar com sintomas ansiosos:

- **Doenças cardiovasculares**: estão com frequência associadas ao TAG. Além disso, em muitos casos, ocorrem **falhas ao atribuir os sintomas a uma doença psiquiátrica primária, atrasando o diagnóstico de arritmias ou congestão secundária à insuficiência cardíaca**[14]
- **Doenças respiratórias**: especialmente asma, DPOC e fibrose cística podem estar associadas a sintomas ansiosos, que ocorrem em até um terço dos pacientes com asma. Ressalta-se que **a ansiedade pode ser a manifestação de hipoxia**, o que demanda especial atenção do interconsultor durante a avaliação para garantir um diagnóstico correto e **evitar tratamentos que piorem o *drive* respiratório, como o uso de benzodiazepínicos**[14]

> Ao atribuir os sintomas a uma doença psiquiátrica primária, há atraso no diagnóstico de doenças cardiovasculares, endocrinológicas ou respiratórias.

> A ansiedade pode ser uma manifestação de hipoxia.

Tabela 20.2 Principais medicações clínicas que podem desencadear sintomas ansiosos.

- Antieméticos e antiespasmódicos: metoclopramida, prometazina, escopolamina
- Alfabloqueador: doxazosina
- Broncodilatadores: formoterol, salmeterol, aminofilina, teofilina
- Anticolinérgicos: atropina
- Agonistas dopaminérgicos: amantadina, levodopa, carbidopa, pramipexol
- Hipoglicemiantes orais
- Anti-inflamatórios: corticoides
- Outros: inibidores da COMT (entacapona), agentes simpatomiméticos (epinefrina, dobutamina, dopamina, norepinefrina), imunomoduladores, isotretinoína, clonidina, isoniazida, penicilinas, macrolídios, quinolonas, sulfonamidas, interferon alfa, zidovudina, efavirenz, indinavir, nelfinavir, ritonavir, saquinavir, ciclosporina, cloroquina, micofenolato, tacrolimos

Adaptada de Ferrando et al., 2010.[14]

- **Doenças endocrinológicas**: sintomas ansiosos ocorrem com frequência em **diabéticos** e podem piorar o desfecho do tratamento, demandando um manejo adequado. Além disso, deve-se sempre lembrar que sintomas ansiosos podem ocorrer em descompensações glicêmicas e são frequentemente atribuídos a uma doença psiquiátrica primária, atrasando a intervenção adequada. Hipertireoidismo também deve ser sempre cogitado, especialmente em quadros ansiosos importantes e sem história prévia compatível com doença psiquiátrica primária, sendo que a remissão dos **sintomas ansiosos pode demorar meses após a normalização da função tireoidiana**.[14]

Conduta não medicamentosa

Em relação às medidas não farmacológicas, a **terapia cognitivo-comportamental** (TCC) tem sido observada como superior à terapia não diretiva ou de apoio geral no tratamento do TAG e possivelmente mais eficaz que a terapia comportamental isolada.

As técnicas utilizadas na TCC incluem, principalmente, o manejo da ansiedade e da preocupação excessiva, visando à diminuição da hiperexcitabilidade e à melhora do enfrentamento de situações ansiogênicas. Podem também englobar técnicas de relaxamento, como respiração diafragmática e relaxamento muscular progressivo, treino de assertividade, higiene do sono e manejo do tempo. Para a preocupação excessiva, técnicas de distração, meditação de consciência plena (*mindfulness*) e reestruturação cognitiva podem ser utilizadas.

Algumas evidências vêm apontando um efeito promissor em diversas modalidades de exercício físico na melhora da preocupação, de sintomas somáticos, do sono e da qualidade de vida, porém ainda são necessários mais estudos.[11]

No contexto hospitalar, dados sugerem que intervenções com foco no manejo dos estressores podem ser efetivas independentemente da doença clínica que culminou com a internação.[10] Conforme Botega (2017), algumas intervenções que podem auxiliar no manejo da ansiedade são:

- Avaliar a presença de um familiar (o que pode melhorar ou piorar o quadro, devendo ser definida de forma personalizada)
- Permitir caminhadas, se não houver contraindicação médica
- Utilizar luz e ventilação naturais
- Permitir presença de objetos pessoais
- Utilizar música ambiente
- Atentar para ruídos de monitoramento do próprio paciente e de terceiros
- Instalar brinquedoteca em enfermarias pediátricas
- Praticar a escuta empática sem minimizar o sofrimento psicológico, permitindo que o paciente se sinta acolhido.[3]

Conduta medicamentosa

Com base nas características comumente apresentadas do TAG, com seu curso crônico e flutuante, em que as remissões ocorrem em menos de um terço dos pacientes, **o perfil de efeitos indesejáveis é de grande importância na escolha do tratamento estabelecido**, pelo fato de haver a possibilidade de uso do medicamento por tempo indeterminado. Não há consenso quanto ao tempo de tratamento, recomendando-se a manutenção da medicação por pelo menos 12 meses após a estabilização dos sintomas.[15] As taxas de resposta de diferentes fármacos variam entre 40 e 75%, com melhora dos sintomas clínicos e da qualidade de vida, porém a remissão completa não é alcançada com frequência.[2]

Os psicofármacos que apresentam resultados melhores no tratamento do TAG são os inibidores seletivos da recaptação de serotonina (ISRS) e os inibidores de recaptação de serotonina e noradrenalina (IRSN). Apesar da eficácia a longo prazo, é importante observar que, no início do tratamento, além de não ter efeito agudo, seu uso pode precipitar a piora dos sintomas.[2] **Sempre que possível, deve-se optar pela monoterapia**, e a medicação não deve ser considerada ineficaz até atingir a dose adequada, devendo ser utilizada por 4 a 8 semanas.[12]

Os benzodiazepínicos (BZD) podem ser empregados como medicação associada na fase aguda para o controle das crises de ansiedade e dos sintomas físicos. Apesar da alta eficácia a curto prazo, o efeito a longo prazo é questionável.[2] Em razão dos **potenciais efeitos adversos e do risco de dependência dos BZDs, além do risco de redução do *drive* respiratório,**

No ambiente hospitalar, intervenções simples, como permitir a presença de familiares, garantir luz e ventilação naturais, liberar caminhadas e minimizar ruídos auxiliam no manejo da ansiedade.

Algumas técnicas baseadas na TCC auxiliam na diminuição da hiperexcitabilidade e na melhora do enfrentamento de situações ansiogênicas.

O perfil de efeitos indesejáveis é de grande importância na escolha do tratamento estabelecido.

Resultados melhores no tratamento do TAG são alcançados pelos inibidores seletivos da recaptação de serotonina (ISRS) e pelos inibidores de recaptação de serotonina e noradrenalina (IRSN).

No início do tratamento, além de não ter efeito agudo, o uso de antidepressivos pode precipitar a piora dos sintomas. Deve-se considerar o uso de benzodiazepínicos na fase aguda.

esses medicamentos devem ser utilizados com parcimônia. Além disso, há evidências de que o uso de BZD impede mudanças em termos de plasticidade e aprendizado de extinção resultantes da TCC.[12]

Segundo Cordioli et al., alguns estudos sugerem efeito ansiolítico da gabapentina, do ácido valproico e da tiagabina, porém com limitações, o que não sustenta o uso dessas medicações como primeira linha, mas apenas em associações. Quanto aos antipsicóticos, a **quetiapina demonstrou efeito ansiolítico e melhora dos sintomas já na primeira semana de uso, com evidências de redução do risco de recorrência e melhora da qualidade de vida e do sono**, porém com pouca tolerabilidade. A risperidona e a olanzapina, associadas ao tratamento com antidepressivos, demonstraram redução significativa dos sintomas em pacientes sem resposta, porém sem evidências para o uso em monoterapia. Deve-se atentar ao fato de que a acatisia, um possível efeito colateral dessas medicações, pode ser confundida com ansiedade pelo paciente, sendo essencial que o interconsultor avalie a cronologia dos sintomas para evitar o erro de aumentar a dose de uma medicação que está causando efeitos indesejados. Por fim, a pregabalina, um bloqueador do canal de cálcio, **é eficaz no tratamento agudo e na prevenção de recaídas, e seu efeito ansiolítico pode ser notado já no quarto dia de tratamento.**[15]

> É preciso cautela com o uso de BZDs pelo potencial de dependência e redução do *drive* respiratório.

> A quetiapina tem efeito ansiolítico e melhora os sintomas já na primeira semana de uso, com redução do risco de recorrência e melhora da qualidade de vida e do sono.

Transtorno de pânico

Epidemiologia

A **prevalência estimada de transtorno do pânico (TP) é de 2 a 3% na população adulta**, sendo pouco prevalente abaixo dos 14 anos e acima dos 60 anos (< 0,5%). Assim como o TAG, acomete **predominantemente as mulheres**, na proporção 2 a 3:1, sobretudo em adultos jovens. Os fatores de risco mais comuns para o seu acometimento são:

- Presença de outro transtorno ansioso comórbido
- Afetividade negativa ou neuroticismo (propensão a experimentar emoções negativas)
- Experiências de abusos físicos ou sexuais na infância
- Herdabilidade primária
- Superproteção parental na infância.[4]

O transtorno de pânico **raramente ocorre na ausência de outros transtornos psiquiátricos**. Nos casos em que se manifesta depois do transtorno comórbido, é frequentemente um marcador da gravidade dessa doença.[4] As principais comorbidades psiquiátricas associadas ao transtorno de pânico são:

> O transtorno de pânico raramente ocorre na ausência de outros transtornos psiquiátricos.

- **Outros transtornos de ansiedade**: agorafobia, TAG
- **Transtorno depressivo**: 10 a 65% de prevalência ao longo da vida em pacientes com TP, sendo que o quadro de humor precede o TP em um terço dos casos (DSM-5)
- **Transtorno afetivo bipolar**
- **Transtornos associados ao uso de substâncias**: álcool, benzodiazepínicos, canabinoides.

É essencial considerar a comorbidades clínicas frequentemente associadas ao TP, como doenças cardiovasculares, respiratórias e síndrome do colo irritável. Há uma relação bidirecional entre TP e doenças respiratórias, principalmente asma e DPOC.[16] Em pacientes com asma, a prevalência de TP varia de 6,5 a 24%,[17] sendo que a comorbidade psiquiátrica aumenta o uso de serviços de Saúde e a necessidade de medicações para alívio rápido dos sintomas.[18] Pacientes com TP apresentam redução da variabilidade da frequência cardíaca e alterações no controle autonômico cardíaco, aumentando o risco de arritmia e morte súbita.[19]

> O filme *Ana, moun amour* narra a jornada de Ana no enfrentamento de suas angústias e ataques de pânico.

Etiologia

Fatores genéticos e ambientais contribuem para o TP. Parentes de primeiro grau de pacientes com TP apresentam um risco 8 vezes maior de desenvolver o transtorno. Experiências traumáticas na infância e eventos estressores na vida adulta, especialmente nos últimos 12 meses, também estão associados ao desenvolvimento desse transtorno.[19]

Quadro clínico

A característica central do transtorno de pânico é a ocorrência de **ataques de pânico inesperados e recorrentes, acompanhados de uma preocupação persistente com a possibilidade de sofrer novos ataques de pânico ou as consequências desadaptativas desses ataques**.

Os **ataques de pânico são surtos abruptos, inesperados e paroxísticos de medo ou de desconforto intensos que atingem um pico em poucos minutos**, sendo acompanhados de outros sintomas físicos e cognitivos. Esses ataques podem ocorrer a partir de um estado calmo ou ansioso. O termo inesperado refere-se ao fato de que não existe um indício ou um desencadeante óbvio no momento da ocorrência. Dessa maneira, o ataque parece surgir do nada, consistindo na forma mais comum de manifestação do transtorno. No entanto, o ataque de pânico pode ocorrer também como consequência de um desencadeante óbvio, o que não exclui o diagnóstico de TP. Podem ocorrer episódios diários, semanais ou com intervalos maiores, e a gravidade pode variar de episódio para episódio.[4]

Diagnóstico

Os critérios diagnósticos para o transtorno de pânico segundo o DSM-5-TR estão listados na Tabela 20.3. Ressalta-se que os critérios diagnósticos se mantiveram os mesmos em relação ao DSM-5. Em contraste, a CID-11 não define um período mínimo para a ocorrência de apreensão ou preocupação persistente nem de mudanças no comportamento após um ataque de pânico.[13]

Diagnóstico diferencial

No contexto da ICP, destaca-se a importância do diagnóstico diferencial do TP com outras condições médicas, salientando-se que **ataques de pânico que ocorrem como consequência direta de condições médicas excluem o diagnóstico de transtorno de pânico**. A **presença de sintomas atípicos**, como vertigem, perda de consciência, fala confusa, amnésia e perda de controle esfincteriano, bem como **início após os 45 anos**, são sinais de alerta para a investigação de outras condições clínicas associadas.[4]

> Ataques de pânico são surtos abruptos, inesperados e paroxísticos de medo intenso ou de desconforto, atingindo um pico em poucos minutos.

> A característica central do TP é a ocorrência de ataques de pânico recorrentes, acompanhados de apreensão ou preocupação com a possibilidade de novos ataques ou com as consequências desadaptativas desses ataques.

> No episódio 8 da 8ª temporada da série *Dr. House*, pode-se acompanhar a importância do diagnóstico diferencial.

Tabela 20.3 Critérios diagnósticos para transtorno de pânico segundo o DSM-5-TR.[4]

A. Ataques de pânico recorrentes e inesperados. Um ataque de pânico é um surto abrupto de medo intenso ou desconforto intenso que alcança o pico em poucos minutos e durante o qual ocorrem quatro ou mais dos seguintes sintomas:
- Palpitações, coração acelerado, taquicardia
- Sudorese
- Tremores ou abalos
- Sensação de falta de ar ou sufocamento
- Sensação de asfixia
- Dor ou desconforto torácico
- Náusea ou desconforto abdominal
- Sensação de tontura, instabilidade, vertigem ou desmaio
- Calafrios ou ondas de calor
- Parestesias
- Desrealização ou despersonalização
- Medo de perder o controle ou "enlouquecer"
- Medo de morrer.

B. Pelo menos um dos ataques foi seguido de 1 mês (ou mais) de uma ou de ambas as seguintes características:
- Apreensão ou preocupação persistente acerca de ataques de pânico adicionais ou suas consequências (p. ex., perder o controle, ter um ataque cardíaco, medo de enlouquecer)
- Uma mudança desadaptativa significativa no comportamento relacionada aos ataques (p. ex., esquiva de esforço físico, restrição das atividades diárias habituais, esquiva de situações desconhecidas, comportamentos evitativos, tais como sair de casa, usar transporte público ou frequentar mercados).

C. A perturbação **não é consequência dos efeitos fisiológicos de uma substância ou de outra condição médica**.

D. A perturbação não é mais bem explicada por outro transtorno mental.

As principais condições que devem ser consideradas no diagnóstico diferencial são:

- **Doenças respiratórias**: há **superposição de sintomas clínicos e psiquiátricos**. Aperto no peito, sensação de sufocamento e dispneia podem ocorrer tanto em transtornos ansiosos quanto em doenças respiratórias,[14] sendo essencial considerar a descompensação da doença clínica como causa para os sintomas psiquiátricos. Embolia pulmonar pode causar dispneia e hiperventilação na ausência de dor torácica, podendo ser também confundida com ataque de pânico.[14] Asma e DPOC também podem apresentar quadro semelhante ao TP
- **Doenças cardiovasculares**: arritmias, taquicardia supraventricular. Infarto agudo do miocárdio apresenta importante superposição ao quadro do TP, já que ansiedade, sensação de opressão no peito, dispneia, taquicardia, sudorese e sensação de morte iminente ocorrem nas duas situações[19]
- **Doenças endocrinológicas**: feocromocitoma, hipertireoidismo.

Outros diagnósticos diferenciais incluem:

- Transtorno de ansiedade induzido por substância ou medicamento:
  - Cocaína, anfetaminas, cafeína, *cannabis* e abstinência de depressores do sistema nervoso central, como álcool e barbitúricos, podem precipitar um ataque de pânico. Atentar ao fato de que, se os ataques de pânico continuam a ocorrer após o término dos efeitos da intoxicação ou abstinência, deve-se considerar o diagnóstico de TP. Observação: é essencial obter uma história cronológica detalhada, já que o uso pode ocorrer com fins de automedicação
- Outros transtornos mentais podem apresentar ataques de pânico como característica associada. Um ataque de pânico inesperado pode ocorrer no início de outro transtorno de ansiedade, porém, depois, torna-se esperado. Quando ocorre apenas em resposta a desencadeantes específicos, como em situações sociais, por separação de figuras de apego, por evocação de eventos traumáticos, por preocupação excessiva ou por objetos e situações fóbicas, não deve ser feito o diagnóstico de TP.[4]

> Ataques de pânico decorrentes de condições médicas excluem o diagnóstico de TP.

Tratamento

O tratamento do transtorno de pânico envolve medidas farmacológicas e não farmacológicas (psicoterapia e psicoeducação), alcançando os melhores resultados quando ambas são utilizadas em combinação. Conforme citado anteriormente, especial atenção deve ser concedida para as comorbidades, como os transtornos de humor e o transtorno por uso de substâncias.

Conduta não medicamentosa

O tratamento das crises de pânico pode se basear na tranquilização do indivíduo por meio de uma abordagem serena e no fornecimento de instruções simples, como solicitar que ele respire pelo nariz, e não pela boca, e que tente controlar a frequência de inspirações, com o intuito de não hiperventilar.

Conduta medicamentosa

De 20 a 40% dos pacientes não alcançam remissão completa com o tratamento, e até 50% dos pacientes apresentam recaída no período de 6 meses após a suspensão das medicações.[20] A **administração rápida de agentes ansiolíticos da classe dos benzodiazepínicos, por via oral ou sublingual, tem sido evidenciada como a medida farmacológica mais efetiva para o ataque de pânico.** Dentre os BZDs, deve-se optar por medicações de perfil ansiolítico e com menor poder hipnótico, uma vez que as crises podem ocorrer durante o dia e em locais nos quais não é conveniente que o paciente sinta sonolência. Desse modo, alprazolam, clonazepam, lorazepam e diazepam têm se apresentado como as opções com melhor custo-efetividade, além de terem recebido nível de recomendação A – o mais elevado – pela British Association of Psychopharmacology para o tratamento das crises de pânico.[21]

Diversos psicofármacos demonstraram eficácia no tratamento do transtorno de pânico. Os fármacos que apresentam nível de recomendação A pela British Association of Psychopharmacology são os ISRS (fluoxetina, sertralina, paroxetina, fluvoxamina, citalopram e escitalopram), os IRSN (venlafaxina), os antidepressivos tricíclicos (ADT) (clomipramina e imipramina) e os anticonvulsivantes (valproato de sódio e gabapentina).[21]

> A administração rápida de agentes ansiolíticos por via oral ou sublingual é a medida farmacológica mais efetiva para o ataque de pânico.

> Alprazolam, clonazepam, lorazepam e diazepam são as opções com melhor custo-efetividade no ataque de pânico.

> O início do tratamento com antidepressivos está associado a sintomas como inquietação, aumento da ansiedade, insônia e piora na frequência e na gravidade das crises.

> O filme *A mulher na janela* mostra a rotina da personagem Anna e o impacto que o diagnóstico de agorafobia tem em sua vida.

> Cerca de 30% dos casos são resistentes ao tratamento.

É importante ter em mente que o **início do tratamento com antidepressivos está associado sintomas como inquietação, aumento da ansiedade, insônia e piora na frequência e na gravidade das crises,**[22] o que pode fazer com que o paciente não acredite no tratamento, prejudicando a adesão. Assim, é essencial iniciar com doses menores e orientar adequadamente o paciente, a fim de obter o melhor desfecho para o tratamento.

Durante o manejo de pacientes que apresentam transtorno de pânico no hospital, cerca de 30% dos casos podem ser resistentes ao tratamento. Eles são definidos pela ausência de resposta satisfatória a dois tratamentos com nível A de recomendação por tempo e doses adequados. Alguns fatores relevantes para sua ocorrência são:

- Duração mais longa da doença
- Gravidade maior no início dos sintomas
- Presença de esquiva agorafóbica
- Presença de comorbidades psiquiátricas
- Baixa adesão à terapia cognitivo-comportamental.

Frente a esses casos na ICP, podemos utilizar as seguintes estratégias:

- Otimização do antidepressivo
- Trocar o antidepressivo por medicamento de outra classe
- Associar a terapia cognitivo-comportamental, caso isso ainda não tenha sido feito
- Introduzir inositol (em monoterapia ou associado a um antidepressivo)
- Associar dois antidepressivos de classes diferentes.[15]

Agorafobia

Epidemiologia e etiologia

> Agorafobia é a mais incapacitante das fobias.

Segundo Kaplan e Sadock, a maioria dos pesquisadores do TP acredita que a agorafobia quase sempre se desenvolve como uma complicação desse transtorno. Na maioria dos casos, o medo de sofrer um ataque de pânico em lugares públicos, de onde é difícil fugir, é a principal causa da agorafobia.[23]

A prevalência de agorafobia ao longo da vida vem sendo descrita com variações de 2,1 a 6,7%.[22] Geralmente, o início ocorre antes dos 35 anos, e o quadro apresenta um curso persistente e crônico.[4] Esse curso a longo prazo está associado a um maior risco de transtorno depressivo maior secundário, distimia e uso de substâncias.

> É muito frequente a comorbidade entre TP e agorafobia. Essa associação está relacionada a maior gravidade e cronicidade do quadro.

A comorbidade entre TP e agorafobia é frequente, com estudos relatando uma prevalência de até 58,2% em indivíduos com TP; essa associação está relacionada a maior gravidade e cronicidade do quadro.[22] Ressalta-se que é possível que seja a mais incapacitante das fobias, interferindo de maneira significativa na funcionalidade em todas as esferas da vida do paciente: social, profissional e familiar.

Quadro clínico

> A agorafobia é caracterizada por medo ou ansiedade e esquiva em relação a lugares dos quais a fuga possa ser difícil, embaraçosa ou onde a ajuda não esteja prontamente disponível.

A agorafobia é caracterizada por um sentimento intenso de **medo ou ansiedade em relação a lugares dos quais a fuga pareça ser difícil ou embaraçosa, ou onde a ajuda não esteja prontamente disponível no caso de ocorrência de um ataque de pânico.**[4,22] Situações agorafóbicas incluem ficar sozinho, entrar em elevadores, túneis ou lojas cheias, permanecer em filas longas, passar por pontes, situações que desencadeiem alteração das sensações internas ou qualquer situação em que o paciente tenha vivenciado um ataque de pânico prévio.[22] No contexto da ICP, é importante **atentar ao fato de que doenças clínicas, principalmente respiratórias ou cardiovasculares, acarretam alterações fisiológicas, como aumento de frequência cardíaca ou respiratória, que podem desencadear esquiva e resultar em resistência ao tratamento hospitalar ou evasão.**

> Doenças clínicas, principalmente respiratórias ou cardiovasculares, acarretam alterações fisiológicas, como aumento de frequência cardíaca ou respiratória, que podem desencadear esquiva e resultar em resistência ao tratamento hospitalar ou evasão.

Diagnóstico

Os critérios diagnósticos do DSM-5-TR para agorafobia estão descritos no Tabela 20.4.

Tabela 20.4 Critérios diagnósticos para agorafobia segundo o DSM-5-TR.[4]

A. Medo ou ansiedade marcantes acerca de duas ou mais situações:
- Uso de transporte público (p. ex., ônibus, trem, carros, aviões)
- Permanecer em espaços abertos (p. ex., parque, *shopping center*, estacionamento)
- Permanecer em espaços fechados (p. ex., lojas, teatros, cinemas)
- Permanecer em uma fila ou ficar em meio a uma multidão
- Sair de casa sozinho

B. O indivíduo tem medo ou evita essas situações por acreditar que possa ser difícil escapar ou conseguir auxílio caso desenvolva sintomas de pânico ou outros sintomas incapacitantes ou constrangedores

C. As situações quase sempre provocam medo ou ansiedade

D. As situações são ativamente evitadas, requerem a presença de companhia ou são suportadas com medo intenso ou ansiedade

E. O medo ou a ansiedade são desproporcionais ao perigo real e ao contexto sociocultural

F. Medo, ansiedade ou esquiva devem ser persistentes e durar pelo menos 6 meses

G. Há sofrimento clinicamente significativo ou prejuízo no funcionamento social, profissional ou em outras áreas importantes da vida do indivíduo

H. Se outra condição médica está presente, o medo, a ansiedade ou a esquiva são claramente excessivos

I. O medo, a ansiedade ou a esquiva não são mais bem explicados por sintomas de outro transtorno mental

Ressalta-se que a agorafobia é diagnosticada independentemente da presença de TP. Caso o indivíduo satisfaça os critérios para agorafobia e TP, ambos os diagnósticos devem ser dados.[4]

Os critérios diagnósticos mantiveram-se os mesmos no DSM-5-TR publicado em março de 2022. Em contraste, a CID-11 não exige a ocorrência de sintomas em no mínimo duas situações e não estabelece tempo mínimo para a persistência de medo, ansiedade ou esquiva.[13]

Diagnóstico diferencial

Entre os transtornos psiquiátricos, ressalta-se a importância dos seguintes diagnósticos:

- **Fobia específica**: medo, ansiedade ou esquiva limitados a uma situação. Além disso, se a situação for temida por outros motivos, como o medo de o avião cair quando o paciente apresenta medo de voar, a fobia específica é mais sugestiva
- **Transtorno de ansiedade social**: o foco está no medo de ser avaliado negativamente
- **Transtorno de estresse agudo e TEPT**: medo, ansiedade ou esquiva relacionados a um evento traumático
- **Transtorno depressivo maior**: o indivíduo evita sair de casa, porém por baixa energia, fadiga, anedonia e baixa autoestima
- **Outras condições médicas**: a esquiva e a preocupação são decorrentes de possibilidades realistas de incapacidade, por exemplo, perturbações motoras em doenças neurológicas ou diarreia em doença de Crohn.

Tratamento

Considerando que a maioria dos casos de agorafobia é causada por quadros ansiosos, sobretudo pelo transtorno de pânico, o tratamento adequado para esses casos resulta em melhora da agorafobia. Desse modo, o manejo terapêutico medicamentoso e o não medicamentoso seguem os mesmos pilares do TP. Ressalta-se que **a presença de agorafobia é um fator associado a uma pior resposta ao tratamento**.[22]

> A presença de agorafobia está associada a uma pior resposta ao tratamento.

Fobias específicas

Epidemiologia e etiologia

Uma fobia específica pode se desenvolver após o indivíduo vivenciar ou presenciar situações traumáticas, pela presença de um ataque de pânico durante uma situação temida ou por transmissão de informações.[4]

A prevalência geral em adultos é de **6 a 7%**, sendo mais comum em adolescentes, faixa etária em que as taxas chegam a até 15%. Pacientes do sexo feminino são acometidos com maior frequência, na proporção 2:1 em relação aos do sexo masculino, exceto para fobias do tipo sangue-injeção-ferimentos, que são experimentadas de forma quase igual entre os sexos. Os subtipos mais frequentes das fobias são:

> A característica essencial das fobias específicas é a presença de medo ou ansiedade desencadeados por situações ou objetos específicos.

- Animal (p. ex., aranhas, insetos, baratas e cães)
- Ambientais (alturas, tempestades)
- Sangue-injeção-ferimentos (p. ex., agulhas e procedimentos invasivos)
- Situacionais (p. ex., aviões, elevadores e locais fechados).

As **fobias mais reconhecidas no ambiente hospitalar são medo de doenças, medo de agulha e medo de sangue**.[3] A ansiedade que as pessoas acometidas sentem é muito exacerbada em ambientes hospitalares, tornando a experiência extremamente traumática[3] e justificando a importância do manejo precoce.

> As fobias mais reconhecidas no ambiente hospitalar são medo de doenças, medo de agulha e medo de sangue.

Quadro clínico

A característica essencial desse transtorno é a presença de medo ou ansiedade desencadeados por situações ou objetos específicos, denominados estímulos fóbicos. O termo "fobia" se refere a um medo excessivo de objeto, circunstância ou situação específicos. O diagnóstico de fobia específica requer o desenvolvimento de ansiedade intensa, a ponto de desencadear pânico, quando há a exposição ao objeto temido.[3]

> Fobia refere-se a um medo excessivo de objeto, circunstância ou situação específicos.

Outra característica das fobias específicas é que **o sentimento de medo ou ansiedade é evocado quase todas as vezes em que o indivíduo entra em contato** com o estímulo fóbico. Assim, um indivíduo que fica ansioso apenas ocasionalmente ao ser confrontado com o estímulo fóbico não deve ser diagnosticado com fobia específica, apesar de o medo ou ansiedade expresso poder variar muito em intensidade, a depender de vários fatores contextuais (presença ou não de uma pessoa de confiança, duração da exposição, presença de turbulência em voos em indivíduos com fobia de voar).[3]

> O medo ou ansiedade é evocado quase todas as vezes em que o indivíduo entra em contato com o estímulo fóbico.

Observa-se um aumento na excitabilidade autonômica pela antecipação ou durante a exposição a um objeto ou situação fóbica. Indivíduos com **fobia específica a sangue-injeção-ferimentos frequentemente apresentam uma resposta de desmaio ou quase desmaio vasovagal**, que é marcada por breve aceleração inicial do ritmo cardíaco e elevação da pressão arterial (PA), seguida de desaceleração do ritmo cardíaco e queda da PA.[3]

> Fobia específica a sangue-injeção-ferimentos frequentemente apresenta uma resposta de desmaio ou quase desmaio vasovagal.

Diagnóstico

Para definição diagnóstica, o medo, a ansiedade ou a esquiva devem ser persistentes, com duração maior que 6 meses, e resultar em um sofrimento clinicamente significativo ou prejuízo no funcionamento social, profissional ou em outras áreas importantes da vida do indivíduo. Os critérios diagnósticos, segundo o DSM-5-TR, estão apresentados no Tabela 20.5.

Os critérios diagnósticos mantiveram-se os mesmos no DSM-5-TR publicado em março de 2022. Em contraste, a CID-11 não define a duração mínima da perturbação.[13]

Tabela 20.5 Critérios diagnósticos para fobias específicas segundo o DSM-5-TR.[4]

A. Medo ou ansiedade acentuados acerca de um objeto ou situação (p. ex., voar, altura, animais, tomar uma injeção, ver sangue)
B. O objeto ou situação fóbica quase invariavelmente provoca uma resposta imediata de medo ou ansiedade
C. O objeto ou situação fóbica é ativamente evitado ou suportado com intensa ansiedade ou sofrimento
D. O medo ou ansiedade é desproporcional em relação ao perigo real imposto pelo objeto ou situação específica e ao contexto sociocultural
E. O medo, ansiedade ou esquiva são persistentes, geralmente com duração mínima de 6 meses
F. O medo, ansiedade ou esquiva causam sofrimento clinicamente significativo ou prejuízo no funcionamento social, profissional ou em outras áreas importantes da vida do indivíduo
G. A perturbação não é mais bem explicada pelos sintomas de outro transtorno mental, incluindo medo, ansiedade e esquiva relacionados a ataques de pânico ou outros sintomas incapacitantes, como na agorafobia; a objetos ou situações relacionadas a obsessões; à evocação de eventos traumáticos; à separação de casa ou de figuras de apego; ou a situações sociais

Diagnóstico diferencial

Deve-se considerar o diagnóstico diferencial com outros transtornos psiquiátricos:

- Agorafobia
- Transtorno de ansiedade social
- Transtorno de pânico: ataques de pânico apenas em resposta a um objeto ou situação específica
- TOC: medo ou ansiedade em decorrência de pensamentos ou imagens obsessivas (p. ex., medo de sangue em decorrência de pensamentos de contaminação)
- Transtornos alimentares: esquiva limitada a alimentos e estímulos relacionados a alimentos.

Tratamento

Estudos demonstram que apenas 10 a 25% dos pacientes com fobias específicas recebem tratamento,[24] o que ressalta a importância da ICP como uma oportunidade para tratar esses pacientes.

Conduta não medicamentosa

A TCC é a que apresenta resultados mais consistentes para o tratamento da fobia específica, com boa taxa de adesão e rápido início de ação.[23,25] A TCC tem sido utilizada com sucesso para corrigir interpretações errôneas no processo de reestruturação cognitiva (para identificar e corrigir distorções no pensamento), bem como no fornecimento e na orientação de técnicas para diminuir a ansiedade, como respiração diafragmática e relaxamento muscular.

As técnicas de exposição/dessensibilização a estímulos fóbicos têm apresentado os melhores resultados no tratamento da fobia específica,[23] com taxas de resposta de 80 a 90% para exposição *in vivo*.[25] Nos últimos anos, estudos vêm sendo realizados com exposição ao estímulo fóbico por meio de realidade virtual, o que pode ser uma alternativa viável.[24]

Conduta medicamentosa

Os fármacos mais frequentemente utilizados no tratamento das fobias específicas são os ISRS, como fluoxetina, sertralina, paroxetina, fluvoxamina, citalopram e escitalopram; os IRSN, como venlafaxina; e os ADT, como clomipramina e imipramina. Os BZDs podem ser utilizados como medicação associada na fase aguda para o controle das crises *panic-like*.

Atualizações

- Stein et al. (2020) realizaram a primeira metanálise para avaliar o papel da ICP e sua eficácia no desfecho da saúde mental dos pacientes no hospital geral, especificamente quanto aos sintomas ansiosos e depressivos. Os serviços de ICP, mesmo que no modelo tradicional, com avaliações pontuais, podem constituir um primeiro tratamento para esses sintomas, sendo efetivos na redução de sintomas a curto prazo. O desenvolvimento de estratégias de integração do atendimento hospitalar e ambulatorial pós-alta é uma das tarefas mais importantes da ICP, pois melhora a eficácia das intervenções[5]
- Showraki et al. (2020) revisitaram algumas questões relacionadas ao TAG: via comum dos transtornos de ansiedade *versus* entidade subjacente. Nesse estudo, os autores discutem a evolução do conceito de ansiedade para uma dimensão fenotípica em que existiriam uma variedade de fenótipos ansiosos, como ansiedade de separação, ansiedade social e de *performance*, pânico e depressão causada por ansiedade. Desse modo, a ansiedade social seria uma variação do TAG; o TP, um escalonamento em intensidade do TAG; e episódios depressivos com sintomas ansiosos, uma evolução de um TAG não tratado[8]
- Hill et al. (2022) abordam o uso de canabinoides e reforçam que o nível de evidência que apoia o uso no tratamento da ansiedade é baixo[26]
- Sartori et al. (2019) fizeram uma revisão dos tratamentos potenciais para os transtornos de ansiedade. As estratégias envolviam o refinamento de drogas já existentes e a busca por novos mecanismos de ação baseados no conhecimento dos neurocircuitos e dos mecanismos neurobiológicos envolvidos. Os sistemas-alvo incluíram glutamato, endocanabinoide e neuropeptídeos, além de canais iônicos e fitoterápicos. Alguns dos medicamentos utilizados nesses tratamentos incluem: quetamina, riluzol, xênon, aloradine, D-ciclosserina, MDMA, L-DOPA e canabinoides[2]
- Simpson et al. (2021) apresentam a primeira revisão sistemática sobre microbiota intestinal, que tem papel importante no eixo cérebro-intestino ao regular a produção de neurotransmissores e neuropeptídeos. Estudos demonstram que a ansiedade tem relação com maior abundância de espécies pró-inflamatórias e menor abundância de bactérias produtoras de ácidos graxos curtos de cadeia inferior. Estudos futuros devem avaliar melhor fatores de confusão, como dieta e medicações psicotrópicas[27]
- Okuro et al. (2020) levantam uma discussão sobre a fisiopatologia do TP e definição de *clusters* baseados nos sintomas predominantes[16]
- Caldirola et al. (2019) discutem a personalização do tratamento do TP a partir dos subtipos da doença, porém ainda são necessários muitos estudos para um tratamento baseado em evidências[20]
- Sampaio et al. (2021), na obra *Psiquiatria do estilo de vida: guia prático baseado em evidências*, trazem atualizações na área da psiquiatria nutricional.[11]

Highlights

- Transtornos de ansiedade compartilham medo, ansiedade excessiva e perturbações comportamentais
- O ambiente hospitalar é uma oportunidade para a realização do diagnóstico
- O não reconhecimento desses transtornos aumenta o tempo de internação hospitalar e o custo em Saúde, acarretando desfecho negativo e piora na qualidade de vida
- É essencial o diagnóstico diferencial entre ansiedade situacional, transtorno de ajustamento, transtornos de ansiedade, manifestações ansiosas em outros transtornos psiquiátricos e sintomas ansiosos em decorrência de condições clínicas ou medicações
- A escolha do tratamento medicamentoso deve considerar a história psiquiátrica prévia, o diagnóstico atual e as comorbidades clínicas.

DURANTE O ATENDIMENTO

O que fazer

- Realizar anamnese detalhada quanto aos antecedentes psiquiátricos e psicológicos
- Avaliar e manejar situações desencadeadores de ansiedade na internação
- Solicitar avaliação psiquiátrica ou psicológica precocemente
- Sempre considerar o diagnóstico diferencial com doenças clínicas
- Atentar aos efeitos colaterais das medicações em uso como causa dos sintomas ansiosos
- Iniciar tratamento com antidepressivos em doses baixas e com titulação lenta
- Ponderar o risco-benefício dos benzodiazepínicos (que podem causar melhora imediata) antes de prescrevê-los
- Investir no acolhimento e no apoio psicológico

O que não fazer

- Minimizar sintomas ansiosos
- Generalizar a ideia de que ansiedade e medo são sempre reações normais à doença
- Subdiagnosticar transtornos de ansiedade
- Minimizar ataques de pânico e impacto da esquiva na aderência ao tratamento hospitalar
- Diagnosticar TP em ataques induzidos por medicações ou substâncias
- Ignorar medicações psiquiátricas em uso crônico
- Suspender abruptamente medicações em uso
- Prescrever benzodiazepínicos para pacientes com redução do *drive* respiratório, intoxicação aguda por depressores do SNC, risco de quedas, desorientação e dependência
- Prescrever medicações, especialmente antidepressivos, em doses altas ou escalonando rapidamente sem a orientação de um especialista

Mapa mental

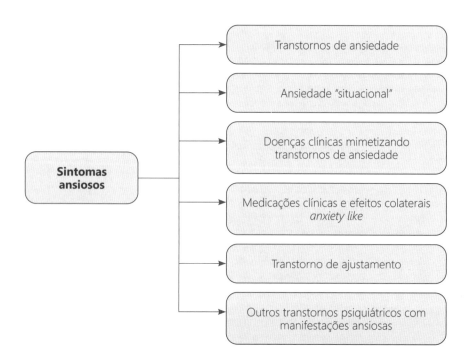

Referências bibliográficas

1. World Health Organization. Depression and other common mental disorders: global health estimates. Geneva: WHO; 2017.
2. Sartori SB, Singewald N. Novel pharmacological targets in drug development for the treatment of anxiety and anxiety related disorders. Pharmacol Ther. 2019;204:107402.
3. Botega NJ. Prática psiquiátrica no hospital geral: interconsulta e emergência. 4. ed. Porto Alegre: Artmed; 2017.
4. American Psychiatric Association. Manual Diagnóstico e Estatístico de Transtornos Mentais: DSM-5. 5. ed. Porto Alegre: Artmed; 2014.
5. Stein B, Muller MM, Meyer LK, Sollner W. Psychiatric and psychosomatic consultation-liason services in general hospitals: a systematic review and meta-analysis of effects on symptoms of depression and anxiety. Psychoter Psychosom. 2020;89(1):6-16.
6. Wise MG, Griffies WS. A combined treatment approach to anxiety in the medically ill. J Clin Psychiatry. 1995;56(Suppl 2):14-9.
7. Eaton WW, Kalaydjian A, Scharfstein DO, Mezuk B, Ding Y. Prevalence and incidence of depressive disorder: the Baltimore ECA follow-up, 1981–2004. Acta Psychiatr Scand. 2007;116:182-8.
8. Showraki M, Showraki T, Brown K. Generalized anxiety disorder: revisited. Psychiatr Q. 2020;91(3):905-14.
9. Cimpean D, Drake RE. Treating co-morbid chronic medical conditions and anxiety/depression. Epidemiol Psychiatr Sci. 2011;20(02):141-50.
10. Palmer PK, Wehrmeyer K, Florian MP, Raison C, Idler E, Mascaro JS. The prevalence, grouping, and distribution of stressors and their association with anxiety among hospitalized patients. PLoS One. 2021;16(12):e0260921.
11. Sampaio TPA, Pimentel CVMB. Ansiedade e nutrição. In: Carvalho APL, Lafer B, Schuch FB (eds.). Psiquiatria do estilo de vida. Guia Prático baseado em evidências. 1. ed. Barueri: Manole; 2021.
12. Brito AFM, Bernik M. Transtornos de ansiedade. In: Humes EC, Cardoso F, Fernandes FG, Hortêncio LOS, Miguel Filho EC (eds.). Clínica psiquiátrica: guia prático. 1. ed. Barueri: Manole; 2019.
13. World Health Organization. ICD-11 for mortality and morbidity statistics. Geneva: WHO; 2022.
14. Ferrando SJ, Levenson JL, Owen JA. Clinical manual of psychopharmacology in the medically ill. 1. ed. Washington, DC: American Psychiatric Publishing; 2010.
15. Cordioli AV, Galloes CB, Isolan L. Psicofármacos: consulta rápida. 5. ed. Porto Alegre: Artmed; 2015.
16. Okuro RT, Freire RC, Zin WA, Quagliato LA, Nardi AE. Panic disorder respiratory subtype: psychopathology and challenge tests – an uptade. Braz J Psychiatry. 2020;42(4):420-30.
17. Katon WJ, Richardson L, Lozano P, McCauley E. The relationship of asthma and anxiety disorders. Psychosom Med. 2004;66(3):349-55.
18. Vazquez K, Sandler J, Interian A, Feldman JM. Emotionally triggered asthma and its relationship to panic disorder, ataques de nervios and asthma-related death of a loved one in latino adults. J Psychosom Res. 2017;93:76-82.
19. Levitan MN, Chagas MHN, Linares IMP, Crippa JA, Terra M, Giglio A et al. Transtorno do pânico: diagnóstico. Projeto Diretrizes. Associação Médica Brasileira, 2012. Disponível em: https://amb.org.br/files/_BibliotecaAntiga/transtorno_do_panico.pdf. Acesso em: 21 jul. 2024.
20. Caldirola D, Perna G. Toward a personalizes therapy for panic disorder: preliminary considerations from a work in progress. Neuropsychiatr Dis Treat. 2019; 15:1957-70.
21. Baldwin DS, Anderson IM, Nutt DJ, Allgulander C, Bandelow B, Boer JA et al. Evidence-based pharmacological treatment of anxiety disorders, post-traumatic stress disorder and obsessive-compulsive disorder: a revision of the 2005 guidelines from the British Association for Psychopharmacology. J Psychopharmacol. 2014;28(5):403-39.
22. Bernik M, Corregiari F. Transtorno de pânico e agorafobia. In: Miguel EC, Gentil V, Gattaz WF (eds.). Clínica psiquiátrica. Barueri: Manole; 2011.
23. Kaplan HI, Sadock BJ. Compêndio de psiquiatria: ciências do comportamento e psiquiatria clínica. 11. ed. Porto Alegre: Artmed; 2016.
24. Eaton WW, Bienvenu OJ, Miloyan B. Specific phobias. Lancet Psychiatry. 2018;5(8):678-86.
25. Thng CEW, Lim-Ashworth NSJ, Poh BZQ, Lim CG. Recent developments in the intervention of specific phobia among adults: a rapid review. F1000Res. 2020;9:F1000 Faculty Rev-195.
26. Hill KP, Gold MS, Nemeroff CB, McDonald W, Grzenda A, Widge AS et al. Risks and benefits of cannabis and cannabinoids in psychiatry. Am J Psychiatry. 2022;179(2):98-109.
27. Simpson CA, Diaz-Arteche C, Eliby D, Schwartz OS, Simmons JG, Cowan CSM. The gut microbiota in anxiety and depression – a systematic review. Clin Psychol Rev. 2021;83:101943.

21 Insônia

Lucia Helena Neves Marques • Darley Paulo Fernandes da Silva

Introdução

A insônia é uma condição comum, na qual os indivíduos podem apresentar **dificuldade para iniciar ou manter o sono durante a noite**, impactando todas as esferas de vida. Está associada a prejuízo da qualidade de vida, queda da produtividade, aumento da frequência de visitas a serviços de saúde e aumento dos custos em saúde.[1]

No contexto da interconsulta psiquiátrica (ICP), a insônia assume relevância, pois é uma queixa muito comum entre pacientes hospitalizados.[2] Entre as causas de solicitação de avaliação psiquiátrica, a queixa de insônia tem prevalência variável em diferentes estudos, respondendo por até 50% dos pedidos de interconsulta.[2-4]

Além das questões ambientais e psicológicas relacionadas à internação que podem desencadear queixas transitórias de dificuldades para dormir, há uma associação bem estabelecida entre insônia e comorbidades clínicas que culminam em internação, tais como doença cardíaca, diabetes e doenças respiratórias.[5] Além disso, alguns estudos demonstram uma prevalência elevada de insônia em pacientes submetidos a procedimentos cirúrgicos, podendo aumentar as taxas de complicações e impactar a recuperação do paciente.[6]

A insônia pode estar também relacionada a transtornos psiquiátricos, sendo, por vezes, um dos primeiros sintomas relatados em quadros psicóticos e de humor.[7] É frequente a associação com quadros ansiosos e depressivos, com possibilidade de persistência da insônia mesmo após a estabilização do quadro.[7] Alguns estudos vêm demonstrando que a taxa de detecção desses transtornos durante a internação é baixa,[2,8] especialmente para não especialistas. A **presença de alterações do sono por períodos maiores de 1 mês aumenta o risco de transtornos psiquiátricos**,[2] além de ser um fator de risco independente para comportamento suicida.[9] Isso justifica a importância de realizar precocemente o diagnóstico e o manejo dessa queixa no contexto da ICP. Para tanto, é essencial diferenciar as possíveis causas, conforme exposto na Figura 21.1.

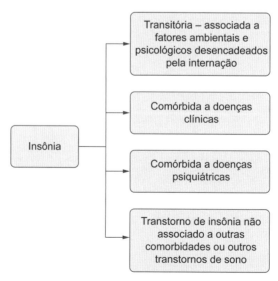

Figura 21.1 Principais diagnósticos diferenciais da Insônia.

Epidemiologia

A prevalência da insônia é conflitante, podendo atingir até cerca da metade de uma população estudada. Estudos demonstram que, como sintoma, a prevalência de insônia varia entre 30 e 50%, enquanto o transtorno de insônia atinge ente entre 5 e 15% da população.[10-12] A cronicidade pode ser observada em 45 a 75% dos casos.[5] Ocorre de modo mais prevalente nas mulheres, mas aumenta em propensão em ambos os sexos com o avançar da idade.

A insônia pode ser desencadeada por eventos estressores, dieta, efeitos colaterais de medicamentos, abuso de substâncias psicoativas (SPA) e poluição ambiental.[11] Alguns **fatores podem aumentar a vulnerabilidade à insônia, tais como ansiedade, estilos cognitivos ou personalidade propensa a preocupações, tendência para reprimir emoções, maior predisposição para despertar, idade avançada e condições ambientais desfavoráveis.**[5] Fatores perpetuadores, como maus hábitos ao dormir, horário irregular de sono e medo de não conseguir adormecer, contribuem para o círculo vicioso.[5] Em geral, nos casos em que a insônia é transitória, a maior parte dos indivíduos retorna ao padrão de sono normal após cessar o evento desencadeador, porém a dificuldade para dormir pode persistir em alguns pacientes.[5]

Há evidências de uma **relação bidirecional entre insônia e comorbidades clínicas: enquanto pacientes com insônia apresentam maior risco de desenvolver doenças como hipertensão arterial, dor crônica, diabetes e doença cardiovascular, pacientes com comorbidades clínicas podem experimentar insônia como consequência de suas doenças.**[1] Huang et al. demonstraram que, em pacientes hospitalizados em setores cirúrgicos, há uma prevalência de 18,7% de insônia antes da intervenção cirúrgica e de 26,1% após a cirurgia.[6]

A prevalência de insônia nos quadros psiquiátricos é variável, podendo ocorrer em até 90% dos casos de transtornos mentais graves.[13] Em quadros de ansiedade generalizada, até 40% dos pacientes podem apresentar insônia;[7] já no transtorno do pânico, esse quadro é recorrente em até 70% dos casos.[13] Nos transtornos do humor, a insônia pode preceder a abertura do primeiro episódio em 41% dos casos, persistindo como sintoma residual em 38 a 50% dos pacientes.[13] Em transtornos psicóticos, observa-se insônia inicial mesmo em pacientes estáveis, sendo que a piora da insônia pode ser um sinal precoce de novo surto.[13]

No contexto da ICP, a **prevalência de transtornos psiquiátricos associados à queixa de insônia é variável, com estudos demonstrando taxas de 25,6 a 70,7%.**[2,14] Rocha et al. demonstraram que 50% dos pacientes com insônia no hospital geral apresentavam pelo menos um diagnóstico psiquiátrico.[8] Segundo o estudo de Chen et al., das 331 solicitações de ICP pela queixa de dificuldade para dormir, 70,7% dos pacientes foram diagnosticados com transtornos psiquiátricos, sendo os transtornos ansiosos o diagnóstico mais comum, seguidos por transtorno mental orgânico e depressão.[2]

> Fatores podem aumentar a vulnerabilidade à insônia, tais como ansiedade, estilos cognitivos ou personalidade propensa a preocupações, tendência para reprimir emoções, maior predisposição para despertar, idade avançada e condições ambientais desfavoráveis.

> Insônia é uma queixa comum em pacientes hospitalizados, sendo responsável por até 50% dos pedidos de ICP.

> Há associação entre comorbidades clínicas e insônia.

> Cerca de 50% dos pacientes com insônia no hospital geral apresentam pelo menos um diagnóstico psiquiátrico.

Etiologia

Ainda que muitos modelos teóricos tenham sido propostos para a fisiopatologia da insônia, uma explicação multifatorial parece mais adequada, uma vez que os **indivíduos insones apresentam um estado de hiperalerta ou hipervigilância**, demonstrado por meio do aumento da atividade do eixo hipotálamo-hipófise-adrenal. A hipervigilância pode ser observada na tomografia por emissão de pósitrons de fluorodeoxiglicose, em que as regiões encefálicas promotoras de vigília não reduzem a taxa metabólica durante o sono. Esses indivíduos apresentam um aumento na produção do hormônio cortisol, relacionado a estados de estresse agudo, e que pode, com o tempo, ser perpetuado por alterações ou atitudes disfuncionais sobre o sono. Além disso, os pacientes desenvolvem, na presença do evento insone agudo e, principalmente, na fase de cronicidade, má percepção do sono, associada a fatores neurocognitivos e comportamentais que geram mudanças no pensamento e exacerbação na dimensão da doença.

O modelo 3-P de Spielman propõe a inter-relação dos fatores de **P**redisposição, **P**recipitação e **P**erpetuação da insônia. De acordo com esse modelo, indivíduos apresentam fatores de predisposição, como alterações neuroquímicas associadas ao sono e à vigília, que, em determinadas situações estressoras psíquicas ou orgânicas, precipitam a insônia. Uma vez ultrapassado, o limiar para insônia pode ser perpetuado e cronificado na presença de comportamentos mal-adaptados (atitude disfuncionais, preocupação excessiva sobre a insônia, ficar acordado na cama, entre outros).[15] Por exemplo, um paciente acamado por uma doença que acarreta dor aguda pode apresentar dificuldade para dormir e desenvolver associações negativas em relação ao sono,[5] perpetuando a insônia mesmo após a cessação do quadro álgico.

Em pacientes hospitalizados, vários fatores interagem para a perturbação do sono, como medicações, alterações na perfusão cerebral e gravidade da doença clínica.[16] Pacientes criticamente doentes podem apresentar fragmentação do sono, alterações do ciclo circadiano, aumento da duração das fases N1 e N2 e redução das fases N3 e de sono REM (*rapid eye movement*). O uso de ventilação mecânica pode também acentuar a fragmentação do sono e perturbar a arquitetura do sono.[16]

Quadro clínico

Insônia é a dificuldade de iniciar o sono, mantê-lo ou despertar precocemente.[7] A característica central é a insatisfação com a quantidade ou qualidade do sono, acompanhada de queixas quanto à dificuldade para iniciar ou manter o sono.[5] Pode ocorrer resistência para adormecer em horários adequados ou dificuldade para dormir sem a intervenção de um cuidador ou familiar.[7] **A insônia pode ser acompanhada de uma grande variedade de sintomas diurnos, incluindo fadiga, energia diminuída e perturbações do humor**.[5]

Pode ser classificada como ocasional, persistente ou recorrente. É definida como ocasional quando tem duração de alguns dias ou semanas e está associada a eventos estressores ou a alterações rápidas nos horários ou ambiente de sono. Nesses casos, costuma desaparecer após cessar o fator precipitante, porém pode persistir em indivíduos vulneráveis. Em casos de cronicidade, podem ocorrer também variações no padrão do sono, com várias noites de sono de má qualidade intercaladas ocasionalmente com uma noite de sono reparador.[5]

A insônia pode ainda ocorrer de forma comórbida, ou seja, quando acontece paralelamente a outra doença (distúrbio neurológico, psiquiátrico, outro distúrbio do sono etc.), porém de maneira independente. Muitas vezes, **a insônia pode ter surgido como um sintoma dessa outra doença, mas, com o tempo, adquirir independência clínica da patologia que a originou** – nesses casos, mesmo na ausência ou cura da patologia causal, a insônia pode se manter como patologia independente e cronicamente persistente. Dessa maneira, diferenciamos a insônia sintoma da insônia doença.

Quando existe interferência na qualidade de vida do indivíduo, principalmente nas atividades sociais ou laborais, por um período igual ou maior que 1 mês, estamos diante do transtorno de insônia crônica. Episódios de insônia inferiores a 30 dias correspondem à insônia aguda de curta duração e devem abranger pelo menos 3 noites por semana para serem considerados eventos insones, com interferência nas atividades sociais ou profissionais dos pacientes.

> A insônia ocasional dura dias ou semanas e está associada a fatores estressores ou mudanças no ambiente de sono.

> A insônia pode ocorrer de forma comórbida ou ter iniciado como sintoma de outra doença, tornando-se posteriormente independente.

Diagnóstico

Classificação da insônia

As classificações atuais incluem a ICSD3 (*International Classification of Sleep Disorder – Third edition*), da American Academy of Sleep Medicine (AASM), de 2014, e o DSM-5-TR (*Diagnostic and Statistical Manual of Mental Disorders – Fifth edition, Text Revision*), da American Psychiatric Association (APA), de 2022. **Na classificação atual da insônia, não existe mais a necessidade, pouco prática, de diferenciar insônia primária de secundária, sendo a classificação feita apenas como transtorno de insônia**. A Tabela 21.1 lista os tipos de insônia segundo o DSM-5-TR.

Tabela 21.1 Tipos de insônia.

- **Insônia inicial**: dificuldade em conciliar o sono na hora de dormir
- **Insônia de manutenção ou intermediária**: despertares frequentes e prolongados à noite
- **Insônia terminal**: despertar antes do horário comum, seguido pela dificuldade em conciliar o sono
- **Sono não reparador**: queixa de má qualidade do sono, fazendo com que o indivíduo se sinta cansado ao se levantar, a despeito do tempo adequado de duração do sono

Adaptada de APA, 2023.[5]

A Tabela 21.2 lista os critérios diagnósticos do DSM-5-TR para o transtorno de insônia.

O diagnóstico de distúrbio ou transtorno de insônia pode ser dado a qualquer paciente que se encaixe nos conceitos desse transtorno, independentemente se sua ocorrência está associada ou não a alguma comorbidade específica.[11] Considerando o diagnóstico psiquiátrico, segundo o DSM-5, caso o paciente preencha critérios para insônia e para qualquer outro transtorno psiquiátrico, devem ser firmados os dois diagnósticos.[7] Desse modo, na presença de uma comorbidade específica, o quadro será descrito como transtorno de insônia (agudo ou crônico) comórbido. **Nesse sentido, torna-se desnecessário avaliar o nexo de causalidade da comorbidade com a ocorrência do sono interrompido, facilitando o diagnóstico e o tratamento da insônia.**

O diagnóstico é essencialmente clínico, e **o uso da polissonografia deve ser restrito ao contexto do diagnóstico diferencial de outras perturbações do sono**, como distúrbios respiratórios e de movimento, ou quando há persistência de má percepção do sono a despeito das intervenções realizadas.[7] A utilização de diários de sono é importante para a avaliação inicial da queixa de perturbações do sono, auxiliando a identificar os fatores desencadeantes ou perpetuadores que podem ser modificados.[7] Alguns instrumentos que podem ser utilizados são:

> O diagnóstico é essencialmente clínico, e o uso da polissonografia deve ser restrito ao contexto do diagnóstico diferencial.

- *Pittsburgh Sleep Quality Index* (PSQI)
- *Sleep Disorders Inventory for Students – Children and Adolescent Form* (SDIS-C)
- *Sleep Disturbance Scale for Children* (SDSC)
- *Epworth Sleepiness Scale* (ESS)
- *Insomnia Severity Index* (ISI)
- *Morningness-Eveningness Questionnaire* (MEQ)
- *Munich Chronotype Questionnaire* (MCQ).

Diagnóstico diferencial

- Alterações normais no sono no processo de envelhecimento[5]
- Variações normais no sono: indivíduos com sono curto não apresentam dificuldade de conciliar o sono ou permanecer dormindo e não apresentam sintomas diurnos como fadiga, problemas de concentração e irritabilidade[5]

Tabela 21.2 Critérios diagnósticos segundo o DSM-5-TR para o transtorno de insônia.[5]

A. Queixas de insatisfação relacionadas à quantidade ou à qualidade do sono e associadas a um ou mais dos seguintes sintomas:
1. Dificuldade para iniciar o sono (em crianças, pode se manifestar como dificuldade para iniciar o sono sem intervenção de cuidadores)
2. Dificuldades para manter o sono, que se caracterizam por despertares frequentes ou por problemas para retornar ao sono depois de cada despertar (em crianças, podem se manifestar como dificuldade para retornar ao sono sem intervenção de cuidadores)
3. Despertar antes do horário habitual, com incapacidade de retornar ao sono

B. A perturbação do sono causa sofrimento clinicamente significativo e prejuízo no funcionamento social, profissional, educacional, acadêmico, comportamental ou em outras áreas importantes da vida do indivíduo

C. As dificuldades relacionadas ao sono ocorrem pelo menos 3 noites/semana

D. As dificuldades relacionadas ao sono permanecem durante pelo menos 3 meses

E. As dificuldades relacionadas ao sono ocorrem a despeito de oportunidades adequadas para dormir

F. A insônia não é mais bem explicada ou não ocorre exclusivamente durante o curso de outro transtorno de sono-vigília

G. A insônia não é atribuída aos efeitos fisiológicos de alguma substância

H. A coexistência de transtornos mentais e de condições médicas não explica adequadamente a queixa predominante de insônia

Especificar: com comorbidade mental causada por transtorno não relacionado ao sono, incluindo uso de substâncias psicoativas (SPA):
- Com outra comorbidade médica
- Com outro transtorno do sono
Especificar: episódico (pelo menos 1 mês, menos que 3 meses), persistente (3 meses ou mais) ou recorrente (dois ou mais episódios dentro de um ano)

- Falta de oportunidade ou circunstâncias para dormir[7]
- Insônia transitória ou de ajustamento: indivíduo previamente normal e sem queixas de insônia apresenta sintomas agudos secundários a um fator precipitante causal claramente identificável, e a insônia é naturalmente resolvida com a suspensão do fator precipitante ou com a adaptação ao estresse
- *Delirium*: pacientes com *delirium* podem apresentar alterações no ritmo circadiano, com dificuldades para dormir à noite e sonolência diurna. É uma condição importante em pacientes clínicos e cirúrgicos, sendo essencial o diagnóstico diferencial.[2]

Tratamento

Não medicamentoso

O tratamento exige a avaliação de vários fatores causais e concomitantes.

O tratamento da insônia exige uma ampla avaliação de vários fatores causais e concomitantes para que o sucesso terapêutico seja alcançado, uma vez que se trata frequentemente de uma condição crônica em grande parte dos pacientes.

O tratamento não farmacológico baseia-se na terapia cognitivo-comportamental, que apresenta maior chance de manutenção dos resultados a longo prazo.

O tratamento não farmacológico da insônia baseia-se na **terapia cognitivo-comportamental para insônia (TCC-I), considerada terapia de primeira linha para insônia crônica. A TCC-I apresenta maior chance de manutenção dos resultados a longo prazo quando comparada à terapia medicamentosa**. Essa terapia foi estruturada em 1993 por Morin *apud* Conway et al. (2019),[17] que apresentou a influência dos fatores perpetuadores da insônia na sua fisiopatologia e a interação desses fatores na base etiológica da insônia.

A TCC-I tem como instrumentos de avaliação a utilização de diários de sono, que fornecem as características subjetivas do padrão de qualidade de sono dos pacientes (padrão-ouro) e exames complementares objetivos, como a polissonografia e a actigrafia. A actigrafia é recomendada para a avaliação do comportamento de sono-vigília e de parâmetros do ritmo circadiano do paciente.

A técnica utilizada na TCC-I envolve o controle de vários componentes, como descrito a seguir:

A desmistificação da insônia e das falsas crenças, bem como a higiene do sono, são muito importantes no tratamento da insônia.

- **Psicoeducacional**: apresentar a TCC-I e desmistificar a insônia e as falsas crenças sobre a doença
- **Higiene do sono**: fazer o paciente adotar hábitos adequados para iniciar e manter o sono, como preparar um ambiente de sono adequado em termos de luminosidade, temperatura e ausência de ruídos, manter horários regulares de sono, evitar o uso de aparelhos eletrônicos na cama, dar preferência à atividade física no período diurno, evitar refeições pesadas, bebidas alcoólicas e cafeína próximo ao horário de dormir[7]
- **Controle de estímulos negativos para o início e manutenção do sono**: utilizar a cama somente quando estiver com sono, não permanecendo nela na ausência de sono, e evitar cochilos diurnos[7]
- **Restrição de tempo na cama**: estabelecer o tempo com base na análise do diário de sono, visando reduzir a latência de sono e melhorar a qualidade e a eficiência do sono
- **Técnicas de relaxamento**: controlar alertas autonômicos e psíquicos
- **Técnicas cognitivas**: estimular a reflexão, visando à dissolução de crenças e expectativas não realistas sobre o ato de dormir.

Medicamentoso

O tratamento medicamentoso deve sempre ocorrer na presença de medidas não medicamentosas e com a duração mais curta possível.

O tratamento da insônia tem por objetivo melhorar a qualidade do sono com o mínimo de efeitos colaterais e o menor risco possível de dependência medicamentosa. Sendo assim, é necessário conhecer os mecanismos dos medicamentos utilizados sobre o sistema sono-vigília e as suas possíveis interações com outros sistemas do organismo. **O tratamento medicamentoso sempre deve ocorrer na presença de medidas não medicamentosas e com a duração mais curta possível.**

O objetivo principal é melhorar a qualidade do sono com o mínimo de efeitos colaterais e o menor risco possível de dependência medicamentosa.

Neurotransmissores como orexina, histamina, noradrenalina e outros que atuam de forma aminérgica, como glutamato, serotonina e melatonina, estão relacionados à vigília. A acetilcolina também atua na vigília e, em níveis elevados, no sono dessincronizado REM. O sistema gabaérgico tem sua atividade tanto no sono de ondas lentas quanto no sono REM.

Os medicamentos utilizados no tratamento da insônia serão descritos a seguir.

Agonistas gabaérgicos hipnóticos seletivos (hipnóticos Z)

O zolpidem, a zopiclona e a eszopiclona são agonistas gabaérgicos-A que **reduzem a latência do sono, aumentam o tempo total do sono, aumentam o sono de ondas lentas (N3) e diminuem os despertares noturnos**.

No Brasil, o zolpidem tem apresentação de 10 mg por via oral, para liberação imediata, e de 6,5 mg e 12,5 mg (parte imediata e parte controlada) também por via oral, para liberação prolongada. Existe, ainda, a versão sublingual de 5 mg, para rápida liberação.

Os medicamentos Z vêm sendo prescritos de forma indiscriminada no Brasil, semelhante ao que aconteceu com os benzodiazepínicos em décadas anteriores. Ao prescrevê-los, **deve-se sempre ponderar os riscos de abuso, acidentes domésticos e automobilísticos, queda e parassonias**.[7]

> Ao prescrever medicamentos Z, deve-se ponderar os riscos de abuso, acidentes domésticos e automobilísticos, queda e parassonias.

Antidepressivos com ação sedativa

Podem ser **utilizados em pequenas doses, nos casos de insônia isolada, e em doses convencionais antidepressivas, quando a insônia está associada à depressão**. São exemplos de antidepressivos com ação sedativa a trazodona, a amitriptilina, a mirtazapina e a doxepina. O mecanismo de atuação dos antidepressivos sedativos pode se dar ao nível de vários tipos de receptores (histamina, serotonina, noradrenalina, orexina e até mesmo melatoninérgicos). As suas doses indutoras de sono são geralmente menores, e essa propriedade pode desaparecer quando atingem níveis adequados para tratamento do quadro de humor e ansiedade.[7]

Agonistas melatoninérgicos e melatonina

O uso de agonistas melatoninérgicos e da melatonina depende dos horários de tomada dessas medicações, uma vez que o resultado depende da fase do ritmo circadiano. A melatonina pode ser utilizada em doses que variam de 0,3 a 5 mg, resultando em melhora da latência do sono, e o agonista melatoninérgico hipnótico seletivo ramelteona pode ser utilizado na dose de 8 mg, com melhora na indução do sono.

No contexto da ICP, **o uso da melatonina para melhora do sono em pacientes criticamente doentes tem ainda pouca evidência**.[16]

Antipsicóticos atípicos

Neurolépticos de maior potencial hipnótico, como a quetiapina e a olanzapina, podem ser utilizados.[7]

A quetiapina vem sendo usada em larga escala nos últimos anos pelo potencial não aditivo e por seu perfil de segurança, porém é importante atentar para os efeitos cardiovasculares e metabólicos, além do risco de prolongamento do intervalo QTc.[18] O uso da quetiapina em baixas doses (25 a 100 mg) tem afinidade pelos receptores histaminérgicos, alfa-1 e alfa-2 adrenérgicos, mediando os efeitos sedativos. O seu uso é ainda controverso e tem evidências limitadas para o tratamento da insônia, porém alguns estudos sugerem benefício em pacientes com comorbidades psiquiátricas, como psicose e transtornos de humor, que apresentam boa resposta à quetiapina.[18]

Antiepilépticos

Gabapentina e pregabalina podem apresentar boa resposta, especialmente em pacientes que apresentam insônia associada a dor crônica ou epilepsia. A gabapentina pode aumentar a quantidade de sono N3, induzindo um sono mais restaurador.[7]

Anti-histamínicos

Os fármacos anti-histamínicos são representados principalmente pela prometazina e hidroxizina, porém a sua evidência não é bem estabelecida no tratamento da insônia.

Agonistas de receptores hipocretinérgicos

Suvorexanto reduz a atividade da orexina, favorecendo o sono. Ainda não está aprovado para uso no Brasil.

Valeriana

A *Valeriana officinalis* é um sedativo hipnótico gabaérgico leve que costuma ser bem tolerado e apresentar baixos efeitos colaterais.

Ressalta-se que os agonistas gabaérgicos não seletivos, como os benzodiazepínicos, estão associados a uma série de efeitos que ultrapassam o objetivo hipnótico-sedativo do medicamento, podendo causar amnésia, efeito anticonvulsivante e ansiolítico e relaxamento muscular. Os benzodiazepínicos apresentam, ainda, risco aumentado de depressão respiratória, quedas, tolerância e abstinência por interrupção súbita após uso crônico e prolongado. Alguns autores sugerem que os benzodiazepínicos podem ser utilizados em pacientes com sintomas ansiosos e insônia, porém sempre com cautela quanto ao risco de dependência.[7]

Cabe ressaltar que, apesar da ampla divulgação do uso de canabinoides na mídia para o tratamento da insônia, não há indicação formal do seu uso para o tratamento da insônia.[19]

A Tabela 21.3 lista os principais medicamentos utilizados no tratamento da insônia.

Tabela 21.3 Principais medicações utilizadas no manejo da insônia.

Zolpidem VO	10 mg; meia-vida de 2,5 horas; pico de ação em 1,6 hora; insônia inicial Em pacientes idosos ou com comorbidades com insuficiência hepática, a dose recomendada é de 5 mg
Zolpidem CR	6,25 a 12,5 mg; meia-vida de 2,5 horas; pico de ação em 1,6 hora; insônia de manutenção
Zolpidem SL	5 mg; meia-vida de 2,5 horas; pico de ação em 37 minutos (absorção imediata) Indicado para insônia inicial e quando há dificuldade de voltar a dormir após despertar noturno, caso o indivíduo esteja há mais de 4 horas na cama
Zopiclona	3,75 a 7,5 mg; meia-vida de 5,3 horas; pico de ação em 0,5 a 2 horas
Trazodona	50 a 150 mg; meia-vida de 8 horas; pico de ação em 30 minutos a 2 horas
Doxepina	1 a 6 mg; meia-vida de 20 a 40 horas
Mirtazapina	7,5 a 30 mg; meia-vida de 20 a 40 horas
Amitriptilina	12,5 a 50 mg; meia-vida de 17 a 40 horas; pico de ação em 2 a 4 horas
Melatonina	0,1 a 10 mg; meia-vida de 40 minutos; pico de ação entre 2 e 4 horas da manhã
Ramelteona	8 mg; meia-vida de 1,2 hora; pico de ação em 30 minutos

CR: liberação controlada (do inglês, *controlled release*); SL: sublingual; VO: via oral.

Atualizações

- Akinnusi et al. (2021): a emergência de covid-19 agravou as perturbações preexistentes do sono e acelerou o surgimento de novos casos de insônia. Houve um aumento de 14,8% da prescrição de medicações para insônia desde o início da pandemia[12]
- Huang et al. (2021): insônia é comum em pacientes submetidos a procedimentos cirúrgicos e pode aumentar a taxa de complicações pós-operatórias. Ansiedade e depressão são fatores de risco para insônia após cirurgia[6]
- Chiu et al. (2021): metanálise comparando a eficácia e a segurança de hipnóticos. Eszopiclona e baixas doses de doxepina são eficientes para aumentar o tempo total de sono[20]
- Tubbs et al. (2021): medicamentos Z são usualmente utilizados para insônia, mas também estão associados a risco de tentativa de suicídio e pensamentos suicidas mesmo após ajuste para idade, sexo, raça, depressão e uso de SPA. Benzodiazepínicos estão associados a tentativas de suicídio, mas não a ideação suicida. Medicamentos Z, trazodona ou benzodiazepínicos estão associados a pensamentos suicidas e comportamento suicida mesmo após ajuste para fatores de confusão[21]
- Ağargün et al. (2021): efeito de medicações sedativos-hipnóticas em funções executivas e cognitivas pode ser responsável por tendências suicidas. É preciso predizer o risco de suicídio antes de prescrever esses fármacos. A presença de transtorno depressivo, características melancólicas e outros fatores de risco para suicídio contraindicam o uso, bem como características psicóticas, agitação, tentativas prévias de suicídio, história familiar de suicídio e uso de SPA[9]
- Hedstrom et al. (2021): estudo coorte com 38.786 participantes em um *follow-up* de 19,2 anos. A insônia foi associada a aumento do risco de suicídio entre indivíduos com sono curto, mas não foi encontrada associação em indivíduos que dormiam 7 horas ou mais por noite. Nesse contexto de sono curto, há um aumento do risco de suicídio diretamente e também indiretamente, pelo aumento do risco de depressão[22]
- Pentagna et al. (2022): abordam o diagnóstico e o tratamento da insônia, discutindo as evidências e controvérsias das principais medicações utilizadas no tratamento da insônia.[18]

Highlights

- A insônia é uma condição comum, caracterizada pela dificuldade de iniciar e/ou manter o sono durante a noite
- É uma queixa comum em pacientes hospitalizados, podendo ser responsável por até 50% das solicitações de ICP
- A presença de alterações do sono por períodos maiores de 1 mês aumenta o risco de transtornos psiquiátricos
- A insônia pode ser transitória, associada a doenças clínicas, associada a doenças psiquiátricas ou corresponder a um transtorno do sono
- Atualmente, não há necessidade de diferenciar insônia primária de secundária
- O diagnóstico é essencialmente clínico, e o uso da polissonografia deve ser restrito ao contexto do diagnóstico diferencial de outras perturbações do sono ou à persistência de percepção de má qualidade do sono a despeito das intervenções
- Higiene do sono é essencial no manejo da insônia
- Benzodiazepínicos estão associados a uma série de efeitos que ultrapassam o objetivo hipnótico-sedativo e apresentam risco aumentado de depressão respiratória, quedas, tolerância e abstinência por interrupção súbita após uso crônico e prolongado. Devem ser sempre utilizados com cautela.

DURANTE O ATENDIMENTO

O que fazer

- Atentar para o risco de alterações do ciclo de sono-vigília em pacientes internados
- Diagnosticar e manejar a insônia adequadamente
- Diagnosticar e tratar transtornos psiquiátricos comórbidos
- Prescrever benzodiazepínicos e hipnóticos Z com cautela
- Orientar e priorizar o manejo não medicamentoso da insônia

O que não fazer

- Deixar de detectar alterações do sono em pacientes hospitalizados
- Solicitar exames indiscriminadamente
- Prescrever medicações para tratamento da insônia sem fazer um diagnóstico diferencial
- Utilizar hipnóticos Z e benzodiazepínicos a longo prazo

Referências bibliográficas

1. Roach M, Juday T, Tuly R, Chou JW, Jena AB, Doghramji PP. Challenges and opportunities in insomnia disorder. Int J Neurosci. 2021;131(11):1058-65.
2. Chen Y, Yu E, Liao Z, Tan Y, Qiu Y, Zhu J et al. Psychiatric diagnoses and their influencing factors in patients complaining of sleep problems: A study of a psychiatric consultation-liaison service. Int J Psychiatry Med. 2018;53(3):197-206.
3. Huarcaya-Victoria J, Segura V, Cárdenas D, Sardón K, Caqui M, Podestà A. Analysis of the care provided over a six-month period by the liaison psychiatry unit at a general hospital in Lima, Peru. Rev Colomb Psiquiatr (Engl Ed). 2022;51(2):105-12.
4. Botega NJ, Zomignani MA, Garcia Junior C, Bio MR, Pereira WA. Morbidade psiquiátrica no hospital geral: utilização da edição revisada da "Clinical Interview Schedule – CIS-R"/Psychiatric morbidity in the general hospital: the use of the revised Clinical Interview Schedule (CIS-R). Revista ABP-APAL. 1994;16(2):57-62.
5. American Psychiatric Association (APA). Manual diagnóstico e estatístico de transtornos mentais: DSM-5TR – Texto Revisado. Porto Alegre: Artmed; 2023.
6. Huang X, Wu D, Wu AS, Wei CW, Gao JD. The association of insomnia with depression and anxiety symptoms in patients undergoing noncardiac surgery. Neuropsychiatr Dis Treat. 2021;17:915-24.
7. Pentagna Á, Bonadio CMA. Transtorno do sono. In: Guimarães-Fernandes F, Humes EC, Cardoso F, Hortêncio LOD, Miguel EC (eds.). Clínica psiquiátrica – Guia prático. 2. ed. Barueri: Manole; 2021. p. 442-62.
8. Rocha F, Hara C, Rodrigues C, Costa MA, Costa EC, Fuzikawa C et al. Is insomnia a marker for psychiatric disorders in general hospitals? Sleep Medicine. 2005;6(6):549-53.
9. Ağargün MY, Ateş S. Do prescription hypnotic medications increase or decrease suicidality? J Clin Sleep Med. 2021;17(5):871-2.
10. Tavares A, Zanini M. Transtornos do sono-vigília. In: Nardi AE, da Silva AG, Quevedo J (orgs.). Tratado de psiquiatria da Associação Brasileira de Psiquiatria. Porto Alegre: Artmed; 2022. p. 584-605.
11. Ferini-Strambi L, Auer R, Bjorvatn B, Castronovo V, Franco O, Gabutti L et al. Insomnia disorder: clinical and research challenges for the 21st century. Eur J Neurol. 2021;28(7):2156-67.
12. Akinnusi ME, El-Solh AA. Treatment-resistant insomnia: a common undefined condition. Am J Med. 2021;134(12):1447-8.
13. Aloé F, de Azevedo AP. Transtorno do sono. In: Miguel EC, Gentil V, Gattaz WF (eds.). Clínica psiquiátrica – A visão do Departamento e do Instituto de Psiquiatria do HCFMUSP. 2. ed. Manole; 2011. p. 994-1015.
14. Ohayon MM, Roth T. Place of chronic insomnia in the course of depressive and anxiety disorders. J Psychiatr Res. 2003;37(1):9-15.
15. Margis R. Terapia cognitivo-comportamental na insônia. Debates em Psiquiatria. 2015;5(5):22-7.
16. Devlin JW, Skrobik Y, Gélinas C, Needham DM, Slooter AJ, Pandharipande PP et al. Clinical practice guidelines for the prevention and management of pain, agitation/sedation, delirium, immobility, and sleep disruption in adult patients in the ICU. Crit Care Med. 2018;46(9):e825-73.

17. Conway SG, Muller MR, Rafihi-Ferreira RE. Tratamento não farmacológico do transtorno da insônia. In: Bacelar A, Pinto Jr LR (coords.). Insonia: do diagnostico ao tratamento. Sao Caetano do Sul: Difusao; 2019. p. 119-137.
18. Modesto-Lowe V, Harabasz AK, Walker SA. Quetiapine for primary insomnia: consider the risks. Cleve Clin J Med. 2021;88(5):286-94.
19. Pentagna A, Castro HM, Conway BA. What's new in insomnia? Diagnosis and treatment. Sleep Neurology. 2022;80(5 Suppl 1):307-12.
20. Chiu HY, Lee HC, Liu JW, Hua SJ, Chen PY, Tsai PS et al. Comparative efficacy and safety of hypnotics for insomnia in older adults: a systematic review and network meta-analysis. Sleep. 2021;44(5):zsaa260.
21. Tubbs AS, Fernandez FX, Ghani SB, Karp JF, Patel AI, Parthasarathy S et al. Prescription medications for insomnia are associated with suicidal thoughts and behaviors in two nationally representative samples. J Clin Sleep Med. 2021;17(5):1025-30.
22. Hedstrom AK, Hössjer O, Bellocco R, Ye W, Trolle LY, Åkerstedt T. Insomnia in the context of short sleep increases suicide risk. Sleep. 2021;44(4)zsaa245.

Bibliografia

Arbabi M, Laghayeepoor R, Golestan B, Mahdanian A, Nejatisafa A, Tavakkoli A et al. Diagnoses, requests and timing of 503 psychiatric consultations in two general hospitals. Acta Med Iran. 2012;50(1):53-60.

Crowley K. Sleep and sleep disorders in older adults. Neuropsychol Rev. 2011;21(1):41-53.

Fißler M, Quante A. Psychiatric liaison consultations of patients without psychiatric illness in a general hospital in Germany: a retrospective analysis. Wiener Medizinische Wochenschrift. 2015;165(21-22):436-44.

Haddad FLM, Gregório LC (eds.). Manual do residente – medicina do sono. Barueri: Manole; 2017.

Herzig SJ, Rothberg MB, Moss CR, Maddaleni G, Bertisch SM, Wong J et al. Risk of in-hospital falls among medications commonly used for insomnia in hospitalized patients. Sleep. 2021;44(9):zsab064.

Kim MJ, Lee JH, Duf JF. Circadian rhythm disorders. J Clin Outcomes Manag. 2013;20(11):513-28.

Kryeger MH (ed.). Atlas clínico de medicina do sono. Rio de Janeiro: Guanabara Koogan; 2015.

Meltzer LJ, Wainer A, Engstrom E, Pepa L, Mindell JA. Seeing the whole elephant: a scoping review of behavioral treatments for pediatric insomnia. Sleep Med Rev. 2021;56:101410.

Morgan K. Sleep and aging. In: Lichstein K, Morin C (eds.). Treatment of late life insomnia. Thousand Oaks (CA): Sage Publications; 2000. p. 3-36.

Neves GSML, Macedo P, Gomes MM. Transtornos do sono: atualização (1/2) Sleep disorders: up to date (1/2). Revista Brasileira de Neurologia. 2017;53(3):19-30.

Shub D, Darvishi R, Kunik ME. Non-pharmacologic treatment of insomnia in persons with dementia. Geriatrics. 2009;64(2):22-6.

van Someren EJW. Brain mechanisms of insomnia: new perspectives on causes and consequences. Physiol Rev. 2021;101(3):995-1046.

Winokur A. The relationship between sleep disturbances and psychiatric disorders. Psychiatric Clin N Am. 2015;38(4):603-14.

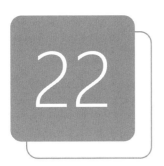

Substâncias Psicoativas

Cassiano Lara de Souza Coelho • Tatiana Munia

*A cura, de fato, não o mero controle, só tem
o caminho de melhorar o sentimento.
Que o bom sentimento te sustente sempre.*
Miguel Moreno, 2002

Introdução

O consumo de substâncias psicoativas (SPAs) remonta ao princípio da humanidade, sendo a relação do homem com elas ancestral. O consumo está presente em todas as culturas, não se limitando a determinados grupos étnicos, faixa etária, cor, gênero ou orientação sexual, e associando-se tanto à busca por sensações prazerosas quanto a atos ritualísticos. Questões relacionadas ao consumo sempre existiram e, atualmente, as SPAs são grandes causadoras de problemas de saúde e psicossociais. Aproximadamente 2,6 bilhões de pessoas ao redor do mundo – ou seja, quase 52% da população mundial acima dos 15 anos – já consumiram álcool ao longo da vida. Só nos últimos 12 meses, esse número é de 1,9 bilhão.[1,2] Além disso, mais de um bilhão de pessoas, ou 21% da população mundial acima dos 15 anos, fazem uso de tabaco.[3] Estima-se também que por volta de 250 milhões de pessoas, ou 5% da população adulta mundial, usaram outras substâncias psicoativas pelo menos uma vez em 2015.[4]

Dados de uma avaliação abrangente sobre os fatores de risco para problemas de saúde[5] indicam que **o tabaco e o álcool estão entre os dez principais fatores de risco para a saúde em termos de carga de doença** (2º e 9º lugares, respectivamente).[5] O impacto na Saúde pública e a carga de doenças atribuíveis ao uso de SPAs obviamente não se limitam aos transtornos por uso de substâncias; danos significativos estão associados à intoxicação por substâncias, aos efeitos prejudiciais à saúde e aos métodos de administração dessas substâncias. Exemplos de tais danos incluem lesões de acidentes de trânsito, câncer de pulmão relacionado ao tabagismo, cirrose hepática relacionada ao consumo de álcool e infecções transmitidas pelo sangue relacionadas ao uso de drogas injetáveis.[6]

> O consumo de SPAs está presente em todas as culturas, não se limitando a determinados grupos étnicos, faixa etária, cor, gênero ou orientação sexual.

> O uso de tabaco e álcool está entre os dez principais fatores de risco para a saúde em termos de carga de doença.

> O impacto na Saúde pública não se limita aos transtornos por uso de SPAs.

Definição

As substâncias psicoativas são assim chamadas por alterarem o funcionamento do sistema nervoso central (SNC) do indivíduo, a depender da via de introdução, da duração da exposição e da frequência em que são usadas para causar intoxicação, ou seja, para manifestar sinais e sintomas decorrentes da interação da substância com o organismo. Elas são capazes de **modificar o curso do pensamento, o estado de consciência do usuário, o nível de humor, o comportamento e a cognição**. Os efeitos podem variar desde uma estimulação suave causada por uma xícara de café até os efeitos profundamente modificadores produzidos por alucinógenos como LSD e algumas classes de plantas, que podem produzir perturbações na percepção do tempo, do espaço e de si próprio.

As drogas de abuso ou de uso recreacional são popularmente conhecidas pelo seu caráter lícito (álcool, tabaco e tranquilizantes) ou ilícito (maconha, cocaína, LSD, *ecstasy*, entre outras). Elas são classificadas de acordo com sua forma de agir no cérebro, modificando a atividade do SNC (Tabela 22.1).

> SPAs modificam o curso do pensamento, o estado de consciência, o humor, o comportamento e a cognição.

Tabela 22.1 Ações das substâncias psicoativas no sistema nervoso central.

Depressoras	Estimulantes	Perturbadoras
Álcool	Tabaco	Maconha
Opiáceos	Anfetaminas	Alucinógenos
Inalantes	Cocaína	*Ayahuasca*
Tranquilizantes (Benzodiazepínicos)	*Crack*	Inalantes

Uso e dependência

> Toda SPA utilizada de forma abusiva pode levar a manifestações de dependência.

> A ação direta ou indireta sobre a via neural dopaminérgica mesolímbica é responsável pela capacidade de o indivíduo obter prazer e sensação de recompensa associada ao uso da SPA.

> A dependência ocorre ao final de uma longa sequência de mudanças comportamentais e químicas, não sendo a regra para todo usuário de SPA.

> A dependência química é um transtorno neuropsiquiátrico que afeta alguns indivíduos que usam SPA.

> Estudos de imagens cerebrais em usuários de SPAs mostram mudanças em áreas relacionadas a julgamento, tomada de decisão, aprendizagem, memória e controle comportamental. Essas mudanças podem perdurar após o período de intoxicação.

Toda SPA utilizada de forma abusiva pode levar a manifestações de dependência. Contudo, alguns indivíduos somente experimentam uma substância ou fazem uso recreativo dela em circunstâncias sociais, em companhia de outras pessoas, de forma imprecisa, sem desenvolver dependência ou algum transtorno relacionado à referida substância.

O potencial de abuso dessas substâncias está relacionado ao fato de elas produzirem, inicialmente, uma sensação de bem-estar. Isso ocorre em função de uma ação direta ou indireta sobre a via neural cerebral dopaminérgica mesolímbica, responsável pela capacidade de o indivíduo obter prazer e sensação de recompensa. No entanto, com o uso repetitivo da droga, a sensação agradável vai diminuindo, e o indivíduo sente a necessidade de aumentar a quantidade de uso para voltar a sentir aquele bem-estar inicial. Esse mecanismo é chamado de tolerância e marca o início da dependência da droga. Volkow et al.[7] descreveram três fases no desenvolvimento da dependência, em um ciclo que vai da repetição (busca do prazer) à má adaptação (emoções negativas e retraimento) e a uma dependência cada vez mais severa (perda de controle), denotando repetidas falhas na autorregulação.[7] Ou seja, a dependência ocorre ao final de uma longa sequência de mudanças comportamentais e químicas, caracterizando apenas uma pequena parcela da população em uso de SPAs em determinado momento.[8]

Histórico

O conceito de dependência como doença ou transtorno só começou a se desenvolver **ao longo dos últimos 200 anos**, em um contexto de mudanças gradativas dos constructos da medicina clínica, da psiquiatria e da Saúde pública. Ao pensarmos no fenômeno de dependência de drogas, devemos considerar que a exposição dos indivíduos é constante e a longo prazo.

Estudos genéticos têm contribuído para um melhor entendimento da vulnerabilidade de determinados indivíduos. O modelo biológico estuda a herança genética e a constituição biológica das pessoas e como essas características podem determinar o surgimento da dependência.

Além disso, a etiologia dos transtornos por uso de substâncias (TUS) tenta explicar os motivos do **primeiro episódio de consumo, da permanência do uso ocasional, da manutenção do uso, do surgimento de padrões de uso nocivo e, por fim, das razões para o surgimento da dependência**. Considera-se a combinação de diversos modelos etiológicos, como fatores genéticos, biológicos, psicológicos e sociais. Apesar de existirem importantes lacunas na compreensão da etiologia, isso não interfere no processo diagnóstico e, na verdade, abre caminho para que a comunicação entre pesquisadores e clínicos seja otimizada, independentemente da afiliação teórica de cada um.

Nas décadas de 1950 e 1960, estabeleceu-se que a categoria de doença se aplicava aos casos com tolerância, síndrome de abstinência e perda de controle, mas houve **o reconhecimento de que a doença poderia ser também influenciada por fatores culturais, demográficos, políticos e econômicos**.

Atualmente, o conceito de dependência química entende esse problema como um transtorno neuropsiquiátrico que afeta alguns indivíduos que utilizam substâncias psicoativas. Pessoas com TUS podem ter pensamentos e comportamentos distorcidos. Alterações na estrutura e na função do cérebro fazem com que as pessoas apresentem desejos intensos, mudanças na personalidade e outros comportamentos. Os estudos de imagens cerebrais mostram mudanças nas áreas do cérebro relacionadas a julgamento, tomada de decisão, aprendizagem, memória e controle comportamental. Essas mudanças podem persistir por muito tempo após o desaparecimento dos efeitos imediatos da substância, ou seja, após o período de intoxicação.

A nova versão da CID-11 traz uma grande mudança em direção a essa abordagem nos últimos anos,[9] adotando o bem-estar da comunidade e evitando que apreensões e prisões sejam vistos como os principais indicadores de sucesso.[10]

Ela é baseada na abordagem em Saúde pública como uma estrutura conceitual, que busca prevenir doenças, melhorar a qualidade de vida e promover a saúde por meio de esforços organizados pela sociedade, instituições, comunidades públicas e privadas.[11]

Essa abordagem reconhece o uso de substâncias e os TUS como um espectro de comportamentos e condições de saúde que podem exigir diferentes condutas, serviços e fluxogramas para atingir seus objetivos. Nessa perspectiva, é imprescindível que a classificação dos TUS considere diferentes estágios e padrões de uso de substâncias, utilizando um conjunto de categorias diagnósticas organizadas em um *continuum* que reflete os estágios e a gravidade do quadro. A classificação deve facilitar o reconhecimento das condições de saúde relevantes para a prevenção, a terapêutica e a reabilitação, bem como ajudar a indicar, com base nas necessidades individuais, o tipo de prevenção ou intervenção de tratamento que deve ser aplicada.[11]

Com base no contexto atual e nos dados globais, grandes inovações foram propostas para a classificação de TUS na CID-11. As principais alterações propostas são apresentadas na Tabela 22.2.

> A CID-11 traz uma nova abordagem baseada em Saúde pública, buscando prevenir doenças, melhorar a qualidade de vida e promover a saúde. Reconhece o uso de SPA como um espectro de comportamentos.

Relevância e implicações no contexto hospitalar

A internação do paciente em um hospital geral tem sido considerada um momento favorável para a abordagem quanto ao uso abusivo ou à dependência de SPAs. O assunto pode ser levantado em condições que tendem a ser favoráveis para um movimento de decisão de mudança, principalmente porque o paciente já está abstinente e distante de fatores de risco de consumo e de estressores externos.[12]

> A internação em um hospital geral é uma janela de oportunidade para a abordagem do tabagismo e do uso abusivo ou da dependência de SPAs.

Epidemiologia

O uso e abuso de substâncias encontra-se em quarto lugar na solicitação total de interconsulta psiquiátrica (ICP) no Hospital de Base de São José do Rio Preto (8,61%).[13] Entre os diagnósticos psiquiátricos mais frequentemente realizados pelos interconsultores, transtorno mental decorrente do álcool ocupa a quarta posição, representando 8,34% dos casos; outros diagnósticos incluem transtornos decorrentes do uso de cocaína (1,69%), tabaco (1,67%), canabinoides (0,95%) e sedativos (0,51%), totalizando aproximadamente 13% dos diagnósticos psiquiátricos realizados. Apesar de representar uma parcela importante dos diagnósticos, ainda é muito inferior à prevalência brasileira; assim como em outros estudos, evidencia que o tratamento ainda é focado em condições agudas (intoxicações e abstinência), e não tanto na dependência em si.[14]

Estudo de seguimento de 30 anos realizado por Nakabayashi et al. detectou que os transtornos por uso de substâncias ocupavam o terceiro lugar nas solicitações de ICP (12,8%).[15] Ainda no âmbito internacional, um estudo colaborativo de 56 serviços de 11 países europeus[16] detectou 7,2% de solicitações. Em pacientes infantojuvenis, a ICP comumente se depara com emergências, como quadros de tentativas de suicídio, abuso sexual e uso de substâncias psicoativas. O Estudo de Intervenção Breve Oportuna (EIBO), realizado no Hospital das Clínicas da Universidade Estadual de Campinas (HC-Unicamp), avaliou 4.352 pacientes internados consecutivamente e detectou taxas de 9,8% de abuso/dependência de álcool e 16,9% de dependência de nicotina.

Dentro do EIBO, realizou-se um ensaio clínico com 237 tabagistas internados, sendo que uma simples orientação aumentou sensivelmente a taxa de cessação em comparação ao grupo controle que não sofreu a intervenção, segundo apurado 6 meses após a alta hospitalar (42 e 26%, respectivamente).[17] Portanto, a internação em hospital geral representa uma **janela de oportunidade para a abordagem do tabagismo e do uso de outras SPAs**.

Como dito anteriormente, ainda existe uma baixa prevalência de solicitações em nosso serviço. Alguns motivos podem justificar a não realização de mais diagnósticos, incluindo a falta de conhecimento do médico sobre **o que procurar, o receio que ele tem de fazer perguntas, a incerteza sobre o que fazer se confirmado o diagnóstico, a ausência de serviços**

> A falta de conhecimento do médico, a insegurança quanto à melhor forma de abordar a questão, a ausência de serviços para seguimento dos casos e a falta de colaboração dos pacientes contribuem para a não realização do diagnóstico de uso ou abuso de SPAs.

Tabela 22.2 Principais modificações na classificação de transtorno por uso de substância de acordo com a CID-11.[9]

Atualização e ampliação de classes de substâncias	A **cafeína** é separada de outros estimulantes em função da crescente importância para a Saúde pública de certas formas de uso da cafeína, como o uso de bebidas energéticas, que contêm doses extremamente altas de cafeína e que, geralmente, não são regulamentadas, ou misturas de metanfetamina com cafeína
	O **tabaco** na CID-10 foi substituído pela nicotina na CID-11, refletindo o uso crescente de formas alternativas de nicotina, como por meio de vaporizadores
	A **3,4-metilenodioximetanfetamina (MDMA) ou** *ecstasy* e substâncias relacionadas e drogas dissociativas, como cetamina e fenciclidina (PCP), são propostas como classes separadas de substâncias psicoativas
	Os **canabinoides sintéticos e as catinonas sintéticas** foram propostos como novas classes de substâncias psicoativas
Classificação	Maior especificação de diferentes padrões prejudiciais de uso de substâncias, que podem ser contínuos ou episódicos e recorrentes
	O "uso prejudicial" da CID-10 foi substituído por "padrão de uso prejudicial" na CID-11
	É importante ressaltar que os danos à saúde de outras pessoas foram incluídos na definição de uso prejudicial
	Os danos à saúde de terceiros podem ser intencionais (como no caso de homicídios ou violência interpessoal durante intoxicação por álcool ou drogas) ou decorrentes da dificuldade de o usuário da substância desempenhar funções sociais, profissionais ou familiares (como no caso de negligência com menores)
Nova categoria para denotar episódios únicos de uso prejudicial	Tem o objetivo de facilitar o reconhecimento de episódios de uso de substâncias que resultam em danos à saúde, mesmo na ausência das características diagnósticas de dependência de substância ou de um padrão prejudicial de uso
	Oferece oportunidades de prevenção e reconhecimento precoce de comportamentos relevantes relacionados ao uso de substâncias, que provavelmente responderão a breves intervenções psicológicas realizadas por profissionais da Saúde não especializados
Nova categoria que descreve o uso perigoso de substâncias	O uso perigoso de substâncias é um conceito que há muito faz parte da abordagem da Organização Mundial da Saúde (OMS) aos problemas relacionados ao uso de substâncias. Essa categoria foi proposta para inclusão na CID-11 não por representar um transtorno mental ou comportamental, mas por ser um comportamento que requer ações de Saúde
	Conforme proposto para a CID-11, o uso perigoso é definido como "um padrão de uso de substância psicoativa que aumenta consideravelmente o risco de consequências físicas ou mentais prejudiciais para a saúde do usuário ou para outros, a uma extensão que justifique a atenção e o conselho de profissionais da Saúde"
Simplificação das diretrizes de diagnóstico para dependência de substância	Para definir o diagnóstico, os comportamentos que sugerem dependência devem ser evidentes por um período de pelo menos 12 meses, se o uso for episódico, ou por um período de pelo menos 1 mês, se o uso for contínuo (diário ou quase diário)
	Para manter a paridade com o DSM e concordar com as evidências existentes, a CID-11 propôs um especificador de remissão em vez de abstinência
	Até a CID-10 e o DSM-IV, o conceito de dependência comportamental era insustentável na nosologia oficial, já que o uso de substância psicoativa era essencial para o diagnóstico de dependência
Inclusão de dependência comportamental – Transtorno do jogo	Entre os vários candidatos potenciais para o vício comportamental, o jogo foi pesquisado ao máximo, seguido pelo uso problemático da internet. Destaca-se a inclusão do transtorno do jogo na CID-11 não apenas como uma entidade diagnóstica, mas também dentro do reino dos transtornos aditivos
	O transtorno do jogo foi ainda subclassificado como predominantemente *offline* ou predominantemente *online*
Mudança da abstinência completa a um modelo baseado em continuum	Com base em evidências empíricas, os diagnósticos de dependência e abuso de substâncias foram eliminados do DSM-5, e todos esses critérios (abuso e dependência) estão agora amalgamados em "transtornos por uso de substâncias"
	A segunda mudança importante feita no DSM-5 foi a redução do limiar de diagnóstico de transtornos por uso de substâncias de três para dois critérios
	A CID-11 optou por um caminho diferente, mantendo o diagnóstico de dependência de substância. Essa classificação postula que o transtorno por uso de substância é uma condição amplamente heterogênea, visto que mais de 2 mil combinações de critérios diagnósticos poderiam cumprir o requisito de transtorno por uso de substância. Portanto, seria menos útil para fins clínicos, ou seja, para avaliação de risco ou tomada de decisões de tratamento

CID: Classificação Internacional de Doenças; DSM: *Manual Diagnóstico e Estatístico de Transtornos Mentais*.

de seguimento dos casos e, finalmente, a falta de colaboração dos pacientes. Muitos se encontram emocionalmente indisponíveis para a abordagem de **"mais um problema"** além do motivo da internação.

Avaliação

Para aumentar o reconhecimento dos casos positivos para o uso de SPAs, sugere-se fazer perguntas abertas, permitindo que o paciente se expresse livremente sobre o uso. Isso pode ajudar a criar um ambiente de maiores aproximação e confiança, facilitando a abordagem do uso de SPAs. Além disso, conversar com os acompanhantes dos pacientes, sejam eles amigos ou familiares, pode trazer informações importantes para o diagnóstico. Finalmente, a avaliação de riscos potenciais e o uso de pistas clínicas e psiquiátricas podem ser benéficos também.

> Uma abordagem melhor do uso de SPAs ocorre com a utilização de perguntas abertas, o que possibilita a livre expressão sobre o uso.

Quando desconfiar

No hospital geral, a detecção do uso problemático de SPAs geralmente é realizada na emergência, que recebe os quadros agudos, principalmente síndromes de abstinência e intoxicação. As solicitações de ICP das diversas enfermarias também são ótimas oportunidades para triagem e abordagem do uso de SPAs. Enfermarias e ambulatórios, que atendem quadros comórbidos orgânicos associados ao consumo de álcool e/outras drogas, devem dar atenção especial a condições como neuropatias, hepatopatias, traumas, gastropatias, hipertensão arterial e outras cardiopatias, *delirium*, doenças infectoparasitárias, violência doméstica contra crianças, idosos e mulheres, alterações de comportamento e quadros psiquiátricos comórbidos. Considerando que o consumo de álcool tem crescido entre mulheres jovens nos últimos anos no Brasil,[18] esse grupo poderia se beneficiar de uma abordagem diferenciada.[19]

Diagnóstico

O DSM-5-TR[20] manteve alterações importantes do DSM-5, como a substituição do binômio "dependência" e "abuso", por "transtornos relacionados a substâncias", com diferentes níveis de gravidade. Os critérios diagnósticos da dependência de SPAs, de acordo com o manual, são descritos na Tabela 22.3.

Tabela 22.3 Critérios diagnósticos de dependência de substâncias psicoativas segundo o DSM-5-TR.[20]

Compulsão para o consumo	A experiência de um desejo incontrolável de consumir uma substância. O indivíduo se vê incapaz de colocar barreiras a tal desejo e sempre acaba consumindo
Aumento da tolerância	Necessidade de doses crescentes de determinada substância psicoativa para alcançar efeitos originalmente obtidos com doses mais baixas
Síndrome de abstinência	O surgimento de sinais e sintomas de intensidade variável quando o consumo da substância psicoativa cessou ou foi reduzido
Alívio ou evitação da abstinência pelo aumento do consumo	Trata-se do consumo de substâncias psicoativas visando ao alívio dos sintomas de abstinência. Como o indivíduo aprende a detectar os intervalos que separam a manifestação de tais sintomas, passa a consumir a substância preventivamente, a fim de evitá-los
Relevância do consumo	O consumo de uma substância passa a ser prioridade, tornando-se mais importante do que aspectos da vida que outrora eram valorizados pelo indivíduo
Estreitamento ou empobrecimento do repertório	Perda das referências internas e externas que norteiam o consumo. À medida que a dependência avança, as referências voltam-se exclusivamente para o alívio dos sintomas de abstinência, em detrimento do consumo ligado a eventos sociais. Além disso, passa a ocorrer em locais onde sua presença é incompatível, como no ambiente de trabalho
Reinstalação da síndrome de dependência	Trata-se do ressurgimento dos comportamentos relacionados ao consumo e dos sintomas de abstinência após um período de abstinência. Uma síndrome que levou anos para se desenvolver pode se reinstalar em poucos dias, mesmo o indivíduo tendo atravessado um longo período de abstinência

Apesar dos avanços na compreensão dos transtornos desse grupo, estudos têm demonstrado que o uso problemático é pouco diagnosticado e tratado. **O período médio entre o primeiro problema decorrente do consumo de SPAs e a primeira intervenção profissional é de 5 anos**. A demora para iniciar o tratamento e a terapêutica inadequada pioram o prognóstico e reforçam a ideia de que esses pacientes têm difícil recuperação. Portanto, diagnósticos mais precisos e uma abordagem inicial mais eficiente e integrada a outros serviços de seguimento são de extrema importância para pacientes com problemas decorrentes do consumo de SPAs.[12]

> O período médio entre o primeiro problema decorrente do consumo de SPAs e a primeira intervenção profissional é de 5 anos.

Diagnóstico diferencial

A avaliação dos quadros associados ao consumo de SPAs é eminentemente clínica, porém exames complementares (Tabela 22.4) podem auxiliar no diagnóstico diferencial de disfunções ou danos orgânicos, no seguimento da evolução clínica, na abordagem de pacientes que minimizam seu problema com a substância e na elucidação do consumo simultâneo de outras SPAs.

> A avaliação dos quadros associados ao consumo de SPA é eminentemente clínica.

Escalas de avaliação podem ser utilizadas para complementar informações da anamnese, em pesquisas e no seguimento da evolução dos quadros (Tabela 22.5).

Tabela 22.4 Exames complementares úteis na suspeita de uso de substâncias psicoativas (SPAs).

- Hemograma completo
- Eletrólitos (Na, K, Ca, Mg)
- Gamaglutamiltransferase (GGT)
- Aspartato aminotransferase (AST)
- Alanina aminotransferase (ALT)
- Tempo de protrombina
- Albumina e proteína total
- Transferrina carboidrato-deficiente (CDT)
- Glicemia de jejum
- Ureia e creatinina
- Ácido úrico
- Amilase
- Perfil lipídico
- Sorologias para HIV e hepatites B e C
- Exames toxicológicos para detecção de SPAs
- Radiografia de tórax
- Eletrocardiograma (ECG)

Tabela 22.5 Escalas de avaliação de acordo com a finalidade.

Triagem	Diagnóstico	Abstinência	Tratamento
Alcohol Use Disorders Identification Test (AUDIT) *Drug Use Screening Inventory* (DUSI), CAGE	*Composite International Diagnostic Interview* (CIDI) *Alcohol Dependence Syndrome* (ADS) *Short Alcohol Dependence Data* (SADD) Teste de tolerância de Fagerström	*Clinical Institute Withdrawal Assessment for Alcohol* (CIWA-A)	*Inventory of Drinking Situations* (IDS) *Addiction Severity Index* (ASI)

CAGE: questionário para identificar dependência alcoólica composto de 4 perguntas (*Cut down, Annoyed by criticisms, Guilty, Eye Opener*)

Conduta não farmacológica

O momento da internação de pacientes com uso problemático de SPAs em hospital geral pode ter um impacto positivo na motivação para a mudança do comportamento aditivo. Estudo que avaliou internação por traumatismo cranioencefálico constatou que 84% dos pacientes consideraram fazer mudanças ou tomar medidas para mudar seu comportamento de consumo.[12] **A necessidade imediata de lidar com as consequências do abuso pode tornar os pacientes hospitalizados especialmente receptivos a uma intervenção.** Aproveitando o momento da internação, uma avaliação tecnicamente apropriada pode fazer uma grande diferença (Tabela 22.6). Tantos os médicos assistentes como o interconsultor podem ser pessoas-chave para incentivar o paciente a considerar mudanças em seu comportamento.

> A avaliação do estágio de prontidão para a doença é um passo importante no manejo do uso de SPAs.

Para isso, deve-se identificar o **estágio de prontidão para a mudança do paciente**,[21] descrito sucintamente na Tabela 22.7. Técnicas com base em entrevista motivacional mostram-se adequadas em todas as fases do tratamento, principalmente na abordagem inicial dos pacientes com problemas relacionados ao uso de SPAs.

Tabela 22.6 Fatores a serem considerados nas condutas do uso de substâncias psicoativas (SPAs).

Avaliação de pacientes com uso problemático de SPA:
- Diagnóstico: gravidade do consumo de SPA, substância de escolha, último episódio de uso, manifestação de sintomas de abstinência, incapacidades associadas, quadros comórbidos físicos e psiquiátricos, história de tratamentos, motivação para o tratamento
- Descrição da personalidade
- Situação social: conjugal, laboral, lazer, religiosidade e rede de apoio
- Prognóstico e planejamento terapêutico: expectativas, motivação do paciente e alternativas de tratamento

Adaptada de Botega, 2006.[12]

Tabela 22.7 Estágios de prontidão para mudança, identificação e abordagem ao paciente.

Estágio de prontidão	Características	Falas do paciente	Conduta
Pré-contemplação	O paciente não acredita que o consumo seja um problema	"Bebo socialmente" "Paro quando eu quiser"	Psicoeducação Estabelecer relação entre problemas atuais e assumir o transtorno Aumentar a percepção dos riscos se mantiver o comportamento
Contemplação	Há ambivalência: não há consciência, mas percebe que não está bem	"Acho que passei dos limites, mas não queria parar, não"	Trabalhar a ambivalência Evocar motivos para mudanças Fortalecer Gerar autossuficiência
Planejamento	Consciência dos problemas, mas não iniciou mudança	"Talvez haja um problema, mas na situação atual não sei como tratar"	Orientar possíveis estratégias Fornecer possíveis opções Estimular mudança
Ação	Atitudes de mudança desorganizadas	"Consigo parar durante a semana, mas quando chega sexta-feira..."	Auxiliar nos primeiros passos do tratamento Gerar confiança no tratamento Treinamento de atividades
Manutenção	Houve mudança na relação com a substância e está abstinente. A chance de recaída é real, mas menor	"Estou há 5 meses sem usar, mas em certos lugares tenho medo de recair e voltar para o início"	Identificar gatilhos Estratégia de prevenção de recaída Focar nos objetivos iniciais de parar Comparar o início do tratamento com o momento atual
Recaída	Estava abstinente e recaiu, apresentando muita vergonha e desesperança	"Já era, recaí, eu não tenho jeito mais. Estou muito envergonhado, não quero ver meus filhos"	Confortar paciente, dizendo que a recaída faz parte do processo Reestabelecer os processos acima

Adaptada de Botega, 2017.[22]

Entrevista motivacional

A entrevista motivacional é um tipo de abordagem em que o profissional não assume uma posição confrontadora. Em vez disso, conduz o próprio paciente a assumir a responsabilidade pela mudança, utilizando as ferramentas adequadas, podendo, assim, ser um agente da motivação do paciente. Nesse contexto, existem várias estratégias que foram adaptadas para uma abordagem de interconsulta em ambiente hospitalar (Tabela 22.8).

> A entrevista motivacional conduz o próprio paciente a assumir a responsabilidade pela mudança.

Tabela 22.8 Descrição das principais estratégias da entrevista motivacional.

Entrevista motivacional	Definição	Função
Perguntas abertas	O profissional não toma uma posição confrontadora	Evitar, durante a abordagem, que preconceitos e estigmas sobre esses pacientes saiam em formato de perguntas
Escuta reflexiva	É uma entrevista empática, com escuta e atitude, demonstrando atenção e presença Pode ser interessante, às vezes, resumir o que escutou para o paciente	Entender se o paciente sabe o motivo da avaliação, se sente confortável com o processo e se concorda Compreender a percepção do paciente sobre o caso Investigar histórico de uso, histórico familiar Questionar sobre tratamentos prévios, comorbidades
Abordagem	Escolher a melhor abordagem após rapidamente perceber qual a posição do paciente sobre o uso	Evitar iniciar condutas que o paciente não irá aceitar em função do estágio de prontidão em que se encontra

No contexto das internações, a entrevista motivacional caracteriza uma forma "econômica" de abordagem, uma vez que vai ao encontro do que o paciente especificamente precisa e pode ouvir naquele determinado momento.

Abordagens motivacionais eficazes envolvem orientações e atitudes simples (e aparentemente pouco pretensiosas), mas cuidadosamente consideradas e sempre guiadas pela já mencionada "escuta reflexiva". Essas abordagens podem gerar respostas bastante favoráveis quanto à disposição do paciente para a mudança de comportamento (Tabela 22.9).

Prevenção de recaídas

> A recaída é um momento delicado e não deve ser vista como o fim da linha. A partir dela, existem aprendizados que favorecem o desenvolvimento de habilidades para a prevenção de novas reincidências.

Muitos pacientes hospitalizados podem estar há dias, meses ou anos afastados do problema com SPA, seja em virtude das restrições físicas ou psicológicas impostas pela doença, seja por uma salutar tomada de consciência dos riscos que corriam, mesmo sem relação com o problema clínico que motivou a internação. Outros podem se encontrar em um momento de ruptura, desencadeado pela condição clínica que culminou com a internação ou em decorrência dela, ou seja, a bem conhecida e estigmatizada recaída. A recaída é um momento delicado para o dependente, mas não deve ser vista como o fim da linha. É do aprendizado advindo da recaída que podem se concretizar as habilidades para evitá-la no futuro. Estágios adequados para a utilização dessa estratégia são o de ação e manutenção.[23] Algumas técnicas para ajudar o paciente a adquirir recursos para evitar recaídas, com base nas técnicas propostas por Marlatt e Gordon, estão descritas na Tabela 22.10.[24]

Tabela 22.9 Estratégias motivacionais eficazes.

Abordagem motivacional	Conduta
Orientar	Esclarecer os problemas e riscos das substâncias psicoativas e orientar a respeito das diferentes modalidades de tratamento
Remover barreiras	Eliminar possíveis problemas práticos para o início do tratamento (recursos financeiros, acessibilidade, cuidado de filhos, constrangimento), realizar guia de encaminhamento, entrar em contato com serviço social
Proporcionar escolhas	Possibilitar que o paciente se sinta incluído no processo do plano terapêutico
Atuar na balança	Ajudar o paciente a observar os aspectos negativos do uso de SPA de forma honesta e realista
Demonstrar empatia	Mostrar-se interessado em ajudar, mesmo quando o paciente nega o tratamento
Oferecer *feedback*	Sintetizar o que foi dito, usando vocabulário adequado e sem atribuir valores equivocados
Definir objetivos	Adequar as propostas ao desejo do paciente e dos recursos da família, por meio de planejamento de metas e objetivo final

Tabela 22.10 Prevenção de recaídas.

Prevenção de recaídas	Conduta
Identificação de fatores de risco e de proteção	Pessoas, lugares, trajetos, atividades, período do dia, dias da semana, hábitos/*hobbies* devem ser listados e discutidos
Vantagens e desvantagens	Descrever com o paciente os pontos positivos e negativos, as vantagens e desvantagens do uso
Inventário de habilidades	Listar os recursos e ferramentas de enfrentamento do paciente mediante situações de risco
Mudanças no estilo de vida	Propor novos hábitos alimentares, atividade física, *hobbies*, lazer, amizades, relacionamento
Objetivos e metas	Conversar sobre os planos do paciente com essas mudanças e sobre as habilidades que podem ser úteis para tais objetivos
Feedback	Entender o que mais o paciente gostaria de fazer e como o entrevistador poderia ajudá-lo

Encaminhamentos

Após realizados os procedimentos descritos anteriormente, pode-se optar pelos seguintes encaminhamentos: psicoterapia, atendimento psiquiátrico (ambulatórios especializados, Centros de Atenção Psicossocial Álcool e Drogas [CAPS AD]), comunidade terapêutica ou internação psiquiátrica.

Até recentemente, a internação era vista como a principal alternativa terapêutica no tratamento da dependência de SPA. Hoje, **a ampliação da compreensão clínica das dependências, o aprimoramento das intervenções psicossociais, o surgimento de novos fármacos e a maior participação da família no tratamento** têm contribuído para que uma parcela cada vez maior de pacientes possa ser tratada em serviços extra-hospitalares, tanto em Unidades Básicas de Saúde como em serviços ambulatoriais especializados e Centros de Atenção Psicossocial, sobretudo se houver comorbidades.[25] Os fatores que indicam internação são: **risco de síndrome de abstinência grave, fracasso na abordagem ambulatorial, presença de comorbidades clínicas e psiquiátricas que requeiram tratamento hospitalar e risco de agressividade contra si mesmo ou contra terceiros**. À exceção dessas condições, o tratamento deve ser ambulatorial, mantendo o paciente em sua rotina habitual, o que facilita a identificação e o enfrentamento dos riscos do consumo e permite a reorganização de sua vida sem a droga como prioridade.[17,22]

Conduta farmacológica

Apesar de serem amplamente utilizados no tratamento da dependência de drogas e considerados por muitos pacientes e familiares o elemento principal do tratamento, os fármacos devem fazer parte de um plano de tratamento mais amplo. **São indicados nos quadros de intoxicação e abstinência e no manejo de comorbidades psiquiátricas e de sintomas associados que colaboram para o uso**, como fissura, impulsividade, perda de controle, alterações de humor, sintomas de ansiedade e quadros psicóticos.[26]

> A conduta farmacológica é indicada nos quadros de intoxicação e abstinência, bem como no manejo de comorbidades psiquiátricas e de sintomas associados.

Hipnóticos

O uso de benzodiazepínicos (BZD) sem o adequado acompanhamento médico ambulatorial tem o potencial de causar dependência. Esses medicamentos são usados para controle da ansiedade e como adjuvantes em diversos transtornos psiquiátricos. Metade dos pacientes que utilizam BZD por mais de 12 meses acaba desenvolvendo síndrome de abstinência.[27] Durante o tratamento, deve ser realizada a diminuição gradual da medicação, em quadros com sintomas de abstinência evidentes ou não, já que tendem a ser muito sutis no usuário desse tipo de substância.

Reduz-se, geralmente, 25% da dose por semana, que pode ser estendida e negociada com o paciente em função dos aspectos subjetivos e das comorbidades psiquiátricas frequentemente presentes nesse tipo de dependência. Alternativamente, a substituição por um BZD de meia-vida mais longa do que o habitualmente usado pelo paciente pode auxiliar na redução dos sintomas de abstinência e diminuir a urgência pelo uso. O diazepam é o mais utilizado, em virtude de sua rápida absorção e meia-vida longa, ação do seu metabólito desmetildiazepam.

Propranolol e buspirona também podem combater sintomas de abstinência, como tremores, palpitações e ansiedade. Como dito anteriormente, comorbidades psiquiátricas costumam ser frequentes, demandando atenção da equipe médica. Transtornos depressivos e de ansiedade devem ser tratados, preferencialmente com antidepressivos de efeito mais sedativo e ansiolítico, como paroxetina. Caso haja queixa de insônia, a higiene do sono pode ser indicada, bem como o uso de medicamentos hipnóticos, como o zolpidem.[28]

Álcool

Assista ao vídeo de uma entrevista motivacional com adolescente usuária de álcool: *Doctor Uses Motivational Interviewing to Discuss Alcohol Use.*[53]

Os objetivos no tratamento do alcoolismo são: estabilização fisiológica, diminuição da fissura, redução dos efeitos reforçadores, tratamento das comorbidades e retomada da funcionalidade.

A naltrexona pode ter efeito na diminuição tanto da fissura quanto da frequência e da quantidade ingerida. Pode auxiliar na redução do desejo de beber e dos riscos de recaída.

Os objetivos principais do tratamento de manutenção da abstinência em casos de alcoolismo são: estabilização fisiológica, diminuição da fissura (*craving*), redução dos efeitos reforçadores, tratamento de prováveis comorbidades clínicas e psiquiátricas e orientação na retomada do funcionamento afetivo e laboral, sempre de modo individualizado e respeitando os limites do indivíduo.

Naltrexona, dissulfiram (fora de produção atualmente) e acamprosato (não disponível no Brasil) são considerados tratamento de primeira linha. Já o topiramato é considerado um tratamento de segunda linha. **Os BZD de meia-vida longa são utilizados somente no tratamento dos sintomas de abstinência**, e os antidepressivos, preferencialmente inibidores seletivos da recaptação de serotonina (ISRS), em quadros depressivos comórbidos.[28]

A naltrexona é um antagonista opioide que pode exercer efeito na diminuição tanto da fissura quanto da frequência e da quantidade ingerida.[29,30] Deve ser usado, no entanto, como parte de um programa de tratamento que inclua aconselhamento e psicoterapia no tratamento de dependentes graves de álcool.[31-33] O prazer causado pelo etanol é decorrente da liberação de dopamina no *nucleus accumbens*,[34] por meio da estimulação indireta de opioides endógenos. A naltrexona tem ação antagonista sobre os receptores opioides, podendo anular os efeitos prazerosos causados pelo álcool e reduzindo, assim, o reforço positivo. Esse medicamento ainda pode reduzir o desejo de beber, aumentar as taxas de obtenção e manutenção de abstinência, diminuir os riscos de recaída, reduzir o consumo excessivo e diminuir os efeitos reforçadores do álcool.[32] No entanto, o uso de opioides, hepatite aguda e insuficiência hepática são as principais contraindicações do uso dessa medicação. **A monitoração mensal dos valores de bilirrubina e das transaminases séricas nos três primeiros meses e a cada 3 meses também é importante**. Os principais efeitos adversos são náuseas (10% dos casos), cefaleia, vertigem, ansiedade e irritabilidade, fadiga, insônia, vômitos e sonolência.[26]

Os subgrupos de pacientes que apresentam desejo compulsivo para beber, nível educacional baixo, déficits cognitivos e história familiar de alcoolismo entre parentes de primeiro grau são os que possuem características clínicas favoráveis para uma boa resposta ao tratamento com naltrexona, associado à psicoterapia. A posologia recomendada é de 50 mg/dia, em dose única pela manhã. Entretanto, a naltrexona deve ser prescrita somente depois que a síndrome de abstinência alcoólica (SAA) for controlada e estabilizada. Um período mínimo de 7 dias de abstinência dessas substâncias deve ser respeitado em pacientes com história prévia de abuso de opioides. **Analgésicos não opiáceos devem ser utilizados no controle da dor**. A suspensão da naltrexona é necessária nos pacientes que serão submetidos a cirurgias eletivas (pelo menos 72 horas antes do procedimento) ou que estejam em uso de analgésicos contendo opioides no pós-operatório.[26]

Tabaco

O tratamento farmacológico do tabagismo deve fazer parte de uma abordagem mais ampla, que inclui avaliar o grau de motivação do tabagista para parar de fumar, adequar a intervenção de acordo com a motivação do indivíduo e discutir com o paciente os **benefícios pessoais de parar de fumar** (p. ex., para uma senhora que se tornou avó, pode-se considerar a preocupação com o tabagismo passivo em relação aos seus netos; para um homem, considerar questões relacionadas à potência sexual, para solteiros, e à influência sobre os filhos, nos casados; para jovens, considerar aspectos que envolvam sua aparência física). **Quanto mais próximos os benefícios pessoais estiverem da realidade do indivíduo, maior a chance de sensibilização**. Desse modo, o paciente irá rever mais facilmente as tentativas anteriores de parar de fumar e as razões de fracasso, evitando repeti-las. Além disso, o profissional terá melhor compreensão dos temores do indivíduo com relação a parar de fumar (p. ex., ganho de peso, fissura, medo de fracassar), o que o ajudará a orientá-lo de maneira mais eficaz.[17]

Uma forma de avaliar o grau de dependência da nicotina e a necessidade de utilização de terapia de reposição de nicotina (TRN), com adesivo, pastilha ou goma de mascar, é a utilização do **teste de Fagerström**.[35] A partir de 5 pontos, sugere-se considerar o uso de TRN.

Mais detalhes sobre o tratamento do tabagismo, incluindo o uso de fármacos e a terapia de reposição de nicotina, podem ser encontrados na Tabelas 22.11 e 22.12.

Tabela 22.11 Tratamento do tabagismo.

Tratamentos	Evidências
Vareniclina (1 a 2 mg)	Terapia de primeira linha. Triplica a chance de sucesso a longo prazo. Superior à bupropiona e com menos efeitos colaterais, mas demanda atenção quanto à possibilidade de ocorrência desses efeitos. Uso atento em pacientes com histórico de transtornos psiquiátricos. Produto já vem com as dosagens certas para cada dia
Bupropiona (150 a 300 mg)	Terapia de primeira linha. Dobra a chance de sucesso a longo prazo. Atenção a possíveis efeitos colaterais e restrições de uso. Pode ser associada à terapia de reposição de nicotina (TRN)
TRN com adesivos de 7,14 e 21 mg; pastilhas e gomas de 2 e 4 mg	Terapia de primeira linha. Quase dobra a chance de sucesso a longo prazo, podendo auxiliar os tabagistas a pararem de fumar. Pode ser associada à bupropiona nos casos em que ambas, isoladamente, não surtem o efeito esperado
Nortriptilina (50 a 100 mg)	Terapia de segunda linha. Aumenta a chance de sucesso a longo prazo. Considerar possíveis efeitos colaterais
Aconselhamento médico ou psicológico	Aumenta a chance de sucesso em cessar o uso nos próximos 12 meses. Mais efetivo quanto mais intensivo

Adaptada de Botega, 2017.[22]

Tabela 22.12 Orientações para administração.

Produto	Orientações	Principais efeitos colaterais
Adesivo de nicotina	Iniciar na noite anterior à data de parada e trocar a cada 24 horas. Colocar em região do corpo sem pelos. Liberação estável de nicotina. A partir de 20 cigarros, iniciar com 21 mg, por 4 semanas; após 1 mês, passar para 14 mg e finalizar com 1 mês de 7 mg	Reação cutânea no local da aplicação e insônia
Goma e pastilha de nicotina	Utilizar em intervalos de 1 a 2 horas e, no máximo, 20 unidades ao dia. Libera nicotina agudamente. Mais indiciada para quem fuma em picos	Dor à mastigação. Cuidados especiais se o paciente usar prótese dentária (no caso de goma) ou tiver lesões orais
Bupropiona	Iniciar 14 dias antes da data de parada. Começar com 150 mg/dia pela manhã; após o 3º dia, 300 mg pela manhã ou 150 mg pela manhã e 150 mg à tarde, com intervalo de 8 horas; evitar tomada noturna	Redução do limiar convulsivo, náusea e insônia. Não utilizar em pacientes com história de anorexia nervosa e transtorno bipolar. Uso cuidadoso em caso de hipertensão não controlada
Vareniclina	Iniciar 7 dias antes da parada. Começar com 0,5 mg 1×/dia, do 1º ao 3º dia; do 4º ao 7º dia, 0,5 mg, 2×/dia; do 8º dia até o fim do tratamento, 1 mg, 2×/dia	Náusea, cefaleia e insônia. Uso cuidadoso em hipertensos, nefropatas e hepatopatas. Segurança não definida para pacientes com transtorno mental grave
Nortriptilina	Iniciar 10 a 15 dias antes da data de suspensão. Começar com 25 mg/dia e otimizar dose a cada 3 dias até 75 mg/dia	Boca seca, constipação e náusea. Realizar avaliação cardiovascular. Cuidado em casos de ideação suicida

Adaptada de Botega, 2017.[22]

Cocaína/*crack*

A abstinência de estimulantes do SNC, como a cocaína e o *crack*, **não é potencialmente fatal, mas causa intenso desconforto**. A fase de maior **fissura ocorre nos primeiros dias de abstinência**, e o manejo pode ser feito com BZD (p. ex., clonazepam). No entanto, o profissional deve estar atento para eventuais abusos do medicamento.

Após cerca de 3 semanas de abstinência, o usuário já apresenta melhora dos sintomas ansiosos e depressivos decorrentes do ciclo intoxicação/abstinência. Por isso, **se houver manutenção dos sintomas depressivos e ansiosos, deve ser considerado o diagnóstico de comorbidade** e iniciada terapia com ISRSs. Muitas vezes, o manejo da impulsividade é importante na terapia de manutenção da abstinência de cocaína e *crack*.[36] Para isso, têm sido utilizados o topiramato,[37] alguns antipsicóticos, como a risperidona,[38] ou mesmo ISRSs, como a paroxetina.[39]

Todavia, é importante ressaltar que ainda **não há nenhum fármaco aprovado especificamente para o tratamento da dependência de cocaína**, o que reforça a relevância da abordagem não farmacológica e a necessidade de mais estudos, a fim de ampliar o arsenal terapêutico.

Opioides e opiáceos

Os opioides e os opiáceos são substâncias depressoras do SNC. **Os opiáceos são obtidos diretamente do ópio**, podendo ser naturais (quando não sofrem nenhuma modificação) ou semissintéticos (quando são resultantes de processos químicos realizados a partir das substâncias naturais modificadas). **Já as substâncias totalmente sintéticas, fabricadas em laboratórios e com propriedades químicas semelhantes às dos opiáceos, são denominadas opioides.**[40]

Os principais sintomas de intoxicação são euforia (com baixas dosagens), sedação e apatia (de acordo com o aumento da dose), rubor facial, prurido, prejuízo de funções psíquicas, como memória e atenção, analgesia, constipação, miose, sonolência, depressão respiratória, arreflexia e hipotensão.

A intoxicação aguda por opioides e opiáceos é potencialmente fatal, necessitando, muitas vezes, de atendimento em salas de urgência, que dispõem de suporte respiratório adequado. A hipotensão também deve ser corrigida. O antagonista opioide mais utilizado é a naloxona, na dose de 0,8 mg por via intravenosa. Se não houver resposta, deve-se repetir a dose a cada 15 minutos. Se, após quatro repetições, com um total de 3,2 mg, não houver resposta, deve-se reconsiderar o diagnóstico de intoxicação aguda por opioides.

A abstinência de opioides caracteriza-se por humor deprimido, ansiedade, insônia, fissura, hiperalgesia, diarreia, câimbras, náuseas, vômitos, dilatação pupilar, fotofobia e hiper-reatividade autonômica. O tratamento da primeira fase da abstinência, com sintomas muitas vezes difíceis de tolerar, é realizado com terapia de reposição. A substância mais utilizada é a metadona, um opioide de meia-vida longa e baixa potência. Esse fármaco só deve ser utilizado se o paciente apresentar dois ou mais critérios de abstinência. A dose inicial é de 10 mg por via oral, com reavaliações a cada 4 horas. A dose total ministrada após 24 horas deve ser reduzida pela metade a cada dia. O uso de clonidina se inicia após o fim da terapia com metadona, visando ao alívio dos sintomas.[26]

Maconha e outros derivados da *cannabis*

A maconha é a **SPA ilícita mais consumida no mundo**.[18] Estima-se que cerca de 144 milhões de pessoas já tenham usado a substância pelo menos uma vez na vida.[41] No Brasil, o uso começa geralmente entre 12 e 17 anos (4,1%), atinge um pico entre 18 e 24 anos (17%) e diminui na faixa etária de mais de 35 anos (5,6%). A porcentagem de uso na vida, em todas as faixas etárias, é **maior para o sexo masculino** – em média, três vezes maior do que o sexo feminino. O uso pode levar a um padrão de dependência: no Brasil, a porcentagem de dependentes de maconha é de 1,24%.[42]

Seu composto psicoativo principal é o delta-9-tetra-hidrocanabinol (THC). A inalação da fumaça do cigarro de maconha é responsável por 50% da absorção do THC. Se inalado, o composto rapidamente atinge os pulmões e, pela corrente sanguínea, em poucos minutos, cruza a barreira hematoencefálica. Além disso, por ser lipossolúvel, o THC acumula-se no tecido gorduroso e pode permanecer por até 7 dias no organismo.[43]

> A maconha é a SPA ilícita mais consumida no mundo. O uso crônico pode levar a prejuízos duradouros.

Há outros tipos de substâncias canabinoides cujo uso no Brasil é bem menos frequente. Entre elas, é importante mencionar o haxixe e o *skank*, que apresentam teores de THC maiores os da maconha.[44]

Existem receptores canabinoides em todo o córtex cerebral, sobretudo no sistema límbico (incluindo hipocampo e amígdala), nos gânglios da base, no tálamo e no **cerebelo**. A maconha tem efeitos euforizantes, podendo causar risos imotivados, aumento do desejo sexual e do apetite, aumento da autoconfiança, do sentimento de grandiosidade e da sociabilidade, bem como sensação de relaxamento e loquacidade. No entanto, pode causar **ansiedade, irritabilidade, pânico, sensação de despersonalização e desrealização, sonolência, alucinações ou ilusões e diminuição da concentração**. Durante a intoxicação, há prejuízo na realização de atividades complexas. O **uso crônico** de maconha pode levar a prejuízos duradouros, e, em alguns casos, permanentes na **memória, na capacidade de realizar atividades complexas e na atenção**.[22,44]

Os sintomas de abstinência, que surgem com a interrupção súbita de um uso contínuo e de altas doses da substância, incluem irritabilidade, inquietação, insônia, anorexia ou náuseas. Sensação de fissura, mialgia, cefaleia e sintomas depressivos também podem ocorrer.[44]

Os estudos que tratam das abordagens farmacológicas dos transtornos relacionados ao uso da *cannabis* são escassos. O tratamento farmacológico deve se concentrar, sobretudo, nos sintomas de abstinência, sendo utilizados principalmente antidepressivos (para síndrome amotivacional) e ansiolíticos (para sintomas de abstinência). Sintomas psicóticos são tratados por antipsicóticos típicos, principalmente haloperidol, 1 a 10 mg/dia, ou atípicos, como risperidona (a partir de 2 mg/dia) ou olanzapina (a partir de 10 mg/dia).[45]

As abordagens não farmacológicas mais eficazes no tratamento da dependência são aquelas com ênfase individualizada e olhar multidisciplinar. Há melhores índices de sucesso em terapias de grupo, que focam em entrevistas motivacionais e prevenção de recaída.[46]

Anfetamínicos

Sintetizadas na década de 1930, a princípio para tratar déficit de atenção e hiperatividade, as anfetaminas são consumidas principalmente por seus efeitos euforizantes e anorexígenos. Há, em particular, três tipos de usuários de anfetaminas:

- **Instrumentais**: uso com a finalidade de aliviar a fadiga, aumentar a concentração ou diminuir o apetite
- **Recreacionais**: efeitos estimulantes são procurados em contextos de eventos sociais por subpopulação específica, como jovens em festas *rave*[42]
- **Crônicos**: usuários que utilizam a substância para amenizar sintomas de abstinência.

O manejo da abstinência é realizado com ansiolíticos, como benzodiazepínicos, e os eventuais sintomas psicóticos da intoxicação são tratados com antipsicóticos. Há autores, no entanto, que sugerem o uso de antidepressivos (p. ex., fluoxetina) durante a manutenção da abstinência, a fim de atenuar os sintomas de *craving*.[26]

Solventes

No Brasil, 6,1% da população já fez uso de solventes. A dependência, porém, é mais rara, atingindo 0,2% da população.[18] Os solventes são depressores centrais e costumam estar relacionados ao poliabuso. Seus efeitos intensos e efêmeros estimulam o uso continuado, provocando o uso nocivo.[47] Muitas vezes, **o uso de solventes inaugura o histórico de consumo de SPA do indivíduo, iniciando-se na adolescência, em contexto grupal**. Está associado a um padrão de comportamento desviante, em adolescentes, e à dependência de álcool, cocaína, *crack* e opioides na idade adulta.[48]

Os efeitos psíquicos do uso de solventes são, inicialmente, euforia e desinibição, evoluindo para depressão do SNC (confusão mental e desorientação, alucinações). Cronicamente, podem causar sintomas clínicos como diarreia, náuseas, vômitos, neuropatias, hepatite tóxica, pneumonites químicas e insuficiência renal crônica.[22]

A abordagem farmacológica dos usuários deve abranger os sintomas de intoxicação e abstinência e o tratamento de eventuais complicações clínicas.[49]

Na série *Euphoria*, é possível acompanhar o impacto do uso de substâncias na vida da personagem Rue e de sua família.

O filme *Bicho de sete cabeças* acompanha a trajetória de Neto e aborda o tratamento do uso de substâncias.

O filme *Réquiem para um sonho* mostra a trajetória dos personagens em relação ao uso problemático de substâncias.

Atualizações

- Martino et al. (2019) realizaram um estudo controlado randomizado com 1.173 pacientes e observaram que a implementação de entrevista motivacional pela equipe de ICP foi mais efetiva do que o *workshop*[50]
- Tucker et al. (2023) observaram que os transtornos por uso de substância correspondem a um dos principais diagnósticos psiquiátricos, apresentando maior prescrição de psicofármacos, com uma demanda 20% mais alta. Os maiores fatores de risco observados no estudo foram: sexo masculino, jovem e ausência de plano de saúde. Além disso, os maiores preditores de transtorno por múltiplas substâncias foram o transtorno de estresse pós-traumático e o transtorno de personalidade *cluster* B[51]
- Ferrer-Farré et al. (2021) verificaram que, em transtornos duais (transtorno mental e transtorno por uso de substância), as mulheres apresentavam pior índice de qualidade de vida em comparação aos homens, além de maior chance de desenvolver transtorno de ansiedade generalizada e transtorno de pânico.[52]

Highlights

- O consumo de substâncias psicoativas gera grande impacto na Saúde pública
- A prevalência de solicitações de ICP ainda é baixa nos hospitais gerais
- A etiologia dos transtornos por uso de substâncias combina diversos modelos, como fatores genéticos, biológicos, psicológicos e sociais, porém ainda existem muitas lacunas para compreendê-los
- A dependência química é atualmente considerada um transtorno neuropsiquiátrico, pois pode alterar a estrutura e a função cerebrais, podendo levar a desejos intensos, mudanças na personalidade e outros comportamentos, transitórios ou duradouros, mesmo após a interrupção do uso
- Importantes mudanças foram incluídas na CID-11, na seção de transtornos decorrentes do uso de substâncias e dependência, como: cobertura mais ampla de quadros (incluindo substâncias não psicoativas e MDMA), danos a terceiros em padrões prejudiciais de uso de substâncias e distinção entre dependência fisiológica e vício, como no caso de opioides prescritos e sedativos hipnóticos-ansiolíticos. No entanto, certas alterações propostas, como a inclusão de distúrbios do jogo e abstinência como um padrão de remissão, são controversas
- Alterações também foram incluídas no DSM-5, como a substituição do termo "dependência" e "abuso" por TUS, com diferentes níveis de gravidade
- No hospital geral, é relevante avaliar a condição psiquiátrica do paciente, incluindo se faz uso abusivo ou apresenta dependência, já que ele pode estar sensibilizado com o motivo da internação e, portanto, abstinente. Nesse momento, deve ser feita uma avaliação tecnicamente apropriada dos TUS pelos médicos e pelo interconsultor psiquiátrico, pois pode ser uma oportunidade para motivar o paciente a mudar seu comportamento em relação ao consumo. No entanto, deve-se evitar a confrontação
- As abordagens não farmacológicas com maior eficácia para esse momento são: entrevista motivacional, abordagens motivacionais eficazes, prevenção de recaída e encaminhamentos
- Os encaminhamentos mais adequados quando o paciente recebe alta do hospital são: acompanhamento psiquiátrico, acompanhamento psicológico (TCC), mudanças saudáveis no estilo de vida, grupos de autoajuda, comunidades terapêuticas e internações psiquiátricas, se necessário
- É necessário combinar abordagens farmacológicas com um plano de tratamento multidisciplinar. Elas são indicadas nos quadros de intoxicação e abstinência e para o manejo de comorbidades psiquiátricas associadas que colaboram para o uso
- Para cada tipo de substância, há tratamentos farmacológicos mais eficazes.[52]

DURANTE O ATENDIMENTO

O que fazer

- Questionar se o paciente sabe o motivo da avaliação e se aceita conversar
- Perguntar sobre o consumo de SPA, incluindo álcool e cigarro, avaliando a sua percepção do problema
- Coletar informações com familiares
- Dar preferência a perguntas abertas
- Manter uma atitude empática
- Detectar substância de escolha, gravidade e último episódio de uso, sintomas de abstinência e incapacidades associadas
- Utilizar escalas de avaliação
- Utilizar exames clínicos alterados como reforçadores da necessidade de tratamento continuado
- Identificar quadros comórbidos físicos e psiquiátricos, história de tratamentos e motivação para o tratamento, além de história familiar
- Identificar o estágio de prontidão para mudança e orientar sobre as fases desse processo
- Detectar e explorar a ambivalência do paciente
- Encorajar o paciente a cessar o uso
- Aumentar a percepção do paciente dos riscos caso seu comportamento atual se mantenha
- Explorar ao máximo as técnicas motivacionais

O que não fazer

- Ter receio de fazer perguntas sobre o consumo de substâncias psicoativas
- Dar lições de moral
- Fazer perguntas que podem ser respondidas com "sim" ou "não"
- Confrontar o paciente
- Discutir (deve-se usar a escuta reflexiva)
- Colocar "medo" no paciente por meio de orientações ameaçadoras baseadas em exames clínicos alterados
- Deixar de levantar razões para a mudança e não ajudar a remover barreiras para a procura de ajuda posterior
- Deixar de fortalecer a autossuficiência do paciente para as mudanças necessárias
- Deixar de ajudar o paciente a escolher as melhores linhas de ação para a mudança
- Não oferecer estratégias de tratamento para pacientes em pré-contemplação
- Deixar de oferecer opções de tratamento após a internação e não proporcionar escolhas
- Deixar de orientar que muitas vezes a recaída faz parte do processo de mudança
- Deixar de aplicar a prevenção de recaídas nos casos de pacientes já em tratamento

Mapa mental

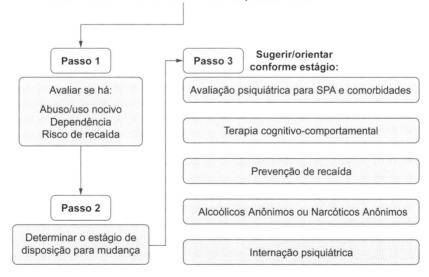

Paciente em internação clínica suspeita de problemas relacionados a SPA

Intoxicação - Abstinência - Suspeita clínica (exames físicos ou complementares) - Doenças relacionadas ao uso de SPA - Histórias prévias de uso

Passo 1
Avaliar se há:
Abuso/uso nocivo
Dependência
Risco de recaída

Passo 2
Determinar o estágio de disposição para mudança

Passo 3 Sugerir/orientar conforme estágio:

Avaliação psiquiátrica para SPA e comorbidades

Terapia cognitivo-comportamental

Prevenção de recaída

Alcoólicos Anônimos ou Narcóticos Anônimos

Internação psiquiátrica

Referências bibliográficas

1. World Health Organization. Global status report on alcohol and health. Geneva: WHO; 2014. Disponível em: https://www.who.int/publications/i/item/global-status-report-on-alcohol-and-health-2014. Acesso em: 22 jul. 2024.

2. World Health Organization. Integrating the response to mental disorders and other chronic diseases in health care systems. Geneva: WHO; 2014. Disponível em: http://apps.who.int/iris/bitstream/10665/112830/1/9789241506793_eng.pdf. Acesso em: 22 jul. 2024.

3. World Health Organization. WHO report on the global tobacco epidemic, 2015: raising taxes on tobacco. Geneva: WHO; 2015. Disponível em: https://www.who.int/publications/i/item/9789241509121. Acesso em: 22 jul. 2024.

4. United Nations Office on Drugs and Crime. World drug report. New York: United Nations; 2026. Disponível em: https://www.unodc.org/doc/wdr2016/WORLD_DRUG_REPORT_2016_web.pdf. Acesso em: 22 jul. 2024.

5. GBD 2015 Risk Factors Collaborators. Global, regional, and national comparative risk assessment of 79 behavioural, environmental and occupational, and metabolic risks or clusters of risks, 1990–2015: a systematic analysis for the Global Burden of Disease Study 2015. Lancet. 2016;388(10053):1659-724.

6. World Health Organization. Neuroscience of psychoactive substance use and dependence. Geneva: WHO; 2004.

7. Volkow ND, Koob GF, McLellan AT. Neurobiologic advances from the brain disease model of addiction. N Engl J Med. 2016;374(4):363-71.

8. Lopez-Quintero C, de los Cobos JP, Hasin DS, Okuda M, Wang S, Grant BF et al. Probability and predictors of transition from first use to dependence on nicotine, alcohol, cannabis, and cocaine: results of the National Epidemiologic Survey on Alcohol and Related Conditions (NESARC). Drug Alcohol Depend. 2011;115(1-2):120-30.

9. World Health Organization. International Statistical Classification of Diseases and Related Health Problems – ICD-11. 11. ed. Geneva: WHO; 2019. Disponível em: https://icd.who.int/. Acesso em: 22 jul. 2024.

10. Joint United Nations Programme on HIV/Aids (UNAIDS). UNODC lança relatório mundial sobre drogas de 2016. Disponível em: http://unaids.org.br/2016/06/unodc-lanca-relatorio-mundial-sobre-drogas-de-2016/. Acesso em: 22 jul. 2024.

11. World Health Organization. ICD-11 for mortality and morbidity statistics. Version: 2019. Geneva: WHO; 2019. Disponível em: https://icd.who.int/browse11/l-m/en. Acesso em: 2 jul. 2024.

12. Botega NJ (org.). Prática psiquiátrica no hospital geral: interconsulta e emergência. 2. ed. Porto Alegre: Artmed; 2006.

13. Hospital de Base. HB em números. 2022. Disponível em: https://www.hospitaldebase.com.br/hb-em-numeros. Acesso em: 22 jul. 2024.

14. Diehl A, Cordeiro DC, Laranjeiras R (orgs.). Dependência química: prevenção, tratamento e políticas públicas. Porto Alegre: Artmed; 2011.

15. Nakabayashi TIK. Caracterização do padrão de solicitações psiquiátricas em um hospital geral: estabilidade e mudança em um período de 30 anos de um serviço de interconsulta [tese de doutorado]. Ribeirão Preto: Faculdade de Medicina de Ribeirão Preto, Universidade de São Paulo; 2012. 214 p. Disponível em: https://teses.usp.br/teses/disponiveis/17/17148/tde-17122012-222637/pt-br.php. Acesso em: 22 jul. 2024.

16. Huyse FJ, Herzog T, Lobo A, Malt UF, Opmeer BC, Stein B et al. European consultation-liaison psychiatric services: the ECLW Collaborative Study. Acta Psychiatr Scand. 2000;101(5):360-6.

17. Botega NJ, de Azevedo RC, Mauro MLF, Mitsuushi GN, Fanger PC, Lima DD et al. Factors associated with suicide ideation among medically and surgically hospitalized patients. Gen Hosp Psychiatry. 2010;32(4):396-400.

18. Laranjeira R, Madruga CS, Pinsky I, Caetano R. II Levantamento Nacional de Álcool e Drogas (LENAD). São Paulo: Instituto Nacional de Ciência e Tecnologia para Políticas Públicas de Álcool e Outras Drogas (INPAD), Unifesp; 2014.

19. Coelho CL, Crippa JA, Santos JL, Pinsky I, Zaleski M, Caetano R et al. Higher prevalence of major depressive symptoms in Brazilians aged 14 and older. Braz J Psychiatry. 2013;35(2):142-9.

20. American Psychiatric Association. Diagnostic and Statistical Manual of Mental Disorders: DSM-5-TR. 5. ed. Washington, DC: APA; 2022.

21. Prochaska JO, DiClemente CC, Norcross JC. In search of how people change. Applications to addictive behaviors. Am Psychol. 1992;47(9):1102-14.

22. Botega NJ (ed.). Prática psiquiátrica no hospital geral: interconsulta e emergência. 4. ed. Porto Alegre: Artmed; 2017.

23. Azevedo RCS, Oliveira VF. Dependência de substâncias psicoativas: conceitos básicos. In: Botega NJ (ed.). Prática psiquiátrica no hospital geral: interconsulta e emergência. 3. ed. Porto Alegre: Artmed; 2012. p. 356-71.

24. Marlatt GA, Gordon JR. Prevenção da recaída: estratégias de manutenção no tratamento de comportamentos aditivos. Porto Alegre: Artes Médicas; 1993.

25. Schenker M. Valores familiares e uso abusivo de drogas. 1. ed. Rio de Janeiro: Fiocruz; 2008.

26. Diehl A, Cordeiro DC, Laranjeira R (eds.). Tratamentos farmacológicos para dependência química: da evidência científica à prática clínica. Porto Alegre: Artmed; 2010.

27. Seivewright N. Theory and practice in managing benzodiazepine dependence and misuse. J Sub Misuse. 1997;3(3):170-7.

28. Cordeiro DC, Figlie NB, Laranjeira R. Boas práticas no tratamento do uso e dependência de substâncias. São Paulo: Roca; 2007.

29. Krystal JH, Cramer JA, Krol WF, Kirk GF, Rosenheck RA; Veterans Affairs Naltrexone Cooperative Study 425 Group. Naltrexone in the treatment of alcohol dependence. N Engl J Med. 2001;345(24):1734-9.

30. Banzato CEM, Loper AD, Azevedo RCS. Naltrexona na dependência de álcool: ensaio clínico aberto. Jr Bra Psiquiatr. 2004;53(2):134-8.

31. Laranjeira RR, Nicastri S. Abuso e dependência de álcool e drogas. In: Almeida OP, Dractu L, Laranjeira RR. Manual de psiquiatria. Rio de Janeiro: Guanabara Koogan; 1996.

32. O'Malley SS, Jaffe AJ, Chang G, Rode S, Schottenfeld R, Meyer RE et al. Six-month follow-up of naltrexone and psychotherapy for alcohol dependence. Arch Gen Psychiatry. 1996;53(3):217-24.

33. Azevedo RCS. Abordagem do tabagismo: estratégia para redução de fator de risco. In: Li Min L, Fernandes PT, Martins S, Massaro A. AVC científico: neurociências e acidente vascular cerebral. São Paulo: Plêiade; 2009.

34. Samet JH, O'Connor PG, Stein MD. Clínicas médicas da América do Norte: abuso de álcool e outras drogas. Rio de Janeiro: Interlivros; 1997.

35. Heatherton TF, Kozlowski LT, Frecker RC, Fagerström KO. The Fagerström test for nicotine dependence: a revision of the Fagerström Tolerance Questionnaire. Br J Addict. 1991;86(9):1119-27.

36. Belin D, Mar AD, Dalley JD, Robbins TW, Everitt BJ. High impulsivity predicts to switch to compulsive cocaine-taking. Science. 2008;320(5881):1352-5.

37. Kampman KM, Pettinati H, Lynch KG, Dackis C, Sparkman T, Weigley C et al. A pilot trial of topiramate for the treatment of cocaine dependence. Drug Alcohol Depend. 2004;75(3):233-40.

38. De La Garza R 2nd, Newton TF, Kalechstain AD. Risperidone diminishes cocaine induced craving. Psychopharmacology (Berl). 2005;178(2-3):347-50.

39. Patkar AA, Gottheil E, Berrettini WH, Hill KP, Thornton CC, Weinstein SP. Relationship between platelet serotonin uptake sites and measures of impulsivity, aggression, and craving among African-American cocaine abusers. Am J Addict. 2003;12(5):432-47.
40. Baltieri DA, Strain EC, Dias JC, Scivoletto S, Malbergier S, Nicastri S et al. Diretrizes para o tratamento de pacientes com síndrome de dependência de opioides no Brasil. Rev Bras Psiquiatr. 2044;26(4):259-69.
41. Peer K, Rennert L, Lynch KG, Farrer L, Gelernter J, Kranzler HR et al. Prevalence of DSM-IV and DSM-5 alcohol, cocaine, opioid, and cannabis use disorders in a largely substance dependent sample. Drug Alcohol Depend 2013;127(1-3):215-9.
42. Pinsky I, Bessa MA. Adolescência e drogas. São Paulo: Contexto; 2004.
43. Ashton CH. Pharmachology and effects of cannabis: a brief review. Br J Psychiatry. 2001;178:101-6.
44. Zuardi AW, Crippa JAS. Maconha. In: Diehl A, Cordeiro DC, Laranjeira R (orgs.). Dependência química: prevenção, tratamento e políticas públicas. Porto Alegre: Artmed; 2011.
45. McRae AL, Budney AJ, Brady KT. Treatment of marijuana dependence: a review of the literature. J Subst Abuse Treat. 2003;24(4):369-76.
46. Jungerman FS. A efetividade de um tratamento breve para usuários de maconha. [Tese] Universidade Federal de São Paulo. 2005. 276 p.
47. Gossop M, Trakada K, Stewart D, Witton J. Reductions in criminal convictions after addiction treatment: 5-year-follow-up. Drug Alcohol Depend. 2005;79(3):295-302.
48. Noto AR, Galduróz JCF, Nappo AS, Carlini EA. Levantamento nacional sobre o uso de drogas entre crianças e adolescentes em situação de rua nas 27 capitais brasileiras. São Paulo: CEBRID; 2003.
49. Seibel SD, Toscano AJ. Dependência de drogas. 1. ed. São Paulo: Atheneu; 2000.
50. Martino S, Zimbrean P, Forray A, Kaufman JS, Desan P, Olmstead TA et al. Implementing motivational interviewing for substance misuse on medical inpatient units: a randomized controlled trial. J Gen Intern Med. 2019;34(11):2520-9.
51. Tucker M, Hill H, Nicholson E, Moylan S. Substance use and psychiatric disorders in patients referred to consultation-liaison psychiatry within a regional general hospital. Int J Ment Health Addiction. 2023;21:37-50.
52. Ferrer-Farré T, Dinamarca F, Mestre-Pintó JI, Fonseca F, Torrens M. Dual disorders in the consultation liaison addiction service: gender perspective and quality of life. J Clin Med. 2021;10(23):5572.
53. Saskatchewan Prevention Institute. Doctor Uses Motivational Interviewing to Discuss Alcohol Use. [Internet]. YouTube; 2017. [acesso em: 15 set. 2024]. Vídeo: 6 min 13 s. Disponível em: https://www.youtube.com/watch?v=_HpKn29oCD0&feature=youtu.be.

23 Psicoses

Fábio Borghi • Karina Cestari de Oliveira

Introdução

Sintomas e transtornos psiquiátricos são condições frequentes em pacientes hospitalizados, e aproximadamente 30% dos indivíduos internados em hospital geral apresentam essas comorbidades. Esse fato representa um risco significativo para os desfechos dos tratamentos clínicos ou cirúrgicos, assim como para maior tempo de hospitalização e aumento das taxas de reinternação.[1]

O termo psicose, derivado do grego, teve sua origem na Alemanha na década de 1840, tendo sido inicialmente descrito pelo psicólogo alemão Feuchtersleben como referência à "doença da psique", em oposição ao conceito de neurose ("doença dos nervos"). A psicose é considerada uma **síndrome clínica fundamentada nas vivências de alienação ou distorção da realidade, alterando crenças, julgamentos e sensopercepção do indivíduo**, com grande prejuízo no teste de realidade e na capacidade de distinguir entre a experiência interna da mente e a realidade externa do ambiente.[2-5]

Embora os denominados transtornos psicóticos tenham seus estudos e elaborações teóricas feitos a partir do século XIX, os sintomas e a relação com outras patologias são conhecidos desde a antiguidade clássica. Esses transtornos são representados principalmente pela esquizofrenia, de evolução crônica, que passou historicamente por períodos de desenvolvimento conceitual em seus diversos aspectos (apresentação clínica e evolução; dimensões psicopatológicas e subtipos; sintomas psicóticos e deficitários), assim como em relação às suas propostas diagnósticas e aos critérios categoriais e dimensionais.[3]

O conhecimento quanto ao diagnóstico e ao manejo de transtornos psicóticos é essencial. Há evidências de que o **reconhecimento precoce do primeiro episódio psicótico (PEP) melhora a funcionalidade e o desfecho a longo prazo,**[6] destacando o papel crucial da interconsulta psiquiátrica (ICP) na educação de outros profissionais, no diagnóstico acurado e no manejo adequado. Além disso, é importante observar que, no período de 3 anos após o diagnóstico de um transtorno psicótico, há maior risco de suicídio,[6] o que pode aumentar a frequência de visitas ao hospital geral.

Além do risco de suicídio, diversas morbidades clínico-cirúrgicas são observadas em pacientes com transtornos psicóticos, levando a uma diminuição de longevidade em comparação à população geral de 10 a 25 anos,[7-9] além de implicar maior necessidade de contato desses pacientes com o hospital geral. Um estudo publicado em 2019, com amostra de 393 indivíduos diagnosticados com transtornos psicóticos e atendidos em hospital geral, mostrou que esses pacientes apresentaram, com maior frequência, doenças infecciosas, nutricionais e metabólicas em comparação com pacientes com outros transtornos psiquiátricos. Além disso, o estudo destacou a relação de comorbidades clínicas com um estilo de vida pouco saudável e tentativas de suicídio. **Os pacientes da amostra exigiram intervenções e cuidados psiquiátricos mais intensos do que pacientes com outros diagnósticos de transtorno mental.**[1]

A maior frequência de comorbidades clínicas em pacientes com esquizofrenia pode estar relacionada a um estilo de vida insatisfatório (tabagismo, sedentarismo, dieta), além de dificuldades em aderir ao tratamento clínico, efeitos colaterais das medicações psiquiátricas e obstáculos na busca por acompanhamento médico, em decorrência de sintomas negativos, prejuízo cognitivo e o estigma desses pacientes perante o sistema de Saúde.[9] A Tabela 23.1 ilustra as principais condições médicas e particularidades nos pacientes com esquizofrenia.

Sintomas e transtornos psiquiátricos representam condições frequentes em pacientes hospitalizados.

Sintomas e transtornos psiquiátricos representam um fator de risco importante para os desfechos dos tratamentos clínicos ou cirúrgicos, assim como para maior tempo de hospitalização e aumento das taxas de reinternação.

É uma síndrome clínica fundamentada nas vivências de alienação ou distorção da realidade, alterando crenças, julgamentos e sensopercepção do indivíduo.

Há comprometimento da capacidade de distinguir entre a experiência interna da mente e a realidade externa do ambiente.

O reconhecimento precoce do PEP melhora a funcionalidade e o desfecho a longo prazo.

Pacientes com transtornos psicóticos em hospital geral apresentam, com maior frequência, doenças infecciosas, nutricionais e metabólicas em comparação com pacientes com outros transtornos psiquiátricos.

Tabela 23.1 Condições e doenças frequentes em pacientes com esquizofrenia.

Diabetes tipo II **Resistência à insulina**	Uso de antipsicóticos (atípicos e típicos) Estilo de vida Risco aumentado em pacientes com esquizofrenia
Dislipidemia	Uso de antipsicóticos (atípicos)
Doenças cardiovasculares/ obesidade	Uso de antipsicóticos (atípicos) Estilo de vida Mortalidade elevada 40 a 62% dos pacientes com esquizofrenia (obesidade)
Neoplasias malignas	Sobrevida menor entre os pacientes com esquizofrenia
HIV/AIDS	Menor frequência de sexo seguro, uso de substâncias injetáveis e não injetáveis
Hepatite C	Prevalência maior em pacientes com esquizofrenia
Hiperprolactinemia	Uso em doses elevadas de antipsicóticos

AIDS: síndrome da imunodeficiência adquirida; HIV: vírus da imunodeficiência humana. (Adaptada de Botega, 2017.[8])

Assim, no contexto da ICP, cabe aos profissionais **utilizarem seu conhecimento e experiência no auxílio e gerenciamento do cuidado, em colaboração com a equipe das especialidades clínicas e cirúrgicas**. Ainda que o manejo clínico de pacientes psicóticos possa ser particularmente complexo e desafiador, o psiquiatra deve utilizar suas habilidades para otimizar o tratamento, pois essas ações afetam diretamente o prognóstico desses indivíduos.

> O interconsultor deve auxiliar e gerenciar o cuidado em colaboração com a equipe das especialidades clínicas e cirúrgicas.

Epidemiologia

A prevalência da esquizofrenia, segundo dados epidemiológicos, é de cerca de 1% ao longo da vida.[10] Entretanto, novos estudos observaram uma prevalência inferior (de 0,7 a 0,87%), com incidência anual de 15/100.000 em homens e 10/100.000 em mulheres. **A literatura científica recente ressalta a existência de variações de até cinco vezes para os valores de prevalência, conforme a região geográfica; essas variações podem ser explicadas pelas diferenças metodológicas e dificuldades diagnósticas, além dos fatores de risco nas populações investigadas** no que diz respeito à exposição ambiental e à predominância de perfis genéticos.[11-13]

Os transtornos psicóticos, especialmente a esquizofrenia, **podem se manifestar no fim da adolescência e no início da idade adulta, persistindo por toda a vida**. Ainda que os primeiros episódios psicóticos iniciados após os 65 anos sejam considerados raros, o quadro clínico já foi descrito após os 45 anos, com psicopatologia menos acentuada à medida que o indivíduo envelhece.[14]

A **esquizofrenia associa-se a um pior prognóstico quando comparada a outras entidades nosológicas**, como os transtornos de humor e o transtorno esquizoafetivo. Estima-se que os pacientes tenham expectativa de vida menor que a população geral, além de taxa de mortalidade duas vezes superior, principalmente em relação a mortes decorrentes de suicídio, na fase inicial da doença, e a complicações cardiometabólicas, na fase mais tardia.[1]

> Há variações quanto aos valores de prevalência da esquizofrenia conforme a região geográfica. Essas variações podem ser explicadas pelas diferenças metodológicas e dificuldades diagnósticas, além dos fatores de risco nas populações investigadas.

> A esquizofrenia pode se manifestar no fim da adolescência e no início da idade adulta, persistindo por toda a vida.

Etiologia

A fisiopatologia dos transtornos psicóticos, especialmente da esquizofrenia, é **considerada multifatorial e inclui componentes genéticos, bioquímicos e ambientais**. O risco genético está baseado em um **modelo poligênico**, compreendendo a biologia molecular das células nervosas, da função sináptica, dos processos do neurodesenvolvimento, da resposta imune e do desequilíbrio oxidativo cerebral. Em relação aos fatores ambientais, destacam-se os impactos sofridos no período pré e perinatal (estresse e infecções maternas, deficiências nutricionais, restrição do crescimento intrauterino e complicações na gestação e/ou no parto), assim como a influência do consumo de substâncias psicoativas (anfetamínicos, cocaína, canabinoides).[3,12,15,16]

> A esquizofrenia e os outros transtornos psicóticos consistem em um grupo de doenças com etiologias heterogêneas, apresentações clínicas variadas, diferentes respostas ao tratamento e cursos clínicos variáveis.

> As manifestações se diferenciam entre os indivíduos e ao longo do tempo, porém tendem a persistir durante toda a vida.

> Esses transtornos são definidos por anormalidades em um ou mais dos cinco domínios: delírios, alucinações, pensamento desorganizado, comportamento motor grosseiramente desorganizado ou anormal (incluindo catatonia) e sintomas negativos.

> Inicialmente, os pacientes podem não apresentar relatos de alucinações ou delírios.

Quadro clínico

A esquizofrenia e os outros transtornos psicóticos consistem em um grupo de doenças com etiologias heterogêneas, variando também nas apresentações clínicas, na resposta ao tratamento e no curso dos quadros. **As manifestações se diferenciam entre os indivíduos e ao longo do tempo, porém tendem a persistir durante toda a vida.** Aos profissionais da Saúde, cabe a responsabilidade de reconhecimento dos sintomas para o raciocínio diagnóstico e encaminhamento adequado ao tratamento.

O *Manual Diagnóstico e Estatístico de Transtornos Mentais*, 5ª edição, texto revisado (DSM-5-TR) apresenta os sintomas como parte do espectro da esquizofrenia, incluindo outros transtornos psicóticos e transtorno de personalidade (p. ex., esquizotípica). Esses transtornos são definidos por anormalidades em um ou mais dos seguintes domínios (Tabela 23.2):

- Delírios
- Alucinações
- Pensamento (discurso) desorganizado
- Comportamento motor grosseiramente desorganizado ou anormal (incluindo catatonia)
- Sintomas negativos.[11]

Diagnóstico

Como avaliar

Durante a entrevista, **os pacientes podem inicialmente não apresentar relatos de alucinações ou delírios**. Preocupações a respeito das alterações do comportamento usualmente partem de membros da família, amigos, vizinhos, professores. As alterações de psicose emergente incluem:

- Distúrbios de sono
- Ansiedade, irritabilidade ou características depressivas
- Retraimento social

Tabela 23.2 Alterações psicopatológicas componentes dos transtornos psicóticos.

Domínios	Conceito e características
Delírios	Crenças fixas, não passíveis de mudança à luz de evidências conflitantes. Seu conteúdo pode incluir uma variedade de temas (persecutório, de referência, somático, religioso, de grandeza etc.)
Alucinações	Experiências semelhantes à percepção que ocorrem sem um estímulo externo. São vívidas e claras, com toda a força e o impacto das percepções normais, e não estão sob controle voluntário. Podem ocorrer em qualquer modalidade sensorial (visual, auditiva, olfativa, tátil, gustativa etc.)
Desorganização do pensamento	Inferida a partir do discurso do indivíduo, que pode mudar de um tópico a outro (descarrilamento ou afrouxamento das associações) rapidamente. As respostas às perguntas podem ter uma relação oblíqua ou não ter relação alguma. Pode ocorrer desorganização menos grave do pensamento ou do discurso durante os períodos prodrômicos ou residuais da esquizofrenia
Comportamento motor desorganizado	Comportamento "tolo e pueril" até a agitação imprevisível Comportamento catatônico: redução acentuada na reatividade ao ambiente. Resistência a instruções (negativismo), passando por manutenção de postura rígida, inapropriada ou bizarra, até a falta total de respostas verbais e motoras (mutismo e estupor). Atividade motora sem propósito e excessiva, sem causa óbvia. Movimentos estereotipados repetidos, olhar fixo, caretas, mutismo e eco da fala
Sintomas negativos	Expressão emocional diminuída: redução na expressão de emoções pelo rosto, no contato visual, na entonação da fala (prosódia) e nos movimentos das mãos, da cabeça e da face, os quais normalmente conferem ênfase emocional ao discurso

Adaptada de APA, 2022.[11]

- Declínio inexplicável no âmbito acadêmico ou profissional
- Discurso incoerente ou incomum
- Preocupação nova ou incomum com questões místicas ou religiosas.[17,18]

Perguntas específicas podem elucidar os sintomas psicóticos durante a entrevista, como:

- Parece que há muita coisa em sua mente. Eu gostaria de conversar um pouco mais sobre isso e, em particular, sobre qualquer preocupação ou pensamentos que você tenha tido recentemente. Tudo bem?
- Você tem sentido que as pessoas estão falando sobre você, observando-o ou incomodando-o sem motivo?
- Você tem sentido, visto ou ouvido coisas que outras pessoas não conseguem sentir, ver ou ouvir?
- Você tem passado mais tempo sozinho?
- Experiências estressantes ou traumáticas afetaram você recentemente ou no passado?
- Existe algum histórico em você ou em sua família de problemas de saúde mental?
- Você fez uso de álcool ou outras drogas recentemente?[17,18]

Ressalta-se a necessidade de cuidado ao diferenciar apresentações pouco evidentes de psicose na primeira avaliação. Como já explicitado, **os sintomas de ansiedade ou depressão podem preceder a psicose e não devem ser assumidos como diagnósticos definitivos**, sem levar a maior exploração de sintomas psicóticos. É preciso ouvir atentamente o paciente e considerar o relato do acompanhante e/ou cuidador, mas sempre questionar o paciente se ele também deseja estar sozinho durante a entrevista. **É recomendada a observação e a busca ativa de sintomas, especialmente os psicóticos positivos, também levando em consideração a formação cultural do paciente, que pode influenciar a experiência de psicose.**[17,19]

O **diagnóstico dos transtornos psicóticos é clínico, mesmo diante dos aspectos fisiopatológicos, e, portanto, baseado predominantemente na história do paciente e no comportamento observado por meio do exame do estado mental**. Exames complementares, como os de neuroimagem, eletroencefalograma (EEG) e avaliações genotípicas, toxicológicas e sorológicas, são usualmente realizados no primeiro episódio psicótico ou quando há sintomas psicóticos associados a doenças degenerativas prévias.[5] Os elementos a serem investigados para o diagnóstico estão dispostos na Figura 23.1.

No processo de diagnóstico, os elementos podem ser elucidados da seguinte forma:

- **Alucinações**: identificação da modalidade (comumente auditiva), do conteúdo e de características que diferenciam a alucinação da realidade (outras pessoas compartilham a experiência? As vozes são atribuídas a pessoas que vivem distante?). Observar a mímica e as respostas do paciente, questionando sobre o que ele está sentindo

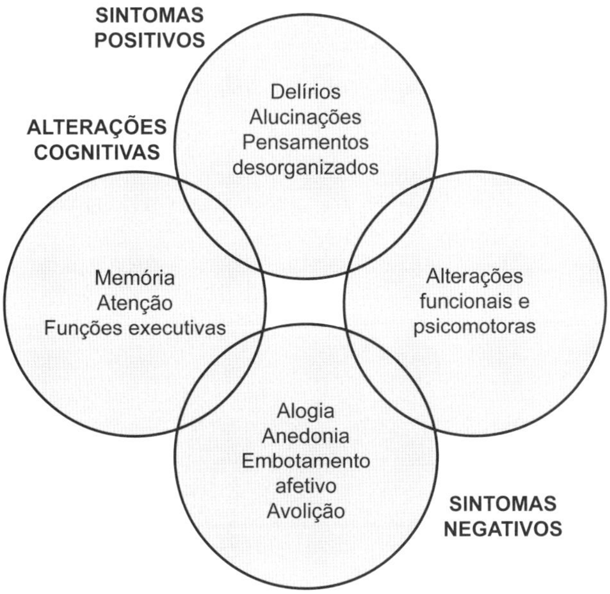

> É preciso ter cautela ao observar apresentações pouco evidentes de psicose na primeira avaliação.

> Sintomas de ansiedade ou depressão podem preceder a psicose e não devem ser assumidos como diagnósticos definitivos.

> É recomendada a observação e a busca ativa de sintomas, levando em consideração a formação cultural do paciente, que pode influenciar a experiência de psicose.

> O diagnóstico dos transtornos psicóticos é clínico, baseado predominantemente na história e no exame psíquico.

> Estratégias de reabilitação cognitiva e comportamental também estão envolvidas no acompanhamento e no manejo de transtornos psicóticos idiopáticos.

Figura 23.1 Elementos diagnósticos dos transtornos psicóticos. (Adaptada de First et al., 2002.[18])

- **Delírios**: perguntar ao paciente sobre sua crença. Ela é compartilhada por outras pessoas ou está de acordo com as normas culturais e religiosas? O paciente pode considerar explicações alternativas? Existem características paranoicas, grandiosas ou bizarras? O paciente acredita que seus pensamentos ou ações são controlados por outra pessoa (passividade)?
- **Pensamento**: o diálogo com o paciente mantém a coerência? O paciente tangencia ou desvia gradualmente do curso (circunstancial)?
- **Alogia** (fala): considerar se o diálogo apresenta fluência e se o paciente elabora suas respostas
- **Anedonia** (prazer nas atividades): questionar se o paciente perdeu o interesse por atividades que antes eram prazerosas
- **Embotamento afetivo** (espontaneidade ou reatividade de humor): as expressões faciais e a comunicação do paciente durante a entrevista parecem forçadas ou comprometidas?
- **Avolição**: questionar como o paciente utiliza seu tempo.

Também é importante observar alterações funcionais, como história sugerindo afastamento da família e dos amigos.[17]

Critérios diagnósticos

Em relação às classificações diagnósticas mais recentes, o DSM-5-TR descreve algumas mudanças, assim como a Classificação Internacional de Doenças, 11ª edição (CID-11). Os critérios diagnósticos de esquizofrenia são similares nas duas classificações, como mostra a Tabela 23.3.

Na Tabela 23.4, destacam-se as principais características para o diagnóstico dos transtornos psicóticos de acordo com o DSM-5-TR.

Diagnóstico diferencial

A identificação e o diagnóstico diferencial de sintomas psicóticos em ambientes não especializados são etapas importantes no atendimento e na terapêutica do paciente. A avaliação de causas orgânicas e transtornos psiquiátricos depende da natureza de apresentação dos sintomas e, geralmente, são necessários procedimentos e exames complementares, como:[20]

- Anamnese
- Exame físico, incluindo o exame neurológico
- Exame do estado mental
- Exames laboratoriais, como hemograma, ureia, creatinina, eletrólitos, bioquímica, glicemia, função hepática, hormônio tireoestimulante (TSH), T4 livre, sorologias (hepatites, sífilis e vírus da imunodeficiência humana [HIV]), fração beta da gonadotrofina coriônica humana (beta-hCG; mulheres em idade fértil), urina (elementos anormais/sedimentos e toxicológico), vitamina B_{12}, fator antinuclear (FAN), velocidade de hemossedimentação (VHS), liquor cefalorraquidiano

Tabela 23.3 Características do diagnóstico de esquizofrenia no DSM-5-TR e na CID-11.

DSM-5-TR	CID-11
Título do capítulo: "Espectro da Esquizofrenia e outros Transtornos Psicóticos"	Título do capítulo: "Esquizofrenia e outros Transtornos Psicóticos Primários"
Elimina o diagnóstico de subtipos	Elimina o diagnóstico de subtipos
Indica a necessidade de dois sintomas, sendo um deles "positivo" (delírio, alucinação ou desorganização do discurso)	Indica a necessidade de dois sintomas, sendo um deles fundamental/essencial (delírios ou alucinações persistentes, vivências de influência)
Sintomas acessórios: "negativos" ou psicomotores	Sintomas acessórios: cognitivos, volitivos e afetivos
Duração mínima de 6 meses e critério de perda funcional	Duração mínima de 1 mês e não há critério de perda funcional

CID-11: Classificação Internacional de Doenças, 11ª edição; DSM-5-TR: *Manual Diagnóstico e Estatístico de Transtornos Mentais*, 5ª edição, texto revisado. (Adaptada de Peregrino et al., 2019.[3])

Tabela 23.4 Transtornos psicóticos.

Transtornos	Características
Esquizofrenia	Critério A: dois ou mais dos seguintes, na maior parte do tempo, durando por pelo menos 1 mês (ou menos, se o quadro for tratado): delírios, alucinações, discurso desorganizado, comportamento desorganizado ou catatônico e sintomas negativos Pelo menos 6 meses de prejuízo no funcionamento social, ocupacional ou no autocuidado
Transtorno delirante	Existência de uma ou mais ideias delirantes, por pelo menos 1 mês, sem que seja cumprido o critério A para esquizofrenia. De modo geral, os pacientes com transtorno delirante apresentam aspecto e comportamento relativamente adequados quando suas ideias não são questionadas. Não há grande deterioração da atividade psicossocial, mas o indivíduo pode isolar-se socialmente em consequência dos delírios, que podem apresentar conteúdo bizarro
Transtorno psicótico breve	Instalação súbita de uma síndrome psicótica, sem fase prodrômica, e, com frequência, associada a um significativo estressor psicossocial. A síndrome psicótica tem duração maior que 1 dia, porém menor que 30 dias
Transtorno esquizofreniforme	Grupo de pacientes com psicoses semelhantes à esquizofrenia, mas apresentando evolução clínica significativamente melhor do que os casos típicos de esquizofrenia. Um episódio do transtorno dura pelo menos 1 mês, mas menos de 6 meses
Transtorno esquizoafetivo	Clássicos sintomas esquizofrênicos e de transtornos de humor em um mesmo paciente. Em algum momento, foi observado quadro esquizofrênico (critério A) por período de 2 semanas. Além disso, houve um episódio depressivo maior ou maníaco

Adaptada de APA, 2022.[11]

- Avaliação metabólica basal antes de iniciar a medicação antipsicótica: peso corporal e índice de massa corporal, circunferência abdominal, lipidograma, glicemia de jejum
- Eletrocardiograma, se o paciente apresentar histórico de risco cardíaco
- Ressonância magnética, tomografia computadorizada, EEG
- Revisão de prontuários.

A Figura 23.2 mostra as condições clínicas e psiquiátricas a serem consideradas no diagnóstico diferencial dos sintomas e transtornos psicóticos.

Em relação às condições médicas, a Figura 23.3 apresenta as principais situações a serem consideradas no diagnóstico diferencial dos sintomas psicóticos. Entre as denominadas psicoses tóxicas, as condições a serem investigadas estão dispostas na Figura 23.4.

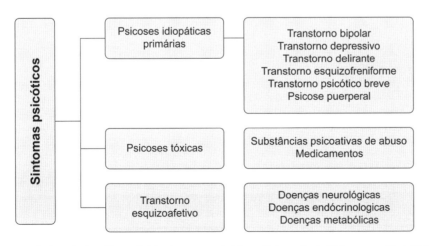

Figura 23.2 Diagnóstico diferencial de sintomas psicóticos. (Adaptada de Lieberman e First, 2018.[5])

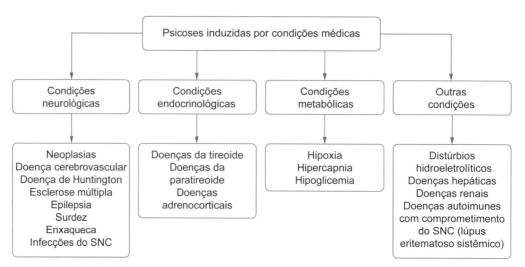

Figura 23.3 Psicoses induzidas por condições médicas. SNC: sistema nervoso central. (Adaptada de Lieberman e First, 2018.[5])

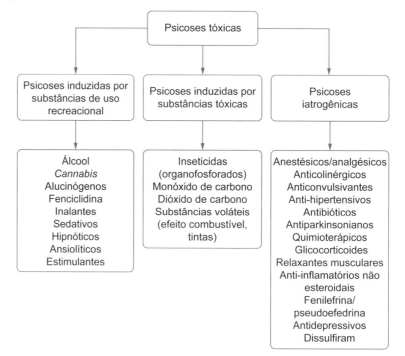

Figura 23.4 Diagnóstico diferencial das psicoses tóxicas. (Adaptada de Lieberman e First, 2018.[5])

Tratamento

A partir do reconhecimento e diagnóstico de um transtorno psicótico no ambiente de hospital geral, recomenda-se o manejo específico e imediato do paciente a fim de evitar situações de risco, como:

- **Risco para si mesmo**: o maior risco está em torno da apresentação inicial e logo após a alta hospitalar. Assim, recomenda-se questionar o paciente sobre ideação suicida, tentativas e planos anteriores e automutilação. Considerar ferimentos acidentais e não acidentais[21,22]
- **Risco para os outros**: quando o paciente expressa ideias delirantes em relação a outras pessoas. Perguntar sobre confrontos, discussões com outras pessoas e história forense. A presença de alucinações de comando também levanta preocupações
- **Risco de autonegligência**: inclui risco nutricional (desnutrição, desidratação, encefalopatias), higiene pessoal deficiente (risco de infecções, agravamento de condições médicas crônicas) e riscos de incêndio (tabagismo).

Manejo não farmacológico

Técnicas de estimulação cerebral, também denominadas terapias biológicas, como eletroconvulsoterapia (ECT), estimulação magnética transcraniana (TMS), estimulação transcraniana por corrente contínua (ETCC) e estimulação cerebral profunda (DBS), são alternativas de manejo dos sintomas psicóticos em condições específicas, porém só devem ser consideradas a partir da avaliação em ICP. A ECT mostra-se eficaz para catatonia e para transtornos de humor com sintomas psicóticos, sendo indicada para pacientes com esquizofrenia ou transtornos esquizoafetivos quando os sintomas não respondem aos medicamentos antipsicóticos.[5]

As **estratégias de reabilitação cognitiva e comportamental também estão envolvidas no acompanhamento e manejo de transtornos psicóticos idiopáticos** – em particular, esquizofrenia. Por meio do treinamento de habilidades sociais, os pacientes são instruídos, após a estabilização de seus sintomas psicóticos agudos, sobre modos apropriados de comportamento e comunicação com outras pessoas e sobre habilidades práticas para a vida que podem ter sido prejudicadas por transtornos psicóticos. Outra condição de manejo psicossocial de suporte é a psicoeducação, que permite que os membros da família ajudem a apoiar a recuperação do paciente.[23,24]

A **terapia cognitivo-comportamental (TCC) também pode ser útil para sintomas psicóticos**. As abordagens específicas para o tratamento de pacientes com esquizofrenia incluem reestruturação cognitiva (ou seja, envolver o paciente na mudança de crenças sobre suas alucinações e delírios), exposição comportamental a estímulos que desencadeiam sintomas psicóticos para melhorar o teste de realidade, monitoramento graduado e o desenvolvimento de habilidades de enfrentamento, além de auxiliar a reduzir o sofrimento causado por alucinações ou crenças delirantes.[5,23] Destaca-se a importância da presença dos profissionais de psicologia para avaliação e acompanhamento juntamente à equipe de ICP.

> A terapia cognitivo-comportamental pode ser útil para sintomas psicóticos.

> Exposição comportamental a estímulos que desencadeiam sintomas psicóticos, monitoramento graduado e desenvolvimento de habilidades de enfrentamento são algumas das abordagens de tratamento para pacientes com esquizofrenia.

Manejo farmacológico

Na década de 1970, foram reconhecidas as propriedades farmacológicas essenciais dos medicamentos antipsicóticos, baseadas na capacidade de bloqueio dos receptores de dopamina D2, especialmente na via dopaminérgica mesolímbica. Essa ação demonstrou ser determinante não somente pela eficácia antipsicótica dos fármacos, mas também pelos efeitos colaterais indesejáveis de ordens motora, hormonal e autonômica (bloqueio dos receptores na via de neurotransmissão dopaminérgica nigroestriatal, tuberoinfundibular, dos receptores colinérgicos muscarínicos M1 e histaminérgicos H1), o que norteou a classificação dos medicamentos (típicos, ou de primeira geração, e atípicos, ou de segunda geração).[12,25] A Tabela 23.5 mostra os antipsicóticos de primeira geração e suas principais características.

Em pesquisas acerca dos antipsicóticos, a farmacologia buscou identificar substâncias com ação seletiva ou específica sobre o sistema dopaminérgico, bem como aquelas que atuam em outros receptores (não dopaminérgicos) e que podem contribuir para o efeito terapêutico, promovendo também alguma proteção contra os efeitos colaterais. Essa procura resultou em medicamentos relativamente eficazes no tratamento dos sintomas psicóticos e que produzem menos efeitos colaterais que os antipsicóticos convencionais, sendo denominados antipsicóticos atípicos ou de segunda geração.[26]

Tabela 23.5 Principais antipsicóticos de primeira geração e suas características.

Antipsicóticos	Características
Clorpromazina	Baixa potência (necessidade de doses elevadas)
Haloperidol	Alta potência Apresentação em depósito
Levomepromazina	Baixa potência
Flufenazina	Alta potência Apresentação em depósito
Tioridazina	Baixa potência
Sulpirida	Propriedades atípicas
Zuclopentixol	Apresentação em depósito

Adaptada de Stahl, 2017.[24]

Há ocorrência conjunta de altas e baixas atividades de dopamina em diferentes áreas do cérebro desses indivíduos.

Há interação de diferentes sistemas de neurotransmissores (serotoninérgicos).

Formulações injetáveis de alguns antipsicóticos, para uso intramuscular de curta ou longa ação (*depot*), estão disponíveis e podem ser prescritas em situações em que o uso via oral é difícil.

A dose do antipsicótico recomendada é a menor possível, considerando sua faixa terapêutica.

Entre 50 e 66% dos pacientes apresentam resposta favorável dos sintomas psicóticos positivos em um intervalo de 3 semanas.

Esses psicofármacos mudaram o conceito tradicional de que os fármacos eficazes atuam bloqueando os receptores D2 do sistema dopaminérgico mesolímbico. Estudos recentes propõem que a coexistência dos sintomas na esquizofrenia parece estar relacionada:

- À ocorrência conjunta de altas e baixas atividades de dopamina em diferentes áreas do cérebro desses indivíduos
- À interação de diferentes sistemas de neurotransmissores (serotoninérgicos)
- A outros receptores de dopamina que não D2, como os de serotonina 5-HT2A.[12,26]

De acordo com a literatura, atualmente, esse grupo de medicamentos (Tabela 23.6) constitui-se de primeira linha para o tratamento da esquizofrenia, incluindo a refratária/resistente, além de sintomas psicóticos associados a outros transtornos mentais. No entanto, o uso também pode levar a efeitos colaterais, principalmente de ordem cardiometabólica, como ganho de peso e dislipidemias, sendo necessária a atenção ao manejo em pacientes com essas comorbidades clínicas.

Os antipsicóticos devem ser administrados diariamente, por via oral, com posologia adequada à condição psicótica subjacente. Formulações injetáveis de alguns antipsicóticos para uso intramuscular de curta ou longa ação (*depot*) estão disponíveis e podem ser prescritas em condições de dificuldade para o uso via oral, como no caso de pacientes internados em ambientes hospitalares e daqueles em tratamento ambulatorial que apresentem baixa adesão ao tratamento.

No manejo farmacológico, a dose do antipsicótico recomendada é a menor possível, considerando sua faixa terapêutica. Deve-se observar o ajuste de acordo com a resposta no paciente, a fim de obter remissão sintomática, com mínimos ou nenhum efeito adverso. Estima-se que 50 a 66% dos pacientes apresentam resposta favorável dos sintomas psicóticos positivos em um intervalo de 3 semanas com a dose do antipsicótico indicado, não sendo necessário ajuste de dose nem alteração do antipsicótico.[27]

Ressalta-se que os tratamentos, até o presente momento, demonstraram ser eficazes para o alívio dos sintomas, mas não para a prevenção da conversão para a síndrome psicótica. Testes diagnósticos que identificam episódios psicóticos que podem progredir para psicose sindrômica são ferramentas importantes para intervenções precoces e promissoras, especialmente no ambiente do hospital geral.[28]

Considerações finais

O manejo de pacientes com transtornos psicóticos no hospital geral é complexo e pressupõe um olhar atento de todos os profissionais. Esses pacientes apresentam maior prevalência de comorbidades clínicas em comparação à população geral, o que aumenta o contato com serviços de Saúde, além de apresentarem maior risco de comportamento suicida. O interconsultor deve atuar para reduzir o estigma, facilitar o manejo desses casos e melhorar a adesão ao tratamento das comorbidades clínicas.

Tabela 23.6 Antipsicóticos atípicos de acordo com perfil farmacológico e de ligação.

Perfil farmacológico e de ligação	Antipsicóticos atípicos
Antagonistas dos receptores de serotonina 5-HT2A – dopamina D2	Clozapina Olanzapina Quetiapina Asenapina
Antagonistas dos receptores de serotonina 5-HT2A – dopamina D2 (estrutura química diferente)	Risperidona Paliperidona Ziprasidona Lurasidona
Agonistas parciais do receptor de dopamina D2	Aripiprazol Brexpiprazol Cariprazina

Adaptada de Stahl, 2017.[24]

Atualizações

- DSM-5-TR: na seção de "Condições para Futuros Estudos", é citada a síndrome psicótica atenuada, cujo quadro é definido por sintomas parecidos com a psicose, porém com menor intensidade e manutenção de *insight*. Apesar de a prevalência ser baixa (0,3%), acredita-se que haja um risco cumulativo de 22% em 3 anos de acompanhamento. Em muitos casos, há comorbidade com depressão (41%) e ansiedade (15%)[11]
- Sánchez-González et al. (2019) realizaram um estudo observacional e descritivo ao longo de um período de 10 anos (2005-2014), avaliando prospectivamente pacientes adultos internados em unidades não psiquiátricas do Hospital Clínico Universitário de Barcelona, que foram consecutivamente encaminhados para ICP. Os autores demonstraram, nas 393 avaliações, que os pacientes com transtornos psicóticos eram mais jovens que os pacientes com outros transtornos mentais, além de apresentarem prevalência maior de doenças somáticas relacionadas a um estilo de vida pouco saudável (como doenças infecciosas, endócrinas ou metabólicas), menor frequência de câncer e necessidade de receber cuidados psiquiátricos mais intensivos.[1]

Highlights

- Pacientes com **esquizofrenia e outros transtornos psicóticos são conhecidos na literatura científica por terem maior prevalência de comorbidades clínicas agudas e crônicas**. Essa morbidade elevada pode ser resultado de fatores relacionados ao transtorno mental e seu tratamento, assim como de condições insatisfatórias quanto à organização dos serviços de Saúde, em função das atitudes dos profissionais, e do estigma atribuído a esses indivíduos[7,9]
- Atenção durante a avaliação do paciente: sintomas psicóticos francos (positivos ou negativos) podem não ser aparentes inicialmente (podem ser observados alterações de humor ou sono, alterações na personalidade e declínio funcional)
- Faz-se necessário ouvir as preocupações da família, buscando ativamente informações relevantes (ou da escola ou universidade, conforme apropriado)
- Os medicamentos que atuam nos receptores D2 (para inibir a neurotransmissão da dopamina) são considerados supressores dos sintomas, em vez de modificadores da doença. No entanto, em pacientes com transtornos psicóticos idiopáticos que estão nos estágios iniciais da doença, **o tratamento do primeiro episódio pode diminuir a duração dos episódios psicóticos, reduzindo as recorrências e limitando o declínio progressivo das capacidades intelectual e funcional ao longo da vida do paciente**
- O entendimento do paciente a respeito do seu quadro clínico contribui para o envolvimento com o tratamento e o autocuidado, enquanto **um *insight* insatisfatório aumenta o risco de recaídas**
- **A implementação e o aprimoramento da ICP são importantes** para garantir o diagnóstico e o tratamento adequados aos pacientes clinicamente enfermos com comorbidades psiquiátricas, especialmente aqueles que sofrem de doenças mentais graves, como os transtornos psicóticos.

DURANTE O ATENDIMENTO

O que fazer

- Optar por uma abordagem sem julgamentos, por meio do que é dito e do que não é dito
- Ouvir e buscar entender a versão da realidade do paciente, ainda que possa parecer bizarra, a fim de descobrir mais sobre o que está acontecendo
- Fazer perguntas direcionadas se houver suspeita de psicose e não rejeitar prontamente os sintomas como sendo resultado de depressão, ansiedade ou uso indevido de substâncias
- Evitar "rótulos" de diagnóstico em um estágio muito precoce; em vez disso, concentrar-se na discussão em torno dos sintomas e experiências do paciente
- A presença do familiar ou cuidador durante a avaliação pode ser particularmente útil, mas deve-se questionar o paciente se ele também deseja ser entrevistado sozinho
- Solicitar avaliação da ICP sempre que suspeitar de transtornos psicóticos
- Atentar-se ao diagnóstico diferencial dos transtornos psicóticos, especialmente em relação aos quadros orgânicos

O que não fazer

- Confrontar o paciente, dizendo, por exemplo: "Claro que não há demônios debaixo da cama". Em vez disso, é possível dizer: "Eu entendo que é assim que parece para você, mas é deste outro jeito que parece para mim"
- Utilizar uma linguagem estigmatizante
- Não otimizar o tratamento segundo os protocolos vigentes
- Deixar de avaliar continuamente os efeitos adversos
- Manter o antipsicótico mesmo com a falta de resposta terapêutica
- Deixar de encaminhar todos os casos de suspeita de transtorno psicótico para serviços especializados. Sintomas psicóticos francos, acompanhados por altos níveis de risco, exigem ação urgente em conjunto com os profissionais da saúde mental

Mapa mental

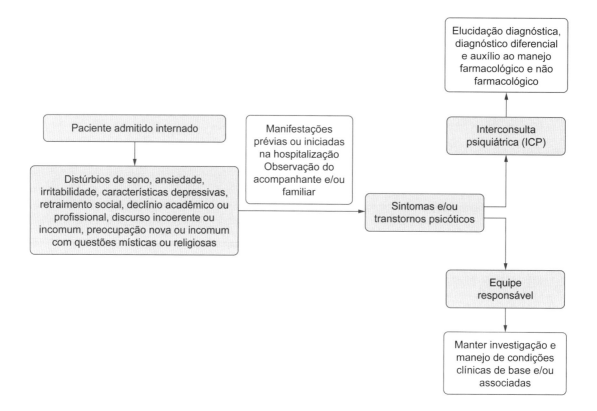

Referências bibliográficas

1. Sánchez-González R, Monteagudo-Gimeno E, Rodríguez-Urrutia A, Vieta E, Pérez-Solá V, Herranz-Villanueva S et al. Psychotic disorders versus other psychiatric diagnoses in consultation-liaison psychiatry: 10 years of a single-center experience. Actas Esp Psiquiatr. 2019;47(4):149-57.
2. Berrios G, Porter R. Uma história da psiquiatria clínica. Vol. II – As psicoses funcionais. São Paulo: Escuta; 2012.
3. Peregrino A, Garcia LV, Marques RC, Meleiro AMAS. Esquizofrenia e outros transtornos psicóticos. In: Meleiro AMAS. Psiquiatria: estudos fundamentais. Rio de Janeiro: Guanabara Koogan; 2019.
4. Lopes JL. A psiquiatria na época de Freud: evolução do conceito de psicose em psiquiatria. Braz J Psychiatry [online]. 2001;23(1):28-33.
5. Lieberman JA, First MB. Psychotic disorders. N Engl J Med. 2018;379(3):270-80.
6. Esque J, Rasmussen A, Spada M, Gopalan P, Sarpal D. First-episode psychosis and the role of the psychiatric consultant. J Acad Consult Liaison Psychiatry. 2022;63(1):32-5.
7. Laursen TM, Nordentoft M, Mortensen PB. Excess early mortality in schizophrenia. Annu Rev Clin Psychol. 2014;10:425-48.
8. Botega N. Prática psiquiátrica no hospital geral: interconsulta e emergência. 4. ed. Porto Alegre: Artmed; 2017.
9. Leucht S, Burkard T, Henderson J, Maj M, Sartorius N. Physical illness and schizophrenia: a review of the literature. Acta Psychiatr Scand. 2007;116(5):317-33.
10. National Institute for Health and Care Excellence. Psychosis and schizophrenia in adults: prevention and management (clinical guideline 178). 2014. Disponível em: www.nice.org.uk/guidance/cg178. Acesso em: 22 jul. 2024.
11. American Psychiatric Association. Diagnostic and Statistical Manual of Mental Disorders: DSM-5-TR. 5. ed. Washington, DC: APA; 2022.
12. Oliveira KC. Declínio cognitivo e uso de psicofármacos em idosos com transtornos mentais [tese]. Campo Grande, MS: Faculdade de Medicina, Universidade Federal de Mato Grosso do Sul; 2020.
13. McGrath J, Saha S, Chant D, Welham J. Schizophrenia: a concise overview of incidence, prevalence, and mortality. Epidemiologic Reviews. 2008;30(1):67-76.
14. Owen MJ, Sawa A, Mortensen PB. Schizophrenia. Lancet. 2016;388(10039):86-97.
15. Forner L, Andreguetto TN, Lopes AM, Buosi P, Borghi F, Facincani IS et al. Research article: genetic and biochemical biomarkers related to oxidative stress in patients with schizophrenia. Genetics and Molecular Research. 2019;18(1).
16. Mari JJ, Leitão RJ. A epidemiologia da esquizofrenia. Rev Bras Psiquiatr. 2000; Suppl I:15-17.
17. Singh SP, Brown L, Winsper C, Gajwani R, Islam Z, Jasani R et al. Ethnicity and pathways to care during first episode psychosis: the role of cultural illness attributions. BMC Psychiatry. 2015;15:287.
18. Sami MB, Shiers D, Latif S, Bhattacharyya S. How to approach psychotic symptoms in a non-specialist setting. BMJ. 2017;359:j4752.
19. First MB, Spitzer RL, Gibbon M, Williams JBW. Structured clinical interview for DSM-IV-TR axis I disorders. Research version, patient edition. Biometrics Research. New York State Psychiatric Institute, 2002.
20. Hor K, Taylor M. Suicide and schizophrenia: a systematic review of rates and risk factors. J Psychopharmacol. 2010;359(Suppl):81-90.
21. Nordentoft M, Madsen T, Fedyszyn I. Suicidal behavior and mortality in first-episode psychosis. J Nerv Ment Dis. 2015;203(5):387-92.

22. Mueser KT, Deavers F, Penn DL, Cassisi JE. Psychosocial treatments for schizo- phrenia. Annu Rev Clin Psychol. 2013;9:465-97.

23. Marini A, Borghi F, Silva CM, Martins MRI. Impacto da abordagem psicoeducacional em psicoses, em um ambulatório de psiquiatria. Rev Deb Psiquiatr. 2018;1:14-18.

24. Stahl SM. Psicofarmacologia: bases neurocientíficas e aplicações prática. 4. ed. Rio de Janeiro: Guanabara Koogan; 2017.

25. Alves CRR, Silva MTA. A esquizofrenia e seu tratamento farmacológico. Estud Psicol. 2001;18(1):12-22.

26. Ponzoda AO (coord). Atención a primeiros episodios psicóticos. GeneralitatValenciana. Oficina Autonómica Salud Mental. Dirección General de Asistencia Sanitaria. Disponível em: https://www.san.gva.es/documents/d/assistencia-sanitaria/20161026_programa-primeros-episodios-psicoticos_cast. Acesso em: 22 jul. 2024.

27. Lieberman JA, Corcoran C. The impossible dream: can psychiatry prevent psychosis? Early Interv Psychiatry. 2007;1:219-21.

28. Sadock BJ, Sadock VA, Ruiz, P. Compêndio de psiquiatria: ciência do comportamento e prática clínica. 11. ed. Porto Alegre: Artmed; 2017.

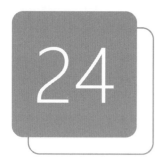

24 | Transtornos da Personalidade

Décio Gilberto Natrielli Filho • Edda Giuliana Fernandes Rêgo Agrelli •
Vinícius Fernandes de Freitas

Introdução

A definição de personalidade tem origem em conceitos estabelecidos em tempos hipocráticos, quando se pensava nas doenças em termos de humor ou temperamento. Ao longo dos séculos, o comportamento humano foi estudado através das lentes de diferentes referenciais: filosófico, social, religioso, forense, psiquiátrico; e, mais recentemente, também por meio da psicanálise e da psicologia.[1]

O **conceito de personalidade remete aos padrões de comportamento relativamente constantes e estáveis, típicos de determinado indivíduo**. Apesar disso, **não é um componente estático**; pelo contrário, segundo Allport (1966), a personalidade seria uma "organização dinâmica, no indivíduo, dos sistemas psicofísicos que determinam seu comportamento e seus pensamentos característicos".[2]

Os transtornos da personalidade, por sua vez, são descritos como padrões pervasivos e inflexíveis de experiência interna e comportamento que destoam marcadamente da experiência cultural, surgindo na adolescência ou no início da idade adulta. São estáveis ao longo do tempo e causam sofrimento ou impacto funcional.[3]

Segundo o *Manual Diagnóstico e Estatístico de Transtornos Mentais*, 5ª edição, texto revisado (DSM-5-TR), existem 10 transtornos de personalidade, reunidos em três grupos (ou *clusters*) com base em semelhanças descritivas (Tabela 24.1). O grupo A é caracterizado por indivíduos que se destacam por parecerem afetivamente distanciados, desconfiados ou excêntricos, do qual fazem parte os transtornos de personalidade paranoide, esquizoide e esquizotípica. O grupo B é composto pelos transtornos de personalidade antissocial, *borderline*, histriônica e narcisista, cujos indivíduos apresentam características teatrais, emotivas, impulsivas ou erráticas. Por fim, o grupo C engloba os transtornos de personalidade evitativa, dependente e obsessivo-compulsiva, com indivíduos com características fóbicas e ansiosas. Em termos de classificação, quando o indivíduo possui características de diferentes transtornos, sem completar critérios para algum específico, o clínico pode optar por dar o diagnóstico de "transtorno da personalidade não especificado" (quando não deseja especificar a razão pela qual não foram atingidos os critérios) ou "outro transtorno da personalidade especificado" (quando deseja especificar a razão pela qual os mesmos critérios não foram atingidos).[3,4]

É importante destacar que a **abordagem empregada no DSM-5 é eminentemente categorial**. Uma alternativa a essa abordagem, no entanto, é a **perspectiva dimensional**, na

> Personalidade remete aos padrões de comportamento relativamente constantes e estáveis típicos de determinado indivíduo.

> A personalidade não é um componente estático.

> Transtornos da personalidade são padrões pervasivos e inflexíveis de experiência interna e comportamento que destoam da experiência cultural.

Tabela 24.1 Transtornos de personalidade segundo a classificação do DSM-5-TR.[5]

- ***Cluster* A**: indivíduos afetivamente distanciados, desconfiados ou excêntricos (paranoide, esquizoide e esquizotípica)
- ***Cluster* B**: indivíduos com características teatrais, emotivas, impulsivas ou erráticas (antissocial, *borderline*, histriônica e narcisista)
- ***Cluster* C**: indivíduos com características fóbicas e ansiosas (evitativa, dependente, obsessivo-compulsiva)
- Transtorno da personalidade não especificado
- Outro transtorno da personalidade especificado

DSM-5-TR: *Manual Diagnóstico e Estatístico de Transtornos Mentais*, 5ª edição, texto revisado.

qual **os transtornos da personalidade representam variáveis mal adaptativas de traços de personalidade associados a prejuízos no funcionamento do indivíduo**. Além disso, segundo esse modelo dimensional, os prejuízos no funcionamento da personalidade e a expressão dos traços devem ser relativamente inflexíveis e difusos em diferentes situações pessoais e sociais; devem manter-se relativamente estáveis ao longo do tempo; não podem ser mais bem explicados por outro transtorno mental, efeito de substância ou condição médica; e, por fim, devem destoar do comportamento entendido como "normal" para o estágio de desenvolvimento ou ambiente sociocultural do indivíduo.[4]

> Os transtornos de personalidade são estáveis ao longo do tempo.

Em março de 2022, foi publicado o DSM-5-TR, que manteve inalterados os critérios diagnósticos e os grupos de transtornos de personalidade.[5]

Destaca-se também a publicação da nova Classificação Internacional de Doenças (CID-11) em fevereiro de 2022, que trouxe uma perspectiva dimensional ao diagnóstico.[6] A Tabela 24.2 lista as principais mudanças dessa versão.

A etiologia dos transtornos da personalidade é complexa e ainda gera discussão dentro da comunidade científica. Acredita-se que uma combinação de fatores genéticos, epigenéticos e ambientais influencie de maneira complementar o desenvolvimento da personalidade e, assim, de seus transtornos associados. A busca por uma relação direta entre determinados genes e seus respectivos traços de personalidade, no entanto, não trouxe resultados consistentes. Com isso, especula-se que haja uma complexa rede poligênica por trás desse mecanismo.[3] Segundo Cloninger (2004), ao tentarmos entender os aspectos biomédicos e psicossociais do indivíduo, fatalmente caímos em um paradigma dicotômico entre "mente" e "cérebro".[7] No entanto, essa dicotomia só pode ser visualizada dentro de um contexto teórico, pois, em um ambiente clínico, mente e cérebro estão intimamente conectados. **Os transtornos psiquiátricos, portanto, devem ser entendidos como um amálgama complexo entre fatores genéticos e ambientais.**[8]

> A etiologia dos transtornos de personalidade é complexa e multifatorial.

No contexto da interconsulta psiquiátrica (ICP), os transtornos de personalidade assumem relevância tanto pela prevalência no ambiente hospitalar quanto pelas particularidades da sua psicodinâmica. A seguir, serão destacados alguns dos transtornos de personalidade com maior impacto no contexto hospitalar.

O livro *Feeling Good*[7] aborda as influências genéticas e ambientais na personalidade.

Transtorno da personalidade *borderline*

Definição

Intensidade. Essa seria a palavra que definiria o que grande parte dos pacientes com transtorno da personalidade *borderline* (TPB), conforme descrito no DSM-5, sente ao falar do seu modo de ser e estar no mundo. Um mundo dividido entre tudo ou nada, bem ou mal, polarizando sentimentos, atitudes e pessoas. Um mundo regido em sua essência pela cisão do ego, que elabora configurações ambivalentes do *self* e dos objetos internos, em contínuo conflito com uma realidade externa que teima em não corresponder às expectativas do paciente.

Assista a uma breve animação sobre os transtornos de personalidade no vídeo *Personality Disorder – subtitles*.[9]

Caracterizado principalmente por **instabilidade nas esferas relacionais, de autoimagem, afetivas e de controle de impulsos**,[4] o TPB está descrito na CID-11 como "padrão *borderline*", dentro do tópico "Traços ou Padrões de Personalidade Importantes (6D11.5)".[6] Os pacientes com esse transtorno são instáveis, impulsivos, ambivalentes, possuem sexualidade caótica,

Assista a uma breve explicação do Dr. Daniel Barros sobre transtornos de personalidade no vídeo *Quais são os transtornos de personalidade?*[11]

Tabela 24.2 Principais mudanças trazidas pela Classificação Internacional de Doenças (CID-11) para o diagnóstico de transtornos da personalidade (TP).

- Maior aproximação ao modelo dimensional de diagnóstico
- Exclusão dos subtipos de TP
- Definição mais abrangente do que seria um TP: problemas no funcionamento do *self* (p. ex., identidade, autoestima, autoimagem e autodirecionamento) e/ou disfunção interpessoal (p. ex., capacidade de desenvolver e manter relacionamentos satisfatórios, capacidade de entender as perspectivas dos outros e gerenciar conflitos nas relações)
- Especificador de gravidade: leve, moderada, grave ou não especificada
- Categoria com traços ou padrões de personalidade proeminentes, incluindo: afetividade negativa, distanciamento afetivo, dissociabilidade, desinibição, anancastia ou padrões *borderline*. Podem ser aplicados a um TP para descrever quais traços seriam mais disfuncionais

Adaptada de APA, 2022;[5] WHO, 2019.[6]

frequentemente realizam autolesões (suicidas ou não), têm problemas de identidade e sentimentos crônicos de vazio e tédio.[10]

Inserido nos transtornos da personalidade do grupo B, o TPB possui uma etiologia complexa, envolvendo aspectos neurobiológicos, ambientais, genéticos, epigenéticos, traumáticos, familiares e intrapsíquicos.[12] Os pacientes apresentam **capacidade limitada para lidar com estressores agudos**, tolerando pouco a confrontação de suas defesas (geralmente primitivas) e, consequentemente, manifestando elevado risco de impulsividade e autoagressividade, com recorrentes tentativas de suicídio ou automutilações quando estão diante de situações vivenciadas como desafiadoras ou frustrantes.[13]

Relevância e implicações no contexto hospitalar

Em pesquisa realizada em 2010, nas cidades de Ribeirão Preto e Santa Catarina, **os transtornos da personalidade estão entre os principais diagnósticos realizados por interconsultores**.[14] A emergência corresponde a cerca de 33% do serviço de interconsulta, principalmente em razão de tentativas de suicídio, automutilação e intoxicação por substâncias psicoativas.[15] Essas situações emergenciais estão associadas à recorrência de comportamento suicida ou automutilante e à impulsividade autolesiva, frequentemente expressa por abuso de substâncias, presentes no TPB.

Os pacientes com TPB costumam ocupar uma posição de destaque no cenário hospitalar em função das particularidades de sua psicodinâmica. **A excessiva e insaciável demanda por atenção desses indivíduos, somada à divisão dos membros da equipe entre "bons" e "maus", provocando desentendimentos entre eles, pode minar a boa relação terapêutica**.[16] Quando um paciente passa a ser temido por sua constante instabilidade e impulsividade ou quando chega uma solicitação de interconsulta que revela um tom confuso, angustiante, culposo ou derrotista, deve-se pensar na possibilidade de se tratar de um caso de TPB.[17]

De acordo com estudo publicado em 1991 no Hospital das Clínicas da Universidade Estadual de Campinas (Unicamp), o principal diagnóstico psiquiátrico realizado em interconsulta foi o de transtorno de adaptação (24,6%).[18] **Características disfuncionais da personalidade podem estar associadas a uma vulnerabilidade ao sofrimento situacional, guardando semelhanças com esse transtorno**[4] e tornando o diagnóstico do TPB bastante relevante no contexto hospitalar. Estima-se que mais de 80% dos indivíduos com TPB experimentam um episódio de transtorno depressivo maior (TDM) ao longo da vida.[19] A elevada comorbidade com transtornos do humor, que foram as hipóteses diagnósticas mais comuns de profissionais solicitantes em um estudo de seguimento de 30 anos,[20] é uma das razões que justifica a investigação de TPB em pacientes com queixas depressivas e/ou (hipo)maníacas.

Quando desconfiar?

Suspeita-se de TPB quando o paciente apresenta **instabilidade afetiva marcante, episódios de automutilação, comportamentos suicidas manipulativos, preocupações com abandono, elevado nível de exigência da equipe, expressões de raiva, queixas de vazio existencial, regressões ou boicotes ao tratamento e prejuízo do *insight*, além de produzir dificuldades contratransferenciais no profissional da Saúde**.[21] Fantasias de resgate, sentimento de culpa, transgressões de limites profissionais, raiva e ódio, ansiedade e terror, bem como sentimentos profundos de desamparo, podem constituir reações contratransferenciais possíveis nos clínicos.[21] Portanto, estar atento a como se sente diante do paciente pode ser um caminho útil para o diagnóstico.

Ansiedade generalizada, sintomas obsessivo-compulsivos, fobias múltiplas, reações dissociativas, preocupações hipocondríacas, sintomas conversivos, tendências paranoides, sexualidade perversa polimorfa e abuso de substâncias são comuns em pacientes com TPB.[22] Estar atento aos critérios do DSM-5, descritos adiante, é essencial, pois os diagnósticos de transtornos da personalidade geralmente carecem de validade discriminatória, havendo constante sobreposição de sintomas entre eles.[22]

Mentalização refere-se à capacidade de compreender comportamentos próprios e dos outros em termos de estados mentais internos.[23] Uma falha nessa capacidade, expressa por meio de elevada sensibilidade à rejeição interpessoal, constitui o mecanismo central característico do TPB,[24] sendo, portanto, uma fonte útil de suspeição desse diagnóstico em pacientes internados. Respostas excessivas, como comportamentos hostis em função de uma rejeição, podem decorrer de uma interpretação distorcida da intenção e da ameaça[25]

Relevância do TPB no hospital geral:

• Recorrência de comportamento suicida ou automutilante
• Intoxicação por substância psicoativa
• Demanda excessiva por atenção da equipe médica
• Dualidade na avaliação das pessoas e das relações interpessoais, com frequentes desentendimentos
• Vulnerabilidade ao sofrimento situacional e dificuldade em enfrentar o estresse agudo
• Elevada comorbidade com transtornos de humor.

Um ponto central no diagnóstico é a instabilidade nas esferas relacionais, de autoimagem, afetivas e de controle de impulsos.

tanto de outros pacientes quanto da equipe hospitalar. Essas respostas podem sinalizar um funcionamento *borderline* subjacente.

A Tabela 24.3 lista as características que podem levantar suspeita para o diagnóstico de TPB.

Critérios diagnósticos do transtorno da personalidade *borderline*

De acordo com o DSM-5, o TPB pode ser diagnosticado como um **padrão difuso de instabilidade nas relações interpessoais, na autoimagem e nos afetos, além de impulsividade acentuada, que surge no início da vida adulta e está presente em vários contextos**, sendo necessários pelo menos cinco dos seguintes sintomas: (1) esforços desesperados para evitar abandono; (2) padrão de relacionamentos interpessoais instáveis e intensos, caracterizado pela alternância entre extremos de idealização e desvalorização; (3) identidade instável; (4) impulsividade em pelo menos duas áreas potencialmente autodestrutivas (gastos, sexo, abuso de substância); (5) recorrência de comportamento suicida ou automutilante; (6) instabilidade afetiva em decorrência de humor hiper-reativo; (7) sentimentos crônicos de vazio; (8) raiva intensa e inapropriada; (9) ideação paranoide transitória associada a estresse ou sintomas dissociativos intensos.[4]

A CID-11 traz uma perspectiva mais dimensional ao diagnóstico, substituindo o TPB por "padrão *borderline*" (6D11.5), inserido na categoria "Traços ou padrões de personalidade proeminentes" (6D11). O qualificador de domínio de traço padrão *borderline* não é uma categoria diagnóstica, porém indica que determinadas características da personalidade do indivíduo são mais proeminentes e contribuem para o distúrbio de personalidade.[6] Esse padrão tem como base os mesmos critérios evidenciados pelo DSM-5.

Importância do diagnóstico diferencial

O TPB pode cursar com sintomas semelhantes aos do transtorno bipolar (TB), constituindo um diagnóstico diferencial importante, pois diagnósticos equivocados podem levar à seleção de tratamentos ineficazes ou mesmo prejudiciais.[26] Ambas as condições apresentam **instabilidade crônica do humor, impulsividade e exacerbação episódica dos sintomas**.[26] Pacientes com transtorno bipolar experimentam episódios de depressão e mania, enquanto indivíduos com TPB apresentam crises agudas, frequentemente acompanhadas de pensamentos ou ações suicidas.[27]

No TDM, o aspecto necessário para o diagnóstico é humor deprimido ou perda de interesse ou prazer nas atividades habituais.[10] Já os episódios depressivos em pacientes com TPB são marcados por **vazio, vergonha e uma autoimagem negativa de longa data**.[25] Além de diferenças importantes no tratamento, o TPB afeta negativamente o curso e o tratamento de condições médicas e psiquiátricas coexistentes,[28] sendo, portanto, essencial a sua detecção. Também existem diferenças quanto aos custos do tratamento: os do TPB estão relacionados à grande utilização de recursos de Saúde caros e à persistente falta de produtividade dos pacientes,[29] que costumam ser menos responsivos à abordagem farmacológica, resultando em maior tempo de hospitalização.

Conduta

O tratamento primário para o TPB é a psicoterapia,[30] o que torna a abordagem multiprofissional do transtorno de suma importância. Ensaios clínicos randomizados envolvendo

> Indivíduos com TPB apresentam uma capacidade limitada para lidar com estressores agudos, podendo apresentar ideação paranoide transitória nessas situações.

> No filme *Garota, Interrompida*, acompanhe a jornada de Susanna ao lidar com a sua instabilidade emocional e seus ataques de fúria.

> A CID-11 substitui o TPB por "padrão *borderline*" na categoria "Traços ou padrões de personalidade proeminentes".

> O filme *Sete dias com Marilyn* mostra um recorte da vida de uma estrela hollywoodiana com suas fragilidades e sua instabilidade emocional.

> TPB e TB podem ter superposição de sintomas: instabilidade crônica do humor, impulsividade e exacerbação episódica. Entretanto, no TB há episódios delimitados de mania e depressão.

Tabela 24.3 *Red flags* para suspeita do diagnóstico de transtorno da personalidade *borderline*.

- Instabilidade afetiva
- Automutilações e comportamento suicida manipulativo
- Preocupações com abandono e queixas de vazio existencial
- Expressões de raiva
- Elevado nível de exigência da equipe
- Falha na capacidade de mentalização (elevada sensibilidade à rejeição interpessoal)
- Dificuldades contratransferenciais (fantasias de resgate, culpa, raiva, ansiedade, terror, transgressão dos limites profissionais)
- Prejuízo do *insight*
- Tendências paranoides transitórias

> O tratamento primário para o TPB é a psicoterapia.

pacientes com TPB apoiam a eficácia de várias formas de psicoterapia, sendo a mais bem estudada delas a terapia dialética comportamental (DBT).[31] Não obstante, todos os métodos psicoterapêuticos têm se mostrado superiores aos cuidados habituais, com redução significativa da necessidade de outros tratamentos (hospitalizações, farmacoterapia e utilização de serviços de emergência) e de episódios de automutilação ou suicídio.[25]

> O TPB afeta negativamente o curso e o tratamento de condições médicas e psiquiátricas coexistentes.

A farmacoterapia constitui um tratamento adjuvante da psicoterapia.[32] Inibidores seletivos da recaptação de serotonina (ISRSs) e outros antidepressivos são frequentemente prescritos para pacientes com TPB, mas estudos randomizados mostram pouco ou nenhum benefício em relação ao placebo.[28] Apesar desses achados, o TPB confere ao paciente um risco aumentado de comportamento suicida, sendo importante o tratamento medicamentoso no caso de episódio depressivo.[33] Existem benefícios modestos de antipsicóticos atípicos (olanzapina) e estabilizadores de humor (lamotrigina), particularmente para reduzir impulsividade e agressão em pacientes com TPB.[26] Efeitos colaterais metabólicos e renais associados a esses medicamentos[34] devem ser considerados na avaliação do risco/benefício da abordagem farmacológica. Em casos de transtorno bipolar concomitante, cada distúrbio deve ser tratado simultaneamente ou sequencialmente. O modelo sequencial envolve a estabilização da condição mais significativa primeiro (geralmente a bipolaridade, que requer farmacoterapia imediata), para, em seguida, abordar o outro distúrbio.[35]

> Na presença de comorbidades psiquiátricas, tratar conforme *guidelines* específicas.

> Antipsicóticos atípicos apresentam benefícios modestos na impulsividade e agressividade, especialmente a olanzapina.

> Estabilizadores de humor, particularmente a lamotrigina, podem reduzir impulsividade e agressão em pacientes com TPB.

No contexto da interconsulta, a intervenção do psiquiatra pode ser dividida em três fases:

- Ouvir o paciente com atenção e sem crítica
- Auxiliar o paciente a reconhecer as limitações impostas pelo tratamento e pelo ambiente hospitalar
- Ouvir a equipe assistencial e compartilhar com ela suas impressões para o adequado manejo do paciente. Reunir-se com a equipe multidisciplinar, estabelecer um porta-voz nessa equipe para repassar as informações ao paciente, reconhecer seus direitos e estabelecer limites claros são importantes fatores para o sucesso da abordagem no hospital geral.[17]

Transtorno da personalidade histriônica

Definição

O termo "histeria" foi inicialmente utilizado pela medicina tradicional grega para referir-se a transtornos associados ao útero. Com o passar dos anos, no entanto, o termo passou a ser usado sobretudo para designar um estado mental, e não mais uma condição física. Uma das principais produções científicas associadas ao tema vem do final do século XIX, quando Freud e Breuer publicaram o livro *Estudos sobre a histeria*, em 1895. À época, os autores descreveram diversos tipos de histeria; entretanto, de maneira geral, o termo referia-se à conversão da excitação psíquica, associada a uma ideia inaceitável, em um sintoma físico. Com o passar do tempo, em 1952, com a organização do primeiro *Manual Diagnóstico e Estatístico de Transtornos Mentais* (DSM-I), a histeria passou a ser descrita como episódios conversivos e/ou dissociativos. O conceito de histeria foi evoluindo ao longo do tempo e, **por conta de seu forte componente estigmatizante e sexista, esse termo já não consta no DSM-5**. A percepção anterior de histeria como conversão e/ou dissociação foi agrupada em: transtorno de sintomas somáticos e transtornos dissociativos.[4,36]

> A etiologia do TPH é multifatorial, com influências genéticas e comportamentais. Traumas na infância e estilos parentais estão relacionados ao TPH na idade adulta.

Embora não se saiba exatamente a origem do transtorno da personalidade histriônica (TPH), é provável que sua causa seja **multifatorial**, assim como todos os outros transtornos da personalidade. O TPH, entretanto, parece sofrer especial influência do meio. Estudos epidemiológicos observacionais têm sugerido uma associação entre traumas vividos na infância e TPH na idade adulta. Além disso, estilos parentais também parecem exercer influência na gênese desse transtorno. Sugere-se que uma paternidade excessivamente indulgente, sem limites ou inconsistente pode predispor ao desenvolvimento da personalidade histriônica. Trabalhos têm observado uma repetição do TPH dentro das famílias, permitindo inferir que há tanto um componente genético quanto comportamental na gênese desse transtorno, visto que as figuras de referência funcionam como um espelho para o comportamento das crianças, que podem manifestar esse transtorno na idade adulta.[36]

> As mulheres apresentam cerca de quatro vezes mais chances de serem diagnosticadas com TPH.

Os dados a respeito da prevalência global do TPH são escassos, porém é reconhecidamente **mais comum em mulheres**, que apresentam uma probabilidade 4 vezes maior de serem diagnosticadas com TPH. Entretanto, padrões culturais de gênero podem interferir nesses dados epidemiológicos. Pesquisas sugerem que o comportamento sexual ousado é menos aceito socialmente entre mulheres, aumentando, portanto, de forma enviesada a incidência do diagnóstico nesse grupo. Além disso, a baixa procura de atendimento por homens pode levar a um subdiagnóstico. O funcionamento mal adaptativo do TPH dificilmente é entendido pelo indivíduo como problemático, reduzindo a busca por ajuda profissional e, portanto, a incidência do seu diagnóstico.[37,38]

O filme *Bonequinha de luxo* mostra a vida de Holly Golightly, incluindo suas características de personalidade.

Relevância e implicações no contexto hospitalar

Um estudo realizado em um hospital geral da cidade de São José do Rio Preto evidenciou que os principais motivos para a solicitação de ICP, foram transtorno psiquiátrico prévio, uso de psicotrópicos, sintomas mal definidos e tentativa de suicídio.[39] Pacientes com TPH costumam relatar uma variedade de transtornos e sintomas clínicos e mentais. Isso decorre da elevada emocionalidade e da busca incessante por atenção, características básicas desse transtorno, que podem se manifestar por meio de múltiplas queixas. Esses pacientes podem ter um risco maior de depressão,[10] sendo, portanto, relevante a investigação diagnóstica de TPH quando se está diante de uma intercorrência suicida no contexto hospitalar (Tabela 24.4).

Nesse mesmo estudo, o diagnóstico clínico mais frequente foi relacionado às lesões autoprovocadas intencionalmente, e as comorbidades mais reportadas foram doenças hipertensivas e diabetes *mellitus*.[39] **Tanto homens quanto mulheres com transtornos da personalidade podem apresentar maiores taxas de admissão hospitalar em função de doenças clínicas, incluindo distúrbios circulatórios, respiratórios, digestivos, neurológicos, do sistema musculoesquelético, endócrinos, sanguíneos e infecciosos.**[40] Portanto, estar atento à possibilidade de TPH em solicitações de interconsulta de caráter clínico é justificável e importante, considerando a possibilidade de interpretações equivocadas relacionadas aos sintomas da doença em questão, os quais poderiam ser erroneamente atribuídos ao TPH e vice-versa. **O psiquiatra, por meio da psicopatologia, pode auxiliar a equipe no direcionamento das condutas, evitando dificuldades no julgamento clínico da equipe**.

O TPH é caracterizado por um padrão contínuo e inflexível de dramaticidade exagerada, estando associado a comportamentos de busca de atenção.

Pacientes com TPH apresentam elevada emocionalidade e busca incessante por atenção, que podem culminar em múltiplas queixas clínicas.

Quando desconfiar?

O TPH é caracterizado por um padrão contínuo e inflexível de dramaticidade exagerada, associado a comportamentos de busca de atenção. Muitas vezes, esses indivíduos são vistos como sedutores, charmosos, manipuladores e impulsivos. Tendem a se sentir frustrados quando não são o centro das atenções e, para evitar esse tipo de situação, costumam vestir roupas chamativas e assumir uma postura excessivamente sedutora ou inadequada sexualmente, mesmo que o interesse recíproco não esteja claro. Pessoas com esse tipo de personalidade podem expressar emoções fugazes e superficiais, e tendem a considerar relacionamentos mais íntimos do que realmente são. Isso pode fazer com que sejam interpretadas como hipócritas ou simuladoras. Além disso, **sua expressão emocional pode ser exagerada a ponto de causar desconforto em familiares ou amigos**. Costumam ser impressionáveis, sugestionáveis e facilmente influenciadas, especialmente por quem nutrem admiração.[36]

A Tabela 24.5 lista as características que podem levantar suspeita para o diagnóstico de TPH.

É comum que pacientes com TPH experimentem frustração quando não são o centro das atenções.

É relevante a investigação diagnóstica de TPH quando se está diante de uma intercorrência suicida no contexto hospitalar.

O paciente com TPH pode apresentar emoções fugazes e superficiais e expressão emocional intensa.

Indivíduos com TPH são impressionáveis e facilmente influenciáveis.

Tabela 24.4 Transtorno da personalidade histriônica (TPH) no contexto hospitalar.

- Elevada emocionalidade e busca incessante por atenção (múltiplas queixas físicas e mentais)
- Maiores taxas de admissão hospitalar por doenças clínicas (sempre atentar para a possibilidade de TPH)
- TPH tem maior risco de depressão (sempre investigar diante de intercorrência suicida)

Tabela 24.5 *Red flags* para suspeita do diagnóstico de transtorno da personalidade histriônica.

- Dramaticidade exagerada
- Comportamento sedutor, manipulador, impulsivo
- Postura sedutora e inadequada sexualmente
- Emoções fugazes e superficiais, percepção distorcida de intimidade nos relacionamentos
- Expressão emocional exagerada

Critérios diagnósticos do transtorno da personalidade histriônica

Para diagnosticar um paciente com TPH, é necessário evidenciar um padrão difuso de emocionalidade e excessiva busca por atenção, que surge no início da vida adulta e está presente em vários contextos, com pelo menos cinco dos seguintes aspectos:

- Desconforto quando não é o centro das atenções
- Comportamento sexualmente sedutor de caráter inadequado
- Mudanças rápidas e superficiais das emoções
- Uso da aparência física para atrair a atenção para si
- Discurso excessivamente impressionista e pouco detalhista
- Autodramatização e expressão exagerada das emoções
- Sugestionabilidade
- Percepção do nível de intimidade das relações pessoais desproporcional à realidade.[4]

> Na CID-11, o TPH não existe mais como um diagnóstico específico.

Na **CID-11, o TPH não existe mais como um diagnóstico específico**. Tal entidade nosológica mostrou ter pouca validade como construto em estudo publicado em 2010 com pacientes em regime de hospital-dia na Noruega. Esse estudo evidenciou que as características mais distintivas de pacientes que preenchiam critérios para TPH incluíam muitas das características também presentes no TPB.[41]

Importância do diagnóstico diferencial

Os principais diagnósticos diferenciais do TPH são: transtorno da personalidade narcisista, transtorno da personalidade *borderline*, transtorno da personalidade dependente, transtornos de sintomas somáticos e transtorno de ansiedade de doença. O transtorno da personalidade narcisista se aproxima do TPH por apresentar uma necessidade intrínseca por atenção. O tipo de atenção, no entanto, é diferente nos dois transtornos. **Enquanto o narcisista deseja uma atenção por admiração ou veneração, o histriônico não tem determinada particularidade sobre o tipo de atenção obtida**. A personalidade histriônica converge com a personalidade *borderline* no comportamento impulsivo; entretanto, um ponto de divergência marcante entre as duas são as tendências autolesivas e os conflitos internos presentes na *borderline*.[36]

> Assista a uma breve explicação do Dr. Ben Michaelis sobre o TPH no vídeo *Histrionic Personality Disorder in a Minute*.[42]

O **desejo intenso por companhia e o medo de abandono estão presentes tanto no TPH quanto no transtorno da personalidade dependente. Os indivíduos com personalidade dependente, no entanto, tendem a ser mais submissos e inibidos**, em virtude do intenso medo que sentem da rejeição. Por fim, o transtorno de sintomas somáticos e o transtorno de ansiedade de doença se assemelham ao TPH na medida em que, assim como no TPH, indivíduos com esses transtornos utilizam sintomas físicos e queixas para atrair a atenção das pessoas.[36]

> TPH e TPB compartilham impulsividade, porém no TPB as tendências autolesivas e os conflitos internos são marcados.

Conduta

Por ser uma condição essencialmente psicodinâmica, a **psicoterapia de orientação psicanalítica, em grupo ou individual, parece ser o tratamento mais indicado para pessoas com TPH**.[10] Uma ênfase sobre a mentalização (capacidade de compreensão de si mesmo e dos outros, de formas implícita e explícita)[43] pode ser consideravelmente benéfica nesses casos.[14] **Como indivíduos com TPH costumam não estar cientes de seus próprios sentimentos reais, a clarificação de seus sentimentos interiores por meio do aprimoramento da capacidade de mentalizar é um processo terapêutico importante**.[10]

> Psicoterapia de orientação psicanalítica, em grupo ou individual é o tratamento mais indicado para pessoas com TPH.

Embora não haja medicamentos aprovados pela Food and Drug Administration (FDA) para o tratamento do TPH, a desregulação afetiva presente nesse transtorno pode ser tratada com antidepressivos, estabilizadores de humor e antipsicóticos.[44] Existem evidências de eficácia para os antidepressivos desipramina, fluoxetina, amitriptilina e fluvoxamina.[45] Lamotrigina, carbamazepina, topiramato, valproato de sódio e lítio são estabilizadores de humor que possuem benefícios terapêuticos comprovados.[44]

> Desregulação afetiva pode ser tratada com antidepressivos, estabilizadores de humor e antipsicóticos.

No contexto hospitalar, é de suma importância que o interconsultor se atente à contratransferência, que é um indício de grande significado semiológico não só para ele, mas também para os profissionais da área da Saúde em geral.[46] Uma reação contratransferencial frequente é o desprezo mediante demonstrações exageradas de emocionalidade do paciente.[12] **Abrir-se,**

> Lamotrigina, carbamazepina, topiramato, valproato de sódio e lítio são estabilizadores de humor com benefícios terapêuticos comprovados.

oferecer uma escuta empática e acolhimento, estabelecendo uma forte interação com o indivíduo com TPH, condicionada por sentimentos transferenciais e contratransferenciais,[47] pode ser um caminho útil para acessá-lo psiquicamente e conduzi-lo de maneira adequada.

Transtorno da personalidade narcisista

Definição

A distinção entre graus patológicos e saudáveis de narcisismo é um desafio para a prática psiquiátrica. **Determinar o ponto em que a autoestima narcisista saudável se torna patológica é extremamente difícil, e essa linha tênue requer detalhada observação. Comportamentos narcisistas não devem ser avaliados pontualmente, mas contextualizados dentro do ciclo vital em que o indivíduo está inserido**. Nesse ponto, avaliar a qualidade da relação dos indivíduos é fator determinante na identificação do narcisismo patológico. Pessoas com transtorno da personalidade narcisista (TPN) sofrem com uma incapacidade crônica de amar. Suas **relações interpessoais são caracterizadas por pouca ou nenhuma empatia ou preocupação com os sentimentos alheios. Falta-lhes interesse genuíno pelas ideias dos outros, bem como capacidade de reconhecer suas próprias contribuições para os conflitos interpessoais. Essas pessoas apresentam uma grande dificuldade de tolerar opiniões discordantes e manter relações a longo prazo com seus pares**. Com frequência usam outras pessoas para satisfazer suas próprias necessidades, tratando indivíduos como objetos descartáveis, de acordo com sua utilidade.[48]

> Comportamentos narcisistas não devem ser avaliados pontualmente, mas contextualizados dentro do ciclo vital em que o indivíduo está inserido.

Relevância e implicações no contexto hospitalar

Conhecer a dinâmica e a incidência de internações hospitalares de pacientes com transtorno da personalidade narcisista é um desafio em virtude da escassez de estudos nessa área, além da pouca capacitação dos profissionais da Saúde para identificar os pacientes com esse transtorno. É preciso ter em mente, também, que mecanismos diretos e indiretos influenciam negativamente a saúde de indivíduos com TPN. Dessa maneira, a maioria dos indivíduos com TPN busca atendimento hospitalar por conta de outras causas, sejam comorbidades clínicas ou psiquiátricas, como transtornos ansiosos e depressivos.[40]

> Relações interpessoais em pacientes com TPN são caracterizadas por pouca ou nenhuma empatia ou preocupação com os sentimentos alheios.

Em um estudo de coorte na Inglaterra, Fok et al. (2019) avaliaram 7.677 pacientes com transtornos da personalidade que buscaram atendimento hospitalar.[40] Os autores observaram que as admissões hospitalares por condições clínicas diversas eram três vezes mais frequentes em pacientes com transtorno de personalidade. Ao estratificar esses dados entre os *clusters*, os autores ainda notaram um aumento da incidência de admissão hospitalar em pacientes do *cluster* B, sugerindo maior risco de esses pacientes necessitarem atendimento médico.[40,49] Alguns estudos também têm mostrado um declínio progressivo da saúde em pacientes com transtorno da personalidade. Chen et al. (2009), por exemplo, observaram, em um estudo longitudinal com adolescentes, uma velocidade de declínio anual 50% maior na saúde geral entre indivíduos com transtornos da personalidade até completarem 30 anos.[49]

Alguns outros aspectos dinâmicos também devem ser mencionados em relação ao transtorno da personalidade narcisista. **Em virtude de seu perfil manipulativo e dissimulador, pacientes narcisistas podem causar conflitos dentro do ambiente hospitalar, gerando instabilidade entre a equipe e, especialmente, entre os pacientes** (Tabela 24.6). Por sua **característica autocentrada**, muitas vezes esses pacientes não recebem a terapêutica adequada, seja por baixa adesão ao tratamento, mau relacionamento com a equipe, pouco vínculo com o clínico que o atende ou por dissimular sintomas fundamentais para o diagnóstico ou simular sintomas que possam confundir o profissional da Saúde.[40] Nesse ponto, vale ressaltar que, **na maioria das vezes, os critérios para TPN não são compatíveis com a autopercepção do paciente**. Isso significa que dificilmente o paciente irá se reconhecer como narcisista e aceitar o diagnóstico desse transtorno. Dito isso, pensando no fortalecimento do vínculo terapêutico, **expor ao paciente sua hipótese diagnóstica não é indicado na maioria dos casos**.[50]

> Indivíduos com TPN apresentam prejuízo na capacidade de reconhecer suas próprias contribuições para os conflitos interpessoais, bem como dificuldade de tolerar opiniões discordantes e manter relações a longo prazo com seus pares.

Padrão difuso de grandiosidade, necessidade de afirmação e falta de empatia são características de indivíduos com TPN. A crença de que possuem direitos exclusivos também pode estar presente.

Perfil manipulador e dissimulador pode causar conflitos no ambiente hospitalar, gerando instabilidade entre a equipe e entre os pacientes.

Pacientes com TPN podem apresentar baixa adesão ao tratamento, mau relacionamento e pouco vínculo com a equipe assistente, dissimulação de sintomas fundamentais para o diagnóstico ou simulação de sintomas que podem confundir o profissional da Saúde.

A autopercepção do paciente com TPN em relação ao diagnóstico está prejudicada.

Expor ao paciente o diagnóstico não é indicado na maioria dos casos.

Tabela 24.6 Transtorno da personalidade narcisista no contexto hospitalar.

- Comportamento manipulativo e dissimulador (geração de conflitos, instabilidade entre a equipe e o paciente)
- Perfil autocentrado (baixa adesão ao tratamento, pouco vínculo com o profissional, dissimulação de sintomas fundamentais e simulação de sintomas que causam confusão diagnóstica)
- Autopercepção prejudicada (evitar expor ao paciente à hipótese diagnóstica)

Quando desconfiar?

Identificar um paciente com transtorno da personalidade narcisista pode ser especialmente desafiador em virtude dos seguintes fatores:

- Com frequência, o transtorno ocorre simultaneamente com habilidades, competências ou qualidades que são reais, apesar de maximizadas
- Seu comportamento representa uma fragilidade na autorrepresentação e no autofuncionamento, sendo contraposto por uma forte reatividade autoprotetora e atitudes de autopromoção
- Apresenta-se com uma variada gama de comportamentos, desde pretensão e arrogância aberta e interpessoal até insegurança velada, timidez e hipersensibilidade
- Pode contribuir para redução da capacidade de trabalho, hostilidade e distanciamento nos relacionamentos, além de amargura por expectativas e necessidades não alcançadas, comportamento dissimulado e atos criminosos ou violentos
- Pode se manifestar com conteúdo externalizado de autodepreciação (p. ex., autocrítica, baixa autoestima e hipersensibilidade)
- Seu comportamento pode ser aprimorado ou disfarçado por uso de substâncias, transtornos do humor, ansiedade ou comportamento suicida comórbidos.[49]

O fortalecimento do vínculo, nesse ponto, é fundamental para um olhar apurado, permitindo um entendimento amplo do paciente e, portanto, aumentando a efetividade do diagnóstico observacional. A Tabela 24.7 apresenta características que podem levantar suspeita para o diagnóstico de transtorno de personalidade narcisista.

Critérios diagnósticos

O DSM-5 lista nove critérios do TPN, dos quais são necessários cinco ou mais para o diagnóstico. Em geral, esses critérios englobam um padrão difuso de grandiosidade, necessidade de afirmação e falta de empatia, que surgem no início da vida adulta e estão presentes em vários contextos. Segundo esses critérios, o indivíduo:

- Tem uma sensação grandiosa da própria importância
- Preocupa-se com fantasias de sucesso ilimitado, poder, brilho, beleza ou amor ideal
- Acredita ser "especial" e único, podendo ser compreendido apenas por pessoas (ou instituições) especiais ou com condição elevada
- Demanda admiração excessiva
- Acredita ter direitos exclusivos
- É explorador em relações interpessoais
- Reluta em reconhecer ou identificar-se com os sentimentos e necessidades dos outros
- É frequentemente invejoso ou acredita que os outros o invejam
- Demonstra comportamentos ou atitudes arrogantes e insolentes.[4]

Do ponto de vista psicodinâmico, **esses critérios, no entanto, são limitados, pois pecam ao excluir o indivíduo narcisista tímido, discretamente grandioso, no qual a extrema sensibilidade ao desprezo leva a uma fuga dos holofotes**.[48] Dentro desse contexto psicanalítico,

Tabela 24.7 *Red flags* para suspeita do diagnóstico de transtorno da personalidade narcisista.

- Pretensão e arrogância
- Prejuízo na autorrepresentação
- Necessidade de afirmação e insegurança velada
- Hostilidade e distanciamento nos relacionamentos
- Falta de empatia
- Comportamento dissimulado
- Atos criminosos ou violentos
- Conteúdo externalizado de autodepreciação

há um consenso de que o transtorno da personalidade narcisista ocorre dentro de um *continuum*, estando em um extremo o narcisista tido como invejoso e ganancioso, que exige a atenção e o aplauso das pessoas, descrito por Kernberg, em 1970, como narcisista "distraído"; e no outro extremo o narcisista mais vulnerável a desprezos e à autofragmentação, descrito por Kohut, em 1971, como narcisista "hipervigilante". Pesquisas mais recentes ainda apontam para uma variante de alto funcionamento, extrovertida, enérgica e articulada, com um senso exagerado de importância pessoal. Vale ressaltar que esses subtipos foram definidos com base em experiências observacionais e fenomenológicas, não fazendo parte do DSM-5.[12]

> O TPN ocorre dentro de um *continuum*, estando em um extremo o narcisista tido como invejoso e ganancioso, que exige a atenção e o aplauso das pessoas, e, em outro extremo, o narcisista mais vulnerável a desprezos e à autofragmentação.

Importância do diagnóstico diferencial

Muitos transtornos psiquiátricos apresentam manifestações semelhantes ao transtorno da personalidade narcisista, e o clínico deve estar atento à possibilidade de se tratar de **transtorno afetivo bipolar, transtorno por uso de substância, transtornos depressivos e ansiosos, bem como outros transtornos da personalidade** (especialmente do *cluster* B). Merece especial atenção, no entanto, a **possibilidade de esses transtornos serem comórbidos**, algo que ocorre com frequência, complicando o diagnóstico e a tomada de decisão clínica.[51]

Alguns pontos de divergência, entretanto, podem ser usados para facilitar o diagnóstico diferencial entre esses transtornos. **Em estados maníacos, a grandiosidade característica do narcisista pode ser observada, mas a busca por admiração e a desvalorização de terceiros, características típicas do TPN, costumam estar ausentes nesses casos**. O uso crônico de substâncias, por sua vez, pode simular aspectos dinâmicos do TPN: o indivíduo pode tornar-se explorador, focado em si mesmo, sem empatia e implacável, muitas vezes expressando características antissociais. Para uma boa diferenciação desses casos, devemos buscar entender o funcionamento da personalidade ao longo do tempo, principalmente de maneira prévia à exposição crônica à substância.[51]

> Mania e TPN compartilham a grandiosidade, porém a busca por admiração e desvalorização de terceiros, características típicas do TPN, estão ausentes na mania.

Sintomas associados a depressão maior, distimia e transtornos ansiosos também podem se sobrepor às características do narcisista, especialmente o narcisista "hipervigilante" ou vulnerável.[40] Nesse sentido, uma boa forma de diferenciação é entender o senso de *self* do paciente e seu funcionamento interpessoal. Entre os transtornos de personalidade, o diagnóstico diferencial mais difícil está entre os transtornos do *cluster* B (*borderline*, histriônico e antissocial). A marcada grandiosidade e a necessidade de admiração, entretanto, são características típicas do TPN, auxiliando nesse diagnóstico diferencial.[51]

> Sintomas associados a depressão maior, distimia e transtornos ansiosos também podem se sobrepor às características do narcisista.

Conduta

Ao conduzir um paciente com transtorno da personalidade narcisista, o médico assistente deve ter cautela ao entrevistá-lo. **Em função da reatividade, esses pacientes podem interpretar a abordagem como humilhante**, assumindo uma postura de desdém ou de distanciamento. Esses pacientes podem ser exigentes e demandar direitos especiais. O médico, apesar disso, deve focar em pontos concretos e tentar canalizar as características do paciente para melhorar sua saúde. Além disso, medicamentos como o lítio são úteis ao oferecer melhora sintomática em certos componentes desse transtorno, como raiva e labilidade do humor.[51]

> O diagnóstico diferencial mais difícil envolve os transtornos de personalidade do *cluster* B. A grandiosidade e a necessidade de admiração, típicas na TPN, auxiliam o diagnóstico.

Durante a condução de um paciente com TPN, o médico deve estar ciente de que o comportamento do paciente é reflexo do mecanismo de proteção e controle interno de sua autoestima. O funcionamento narcisista possui dois componentes: um externo e outro interno. Enquanto o funcionamento externo serve como uma armadura protetora (entendida como controladora, insensível, provocativa, agressiva e crítica), o funcionamento interno indica vulnerabilidade, desregulação e habilidades comprometidas (vividas como baixa autoestima, autocrítica, insegurança, medo, inferioridade, solidão, isolamento e hipersensibilidade). Desse modo, a **formulação de uma crítica construtiva ao paciente narcisista deve ser elaborada com cautela, pois esses pacientes podem interpretá-la como humilhante ou degradante, reagindo com desdém ou até contra-atacando o entrevistador**.[51]

> A aliança terapêutica é um desafio em função da relutância e motivação pouco clara para o tratamento.

Aceitar que a **construção de uma aliança terapêutica é um processo gradual** pode ser o primeiro passo no entendimento da aproximação com o paciente narcisista. A construção da aliança terapêutica envolve trabalhar com rupturas e flutuações e é afetada por fatores internos, externos e subjetivos. A construção da aliança com esse perfil de paciente é desafiada por sua relutância ou motivação pouco clara para o tratamento, situação que é motivada, na maioria das vezes, por pedidos de terceiros para que busquem tratamento. Além disso, sua tendência de provocar, controlar ou desvincular o clínico aumentam muito a taxa de

> É preciso cautela ao expor uma crítica ao paciente com TPN, que pode interpretá-la como humilhante ou degradante e reagir de forma agressiva.

abandono do tratamento inicial. Talvez o **fator mais crítico seja a extrema dificuldade que esses pacientes têm de reconhecer e verbalizar experiências subjetivas internas relacionadas ao seu funcionamento narcisista.**[51]

Em contraste com o atendimento inicial de pacientes com outras condições clínicas, em que a confirmação de sinais e sintomas, bem como a validação de uma hipótese diagnóstica, pode ser encorajadora, **observar traços externalizantes narcisistas pode ter um efeito provocativo ou perturbador na aliança terapêutica.** Compreender, portanto, a natureza e o funcionamento do narcisismo patológico ajudam o profissional a implementar estratégias proativas, focando em questões relevantes ao tratamento. Assim, é essencial encorajar o paciente a explorar os seus problemas relevantes e a sua disposição para abordar esses problemas de forma significativa.[39] Ignorar essa abordagem pode resultar em polifarmácia ou em vários cursos de tratamento ineficazes.[51]

A abordagem psicoterapêutica ou psicofarmacológica ideal desse transtorno de personalidade ainda não está estabelecida. A terapêutica farmacológica, por ora, tem sido orientada de acordo com a apresentação sintomática; apesar disso, sabemos que a apresentação comórbida de transtornos clínicos ou psiquiátricos maiores em pacientes com personalidade narcisista piora o prognóstico e a adesão terapêutica. Como esses pacientes apresentam baixa tolerância à rejeição e são suscetíveis a transtornos depressivos, os antidepressivos serotonérgicos podem ser úteis. **Quando se trata do tratamento do TPN** *per se*, **com base na experiência clínica e em modelos teóricos, são indicadas abordagens psicodinâmicas focadas na vivência individual e interpessoal**, em particular a terapia baseada na mentalização, a psicoterapia com foco na transferência, a psicoterapia com foco no esquema e, em alguns casos, a terapia comportamental dialética.[51]

Considerações finais

A **abordagem multiprofissional nos transtornos de personalidade é, provavelmente, o cerne do tratamento a longo prazo.** Apesar disso, podemos inferir que uma boa relação e o suporte da equipe multiprofissional hospitalar ajuda a estabelecer metas terapêuticas focadas no manejo das crises e no acompanhamento pós-alta, possibilitando, assim, um melhor prognóstico para o paciente.

A psicoterapia, nesse sentido, é difícil tanto para o paciente quanto para o terapeuta. Deve-se levar em consideração que o paciente tende a agir por impulso, exibindo mecanismos de defesa primitivos por meio de transferência lábil, cisão, projeção, atuação etc. Esse tipo de movimento fatalmente impacta a contratransferência do terapeuta menos experiente.[10]

O objetivo da hospitalização desses pacientes costuma ser a rápida restauração das defesas e do seu funcionamento adaptativo. Portanto, a **ênfase está em ajudar esses pacientes a assumirem a responsabilidade por seu autocontrole.** É importante ressaltar que deve haver uma norma da unidade que desencoraje a manutenção de segredos. O paciente deve estar ciente de que tudo o que for dito a um membro da equipe será compartilhado com outros membros nas reuniões.[12]

Indivíduos com TPB e TPH costumam se beneficiar do manejo psicoterápico intra-hospitalar, onde fazem acompanhamento intensivo tanto individual quanto em grupo. Além disso, também podem ser oferecidos acompanhamentos de outras disciplinas, como terapias ocupacionais, recreativas e vocacionais. Devemos ter em mente, também, que o ambiente hospitalar pode significar um distanciamento do ambiente estressor, que muitas vezes é representado pela casa desses indivíduos.[10]

O ambiente hospitalar é protegido e, dessa forma, pacientes que são impulsivos e autodestrutivos podem demonstrar melhora acentuada durante o período de internação, devido ao entendimento de que essa é uma maneira diferenciada de cuidado e acolhimento. **Em vez de tentar um trabalho exploratório ou interpretativo, a equipe da unidade pode ajudar o paciente a identificar os desencadeantes de sua crise, retardar a descarga de impulsos, buscando alternativas, antecipar as consequências de suas ações e esclarecer suas relações internas, algo que pode ser muito difícil durante um acompanhamento breve.**[10,12] Especialmente no TPB, o comportamento suicida e de automutilação costuma ser um problema significativo. O paciente busca controlar a equipe de tratamento assim como controla sua família com esse tipo de comportamento. **Os membros da equipe, entretanto, devem enfatizar que cada paciente é, a rigor, responsável por seu tratamento, e que, na realidade, ninguém é capaz de impedir que um paciente cometa suicídio.**[12]

Lítio pode ser útil para melhora da raiva e da labilidade do humor.

O filme *O lobo de Wall Street* acompanha a jornada de Jordan Belfort, um ambicioso corretor da bolsa de valores que cria o próprio império.

A obra *Neurobiologia da personalidade*[52] apresenta, de maneira didática, os aspectos neurobiológicos da personalidade.

É essencial que a equipe compartilhe as informações entre todos os membros, desencorajando a manutenção de segredos.

A equipe pode ajudar o paciente a identificar os desencadeantes de suas crises, buscar alternativas, antecipar as consequências de suas ações e esclarecer suas relações.

Atualizações

- Natrielli Filho (2022) apresenta de forma prática os conhecimentos acumulados para a compreensão dos conceitos e modelos de neurociência, psicobiologia e neurobiologia da personalidade, seus transtornos e principais tratamentos disponíveis[52]
- Rodriguez et al. (2021) sintetizam características clínicas, achados de neuroimagem e desempenho neuropsicológico de estudos comparando TPB e transtorno bipolar[53]
- Jones et al. (2022), em um estudo transversal, analisaram as evidências de dois ensaios clínicos que avaliaram insatisfação corporal em mulheres e dimensões da personalidade. A evitação de danos contribuiu significativamente para a insatisfação corporal.[54]

Highlights

- Transtornos de personalidade estão entre os principais diagnósticos realizados por interconsultores
- Pacientes com transtornos de personalidade apresentam padrões de comportamento inflexíveis, que destoam da experiência cultural e se mantêm estáveis ao longo do tempo
- Deve-se considerar o diagnóstico de transtornos de personalidade quando pacientes apresentam elevada demanda por atenção, instabilidade afetiva, comportamento suicida recorrente, elevada emocionalidade e sensibilidade à rejeição interpessoal, dramaticidade, manipulação ou estabelecimento de vínculos disfuncionais com a equipe
- A abordagem multiprofissional é o cerne do tratamento a longo prazo
- No manejo dos transtornos de personalidade, é importante auxiliar o paciente a assumir o autocontrole, identificar crises e antecipar consequências.

DURANTE O ATENDIMENTO

O que fazer

- Reconhecer a relevância dos transtornos de personalidade no contexto hospitalar
- Avaliar com cautela o risco de suicídio em pacientes com transtorno de personalidade, especialmente TPB
- Compreender que reações de hostilidade, demanda por atenção, instabilidade afetiva, comportamento manipulador e reações de raiva, entre outras características, podem ser um sintoma dentro de um quadro psiquiátrico e que necessitam de manejo adequado
- Atentar para questões contratransferenciais
- Solicitar avaliação especializada perante dificuldades no manejo desses pacientes

O que não fazer

- Diagnosticar pacientes difíceis com transtornos de personalidade sem a adequada avaliação
- Minimizar o sofrimento de pacientes com transtornos de personalidade perante o processo de adoecer e hospitalização por considerar drama ou manipulação
- Permitir que questões contratransferenciais prejudiquem o tratamento do paciente

Referências bibliográficas

1. Silva IB, Nakano TC. Modelo dos cinco grandes fatores da personalidade: análise de pesquisas. Aval Psicol. 2011;10(1):51-62.
2. Allport GW. Personalidade padrões e desenvolvimento. São Paulo: Editora da Universidade de São Paulo; 1966.
3. Gabbard GO, Schmahl C, Siever LJ, Iskander EG. Personality disorders. Handb Clin Neurol. 2012;106:463-75.
4. American Psychiatric Association. Manual diagnóstico e estatístico de transtornos mentais. 5. ed. Porto Alegre: Artmed; 2014.
5. American Psychiatric Association (APA). Diagnostic and Statistical Manual of Mental Disorders: DSM-5-TR. 5. ed. Washington, DC: APA; 2022.
6. World Health Organization (WHO). ICD-11 for mortality and morbidity statistics. 11. ed. Geneva: WHO; 2019.
7. Cloninger CR. Feeling good: the science of well-being. Oxford: Oxford University Press; 2004.
8. Gabbard GO. Mind, brain, and personality disorders. Am J Psychiatry. 2005;162(4):648-55.
9. Choose Psychiatry. Personality Disorder – subtitles. [Internet]. Choose Psychiatry, 2017. Vídeo: 1 min 44 s. Disponível em: https://www.youtube.com/watch?v=OnwVTrZcn5s&feature=youtu.be.
10. Sadock BJ, Sadock VA, Ruiz P (eds.). Compêndio de psiquiatria: ciência do comportamento e psiquiatria clínica. 11. ed. Porto Alegre: Artmed; 2017.
11. Barros DM. Quais são os transtornos de personalidade? [Internet]. Daniel Martins de Barros, 2018. Vídeo: 8 min 10 s. Disponível em: https://www.youtube.com/watch?v=7AYhBc_1WC0.

12. Gabbard GO. Psiquiatria psicodinâmica na prática clínica. 5. ed. Porto Alegre: Artmed; 2016.
13. Lambert MJ (ed.). Bergin and Garfield's handbook of psychotherapy and behavior change. 6. ed. New York: John Wiley & Sons; 2013.
14. Nakabayashi TIK, Guerra KA, Souza RM, Loureiro SR, Contel JOB, Cabrera CC et al. Comparação entre solicitações psiquiátricas de dois hospitais gerais universitários brasileiros: uso do protocolo de registro de interconsulta em saúde mental. Cadernos de Saúde Pública. 2010;26(6):1246-60.
15. Huyse FJ, Herzog T, Lobo A, Malt UF,Opmeer BC, Stein B et al. European consultation-liaison services and their user populations: the European Consultation-Liaison Workgroup Collaborative Study. Psychosomatics. 2000;41(4):330-8.
16. Wise MG, Rundell JR. Concise guide to consultation psychiatry. Washington, DC: American Psychiatric Press; 1988.
17. Botega NJ. Prática psiquiátrica no hospital geral: interconsulta e emergência. 3. ed. Porto Alegre: Artmed; 2012.
18. Magdaleno Jr JR, Botega JN. Interconsulta psiquiátrica no Hospital Geral Universitário: ano no Hospital das Clínicas/UNICAMP. J Bras Psiquiatr. 1991;40(2):95-8.
19. Zanarini MC, Frankenburg FR, Dubo ED, Sickel AE, Trikha A, Levin A et al. Axis I comorbidity of borderline personality disorder. Am J Psychiatry. 1998;155(12):1733-9.
20. Nakabayashi TIK. Caracterização do padrão de solicitações psiquiátricas em um hospital geral: estabilidade e mudança em um período de 30 anos de um serviço de interconsulta [tese de doutorado]. Ribeirão Preto: Faculdade de Medicina de Ribeirão Preto, Universidade de São Paulo; 2012. 214 p.
21. Zanarini MC, Gunderson JG, Frankenburg FR, Chauncey DL. Discriminating borderline personality disorder from other Axis II disorders. Am J Psychiatry. 1990;147(2):161-7.
22. Gabbard GO. An overview of countertransference with borderline patients. J Psychother Pract Res. 1993;2:7-18.
23. Rifkin-Zybutz R, Moran P, Nolte T, Feigenbaum J, King-Casas B, Fonagy P et al. Impaired mentalizing in depression and the effects of borderline personality disorder on this relationship. Borderline Personal Disord Emot Dysregul. 2021;8(1):15.
24. Herpertz SC, Bertsch K. The social-cognitive basis of personality disorders. Curr Opin Psychiatry. 2014;27(1):73-7.
25. Ayduk O, Gyurak A. Applying the cognitive-affective processing systems approach to conceptualizing rejection sensitivity. Soc Personal Psychol Compass. 2008;2(5):2016-33.
26. Leichsenring F, Leibing E, Kruse J, New AS, Leweke F. Borderline personality disorder. Lancet. 2011;377:74-84.
27. Borschmann R, Henderson C, Hogg J, Phillips R, Moran P. Crisis interventions for people with borderline personality disorder. Cochrane Database Syst Rev. 2012;6:CD009353.
28. Stanley B, Siever LJ. The interpersonal dimension of borderline personality disorder: toward a neuropeptide model. Am J Psychiatry. 2010;167(1):24-39.
29. Soeteman DI, van Roijen LH, Verheul R, Busschbach JJ. The economic burden of personality disorders in mental health care. J Clin Psychiatry. 2008;69(2):259-65.
30. Gunderson JG, Links PS. Borderline personality disorder: a clinical guide. 2. ed. Washington, DC: American Psychiat-ric Press, Inc., 2008.
31. Linehan MM, Comtois KA, Murray AM, Brown MZ, Gallop RJ, Heard HL et al. Two-year randomized controlled trial and follow-up of dialectical behavior therapy vs therapy by experts for suicidal behaviors and borderline personality disorder. Arch Gen Psychiatry. 2006;63(7):757-66.
32. Zanarini MC, Frankenburg FR. A preliminary, randomized trial of psychoeducation for women with borderline personality disorder. J Pers Disord. 2008;22(3):284-90.
33. Asp M, Ambrus L, Reis M, Manninen S, Fernström J, Lindqvist D et al. Differences in antipsychotic treatment between depressive patients with and without a suicide attempt. Compr Psychiatry. 2021;109:152264.
34. Ingenhoven T, Lafay P, Rinne T, Pass-chier J, Duivenvoorden H. Effectiveness of pharmacotherapy for severe personality disorders: meta-analyses of randomized controlled trials. J Clin Psychiatry. 2010;71(1):14-25.
35. Bayes A, Parker G, Paris J. Differential diagnosis of bipolar II disorder and borderline personality disorder. Curr Psychiatry Rep. 2019;21(12):125.
36. Cramer P. What has happened to hysteria? J Nerv Ment Dis. 2019;207(9):705-6.
37. French JH, Shrestha S. Histrionic personality disorder. In: StatPearls [Internet]. Treasure Island (FL): StatPearls Publishing; 2021.
38. Nestadt G, Romanoski AJ, Chahal R, Merchant A, Folstein MF, Gruenberg EM et al. An epidemiological study of histrionic personality disorder. Psychol Med. 1990;20(2):413-22.
39. Seno GZ, Sguerri VS, Konno YT, Oliveira MC, Olmos AG, Lazzaro CDS et al. Análise das solicitações de parecer do serviço de interconsulta psiquiátrica em hospital geral universitário entre os anos de 2014 a 2020. São José do Rio Preto; 2021.
40. Fok ML, Chang CK, Broadbent M, Stewart R, Moran P. General hospital admission rates in people diagnosed with personality disorder. Acta Psychiatr Scand. 2019;139(3):248-55.
41. Bakkevig JF, Karterud S. Is the Diagnostic and Statistical Manual of Mental Disorders, fourth edition, histrionic personality disorder category a valid construct? Compr Psychiatry. 2010;51(5):462-70.
42. Michaelis B. Histrionic Personality Disorder in a Minute. [Internet]. One Minute Diagnosis, 2017. Vídeo: 1 min 2 s. Disponível em: https://www.youtube.com/watch?v=yuQmat_8SVk&feature=youtu.be.
43. Cordioli AV, Grevet EH. Psicoterapias: abordagens atuais. 4. ed. Porto Alegre: Artmed; 2019.
44. Sulz S. [Hysteria I. Histrionic personality disorder. A psychotherapeutic challenge]. Nervenarzt. 2010;81(7):879-87.
45. Morrison J. Histrionic personality disorder in women with somatization disorder. Psychosomatics. 1989;30(4):433-7.
46. Bleger J. Temas de psicologia: entrevista e grupos. São Paulo: Martins Fontes; 1980.
47. Jeammet P, Reynaud M, Consoli S. Manual de psicologia médica. São Paulo: Masson; 1982.
48. Gabbard GO, Crisp-Han H. The many faces of narcissism. World Psychiatry. 2016;15(2):115-6.
49. Chen H, Cohen P, Crawford TN, Kasen S, Guan B, Gorden K. Impact of early adolescent psychiatric and personality disorder on long-term physical health: a 20-year longitudinal follow-up study. Psychol Med. 2009;39(5):865-74.
50. Angstman KB, Rasmussen NH. Personality disorders: review and clinical application in daily practice. Am Fam Physician. 2011;84(11):1253-60.
51. Caligor E, Levy KN, Yeomans FE. Narcissistic personality disorder: diagnostic and clinical challenges. Am J Psychiatry. 2015;172(5):415-22.
52. Natrielli Filho DG. Neurobiologia da personalidade: temperamento, caráter, diagnóstico e tratamento dos transtornos de personalidade. São Paulo: edição do autor; 2022.

53. Rodriguez AM, Hogg B, Gardoki-Souto I, Valiente-Gómez A, Trabsa A, Mosquera D et al. Clinical features, neuropsychology and neuroimaging in bipolar and borderline personality disorder: a systematic review of cross-diagnostic studies. Front Psychiatry. 2021;12:681876.

54. Jones H, McIntosh VVW, Britt E, Carter JD, Jordan J, Bulik CM. The effect of temperament and character on body dissatisfaction in women with bulimia nervosa: the role of low self-esteem and depression. Eur Eat Disord Rev. 2022;30(4):388-400.

Bibliografia

Bayes A, Spoelma M, Hadzi-Pavlovic D, Parker G. Differentiation of bipolar disorder versus borderline personality disorder: a machine learning approach. J Affect Disord. 2021;288:68-73.

Kernberg OF. Borderline conditions and pathological narcissism. New York: Jason Aronson; 1975.

Oldham JM, Skodol AE, Kellman HD, Hyler SE, Rosnick L, Davies M. Diagnosis of DSM-III-R personality disorders by two structured interviews: patterns of comorbidity. Am J Psychiatry. 1992;149(2):213-20.

Ronningstam E. Alliance building and narcissistic personality disorder. J Clin Psychol. 2012;68(8):943-53.

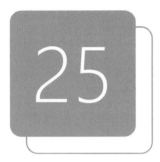

25 Transtornos Alimentares

Ana Elisa Sá Antunes Ribeiro • Milena Mazetti Spolon

Introdução

> Os transtornos alimentares são caracterizados por uma perturbação persistente na alimentação ou no comportamento relacionado à alimentação.

Os transtornos alimentares (TAs) são caracterizados por **perturbação persistente na alimentação ou no comportamento relacionado à alimentação**, que resulta no consumo ou na absorção alterada de alimentos e que compromete a saúde física ou o funcionamento psicossocial. Tanto o *Manual Diagnóstico e Estatístico de Transtornos Mentais* (DSM-5-TR) quanto a Classificação Internacional de Doenças, 11ª edição (CID-11) englobam os diagnósticos pica, transtornos de ruminação, transtorno alimentar restritivo/evitativo, anorexia nervosa (AN), bulimia nervosa (BN) e transtorno de compulsão alimentar (TCA).[1,2] No presente capítulo abordaremos AN, BN e TCA, com enfoque ao tratamento hospitalar da AN e da BN pela sua relevância na interconsulta clínica-psiquiátrica.

Epidemiologia

> Adolescentes e os adultos jovens estão particularmente em risco, com a anorexia começando antes da bulimia ou do TCA ao longo da vida.

Os TAs podem afetar indivíduos de todas as idades, sexos, orientações sexuais, etnias. **Adolescentes e os adultos jovens estão particularmente em risco, com a AN começando antes da BN ou do TCA ao longo da vida**. O início após os 30 anos é raro para AN e sua idade de início parece estar diminuindo.[3] Globalmente, a prevalência de TA aumentou 25%, mas apenas cerca de 20% dos indivíduos buscam tratamento.[4,5]

> Em populações adultas, o perfil clínico é dominado por TCA com maior risco nas minorias étnicas e indivíduos com maior peso corporal.

Em populações adultas, o perfil clínico é dominado por TCA com menor diferença entre os gêneros e com maior risco nas minorias étnicas e indivíduos com maior peso corporal.[3]

A prevalência estimada de AN na população adulta nos EUA é de 0,6%.[6] Um estudo com gêmeos finlandeses encontrou uma prevalência maior ao longo da vida de 2,2%.[7] Essas estimativas são baixas devido à tendência que alguns sujeitos têm em esconder a doença.[8]

A AN é mais comum em mulheres do que em homens, com incidência estimada de 3:1, respectivamente.[6] Na adolescência a prevalência encontrada é de 0,3% em ambos os sexos.[9]

Na BN estima-se a prevalência de 1% e, assim como na AN, as estimativas são baixas devido à tendência de os sujeitos ocultarem o diagnóstico.[10] A incidência é mais comum em mulheres do que em homens, em uma proporção de 3:1.[6] Na adolescência há uma prevalência estimada em 0,9%, sendo 1,3 mulheres para 0,9 para os homens.[9]

A idade média de início da AN e da BN é de 18 anos.[4,6] O período anterior ao diagnóstico e tratamento é variável, sendo mais curto para AN do que para BN ou TCA.

> Estudos de acompanhamento a longo prazo, de mais de 20 anos de seguimento, mostram que cerca de um terço dos pacientes desenvolve um TA persistente com uma duração média de 10 anos.

Estudos de acompanhamento a longo prazo (> 20 anos) de pacientes com AN ou BN mostram que cerca de um terço dos pacientes desenvolve TA persistente com duração média de 10 anos.[3]

No TCA, a prevalência é 1,9% ao longo da vida, mas em pesquisas realizadas em amostras clínicas de programas de controle de peso, a prevalência pode chegar a 30%.[4] O TCA ocorre mais frequentemente no sexo feminino, indicando uma proporção de 3,5 mulheres para 2 homens sem qualquer associação com etnia, nível socioeconômico ou estado civil. A idade média de início do quadro é de aproximadamente 23 anos.[6,10] Cerca de 79% sofrem de uma patologia comórbida, sendo as mais frequentes fobia específica (37%), fobia social (32%), depressão maior unipolar (32%), transtorno de estresse pós-traumático (26%) e abuso ou dependência de álcool (21%). As comorbidades também são frequentes na AN e na BN e essas taxas são mais altas do que as encontradas na população em geral.[11] A taxa de mortalidade fica em torno de 5,9% para anorexia nervosa, 1,9% para bulimia e 2,3% para transtorno de compulsão alimentar (Tabela 25.1).[12]

Etiologia, quadro clínico e diagnóstico

Anorexia nervosa

Etiologia

A patogênese da AN não é conhecida. No entanto, a presença de AN nas famílias sugere que fatores genéticos e/ou ambientais podem estar envolvidos.[13] Outra evidência que apoia a base genética vem de uma metanálise de estudos do genoma que incluiu quase 3.500 indivíduos com diagnóstico de anorexia nervosa ao longo da vida e quase 11 mil controles.[14]

Múltiplas linhas de evidência demonstram função cerebral e estrutural alterada na AN. Estudos de ressonância magnética funcional (RMf) sugerem que o funcionamento anormal de diferentes áreas do cérebro pode contribuir para o início e manutenção dessa patologia, por exemplo: o funcionamento anormal dos circuitos corticolímbicos envolvidos no apetite sugere que a restrição alimentar e a perda de peso podem ocorrer na AN porque os sinais de fome não são reconhecidos com precisão.[15] Um segundo estudo examinou pacientes internados com AN (n = 21) e controles saudáveis (n = 21) enquanto eles escolhiam alimentos para comer, e descobriu que a atividade no estriado dorsal era maior entre os pacientes que eram menos propensos a escolher alimentos gordurosos. Além disso, a conectividade nos circuitos frontoestriatais diferiu entre os grupos. O estriado dorsal está envolvido no comportamento alimentar habitual, e o estudo sugeriu que as escolhas alimentares mal-adaptativas na AN são comportamentos bem estabelecidos pela alteração das redes frontoestriatais.[16]

Quadro clínico

A AN possui três principais características: **restrição persistente de ingesta calórica**; **medo intenso de ganhar peso ou engordar ou comportamento persistente que interfere no ganho de peso**; e **perturbação na percepção do próprio peso**. O indivíduo mantém um peso corporal baixo para idade, gênero e desenvolvimento de saúde física. Nas crianças e adolescentes, pode haver insucesso em obter o peso esperado ou manter a trajetória de desenvolvimento normal.[1]

Diagnóstico

Os critérios diagnósticos para AN, segundo o DSM-5-TR (20231) e a CID-11 (2019), estão apresentados na Tabela 25.2.

> Principais características da anorexia:
> - Restrição persistente de ingesta calórica
> - Medo intenso de ganhar peso ou engordar, ou comportamento persistente que interfere no ganho de peso
> - Perturbação na percepção do próprio peso.

Bulimia nervosa

Etiologia

A patogênese da BN, assim como na anorexia, não é bem estabelecida, mas pesquisas apontam para interação de fatores genéticos e/ou ambientais (Tabela 25.3). Alguns estudos de RMf em pacientes portadores de BN (n = 20) e em controles saudáveis (n = 24) evidenciaram que o córtex orbitofrontal medial e a ínsula anteroventral eram maiores nos pacientes do que nos controles.[17] Um segundo estudo comparou pacientes de mesma idade (n = 34) e controles saudáveis (n = 34), e descobriu que a superfície cerebral das áreas frontal

Tabela 25.1 Perfil epidemiológico dos transtornos alimentares.

Transtornos alimentares	Idade de início	Gênero	Prevalência ao longo da vida (%)
Anorexia nervosa	18 anos	Maior no sexo feminino	0,6
Bulimia nervosa	18 anos	Maior no sexo feminino	1
Transtorno compulsão alimentar	23 anos	Maior no sexo feminino	1,9

Adaptada de Mitchison et al., 2020;[4] Hudson et al., 2007;[6] Kessler et al., 2013.[10]

Tabela 25.2 Critérios diagnósticos para anorexia nervosa (AN) segundo o DSM-5-TR (2023)[1] e a CID-11 (2019).[2]

DSM-5-TR Anorexia nervosa

A. Restrição da ingestão alimentar relacionada às necessidades, levando a um peso corporal significativamente baixo, no contexto de idade, sexo, etapa do desenvolvimento e saúde física. Um peso significativamente baixo é definido como o peso que é menor que o minimamente normal, ou para as crianças e adolescentes, menor do que o mínimo esperado

B. Medo intenso de ganhar peso ou de engordar, ou comportamentos persistentes que interferem com o ganho de peso, mesmo com o peso significativamente baixo

C. Perturbação na forma que vivencia o peso e a forma corporal. Influência indevida do peso ou forma corporal sobre a sua autoavaliação, ou persistente falta de reconhecimento da gravidade do baixo peso atual

Especificar o tipo atual:
- Tipo restritivo: durante os últimos 3 meses, o indivíduo não apresentou episódios de compulsão alimentar ou comportamentos purgativos (vômitos autoinduzidos ou uso inapropriado de laxativos, diuréticos ou enemas)
- Tipo compulsão alimentar/purgação: durante os últimos 3 meses, o indivíduo apresentou episódios de compulsão alimentar ou comportamentos purgativos (vômitos autoinduzidos ou uso inapropriado de laxativos, diuréticos ou enemas)

Especificar se:
Em remissão parcial: depois de preencher todos os critérios de anorexia nervosa, o critério A (baixo peso corporal) não está sendo preenchido por um período mantido, porém, ou o critério B (intenso medo de ganhar peso ou se tornar gordo, ou comportamento que interfira com o ganho de peso) ou o critério C (distúrbio na autopercepção do peso ou forma) é ainda preenchido
Em remissão completa: depois de preencher todos os critérios de anorexia nervosa, nenhum critério tem sido preenchido por um período mantido

CID-11 Anorexia nervosa

Peso corporal significativamente baixo para altura, idade, estágio de desenvolvimento e histórico de peso do indivíduo que não se deve à indisponibilidade de alimentos e não é mais bem explicado por outra condição médica. Uma diretriz comumente usada é o IMC menor que 18,5 kg/m² em adultos e IMC para idade abaixo do percentil 5 em crianças e adolescentes. A rápida perda de peso (p. ex., mais de 20% do peso corporal total em 6 meses) pode substituir a diretriz de baixo peso corporal, desde que outros requisitos de diagnóstico sejam atendidos. Crianças e adolescentes podem apresentar falha no ganho de peso conforme o esperado

Padrão persistente de comer restritivo ou outros comportamentos que visam estabelecer ou manter um peso corporal anormalmente baixo, em geral associado ao medo extremo do ganho de peso. Os comportamentos podem ter como objetivo reduzir a ingestão de energia, em jejum, escolhendo alimentos de baixa caloria, comendo excessivamente devagar pequenas quantidades de alimentos e ocultando ou cuspindo alimentos, bem como comportamentos de purga, como vômitos autoinduzidos e uso de laxantes, diuréticos, enemas ou omissão de doses de insulina em sujeitos com diabetes. Os comportamentos também podem ter como objetivo aumentar o gasto de energia por meio de exercícios excessivos, hiperatividade motora, exposição deliberada ao frio e uso de medicamentos que aumentam o gasto de energia (p. ex., estimulantes, medicamentos para perda de peso, produtos à base de plantas para redução de peso, hormônios da tireoide)

O baixo peso ou forma corporal é supervalorizado e é central para a autoavaliação da pessoa, ou o baixo peso ou a forma corporal da pessoa são incorretamente percebidos como normais ou até excessivos. A preocupação com o peso e a forma, quando não declarada explicitamente, pode se manifestar por comportamentos como verificar repetidamente o peso corporal usando balanças, verificar o formato do corpo usando fitas métricas ou reflexos em espelhos, monitorar constantemente o conteúdo calórico dos alimentos e buscar informações sobre como perder peso ou comportamentos extremos de esquiva, como se recusar a ter espelhos em casa, evitar roupas apertadas ou recusar-se a saber o peso ou comprar roupas com o tamanho especificado

Classificação:
- AN com IMC significativamente baixo: IMC = 14 a 18,5 kg/m² ou 0,3 a 5º percentil)
- AN com IMC perigosamente baixo: IMC < 14 kg/m² ou < 0,3 percentil
- AN em recuperação com peso corporal normal: IMC > 18,5 kg/m² ou > 5º percentil, associado à manutenção de um peso saudável e ausência de comportamentos destinados a reduzir o peso corporal
- Outra AN especificada
- AN inespecífica

Tipos:
- Padrão restritivo: restrição da ingesta alimentar ou jejum associado ou não a aumento do gasto energético
- Padrão de compulsão-purgação: o baixo peso corporal é mantido através de restrição alimentar, comumente acompanhado de comportamentos purgativos no intuito de se livrar do alimento ingerido (p. ex., autoindução de vômitos, abuso de laxantes ou enemas)

IMC: índice de massa corporal.

e temporoparietal estavam reduzidas nos pacientes. Além disso, as reduções foram maiores em pacientes com mais episódios de compulsão alimentar e purgação, mais preocupação com a forma e o peso e uma duração mais longa da doença. A redução das superfícies cerebrais também foi associada a um pior funcionamento neuropsicológico dos pacientes.[18]

Tabela 25.3 Aspectos comportamentais e psicossociais envolvidos nos transtornos alimentares.

Fatores comportamentais	Fatores psicossociais
1. Personalidade rígida e perfeccionista	1. Problemas alimentares nos pais
2. Rigidez cognitiva com alto controle de impulso	2. Nível socioeconômico elevado
3. Alta capacidade de atrasar a recompensa	3.Trauma
4. Teoria da mente reduzida	4. *Bullying*
5. Maior sensibilidade à avaliação social	5. Cultura ocidental e industrializada
6. Distúrbio de imagem corporal	

Adaptada de Treasure et al., 2020.[3]

Quadro clínico

A BN é caracterizada no DSM-5-TR pela presença de episódios recorrentes de compulsão alimentar, seguidos de comportamentos compensatórios inapropriados recorrentes a fim de impedir o ganho de peso (como vômitos autoinduzidos, uso indevido de laxantes, diuréticos ou outros medicamentos, jejum ou exercício físico em excesso). É necessário que a compulsão alimentar e os comportamentos compensatórios inapropriados ocorram no mínimo 1 vez/semana durante 3 meses, em média. Por último, **a autoavaliação que o paciente faz é indevidamente influenciada pela sua forma e peso corporal**.

Diagnóstico

Os critérios diagnósticos para BN, segundo o DSM-5-TR (2023) e a CID-11 (2019), estão apresentados na Tabela 25.4.

Tabela 25.4 Critérios diagnósticos para bulimia nervosa (BN) segundo o DSM-5-TR (2023)[1] e a CID-11 (2019).[2]

DSM-5-TR Bulimia nervosa
A. Episódios recorrentes de compulsão alimentar. Um episódio de compulsão alimentar é caracterizado por ambos:
1. Comer, em um período definido (p. ex., dentro de um período de 2 horas), um montante de comida que é definitivamente maior do que a maioria pessoas come durante o mesmo período e em circunstâncias semelhantes
2. Um sentimento de falta de controle sobre a alimentação durante o episódio (p. ex., um sentimento de que não consegue parar de comer ou controlar o que ou quanto está comendo)
B. Recorrentes comportamentos compensatórios inadequados, a fim de evitar o ganho de peso, como a autoindução de vômitos; consumo de laxantes, diuréticos, enemas ou outros medicamentos, jejum ou exercício excessivo
C. Ambos, a compulsão alimentar e os comportamentos compensatórios inadequados, ocorrem, em média, pelo menos 1 vez/semana durante 3 meses
D. A autoavaliação é indevidamente influenciada pela forma e peso corporal
E. A perturbação não ocorre exclusivamente durante episódios de anorexia nervosa
Especificar se: • Em remissão parcial: depois de preencher todos os critérios de bulimia nervosa, alguns, mas não todos os critérios, têm sido preenchidos por um período mantido   • Em remissão completa: depois de preencher todos os critérios de bulimia nervosa, nenhum critério tem sido preenchido por um período mantido
Especificar gravidade atual (o nível mínimo de gravidade é baseado na frequência de comportamentos compensatórios inadequados; pode ser aumentado para refletir outros sintomas e o grau de comprometimento funcional):   • Leve: média de 1 a 3 episódios de comportamentos compensatórios inadequados por semana   • Moderada: média de 4 a 7 episódios de comportamentos compensatórios inadequados por semana   • Grave: média de 8 a 13 episódios de comportamentos compensatórios inadequados por semana   • Extrema: média de 14 ou mais episódios de comportamentos compensatórios inadequados por semana

(continua)

Tabela 25.4 Critérios diagnósticos para bulimia nervosa (BN) segundo o DSM-5-TR (2023)[1] e a CID-11 (2019).[2] *(Continuação)*

CID-11 Bulimia nervosa

Frequentes e recorrentes episódios de compulsão alimentar (pelo menos 1 vez/semana, por pelo menos 1 mês). O episódio de compulsão alimentar é definido como um distinto intervalo de tempo no qual o indivíduo experiencia uma perda do controle sobre seu comportamento alimentar. O episódio de compulsão alimentar é presente quando o indivíduo come, notadamente, mais e/ou diferentemente do que o usual e se sente incapaz de parar de comer ou limitar o tipo ou quantidade de comida ingerida. Outras características dos episódios de compulsão alimentar podem incluir comer sozinho por vergonha, comer alimentos que não são parte de sua dieta regular, comer grandes quantidades de comida sem estar fisicamente com fome e comer mais rápido que o usual

Repetidos comportamentos compensatórios inapropriados no intuito de prevenir o ganho de peso (p. ex., 1 vez/semana ou mais, por um período mínimo de 1 mês). O comportamento compensatório mais comum são vômitos autoinduzidos, que tipicamente ocorrem dentro de 1 hora após o episódio de compulsão alimentar. Outros comportamentos compensatórios inapropriados incluem jejum ou uso de diuréticos para induzir perda de peso, uso de laxantes ou enemas para reduzir a absorção de comida, pular doses de insulina em indivíduos com diabetes e exercícios físicos extenuantes para aumentar o gasto energético

Preocupação excessiva com peso e forma corporais. Quando não explicitamente declarada, essa preocupação pode ser manifestada por comportamentos como checar repetidamente o peso corporal usando balanças, verificar a forma corporal usando fitas de medida ou reflexo no espelho, monitorar constantemente a quantidade de calorias dos alimentos e procurar por informações sobre como perder peso, ou por comportamentos evitativos extremos, como recusar-se a ter espelhos em casa, evitar o uso de roupas justas, se recusar a saber o seu peso ou adquirir roupas com tamanho específico

Há uma acentuada angústia quanto ao padrão de compulsão alimentar e comportamento compensatório inadequado ou prejuízo significativo nas áreas de funcionamento pessoal, familiar, social, educacional, ocupacional ou outras áreas importantes do funcionamento

O indivíduo não preenche critérios diagnósticos para anorexia nervosa

Transtorno de compulsão alimentar

O TCA, assim como a AN ou a BN, é de difícil detecção porque os pacientes geralmente se sentem envergonhados.[19] A presença do distúrbio é sugerida por pistas como insatisfação com o peso maior do que o esperado, grandes flutuações de peso e presença de sintomas depressivos. Embora a prevalência aumente com o aumento do peso, as relações etiológicas entre obesidade e TCA não são claras.[20] **Aproximadamente 50% dos indivíduos com transtorno da compulsão alimentar estão com sobrepeso ou obesos.**[21] Os demais indivíduos com transtorno da compulsão alimentar periódica têm peso normal e são menos propensos a se apresentarem para tratamento.[22] O efeito da cessação da compulsão alimentar na perda de peso e/ou nas comorbidades médicas da obesidade não estão claramente estabelecidos.[23]

Diagnóstico

Os critérios diagnósticos para transtorno de compulsão alimentar segundo o DSM-5-TR (2023) e a CID-11 (2019) estão apresentados na Tabela 25.5.

Tabela 25.5 Critérios diagnósticos para transtorno de compulsão alimentar segundo o DSM-5-TR (2023)[1] e a CID-11 (2019).[2]

DSM-5-TR Transtorno de compulsão alimentar

A. Episódios recorrentes de compulsão alimentar. Um episódio de compulsão alimentar é caracterizado por ambos:
1. Comer, em um intervalo de tempo definido (p. ex., dentro de um período de 2 horas), um montante de comida que é definitivamente maior do que a maioria das pessoas come durante o mesmo período e em circunstâncias semelhantes
2. Um sentimento de falta de controle sobre a alimentação durante o episódio (p. ex., um sentimento de que não consegue parar de comer ou controlar o que e quanto está comendo)

B. Os episódios de compulsão alimentar estão associados a três (ou mais) dos seguintes:
1. Comer muito mais rapidamente do que o normal
2. Comer até sentir-se incomodamente repleto
3. Comer grandes quantidades de alimentos, quando não está fisicamente faminto
4. Comer sozinho por embaraço devido à quantidade de alimentos que consome
5. Sentir repulsa por si mesmo, depressão ou demasiada culpa após comer excessivamente

(continua)

Tabela 25.5 Critérios diagnósticos para transtorno de compulsão alimentar segundo o DSM-5-TR (2023)[1] e a CID-11 (2019).[2] (*Continuação*)

C. Angústia acentuada relativa à presença de compulsão alimentar

D. A compulsão alimentar ocorre, na média, pelo menos 1 vez/semana por 3 meses

E. A compulsão alimentar não está associada ao uso recorrente de comportamentos compensatórios inadequados como na bulimia nervosa e nem ocorre durante o curso de bulimia nervosa ou anorexia nervosa

Especificar se:
Em remissão parcial: depois de preencher todos os critérios do transtorno da compulsão alimentar periódica, os episódios de compulsão alimentar ocorrem em uma frequência média menor que um episódio por semana por um período mantido
Em remissão completa: depois de preencher todos os critérios de transtornos da compulsão alimentar, nenhum critério tem sido preenchido por um período mantido

Especificar gravidade atual (o nível de gravidade pode ser aumentado para refletir outros sintomas e o grau de comprometimento funcional):
Leve: 1 a 3 episódios de compulsão alimentar por semana
Moderada: 4 a 7 episódios de compulsão alimentar por semana
Grave: 8 a 13 episódios de compulsão alimentar por semana
Extrema: 14 ou mais episódios de compulsão alimentar por semana

CID-11 Transtorno de compulsão alimentar

Frequentes e recorrentes episódios de compulsão alimentar (1 vez/semana ou mais, por um período de 3 meses)
O episódio de compulsão alimentar é definido como um distinto período no qual o indivíduo experiencia uma perda do controle sobre seu comportamento alimentar. O episódio de compulsão alimentar está presente quando o indivíduo come notadamente mais e/ou diferentemente do que o usual e se sente incapaz de parar de comer ou limitar o tipo ou a quantidade de comida ingerida. Outras características dos episódios de compulsão alimentar podem incluir comer sozinho por vergonha ou comer alimentos que não são parte de sua dieta regular

Os episódios de compulsão alimentar não são regularmente acompanhados por comportamentos compensatórios inapropriados visando prevenir o ganho de peso

Os sintomas e comportamentos não são mais bem explicados por outra condição médica (como a síndrome de Prader-Willi) ou outro transtorno mental (p. ex., transtorno depressivo) e não se devem ao efeito de uma substância ou medicação no sistema nervoso central, incluindo sintomas de retirada/abstinência

Há uma acentuada angústia sobre o padrão de compulsão alimentar ou prejuízo significativo nas áreas pessoal, familiar, social, educacional, ocupacional ou outras áreas importantes do funcionamento

As atualizações dos manuais diagnósticos (DSM-5-TR e CID-11) foram exitosas na tarefa de reclassificação dos TAs, anteriormente tratados de maneira empírica e inconsistente. As mudanças permitiram avanços na acurácia clínica, mas limitações ainda existem. **Para auxiliar a avaliação diagnóstica, algumas entrevistas estruturadas ou semiestruturadas podem ser utilizadas, mas exigem treinamento, habilidade e conhecimento por parte dos entrevistadores.** Alguns exemplos são a Entrevista Clínica Estruturada para os Transtornos do DSM (SCID-5) e o Exame dos Transtornos Alimentares (EDE), mas estes não são idealmente adequados para triagem em um ambiente de atenção primária ou não especializada em TA.[18] Há instrumentos mais curtos com questionários breves para rastreamento, que podem ajudar a identificar pacientes que precisam de avaliação adicional – o SCOFF é um destes (Tabela 25.6).

A resposta positiva da duas ou mais dessas afirmações indica provável diagnóstico de AN ou BN.[24] Após a suspeita no atendimento primário de TA, há necessidade de avaliação multidisciplinar e interconsulta psiquiátrica, que determinará juntamente com o clínico e a avaliação ampliada do paciente o nível do tratamento.

Tabela 25.6 SCOFF – Instrumento de rastreamento dos transtornos alimentares.

1. Você provoca vômito porque se sente desconfortavelmente cheio?
2. Você se preocupa por ter perdido o controle sobre o quanto come?
3. Você perdeu recentemente mais de 7 kg em um período de 3 meses?
4. Você acredita que é gordo quando os outros dizem que você é muito magro?

Adaptada de Cotton et al., 2003.[24]

Critérios e indicações para hospitalização

> A maioria dos casos é tratada ambulatorialmente, sendo a hospitalização indicada apenas em casos graves e com risco à vida.

Nas últimas décadas, a maioria dos casos de TAs é tratada ambulatorialmente e a hospitalização é indicada apenas para casos graves e com risco à vida do indivíduo.[25] Alguns critérios devem ser observados para que seja indicado o tratamento hospitalar que incluirá instabilidade clínica, condições socioemocionais e presença de comorbidades psiquiátricas descritas na Tabela 25.7.

Tratamento hospitalar

> Uma equipe multidisciplinar coesa aumenta as chances de êxito do tratamento.

> Psicoeducação para pacientes e seus cuidadores é fundamental para o entendimento do tratamento.

O tratamento dos TAs com maior chance de êxito envolve esforço de equipe multidisciplinar coesa. Devem participar da equipe: **nutricionista, psicólogo, terapeuta ocupacional, enfermeiro, psiquiatra e clínico**. A abordagem inicial, com escuta empática e sem julgamentos, tem grande importância para o estabelecimento de aliança terapêutica com paciente e seus familiares. A ambivalência quanto ao tratamento gera desafios no acompanhamento desses pacientes e os profissionais assistentes devem ser preparados e acolhedores. **Psicoeducação para pacientes e seus cuidadores é fundamental para o entendimento do tratamento**, uma vez que muitos já viveram experiências negativas em hospitalizações anteriores, receiam julgamentos ou mesmo entendem a AN como um estilo de vida.[25] O contato com profissional da assistência ambulatorial, caso exista, pode contribuir com o entendimento do caso e planejamento terapêutico, uma vez que o paciente (e/ou familiares) pode ter dificuldade em relatar seus sintomas.[26] Uma equipe multidisciplinar coesa e especializada é mais importante que o tipo de hospital onde será realizado o tratamento. Atualmente, são poucos os centros especializados e a maioria dos casos é tratada no hospital geral, em enfermaria clínica ou psiquiátrica.[25]

> A avaliação hospitalar inclui anamnese detalhada, exames físico, psiquiátrico e complementares.

> É essencial a exclusão de diagnósticos diferenciais, identificação de comorbidades psiquiátricas e complicações clínicas.

A avaliação hospitalar abrange anamnese detalhada, exame físico e psiquiátrico, exames complementares para investigação e estratificação de risco. A exclusão de diagnósticos diferenciais e identificação de comorbidades psiquiátricas e complicações clínicas é fundamental para o planejamento terapêutico, que deve incluir suporte nutricional e psicológico ao paciente e seus familiares.

Os objetivos do tratamento são descritos na Tabela 25.8 e, para isso, a equipe especializada deve participar, de maneira ativa e integrada, aos profissionais da enfermaria, a formulação de plano terapêutico, indicando objetivos da internação, manejo nutricional e psicológico,

Tabela 25.7 Critérios e indicações para hospitalização em pacientes com transtornos alimentares.

- Falência do tratamento ambulatorial
- IMC < 15 kg/m² ou < 70% do peso corporal ideal
- Perda rápida de peso > 4 kg em 1 mês
- Abaixo do percentil 3 para crianças adolescentes
- Frequência cardíaca < 40 batimentos/minuto
- Pressão arterial < 80/60 mmHg
- Arritmia cardíaca (p. ex., QTc > 0,499 ms), ou qualquer outro ritmo que não seja o ritmo sinusal normal ou bradicardia sinusal
- Comprometimento cardiovascular, hepático, renal ou desidratação acentuada que requer estabilização médica

IMC: índice de massa corporal. (Adaptada de Botega, 2017.[25])

Tabela 25.8 Objetivos do tratamento multidisciplinar.

- Restauração do peso ao mais próximo possível do normal (IMC 20 kg/m²)
- Reabilitação do estado nutricional com restabelecimento de padrão alimentar adequado e controle de métodos purgativos
- Tratamento das complicações clínicas
- Tratamento das comorbidades psiquiátricas
- Reconstrução da autoimagem após ganho de peso com tratamento
- Envolvimento da família no tratamento
- Suporte e aconselhamento familiar (orientação de pais e parentes)
- Ampliação do repertório comportamental do paciente nos contextos familiar, social, acadêmico e profissional

IMC: índice de massa corporal. (Adaptada de Appolinário et al., 2022;[18] Salzano et al., 2011.[27])

necessidade de medicação e interconsulta de outras especialidades. **Uma comunicação empática, homogênea, acessível e coerente deve ser estabelecida entre toda a equipe e o paciente durante a internação**. Um indivíduo da equipe deve ser a referência principal na comunicação com paciente e familiares. As equipes de enfermagem devem ter condições de avaliar o comportamento alimentar do paciente, sua adesão ao repouso necessário, fiscalizar a prática de atividade física ou uso de métodos purgativos. Para isso, a estrutura física do ambiente também deve evitar que o paciente consiga comer, vomitar ou praticar atividade física longe da observação dessa equipe.[25]

> Uma comunicação empática, homogênea, acessível e coerente deve ser estabelecida entre toda a equipe e o paciente durante a internação.

Diagnóstico diferencial e comorbidades

Os TAs têm diagnóstico clínico feito por meio de boa anamnese, identificação de sinais e sintomas listados nos critérios diagnósticos do DSM-5-TR e da CID-11. Entretanto, **um desafio para o diagnóstico, particularmente da AN, são os aspectos egossintônicos da doença, que fazem com que o indivíduo não se reconheça doente e negue pensamentos e comportamentos patológicos**.[28] Geralmente, o paciente é levado para avaliação contra sua vontade ou em decorrência de sintomas clínicos relacionados à desnutrição. Assim, **a entrevista com familiares e acompanhantes é fundamental para o diagnóstico.** Nesse momento devem ser descartadas causas orgânicas para perda de peso (Tabela 25.9), especialmente em casos atípicos, de início tardio ou de vômitos não autoinduzidos[29] e doenças psiquiátricas que possam compartilhar sintomas semelhantes.

> Os aspectos egossintônicos são um desafio para o diagnóstico já que fazem com que o indivíduo não se reconheça doente e negue pensamentos e comportamentos patológicos.

> A entrevista com familiares e acompanhantes é fundamental para o diagnóstico.

Tabela 25.9 Algumas doenças clínicas que devem ser consideradas no diagnóstico diferencial.

- Doenças inflamatórias intestinais (doença de Crohn ou retocolite ulcerativa)
- Neoplasias
- Tireotoxicose
- Diabetes melito
- Tumor cerebral (raro)

Adaptada de Treasure et al., 2020.[3]

Outros transtornos psiquiátricos podem apresentar inapetência ou recusa alimentar, mas apresentam características diferentes dos TAs. Também na investigação clínica, diversas alterações laboratoriais e eletrocardiográficas estarão comumente presentes na AN. No transtorno depressivo grave a perda de peso é consequência de falta de apetite ou crença de não merecer comida. Já o paciente com esquizofrenia pode recusar comida pelo delírio de contaminação.[3] No transtorno obsessivo-compulsivo (TOC), a preocupação com sujeira, contaminação e desconfiança com o preparo podem ser motivo para recusa alimentar. Alguns pacientes com transtorno de ansiedade social sentem ansiedade intensa e podem chegar a apresentar vômitos espontâneos em situações em que tenham que comer em público.[25]

As comorbidades psiquiátricas são frequentes e devem ser investigadas pela equipe para planejamento terapêutico adequado. A Tabela 25.10 lista as comorbidades mais prevalentes entre pacientes com AN e BN.

> Descartar causas orgânicas é essencial, especialmente nas seguintes situações:
> - Casos atípicos
> - Início tardio
> - Vômitos não autoinduzidos
> - Doenças psiquiátricas que possam compartilhar sintomas semelhantes.

Tabela 25.10 Comorbidades mais prevalentes entre pacientes com anorexia nervosa (AN) e bulimia nervosa (BN), em ordem crescente.

AN	Transtornos depressivos
	Transtornos de ansiedade
	TOC
	Dependência de álcool e outras substâncias
	Transtornos de personalidade (*borderline*, evitativa e obsessivo-compulsivo)
BN	Transtornos depressivos
	Abuso de substâncias psicoativas
	Transtorno bipolar
	Transtorno de personalidade (*borderline*)

TOC: transtorno obsessivo-compulsivo. (Adaptada de Salzano et al., 2011;[27] Cordás et al., 2004;[30] Pearlstein, 2002;[31] Godt, 2008.[32])

As doenças clínicas relacionadas aos TAs decorrem de grave perda de peso, restrição alimentar e uso de métodos purgativos.

As doenças clínicas relacionadas aos TAs decorrem, em sua maioria, da grave perda de peso, da restrição alimentar e do uso de métodos purgativos. Entretanto, existem evidências de maior prevalência dos TAs entre pacientes diabéticos.[33,34] Observa-se predomínio de BN e TCA entre pacientes com DM1 e DM2, respectivamente.[25]

A necessidade de um controle dietético mais rigoroso e prática de atividades físicas para o controle glicêmico no diabetes dificulta o diagnóstico nessa população.[35] Pacientes com DM1 podem se privar do uso de insulina após episódio de compulsão alimentar e ficam mais expostos a cetoacidose diabética e mesmo complicações microvasculares, como: retinopatia, neuropatia e nefropatia.[36] A suspeição diante de pacientes diabéticos de difícil controle, especialmente entre adolescentes, deve ser alta.

Avaliação e complicações clínicas

Entre as doenças psiquiátricas, os distúrbios alimentares são responsáveis pelas maiores complicações clínicas com acometimento multissistêmico[37] e prejuízo no desenvolvimento de pacientes adolescentes. A Tabela 25.11 lista as principais complicações clínicas da AN e da BN.

O exame dos diversos sistemas corporais é fundamental para identificação e seguimento adequados. Algumas alterações podem estar evidentes no exame físico e a investigação laboratorial é necessária, especialmente para o paciente candidato à realimentação. Existem diversas alterações laboratoriais possíveis e algumas conferem maior risco ao paciente. Listamos algumas nas Tabelas 25.12 e 25.13.

Manejo nutricional

A terapia nutricional deve ser estabelecida mediante estratificação de risco para síndrome de realimentação (SR), discutida mais detalhadamente adiante, e avaliação clínica com correção de alterações laboratoriais significativas como de eletrólitos e suplementação de tiamina em casos de risco. Em geral, a via preferencial de alimentação é a oral. A nutrição por via enteral por meio de sonda nasoentérica, nasogástrica ou gastrostomia fica restrita a casos de desnutrição extrema (índice de massa corporal [IMC] < 11 kg/m²) com ameaça à vida, desnutrição severa com prolongada estagnação de peso ou complicações clínicas específicas. Como na AN não há desordens absortivas do trato digestivo não há indicação para nutrição parenteral.[43]

A pesagem deve ser rotineira e determinada pelo estado clínico do paciente. Recomenda-se 2 vezes/semana ou diariamente para o paciente com desnutrição severa. Com a estabilização do estado nutricional, passa a ser feita 1 vez/semana.[43] Deve ser feita em dias fixos, antes do desjejum, após esvaziar a bexiga e com o mínimo possível de roupas. Caso não se sinta à vontade para ver seu peso, a pesagem pode ser feita com o paciente de costas.[26]

Tabela 25.11 Principais complicações clínicas relacionadas a anorexia nervosa e bulimia nervosa.

Pele e anexos	Pele seca, amarelada, presença de lanugo, unhas frágeis, queda de cabelo, acrocianose, erosão dentária, sinal de Russel, irritação ocular
Cardiovasculares	Hipotensão, bradicardia, aumento do intervalo QT, arritmias, insuficiência cardíaca, miocardiopatia, prolapso de válvula mitral, atrofia do miocárdio, derrame pericárdico, morte súbita
Trato gastrointestinal	Náusea, constipação, saciedade precoce, dor abdominal, retardo de esvaziamento gástrico, peristalse diminuída, pancreatite, esofagite, gastrite, refluxo gastroesofágico, síndrome da artéria mesentérica superior, síndrome de Mallory-Weiss, cólon catártico
Hematológicas	Anemia, leucopenia, trombocitopenia
Endocrinológicas	Hipoglicemia, hipotireoidismo, amenorreia, infertilidade, diminuição de gonadotrofinas, hormônio luteinizante (LH) e estrogênios, atraso de desenvolvimento sexual, aumento do hormônio do crescimento, leptinas e hipercortisolemia, alterações tireoidianas
Osteomusculares	Osteopenia, osteoporose, fraqueza muscular, fratura patológica
Neurológicas	Comprometimento cognitivo, atrofia cerebral, alargamento de ventrículos
Renais e eletrolíticas	Edema, desidratação, aumento da ureia sérica, poliúria, nefrolitíase, hipocalemia, hipomagnesemia, hiponatremia, insuficiência renal

Adaptada de Treasure et al., 2020;[3] Salzano et al., 2011;[27] Gibson et al., 2019;[37] Brown et al., 2015.[38]

Tabela 25.12 Avaliação laboratorial e possíveis alterações.

- Hemograma completo: anemias, leucopenia, trombocitopenia e outras alterações hematológicas decorrentes de carências nutricionais
- Potássio, fósforo, sódio, cálcio ionizável e magnésio séricos: desequilíbrios iônicos
- Glicose sérica: hipoglicemia e diabetes comórbido
- Proteínas totais e frações: sinais graves de desnutrição e carência proteica
- Ureia e creatinina: alterações e IRA
- Colesterol, TSH, T4 livre e T3: alteração comórbida ou secundária da função tireoidiana, hipercolesterolemia devido à redução de T3, diminuição de globulina carreadora de colesterol e perda de colesterol intra-hepático
- Amilase: aumento pode estar relacionado a vômitos
- TGO, TGP e gama-GT: alterações da função hepática
- LH, FSH e estradiol: redução devido a alterações no eixo hipotalâmico-hipofisário
- Eletrocardiograma: arritmias, aumento de intervalo QT e outras alterações
- Densitometria óssea: osteopenia e osteoporose

FSH: hormônio foliculoestimulante; GT: glutamiltransferase; IRA: insuficiência renal aguda; LH: hormônio luteinizante; TGO: transaminase glutâmico-oxaloacética; TGP: transaminase glutâmico-pirúvica; TSH: hormônio tireoestimulante. (Adaptada de Salzano et al., 2011;[27] Gibson et al., 2019;[37] Coutinho et al., 2000;[39] Sadock et al., 2017;[40] Marikar et al., 2016.[41])

Tabela 25.13 Alterações que sugerem risco alto na anorexia nervosa.

- Pulso < 40 bpm
- Hipotensão (principalmente se sintomas posturais)
- Hipotermia < 35ºC
- Fraqueza muscular (*squat test* < 2 segundos)
- Sódio < 130 nmol/ℓ: suspeitar de hiperingesta hídrica ou infecção respiratória com SIADH associada
- Potássio < 3 nmol/ℓ: suspeitar de purgação ou uso de laxantes
- Aumento de enzimas hepáticas
- Glicemia < 54 mg/dℓ: suspeitar de infecção oculta (especialmente com albumina baixa e proteína C reativa alta)
- Ureia e creatinina elevadas: maior risco de distúrbios hidroeletrolíticos na realimentação e reidratação
- Eletrocardiograma com bradicardia, alargamento de QT, mudanças não específicas de onda T e alterações hipocalêmicas.

SIADH: secreção inapropriada de hormônio antidiurético. (Adaptada de Robinson e Jones, 2018.[42])

Uma meta de peso deve ser estabelecida junto ao paciente ou seu responsável no início da hospitalização, para facilitar adesão e vínculo com a equipe. Existem diversos protocolos de realimentação e recomenda-se uma recuperação entre 0,5 e 1 kg por semana durante a internação.[43] De forma geral, inicia-se a realimentação com ingestão de 5 a 10 kcal/kg/dia, com aumento gradual de 20 kcal/kg/dia em 2 dias. Nesse caso, a estimativa de ganho semanal varia entre 0,5 e 1,5 kg.[18] É importante ressaltar que tais valores servem como guia e existem adaptações e oscilações de peso no início da realimentação que merecem avaliação individualizada.[18] Sempre considerar o risco de SR, principalmente se houver realimentação mais vigorosa. Nesses casos, monitorar concentrações séricas de fósforo e demais eletrólitos antes e durante a realimentação,[41] a cada 24 ou 48 horas nas primeiras 2 semanas[44,45] e verificar também sinais de risco como edema periférico e alterações cardíacas.[35]

Não há consensos sobre uso de suplementos nutricionais no tratamento da AN. Existem discussões sobre uso de zinco,[46,47] prebióticos, probióticos e simbióticos nas investigações sobre disbiose na AN[48] e enzimas digestivas na melhora do esvaziamento gástrico e sensação de empachamento relatadas pelos pacientes.[49]

Síndrome de realimentação

A SR recebe cada vez mais atenção das equipes médicas por se tratar de complicação grave, potencialmente fatal, mas evitável. Pode ocorrer após terapia nutricional oral, enteral ou parenteral em pacientes desnutridos, mas tem maior risco na dieta enteral.[50,51] Sua manifestação clínica varia desde formas assintomáticas até quadros graves e demanda alto grau de suspeição, uma vez que não existe exame padrão-ouro para o diagnóstico.[18,52] Tem ampla taxa de incidência entre doentes com AN, 14% (0 a 38%), seu principal grupo de risco.[53-55]

Causada por distúrbios eletrolíticos agudos e graves (hipofosfatemia, hipocalemia e hipomagnesemia), o surgimento de manifestações cardíacas, respiratórias e metabólicas indica seu quadro manifesto.[56] O aumento repentino da glicose e, consequentemente, insulina diante da renutrição leva ao influxo intracelular dos eletrólitos e a queda de seus níveis séricos. Pode haver também maior retenção de sódio e água.[52,57] **A deficiência de tiamina deve ser considerada, devido ao risco de acidose metabólica e alterações neurológicas.**[57]

As manifestações clínicas podem variar em gravidade e incluem **náuseas, vômito, edema, letargia, insuficiência respiratória, hipotensão, arritmia, insuficiência cardíaca,** *delirium,* **coma e morte.**[25] O quadro pode evoluir de forma rápida.

Alguns pacientes apresentam maior risco para SR; entre eles estão os portadores de comorbidades clínicas (p. ex., diabetes melito), pacientes com quadro infeccioso, distúrbios hidroeletrolíticos, alteração de função hepática e/ou renal, alterações cardíacas, história de alcoolismo, pacientes institucionalizados e baixo IMC.[58-60]

A identificação precoce de fatores de risco, introdução alimentar adequada em tempo, valor calórico e tratamento das alterações hidroeletrolíticas são fundamentais para a boa evolução do quadro.[26]

A dosagem sérica de eletrólitos, fundamentalmente fósforo, potássio e magnésio, em pacientes de risco deve ser feita diariamente na primeira semana de internação hospitalar, depois 2 a 3 vezes/semana até que o quadro se estabilize. Dosagem e reposição de fósforo é altamente eficaz na prevenção da SR.[61-64] Em pacientes com SR instaurada, a dosagem de eletrólitos deve ser de 2 a 3 vezes/dia, com reposição endovenosa conforme necessidade.[18,61]

A realimentação lenta e gradativa também reduz risco de SR.[61] Entretanto, pacientes gravemente desnutridos levam mais tempo para restauração nutricional com risco de óbito.[61,65]

A *guideline* do National Institute for Health and Care Excellence (NICE – Reino Unido) fornece critérios para avaliação de risco (Tabela 25.14) e recomenda para esses pacientes suporte nutricional inicial com 10 kcal/kg/dia, com aumento gradual em 4 a 7 dias até necessidade total. Casos extremos (IMC inferior a 14 kg/m^2 ou ingestão insignificante por mais de 15 dias) devem iniciar com apenas 5 kcal/kg/dia e monitorar o ritmo cardíaco continuamente. Indicada suplementação de tiamina (vitamina B1), 200 a 300 mg/dia, antes e durante 10 dias do início da realimentação e monitorização constante de hidratação, níveis de eletrólitos e estado clínico geral.

Manejo psicológico

O acompanhamento psicológico durante a internação tem papel fundamental no tratamento e deve ser iniciado assim que possível, respeitando as condições clínicas do paciente. Os principais aspectos psicológicos da doença, como o medo mórbido de engordar e a distorção da imagem corporal, devem ser abordados para manejo de resistências e sucesso do tratamento.

Para adultos, a terapia cognitivo comportamental é indicada de modo individual ou em grupo. Visa, além da restauração do peso corporal e compreensão sobre adoecimento, melhor aceitação da mudança corporal, reconstrução da autoimagem durante o período de renutrição e contribui com a ampliação do repertório comportamental do paciente no contexto familiar, social, acadêmico e profissional.[18]

A abordagem psicoterápica para crianças e adolescentes deve ser familiar. O tratamento baseado na família (FBT, do inglês *family-based treatment*) é considerado padrão-ouro para essa faixa etária e mesmo em hospitalização completa há boa resposta.[18]

Tabela 25.14 Critérios para avaliação de risco para síndrome de realimentação segundo NICE, 2017.[58]

Paciente com um ou mais dos seguintes	▪ IMC inferior a 16 kg/m^2 ▪ Perda de peso não intencional maior que 15% do peso corpóreo entre os últimos 3 a 6 meses ▪ Baixo ou nenhum aporte nutricional por mais de 10 dias ▪ Baixos níveis de fósforo, potássio ou magnésio antes da alimentação
Paciente com dois ou mais dos seguintes	▪ IMC inferior a 18,5 kg/m^2 ▪ Perda de peso não intencional maior que 10% do peso corpóreo entre os últimos 3 a 6 meses ▪ Baixo ou nenhum aporte nutricional por mais de 5 dias ▪ História de abuso de álcool ou drogas, incluindo insulina, quimioterapia, antiácidos e diuréticos

IMC: índice de massa corporal.

Manejo farmacológico

O tratamento farmacológico no TA deve fazer parte de uma abordagem multidisciplinar. Existem estudos que demonstram benefícios no tratamento medicamentoso na BN e TCA. Para AN, até o momento, o uso de psicofármacos não se mostra muito promissor e o tratamento principal segue centrado nas intervenções psicológicas e nutricionais. Contudo, existem situações a se considerar o uso, como na falha das intervenções centrais, no tratamento dos transtornos psiquiátricos comórbidos.[66] A observação da própria evolução clínica é importante, uma vez que muitos sintomas, especialmente os de humor e ansiedade, podem ser reflexo da desnutrição e respondem à restauração do peso.[18,66]

Durante o tratamento farmacológico é importante atentar-se para a possibilidade de eventos adversos, mais frequentes nessa população devido a desnutrição e comprometimento clínico.[27,67]

As principais classes testadas para o tratamento da AN foram os antidepressivos (AD) e antipsicóticos (AP).[18] Dentre os AD, os inibidores da recaptação seletiva de serotonina (ISRS) foram os mais estudados, com destaque para a fluoxetina, que mostrou reduzir taxas de recaída entre pacientes hospitalizados para restauração do peso em um estudo inicial.[68] Outros estudos, entretanto, não demonstraram diferença significativa com placebo.[69] Outros AD como citalopram, mirtazapina e duloxetina foram pesquisados com resultados negativos.

Apesar da eficácia limitada, AD podem melhorar sintomas depressivos, ansiosos e obsessivo-compulsivos associados e contribuir para melhor evolução do tratamento.[18] **Os ISRS são os mais utilizados pelo perfil de segurança e menos efeitos adversos**. A dose deve ser aumentada gradualmente e seu uso pode se estender à fase aguda, pensando na possível prevenção de recaídas.[18] Doses de fluoxetina variam entre 20 e 60 mg/dia em pacientes com sintomas depressivos ou obsessivos.[18]

O uso de antipsicóticos no tratamento de AN visa à possibilidade de ação em distorções da imagem corporal e medo do ganho de peso.[18] Entre os AP estudados, especialmente os AP de segunda geração (APSG) devido a melhor tolerabilidade e potencial de efeitos sobre sintomas de humor e obsessivos, o único que tem evidência de modesta melhora no ganho de peso foi olanzapina. Não houve melhora dos aspectos psicológicos centrais da AN.[18,70] Outros APSG como risperidona e quetiapina não encontraram suporte para seu uso[71,72] e aripiprazol, apesar de sinais de possível benefício, não tem ensaios clínicos randomizados publicados.[18] As doses de olanzapina ficam entre 2,5 e 10 mg/dia e seu uso não deve ser inferior a 4 meses, embora o tempo de tratamento não seja bem estabelecido.[18]

Benzodiazepínicos em doses baixas (lorazepam 0,5 a 1 mg) podem ser utilizados em pacientes agitados[61] e sua ação ansiolítica pode ser interessante antes das refeições.[27] Outros agentes são pesquisados, mas não há evidências que suportem seu uso na prática clínica.

Na BN o objetivo é a redução dos episódios de compulsão alimentar e dos comportamentos compensatórios. **Já existem evidências bem estabelecidas sobre terapia medicamentosa, sobretudo com AD**. Entre eles, a primeira escolha e o único aprovado pela Food and Drug Administration (FDA) é a fluoxetina, na dose de 60 mg/dia.[18] Outros AD também foram pesquisados, como sertralina e fluvoxamina, e são boas opções diante de efeitos colaterais intoleráveis.[73,74] Duloxetina, reboxetina e milnaciprano (últimos dois ainda indisponíveis no Brasil) têm estudos preliminares que sugerem efeito positivo no tratamento.[75] **Antidepressivos tricíclicos podem gerar toxicidade adicional na BN e seu uso deve ser cuidadoso**.[18] Bupropiona já foi associada a maior risco de convulsão nesses pacientes, mas apenas se estudaram doses de 300 mg em liberação imediata.[18]

Entre os anticonvulsivantes, topiramato mostrou-se eficaz, em dose média de 100 mg/dia, na diminuição da frequência dos episódios de compulsão alimentar e de purgação, mas também na redução dos sintomas em geral,[75] diferente da carbamazepina, que não mostrou superioridade ao placebo.[75]

Um estudo pequeno e com pacientes com BN grave demonstrou eficácia na redução de episódios compulsivos e de vômitos, quando comparado ao placebo, no uso de ondansentrona autoadministrada por via oral na dose de 4 mg, até 6 vezes/dia, por 4 semanas. Segundo o estudo, a melhora dos sintomas pode resultar de uma correção farmacológica de neurotransmissão vagal.[76] Novas pesquisas devem ser realizadas para a ampliação de seu uso na prática clínica.[18]

Outros agentes também foram pesquisados, mas não se mostraram superiores ao placebo nos estudos.[75]

O tratamento farmacológico deve fazer parte de uma abordagem multidisciplinar.

Importante atentar-se para possíveis eventos adversos, mais frequentes nessa população devido a desnutrição e comprometimento clínico.

As principais classes testadas para o tratamento da AN foram os antidepressivos e antipsicóticos. Os ISRS são os mais utilizados pelo perfil de segurança e menos efeitos colaterais.

O uso de antipsicóticos visa à possibilidade de ação em distorções da imagem corporal e medo do ganho de peso.

Na BN o objetivo é a redução dos episódios de compulsão alimentar e dos comportamentos compensatórios.

Existem evidências bem estabelecidas com uso de antidepressivos, especialmente a fluoxetina. Tricíclicos devem ser utilizados com cautela.

Considerações finais

A complexidade dos TAs justifica o tamanho desafio em seu tratamento. O possível início precoce, o curso crônico e as características egossintônicas desses transtornos, em especial a AN, afastam muitos sujeitos doentes dos serviços de Saúde e atrasam diagnósticos que podem aliviar e salvar vidas. O tratamento deve ser conduzido por equipe multidisciplinar treinada e atualizada, na qual o psiquiatra pode ter papel importante no manejo baseado em evidências científicas. Coesão entre equipes e postura empática com pacientes e familiares são fundamentais. É necessário reforçar a importância do tratamento hospitalar em casos graves, em que a reintrodução alimentar e atenção para aspectos comportamentais e crenças disfuncionais podem mudar a evolução a curto e longo prazos. Ainda são necessários mais estudos sobre modalidades de tratamento (tipos hospitalares ou ambulatorial) para que todos os casos, especialmente os refratários, sejam mais bem contemplados.[18] Psicoeducação e prevenção devem ser estimuladas entre a população e entre as equipes de Saúde.

Atualizações

- Com a melhor compreensão dos circuitos neuronais em TAs, a neuromodulação surge como uma estratégia de tratamento, com evidências mais consistentes até o momento para a estimulação cerebral profunda (ECP), estimulação magnética transcraniana repetitiva (EMTr) e estimulação transcraniana por corrente contínua (ETCC)[18]
- Intervenções baseadas no uso de tecnologias (IBTs) também emergem como alternativas para prevenção e tratamento dos TAs. O seu acesso, por meio de programas *online* em plataformas digitais, pode atingir grande número de pessoas e reduzir as barreiras na procura de ajuda especializada[18]
- Já se discute na literatura científica, ainda inicialmente e sem consenso, a instituição de cuidados paliativos em casos refratários.[18,77,78]

Highlights

- Na anorexia nervosa, tanto DSM-5-TR como a CID-11 excluem dos critérios diagnósticos a presença de amenorreia
- Na bulimia nervosa pelo DSM-5-TR, a frequência das crises de bulímicas reduziu de 2 para 1 vez/semana por 3 meses
- O transtorno de compulsão alimentar passa ser validado como diagnóstico no DSM-5-TR devido à sua utilidade clínica
- Os transtornos alimentares são subdiagnosticados devido aos indivíduos acometidos esconderem a doença
- O tratamento deve ser multidisciplinar
- Participação familiar é importante
- Ainda não existem evidências sobre modelo ideal de tratamento, mas se sabe que a internação é eficaz na recuperação do peso corporal e interrupção de comportamentos compensatórios
- A realimentação deve ser sempre individualizada e feita de forma gradual
- Reavaliações clínicas periódicas evitam complicações graves.

DURANTE O ATENDIMENTO

O que fazer

- Tratamento multidisciplinar coeso, empático e acolhedor
- Priorizar a participação familiar e psicoeducacional
- Designar profissional da equipe para intermediação na relação paciente-família e equipes
- Estabelecer metas junto ao paciente para alta
- Atenção para diagnóstico diferencial e complicações clínicas ao longo do tratamento hospitalar
- Realimentação lenta e gradual com realização de exames periódicos para prevenção e detecção precoce de SR

O que não fazer

- Tratamento multidisciplinar sem coesão entre equipes
- Manter diálogo fragmentado e cheio de julgamentos sobre paciente e seus familiares
- Não informar e esclarecer sobre a doença, suas manifestações, o tratamento e sua evolução/prognóstico
- Falta de participação familiar e do próprio paciente nas decisões relacionadas ao tratamento
- Deixar de investigar comorbidades e possíveis complicações clínicas na admissão e durante a internação
- Realizar renutrição de maneira rápida e com dieta volumosa
- Não atentar para sinais e sintomas de SR
- Não realizar exames periódicos durante renutrição

Mapa mental

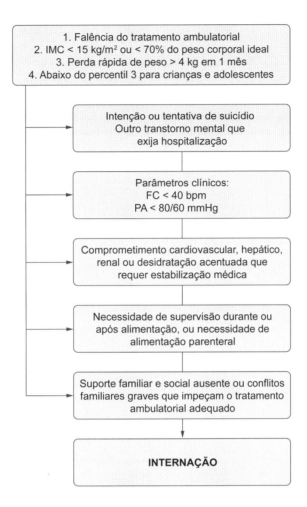

1. Falência do tratamento ambulatorial
2. IMC < 15 kg/m² ou < 70% do peso corporal ideal
3. Perda rápida de peso > 4 kg em 1 mês
4. Abaixo do percentil 3 para crianças e adolescentes

Intenção ou tentativa de suicídio
Outro transtorno mental que
exija hospitalização

Parâmetros clínicos:
FC < 40 bpm
PA < 80/60 mmHg

Comprometimento cardiovascular, hepático,
renal ou desidratação acentuada que
requer estabilização médica

Necessidade de supervisão durante ou
após alimentação, ou necessidade de
alimentação parenteral

Suporte familiar e social ausente ou conflitos
familiares graves que impeçam o tratamento
ambulatorial adequado

INTERNAÇÃO

Referências bibliográficas

1. American Psychiatric Association. Manual Diagnóstico e Estatístico de Transtornos Mentais. 5. ed., texto revisado. Porto Alegre: Artmed; 2023.
2. World Health Organization (WHO). International Classification of Diseases 11th Revision (ICD-11). 2019. Disponível em: https://icd.who.int/en. Acesso em 10 out 2021.
3. Treasure J, Duarte TA, Schmidt U. Eating disorders. Lancet. 2020;395(10227):899-911.
4. Mitchison D, Mond J, Bussey K et al. DSM-5 full syndrome, other specified, and unspecified eating disorders in Australian adolescents: prevalence and clinical significance. Psychol Med. 2020;50(6):981-90.
5. Solmi F, Hotopf M, Hatch SL, Treasure J, Micali N. Eating disorders in a multi ethnic inner-city UK sample: prevalence, comorbidity and service use. Soc Psychiatry Psychiatr Epidemiol. 2016;51: 369-81.
6. Hudson JI, Hiripi E, Pope HG Jr, Kessler RC. The prevalence and correlates of eating disorders in the National Comorbidity Survey Replication. Biol Psychiatry. 2007;61(3):348-58. Erratum in: Biol Psychiatry. 2012;72(2):164.
7. Keski-Rahkonen A, Hoek HW, Susser ES, Linna MS, Sihvola E, Raevuori A et al. Epidemiology and course of anorexia nervosa in the community. Am J Psychiatry. 2007;164(8):1259-65.
8. Hoek HW, van Hoeken D. Review of the prevalence and incidence of eating disorders. Int J Eat Disord. 2003;34(4):383-96.
9. Swanson SA, Crow SJ, Le Grange D, Swendsen J, Merikangas KR. Prevalence and correlates of eating disorders in adolescents. Results from the national comorbidity survey replication adolescent supplement. Arch Gen Psychiatry. 2011;68(7):714-23.
10. Kessler RC, Berglund PA, Chiu WT, Deitz AC, Hudson JI, Shahly V et al. The prevalence and correlates of binge eating disorder in the World Health Organization World Mental Health Surveys. Biol Psychiatry. 2013;73(9):904-14.
11. Kessler RC, Berglund P, Demler O, Jin R, Merikangas KR, Walters EE. Lifetime prevalence and age-of-onset distributions of DSM-IV disorders in the National Comorbidity Survey Replication. Arch Gen Psychiatry. 2005;62(6):593-602. Erratum in: 2005;62(7):768. Merikangas, Kathleen R [added].
12. Dobrescu SR, Dinkler L, Gillberg C, Råstam M, Gillberg C, Wentz E. Anorexia nervosa: 30-year outcome. Br J Psychiatry. 2005;62(6):593-602. Erratum in: 2019;22:1-8.
13. Steinhausen HC, Jakobsen H, Helenius D, Munk-Jørgensen P, Strober M. A nation-wide study of the family aggregation and risk factors in anorexia nervosa over three generations. Int J Eat Disord. 2015;48(1):1-8.

14. Duncan L, Yilmaz Z, Gaspar H, Walters R, Goldstein J, Anttila V et al. Eating Disorders Working Group of the Psychiatric Genomics Consortium. In: Thornton L, Hinney A, Daly M, Sullivan PF, Zeggini E, Breen G et al. Significant locus and metabolic genetic correlations revealed in genome-wide Association Study of Anorexia Nervosa. Am J Psychiatry. 2017;174(9):850-8.

15. Phillipou A, Rossell SL, Castle DJ. The neurobiology of anorexia nervosa: a systematic review. Aust N Z J Psychiatry. 2014;48(2):128-52.

16. Foerde K, Steinglass JE, Shohamy D, Walsh BT. Neural mechanisms supporting maladaptive food choices in anorexia nervosa. Nat Neurosci. 2015;18(11):1571-3.

17. Frank GK, Shott ME, Hagman JO, Mittal V. Alterations in brain structures related to taste reward circuitry in ill and recovered anorexia nervosa and in bulimia nervosa. Am J Psychiatry. 2013;170(10):1152-60.

18. Appolinário JC, Nunes MA, Cordás TA. Transtornos alimentares: diagnóstico e manejo. Porto Alegre: Artmed; 2022.

19. Devlin MJ. Binge-eating disorder comes of age. Ann Intern Med. 2016;165(6):445-6.

20. Devlin, MJ. Binge-eating disorder and obesity. In: Mitchell JE, de Zwaan M, Peterson CB et al. (Eds.). Binge-eating disorder: clinical foundations and treatment. New York: Guilford Press; 2007. p. 23.

21. Hudson JI, Hiripi E, Pope HG Jr, Kessler RC. The prevalence and correlates of eating disorders in the National Comorbidity Survey Replication. Biol Psychiatry. 2012;72(2):164.

22. Bodell, LP, Devlin, MJ. Pharmacotherapy for binge-eating disorder. In: Grilo CM, Mitchell JE (Eds.). The treatment of eating disorders. New York: Guilford Press; 2009. p. 402.

23. Wilson GT. Treatment of binge eating disorder. Psychiatr Clin North Am. 2011;34(4):773-83.

24. Cotton MA, Ball C, Robinson P. Four simple questions can help screen for eating disorders. J Gen Intern Med. 2003;18(1):53-6.

25. Botega JN. Prática psiquiátrica no hospital geral: interconsulta e emergência. 4. ed. Porto Alegre: Artmed; 2017.

26. Mombach KD, Azevedo JT, Pelissari LK, Bonito RB, Brito CLS, Nunes MA. Transtornos alimentares. In: Spanemberg L, Pacheco MA, Andrade AS, Lima KA (Eds.). Manual de internação psiquiátrica. Santana de Parnaíba-SP: Manole; 2021. p. 120-34.

27. Salzano FT, Aratangy EW, Azevedo AP, Piscioloro F, Maciel AM, Cordás TA. Transtornos alimentares. In: Miguel EC, Gentil V, Gattaz WF. Clínica psiquiátrica. Barueri: Manole; 2011.

28. Bulik CM, Flatt R, Abbaspour A, Carroll I. Reconceptualizing anorexia nervosa. Psychiatry Clin Neurosci. 2019;73(9): 518-25.

29. Garcia Junior C, Araujo OF, Murro AL, Traballi AL, Andreotto NA. Idiopathic achalasia mistakenly diagnosed as anorexia nervosa. Rev Bras Psiquiatr 2008;30(2):168.

30. Cordás TA. Transtornos alimentares. Rev Psiquiatr Clin. 2004;31(4):149.

31. Pearlstein T. Eating disorders and comorbidity. Arch Womens Ment Health. 2002;4(3):67-78.

32. Godt K. Personality disorders in 545 patients with eating disorders. Eur Eat Disord Rev. 2008;16(2):94-99.

33. Young V, Eiser C, Johnson B, Brierley S, Epton T, Elliot J et al. Eating problems in adolescents with type 1 diabetes: a systematic review with meta-analysis. Diabet Med. 2013;30(2):189-98.

34. Garcia-Mayor RV, Garcia-Soidan FJ. Eating disorders in type 2 diabetic people: brief review. Diabetes Metab Syndr. 2016;S1871-4021(16):30150-3.

35. Berg SL, Andersen AE. Transtornos da alimentação em populações especiais. In: Yager J, Powers OS (Eds.). Manual clínico de transtornos de alimentação. Porto Alegre: Artmed; 2010. p. 362-7.

36. Treasure J, Kan C, Stephenson L, Warren E, Smith E, Heller S et al. Developing a theoretical maintence model for disordered eating in type 1 diabetes. Diabet Med. 2015;32(12):1541-5.

37. Gibson D, Workman C, Mehler PS. Medical complications of anorexia nervosa and bulimia nervosa. Psychiatr Clin N Am. 2019; 42:263-274.

38. Brown C, Mehler PS. Medical complications of anorexia nervosa and their treatments: an update on some critical aspects. Eat Weight Disord. 2015;20(4):419-25.

39. Coutinho MAN, Appolinario JC, Galvão AL, Coutinho W. Transtornos alimentares e obesidade. Porto Alegre: Artmed; 2000.

40. Sadock BJ, Sadock VA, Ruiz R. Compêndio de psiquiatria: ciência do comportamento e psiquiatria clínica. Porto Alegre: Artmed; 2017.

41. Marikar D, Reynolds S, Moghraby OS. Junior Marsipan (Management of really sick patients with anorexia nervosa). Arch Dis Educ Pract Ed. 2016;101(3):140-3.

42. Robinson P, Jones WR. MARSIPAN: Management of really sick patients with anorexia nervosa. BJPsych Advances. 2018;24(1):20-32.

43. Haute Autorité de Santé. Anorexia nervosa: management. Clinical Practice Guidelines. Saint-Denis La Plaine: AFDAS-TCA – HAS; 2010.

44. Academy for Eating Disorders Nutrition Working Group. Guidebook for nutrition treatment of eating disorders. Reston: Academy for Eating Disorders; 2020.

45. Wakefield A, Williams H. Practice recommendations for the nutrition management of anorexia nervosa in adults. Deakin: The Dietitians Association of Australia; 2019.

46. Birmingham CL, Gritzner S. How does zinc supplementation benefit anorexia nervosa? Eat Weight Disord. 2006;11(4):e109-11.

47. Su JC, Birmingham CL. Zinc supplementation in the treatment of anorexia nervosa. Eat Weight Disord. 2002;7(1):20-22.

48. Ruusunen A, Rocks T, Jacka F, Loughman A. The gut microbiome in anorexia nervosa: relevance for nutritional rehabilitation. Psychopharmacology (Berl). 2019;236(5):1545-58.

49. Alvarenga MS, Dunker KLL, Philippi ST (Org.). Transtornos alimentares e nutrição: da prevenção ao tratamento. Barueri: Manole; 2020.

50. Koletzko B. 3,22 nutrition rehabilitation in eating disorders. World Rev Nutr Diet. 2015;113:259-65.

51. Mehanna H, Nankivell PC, Moledina J, Travis J. Refeeding syndrome: awareness, prevention and management. Head Neck Oncol. 2009;1:4. Disponível em: https://headandneckoncology.biomedcentral.com/articles/10.1186/1758-3284-1-4. Acesso em: 3 set 2024.

52. Sad MH, Parra BFCS, Ferrer R, Silva Junior AV, Pfeilsticker FJA, Matos LBN et al. Manejo nutricional em pacientes com risco de síndrome de realimentação. Braspen J. 2019;34(4):414-7.

53. O'Connor G, Goldin J. The refeeding syndrome and glucose load. The International Journal of eating disorders. 2011;44(2):182-5.

54. Fisher M, Simpser E, Schneider M. Hypophosphatemia secondary to oral refeeding in anorexia nervosa. Int J Eat Disord. 2000;28(2):181-7.

55. Ramos RG. Síndrome de realimentação na anorexia nervosa. Revisão temática 1º ciclo em ciências da nutrição da Faculdade de ciências da nutrição e alimentação da Universidade do Porto, 2020.

56. Aubry E, Friedli N, Schuetz P, Stanga Z. Refeeding syndrome in the frail elderly population: prevention, diagnosis and management. Clin Exp Gastroenterol. 2018;11:255-64.

57. Friedli N, Stanga Z, Culkin A, Crook M, Laviano A, Sobotka L et al. Management and prevention of refeeding syndrome in medical inpatients: an evidence-based and consensus-supported algorithm. Nutrition. 2018;47:13-20.

58. National Institute for Health and Care excellence. Eating disorders: recognition and treatment. London: NICE; 2017. Disponível em: https://www.nice.org.uk/guidance/ng69. Acesso em: 20 set 2021.

59. Treat TA, Gaskill JA, McCabe EB, Ghinassi FA, Luczak AD, Marcus MD. Short-term outcome of psychiatric inpatients with anorexia nervosa in the current care environment. Int J Eat Disord. 2005;38(2):123-33.
60. Khan LU, Ahmed J, Khan S, Macfie J. Refeeding syndrome: a literature review. Gastroenterol Res Pract. 2011;2011:410971.
61. Robinson P, Jones WR. Marsipan: management of really sick patients with anorexia nervosa. BJPsych Advances. 2018;24(1):20-32.
62. American Dietetic Association. Position of the American Dietetic association: nutrition intervention in the treatment of anorexia nervosa, bulimia nervosa, and other eating disorders. J Am Diet Assoc. 2006;106(12):2073-82.
63. Yamazaki T, Inada S, Sawada M, Sekine R, Kubota N, Fukatsu K et al. Diets with high carbohydrate contents were associated with refeeding hypophosphatemia: a retrospective study in Japanese inpatients with anorexia nervosa. Int J Eat Disord. 2021;54(1):88-94.
64. McCallum K, Bermudez O, Ohlemeyer C, Tyson E, Portilla M, Ferdman B. How should the clinician evaluate and manage the cardiovascular complications of anorexia nervosa? Eat Disord. 2006;14(1):73-80.
65. Redgrave GW, Coughlin JW, Schreyer CC, Martin LM, Leonpacher AK, Seide M et al. Refeeding and weight restoration outcomes in anorexia nervosa: challenging current guidelines. Int J Eat Disord. 2015;48(7):866-73.
66. Crow SJ. Pharmacologic treatment of eating disorders. Psychiatr Clin North Am. 2019;42(2):253-62.
67. Floresi ACF, Aratangy EW, Rego MAS, Azevedo AP, Salzano FT, Cordás TA. Condutas para transtornos alimentares. In: Moreno RA, Cordás TA (Org.). Condutas em psiquiatria: consulta rápida. 2. ed. Porto Alegre: Artmed; 2018:315-29.
68. Kaye WH, Nagata T, Welzin TE, Hsu LK, Sokol MS, McConaha C et al. Double-blind placebo- controlled administration of fluoxetine in restricting- and restricting-purging-type anorexia nervosa. Biol Psychiatry. 2001;49(7):644-52.
69. Walsh BT, Kaplan AS, Attia E, Olmsted M, Parides M, Carter JC et al. Fluoxetine after weight restoration in anorexia nervosa. JAMA. 2006;295(22):2605-12.
70. Çöpür S, Çöpür M. Olanzapine in the treatment of anorexia nervosa: a systematic review. Egypt J Neurol Psychiatry Neurosurg. 2020;56(1):2114-23. Disponível em: https://ejnpn.springeropen.com/track/pdf/10.1186/s41983-020-00195-y.pdf. Acesso em: 17 jul 2024.
71. Hagman J, Gralla J, Sigel E, Ellert S, Dodge M, Gardner R et al. A double-blind, placebo-controlled study of risperidone for the treatment of adolescents and young adults with anorexia nervosa: a pilot study. J Am Acad Child Adolesc Psychiatry. 2011;50(9):915-24.
72. Powers PS, Klabunde M, Kaye W. Double-blind placebo-controlled trial of quetiapine in anorexia nervosa. Eur Eat Disord Rev. 2012;20(4):331-4.
73. Milano W, Petrella C, Sabatino C, Capasso A. Treatment of bulimia nervosa with sertraline: a randomized controlled trial. Adv Ther. 2004;21(4):232-7.
74. Schimidt U, Cooper PJ, Essers H, Freeman CPL, Holland RL, Palmer RL et al. Fluvoxamine and graded psychotherapy in the treatment of bulimia nervosa. J Clin Psychopharmacol. 2004;24(5):549-52.
75. Mc Elroy SL, Guerdijikova AI, Mori N, Romo-Nava F. Progress in developing pharmacologic agents to treat bulimia nervosa. CNS Drugs. 2019;33(1):31-46.
76. Faris PL, Kim SW, Meller WH, Goodale RL, Oakman SA, Hofbauer RD et al. Effect of decreasing afferent vagal activity with ondansentron on symptoms of bulimia nervosa: a randomised, double-blind trial. Lancet. 2000;355(9206):792-7.
77. Westemair AL, Buchman DZ, Levitt S, Trachsel M. Palliative psychiatric for severe and enduring anorexia nervosa includes but goes beyond harm reduction. Am J Bioeth. 2021; 21(7):60-2.
78. Eddy KT, Tabri N, Thomas JJ, Murray HB, Keshaviah A, Hastings E et al. Recovery from anorexia nervosa and bulimia nervosa at 22-yearfollow-up. J Clin Psychiatry. 2017;78(2):184-9.

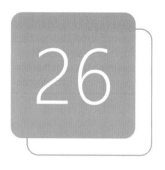

26 Síndromes Demenciais e Manifestações Comportamentais Associadas

Gerardo Maria de Araujo Filho • Leisa Barbosa de Araujo •
Caio Del'Arco Esper

Introdução

As síndromes demenciais são definidas pelo declínio de pelo menos dois domínios cognitivos abaixo do nível pré-mórbido do indivíduo, com suficiente intensidade para impactar o funcionamento normal da vida diária, não ocorrendo apenas durante estados de confusão mental ou *delirium*. Consistem, portanto, em síndromes com diversas etiologias possíveis, sendo denominadas precoces quando manifestadas antes dos 65 anos, e tardias quando após essa idade.[1]

Os critérios diagnósticos para síndromes demenciais são ainda hoje objeto de discussão. Enquanto certas propostas diagnósticas não incluem acometimento obrigatório de algum domínio cognitivo específico, a CID-10 e o DSM-4-TR exigem comprometimento da memória. O DSM-5 trouxe a noção de Transtorno Neurocognitivo Leve e Maior. A Academia Brasileira de Neurologia sugere para o diagnóstico de demência a proposta mais atual do grupo de trabalho do National Institute on Aging-Alzheimer's Association (NIA-AA),[2] exposta na Tabela 26.1.

Tabela 26.1 Critérios clínicos para o diagnóstico de demência (NIA-AA).

Demência é diagnosticada quando há sintomas cognitivos ou comportamentais (neuropsiquiátricos) que:
- Interferem com a habilidade no trabalho ou em atividades usuais
- Representam declínio em relação a níveis prévios de funcionamento e desempenho
- Não são explicáveis por *delirium* (estado confusional agudo) ou doença psiquiátrica

O comprometimento cognitivo é detectado e diagnosticado mediante combinação de:
- Anamnese com paciente e informante que tenha conhecimento da história
- Avaliação cognitiva objetiva, mediante exame breve do estado mental ou avaliação neuropsicológica. A avaliação neuropsicológica deve ser realizada quando a anamnese e o exame cognitivo breve realizado pelo médico não forem suficientes para permitir diagnóstico confiável

Os comprometimentos cognitivos ou comportamentais afetam no mínimo dois dos seguintes domínios:
- Memória: caracterizado por comprometimento da capacidade para adquirir ou evocar informações recentes, com sintomas que incluem repetição das mesmas perguntas ou assuntos, esquecimento de eventos, compromissos ou do lugar no qual guardou seus pertences
- Funções executivas, caracterizado por comprometimento do raciocínio, da realização de tarefas complexas e do julgamento, com sintomas como compreensão pobre de situação de risco, redução da capacidade para cuidar das finanças, de tomar decisões e de planejar atividades complexas ou sequenciais
- Habilidades visuoespaciais, com sintomas que incluem incapacidade de reconhecer faces ou objetos comuns, encontrar objetos no campo visual, dificuldade para manusear utensílios, para vestir-se, não explicáveis por deficiência visual ou motora
- Linguagem (expressão, compreensão, leitura e escrita), com sintomas que incluem dificuldade para encontrar e/ou compreender palavras, erros ao falar e escrever, com trocas de palavras ou fonemas, não explicáveis por déficit sensorial ou motor
- Personalidade ou comportamento, com sintomas que incluem alterações do humor (labilidade, flutuações incaracterísticas), agitação, apatia, desinteresse, isolamento social, perda de empatia, desinibição, comportamentos obsessivos, compulsivos ou socialmente inaceitáveis

Adaptada de Clifford et al., 2018.[2]

As demências ditas "primárias" podem ser subdivididas e identificadas por sua distribuição cortical ou subcortical. As corticais podem apresentar predomínio frontotemporal, como na demência frontotemporal (DFT), manifestando-se por meio de mudanças comportamentais, personalidade e/ou linguagem; ou temporoparietal, como na doença de Alzheimer (DA), protótipo de demência cortical, caracterizada por alterações da memória, praxia e gnosia. As subcorticais, entre elas a demência associada à doença de Parkinson (DDP), são marcadas por lentificação, disfunção executiva e distúrbios motores. As demências ditas "secundárias" são causadas por patologias conhecidas, tratáveis e potencialmente reversíveis, e que não levam primariamente à demência, mas que podem gerar a síndrome caso o sistema nervoso central (SNC) seja acometido. São exemplos: intoxicações, infecções, distúrbios metabólicos e nutricionais, tumores e traumas. A demência é definida como sendo de origem vascular quando sua causa está vinculada a doenças vasculares do SNC, podendo estar relacionada à dislipidemia, ao diabetes, à hipertensão arterial sistêmica, além de outros fatores de risco cardiovascular. São categorizadas em demência por múltiplos infartos, demência por infarto estrategicamente localizado e demência vascular subcortical. A demência mista (DM) é definida pela coexistência de lesões vasculares e DA, diante da dificuldade de se definirem as alterações mais relevantes.[1]

Doença de Alzheimer

Epidemiologia

A doença de Alzheimer (DA) é considerada o tipo de demência mais frequentemente encontrado, constituindo-se no modelo prototípico das síndromes demenciais corticais primariamente degenerativas.[1,3] No mundo, aproximadamente 44 milhões de pessoas apresentam o diagnóstico de DA, sendo 1,2 milhão delas no Brasil. O número de brasileiros com a doença, entretanto, dobrará até 2030, segundo estudos epidemiológicos. Acredita-se que a incidência da DA entre brasileiros seja de 7,7 casos para cada mil habitantes/ano.[1,2] Em relação à prevalência da DA, é sabido que esta aumenta progressivamente de acordo com o processo de envelhecimento, e que, após os 65 anos, a incidência de DA a cada 5 anos praticamente dobra. Assim, a idade se constitui no principal fator de risco sociodemográfico para a DA. No Brasil, a prevalência de DA por faixa etária, após os 65 anos, é de: 0,3% dos 65 aos 69 anos; 2,1% dos 70 aos 74 anos; 5,6% dos 75 aos 79 anos; e 11,5% dos 80 aos 84 anos.[1]

Diagnóstico

Segundo os principais consensos da literatura, o diagnóstico de DA apresenta três níveis: definitivo, provável e possível. O diagnóstico de DA definitiva é dado somente por meio de exame neuropatológico *post mortem*, por intermédio da visualização das placas senis e os emaranhados neurofibrilares, marcadores característicos da DA, ao exame histopatológico. Na prática clínica diária, geralmente são utilizados os graus de DA provável ou possível,[4,5] apresentados nas Tabelas 26.2 e 26.3.

Fisiopatologia

As placas senis e os emaranhados neurofibrilares se constituem nos marcadores histopatológicos típicos da DA. As placas senis consistem em lesões extracelulares; origem de tais placas está associada à clivagem anormal da proteína β-amiloide, presente na membrana celular dos neurônios. Já os emaranhados neurofibrilares se constituem em lesões intraneuronais, e sua origem está associada à fosforilação anormal da proteína tau, presente no citoesqueleto neuronal. Estudos evidenciaram a existência de uma correlação positiva entre a evolução clínica da DA e o aumento dessas lesões neuropatológicas no tecido nervoso cerebral.[1-3]

Genética

Estima-se que 25 a 40% dos pacientes com DA apresentam parentes de primeiro grau acometidos pela doença, representando, com isso, um risco 4 vezes maior em relação à população geral. Estudos com populações de gêmeos observaram um risco cinco vezes mais elevado para o aparecimento de DA nos monozigóticos (cuja taxa de concordância é de cerca de 50%) em relação aos dizigóticos.[1-3] De forma complementar, a idade de aparecimento dos

Tabela 26.2 Critérios clínicos para demência provável por doença de Alzheimer.

A demência provável por DA é diagnosticada quando o paciente atende aos critérios para síndrome demencial e apresenta:
Início insidioso. Os sintomas não surgem repentinamente – eles têm uma evolução gradual, com duração de meses a anos
História nitidamente marcada por piora da cognição

Os déficits cognitivos iniciais e mais proeminentes, que são evidentes na história e no exame, enquadram-se em uma das seguintes categorias:
Apresentação amnéstica: apresentação sindrômica mais comum em pacientes com DA. Os déficits devem incluir comprometimento do aprendizado e da recordação de informações recentemente adquiridas. Também deve haver evidência de disfunção cognitiva em pelo menos um dos domínios cognitivos descritos anteriormente

Apresentações não amnésticas:
Linguística. Os déficits mais comuns são os relacionados à dificuldade de encontrar palavras, mas prejuízos também em outros domínios cognitivos devem estar presentes
Visuoespacial. A cognição espacial é a mais comprometida. O paciente apresenta agnosia para objetos, reconhecimento de faces prejudicado (prosopagnosia), simultagnosia (síndrome de Balint) e alexia. Déficits em outros domínios cognitivos também devem estar presentes
Disfunção executiva. Comprometimento do raciocínio e do julgamento e dificuldade de resolução de problema são os déficits mais proeminentes. Déficits em outros domínios cognitivos também podem estar presentes
O diagnóstico de "demência por DA provável" não deve ser aplicado quando houver evidência de doença cerebrovascular substancial concomitante, definida por: (a) história de acidente vascular cerebral relacionado temporalmente ao início ou à piora do comprometimento cognitivo; presença de vários ou extensos infartos ou diversos sinais hiperintensos na substância branca; (b) características centrais de demência com corpos de Lewy; (c) características proeminentes de variações de comportamento por demência frontotemporal; (d) características marcantes das variantes semântica ou não fluente da afasia primária progressiva; (e) evidência de alguma outra doença neurológica concomitante, comorbidade não neurológica ou uso de medicamentos que possam alterar a cognição do paciente

Adaptada de McKhann et al., 2011;[4] McKhann et al., 1984.[5]

Tabela 26.3 Critérios clínicos para demência possível por doença de Alzheimer.

Curso atípico	O curso atípico preenche os critérios clínicos principais em termos da natureza dos prejuízos cognitivos para demência por DA, mas tem um início súbito de prejuízo cognitivo, demonstra detalhes na história insuficientes ou apresenta documentação cognitiva objetiva de declínio progressivo também insuficiente
Apresentação etiologicamente mista	Apresentação etiologicamente mista preenche todos os critérios clínicos centrais para DA, mas exibe: • Doença cerebrovascular concomitante, definida por uma história de evento cerebrovascular temporalmente relacionado com o início ou piora do prejuízo cognitivo; presença de vários e extensos infartos; diversos focos de hipersinal na substância branca ou • Características de demência com corpos de Lewy, além da própria demência ou • Outra doença neurológica, uma comorbidade médica não neurológica ou uso de medicamento que possa exercer efeito substancial na cognição

Adaptada de McKhann et al., 2011;[4] McKhann et al., 1984.[5]

sintomas constitui-se em um importante aspecto para a compreensão acerca da contribuição dos fatores genéticos no aparecimento da DA. Baseado na idade de início dos sintomas da doença, os pacientes podem ser subdivididos em dois grupos: os de início precoce (antes dos 65 anos) e de início tardio (após os 65 anos). Acredita-se que pacientes com início precoce dos sintomas apresentem maior correlação positiva entre os membros afetados de uma mesma família.[4] Já a DA de início tardio, que representa cerca de 90% dos casos da doença, ocorre quase sempre de forma esporádica. Nesses casos, o padrão evidenciado de herança genética é complexo, não havendo um único gene determinando o aparecimento do quadro, havendo a participação de vários genes que, por sua vez, interagem com fatores ambientais. Acredita-se que um desses genes seja o da apolipoproteína E (APOE), em que estudos observaram um aumento da frequência da presença do alelo ε4 da APOE em pacientes com DA. Além disso,

No filme *Para sempre Alice* pode-se acompanhar a jornada de Alice após o diagnóstico de DA.

a frequência aumentada do alelo ε4 da APOE foi observada em pacientes com DA tanto das formas familiar ou esporádica, como também naqueles de início precoce ou tardio.[1-3]

Manifestações cognitivas

O déficit de memória episódica consiste na queixa mais frequente e característica da DA, sendo mais observado na memória episódica anterógrada (recente). Os pacientes com DA apresentam, portanto, uma redução da capacidade de retenção de novas informações, não conseguindo, assim, formar novas memórias. Tais achados de déficits de armazenamento e de formação de memórias são típicos de prejuízo cortical.[3] As alterações da memória episódica na DA possivelmente refletem uma atrofia nas regiões mesotemporais, especialmente na formação hipocampal, achado também evidenciado em exames de neuroimagem. Os prejuízos nas memórias imediata e remota tornam-se mais evidentes apenas em estágios mais avançados da DA.[1-3]

> A DA de início tardio representa 90% dos casos e ocorre de forma esporádica.

    As atenções seletiva e dividida estão precocemente comprometidas na DA, estando a atenção sustentada menos prejudicada nos estágios iniciais. Tal preservação relativa da atenção sustentada se constitui em uma característica relevante no diagnóstico diferencial da DA, principalmente com a demência com corpos de Lewy (DCL), na qual já há alterações dessa função psíquica nas fases iniciais. Já as alterações da linguagem variam conforme o estágio da DA e o subtipo clínico de apresentação. Inicialmente, a fluência da linguagem se encontra preservada, com predomínio de déficits semânticos. Conforme a progressão da doença, geralmente há evolução para afasia global.[1,3] Dificuldades para encontrar palavras durante uma conversa são frequentes nos estágios iniciais da DA. Nesses casos, os erros de nomeação ocorrem, em sua maioria, por déficits semânticos, e não (ou muito raramente) por déficits fonológicos (não conseguir pronunciar) ou por déficits visuais.[3] A perda progressiva da fluência verbal, no entanto, costuma ocorrer nos estágios mais avançados da doença. Na variante da DA denominada afasia progressiva primária (APP), no entanto, a doença se apresenta desde o início com alterações marcantes da fluência verbal, com visível empobrecimento do discurso, alogia e déficits fonológicos.[1-3]

> A queixa mais frequente e característica da DA é o déficit de memória episódica.

> As alterações da linguagem variam conforme o estágio da DA e o subtipo. Nas fases iniciais predominam déficits semânticos; com a progressão, pode evoluir para afasia.

    Déficits visuoperceptivos e visuoespaciais são muito frequentes já nos estágios avançados da DA, podendo produzir agnosias (não reconhecer objetos de uso pessoal). A exceção ocorre nos pacientes que iniciam seu quadro com agnosia visual característica da atrofia cortical posterior (ACP), a variante visual da DA. Nesses casos, o paciente apresentará, além dos sintomas característicos de DA, hipoperfusão cortical na área visual aos exames de neuroimagem funcional.[1-3] Já os déficits de orientação espacial podem estar presentes nas primeiras fases da DA, primeiramente para lugares estranhos, evoluindo posteriormente para déficits de reconhecimento de espaços mais conhecidos, quando pode ocorrer de o paciente se perder dentro da própria casa ou na vizinhança.[1-3] Finalmente, o **prejuízo nas funções executivas na DA geralmente é observado nas fases avançadas,** momento no qual os lobos frontais estão mais comprometidos. Os pacientes apresentam, dessa forma, dificuldades na resolução de problemas e na tomada de decisão, podendo apresentar prejuízos no raciocínio abstrato, organização, planejamento e execução de atividades (apraxias). A prevalência das disfunções executivas cresce na medida em que ocorre o agravamento da doença.[1-3] A Tabela 26.4 exibe um resumo das principais manifestações cognitivas da DA.

Manifestações comportamentais

As manifestações comportamentais são frequentemente observadas na DA, consistindo nos sintomas que mais causam incômodo aos cuidadores e representando, além disso, o principal motivo de internação desses pacientes. Entre as alterações mais frequentemente apresentadas, pode-se citar: apatia, depressão, irritabilidade/hostilidade, agressividade verbal e física, comportamentos repetitivos, ansiedade, desinibição, perambulação, delírios, alucinações, alterações dos padrões alimentares e do ciclo sono-vigília. A frequência varia conforme diferentes estudos, podendo chegar a 90% dos casos.[6]

    Sintomas depressivos ocorrem em até 80% dos pacientes com DA em alguma fase da doença, enquanto a depressão maior (síndrome) ocorre em cerca de 24% dos indivíduos. A apatia tem sido observada em até 60% dos pacientes, enquanto sintomas ansiosos podem ocorrer em 40% dos casos; agressividade, em 20%; perambulação em 20%; insônia em 30%; ilusões/alucinações em até 30% (mais frequentemente síndromes do tipo visual); e delírios em 30% dos pacientes. Já os sintomas maníacos ou hipomaníacos têm sido observados de modo

Tabela 26.4 Principais manifestações cognitivas da doença de Alzheimer.

Aspectos qualitativos da testagem	Paciente colaborativo. Tenta, mas erra. Esquece que esquece. Repete comentários
Inteligência geral, QI	Queda no QI em relação ao quociente pré-mórbido QI de *performance* geralmente mais comprometido do que o verbal
Memória	Principal característica da doença Comprometimento da memória episódica (codificação, armazenamento) com gradiente temporal Comprometimento moderado da memória semântica (fluência verbal para categorias)
Atenção	Atenção dividida comprometida. Fôlego atencional geralmente baixo
Função executiva	Pode haver comprometimento precoce no julgamento, na tomada de decisão, no raciocínio abstrato e na resolução de problemas
Linguagem	Erros de nomeação semântica, circunlóquios; fonologia e sintaxe relativamente preservadas Apresentações afásicas são raras
Percepção	Pode haver apresentações com agnosia (atrofia cortical posterior): síndrome de Balint, agnosia topográfica, apraxia de se vestir, agnosia visual, alexia pura, prosopagnosia
Praxia	Apraxias ideomotora e ideacional são menos comuns em fases iniciais da doença Apresentações apráxicas inaugurando a doença são raras

Adaptada de Caixeta, 2016.[1]

infrequente nesses pacientes (3,5%).[6] De forma geral, sintomas psicóticos (alucinações, delírios e/ou desorganização do pensamento/comportamento) podem ocorrer em até 60% dos pacientes com DA em alguma fase da doença, estando associados a progressão mais rápida, maior gravidade dos sintomas cognitivos e piora do estado geral de saúde. As formas mais frequentemente observadas são os delírios persecutórios (p. ex., os seus pertences estão sendo subtraídos por alguém) e delírio de presença de um hóspede em casa. Estudos de neuroimagem têm observado uma associação entre os sintomas delirantes na DA e maior atrofia dos lobos frontal e temporal, em que atrofias bilaterais, simétricas ou assimétricas, foram observadas.[1,3,6]

Tratamento

Os medicamentos aprovados para o tratamento de doença de Alzheimer são apresentados na Tabela 26.5.

Tabela 26.5 Medicamentos aprovados para o tratamento de doença de Alzheimer.

Medicação	Dose média (mg/dia)	Mecanismo de ação	Efeitos colaterais	Cuidados especiais
Donepezila	5 a 10	Inibidor seletivo reversível de ação prolongada da acetilcolinesterase	Náusea, vômito, diarreia, dispepsia, anorexia, insônia, câimbra, fraqueza, perda ponderal, desmaio, bradicardia	CYP 2D6 e 3A4 Hipersensibilidade a derivados piperidínicos Doença do nódulo sinusal ou defeitos na condução (bloqueio sinoatrial e bloqueio atrioventricular)
Galantamina	8 a 24	Inibidor seletivo da acetilcolinesterase e modulador alostérico positivo do receptor nicotínico	Náusea, vômito, anorexia, fadiga, insônia, câimbra, hipotensão postural, diarreia, perda ponderal, bradicardia	CYP 2D6 e 3A4 Insuficiência renal ou hepática Doença do nódulo sinusal ou defeitos na condução (bloqueio sinoatrial e bloqueio atrioventricular)
Rivastigmina	1,5 a 12 (VO) 9 a 18 (adesivo transdérmico)	Inibidor não seletivo de aceticolinesterase, de ação intermediária	Náusea, vômitos, diarreia, tontura, fraqueza, perda ponderal, bradicardia, dermatite de contato (*patch*)	Doença do nódulo sinusal ou defeitos na condução (bloqueio sinoatrial e bloqueio atrioventricular)
Memantina	10 a 20	Antagonista do receptor NMDA	Cefaleia, constipação, tontura	Insuficiência renal

NMDA: *N*-metil-D-aspartato.

Demência frontotemporal

Quadro clínico e diagnóstico

As características clínicas mais importantes para o diagnóstico de demência frontotemporal (DFT) são: (1) mudança do comportamento (polarizado para apatia ou desinibição); (2) alteração na conduta social, como transgressão de costumes sociais, atitudes inadequadas e/ou atos delinquentes. Em associação a esses sintomas, pode ocorrer alteração na regulação de conduta pessoal (p. ex., negligência da higiene pessoal), embotamento emocional, inflexibilidade mental (grande adesão a rotinas, rituais e horários) e perda de *insight*.[7,8] Além disso, pode-se observar hiperoralidade (eventualmente com aumento da ingestão de álcool e/ou predileção por doces e carboidratos), perseverações motoras e verbais, desinibição e inércia comportamental, além de transtornos do controle de impulsos como cleptomania e transtorno do jogo.[7,8]

Com base nessa descrição sintomatológica, nota-se que as apresentações clínicas da DFT não são homogêneas. Os principais subtipos clínicos da DFT podem ser definidos de acordo com as características comportamentais e a região de acometimento cerebral, a saber: tipo desinibido, com acometimento predominante da região pré-frontal orbitofrontal; tipo apático, com acometimento predominante da região pré-frontal mesial e do cíngulo anterior; e tipo esterotípico, com acometimento predominante do estriado.[7,8] Os critérios diagnósticos para a DFT estão delineados na Tabela 26.6.

Manifestações cognitivas

A síndrome disexecutiva constitui a alteração neuropsicológica mais saliente da DFT, manifestando-se por meio de sintomas como: dificuldade na tomada de decisão e resolução de problemas (em que os pacientes não demonstram conhecimento dos riscos relacionados às suas possíveis opções); déficits de planejamento, julgamento, antecipação, abstração e organização de tarefas dirigidas a uma meta; prejuízos na memória de trabalho (*working memory*); e perda do *insight* e do julgamento da realidade.[1,9] Pacientes com a forma clínica desinibida tendem a apresentar desempenho neuropsicológico superior em comparação àqueles com a forma apática.[1] Nos estágios mais avançados da DFT, prejuízos cognitivos mais globais, como os observados na DA, estão frequentemente presentes.[1,9]

As funções atencionais geralmente se encontram prejudicadas, e manifestações como distratibilidade ou hipoprosexia podem coexistir com alterações comportamentais como inquietação psicomotora ou apatia. As respostas às demandas ambientais ou à testagem neuropsicológica podem ser rápidas e impulsivas em pacientes com a forma desinibida, e excessivamente lentificadas nos pacientes com a forma apática. A redução do contato visual, presente já em fases iniciais da DFT, pode sinalizar as primeiras alterações da atenção compartilhada nessa doença.[1,7-9]

Uma característica frequentemente presente na DFT é a redução progressiva e precoce do débito verbal, que ocorre por meio de uma linguagem inicialmente lacônica ou monossilábica, evoluindo em muitos casos para o mutismo total.[1] Nessas situações, o paciente perde a capacidade de geração da linguagem, mostrando-se inapto de criar, organizar e planejar novas respostas; em vez disso, usa fórmulas automáticas ou superaprendidas. Além disso, os pacientes com DFT com a forma desinibida apresentam dificuldades na utilização da linguagem no contexto social, por vezes não apresentando autocontrole da própria fala e não conseguindo realizar as alternâncias no discurso considerando o conteúdo prévio do interlocutor. Classicamente, a memória episódica e as funções perceptivas se encontram preservadas na DFT, assim como a orientação espacial e outras habilidades visuoespaciais.[1,9] Na Tabela 26.7 são apresentadas as principais manifestações cognitivas da DFT.

Manifestações comportamentais

As alterações comportamentais observadas na DFT são compatíveis com disfunção frontal, como organização pobre, concretismo, confabulações e superficialidade, podendo fornecer dados acerca da possibilidade do diagnóstico de DFT em detrimento da DA.[1,7] A síndrome de desinibição se manifesta por meio de desinibição motora (hiperatividade, pressão de discurso, necessidade reduzida de sono), desinibição dos instintos, desinibição emocional (euforia,

> A síndrome disexecutiva é a alteração mais saliente da DFT, manifestando-se por: dificuldade na tomada de decisão e resolução de problemas; déficits de planejamento, julgamento, antecipação, abstração e organização de tarefas; prejuízos na memória de trabalho; perda do *insight* e do julgamento da realidade.

Tabela 26.6 Critérios clínicos para o diagnóstico de demência frontotemporal (DFT).

I. Doença neurodegenerativa

O seguinte sintoma deve estar presente para cumprir os critérios para DFT

Presença de deterioração progressiva do comportamento e/ou cognição por observação clínica ou histórico clínico fornecido por um informante

II. DFT possível

Três dos seguintes sintomas comportamentais/cognitivos (A a F) devem estar presentes para satisfazer os critérios. A confirmação requer que os sintomas sejam eventos persistentes ou recorrentes, em vez de únicos ou raros

Desinibição comportamental precoce (dentro de 3 anos). Um dos seguintes sintomas (A1 a A3) deve estar presente:
A1. Comportamento socialmente inadequado
A2. Perda de boas maneiras ou decoro
A3. Atos impulsivos, apelativos ou descuidados

Apatia ou inércia precoce. Um dos seguintes sintomas (B1 e B2) deve estar presente:
B1. Apatia
B2. Inércia

Perda precoce de simpatia ou empatia. Um dos seguintes sintomas (C1 e C2) deve estar presente:
C1. Diminuição da resposta a necessidades e sentimentos de outras pessoas
C2. Diminuição do interesse social, da interação ou do calor pessoal

Comportamento perseverativo, estereotipado ou compulsivo/ritualístico precoce. Um dos seguintes sintomas (D1 a D3) deve estar presente:
D1. Movimentos repetitivos simples
D2. Comportamentos complexos, compulsivos ou ritualísticos
D3. Discurso estereotipado

Hiperoralidade e mudanças na dieta. Um dos seguintes sintomas (E1 a E3), deve estar presente:
E1. Preferências alimentares alteradas
E2. Compulsão alimentar, aumento do consumo de álcool ou cigarros
E3. Exploração oral ou ingestão de objetos não comestíveis

Perfil neuropsicológico: déficits executivos com relativa preservação da memória e das funções visuoespaciais. Todos os seguintes sintomas (F1 a F3) devem estar presentes:
F1. Déficits em tarefas executivas
F2. Relativa preservação da memória episódica
F3. Relativa preservação das habilidades visuoespaciais

III. DFT provável

Todos os seguintes sintomas (A a C) devem estar presentes para satisfazer os critérios:

Preenche os requisitos para uma DFT possível

Exibe declínio funcional significativo (evidenciado por relatório ao cuidador ou escores da Escala de Avaliação de Demência Clínica ou de questionários de atividades funcionais)

Resultado de neuroimagem consistente com DFT. Uma das seguintes opções (C1 e C2) deve estar presente:
C1. Atrofia frontal e/ou temporal anterior na ressonância magnética ou tomografia computadorizada
C2. Hipoperfusão frontal e/ou temporal anterior ou hipometabolismo na SPECT ou PET

IV. Critérios de exclusão para DFT

Os critérios A e B devem ser respondidos negativamente para qualquer diagnóstico de DFT. O critério C pode ser positivo para possível DFT, mas deve ser negativo para provável DFT

O padrão de déficits é mais bem explicado por outras condições do sistema nervoso ou médicas não degenerativas

A perturbação comportamental é mais bem explicada por outro diagnóstico psiquiátrico

Presença de biomarcadores fortemente indicativos de DA ou outro processo neurodegenerativo

PET: tomografia por emissão de pósitrons; SPECT: tomografia computadorizada por emissão de fóton único. (Adaptada de Caixeta, 2016.[1])

Tabela 26.7 Principais manifestações cognitivas da demência frontotemporal.

Aspectos qualitativos da testagem	Economia de esforço. Falta de engajamento. Respostas impulsivas. Padrão de erros com organização pobre, concretismo, confabulações e superficialidade
Inteligência geral, QI	QI pode estar normal ou diminuído devido à falta de esforço mental
Função executiva	Principal grupo de alterações. Falta de *insight*, prejuízo no planejamento, na absorção, na organização, na resolução de problemas: perseveração, falha na inibição de respostas inapropriadas
Atenção	Prejuízo da manutenção da atenção, distrabilidade, apatia, automonitoramento pobre, impulsividade
Memória	Memória do dia a dia normal, amnésia episódica geralmente ausente, amnésia do tipo frontal (dificuldade de evocação, mas com reconhecimento preservado)
Linguagem	Síndrome PEMA (palilalia, ecolalia, mutismo e amimia); diminuição da fluência verbal (categorial e fonética)
Percepção	Sem alterações
Praxia	Preservada
Cálculo	Preservado

Adaptada de Caixeta, 2016;[1] Thompson et al., 2005.[10]

elação, irritabilidade), desinibição intelectual (delírios megalomaníacos e paranoides, fuga de ideias) e/ou desinibição sensorial (alucinações auditivas e visuais). A maior parte dessas apresentações (exceto a desinibição sensorial) se relaciona ao comprometimento das porções orbitais dos lobos frontais, as quais mantêm conexões estreitas e copiosas com o lobo límbico. Já a síndrome apática se manifesta pela falta de motivação/mobilização, e em geral pode ser confundida com depressão. Relaciona-se a lesões frontomesiais e/ou do cíngulo anterior.[1,7-9]

Demência com corpos de Lewy e na doença de Parkinson

A doença de Parkinson (DP) consiste em uma doença neurológica que inicialmente afeta o sistema motor, causando sintomas como tremores, bradicinesia e rigidez articular. Nas últimas décadas, entretanto, **a DP tem sido considerada um quadro neuropsiquiátrico, dada a prevalência elevada de sintomas comportamentais e cognitivos, que podem progredir até o surgimento de demência** (demência na doença de Parkinson [DDP]). Já **DCL consiste em uma forma de "parkinsonismo *plus*", estando associada a sintomas psiquiátricos importantes como delírios, alucinações visuais e confusão mental**. A DDP e a DCL, em geral, ocorrem em pacientes idosos, estando, portanto, incluídas no grupo das demências "senis". Classicamente, a DDP tem sido considerada um protótipo de demência subcortical, em contraposição à DA, protótipo de demência cortical. A incidência de DDP encontra-se ao redor de 30% dos casos de DP.[1]

Manifestações cognitivas

A principal característica das manifestações cognitivas associadas à DDP é a apatia, associada frequentemente à disfunção executiva e à lentidão do processamento cognitivo. Alguns pacientes podem estar apáticos durante a aplicação dos testes, o que eventualmente pode ser confundido com sintomas depressivos. Ainda, os fenômenos motores da DP atrapalham a execução de certos testes que se apoiam em habilidades como escrita, praxias, produção gráfica e coordenação fina. Desatenção, distratibilidade visual e perseveração podem estar presentes tanto na DDP como na DCL. Ao se realizar o Miniexame do Estado Mental (MEEM), os testes visuoespaciais e atencionais podem se apresentar mais prejudicados do que os testes de memória, que se encontra relativamente mais preservada em pacientes com DDP do que naqueles com DA à época do diagnóstico.[1,10] A bradifrenia (prolongamento do tempo para o processamento do pensamento e de outras informações) consiste na característica principal das demências subcorticais. Na DDP, especificamente, a bradifrenia ocorre associada à lentificação motora (bradicinesia). Além disso, observou-se que os sintomas de rigidez e alterações na marcha, fala e postura estão associados, na DP, à maior probabilidade de evolução para a DDP, ao contrário de quando a doença tem predominância dos tremores.[10,11]

Na DCL, a apresentação de flutuações do nível de consciência (estado de alerta) e da atenção, sintomas clinicamente semelhantes ao *delirium*, consiste em uma das principais características clínicas, constituindo inclusive um dos critérios diagnósticos. Tal instabilidade atencional pode ser a causa dos comprometimentos nas funções atencionais, executivas e mnemônicas. Nesse aspecto, sintomas que poderiam auxiliar na distinção diagnóstica da DCL de DA incluem letargia e sonolência diurna, sono diurno inferior a 2 horas e episódios de discurso desorganizado.[1,10]

Os comprometimentos tanto das funções executivas como atencionais são proeminentes tanto na DDP como na DCL. Os pacientes apresentam também dificuldade importante no pragmatismo e na tomada de decisão. A memória de trabalho muitas vezes se encontra gravemente comprometida, denotando o comprometimento de circuitos frontossubcorticais, muito comum nos diversos tipos de parkinsonismo. A disfunção executiva também pode ocorrer nas formas de lentificação psicomotora e de prejuízos no raciocínio abstrato.[11,12] Na Tabela 26.8 são apresentadas as principais manifestações cognitivas da DDP e DCL.

Tabela 26.8 Principais manifestações cognitivas da demência na doença de Parkinson e da demência com corpos de Lewy (DCL).

Aspectos qualitativos da testagem	Apatia e respostas demoradas podem falsear economia de esforço. Fenômenos motores podem atrapalhar a avaliação cognitiva
Inteligência geral, QI	Queda do QI geral. QI de *performance* pior que o verbal, provavelmente associado à disfunção executiva
Atenção	Déficits proeminentes: "plataforma de atenção instável", dificuldade em se estabelecer foco atencional, fácil dispersão; bradifrenia, comprometimento da memória de trabalho espacial; flutuação de consciência (nível de alerta)
Função executiva	Déficits proeminentes no controle mental, na memória de trabalho, no pragmatismo, na tomada de decisão
Memória	Padrão subcortical de comprometimento, reconhecimento melhor do que evocação
Linguagem	Relativamente intacta, fluência verbal pode estar comprometida (fonêmica>categórica)
Percepção	Déficits proeminentes de função visuoperceptiva e visuoespacial; presença de alucinações visuais (DCL)
Praxia	Presença de apraxia ideomotora

Adaptada de Caixeta, 2016.[1]

Diagnóstico

Os critérios diagnósticos para DCL e DDP (possível e provável) estão apresentados nas Tabelas 26.9 e 26.10, respectivamente.

Demência vascular

A demência vascular (DV) consiste em uma classe diagnóstica descrita com o objetivo de se caracterizarem quadros de demência associados a causas vasculares cerebrais. Dessa forma, desde 1980, o construto tem sido constantemente expandido, tendo então evoluído para o conceito de comprometimento cognitivo vascular (CCV), descrito atualmente como um *continuum* que engloba desde o CCV leve até a demência.[1,13]

Epidemiologia

A doença cerebrovascular (DCV) representa a **segunda causa mais comum de comprometimento cognitivo adquirido e de demência**, contribuindo também para maior declínio

Tabela 26.9 Critérios diagnósticos para demência com corpos de Lewy (DCL).

A. Características principais	Quadro de declínio cognitivo progressivo de magnitude suficiente para interferir na função social e profissional
	Observações: uma diminuição proeminente ou persistente da memória não ocorre necessariamente na fase inicial, mas, na maioria dos casos, fica evidente com a progressão do quadro. Déficits em testes de atenção de habilidades frontossubcorticais e da capacidade visuoespacial costumam ser especialmente evidentes
B. Manifestações principais	Flutuações cognitivas com variações acentuadas na atenção e no estado de alerta
	Alucinações visuais recorrentes que são geralmente bem formadas e detalhadas
	Parkinsonismo espontâneo
C. Manifestações sugestivas	Quedas repetidas
	Síncope
	Perda temporária de consciência (síncopes)
	Sensibilidade aos neurolépticos
	Delírios sistematizados
	Alucinações em outras modalidades (não visuais)
	Transtorno comportamental do sono REM
	Depressão
Diagnóstico de DCL provável	Presença de duas manifestações principais ou de uma manifestação principal e uma sugestiva
Diagnóstico de DCL possível	Presença de uma manifestação principal
Características que sugerem outro diagnóstico (critérios de exclusão)	História de acidente vascular cerebral
	Qualquer outra doença física ou disfunção cerebral suficiente para interferir no desempenho cognitivo

Adaptada de Caixeta, 2016.[1]

Tabela 26.10 Critérios diagnósticos para demência na doença de Parkinson.

Manifestações essenciais	Diagnóstico de DP com duração de mais de 1 ano
	Presença de comprometimento cognitivo em pelo menos dois domínios cognitivos entre as funções: ▪ Executivas ▪ Visuoespaciais ▪ Atenção ▪ Memória
	Apresentação de um declínio em relação ao desempenho cognitivo prévio
	Causa comprometimento funcional na esfera social, ocupacional ou nos cuidados pessoais, mas de modo independente da incapacidade produzida pelos sintomas motores e autonômicos próprios da doença
	Ausência de outros fatores que poderiam ser responsáveis pela perda cognitiva, como depressão maior, drogas, doenças sistêmicas, alterações vasculares suficientes para se suspeitar de demência vascular e quadro confusional agudo
Manifestações que podem reforçar o diagnóstico, mas não o excluem	Presença de alterações comportamentais: apatia, depressão, ansiedade, alucinações, delírios e sonolência diurna excessiva

DP: doença de Parkinson. (Adaptada de Caixeta, 2016.[1])

cognitivo nos pacientes com demências neurodegenerativas.[14] Estudos têm observado que a DV ocorre em aproximadamente 1,6% dos indivíduos acima de 65 anos, representando cerca de 26% do total de pessoas com síndromes demenciais nos países ocidentais. No Brasil, estudos populacionais apontam uma prevalência de DV variando de 9,3 a 15,9% dos casos de demência. Idosos vivendo em instituições de longa permanência (ILPIs) apresentam pelo menos duas vezes mais chances de desenvolver DV quando comparados àqueles que vivem na comunidade.[13-15]

Classificação de diagnóstico

As diferentes possibilidades de acometimento do parênquima cerebral pela DV resultam em quadros clínicos heterogêneos e com diversos perfis de acometimento cognitivo e neuropsiquiátrico. **Geralmente fatores de risco cerebrovasculares e achados neurológicos focais acompanham o aparecimento da DV, e o padrão tipicamente observado nas apresentações clínicas é o de uma evolução "em degraus", evoluindo em gravidade na medida em que os eventos vasculares cerebrais vão ocorrendo.** Em razão das comorbidades associadas, quando comparados a pacientes com DA, os pacientes com DV podem apresentar menor expectativa de vida.[13-16] A fim de possibilitar uma abordagem mais didática dessas apresentações clínicas, três principais subsíndromes de CCV com base no mecanismo da lesão cerebrovascular foram definidas: DV por múltiplos infartos, DV por infarto estratégico e DV por isquemia subcortical.[13-16]

A DV por múltiplos infartos ocorre em associação à lesão de grandes vasos cerebrais, sendo consequência principalmente de tromboembolismos vasculares desses vasos. Assim, infartos corticais e subcorticais de extensão variável são observados. O início dos sintomas geralmente ocorre de forma abrupta, evoluindo com piora "em degraus", em que a piora cognitiva ocorre sucedendo os eventos cerebrais isquêmicos. Em razão do acúmulo das lesões cerebrais, sinais neurológicos focais como síndrome pseudobulbar (dificuldades para engolir e falar, além de labilidade afetiva), reflexos assimétricos, liberação de reflexos primitivos (como o reflexo de Babinski) e anormalidades sensoriais podem ocorrer.[16] Por sua vez, a DV por infarto estratégico é o subtipo que ocorre como resultado de uma lesão única (ou poucas lesões) em localizações funcionalmente muito importantes para as vias neurológicas implicadas nos processos cognitivos. São exemplos as demências por infarto talâmico ou hipocampal.[16]

A DV por isquemia subcortical, o subtipo mais frequentemente encontrado de DV, está associada à lesão de pequenos vasos cerebrais (artérias perfurantes) que ocorrem, por sua vez, como consequência principalmente da arteriopatia hipertensiva. Nesse subtipo, diferentemente dos outros, o início e a evolução dos sintomas cognitivos costumam ser insidiosos. A doença de Binswanger, apresentação em geral mais encontrada de DV por isquemia subcortical, corresponde à demência por múltiplos, extensos e confluentes infartos subcorticais. Finalmente, o subtipo de DV por isquemia subcortical pode estar associado, ainda, à doença conhecida pelo acrônimo CADASIL (*cerebral autosomal dominant arteriopathy with subcortical infarcts and leucoencephalopathy*), consistindo na presença de uma mutação no gene *NOTCH3*, cuja transmissão é autossômica dominante. Clinicamente, a CADASIL se apresenta como uma DV por múltiplos infartos subcorticais de início pré-senil. Os sintomas incluem, além de déficits cognitivos graves, enxaqueca com aura, alterações do humor e apatia.[1,16] A Tabela 26.11 apresenta as principais características clínicas e radiológicas dos principais subtipos clínicos de DV.

Manifestações comportamentais

Sintomas depressivos e ansiosos são muito frequentemente encontrados em pacientes com CCV, a tal ponto que essa elevada associação levou à proposição de um quadro conhecido como "depressão vascular". Na DV, a prevalência de depressão tem sido de 13,1% entre pacientes de amostras comunitárias e de 21,4% em pacientes de amostras hospitalares. A presença de sintomas maníacos ou hipomaníacos (1%) e de sintomas psicóticos é menos frequentemente observada em pacientes com DV, porém apresenta frequência relativa semelhante àquela observada na DA.[1,17-19]

Os mecanismos neuropatológicos relacionados às alterações comportamentais no CCV e na DV resultam de possíveis comprometimentos vasculares frontais e/ou subcorticais de

Tabela 26.11 Características clínicas e radiológicas dos principais subtipos de demência vascular.

	Fatores de risco e etiológicos	Idade de início	Neuroimagem	Características clínicas
Multi-infarto	Hipertensão, cardiopatias, diabetes, infarto agudo do miocárdio	A partir da 4ª década	Lesões corticais e/ou da substância branca e dos gânglios da base	Disfunção executiva, apatia, prejuízo na atenção, depressão, lentificação psicomotora
CADASIL	Mutação do gene *NOTCH3*	Entre 3ª e 4ª décadas	Hiperdensidades na região subcortical temporal	Migrânea, disfunção executiva, histórico familiar
Binswanger	Idade, hipertensão arterial, diabetes	Entre 4ª e 7ª décadas	Lesões extensas e difusas em região subcortical	Progressão insidiosa, alterações do humor, apatia, lentificação psicomotora, alterações motoras
Infartos lacunares	Arritmias cardíacas (fibrilação atrial), cardiopatias, hipertensão	A partir da 4ª década; presentes em até 30% dos indivíduos acima dos 30 anos	Lesões em áreas corticais adjacentes aos ventrículos laterais, gânglios da base, tálamo, cápsula interna, ponte e cerebelo	"Infartos silenciosos", presença de fatores de risco, clínica variada relacionada à topografia das lesões

Adaptada de Caixeta, 2016.[1]

circuitos cerebrais, podendo ser consequência de lesões difusas ou de estruturas anatômicas estratégicas. Alterações comportamentais podem estar acompanhadas de sintomas cognitivos, como lentificação do processamento cognitivo, dificuldades na concentração e disfunção executiva.[17-19]

Manifestações cognitivas

Em relação às manifestações cognitivas, a DV se apresenta de forma bastante heterogênea, na qual o início dos sintomas, as manifestações clínicas e a evolução são muito variáveis, dependendo da extensão e localização das lesões vasculares.[20,21] Ainda, a comorbidade entre DA e lesões cerebrovasculares parece ser frequente. Em estudos *post mortem,* observou-se que 34% dos indivíduos com DA autopsiados apresentavam significativas alterações vasculares. Estudos populacionais têm observado que 12 a 40% dos casos de demência preenchem critérios diagnósticos tanto para DA quanto para DV, a chamada demência mista (DM).[1,20,21] Por fim, um estudo observou que alterações cerebrovasculares em indivíduos que não preenchiam os critérios diagnósticos para DV foram detectadas em 89% dos casos de DA.[1,20,21] Do ponto de vista cognitivo, entretanto, o diagnóstico diferencial entre DA e DV, os tipos mais frequentes de demência, por vezes pode ser complexo. Alguns dos principais achados sobre diferenças neuropsicológicas entre DV e DA estão listados na Tabela 26.12.

Demências potencialmente reversíveis

Contrapondo-se aos quadros de demência progressiva, **as demências potencialmente reversíveis são causadas por doenças conhecidas, tratáveis e que não levam primariamente à demência, mas que podem gerar a síndrome se o SNC for acometido**, como infecções, distúrbios metabólicos e nutricionais, intoxicações, tumores e traumas. Estudos epidemiológicos mais recentes apontam para prevalências de 11 a 13% de causas potencialmente reversíveis em pacientes diagnosticados com síndromes demenciais. Entre as etiologias de demências reversíveis, que podem ser evocadas pelo mnemônico DEMENTIA (Tabela 26.13), estão as demências secundárias a depressão, alterações estruturais cerebrais, doenças metabólicas, endócrinas, nutricionais, distúrbios tóxicos, infecções e uso de álcool.[1]

> As demências potencialmente reversíveis são causadas por doenças conhecidas, tratáveis e que não levam primariamente à demência.

Tabela 26.12 Manifestações neuropsicológicas que auxiliam no diagnóstico diferencial entre a demência vascular (DV) e a doença de Alzheimer (DA).

Função cognitiva	DV	DA
Memória	Menor comprometimento da memória episódica Relativa preservação da memória de reconhecimento, com benefício diante de pistas de reconhecimento	Comprometimento marcante na memória episódica (memória imediata e de evocação) Pouco benefício diante de pistas de reconhecimento
Linguagem	Maior comprometimento da fluência verbal fonêmica Menor frequência de erros de nomeação	Maior comprometimento da fluência verbal semântica Maior frequência de erros de nomeação
Funcionamento executivo/ atencional	Prejuízo acentuado em testes de planejamento, "sequenciação", flexibilidade cognitiva e atenção alternada Comprometimento da velocidade psicomotora	Melhor desempenho em testes de função executiva e velocidade psicomotora

Adaptada de Caixeta, 2016.[1]

Tabela 26.13 Causas de demências potencialmente reversíveis (mnemônico) e seus principais representantes.

D (depressão)	Depressão, síndrome de Ganser e doença bipolar
E (estrutural, alterações cerebrais)	Hidrocefalia de pressão normal, hematomas subdurais, tumores
M (metabólicas, distúrbios)	Doenças reumáticas, pulmonares, hepáticas, renais, inflamatórias
E (endocrinopatias) da hipófise	Hipotireoidismo, hipertireoidismo, hipoparatireoidismo, adrenal e doenças da hipófise
N (nutricionais, deficiências)	Deficiência de vitamina B12, ácido fólico, deficiência de tiamina, pelagra
T (tóxicas)	Uso de medicações como anticolinérgicos, benzodiazepínicos, corticoides, analgésicos, levodopa e polifarmácia
I (infecções)	Meningoencefalites subagudas e crônicas (tuberculose, fungos, parasitas), abscesso cerebral, doença de Lyme, AIDS, neurossífilis, neurocisticercose e infecção urinária no idoso
A (álcool)	Demência primária alcoólica

Adaptada de Caixeta, 2016.[1]

Hidrocefalia de pressão normal

A hidrocefalia de pressão normal (HPN), descrita clinicamente pela **tríade síndrome demencial, ataxia de marcha e incontinência urinária**, constitui a principal etiologia com real potencial de reversibilidade em pacientes que satisfazem os critérios para demência. A marcha é caracterizada por festinação, instabilidade, dificuldade para movimentos de transição (sentado para em pé ou em pé para sentado) e retropulsão ou anteropulsão da postura. Já a incontinência urinária é geralmente de urgência (dificuldade para inibir o esvaziamento da bexiga). **Além desses sintomas, estão frequentemente presentes na HPN esquecimento, desatenção, apatia, inflexibilidade mental e lentidão**. Sintomas comportamentais, como mudanças de humor e/ou de personalidade, são infrequentes. Na HPN, a agilidade do diagnóstico permite uma chance elevada de reversão dos sintomas, podendo chegar a 80%. Entretanto, nos casos mais avançados, mesmo não havendo perda neuronal, as chances são pouco prováveis.[22-24]

Uma vez que pelo menos dois dos três sinais indicativos de HPN estejam presentes, o diagnóstico necessita ser apoiado por exames de neuroimagem, seja TC ou RM.[23] O achado característico de HPN é a presença de ventriculomegalia cerebral.[24] Outros achados de neuroimagem consistem em ângulo do corpo caloso maior que 40°, extravasamento de líquido no córtex periventricular, sem relação com microangiopatia ou desmielinização, e ausência

> A HPN, caracterizada por síndrome demencial, ataxia e incontinência urinária, constitui a principal etiologia com real potencial de reversibilidade.

de fluxo no aqueduto do quarto ventrículo.[24] Nos casos em que se confirmou o diagnóstico, é importante a realização do *Tap Test*, que consiste na punção lombar com a retirada de 30 a 70 mℓ de líquido cerebrospinal, por 3 dias consecutivos. O teste será considerado positivo se o paciente apresentar melhora clínica tanto na marcha quanto na cognição. O *Tap Test*, quando positivo, é altamente preditivo (72 a 100%) de resposta favorável ao tratamento cirúrgico.[24,25]

O tratamento da HPN é realizado por meio de instalação de derivação cerebral, preferencialmente pela técnica ventriculoperitoneal. A cirurgia apresenta-se cada vez mais segura, e, quando precisamente indicada, o benefício clínico é de 70 a 90% em comparação ao estado pré-operatório. O tratamento conservador se restringe aos pacientes com algum impedimento cirúrgico, como uso de acetazolamida ou realização de punções lombares de repetição.[23-25]

Neoplasias e hematomas

Hematomas crônicos e tumores por vezes se apresentam clinicamente com déficits cognitivos e alterações de comportamento, podendo, assim, conduzir para um diagnóstico de demência, principalmente em casos sem sinais neurológicos focais. Dentro da prevalência das demências potencialmente reversíveis, as neoplasias correspondem a 1,5% e a 6,5% dos casos de reversibilidade completa ou parcial. A acurácia do diagnóstico aumenta pela realização de exames de imagem cerebral, o que possibilita o planejamento adequado do tratamento, que muitas vezes é cirúrgico.[1,26]

> Hematomas crônicos e tumores podem apresentar déficits cognitivos e alterações de comportamento.

Doenças sistêmicas

Doenças sistêmicas, como distúrbios eletrolíticos e insuficiências hepática, renal, cardíaca e pulmonar, também podem causar déficits cognitivos transitórios de modo bastante semelhante aos quadros demenciais. Nesses casos, as habilidades cognitivas são geralmente restauradas pelo tratamento ou estabilização da doença subjacente.[1,26] Entre as várias enfermidades sistêmicas que podem levar a prejuízo cognitivo, destaca-se a encefalite límbica, que consiste em uma síndrome paraneoplásica imunomediada, não estando, portanto, diretamente associada a uma neoplasia. Em 60% dos casos, não se encontra o tumor na primeira investigação, podendo os sintomas antecederem o aparecimento do câncer em até 6 anos. No âmbito clínico, é manifestada por sintomas de hipomnésia e alterações comportamentais, apresentando, em alguns pacientes, um quadro semelhante à demência rapidamente progressiva. Na pesquisa do líquido cerebrospinal são encontrados aumento da proteína e linfocitose leve. A ressonância mostra sinal hiperintenso em lobos temporais mediais, bem como no tálamo e nos hipocampos, principalmente. O tratamento é fundamentado em plasmaférese ou imunoglobulina.[1,26]

> Distúrbios eletrolíticos, insuficiências hepática, renal, cardíaca e pulmonar também podem causar déficits cognitivos transitórios.

Doenças reumatológicas

Déficits cognitivos são frequentes em doenças reumatológicas, como no caso do lúpus eritematoso sistêmico (LES). No LES, essa prevalência é elevada, mas variável, podendo ser de 20 a 80%. Os casos de demência grave são mais raros, oscilando entre 3 e 5%. Geralmente, as funções mais afetadas são a atenção, a memória visual e verbal, a capacidade executiva e a velocidade psicomotora, o que pode ocorrer mesmo na ausência de qualquer atividade do LES e demonstrar evolução variável com o curso da doença. A conduta terapêutica passa tanto pelo tratamento da doença de base como pela reabilitação neurocognitiva, mas com poucas chances de reversibilidade. Além disso, à medida que os tratamentos para o LES têm evoluído e concedido maior longevidade aos pacientes, possíveis comorbidades com outros quadros demenciais têm sido observadas nesses pacientes, sendo a DV a mais frequente, possivelmente associada às lesões de vasos cerebrais secundárias ao LES.[27]

> Déficits cognitivos são frequentes em doenças reumatológicas. No LES, essa prevalência é elevada, podendo ser de 20 a 80%.

Na doença de Sjögren, o déficit cognitivo é o sintoma mais frequente quando há o comprometimento do SNC, geralmente relacionado com déficit de atenção e disfunções executivas do lobo frontal. Entretanto, os casos de demência são raros. A demência na doença de Sjögren está associada com anticorpos anti-SSA e anti-SSB positivos. A ressonância magnética mostra lesões semelhantes às da esclerose múltipla. Já na doença de Beçhet, além da tríade clássica de lesões orais, genitais e oculares, há comprometimento do SNC em 38% dos casos, podendo causar meningoencefalites, tromboses e síndrome do pseudotumor

> Na doença de Sjögren, na presença de prejuízo cognitivo, observam-se déficit de atenção e disfunções executivas do lobo frontal.

cerebral nos quadros de evolução rápida. Nos casos crônicos, o paciente pode apresentar déficit de memória e alterações na personalidade.[27,28]

Contudo, de todas as causas reumatológicas que promovem alterações cognitivas, a que se apresenta verdadeiramente como reversível é a arterite temporal. Caracterizada por uma síndrome clinicamente apresentada com cefaleia, febre, polimialgia e alterações visuais, consiste em uma doença autoimune com mais frequência em homens, de incidência de 18/100 mil. Laboratorialmente, há o aumento tanto da velocidade de hemossedimentação (VHS) quanto da proteína C reativa (PCR). À palpação, a artéria temporal se encontra endurecida e sem pulso, com o diagnóstico de certeza sendo obtido pela biopsia.[23] Cognitivamente, o quadro é agudo, associado a alterações comportamentais; não preenche critérios para demência, podendo ser confundido com *delirium*. O emprego de corticoterapia produz melhora rápida.[27,28]

> De todas as causas reumatológicas que promovem alterações cognitivas, a que se apresenta verdadeiramente como reversível é a arterite temporal.

Doenças endócrinas

Doenças da tireoide

A disfunção cognitiva pode ser resultado de hipotireoidismo. O quadro normalmente se apresenta com lentidão de raciocínio, hipomnésia e perda da destreza motora. Os casos mais graves acabam por caracterizar um quadro demencial. Além disso, tem sido observado que possíveis alterações dos valores tireoidianos aumentam a chance para o aparecimento de outras síndromes demenciais no idoso, que pode ser de 30% para DV e de 20% para DA. Entre as prováveis explicações para essa relação, destaca-se o conhecimento de que os lobos temporais mediais, os núcleos da amígdala e os hipocampos têm grande quantidade de receptores para hormônios da tireoide, além de que tais hormônios influenciam no estresse oxidativo, o que pode favorecer a formação de placas β-amiloides.[28,29] Já o hipertireoidismo está associado a aumento da espessura da membrana basal vascular e destruição de vasos capilares, levando ao desenvolvimento de DCV e de DV.[29]

> Hipotireoidismo se apresenta com lentidão de raciocínio, hipomnésia e perda da destreza motora.

Infelizmente, as metanálises têm observado que as possibilidades de reversibilidade de um quadro demencial por etiologia tireoidiana, mesmo com tratamento adequado, são raras. Apesar disso, o benefício da reposição hormonal nos déficits cognitivos leves e moderados é conhecido, sendo importante o tratamento de populações de risco como possível forma de neuroproteção.[30]

> As possibilidades de reversibilidade de um quadro demencial por etiologia tireoidiana, mesmo com tratamento adequado, são raras.

Diabetes

O diabetes melito (DM) pode alterar funções cognitivas e aumentar o risco de demências. Metanálises atuais descrevem uma incidência de síndromes demenciais 1,5 a 2,5 vezes maior entre os diabéticos do que na população geral. Sugeriu-se que as causas seriam as macro e microlesões vasculares, a toxicidade da glicose e a hiperinsulinemia. Tempo de duração do DM, tratamento inadequado e maiores níveis de hipoglicemia estão entre os fatores de risco para quadros demenciais. Uma das consequências cerebrais do DM é a atrofia cortical, que ocorre de forma mais pronunciada e com maior velocidade quando comparada ao envelhecimento normal. Essa atrofia afeta todo o cérebro, mas é ainda mais intensa no hipocampo e no lobo temporal medial, sendo a causa ou um fator de aceleração para um quadro demencial.[31,32]

> O diabetes melito (DM) pode alterar funções cognitivas e aumentar o risco de demências.

Outro fator importante que pode explicar a elevação do risco é o aumento do estresse oxidativo das hipo e hiperglicemias, o que facilitaria a exacerbação da neurotoxicidade das placas β-amiloides, além de também promover disfunções subcorticais, com alteração de substância branca. Esse conjunto de lesões afeta a conectividade entre as várias áreas cerebrais, com manifestações clínicas diversas, impactando em exames psicométricos e levando, também, a alterações psiquiátricas. Nesses casos, destaca-se a necessidade do diagnóstico e do tratamento precoce do pré-diabetes e dos diabéticos a fim de prevenir de maneira eficaz os quadros demenciais associado à doença.[32]

> O aumento do estresse oxidativo das hipo e hiperglicemias facilita a exacerbação da neurotoxicidade das placas β-amiloides, além de também promover disfunções subcorticais. Esse conjunto de lesões afeta a conectividade entre as várias áreas cerebrais.

Deficiências nutricionais

Desde o século XIX, quando a anemia perniciosa foi descrita, é conhecida a relação entre alteração neuropsiquiátrica e diminuição da concentração sérica da vitamina B12. Ao quadro clínico geral de anemia com macrocitose, são acrescidos sintomas como *delirium* hipoativo, atraso psicomotor, confusão e perda de memória.[33,34]

Outra vitamina também relacionada ao desempenho cognitivo é a B9, ou ácido fólico. Ela está ligada ao bom funcionamento de funções cerebrais, como memória episódica, atenção, orientação visuoespacial e fluência verbal. Em conjunto com a vitamina B12, metaboliza a homocisteína, que, além de ser responsável pelo aumento do risco de doenças cardiovasculares, neurologicamente promove atrofia cortical, ainda não estando claro se por alteração vascular ou por neurotoxicidade, bem como aumenta o risco para DA.[33,34]

> Deficiências nutricionais estão relacionadas a alterações neuropsiquiátricas.

Uso de medicamentos

Os déficits cognitivos induzidos por substâncias foram reconhecidos como a primeira causa de demências reversíveis no passado. Os idosos são mais suscetíveis à toxicidade das substâncias devido à alteração da sua metabolização renal e hepática, ao maior acúmulo do fármaco na gordura corporal, que aumenta nessa faixa etária, e à polifarmácia. Os medicamentos que mais frequentemente causam alterações cognitivas são os benzodiazepínicos (que estão associados à atrofia cortical hipocampal), os antidepressivos, os barbitúricos, os antipsicóticos, os analgésicos e alguns agentes hipotensores, como propranolol. Tanto na demência induzida por substâncias quanto na intoxicação medicamentosa, a conduta é a descontinuidade do fármaco, com chances elevadas de reversibilidade do quadro.[1]

> Idosos são mais suscetíveis à toxicidade das substâncias. Benzodiazepínicos, antidepressivos, barbitúricos, antipsicóticos, analgésicos e alguns agentes hipotensores podem causar alterações cognitivas.

Álcool

O uso abusivo de álcool está associado à degeneração da capacidade cognitiva, podendo evoluir para uma forma demencial em razão do seu efeito tóxico no cérebro. A estimativa é de que 10% dos pacientes com uso abusivo de álcool evoluam para um quadro de neurodegeneração, principalmente demência alcoólica e encefalopatia de Wernicke-Korsakoff.[35,36]

A demência alcoólica primária apresenta um quadro amplo de manifestações cognitivas e comportamentais. Além da hipomnésia, alterações da percepção motora e visuoespacial, da abstração, da resolução de problemas e do aprendizado são constantes. Nesses casos, o déficit cognitivo pode se tornar permanente mesmo após a cessação do uso abusivo. Por outro lado, os pacientes podem apresentar, em razão do efeito tóxico do álcool no cérebro, distúrbios pré-frontais, que interferem na tomada de decisão e, com isso, na dificuldade de interromper o uso abusivo.[35,36]

> O uso abusivo de álcool está associado à degeneração da capacidade cognitiva, podendo evoluir para uma forma demencial em razão do seu efeito tóxico no cérebro.

Aspectos gerais das manifestações comportamentais nas síndromes demenciais

Os sintomas psicológicos e comportamentais nas demências (SCPD) podem ocorrer em indivíduos com qualquer etiologia de demência. Conforme descrito nas seções anteriores, os SCPDs se apresentam clinicamente por meio de apatia, isolamento, tristeza, delírios, alucinações (principalmente visuais e auditivas), agitação/agressividade, hostilidade, perambulação, irritabilidade, desinibição do comportamento e alterações no ciclo sono/vigília.[1,37,38] Os SCPDs, quando presentes, impactam negativamente o tratamento dos pacientes, uma vez que dificultam tanto o seu autocuidado como o cuidado por terceiros, causando maior estresse a familiares e demais responsáveis. Além disso, os SCPDs aumentam consideravelmente os gastos com a doença, estando entre as principais causas de busca por emergências e internação e consistindo no motivo principal de institucionalização.[1,37,38]

A frequência dos SCPDs, apesar de variável, é bastante elevada, conforme descrito na Tabela 26.14. Tais sintomas podem variar conforme fatores clínicos e sociodemográficos, como tipo de demência (Tabela 26.15), local de acometimento predominante, personalidade prévia e presença/ausência de transtornos psiquiátricos. Quanto às causas dos SCPDs, apesar das controvérsias na literatura, estas podem ser resultantes do comprometimento de áreas e circuitos cerebrais específicos, decorrentes do próprio processo degenerativo associado às síndromes demenciais (Tabela 26.16).[1,37,38]

Tabela 26.14 Frequência das manifestações comportamentais encontradas em idosos com síndromes demenciais.

Alteração comportamental	Frequência (%)
Delírios	22
Alucinações	13
Sintomas ansiosos	8
Conduta anômala	17
Sintomas depressivos	20
Agitação/agressividade	22
Desinibição	8
Irritabilidade	20
Apatia	29

Adaptada de Araujo Filho e Araujo, 2018.[38]

Tabela 26.15 Principais sintomas comportamentais e psicológicos, segundo o tipo de demência.

Demência	Principal local de acometimento	Principais sinais ou sintomas comportamentais
Doença de Alzheimer	Cortical primária	Apatia, sintomas depressivos, psicose, agitação, ansiedade, confabulação
Demência vascular	Secundária	Apatia, irritabilidade, abulia, depressão, psicose, incontinência emocional
Demência com corpos de Lewy	Corticossubcortical	Alucinações visuais, *sundowning*, confabulações, agitação psicomotora, flutuações e confusão mental (*delirium*)
Demência frontotemporal	Cortical pré-senil	Apatia, desinibição, comportamentos repetitivos, pseudopsicopatia
Demência na doença de Parkinson	Subcortical	Apatia, humor depressivo, ansiedade, alucinações visuais, delírios, sintomas maníacos

Adaptada de Caixeta, 2016;[1] Kaplan et al., 2007.[39]

Tabela 26.16 Principais sintomas associados ao comprometimento de áreas cerebrais específicas nas síndromes demenciais.

Região	Sinais ou sintomas do comprometimento
Córtex pré-frontal dorsolateral	Perseveração Dificuldade na mudança de *setting* Fluência verbal reduzida Fluência não verbal reduzida Prejuízo na abstração Julgamento empobrecido Planejamento deficitário Inibição de resposta prejudicada Recuperação espontânea reduzida
Córtex orbitofrontal	Desinibição Impulsividade Sociopatia Euforia Inadequação social
Córtex temporal anterior	Hiperoralidade Ganho de peso Placidez Afeto remoto e bizarro Hipermetamorfose Anomia semântica
Cíngulo anterior	Apatia Motivação reduzida Perda de interesse

Adaptada de Caixeta, 2016;[1] Kaplan et al., 2007.[39]

Abordagem e tratamento das manifestações comportamentais nas síndromes demenciais

A abordagem dos SCPDs deve sempre envolver uma **minuciosa investigação das possíveis condições clínicas envolvidas na gênese dos sintomas.** A investigação cuidadosa da possível presença de condições clínicas é essencial, principalmente nos quadros de início súbito. Assim, **o exame físico e a investigação laboratorial são muito úteis**. Quando pertinente, o tratamento da doença de base pode ser eficaz no tratamento dessas alterações comportamentais. A abordagem dos SCPD deve, de forma geral, seguir os passos expostos na Tabela 26.17.

Intervenções não farmacológicas

As intervenções não farmacológicas envolvem medidas destinadas à reinserção social, ocupacional e familiar do paciente, à sua adaptação a situações de estresse associadas ao surgimento dos sintomas e à melhora da qualidade de vida. Deve-se ter em mente que, independentemente da gravidade ou do tipo da demência, todos os pacientes com SCPD necessitam de intervenções ambientais e comportamentais específicas. Dessa maneira, estando o paciente estável ou não, algumas medidas comportamentais devem ser seguidas (Tabela 26.18).[37] Além das medidas listadas, outras intervenções como a Terapia Ocupacional (TO) e a Arteterapia têm apresentado bons resultados, sobretudo nos idosos resistentes

Tabela 26.17 Abordagem dos sintomas comportamentais e psicológicos associados às síndromes demenciais.

História detalhada da doença
Avaliar o relato do paciente e de seus cuidadores. Avaliar início dos sintomas, momento do surgimento, duração e remissão
Verificar se há relação com algum evento, como, por exemplo, determinado tipo de pessoa, ficar sozinho, período do dia
Examinar se os sintomas surgiram após o início da doença

Investigação diagnóstica
Avaliar se o diagnóstico de demência e, principalmente, o tipo de demência foram estabelecidos de modo correto
Solicitar exames complementares, em especial de neuroimagem

Exclusão de causas secundárias (doenças físicas ou outras condições mentais)
Avaliar se os sintomas realmente são secundários à doença ou podem ser relacionados a *delirium*, dor, descompensação de patologia clínica ou mental
Importante: os sintomas físicos sempre devem ser cogitados, visto que os pacientes com demência apresentam comprometimento da memória, da orientação e da linguagem, e, portanto, não conseguem relatar os sintomas de forma detalhada

Intervenções não farmacológicas

Intervenções farmacológicas

Adaptada de Caixeta, 2016;[1] Kaplan et al., 2007.[39]

Tabela 26.18 Intervenções ambientais e comportamentais para idosos com síndromes demenciais.

- Durante o dia, o ambiente deve ser iluminado; à noite, é necessário reduzir a intensidade luminosa
- Reduzir a intensidade sonora à noite
- Não colocar tapetes nem deixar o chão muito liso
- Ter horários fixos para ir ao banheiro
- Ter horários fixos para dormir e acordar
- Ter horários fixos para se alimentar
- Deixar objetos familiares ao redor, e, principalmente, o relógio e o calendário com hora e data marcadas
- Nas conversas, dar informações simples e de forma clara, evitar falas de duplo sentido ou piadas
- Explicar novamente o que ocorre, se for necessário
- Evitar o maior número de medicamentos possível
- Manter o paciente alimentado e hidratado
- Deixar o paciente junto à família
- Abordar a privação sensorial

Adaptada de Caixeta, 2016;[1] Kaplan et al., 2007.[39]

às terapias verbais. As estratégias de psicoeducação e de manejo da família também são importantes, visto que as alterações comportamentais no idoso podem produzir sério grau de desorganização familiar.[1,37,38]

Intervenções farmacológicas

Não existe tratamento farmacológico específico para SCPD, havendo a possibilidade de controle dos sintomas comportamentais. Os sintomas de agitação psicomotora, delírios, alucinações, agressividade e desorganização do comportamento podem ser abordados com a introdução de antipsicóticos (Tabela 26.19). A trazodona pode ser utilizada para controle da perambulação e da insônia. Os sintomas depressivos devem ser manejados utilizando-se antidepressivos, dando-se preferência à classe dos inibidores seletivos da recaptação de serotonina (ISRS) em razão do perfil positivo farmacocinético e de efeitos adversos (Tabela 26.20). Hiperfagia e comportamentos repetitivos podem ser manejados com ISRS ou estabilizadores do humor (Tabela 26.21). A hipersexualidade pode ser manejada com ciproterona e/ou com o uso de antipsicóticos. Em relação aos sintomas de apatia, o uso de psicoestimulantes (lisdexanfetamina 30 a 70 mg/dia, ou metilfenidato, 10 a 40 mg/dia) ou

Tabela 26.19 Principais antipsicóticos utilizados na população idosa.

Classe de antipsicótico	Medicação	Dose média (mg/dia)
Antipsicóticos de primeira geração	Haloperidol	2,5 a 10
	Levomepromazina	25 a 300
	Periciazina	25 a 200
	Pimozida	4 a 12
	Clorpromazina	25 a 300
	Tioridazina	25 a 300
	Sulpirida	50 a 200
Antipsicóticos de segunda geração	Risperidona	1 a 6
	Olanzapina	2,5 a 15
	Ziprasidona	40 a 160
	Quetiapina	25 a 300
	Clozapina	25 a 300
	Asenapina	5 a 10
	Lurasidona	40 a 120
Antipsicótico de terceira geração	Aripiprazol	10 a 30

Adaptada de Araujo Filho e Araujo, 2018.[38]

Tabela 26.20 Principais antidepressivos utilizados na população idosa.

Classe de antipsicótico	Medicação	Dose média (mg/dia)
Inibidores seletivos da recaptação de serotonina	Fluoxetina	10 a 40
	Sertralina	25 a 200
	Citalopram	10 a 40
	Escitalopram	5 a 20
Antidepressivos heterocíclicos	Nortriptilina	25 a 100
Antidepressivos de dupla ação	Bupropiona	75 a 150
	Mirtazapina	15 a 45
	Duloxetina	30 a 120
	Desvenlafaxina	50 a 200
Outros antidepressivos	Trazodona	50 a 300

Adaptada de Caixeta, 2016.[1]

Tabela 26.21 Principais estabilizadores de humor utilizados na população idosa.

Medicação	Dose média (mg/dia)
Carbonato de lítio	150 a 900*
Carbamazepina	200 a 600
Oxcarbazepina	300 a 900
Lamotrigina	50 a 200
Ácido valproico	250 a 1.000

*A dose utilizada deve ser suficiente para manter o nível sérico entre 0,5 e 1,0 mEq/ℓ. (Adaptada de Araujo Filho e Araujo, 2018.[38])

outros agentes noradrenérgicos e/ou dopaminérgicos (modafinila, 200 mg; bupropiona, 150 a 300 mg; selegilina, 10 mg; pramipexol, 0,25 a 1 mg/dia) pode ser útil, além de melhorar a memória de trabalho e a desatenção.[1]

O tratamento farmacológico das alterações comportamentais associadas à DDP e à DCL por vezes pode ser um desafio. Se por um lado os antiparkinsonianos melhoram os sintomas motores, por outro podem piorar os sintomas comportamentais (principalmente psicose, insônia e agitação). E verifica-se o inverso com os antipsicóticos, pois podem melhorar o comportamento e, por outro lado, piorar os sintomas de parkinsonismo. Em relação ao uso de antipsicótico, a opção deve ser a clozapina (25 a 100 mg/dia); de antiparkinsonianos, o pramipexol ou a amantadina; e, caso necessário uso de antidepressivo, a mirtazapina (15 a 60 mg/dia) deve ser a primeira opção, pois auxilia na diminuição dos sintomas parkinsonianos (ao contrário dos ISRS, que os aumentam).[1]

Os princípios do tratamento farmacológico em pacientes idosos devem ser seguidos, tais como o início com doses menores e o seu aumento escalonado, sendo utilizada aquela dosagem mínima e suficiente para remitir sintomas. O histórico medicamentoso, bem como as medicações atuais do paciente, deve ser questionado no intuito de evitar interações medicamentosas prejudiciais. Por fim, deve-se optar por fármacos com boa janela terapêutica, bom perfil de efeitos adversos, com farmacocinética conhecida e compatível com quadro clínico.[37]

Atualizações

- Aducanumabe: anticorpo monoclonal que se liga à proteína beta-amiloide, aumentando o *clearance* de beta-amiloide, evitando o depósito de agregados amiloides. Foi aprovada pela Food and Drug Administration (FDA) em 7 de junho de 2021 no que se chama *"accelerated pathway"* para trazer mais cedo ao mercado uma droga para doenças sem cura, visando estimular e adiantar novos estudos com a medicação. É indicado para pacientes < 85 anos; com quadro de CCL ou DA precoce (*clinical dementia rating* [CDR] 0,5 ou 1); com patologia amiloide confirmada (redução de beta-amiloide no líquido cerebrospinal, ou deposição cerebral de traçador beta-amiloide na neuroimagem molecular – PET-amiloide); sem história de micro-hemorragias, ataque isquêmico transitório ou acidente vascular cerebral hemorrágico; sem uso de anticoagulantes. Seus principais efeitos adversos, chamados de *amyloid-related imaging abnormalities* (ARIA), são alterações na RNM, que correspondem a edema e micro-hemorragia cerebral. São mais frequentes em APOE ε4+ e maior dose de aducanumabe (10 mg/kg/dose). Tem custo médio de 56 mil dólares ao ano[40-42]
- Em 2022 foi lançada a revisão do DSM-5 – o DSM-5-TR. Em relação aos temas abordados neste capítulo, não houve nenhuma mudança substancial no conteúdo destes. Portanto, foi decidido manter o texto como apresentado ao longo do capítulo, baseado na versão já traduzida para o português do DSM-5.

Highlights

- As síndromes demenciais são definidas pelo declínio de pelo menos dois domínios cognitivos abaixo do nível pré-mórbido do indivíduo, com suficiente intensidade para impactar o funcionamento normal da vida diária, não ocorrendo apenas durante estados de confusão mental ou *delirium*. São denominadas precoces quando manifestadas antes dos 65 anos, e tardias quando após essa idade
- As demências ditas "primárias" podem ser subdivididas em: corticais ou subcorticais
- Principais demências corticais e suas respectivas alterações:
    - Demência frontotemporal (DFT): acometimento frontotemporal, mudanças no comportamento, personalidade e/ou linguagem
    - Doença de Alzheimer (DA), acometimento temporoparietal, protótipo de demência cortical, alterações da memória, praxia e gnosia
- Principal demência subcortical: demência associada à doença de Parkinson (DDP), marcada por disfunção executiva, lentificação e distúrbios motores

- As demências ditas "secundárias" são causadas por doenças conhecidas, tratáveis e potencialmente reversíveis, e que não levam primariamente à demência, mas que podem gerar a síndrome se o sistema nervoso central (SNC) for acometido
  - Exemplos de causas para demências secundárias: infecções, distúrbios metabólicos e nutricionais, intoxicações, tumores e traumas
- Demência vascular: etiologia está vinculada a doenças vasculares do SNC, podendo estar relacionada à dislipidemia, ao diabetes, à hipertensão arterial sistêmica e a outros fatores de risco cardiovascular
  - Principais subcategorias: demência por múltiplos infartos, demência por infarto estrategicamente localizado e demência vascular subcortical
- Os sintomas psicológicos e comportamentais nas demências (SCPDs) podem ocorrer em indivíduos com qualquer etiologia de demência
  - Quando presentes, os SCPDs impactam negativamente o tratamento dos pacientes, uma vez que dificultam tanto o seu autocuidado como o cuidado por terceiros, causando maior estresse para a família e demais responsáveis
  - Além disso, os SCPDs aumentam consideravelmente os gastos com a doença, estando entre as principais causas de busca por emergências e internação e consistindo no motivo principal de institucionalização
  - Principais SCPDs: apatia, isolamento, tristeza, delírios, alucinações (principalmente visuais e auditivas), agitação/agressividade, hostilidade, perambulação, irritabilidade, desinibição do comportamento e alterações no ciclo sono/vigília
- Tratamento das síndromes demenciais: envolve medidas farmacológicas e não farmacológicas
  - Medidas não farmacológicas: medidas ambientais (visando melhorar segurança, conforto, adaptação funcional e orientação do paciente)
  - Investigar o histórico de doenças e medicamentoso do paciente é de fundamental importância, uma vez que sintomas demenciais podem estar associados a doenças (demências secundárias) e/ou ao seu tratamento
  - Medidas farmacológicas: são orientadas tanto para o tratamento das doenças de base, para o tratamento específico das demências e para os SCPDs.

DURANTE O ATENDIMENTO

O que fazer

- Avaliação cuidadosa: história clínica, exame físico/neurológico, exame do estado mental, exames complementares e de neuroimagem, testagem neuropsicológica
- Elaborar e definir o diagnóstico provável da síndrome demencial, definindo o prognóstico e os tratamentos
- O tratamento específico das demências não deve ser nem excessivamente precoce nem excessivamente tardio. Tais medicamentos possuem uma janela terapêutica temporal para o seu efeito ideal
- Sempre investigar um possível diagnóstico diferencial de demência com *delirium*
- Lembrar do quadro de *delirium* superposto à demência
- Sempre utilizar as medidas não farmacológicas
- Orientar o paciente e familiares quanto ao diagnóstico, ao prognóstico e às modalidades de tratamento possíveis. Cautela com expectativas irreais
- Investigar criteriosamente os SCPD e tratá-los
- Seguir os princípios do tratamento farmacológico em pacientes idosos, tais como o início com doses menores e o seu aumento escalonado, sendo utilizada aquela dosagem mínima e suficiente para remitir sintomas

O que não fazer

- Realizar o diagnóstico de síndrome demencial de maneira precipitada
- Não realizar, quando possível, o diagnóstico específico do quadro demencial
- Não realizar um diagnóstico diferencial com *delirium*
- Não atentar para o histórico clínico e medicamentoso do paciente
- Realizar o tratamento medicamentoso específico dos quadros demenciais e dos SCPDs de maneira precipitada
- Não realizar o tratamento dos SCPDs
- Não lançar mão das medidas não farmacológicas de tratamento
- Não orientar o paciente ou familiares quanto ao diagnóstico, ao prognóstico e às modalidades de tratamento possíveis
- Gerar desespero e/ou expectativas irreais aos familiares

Mapa mental

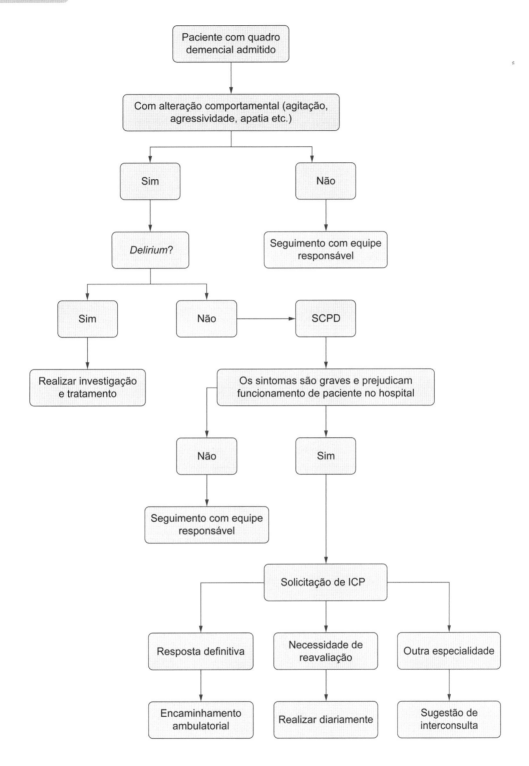

Referências bibliográficas

1. Caixeta L. Psiquiatria geriátrica. Porto Alegre: Artmed; 2016.
2. Clifford R, Jack Jr CR, Bennett DA, Kaj Blennow K et al. NIA-AA Research Framework: toward a biological definition of Alzheimer's disease. Alzheimers Dement. 2018;14(4):535-62.
3. Caixeta L. Tratado de neuropsiquiatria, neurologia cognitiva e do comportamento e neuropsicologia. 2. ed. São Paulo: Atheneu; 2014.

4. McKhann GM, Knopman DS, Chertkow H, Hyman BT, Jack CR Jr, Kawas CH et al. The diagnosis of dementia due to Alzheimer's disease: recommendations from the National Institute on Aging-Alzheimer's Association workgroups on diagnostic guidelines for Alzheimer's disease. Alzheimers Dement. 2011;7(3):263-9.

5. McKhann GM, Drachman D, Folstein M, Katzman R, Price D, Stadlan EM. Clinical diagnosis of Alzheimer's disease: report of the NINCDS-ADRDA Work neuropsychology of Group under the auspices of Department of Health and Human Services Task Force on Alzheimer's Disease. Neurology. 1984;34(7):939-44.

6. Paulsen JS, Salmon DP, Thal LJ, Romero R, Weisstein-Jenkins C, Galasko D et al. Incidence of and risk factors for hallucinations and delusions in patients with probable AD. Neurology. 2000;54(10):1965-71.

7. Caixeta L. Demências do tipo não Alzheimer: demências focais frontotemporais. Porto Alegre: Artmed; 2010.

8. Rascovsky K, Hodges JR, Knopman D, Mendez MF, Kramer JH, Neuhaus J et al. Sensitivity of revised diagnostic criteria for the behavioural variant of frontotemporal dementia. Brain. 2011;134(Pt 9):2456-77.

9. Caixeta L, Nitrini R. Subtipos clínicos da demência frontotemporal. Arq Neuropsiquiatr. 2001;59(3-A):577-81.

10. Thompson JC, Stopford CL, Snowden JS, Neary D. Qualitative neuropsychological performance characteristics in frontotemporal dementia and Alzheimer's disease. J Neurol Neurosurg Psychiatry. 2005;76(7):920-7.

11. Ala T, Hughes LF, Kyrouac GA, Ghobrial MW, Elble RJ. The Mini-Mental State exam may help in the differentiation of dementia with Lewy bodies and Alzheimer's disease. Int J Geriatr Psychiatry. 2002;17(6):503-9.

12. Aarsland D. Dementia in Parkinson's disease. In: O'Brien J, McKeith I, Ames D, Chiu E (eds.). Dementia with Lewy bodies and Parkinson's disease dementia. London: Taylon& Francis; 2006. p. 221-39.

13. Larner AJ. Neuropsychological neurology: the neurocognitive impairments of neurological disorders. Cambridge: Cambridge University; 2008.

14. Román GC, Sachdev P, Royall DR, Bullock RA, Orgogozo JM, López-Pousa S et al. Vascular cognitive disorder: a new diagnostic category updating vascular cognitive impairment and vascular dementia. J Neurol Sci. 2004;226(1-2):81-7.

15. O'Brien J, Erkinjuntti T, Reisberg B, Roman G, Sawada T, Pantoni L et al. Vascular cognitive impairment. Lancet Neurol. 2003;2(2):89-98.

16. Hébert R, Lindsay J, Verreault R, Rockwood K, Hill G, Dubois MF. Vascular dementia: incidence and risk factors in the Canadian study of health and aging. Stroke. 2000;31(7):1487-93.

17. Engelhardt E, Laks J, Cavalcanti JLS, Moreira DM, Madalen C. Demência vascular. Rev Bras Neurol. 2004;40:5-25.

18. Alexopoulos GS, Meyers BS, Young RC, Campbell S, Silbersweig D, Charlson M. "Vascular depression" hypothesis. Arch Gen Psychiatry. 1997;54(10):915-22.

19. Ballard C, O'Brien J, James I, Swann A. Dementia: management of behavioral and psychological symptoms. Oxford: Oxford University; 2001.

20. Cummings JL. Frontal-subcortical circuits and human behavior. Arch Neurol. 1993;50(8):873-80.

21. Yassuda MS, Flaks MK, Pereira FS, Forlenza OV. Avaliação neuropsicológica de idosos: demências. In: Malloy-Diniz LF, Fuentes D, Cosenza RM (orgs.). Neuropsicologia do envelhecimento: uma abordagem multidisciplinar. Porto Alegre: Artmed; 2013. p. 254-71.

22. Caramelli P, Barbosa MT. Como diagnosticar as quatro causas mais frequentes de demência? Rev Bras Psiquiatr. 2002;24(Supl I):7-10.

23. Shprecher D, Schwalb J, Kurlan R. Normal pressure hydrocephalus: diagnosis and treatment. Curr Neurol Neurosci Rep. 2008;8(5):371-6.

24. Kiefer M, Unterberg A. The differential diagnosis and treatment of normal-pressure hydrocephalus. Dtsch Arztebl Int. 2012;109(1-2):15-25.

25. Williams MA, MD, Relkin NR. Diagnosis and management of idiopathic normal-pressure hydrocephalus. Neurol Clin Pract. 2013;3(5):375-85.

26. Pereira RM, Mazeti L, Lopes DCP, Pinto FCG. Hidrocefalia de pressão normal: visão atual sobre a fisiopatologia, diagnóstico e tratamento. Rev Med (São Paulo). 2012;91(2):96-109.

27. Clarfield AM. The decreasing prevalence of reversible dementias: an updated meta-analysis. Arch Intern Med. 2003;163(18):2219-29.

28. Jeltsch-David H, Muller S. Neuropsychiatric systemic lupus erythematosus: pathogenesis and biomarkers. Nat Rev Neurol. 2014;10(10):579-96.

29. Berlit P. Neuropsychiatric disease in collagen vascular diseases and vasculitis. J Neurol. 2007;254(Suppl 2):II87-9.

30. Gan EH, Pearce SHS. The thyroid in mind: cognitive function and low thyrotropin in older people. J Clin Endocrinol Metab. 2012;97(10):3438-49.

31. Annerbo S1, Lökk J. A clinical review of the association of thyroid stimulating hormone and cognitive impairment. ISRN Endocrinol. 2013;2013:856017.

32. Lee JH, Choi Y, Jun C, Hong YS, Cho HB, Kim JE et al. Neurocognitive changes and their neural correlates in patients with type 2 diabetes mellitus. Endocrinol Metab (Seoul). 2014;29(2):112-21.

33. Li J, Shao YH, Gong YP, Lu YH, Liu Y, Li CL. Diabetes mellitus and dementia: a systematic review and meta-analysis. Eur Rev Med Pharmacol Sci. 2014;18(12):1778-89.

34. Kado DM, Karlamangla AS, Huang MH, Troen A, Rowe JW, Selhub J et al. Homocysteine versus the vitamins folate, B6, and B12 as predictors of cognitive function and decline in older high-functioning adults: MacArthur Studies of Successful Aging. Am J Med. 2005;118(2):161-7.

35. Reynolds EH. Folic acid, ageing, depression, and dementia. BMJ. 2002;324(7352):1512-5.

36. Nardone R, Höller Y, Storti M, Christova M, Tezzon F, Golaszewski S et al. Thiamine deficiency induced neurochemical, neuroanatomical, and neuropsychological alterations: a reappraisal. Sci World J. 2013;2013(2013):309143.

37. Peters R, Peters J, Warner J, Beckett N, Bulpitt C. Alcohol, dementia and cognitive decline in the elderly: a systematic review. Age Ageing. 2008;37(5):505-12.

38. De Araujo Filho GM, De Araujo LB. Transtornos psiquiátricos e sintomas comportamentais no idoso. In: Do Prado FC, Ramos JA, Valle JR (orgs.). Atualização terapêutica. 26. ed. São Paulo: Artes Médicas; 2018.

39. Kaplan HI, Sadock BJ, Greb JA. Compêndio de psiquiatria: ciências do comportamento e psiquiatria clínica. 9. ed. Porto Alegre: Artmed; 2007.

40. Baldaçara L, Batista IAG, Neves AAM, Silva I, Jackowski AP. Emergências psiquiátricas nos idosos. Estudo epidemiológico. Arq Med Hosp Fac Cienc Med Santa Casa São Paulo. 2012;57(1):11-8.

41. Yang PF. Aducanumab: the first targeted Alzheimer's therapy. Drug Discov & Ther. 2021;15(3):166-8.

42. Kuller, Lewis HL, Oscar L. Engage and emerge: truth and consequences: Alzheimer's & Dementia. 2021;17(4):692-5.

27 Dor

Marília Capuço Oliveira • Lazslo Antônio Ávila

Introdução

A tarefa do psiquiatra interconsultor é complexa quando se trata de pacientes com dores enquanto sintoma central. **A dor é um fenômeno multifacetado, com importantes componentes biológicos, psicológicos e sociais**. Ao se defrontar com a queixa da dor, dois problemas imediatos se apresentam:

- Por que a equipe médica encarregada do paciente fez esse encaminhamento? É possível reconhecer no próprio pedido da interconsulta componentes cognitivos e emocionais conflitivos, que tornaram o manejo desse paciente mais difícil e desafiador?
- O próprio paciente: como ele vivencia e interpreta a sua dor? Há evidências, ou suspeitas, de que a dor esteja magnificada, ultrapassando o que seria esperado de uma dor física daquela natureza (esperada para aquela nosologia)? A dor, enquanto tal, tornou-se o centro da própria situação clínica do paciente?

Tanto para a primeira quanto para a segunda pergunta, o primeiro passo deve ser a investigação da queixa do próprio paciente, procedendo-se a cuidadoso exame psiquiátrico, se possível com avaliação da dor com parâmetros objetivos por meio de questionários, e uma avaliação de ordem mais psicológica, para verificar os significados que o próprio paciente atribui às suas sensações e vivências.

Após essa cuidadosa avaliação, muitas vezes será necessário um trabalho com a equipe de médicos, enfermeiros e outros profissionais da Saúde que estejam acompanhando esse paciente. Isso devido ao fato de que a queixa da dor tanto depende do emissor dessa mensagem quanto dos receptores, ou seja, muitas vezes uma dor, embora realmente sentida, torna-se ampliada e muito mais difícil de ser abordada, se for acompanhada de incompreensão ou mesmo de condutas de afastamento, indiferença ou crítica por parte da equipe. **Quanto melhor for a relação da equipe com o paciente, melhor será a evolução do caso, e a condição de evolução do paciente em relação a si mesmo**, fundamentalmente, do modo como ele processa as suas sensações dolorosas.

Um exemplo muito claro do que estamos descrevendo é quando o(a) paciente associa a sua dor a certos sentimentos difíceis, isto é, quando a dor é ampliada pelo sofrimento. Se o paciente sente muito medo em relação à sua dor – associa a dor em si ao medo de morrer, ao desespero, à ameaça de que aquela dor signifique uma doença ainda mais grave ou a outros sentimentos difíceis, pode acontecer de a equipe multiprofissional não compreender e não reagir adequadamente. Essa **conexão entre dor e sofrimento é muitíssimo importante** e a abordaremos ao longo das próximas páginas.

Se ocorrer um trabalho simultâneo ou sequencial com o paciente e com a equipe, e eventualmente até mesmo com os familiares do paciente, será possível uma transformação de uma situação de impasse e conflito, em que a dor do paciente extrapola a sua condição de suportá-la e acarreta também no avassalamento emocional na equipe de cuidados. A dor é uma das piores experiências emocionais que existe. Originalmente, a dor sempre significou risco, ameaça à integridade física, e, devido a isso, para muitos pacientes, é vivida como insuportável, intolerável, inaceitável. **A equipe multiprofissional e o próprio psiquiatra interconsultor devem ter claro que o alívio dessa dor vai além dos analgésicos ou anestésicos,**

A dor é um fenômeno multifacetado, com importantes componentes biológicos, psicológicos e sociais.

É necessário investigação da queixa dolorosa do próprio paciente, além de um cuidadoso exame psiquiátrico e avaliação da dor com parâmetros objetivos.

A relação da equipe com o paciente é fundamental, interferindo diretamente para melhor evolução do caso e do paciente em relação a si mesmo.

A conexão entre dor e sofrimento é muitíssimo importante.

Toda a equipe multiprofissional deve ter claro que o alívio da dor vai além dos analgésicos, anestésicos ou da medicação psiquiátrica específica.

A dor deve ser encarada e enfrentada em sua dimensão existencial.

ou da medicação específica psiquiátrica; **é uma dor que deve ser encarada e enfrentada em sua dimensão existencial**. Quando isso é feito, toda a equipe e, principalmente, o maior interessado, o paciente, se beneficiam.

Para compreendermos todo o alcance dessa complexa situação, apresentaremos alguns pontos de vista embasados na literatura disponível e em nossa própria experiência com o manejo desses pacientes. Procedeu-se em primeiro lugar a uma ampla busca nas bases de dados *Web of Science*, PubMed e SciELO, quanto aos termos-chave (operadores booleanos): Dor e Psicologia, Dor e Aspectos Psicológicos, Dor e Personalidade, Dor e Sofrimento, Dor e Psicossomática, e seus correspondentes em língua inglesa. Os resultados alcançados, limitados aos últimos 5 anos, em pesquisa realizada no mês de abril de 2021, foram:

- Artigos gerais sobre dor e psicologia: 234.505 na PubMed, 44.578 na *Web of Sciences*, 187 no SciELO
- Artigos sobre dor e aspectos psicológicos: 23.193 na PubMed, 66.024 na *Web of Sciences*, 22 no SciELO
- Artigos sobre dor e sofrimento: 236.063 na PubMed, 26.585 na *Web of Sciences*, 18 no SciELO
- Artigos sobre dor e psicossomática: 750 na PubMed, 72 na *Web of Sciences*, 1 no SciELO.

Dada a extraordinária amplitude desse campo, foram selecionados alguns artigos de cada um desses itens, visando à caracterização dos principais aspectos psicológicos a se levarem em consideração na prática da interconsulta psiquiátrica, fundamentais para assegurar uma compreensão da dimensão subjetiva, ou seja, existencial, envolvida na experiência da dor.

A definição de dor é "uma experiência sensitiva e emocional desagradável associada, ou semelhante àquela associada, a uma lesão tecidual real ou potencial".

Antes, devemos situar a definição da International Association for the Study of Pain (IASP) que, com base no amplo consenso de seus membros e consultores, elaborou em 1979 uma sintética formulação, lúcida quanto à inter-relação dos aspectos biológicos e psicológicos no que se refere à dor: "experiência sensorial e emocional desagradável associada à lesão tissular real ou potencial".[1] Essa definição foi rediscutida e reapresentada em 2020, como: dor é **"uma experiência sensitiva e emocional desagradável associada, ou semelhante àquela associada, a uma lesão tecidual real ou potencial"**.[2]

A equipe de autores brasileiros que apresentou em editorial essa revisão internacional assim resume os pontos principais envolvidos nas concepções atuais do fenômeno doloroso:

A dor é sempre uma experiência pessoal influenciada por fatores biológicos, psicológicos e sociais.

O relato de uma pessoa sobre uma experiência de dor deve ser respeitado.

A definição [acima] é complementada por seis notas explicativas que passam a ser uma lista com itens que incluem a etimologia: 1. A dor é sempre uma experiência pessoal que é influenciada, em graus variáveis, por fatores biológicos, psicológicos e sociais. 2. Dor e nocicepção são fenômenos diferentes. A dor não pode ser determinada exclusivamente pela atividade dos neurônios sensitivos. 3. Através das suas experiências de vida, as pessoas aprendem o conceito de dor. 4. O relato de uma pessoa sobre uma experiência de dor deve ser respeitado. 5. Embora a dor geralmente cumpra um papel adaptativo, ela pode ter efeitos adversos na função e no bem-estar social e psicológico. 6. A descrição verbal é apenas um dos vários comportamentos para expressar a dor; a incapacidade de comunicação não invalida a possibilidade de um ser humano ou um animal sentir dor.[3]

A dor atualmente é compreendida como um fenômeno mais além da biologia.

Embora a descrição dos mecanismos fisiológicos nociceptivos tenha sido alcançada há mais de 100 anos,[4,5] foi ao longo de muitas décadas que se chegou a uma compreensão mais aprofundada das conexões entre a dimensão física e biológica da dor e sua dimensão **experiencial**, mediada por fatores de personalidade, de relacionamento familiar, de escolarização, de etnia, de pertencimento cultural e de condições sociais e econômicas. **A dor passou a ser compreendida como um fenômeno "mais além da biologia"[6] e um grande conjunto de estressores e fatores concorrentes e convergentes foram sendo incluídos na compreensão de suas manifestações.**[7] Tornou-se consenso solicitar avaliação da presença desses fatores extrabiológicos quando o paciente apresenta a queixa dolorosa de forma muito significativa.[8-10]

As adversidades vividas ao longo de vida, e principalmente na infância, têm sido com frequência encontradas como um fator predisponente para o surgimento de queixas de dor posteriormente.[11,12] Muitas vezes, durante uma interconsulta, o psiquiatra constata que o que se apresenta como dor presente é aumentado por um sofrimento passado. Já se tinha conhecimento de que experiências emocionalmente dolorosas na infância pudessem acarretar maior predisposição para somatizações,[13] mas hoje já se evidenciou que também interferem na percepção interna das múltiplas sensações corporais como potencialmente dolorosas.

Muitas vezes o psiquiatra constata que o que se apresenta como dor presente é aumentado por um sofrimento passado.

São muitos e muito diversificados os estudos que apontaram a incidência das dores, principalmente as que se tornam crônicas, sobre a qualidade de vida dos pacientes.[14-22] Por outro lado, vem sendo muito reconhecida a carência na formação do médico e demais profissionais da Saúde, em relação ao conhecimento e manejo dos múltiplos processos associados aos fenômenos dolorosos. No estudo realizado por Nascimento et al. (2016), em um hospital de atenção secundária, constatou-se que:

> A dor foi considerada um sinal vital para 88,4% dos profissionais, entretanto apenas 18,8% relataram possuir alguma escala de avaliação da dor como material de trabalho. O registro referente à dor no prontuário sempre é anotado segundo 49,1% dos profissionais. A presença de dificuldades em avaliar a dor foi relatada por 46,4%. Quanto à administração de fármacos, 27 (24,2%) profissionais relataram possuir alguma dificuldade em administrar analgésicos ao paciente. Para 48,2% dos profissionais o paciente deve estar com dor de intensidade moderada para administrar analgésicos. Metade dos profissionais nunca participou de treinamentos específicos em relação à dor e 73,2% responderam que o paciente mente ao informar a presença e intensidade da dor".[23]

A conclusão dos autores é a de que **a carência de conhecimento e de treinamento específico pode levar a ampliar o sofrimento dos pacientes e complicar o próprio desenvolvimento do tratamento**. Outro estudo, de Ávila Morales (2017), discute a complexa interação entre as questões técnicas atuais da Medicina e os modelos de atuação que conduzem muitos médicos a desenvolverem reações de indiferença frente à fragilidade e à vulnerabilidade dos pacientes, o que pode levar a reações inadequadas frente ao sofrimento alheio.[24]

A dor apresenta inegáveis componentes genéticos que interagem com os fatores psicossociais, o que acarreta uma enorme variabilidade interindividual.[25] Sendo a dor afetada por inúmeros fatores psicológicos, diversos estudos têm sido realizados para caracterizar a interação da estrutura da personalidade de cada paciente com a experiência subjetiva da dor.[26-29] Associado à singularidade inevitável de cada sujeito humano, há ainda o fato de que uma potencialização das sensações internas pode ser decorrente de fatores que não derivam das características da doença orgânica.[30]

Fisiopatologia

Dor ocorre quando um tecido é lesionado, sendo um mecanismo de proteção do indivíduo. Os receptores da dor (nociceptores) são terminações livres, sendo que a dor pode ser desencadeada por vários tipos de estímulos (mecânicos, químicos e térmicos).[31]

Os sinais dolorosos rápidos são desencadeados principalmente por estímulos mecânicos e térmicos, sendo transmitidos para a medula espinal pelas fibras A em velocidades entre 6 e 30 m/s. O tipo de dor lenta-crônica pode ser desencadeado por qualquer tipo de estímulo, sendo transmitido por meio das fibras C com velocidade entre 0,5 e 2 m/s.[31]

Ao entrar na medula espinal, o sinal doloroso é transmitido para o encéfalo. O trato neoespinotalâmico transmite a dor rápida. Vias filogeneticamente mais antigas e difusas transmitem a dor lenta, os sistemas paleoespinotalâmico e espinorreticulotalâmico.[31,32] As fibras de dor lenta estão localizadas mais medialmente em relação às fibras rápidas, no tronco encefálico.[32]

Um sistema reticulotalâmico multissináptico, formado pelas fibras dos sistemas espinorreticulares e paleoespinotalâmicos, projeta impulsos nociceptivos principalmente para as regiões mais mediais do tálamo, e estas se projetam para regiões distribuídas amplamente no córtex cerebral.[32] **Projeções dos núcleos mediais do tálamo para partes do sistema límbico são responsáveis pelas respostas afetivas à dor.**[32]

De forma geral, portanto, áreas corticais que recebem impulsos nociceptivos da parte lateral do tálamo estão relacionadas com aspectos discriminativos da dor, e áreas que recebem estímulos da parte medial do tálamo estão relacionadas a aspectos de alerta, atenção, afetivos e motivacionais da dor.[32]

O grau de reação do indivíduo à dor varia, dependendo de uma interação entre vários fatores: transmissão e decodificação dos sinais dolorosos e ativação do sistema de analgesia.[31] O sistema de analgesia consiste em três grandes componentes: as áreas periventricular e da substância cinzenta periaquedutal; o núcleo magno da rafe e um complexo inibitório da dor localizado nos cornos dorsais da medula espinal.[31]

Classificação

Diversas classificações podem ser usadas para subdividir os tipos de dor. Um exemplo seria em relação à localização da dor, descrevendo a região anatômica acometida. Em relação ao contexto clínico, a temporalidade da dor é um aspecto muito importante, sendo que se pode subdividir a dor em aguda e crônica.

Estudos apontam a influência das dores sobre a qualidade de vida dos pacientes.

O tratamento pode ser influenciado negativamente pela carência de conhecimento e treinamento específicos.

Componentes genéticos interagem com fatores psicossociais, acarretando uma enorme variabilidade interindividual.

O livro *Current: Dor – Diagnóstico e Tratamento* aborda procedimentos para controle da dor, com estratégias e condutas para intervenções terapêuticas.
Roenn JH, Paice JA, Preodor ME. Current: dor – diagnóstico e tratamento. Porto Alegre: AMHG; 2009.

A dor é um mecanismo de defesa do indivíduo, ocorrendo quando um tecido é lesionado.

Projeções dos núcleos mediais do tálamo para partes do sistema límbico são responsáveis pelas respostas afetivas à dor.

Áreas corticais que recebem impulsos nociceptivos da parte lateral do tálamo estão relacionadas com aspectos discriminativos da dor.

O documentário *Pain Matters*[76] (A Dor Importa) explora o tema da dor crônica, ressaltando a complexidade do tema.

A dor aguda é aquela com duração menor do que 3 meses, sendo considerada um mecanismo de defesa, pois protege contra lesões adicionais.

A dor crônica é definida como a "dor contínua e recorrente, de duração mínima de 3 meses e geralmente associada a sensibilização central".

A dor pode ser classificada de acordo com a sua fisiopatologia em nociceptiva e neuropática.

A dor aguda é aquela com duração menor do que 3 meses,[33,34] geralmente desencadeada por uma lesão tecidual imediata que ativa os nociceptores, representando um "aviso" de lesões potenciais. **É considerada um mecanismo de defesa, protegendo contra lesões adicionais, e tem uma duração limitada.**[35]

De acordo com a IASP, a dor crônica é definida como a "dor contínua e recorrente, de duração mínima de 3 meses e geralmente associada a sensibilização central".[35,36] Tal definição é reforçada na nova versão da Classificação Internacional das Doenças, CID-11, que define (em tradução livre) que "dor é uma experiência sensorial e emocional desagradável associada a, ou semelhante àquela associada a, dano real ou potencial ao tecido. A dor crônica é aquela que persiste ou recorre por mais de 3 meses. A dor crônica é multifatorial: fatores biológicos, psicológicos e sociais contribuem para a síndrome dolorosa".[34] Nota-se que é reforçada, nessa definição, a importância de diversos fatores associados, reforçando o modelo biopsicossocial proposto por Engel.

Ainda dentro da CID-11, a dor crônica foi subdividida em sete grupos, sendo possível adicionar especificadores que levam em conta fatores psicossociais, temporalidade e gravidade da dor (Tabela 27.1).[34]

Mudanças ocorreram também nas últimas atualizações do DSM. No DSM-IV existia uma categoria própria para o transtorno doloroso. Porém, tanto no DSM-5 quanto no DSM-5-TR, o transtorno doloroso é diagnosticado como especificador dentro do "Transtorno de Sintomas Somáticos", com predomínio de dor.[37-40]

A prevalência da dor crônica no mundo varia muito, oscilando entre 10,1 e 55,5%; no Brasil, estudos sugerem valores semelhantes.[41] É considerado um problema de Saúde pública devido ao alto impacto na qualidade de vida, elevado grau de absenteísmo, incapacidade, morbidade e custos ao sistema de Saúde.[41,42]

Ainda, a dor pode ser classificada, de acordo com a sua fisiopatologia, em nociceptiva e neuropática (Figura 27.1). A dor nociceptiva resulta da estimulação de receptores da dor envolvendo estímulos por meio de nervos normais. Pode ser somática ou visceral e, em geral,

Tabela 27.1 Classificação da dor pela CID-11, 2022.[34]

MG30 Dor crônica – CID-11	
MG30.0	Dor crônica primária
MG30.1	Dor crônica devido ao câncer
MG30.2	Dor crônica pós-cirúrgica ou pós-traumática
MG30.3	Dor crônica musculoesquelética
MG30.4	Dor crônica visceral
MG30.5	Dor crônica neuropática
MG30.6	Dor de cabeça e orofacial crônica

CID-11: Classificação Internacional de Doenças, 11ª edição.

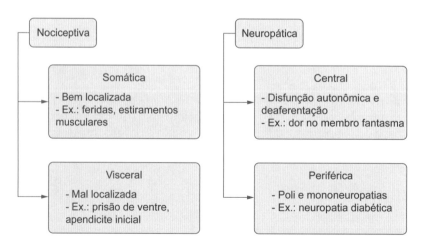

Figura 27.1 Classificação da dor de acordo com sua fisiopatologia. (Adaptada de Von Roenn et al., 2008;[35] Carvalho e Parsons, 2012.[45])

tem boa resposta ao tratamento de dor convencional. A dor neuropática resulta de lesão ou disfunção do sistema nervoso central ou periférico. A resposta medicamentosa é parcialmente eficaz, sendo necessárias comumente outras classes medicamentosas como adjuvantes, como antidepressivos e anticonvulsivantes. A sensibilidade na área afetada pode-se mostrar anormal, com ocorrência de fenômenos como alodinia e hiperalgesia:[35,43,44]

> A dor nociceptiva resulta da estimulação de receptores da dor envolvendo estímulos por meio de nervos normais, podendo ser somática ou visceral.

- Alodinia: resposta dolorosa devido a um estímulo incapaz de provocar dor. Exemplo: dor ao toque com um algodão
- Hiperalgesia: sensação dolorosa excessiva a um estímulo doloroso normal, com resposta exagerada ao estímulo.

> A dor neuropática resulta de lesão ou disfunção do sistema nervoso central ou periférico, com resposta medicamentosa parcialmente eficaz.

Avaliação da dor

Deve-se realizar durante a anamnese uma **avaliação discriminativa acerca da dor**, buscando informações básicas para caracterizá-la, como: localização, início e duração, irradiação, fatores de melhora e de piora, interferência em atividades diárias e na capacidade funcional. Ainda, deve-se tentar descrever o tipo de dor que o paciente sente (p. ex., pontada, cólica).

> Vários instrumentos podem ser utilizados para avaliar a dor, sua gravidade e interferência na vida do paciente.

Inúmeros instrumentos podem ser utilizados para avaliar a dor, sua gravidade e interferência na vida do paciente. Para quantificar a dor, pode-se citar como exemplos a escala visual analógica (EVA) (Figura 27.2), Faces, McGill, e escalas para avaliar a interferência da dor na qualidade de vida do paciente, como Questionário Breve de Qualidade de Vida da Organização Mundial da Saúde (WHOQoL-Bref) e Formulário Curto de Inquérito da Saúde (SF-12). Além disso, a fim de avaliar a presença de sintomas psiquiátricos apresentados pelos pacientes, pode-se utilizar os Inventários de Depressão e de Ansiedade de Beck (BDI e BAI). Para avaliação da dor, um exemplo seria o Inventário Breve da Dor, e para avaliar o grau da severidade da doença e da melhora da condição dos indivíduos a Escala de Impressão Clínica Global (CGI). Ver o *Anexo Exemplos de 50 instrumentos de mensuração e avaliação da dor*, ao fim do capítulo.

Comorbidades psiquiátricas

A presença de comorbidades psiquiátricas pode impactar diretamente o curso e o prognóstico de pacientes com quadros dolorosos crônicos. Entre os transtornos comórbidos mais comuns pode-se citar: depressão, ansiedade e abuso e dependência de substâncias, principalmente relacionados aos opioides.[33,46-48]

> Comorbidades psiquiátricas podem impactar diretamente a evolução de pacientes com quadros dolorosos crônicos.

A depressão é o transtorno psiquiátrico mais prevalente nesse grupo de pacientes.[47,48] A relação entre essas duas patologias é importante, pois pacientes com dor crônica são mais predispostos a apresentarem quadros depressivos e a depressão pode ser um fator predisponente para quadros dolorosos.[46] **A depressão pode alterar significativamente a avaliação subjetiva da dor e sua incapacidade, perpetuando quadros dolorosos e interferindo de modo significativo na adesão ao tratamento.**

> Depressão é a comorbidade psiquiátrica mais frequente.

Em relação à associação com transtornos ansiosos, a presença destes em paciente com quadro doloroso crônico pode levar a maiores sensibilidade e vigilância em relação à dor, intensificação de sintomas somáticos e pior evolução clínica.[31,47]

> Cada paciente deve ser visto de maneira individualizada e inserido em grupos de acompanhamento multidisciplinar.

Tratamento farmacológico

Apresentando um padrão multidimensional, **pacientes acometidos pela dor crônica devem ser inseridos em grupos de acompanhamento multidisciplinar, unindo terapêuticas**

> Terapêuticas farmacológicas e não farmacológicas são importantes no tratamento do paciente, pois não existe um tratamento único efetivo para cura ou controle da dor crônica.

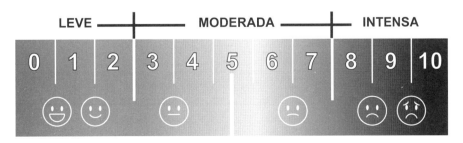

Figura 27.2 Escala visual analógica (EVA).

farmacológicas e não farmacológicas, não existindo um tratamento único efetivo para cura ou controle da dor crônica. Cada paciente deve ser visto de maneira singular e ter a proposta terapêutica individualizada.

O tratamento farmacológico do qual se dispõe atualmente ainda é limitado e com possibilidade de vários efeitos adversos, podendo levar a resultados insatisfatórios em muitos casos.[49] As orientações acerca do uso da farmacologia para o tratamento da dor crônica preconizadas pela OMS são divididas em três degraus, que levam em consideração a intensidade da dor, dividida em leve, moderada ou intensa – trata-se da Escala Analgésica da OMS, utilizada inicialmente para tratamento de pacientes oncológicos (Figura 27.3).[50]

Vários outros medicamentos, como antidepressivos e anticonvulsivantes, podem ser utilizados como adjuvantes no tratamento da dor crônica, em qualquer degrau da escala. Tais classes podem ser muito úteis no tratamento desses pacientes quando se leva em conta o alto índice de comorbidades psiquiátricas associadas (Tabela 27.2).

> Vários medicamentos podem ser utilizados como adjuvantes no tratamento da dor crônica, em qualquer degrau da escala.

Antidepressivos

Os primeiros antidepressivos descobertos eficazes para dor crônica foram os tricíclicos, sendo que o efeito analgésico é independente do efeito antidepressivo – doses eficazes para analgesia são menores que as utilizadas para tratamento da depressão.[35] Porém, medicamentos dessa classe podem levar a vários efeitos adversos, como sonolência, tontura, aumento de peso e retenção urinária. São contraindicados em pacientes portadores de glaucoma de ângulo fechado, arritmias cardíacas, insuficiência cardíaca, íleo paralítico, retenção urinária ou prostatismo.[33,51]

Os inibidores da receptação da serotonina e norepinefrina (IRSN) também são eficazes para dor crônica.[35] Em relação aos inibidores seletivos da receptação da serotonina (ISRS), alguns estudos têm demonstrado certa eficácia,[35] sendo utilizados principalmente em pacientes que não toleram ou têm alguma contraindicação ao uso de outros antidepressivos.[33,35] **De maneira geral, os tricíclicos e os IRSN são mais eficazes que os ISRS, sendo que os IRSN têm menos efeitos colaterais e são mais bem tolerados do que os tricíclicos.**[35]

> Tricíclicos e IRSN são mais eficazes que ISRS, sendo que IRSN têm menos efeitos colaterais e são mais bem tolerados do que os tricíclicos.

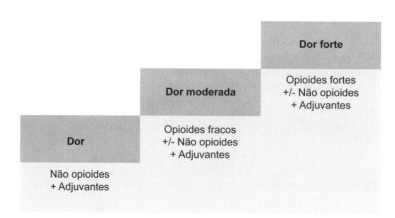

Figura 27.3 Escada de três degraus desenvolvida pela Organização Mundial da Saúde (OMS) para ajudar na abordagem farmacológica da dor.

Tabela 27.2 Classes utilizadas para tratamento da dor.

Primeiro degrau	Analgésicos não opioides (paracetamol e dipirona) e anti-inflamatórios não esteroides (AINE), que inibem a síntese de prostaglandinas e tromboxanos
Segundo degrau	Associação com opioides fracos, como codeína e tramadol
Terceiro degrau	Associação com opioides fortes, como morfina, oxicodona, metadona e fentanila

Adaptada de Von Roenn et al., 2008.[35]

Anticonvulsivantes

Devido às suas propriedades estabilizadoras de membranas, os anticonvulsivantes são eficazes para o tratamento da dor neuropática. Pregabalina e gabapentina provavelmente atuam ligando-se aos canais de cálcio.[35] A pregabalina já está aprovada também para o tratamento do transtorno de ansiedade generalizada.[51-53] Já carbamazepina, oxcarbazepina e lamotrigina parecem inibir canais de sódio.[35] O ácido valproico inibe os canais de sódio e aumenta os níveis de ácido gama-aminobutírico (GABA), assim como o topiramato, que também inibe receptores *N*-metil-D-aspartato (NMDA). Os efeitos colaterais comuns dos anticonvulsivantes são cefaleia, tontura, ataxia e náuseas, sendo sonolência mais comumente observada com a pregabalina e gabapentina.[35]

A Tabela 27.3 traz um resumo dos medicamentos adjuvantes mais utilizados, a posologia e principais efeitos adversos.

> Anticonvulsivantes são eficazes para o tratamento da dor neuropática, sendo a pregabalina já aprovada também para o tratamento do transtorno da ansiedade generalizada.

Opioides

Essa **classe de medicamentos, muito utilizada para tratamento de dor crônica, é também a principal classe de abuso e dependência medicamentosa nesses pacientes**.[39,46] Centralmente, são ativadores em baixas dosagens e sedativos quando em dosagens maiores.[54] Quadros de intoxicação e abstinência podem acontecer dentro de um hospital geral, sendo de particular interesse na interconsulta psiquiátrica.[54] São classificados em:[54]

- Opioides naturais: ópio, codeína, morfina
- Opioides semissintéticos: oxicodona, hidrocodona, heroína
- Opioides sintéticos: fentanila, metadona, meperidina
- Antagonistas mistos: buprenorfina, nalbufina, pentazocina
- Antagonistas: naloxona, naltrexona.

Tabela 27.3 Principais medicamentos adjuvantes utilizados, posologia e efeitos adversos.

Medicamentos adjuvantes mais utilizados	Posologia (mg)	Principais efeitos adversos
Tricíclicos		
Amitriptilina	10 a 150	Sonolência, constipação intestinal, ganho de peso, boca seca
Nortriptilina	10 a 150	Sonolência, constipação intestinal, ganho de peso, boca seca
IRSN		
Duloxetina	30 a 120	Boca seca, náuseas, vômito, tontura
Venlafaxina	75 a 225	Náuseas, disfunção sexual, tremores, sudorese
ISRS		
Sertralina	50 a 200	Cefaleia, tontura, náuseas
Escitalopram	10 a 20	Náuseas, boca seca, sudorese
Citalopram	20 a 40	Náuseas, boca seca, sudorese
Paroxetina	20 a 60	Náuseas, disfunção sexual, boca seca
Anticonvulsivantes		
Pregabalina	75 a 600	Ganho de peso, edema periférico, tontura
Gabapentina	300 a 3.600	Edema periférico, tontura
Carbamazepina	300 a 1.200	Tontura, sonolência, reações alérgicas na pele, hepatotoxicidade
Oxcarbazepina	900 a 2.400	Tontura, náuseas, fadiga
Lamotrigina	25 a 400	*Rash* cutâneo, cefaleia, náuseas, tontura
Topiramato	25 a 400	Anorexia, cefaleia, déficit cognitivo
Ácido valproico	250 a 1.800	Dispepsia, sedação, ganho de peso

IRSN: inibidores da receptação da serotonina e norepinefrina; ISRS: inibidores seletivos da receptação da serotonina. (Adaptada de Von Roenn et al., 2008;[35] Cordioli et al., 2015;[51] Stahl, 2019.[53])

Diagnóstico e tratamento

Transtorno por uso de opioides

Segundo o DSM-5-TR, o transtorno por uso de opioides caracteriza-se por um padrão desadaptativo de uso de opioides que leva a comprometimento ou sofrimento clinicamente significativo, ocorrendo durante um período de 12 meses e manifestado por pelo menos dois dos critérios apresentados na Tabela 27.4.

Intoxicação por opioides

Na Tabela 27.5 são apresentados os critérios diagnósticos de intoxicação por opioides.

Tabela 27.4 Critérios diagnósticos – Transtorno por uso de opioides segundo o DSM-5-TR, 2022.[38]

1. Os opioides são frequentemente consumidos em maiores quantidades ou por um período mais longo do que o pretendido

2. Existe um desejo persistente ou esforços malsucedidos no sentido de reduzir ou controlar o uso de opioides

3. Muito tempo é gasto em atividades necessárias para a obtenção do opioide, em sua utilização ou na recuperação de seus efeitos

4. Fissura ou um forte desejo ou necessidade de usar opioides

5. Uso recorrente de opioides resultando em fracasso em cumprir obrigações importantes no trabalho, na escola ou em casa

6. Uso continuado de opioides apesar de problemas sociais ou interpessoais persistentes ou recorrentes, causados ou exacerbados pelos seus efeitos

7. Importantes atividades sociais, profissionais ou recreacionais são abandonadas ou reduzidas em virtude do uso de opioides

8. Uso recorrente de opioides em situações nas quais isso representa perigo para a integridade física

9. O uso de opioides é mantido apesar da consciência de ter um problema físico ou psicológico persistente ou recorrente que tende a ser causado ou exacerbado pela substância

10. Tolerância, definida por qualquer um dos seguintes aspectos:
a. Necessidade de quantidades progressivamente maiores de opioides para atingir a intoxicação ou o efeito desejado
b. Efeito acentuadamente menor com o uso continuado da mesma quantidade de opioide
Nota: este critério é desconsiderado em indivíduos cujo uso de opioides se dá unicamente sob supervisão médica adequada

11. Abstinência, manifestada por qualquer dos seguintes aspectos:
a. Síndrome de abstinência característica de opioides
b. Opioides (ou uma substância estreitamente relacionada) são consumidos para aliviar ou evitar os sintomas de abstinência

DSM-5-TR: *Manual Diagnóstico e Estatístico de Transtornos Mentais*, 5ª edição, texto revisado.

Tabela 27.5 Critérios diagnósticos – intoxicação por opioides segundo o DSM-5-TR, 2022.[38]

A	Uso recente de um opioide
B	Alterações comportamentais ou psicológicas clinicamente significativas e problemáticas (p. ex., euforia inicial seguida por apatia, disforia, agitação ou retardo psicomotor, julgamento prejudicado) desenvolvidas durante ou logo após o uso de opioides
C	Miose (ou midríase devido à anoxia decorrente de superdosagem grave) e um (ou mais) dos seguintes sinais ou sintomas, desenvolvidos durante ou logo após o uso de opioides 1. Torpor ou coma 2. Fala arrastada 3. Prejuízo na atenção ou na memória
D	Os sinais ou sintomas não são atribuíveis a outra condição médica nem são mais bem explicados por outro transtorno mental, incluindo intoxicação por outra substância
Especificar se:	Com perturbações da percepção: este especificador pode ser indicado nos raros casos quando alucinações ocorrem com teste de realidade intacto ou quando ilusões auditivas, visuais ou táteis ocorrem na ausência de *delirium*

DSM-5-TR: *Manual Diagnóstico e Estatístico de Transtornos Mentais*, 5ª edição, texto revisado.

A intoxicação por opioides é potencialmente fatal, principalmente em casos de superdosagem, sendo necessário atendimento em ambientes que contam com suporte respiratório.[33,39,54]

Necessário suporte clínico, estando atento a: possibilidade de coma e depressão respiratória; necessário suporte ventilatório adequado, com liberação de vias aéreas; avaliar temperatura corporal – se febril, investigar infecções; avaliação e correção da hipotensão.

Em casos em que se suspeita de superdosagem de opioide, deve-se administrar naloxona, um antagonista opioide. Protocolos variam, mas em geral administra-se uma dose de 0,8 mg por via intravenosa (IV); após 15 minutos, caso não ocorra resposta, administrar 1,6 mg IV; caso ainda não haja resposta após 15 minutos, administrar 3,2 mg IV. Em caso de falta de resposta: rever diagnóstico.[33,54,55]

Abstinência de opioides

A Tabela 27.6 apresenta os critérios diagnósticos de abstinência de opioides.

Além de pacientes dependentes de opioides que procuram o atendimento para tratamento dos sintomas, abstinências supervisionadas podem ser realizadas dentro de um hospital geral, com pacientes internados. O tratamento baseia-se na terapia de reposição, sendo a metadona a substância mais utilizada.[33,39,54]

- Metadona: opioide sintético de meia-vida longa e baixa potência; possibilidade de dosagem única diária; poucos efeitos adversos
- Dose inicial: 10 mg por via oral; reavaliações a cada 4 horas, acrescentando-se mais 10 mg caso o paciente apresente dois ou mais critérios de abstinência. A maioria dos casos é controlada com doses entre 10 e 40 mg/dia. A dose total de estabilização do paciente é reduzida pela metade a cada dia
- Clonidina: agonista de receptores alfa-2; seu uso proporciona alívio dos sintomas noradrenérgicos decorrentes da abstinência. Utilizada mais comumente após o término do uso de metadona, em doses entre 0,3 e 1,2 mg/dia (sendo 0,1 a 0,3 mg 3 a 4 vezes/dia).[33,39,54]

Neuromodulação não invasiva e dor

Devido às limitações atuais em relação ao tratamento farmacológico da dor crônica, com diversos efeitos adversos e alta incidência de falha terapêutica, outras modalidades terapêuticas têm-se mostrado promissoras, principalmente técnicas de neuromodulação não invasivas.[56]

Das atuais técnicas de neuromodulação cerebral não invasivas, duas se destacam: a estimulação transcraniana por corrente contínua (ETCC) e a estimulação magnética transcraniana (EMT), que atuam modulando a excitabilidade cortical e a plasticidade neuronal. Em ambas as técnicas, diferentes regiões cerebrais podem ser estimuladas ou inibidas.[57]

O filme *Cake – Uma Razão para Viver* narra a história de Claire Simmons, uma mulher que busca ajuda em um grupo de pessoas com dores crônicas. O suicídio de um dos membros leva a vários desdobramentos em sua vida.

Tabela 27.6 Critérios diagnósticos – abstinência de opioides segundo o DSM-5-TR, 2022.[38]

A	Presença de qualquer um dos seguintes: 1. Cessação (ou redução) do uso pesado e prolongado de opioides (p. ex., algumas semanas ou mais) 2. Administração de um antagonista de opioides após um período de uso de opioides
B	Três (ou mais) dos seguintes sintomas, desenvolvidos no prazo de alguns minutos a alguns dias após o Critério A: • Humor disfórico • Náuseas ou vômito • Dores musculares • Lacrimejamento ou rinorreia • Midríase, piloereção ou sudorese • Diarreia • Bocejos • Febre • Insônia
C	Os sinais ou sintomas do Critério B causam sofrimento clinicamente significativo ou prejuízo no funcionamento social, profissional ou em outras áreas importantes da vida do indivíduo
D	Os sinais ou sintomas não são atribuíveis a outra condição médica nem são mais bem explicados por outro transtorno mental, incluindo intoxicação por ou abstinência de outra substância.

DSM-5-TR: *Manual Diagnóstico e Estatístico de Transtornos Mentais*, 5ª edição, texto revisado.

Estimulação magnética transcraniana

A EMT é baseada no princípio descrito por Michael Faraday em 1831, conhecida como a lei de Faraday ou lei de indução eletromagnética, a qual determina que a energia elétrica pode ser convertida em campos magnéticos e vice-versa.

Uma corrente elétrica de alta intensidade passa rapidamente por uma bobina, criando um campo magnético, que é convertido em campo elétrico no córtex.[57-59]

Tal método tem sido utilizado em diversas patologias: depressão, quadros dolorosos crônicos, doença de Parkinson, sequelas de acidente vascular cerebral – com crescimento importante de pesquisas na área.[57] **É um método bem tolerado, com pouca incidência de efeitos adversos**, sendo o mais comum a cefaleia e o mais grave a possibilidade de indução de crises convulsivas.[57]

Estimulação transcraniana por corrente contínua

A ETCC é uma técnica não invasiva, indolor e segura que se baseia na alteração do potencial de repouso da membrana neuronal para induzir modulação da excitabilidade cortical.[60-64]

O equipamento é composto por: eletrodos, potenciômetro, amperímetro e o conjunto de baterias. Os eletrodos (ânodo e cátodo) criam um fluxo de corrente elétrica contínua, de baixa intensidade, direcionada a determinada região do córtex cerebral. Os parâmetros são ajustados dependendo do efeito esperado – como tamanho dos eletrodos, posicionamento destes, intensidade da corrente, duração, intervalo e número total de estimulações.[60,62,64,65]

As principais vantagens da ETCC são a alta tolerabilidade, poucos efeitos adversos relatados e o baixo custo. Diversos estudos demonstram os benefícios do uso da ETCC em quadros dolorosos crônicos, com resultados promissores, devendo ser considerada uma opção terapêutica adjuvante.[60,64,66]

Tratamento não farmacológico

Wideman et al. (2019) salientam que **a avaliação da dor sempre apresenta aspectos problemáticos, dado que a própria experiência de cada paciente é fundamentalmente inobservável**. Propõem um modelo multimodal, que combine uma abordagem por meio de critérios objetivos de mensuração da dor, como os inventários padronizados, junto com uma abordagem "compreensiva", que utilize as narrativas dos próprios pacientes, na forma de dados qualitativos.[67]

Um exemplo clínico pode ilustrar esse complexo conjunto convergente de fatores.

O livro de Fregni et al. aborda os princípios e avanços em estimulação cerebral não invasiva.

Fregni F, Boggio OS, Brunoni AR. Neuromodulação terapêutica: princípios e avanços da estimulação cerebral não invasiva em neurologia, reabilitação, psiquiatria e neuropsicologia. São Paulo: Sarvier; 2012.

Império da Dor é uma série sobre as causas e consequências da epidemia de opioides nos EUA.

A série *O Crime do Século* mostra uma investigação sobre a indústria de opioides nos EUA.

A senhora X, 70 anos, vinha sendo acompanhada em seu tratamento por diversos médicos: o clínico, o reumatologista, o psiquiatra. Sofria de fibromialgia, complicada por diversos outros sintomas decorrentes do envelhecimento. Era uma paciente cronificada, usuária de inúmeras drogas, incluindo opioides e outros analgésicos, antidepressivos, ansiolíticos e anti-hipertensivos.

Bastante obediente às orientações médicas, ela frequentava fisioterapia, caminhava, embora claudicante, e recebia sessões de acupuntura. O tratamento, conduzido na Clínica da Dor do complexo FAMERP/FUNFARME era, como se pode constatar, abrangente e adequado. Contudo, suas queixas de dores eram contínuas, persistentes e altamente incapacitantes para suas atividades de vida diária e sua qualidade de vida estava altamente prejudicada. Embora resistente a princípio, ela terminou por aceitar a indicação de seus médicos de que fizesse psicoterapia, e foi acompanhada ao Ambulatório de Psicossomática.

Suas primeiras sessões eram monocórdicas, ela repetia incessantemente como e onde eram suas dores corporais, falava dos médicos e dos tratamentos já tidos ao longo de muitos anos de padecimento, descrevia a baixa eficácia das medicações em conseguir aliviar suas dores lancinantes. Quando terminava, retomava do início, relatando o modo como sua longa enfermidade dificultava para ela andar, erguer os braços, lavar louças, cuidar dos afazeres domésticos. Depois se alongava sobre como sua vida era monótona, muitas horas na cama, depois a rotina dos remédios e das consultas médicas. Em seguida, vinham as queixas contra os médicos e serviços de Saúde anteriores, e assim todo um "rosário" de queixas, indo e voltando. Muito gradualmente eu a convenci a me relatar sua vida, seu percurso pessoal. E então emerge a descrição dramática de uma infância pobre, muitos irmãos, um pai violento, uma mãe submissa e desorientada. Logo após, uma adolescência difícil, uma gravidez precoce, um casamento forçado com um marido que logo se revela alcoólatra. Após muitos anos de um casamento infeliz, ela é abandonada e seu filho, em plena adolescência, se envolve com tráfico de drogas. O rapaz é preso, e devido a muitas dívidas acumuladas com os traficantes teme sair da cadeia e vir a ser morto pela gangue do bairro. Ao chegar nesse ponto de seu relato, ela se vira para mim e diz: "Você vê, doutor, a vida machuca a gente..."

Desse ponto em diante a psicoterapia pode progredir. Era preciso que a soma cruel de suas dores e seus sofrimentos pudessem ser deslindados, e uma parcela, aquela que é psicológica, emocional, de suas vivências, pudesse tomar o rumo de sua fala, passando estas a ser compartilhadas, e então, revividas e elaboradas.

É apenas quando o sofrimento da vida pode ser reconhecido, partilhado e ressignificado que o complexo balanço das dores físicas/dores psíquicas pode começar a ser modificado. O que se constata em casos como o dessa senhora é que as dores físicas tomam o lugar e passam a representar uma parcela importante das dores psíquicas. **Na impossibilidade de encontrar alívio e encaminhamento para os impasses da vida emocional, alguma vulnerabilidade do corpo físico passa a ser depositária das dores não elaboradas da mente.** Por isso, o tratamento apenas medicamentoso não alcança sucesso. A dor psíquica realimenta continuamente as dores corporalizadas, e o corpo não consegue se ver livre do sofrimento ali deslocado. Não basta atuar quimicamente nesse corpo, ele se tornou o "*locus*" do sofrimento psíquico.

Para o interconsultor em atuação no hospital geral, defrontar-se com pacientes com queixas intensas de dor é sempre desafiante. O paciente, em geral, quer apenas o alívio de seu sofrimento físico, de sua dor corporal. Porém, uma realidade humana da mais alta significação é que, quando sofremos, sofremos com o corpo e a mente, sofremos como seres inteiros. **Na dor não há separação corpo-mente.** Um trabalho cuidadoso e eminentemente ético é necessário: o paciente precisa ser compreendido.

A interconsulta psiquiátrica se mostra assim, na busca de auxílio ao paciente que sofre dolorosamente, como um ato de ajuda e de compaixão, de empatia e de resolutividade.

> A avaliação da dor sempre apresenta aspectos problemáticos, dado que a própria experiência de cada paciente é fundamentalmente inobservável.

> Na dor não há separação corpo-mente.

> Quando o sofrimento da vida passa a ser reconhecido, partilhado e ressignificado, dores físicas e psíquicas podem começar a ser modificadas.

> Quando sofremos, sofremos com o corpo e a mente, sofremos como seres inteiros.

> Reconhecer o sofrimento e ter a chance de compartilhá-lo é essencial para a ressignificação dele.

Atualizações

- Em 2022 foi lançada a revisão do DSM-5, o DSM-5-TR. Em relação aos temas abordados neste capítulo, não houve nenhuma mudança substancial no conteúdo destes[37,38]
- Villanueva et al. (2022) realizaram uma revisão sistemática sobre eficácia, segurança e regulação do canabidiol na dor crônica[68]
- Borisovskaya et al., 2020 discutem acerca da relação entre atividade física e dor crônica[69]
- Mills et al. (2019) fizeram uma revisão sobre epidemiologia e bases populacionais para melhor compreensão da inter-relação entre esses fatores e dor crônica[70]
- Meints (2018) revisou duas categorias de estudo que avaliam as contribuições de fatores psicossociais para a vivência de dor crônica[71]
- Manhapra (2022) descreveu os fundamentos neurocomportamentais da dependência complexa de opioides[72]
- Sandhu et al. (2023) realizaram uma revisão sistemática que avaliou uma intervenção multicomponente na redução do uso de opioide[73]
- Cohen et al. (2021) fizeram uma atualização sobre práticas e avanços no manejo da dor crônica.[74]

Highlights

- A dor é um fenômeno multifacetado, com importantes componentes biológicos, psicológicos e sociais. É sempre uma experiência única e pessoal
- Dor pode ser definida como uma experiência sensitiva e emocional desagradável associada, ou semelhante àquela associada, a uma lesão tecidual real ou potencial
- A avaliação da dor inclui a investigação da queixa dolorosa relatada pelo paciente, além de um cuidadoso exame psiquiátrico e avaliação objetiva da dor
- Uma evolução satisfatória do caso depende de uma boa relação entre a equipe e o paciente
- Toda a equipe multiprofissional deve ter claro que o alívio da dor vai além dos analgésicos, anestésicos ou da medicação específica psiquiátrica
- A dor aguda tem duração menor do que 3 meses, sendo considerada um mecanismo de defesa
- A dor crônica é definida como uma dor contínua e recorrente, de duração mínima de 3 meses e geralmente associada à sensibilização central
- A dor nociceptiva resulta da estimulação de receptores da dor envolvendo estímulos por meio de nervos normais, podendo ser somática ou visceral
- A dor neuropática resulta de lesão ou disfunção do sistema nervoso central ou periférico, com resposta medicamentosa parcialmente eficaz
- Diversos instrumentos podem ser utilizados na avaliação da dor, como a EVA, que avalia a intensidade da dor, e o WHOQoL-Bref, que avalia o seu impacto na qualidade de vida
- Comorbidades psiquiátricas impactam na evolução do quadro e devem ser diagnosticadas e tratadas. A depressão é o transtorno psiquiátrico mais prevalente nessa população

- Não existe um tratamento único efetivo para o manejo da dor crônica, sendo essencial delinear propostas terapêuticas individualizadas
- Antidepressivos e anticonvulsivantes são adjuvantes no tratamento da dor crônica
- Tricíclicos e IRSN são mais eficazes que os ISRS para o manejo da dor crônica
- Anticonvulsivantes são eficazes para o tratamento da dor neuropática. A pregabalina é também aprovada para o tratamento do transtorno de ansiedade generalizada
- Os opioides, apesar de muito utilizados para o tratamento da dor crônica, apresentam risco de abuso e dependência. A intoxicação é potencialmente fatal.

DURANTE O ATENDIMENTO

O que fazer	O que não fazer
• Respeitar o relato da experiência dolorosa pelo paciente – a dor é subjetiva • Avaliar comorbidades para tratamento mais global e adequado – melhora do prognóstico • Utilização de classes de medicamentos conforme queixa e comorbidades do paciente • Inserção em grupos multidisciplinares • Estar atento ao uso de opioides, avaliando possibilidade de abstinência ou intoxicação, a fim de conduzir adequadamente o caso	• Médico não deve julgar a dor como inapropriada e deve evitar considerar a dor relatada pelo paciente como "inventada" ou "imaginária" • Não questionar sobre o padrão de uso de opioide – são necessárias informações a fim de realizar as devidas orientações ao paciente! • Não estar atento a sinais de intoxicação e abstinência de opioides – anamnese é fundamental!

Mapa mental

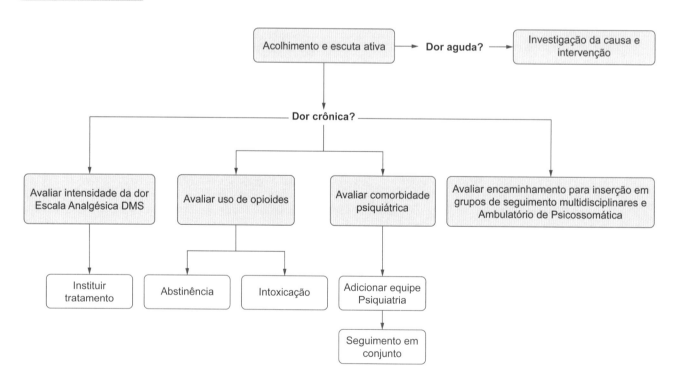

Exemplos de 50 instrumentos de mensuração e avaliação da dor

Em revisão na literatura realizada por Amanda Batista Vilarindo, foram identificados 50 instrumentos de mensuração e de avaliação da dor:[75]

1. *ABC Pain Scale* (Bellieni et al., 2005)
2. *Adolescent Pediatric Pain Tool* (APPT) (Savedra, Tesler, Holzemer, Wilkie e Ward, 1989) (Jacob et al., 2014)
3. Algoplus® (Rat et al., 2012; Batalha, 2016)
4. *Behavioural Indicators of Infant Pain* (Holsti e Grunau, 2007)
5. *Behavioural Pain Scale* (BPS) (Payen et al., 2001; Morete et al., 2014)
6. *Checklist of Nonverbal Pain Indicators* (CNPI) (Feldt, 2000; Rosa, 2009)
7. *Children's and Infant's Post-Operative Pain Scale* (CHIPPS) (Büttner e Finke, 2000)
8. *Coloured Analogue Scale* (CAS) (McGrath et al., 1996; Charry, 2010)
9. *Descriptor Differential Scale* (DDS) (Gracely et al., 1978; Nielsen, 2009)
10. Diagrama Corporal de Localização e Distribuição Espacial da Dor – *Pain Drawing* (PD) (Margolis et al., 1986; Mozerle, 2009)
11. Escala Visual Analógica (EVA) (Morete, 2010)
12. Escala CR10 de Borg (Gunnar Borg, 1981, 1982, 1998; Bacci, 2004)
13. Escala de Avaliação de Dor do Recém-nascido (NIPS) (Lawrence et al., 1993; Falcão et al., 2007)
14. Escala de Conforto para Avaliação de Dor Pós-Operatória (COMFORT SCALE) (Ambuel et al., 1992; Nair, 2013)
15. Escala de Dor do Children's Hospital of Eastern Ontario (CHEOPS) (McGrath et al., 1985; Nair, 2013)
16. Escala de Dor Relembrada (MPAC) (Fishman et al., 1987; Mozerle, 2009)
17. Escala descritiva ou qualitativa (Batalha, 2016)
18. *Échelle Douleur Inconfort Nouveau-Né* (EDIN) (Debillon et al., 2001; Dias, 2014)
19. Escala Facial de Dor Revisada (FPS-R) (Bieri et al., 1990; Hicks et al., 2001; Batalha, 2016)
20. Escala Multidimensional de Avaliação de Dor (EMADOR) (Faleiros Sousa, 2010)
21. Escala Numérica (EN) (Batalha, 2016)
22. Escala Objetiva de Dor (OPS) (Hannallah et al., 1987; Valinétti, 2005)
23. Escala para Avaliação da Dor Pós-Operatória do Recém-nascido (CRIES) (Krechel e Bildner, 1995; Freitas, 2012)
24. Expressão Facial, Pernas, Atividades, Choro e Consolabilidade de Dor (FLACC) (Merkel et al., 1997; Batalha, 2016)
25. *Geriatric Pain Measure* (GPM) (Ferrel et al., 2015; Motta, 2015)
26. Inventário Breve de Dor (BPI) (Cleeland et al., 1983; Batalha, 2016)
27. Inventário de Avaliação Inicial de Dor (IPAI) (Pasero e McCaffery, 1999; Mozerle, 2009)
28. Inventário Multidimensional de Dor (MPI) (Kerns et al., 1985; Bartilotti, 2006)
29. Lista de Verificação da Dor em Crianças Não Comunicantes – Versão Pós-operatória (Br-NCCPC-PV) (Breau et al., 2002)
30. *Mahoney Pain Scale* (Mahoney e Peters, 2008)
31. *Multidimensional Assessment Pain Scale* (MAPS) (Ramelet et al., 2007)
32. *Neonatal Pain, Agitation and Sedation Scale* (Hummel et al., 2003)
33. *Neonatal Pain Analyzer – ABC Analyzer* (Sisto et al., 2006)
34. *Non-communicative Patient's Pain Assessment Instrument* (NOPPAIN) (Snow et al., 2004; De Araújo, 2012)
35. *Pain Assessment for Dementing Elderly* (PADE) (Villanueva et al., 2003; Rosa, 2009)
36. *Pain Assessment in Advanced Dementia* (PAINAD) (Warden et al., 2003; Batalha, 2016)
37. *Pain Assessment in Non-Communicative Elderly Persons* (PAINE) (Cohen, 2006);
38. *Pain Assessment Tool* (Hodgkinson et al., 1994)
39. *Pain Assessment Tool in Confused Older Adults 21* (PATCOA)/Instrumento para Avaliação da Dor em Idosos Confusos (IADIC) (Decker e Perry, 2003; Saurin, 2013)
40. *Pain Behavior Method* (PBM) (Keefe e Block, 1982; Rosa, 2009)
41. *Pain Catastrophizing Scale* (PCS) (Sullivan et al., 1995; Lopes, 2012)
42. *Pain Catastrophizing Scale – Parents* (PCS-P) (Goubert et al., 2006; Cavalcante et al., 2018)
43. *Pain Perception Profile* (PPP) (Tursky et al., 1976; Mozerle, 2009)
44. *Pain-O-Meter* (Gaston Johanson, 1991; Widar, 2002)
45. *Pediatric Pain Profile* (Hunt et al., 2007; Pasin, 2011)
46. Perfil de Dor do Prematuro (PIPP) (Stevens et al., 1996; Batalha, 2016)
47. *Riley Infant Pain Scale* (Rafferty e Moser, 1991)
48. Questionário de McGill (Melzack, 1975; Fortunato et al., 2013)
49. Sistema de Codificação Facial Neonatal (NFCS) (Grunau e Craig, 1987; Batalha, 2016)
50. *The Abbey Pain Scale* (Abbey et al., 2004; Batalha, 2016)

Referências bibliográficas

1. International Association for the Study of Pain [IASP] (2009). Global year against musculoskeletal pain. Disponível em https://www.iasp-pain.org/GlobalYear/MusculoskeletalPain.
2. Raja SN, Carr DB, Cohen M, Finnerup NB, Flor H, Gibson S et al. The revised International Association for the Study of Pain definition of pain: concepts, challenges, and compromises. Pain. 2020;161(9):1976-982.
3. DeSantana JM, Perissinotti DMN, Oliveira Junior JO, Correia LMF, Oliveira CM, Fonseca PRB. Definição de dor revisada após quatro décadas. (Editorial). BrJP Set. 2020;3(3):197-8.
4. Dale CS. Bases moleculares da dor neuropática, Anais do 10º SIMBIDOR, Simpósio Internacional para o Estudo da Dor. São Paulo: Solução; 2011. p. 30-31.
5. Oliveira CC. Para compreender o sofrimento humano. Revista Bioética. 2016;24(2):225-34.
6. Ávila LA. Pain beyond biology. Pain. 2013;154(11):2571-2.
7. Atlas LY, Absi M. The neuroscience of pain: biobehavioral, developmental, and psychosocial mechanisms relevant to intervention targets. Psychosom Med. 2018;80(9):788-90.
8. Siqueira JLD, Morete MC. Avaliação psicológica de pacientes com dor crônica: quando, como e por que encaminhar? Revista Dor. 2014;15(1):51-4.
9. Goulart R, Pessoa C, Lombardi Jr I. Aspectos psicológicos da síndrome da fibromialgia juvenil: revisão de literatura. Revista Brasileira de Reumatologia. 2016;56(1):69-74.
10. Silva BAR, Speridião PGL, Zihlmann KF. Functional abdominal pain: an integrative review study from a biopsychosocial view. BrJP. 2018;1(4):359-64.
11. Campos JADB, Bonafé FSS, Maroco J. Dor referida: uma breve discussão sobre a percepção da dor. Psicologia, Saúde & Doenças. 2018;19(1):26-33.
12. Lane RD, Anderson FS, Smith R. Biased competition favoring physical over emotional pain: a possible explanation for the link between early adversity and chronic pain. Psychosom Med. 2018;80(9):880-90.
13. Nelson S, Coakley R. The pivotal role of pediatric psychology in chronic pain: opportunities for informing and promoting new research and intervention in a shifting healthcare landscape. Curr Pain Headache Rep. 2018;22(11):76.
14. Mazo JPS, Estrada MG. Implicaciones del dolor crónico en la calidad de vida de mujeres con fibromialgia. Psicologia em Estudo. 2018; 23:e2308.
15. Marques ES, Meziat Filho NA, Gouvea MER, Ferreira PS, Nogueira LAC. Functionality, psychosocial factors and quality of life in women with predominance of central sensitization. Revista Dor. 2017;18(2):112-8.
16. Santos WJ, Giacomin KC, Firmo JOA. O cuidado da pessoa idosa em dor no campo de práticas da Saúde Coletiva. Ciência & Saúde Coletiva. 2020;25(11):4573-82.
17. Masson L, Dallacosta FM. Vulnerability in the elderly and its relationship with the presence of pain. BrJP. 2019;2(3):213-6.
18. Miranda IMM, Tavares HHF, Silva HRS, Braga MS, Santos RO, Guerra HS. Quality of life and graduation in medicine. Revista Brasileira de Educação Médica. 2020;44(3):e086.
19. Siebra MMR, Vasconcelos TB. Quality of life and mood state of chronic pain patients. Revista Dor. 2017;18(1):43-6.
20. Löffler M, Kamping S, Brunner M, Bustan, S, Kleinböhl D, Anton F et al. Impact of controllability on pain and suffering. PAIN Reports. 2018;3(6):e694-e694.
21. Lee AL, Harrison SL, Goldstein RS, Brooks D. An exploration of pain experiences and their meaning in people with chronic obstructive pulmonary disease. Physiotherapy theory and practice. 2018;34(10):765-72.
22. Bustan S, Gonzalez-Roldan AM, Schommer C, Kamping S, Loffler M, Brunner M et al. Psychological, cognitive factors and contextual influences in pain and pain-related suffering as revealed by a combined qualitative and quantitative assessment approach. PLoS ONE. 2018;13(7):p.e0199814.
23. Nascimento LA, Cardoso MG, Oliveira SA, Quina E, Sardinha DSS. Manuseio da dor: avaliação das práticas utilizadas por profissionais assistenciais de hospital público secundário. Revista Dor. 2016;17(2):76-80.
24. Ávila Morales JC. Consideraciones de la fragilidad humana frente a la conducta moral del medico. Revista Med. 2017;25(2):117-25.
25. Filingim RB. Individual differences in pain: understanding the mosaic that makes pain personal. Pain. 2017;158(Suppl 1):S11-S18.
26. Suso-Ribera C, Gallardo-Pujol D. Personality and health in chronic pain: have we failed to appreciate a relationship? Per Individ Dif. 2016;96:7-11.
27. Basten-Günther J, Madelon P, Lautenbacher S. Optimism and the experience of pain: a systematic review. Behav Med. 2019;45(4):323-39.
28. Di Tella M, Ghiggia A, Tesio V, Romeo A, Colonna F, Fusaro E et al. Pain experience in fibromyalgia syndrome: the role of alexithymia and psychological distress. Journal of Affective Disorders. 2017;208:87-93.
29. Carvalho LF, Primi R, Capitão CG. Avaliação da personalidade em pacientes com dor crônica. Estudos de Psicologia (Campinas). 2016;33(4):645-53.
30. Ferentzi E, Köteles F, Csala B, Drew R, Tihanyi BT, Pulay-Kottlár G et al. What makes sense in our body? Personality and sensory correlates of body awareness and somatosensory amplification. Personality and Individual Differences. 2017;104:75-81.
31. Guyton AC, Hall JE. Tratado de fisiologia médica. 11. ed. Rio de Janeiro, RJ: Elsevier; 2006.
32. Young PA, Young PH, Tolbert DL. Neurociência clínica básica. 3. ed. Barueri, SP: Manole; 2018.
33. Botega NJ. Prática psiquiátrica no hospital geral. 3. ed. Porto Alegre, RS: Artmed; 2012.
34. World Helath Organization. International Classification of Diseases 11th Revision (CID-11-R). Disponível em: https://www.who.int/classifications/classification-of-diseases. Acesso em: 19 mai. 2022.
35. Von Roenn JH, Paice JA, Preodor ME. Current diagnóstico e tratamento – dor. Rio de Janeiro, RJ: McGraw-Hill; 2008.
36. Dellaroza MSG, Furuya RK, Cabrera MAS, Matsuo T, Trelha C, Yamada KN et al. Caracterização da dor crônica e métodos analgésicos utilizados por idosos da comunidade. Rev Assoc Med Bras. 2008;54(1):36-41.
37. American Psychiatric Association. Manual Diagnóstico e Estatístico de Transtornos Mentais (DSM). 5. ed. Porto Alegre, RS: Artmed; 2014.
38. DSM-5 TR™ Diagnostic and Statistical Manual of Mental Disorders, Fifth Edition, Text Revision. 5. ed. Washington, DC: American Psychiatric Association Publishing; 2022.
39. Sadock BJ, Sadock VA, Ruiz P. Kaplan e Sadock Compêndio de Psiquiatria – Ciência do Comportamento e Psiquiatria Clínica. 11. ed. Porto Alegre, RS: Artmed; 2016.
40. Araújo AC, Neto FL. A nova classificação americana para os transtornos mentais – o DSM-5. Rev Bras de Ter Comp Cogn. 2014;XVI(1):67-82.

41. Vasconcelos FH, Araújo GC. Prevalência de dor crônica no Brasil: estudo descritivo. Br J Pain. 2018;1(2):176-9.

42. Ferrando SJ, Levenson JL, Owen JA. Clinical Manual of Psychopharmacology in the Medically. American Psychiatric Publishing; 2010.

43. Schestasky P. Definição, diagnóstico e tratamento da dor neuropática. Rev HCPA. 2008;28(3):177-87.

44. Teixeira MJ, Forni J. Fisiopatologia da dor. In: Kobayashi R, Luzo MVM, Cohen M. Tratado de dor musculoesquelética, Sociedade Brasileira de Ortopedia e Traumatologia. São Paulo: Alef; 2019. p. 25-36.

45. Carvalho RT, Parsons HA. Manual de cuidados paliativos. 2. ed. Academia Nacional de Cuidados Paliativos; 2012. Disponível em: https://dms.ufpel.edu.br/static/bib/manual_de_cuidados_paliativos_ancp.pdf.

46. Hales RE, Yudofsky SC, Gabbard GO. Tratado de psiquiatria clínica. 5. ed. Porto Alegre, RS: Artmed; 2012.

47. Castro MMC, Quarantini LC, Daltro C et al. Comorbidade de sintomas ansiosos e depressivos em pacientes com dor crônica e o impacto sobre a qualidade de vida. Rev Psiq Clín. 2011; 38(4):126-9.

48. Pinheiro RC, Uchida RR, Mathias LAST, Perez MV, Cordeiro Q. Prevalência de sintomas depressivos e ansiosos em pacientes com dor crônica. J Bras Psiquiatr. 2014;63(3):213-9.

49. Mori F, Codeca C, Kusayanagi H et al. Effects of anodal transcranial direct current stimulation on chronic neuropathic pain in patients with multiple sclerosis. J Pain. 2010;11(5):436-42.

50. Olivência AS, Barbosa LGM, Cunha MR, Silva LJ. Tratamento farmacológico da dor crônica não oncológica em idosos: Revisão integrativa. Rev Bras Geriatr Gerontol. 2018;21(3):383-93.

51. Cordioli AV, Gallois CB, Isolan L. Psicofármacos consulta rápida. 5. ed. Porto Alegre, RS: Artmed; 2015.

52. Mochcovitch MD. Atualizações do tratamento farmacológico do transtorno de ansiedade generalizada. 2015;5(2):14-18.

53. Stahl SM. Fundamentos da psicofarmacologia de Stahl: guia de prescrição. 6. ed. Porto Alegre: Artmed; 2019.

54. Baltieri DA, Strain EC, Dias CJ et al. Diretrizes para o tratamento de pacientes com síndrome de dependência de opioides no Brasil. 2004;26(4):259-69.

55. Diehl A, Cordeiro DC, Laranjeira R. Dependência química: prevenção, tratamento e políticas públicas. Porto Alegre: Artmed; 2010.

56. Boggio PS, Zaghi S, Lopes M, Fregni F. Modulatory effects of anodal transcranial direct current stimulation on perception and pain thresholds in healthy volunteers. Eur J Neurol. 2008;15(10):1124-30.

57. Cavenaghi VB, Serafim V, Devido-Santos M, Simis M, Fregni F, Gagliardi RJ. Estimulação cerebral não-invasiva na prática clínica: atualização. Arq Med Hosp Fac Cienc Med Santa Casa São Paulo. 2013;58:29-33.

58. Rosa MA, Rosa MO. Estimulação magnética transcraniana em psiquiatria: guia básico. 2. ed. São Paulo: Sarvier; 2013.

59. Matsuda RH, Tardelli GP, Guimarães CO, Souza VH, Baffa Filho O. Estimulação magnética transcraniana: uma breve revisão dos princípios e aplicações. Revista Brasileira De Física Médica. 2019;13(1):49-56.

60. Fregni F, Freedman S, Pascual-Leone A. Recent advances in the treatment of chronic pain with non-invasive brain stimulation techniques. Lancet Neurol. 2007;6:188-91.

61. Fregni F, Boggio PS, Lima MC et al. A sham-controlled, phase II trial of transcranial direct current stimulation for the treatment of central pain in traumatic spinal cord injury. Pain. 2006;122(1-2):197-209.

62. Okano AH, Montenegro RA, Farinatti PTV, Li LM, Brunoni AR, Fontes EB. Estimulação cerebral na promoção da saúde e melhoria do desempenho físico. Rev Bras Educ Fís Esporte. 2013;27(2):315-32.

63. Thibaut A, Chatelle C, Gosseries O, Laureys S, Bruno MA. La stimulation transcrânienne à courant continu: un nouvel outil de neurostimulation [Transcranial direct current stimulation: a new tool for neurostimulation]. Rev Neurol. 2013;169(2):108-20.

64. Silva AA, Kakuta E, Loreti EH. Estimulação transcraniana por corrente contínua em fibromialgia: uma revisão sistemática. Rev Neurocienc. 2020;28:1-18.

65. Fregni F, Boggio PS, Brunoni AR. Neuromodulação terapêutica – princípios e avanços da estimulação cerebral não invasiva em neurologia, reabilitação, psiquiatria e neuropsicologia. São Paulo: Sarvier; 2012.

66. Antal A, Terney D, Kühnl S, Paulus W. Anodal transcranial direct current stimulation of the motor cortex ameliorates chronic pain and reduces short intracortical inhibition. J Pain Symptom Manage. 2010;39(5):890-903.

67. Wideman TH, Edwards RR, Walton DM, Martel MO, Hudson A, Seminowicz DA. The multimodal assessment model of pain: a novel framework for further integrating the subjective pain experience within research and practice. Clin J Pain. 2019;35(3):212-21.

68. Villanueva MRB, Joshaghani N, Villa N, Badla O, Goit R, Saddik SE et al. Efficacy, safety, and regulation of cannabidiol on chronic pain: a systematic review. Cureus. 2022;14(7):e26913.

69. Borisovskaya A, Chmelik E, Karnik A. Exercise and chronic pain. Adv Exp Med Biol. 2020;1228:233-53.

70. Mills SEE, Nicolson KP, Smith BH. Chronic pain: a review of its epidemiology and associated factors in population-based studies. Br J Anaesth. 2019;123(2):e273-e283.

71. Meints SM, Edwards RR. Evaluating psychosocial contributions to chronic pain outcomes. Prog Neuropsychopharmacol Biol Psychiatry. 2018;87(Pt B):168-82.

72. Manhapra A. Complex persistent opioid dependence-an opioid-induced chronic pain syndrome. Curr Treat Options Oncol. 2022;23(7):921-35.

73. Sandhu HK, Booth K, Furlan AD, Shaw J, Carnes D, Taylor SJC et al. Reducing opioid use for chronic pain with a group-based intervention: a randomized clinical trial. JAMA. 2023;329(20):1745-56.

74. Cohen SP, Vase L, Hooten WM. Chronic pain: an update on burden, best practices, and new advances. Lancet. 2021;397(10289):2082-97.

75. Vilarindo AB. 50 instrumentos de mensuração e de avaliação da dor (EMMADOR-SABER): Percepção do conhecimento [dissertação de Mestrado em Ciências]. Programa de Pós-Graduação em Enfermagem Fundamental. Escola de Enfermagem de Ribeirão Preto, Universidade de São Paulo (USP); 2022.

76. Pain Matters Documentary. [Internet]. Pain Matters, 2015. Vídeo: 52 min 54 s. Disponível em: https://www.youtube.com/watch?v=N4Hwx99y02k.

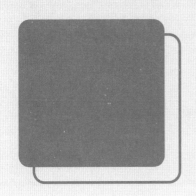

Populações Específicas

28 Psiquiatria da Infância e da Adolescência: Crianças, *361*
29 Psiquiatria da Infância e da Adolescência: Adolescentes, *369*
30 Transtornos Mentais Perinatais, *376*
31 Saúde Mental da Mulher, *393*
32 Particularidades do Paciente Idoso no Contexto da
    Interconsulta Psiquiátrica, *413*

Psiquiatria da Infância e da Adolescência: Crianças

José Robson Samara R. Almeida Jr. • Milena Mazetti Spolon • Altino Bessa Marques Filho

Introdução

Temas relacionados à infância marcaram o século XX. Uma vez garantidas melhores condições de vida, em decorrência da abundância de recursos, de inovações tecnológicas e do avanço científico, torna-se possível **compreender a criança sob um prisma até então não destacado na literatura: o do desenvolvimento infantil**. Passa-se, assim, à compreensão da infância como uma etapa marcada por diferentes fases de desenvolvimento, e a criança como um ser para quem se deve direcionar cuidados especiais e proteção.

À medida que se valoriza essa nova concepção, naturalmente ocorre o aumento do interesse no estudo da infância por parte dos especialistas e, concomitantemente, da aproximação entre a pediatria e a psiquiatria, de que resulta o surgimento de uma psiquiatria de ligação ou interconsulta psiquiátrica (ICP), voltada à infância e à adolescência, em alguns serviços que atendem a essa faixa etária. A interconsulta em saúde mental na infância começou com Leo Kanner na década de 1930, no John's Hopkins Hospital.[1]

A aproximação entre saúde mental e pediatria revela-nos que não são baixas as taxas de psicopatologias em crianças internadas. Isso impõe a necessidade de instalação e ampliação de serviços dessa natureza.[2]

Estima-se que **aproximadamente 60% dos pacientes internados apresentem algum grau de comprometimento psíquico**.[3] Esse comprometimento pode ser anterior, consequência do adoecimento, e até influenciar toda a evolução do tratamento.

Várias dificuldades estarão presentes na interconsulta de crianças, desde as visões diferentes em relação à infância entre pediatras e psiquiatras até mesmo a falta de recursos humanos.[4]

Postas as estatísticas e ainda considerando os números atuais, **é fundamental que o reconhecimento da importância e o preparo para a realização de interconsulta em psiquiatria da infância e da adolescência façam parte das formações de psiquiatras e pediatras.**

Maus-tratos na infância

É preciso **reconhecer a violência como um dos mais graves problemas de Saúde pública do mundo**. No Brasil há um quadro drástico, fazendo das causas externas o principal motivo de morte de crianças acima de 5 anos. Nesse contexto, inscrevem-se os maus-tratos, na maioria das vezes perpetrados em ambientes intrafamiliares.[5]

A década de 1960 revelou os maus-tratos na infância por meio da descrição da síndrome da criança espancada, realizada por um pediatra americano, Henry Kempe.[6] Desde então houve considerável aumento no interesse pela pesquisa e na publicação de artigos relacionados ao tema.[7]

Sabemos que existem diversos fatores de risco para maus-tratos na infância:

- Condições sociais desfavoráveis
- Privação econômica
- Abusos sofridos por gerações anteriores
- Pais com transtornos psiquiátricos.[4]

A exposição a maus-tratos acrescenta importante risco ao desenvolvimento de doenças psiquiátricas, como transtorno de humor, transtornos de ansiedade e comportamentos

Infância é uma etapa marcada por diferentes fases do desenvolvimento.

Cerca de 60% dos pacientes pediátricos internados apresentam algum grau de comprometimento psíquico.

A ICP na infância e na adolescência enfrenta diversos desafios que vão desde as diferentes visões sobre esse período até a falta de recursos humanos.

A violência é um dos mais graves problemas de Saúde pública.

As causas externas são os principais motivos de morte de crianças acima de 5 anos.

disruptivos.[8] Maus-tratos na infância estão também associados à ocorrência de diversos transtornos e desfechos negativos até mesmo na adolescência.[9]

A notificação, quando existe suspeita de abusos e maus-tratos, é obrigatória.[10] Deve ser realizada na Ficha de Notificação Compulsória de Maus-Tratos contra Criança e Adolescente, fundamentada nos artigos 13 e 245 do Estatuto da Criança e do Adolescente.[11]

Abuso físico

O abuso físico é definido como **ocorrência de feridas e injúrias não acidentais, assim como omissões que ofereçam riscos à integridade da criança.**[12]

As principais formas de agressão são: tapas, chineladas, puxões de orelhas, murros, queimaduras, espancamentos.[13]

Na ICP realizada em âmbito hospitalar ou ambulatorial, **o psiquiatra e o pediatra devem estar atentos quanto à possibilidade de a criança ter sido vítima de violência.**

É fundamental que sejam identificadas lesões traumáticas por intencionalidade (hematomas, escoriações, queimaduras, marcas de cinto, fraturas, dentre outras), condição fundamental para interrompê-las, e providenciado o adequado tratamento à criança – **o que se torna possível a partir de adequada anamnese e minucioso exame físico.**[10]

Uma atenta observação das lesões, contemplando características, extensões e localizações, pode ajudar na diferenciação de traumas e lesões intencionais.[14] Algumas orientações a respeito de questionários que podem facilitar a triagem desses casos estão a seguir:[15]

- Passagem familiar por serviço de proteção
- Envolvimento dos pais com a justiça
- Uso parental de álcool e drogas
- Violência familiar interpessoal
- Transtornos mentais dos pais
- Histórico de abusos físico, sexual ou psicológico, vivido(s) pelo casal parental quando crianças
- Falha em sistemas de suporte.

Além disso, são indicadores históricos de abuso físico:[15]

- Nenhuma história para a lesão
- História inconsistente com a lesão
- Histórias conflitantes
- História inconsistente com o nível de desenvolvimento da criança
- Atraso na procura de cuidados de saúde.

Na conduta de casos de abusos físicos, **é fundamental ouvirmos atentamente a criança**, além de colher as informações, descrever corretamente exames clínico, físico e mental, exames de imagens. Siga este passo a passo:

1. Obter história clínica detalhada e realizar avaliação de lesões, clinicamente e com exames de imagem.
2. Abordar a criança em ambiente seguro e acolhedor.
3. Oferecer suporte interdisciplinar e integrado.
4. Fazer avaliação da família, estratificação de fatores de risco e identificação de patologias psiquiátricas.
5. Efetuar notificação a partir do estabelecimento da suspeita.

Abuso sexual

É **uma das formas mais graves de violência contra a criança, que objetiva atender a desejos perversos do abusador**. O abuso gera importante impacto na infância, além de **sequelas físicas e psíquicas duradouras**. Serviços de Saúde infantis devem estar capacitados a identificar tal processo, interrompê-lo e minorar suas desastrosas consequências.

Define-se como abuso sexual na infância a situação em que há ato sexual vivenciado entre a criança e o adulto, no qual há desnivelamento de forças e entendimentos, com ou sem o consentimento da criança. É uma forma de violência geralmente repetida e intencional.[16]

Deve-se atentar ao fato de que os maus-tratos são perpetrados em ambientes intrafamiliares na maioria dos casos.

A exposição a maus-tratos na infância é um importante fator de risco para o desenvolvimento de doenças psiquiátricas.

Ressalta-se que, além de lesões traumáticas intencionais, a omissão em situações de risco à integridade é também uma forma de abuso físico.

A escuta atenta da criança em um ambiente seguro e acolhedor é fundamental para o diagnóstico e o manejo de casos de abuso físico.

A avaliação da família, a estratificação de fatores de risco e a identificação de patologias psiquiátricas devem fazer parte da rotina de atendimento de crianças e adolescentes.

A notificação é obrigatória e deve ser feita sempre que houver a suspeita de abusos e maus-tratos.

O abuso sexual é uma das formas mais graves de violência e gera sequelas físicas e psíquicas duradouras.

O abuso sexual ocorre quando há desnivelamento de forças e entendimentos, com ou sem consentimento.

O abuso pode ser caracterizado nas mais diversas modalidades de experiências sexuais, não havendo necessidade de penetração, a saber:

- Jogos
- Exibicionismos
- Falas
- Toques.

No Brasil, esse é o **segundo tipo de violência mais comum entre crianças e adolescentes, representando um total de 35% dos casos**, ficando atrás de abandono e negligência. Dados estatísticos sugerem uma prevalência maior de abuso do sexo feminino e como **principal local de ocorrência o próprio domicílio**.[17]

Além de repercussões imediatas para o desenvolvimento da criança, o **abuso sexual está relacionado ao aumento de prevalência de transtornos mentais na adolescência e na vida adulta**, destacadamente transtorno de estresse pós-traumático (TEPT) e depressão, além do aumento de comportamentos autodestrutivos.[18]

Alguns fatores de risco podem ser destacados como favorecedores do abuso sexual:

- Pai e/ou mãe abusados ou negligenciados em suas famílias de origem
- Abuso de álcool e outras drogas
- Autoritarismo
- Estresse
- Desemprego
- Indiferença
- Mãe passiva e/ou ausente
- Dificuldades conjugais
- Famílias reestruturadas (presença de padrasto ou madrasta)
- Isolamento social
- Pais que sofrem de transtornos psiquiátricos
- Doença, morte ou separação do cônjuge.[19]

A criança abusada sexualmente pode apresentar uma heterogeneidade de sintomas: alterações comportamentais, conduta sexualizada, choros, aversão a figuras próximas, isolamento social, queixas somáticas, quadros fóbico-ansiosos.[20]

Crianças vitimadas por abuso sexual podem chegar aos serviços hospitalares, ambulatoriais ou de urgência e suscitarem pedido de interconsulta ao psiquiatra infantil. Este deve estar bastante atento à coleta de dados e às falas da criança. Muitas vezes torna-se difícil a identificação do abuso, pois a criança pode sofrer pressão para não falar. **A identificação e a notificação são fundamentais à proteção da criança**.

Os principais motivos de **subnotificação** estão relacionados à não capacidade de reconhecimento de abuso, a falsas crenças acerca dos malefícios da notificação, à restrição ao modelo biomédico de avaliação, dentre outros.[21]

Abuso psicológico infantil

O abuso psicológico infantil é toda forma de discriminação, rejeição ou agressão à criança, podendo também ser consideradas as privações (como ter amigos, fazer passeios e demais atividades da faixa etária) ou induções a práticas como prostituição e exposições a situações de violência e drogas.[13]

A sutileza com que é praticada, por vezes, torna difícil a detecção dessa violência. Alguns comportamentos parentais, definidos como tóxicos, podem ser o ponto de partida para abusos psicológicos: rejeitar, ignorar, isolar, aterrorizar e corromper a criança.[22]

Como principais consequências, temos o impacto direto no desenvolvimento, problemas comportamentais internalizantes e externalizantes: prejuízos escolares, interpessoais, comportamento e sentimentos inapropriados, humor infeliz ou depressivo e tendência a desenvolver sintomas psicossomáticos.[23]

Identificar o abuso, apesar das possibilidades de subnotificação pela heterogeneidade de formas, é fundamental. Assim, será possível garantir tratamento imediato às consequências, estabelecer linha de proteção e prevenção de futuras sequelas.

Ressalta-se que o abuso sexual se refere a diversas experiências sexuais, não sendo unicamente a ocorrência de penetração.

O abuso sexual é o segundo tipo de violência mais comum entre crianças e adolescentes, ocorrendo com frequência no próprio domicílio.

O abuso sexual está relacionado a maior risco de transtornos mentais na adolescência e na vida adulta.

O documentário *Um Crime entre Nós*[41] mostra a exploração infantil no Brasil.

O abuso psicológico refere-se a toda forma de discriminação, rejeição ou agressão à criança e ao adolescente.

A privação de estímulos ou eventos inerentes à faixa etária, a indução de práticas inapropriadas ou a exposição a situações de violência são também formas de abuso.

Negligência infantil

> A negligência refere-se à falha em prover necessidades básicas emocionais, físicas e educacionais da criança, sendo a forma mais comum de maus-tratos na infância.

Podemos definir como negligência a **falha em prover necessidades básicas emocionais, físicas, educacionais da criança. É a forma mais comum de maus-tratos na infância e na adolescência.**[24]

Os tipos de negligência são:[13]

- **Emocional**: não se verifica suporte afetivo, negligenciando-se tratamentos indicados ou mesmo percebendo-se estímulos para atos e comportamentos de risco
- **Física**: ausência de cuidados médicos, nutricionais, de higiene, rejeição, expulsão de casa ou abandono da criança sem supervisão
- **Educacional**: priva-se a criança da frequência escolar, ou até mesmo da matrícula.

> Crianças negligenciadas têm prejuízos importantes no desenvolvimento.

São diversas e nefastas as consequências de negligência infantil, desde maior suscetibilidade a danos físicos imediatos até mesmo a morte. **Verifica-se ainda em crianças negligenciadas um apego inseguro, um comprometimento do desenvolvimento e uma redução de volume cerebral.**[25]

Vários sinais podem indicar possibilidade de negligência: higiene precária, distensão gástrica (desnutrição), baixo peso e crescimento reduzido, além de outros comportamentais (dificuldades vinculares, alterações de humor, fadiga, roubo de comida e queixa de abandono).[26]

Síndrome de Munchausen

> A síndrome de Munchausen por procuração refere-se a um conjunto de sintomas provocados por mães ou cuidadores.

O termo síndrome de Munchausen foi utilizado pela primeira vez em 1951, por Richard Asher, para caracterizar pacientes que induziam doenças em si próprios. Em 1977, o pediatra inglês Meadow instituiu a designação de **síndrome de Munchausen por procuração para definir o conjunto de sintomas em crianças provocados por mães ou cuidadores.**[27]

> Nesses casos é comum a realização de exames e procedimentos desnecessários e hospitalizações prolongadas, onerando o sistema de Saúde.

O transtorno geralmente não é identificado, levando a **exames laboratoriais e procedimentos desnecessários, prolongando hospitalizações, onerando o sistema de Saúde e impactando emocionalmente a criança.**

De acordo com o DSM-5-TR, os critérios para o estabelecimento do diagnóstico são:

- Falsificação de sinais e sintomas psicológicos e físicos, ou indução de lesão ou doença em outro, em associação com fraudes identificadas
- Indivíduo apresenta o outro (vítima) como doente, incapaz ou lesionado
- Comportamento é evidente, mesmo com a falta de compensações externas óbvias
- Comportamento não é mais bem explicado pela lesão, como delírio ou outra condição psicótica
- Especificador: deve-se classificar se episódio único ou recorrente.[28]

Geralmente o agente causador é a mãe biológica. Observaremos muitas vezes uma cuidadora participativa, amiga da equipe, frequentadora de hospitais e apreciadora de procedimentos. Nas famílias desses cuidadores, verificamos histórias de abuso e de transtornos psiquiátricos.[29]

Síndrome do bebê sacudido

> A síndrome do bebê sacudido é definida como uma lesão craniana decorrente de um movimento brusco violento.

Ferimentos na cabeça são a principal causa de morte traumática e por abuso infantil. Além disso, o homicídio é a principal causa de fatalidades relacionadas a lesões em crianças menores de 4 anos.

Essa síndrome é definida como a lesão craniana de uma criança decorrente de um movimento brusco violento que resulta em consequências graves. **Ela é caracterizada pela tríade**:

- Hematoma subdural
- Hemorragia na retina
- Edema cerebral.

> Nessas situações, o choro é o principal desencadeador desse comportamento nos pais ou cuidadores.

Podem ocorrer vários outros desfechos: infecção das vias respiratórias superiores, vômitos incoercíveis, diarreia, diminuição do apetite, irritabilidade. O comprometimento neurológico pode levar a alterações motoras, visuais, convulsões, alterações na fala, linguagem e problemas comportamentais.[30] **O choro é possivelmente o principal desencadeador desse tipo de comportamento nos pais ou cuidadores.**[31]

Passo a passo durante o atendimento:

1. Coletar história clínica detalhada.
2. Avaliar lesões clinicamente e com exames de imagem. No caso de abuso sexual, lesões que sejam compatíveis com o ato.
3. Direcionar para atendimentos de urgências que se fizerem necessários: cirurgia, ginecologia, prevenção de doenças sexualmente transmissíveis (DSTs).
4. Realizar a notificação a partir da suspeita.
5. Fazer a abordagem da criança em ambiente seguro e acolhedor.
6. Oferecer suporte interdisciplinar e integrado: psicologia, assistência social, conselho tutelar.
7. Garantir proteção e o suporte social à criança vitimada por violência.

Alterações psiquiátricas na criança hospitalizada

As reações de uma criança ante a necessidade de internação dependerão do grau de desenvolvimento, do nível de sofrimento e da conduta de profissionais e familiares durante o processo:

- Bebês podem reagir com alterações no sono e na atividade motora, ficando mais agitados e hipervigilantes
- Crianças mais novas podem sofrer sobremaneira em razão do distanciamento de figuras de cuidado, que ocorre em alguns procedimentos da internação
- Crianças maiores podem manifestar quadros ansiosos fóbicos, depressivos e até maníacos durante as internações
- Adolescentes tendem a desconfiar da equipe, enxergá-la como autoritária e assumir condutas de desafio. Essa é uma característica dessa fase que pode ser exacerbada pela condição de internação.[1]

Durante o processo de internação, familiares experienciam diversas sensações: medo, angústia diante do risco de morte e importantes mudanças de rotina. **Identificar as emoções do sistema familiar é fundamental**, haja vista que isso qualificará o cuidado com a criança.[32]

O que cabe ao psiquiatra interconsultor?

- Identificar a sintomatologia da criança, compreender se ela se relaciona ao contexto de internação ou se já existia
- Fazer diagnósticos de patologias psiquiátricas e comorbidades, se existirem
- Oferecer suporte na fase hospitalar, com equipe multidisciplinar, e garantir seguimento pós-internação
- Identificar aspectos dinâmicos no momento de internação e no histórico do grupo: vínculos, confiança, abusos e violência
- Garantir suporte emocional à família, bem como iniciar tratamentos que forem necessários a esses indivíduos
- Discutir permanentemente o caso com a equipe assistente, em busca de diagnósticos diferenciais e condutas convergentes
- Psicoeducar a equipe médica, apontando fatores que podem ser favoráveis ou prejudiciais ao tratamento
- Identificar elevação do estresse na equipe e oferecer o devido suporte.

Criança cronicamente adoecida

As doenças crônicas na infância são um grupo heterogêneo de enfermidades. Em sua maioria são fisicamente deteriorantes e comprometem o desenvolvimento infantil. A prevalência estimada é de que 15 a 18% da população infantil tenha alguma doença física limitante.[33]

O risco geral de transtorno psiquiátrico é um pouco maior em crianças e adolescentes com doenças físicas do que na população geral. As evidências sugerem que problemas psiquiátricos em crianças com doenças físicas crônicas apresentam-se principalmente como síndromes internalizantes e persistem ao longo do tempo.[34]

A doença psiquiátrica também torna maior o risco de abandono do tratamento da condição crônica de adoecimento, uma vez que quadros como depressão podem levar à desistência de tratamento.[34]

As reações da criança perante a internação dependem do grau de desenvolvimento, do nível de sofrimento e da conduta dos profissionais e familiares durante o processo.

Em bebês são comuns alterações no sono e na atividade motora.

Crianças maiores podem manifestar quadros ansiosos fóbicos, depressivos ou maníacos.

Adolescentes tendem a desconfiar da equipe e assumir posturas desafiadoras.

O interconsultor deve identificar a sintomatologia e aspectos dinâmicos.

Doenças crônicas aumentam o risco de transtornos psiquiátricos.

São essenciais o diagnóstico e o manejo dos transtornos mentais nessa população visando à melhor aderência ao tratamento da doença crônica.

> Reações desadaptativas estão diretamente relacionadas à idade e à capacidade de compreensão, a experiências anteriores e a reações parentais.

Inúmeros fatores influenciarão maior ou menor adaptação à doença crônica: aspectos de desenvolvimento e idade, temperamento, dinâmica e estrutura familiares, experiência com procedimentos no decorrer do tratamento.

As crianças podem desenvolver **reações muito desadaptativas** durante procedimentos necessários em doenças crônicas. Estas estão diretamente relacionadas à idade e à capacidade de compreensão, a experiências anteriores e a reações parentais, notadamente maternas, ante os procedimentos.[35]

O grupo familiar também pode ser fortemente impactado. Angústia, raiva e sintomas depressivos podem eclodir em face do adoecimento do filho e da incerteza quanto à sobrevivência.

> As reações familiares, a desadaptação, a capacidade de contribuir com o tratamento, o grau de resiliência e a saúde mental dos cuidadores relacionam-se com a gravidade da doença.

As reações familiares, a desadaptação e a capacidade de contribuir com o tratamento relacionam-se com a gravidade da doença, assim como com o grau de resiliência e o nível de saúde mental dos cuidadores.

Considerações finais

A interconsulta de psiquiatria da infância e da adolescência deve ser um espaço, uma interface, muitas vezes necessária durante a internação de crianças e adolescentes.

Nesse espaço, podemos oferecer recursos terapêuticos que melhoram o tratamento clínico e impactam diretamente a evolução e a qualidade do tratamento durante e após a internação.

Também nesse contexto podemos identificar diagnósticos prévios à internação. É fundamental reconhecê-los, tratá-los e dar o devido encaminhamento na rede de Saúde.

É importante ressaltar a **necessidade da boa articulação com a equipe médica assistente**, a fim de esclarecer sobre os transtornos mentais, seus tratamentos, além da relação entre sintomas psiquiátricos e contextos hospitalares.

Por fim, deve-se garantir concomitantemente avaliação sistêmica e assistências que se fizerem necessárias ao grupo familiar, que é diretamente acometido e pode se tornar fator de proteção ou risco na evolução da(s) patologia(s).

Conclui-se, assim, que **a ICP é recurso fundamental em hospitais que tenham serviços de atendimento voltados ao público infantil e de adolescentes.**[36]

Atualizações

- No DSM-5-TR (2022), foram incluídos novos códigos de sintomas que indicam autolesão sem intenção suicida (ASIS). Estão na seção II (outras condições que podem ser foco de atenção clínica), mesmo não sendo um transtorno mental.[28] Maiores informações serão abordadas no Capítulo 29, *Psiquiatria da Infância e da Adolescência: Adolescentes*
- Conversano et al. (2019) discutiram a interface entre doenças crônicas e quadros psiquiátricos. As doenças crônicas mais comuns são frequentemente complicadas por transtornos psiquiátricos ou sofrimento psicológico subjetivo, o que demonstra estreita relação em ambos os fenômenos de adoecimento[37]
- Papaplia et al. (2021) publicaram um estudo realizado com crianças australianas, foi apontado o risco maior de revitimização de crianças que sofreram abuso sexual[38]
- Tintura et al. (2018) mostraram que pode haver impactos a longo prazo em decorrência de traumas infantis, incluindo alterações das funções cerebrais, aumento do risco de problemas cognitivos, de relacionamentos e de transtornos psiquiátricos[39]
- De Castro et al. (2017) revelaram que crianças que sofreram câncer infantil podem apresentar, anos depois, como consequência, transtornos psiquiátricos. É fundamental atentarmo-nos para o aparecimento de sintomas psíquicos em todas as fases de terapia e no pós-tratamento.[40]

Highlights

- Abuso físico: identificar e reconhecer a origem de lesões e fazer notificação compulsória
- Abuso sexual: ouvir atentamente a criança, reconhecer a possibilidade de abuso, garantir segurança e notificar
- Abuso psicológico: história detalhada e observações a fatores de risco; práticas podem ser sutis. Garantir proteção, tratamento e realizar notificação
- Negligência: atenção aos sinais físicos e sintomas comportamentais que denotam negligência. Tratar transtornos e prevenir sequelas. Proteger e notificar
- Criança hospitalizada: identificar sintomas e diagnósticos atuais, diagnósticos prévios e tratar. Oferecer suporte à família e contato permanente com equipe
- Criança cronicamente adoecida: reconhecer sintomas eclodidos pela doença, assim como diagnósticos prévios. Entender as reações da família e oferecer suporte. Prevenir ansiedade de procedimentos.

DURANTE O ATENDIMENTO

O que fazer

Abordagem na criança:
- Identificar o grau de desadaptação: comportamentos que desfavorecem o tratamento, bem como pontos positivos e de resiliência
- Identificar o estresse emocional reativo à doença, desenvolvimento de patologias no curso de tratamento ou comorbidades preexistentes e tratá-las
- Oferecer recursos em face da ansiedade de procedimentos: técnicas de distração, respiração, relaxamento
- Promover tratamento multidisciplinar
- Formar forte vínculo com a equipe clínica
- Oferecer informações sobre a patologia psiquiátrica e principais objetivos da saúde mental e propor tratamento integrado
- Identificar pontos fortes e fontes de estresse na equipe médica.

Abordagem sistêmica (família):
- Identificar sofrimento de familiares, acolher e oferecer suporte
- Compreender o histórico e a dinâmica familiares prévios ao adoecimento: apego, insegurança, crenças, rejeição e violências
- Identificar patologias psiquiátricas atuais e prévias ao tratamento e tratá-las
- Garantir suporte interdisciplinar nas intervenções e acompanhamentos dos familiares
- Psicoeducar família para enfrentamento das etapas de doença, assim como para ansiedades de procedimento

O que não fazer

Maus-tratos infantis:
- Deixar de notificar
- Utilizar questionários que exponham crianças a revivências
- Ouvir apenas uma parte do sistema familiar (p. ex., os cuidadores)
- Evitar perguntas indutoras, juízo de valores ou falsas promessas.

Criança adoecida:
- Construir histórias fantasiosas
- Mentir para a criança ou fazer falsas promessas
- Usar linguagem inadequada para fase do desenvolvimento
- Deixar de avaliar aspectos familiares
- Não manter contato ou esclarecer a equipe

Mapa mental

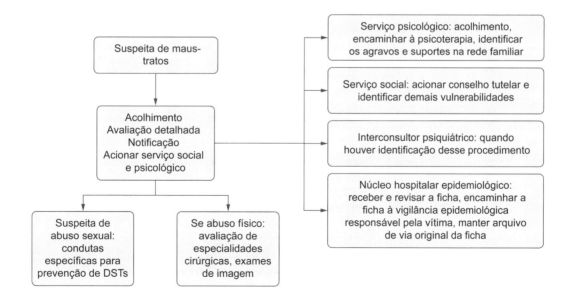

Referências bibliográficas

1. Zavaschi MLS, Lima D, Palma RB. Interconsulta psiquiátrica na pediatria. Brazilian Journal of Psychiatry. 2000;22(2):48-51.
2. McFadyen ANNE, Broster G, Black D. The impact of a child psychiatry liaison service on patterns of referral. The British Journal of Psychiatry. 1991;158(1):93-6.
3. Chan S. Child psychiatric consultation and liaison in paediatrics. Singapore Medical Journal. 1997;37:194-6.
4. Botega NJ. Prática psiquiátrica no hospital geral: interconsulta e emergência. Artmed. 2006;2.
5. Gomes R et al. Por que as crianças são maltratadas? Explicações para a prática de maus-tratos infantis na literatura. Cadernos de Saúde Pública. 2002;18(3).
6. Kempe CH, Silverman FN, Steele BF, Droegemueller W, Silver HK. The battered-child syndrome. JAMA. 1962;181(1):17-24.
7. Jenny C. Medicine discovers child abuse. JAMA. 2008;300(23):2796-7.
8. Keyes K, Eaton N, Krueger R, McLaughlin K, Wall M, Grant B et al. Childhood maltreatment and the structure of common psychiatric disorders. British Journal of Psychiatry. 2012;200(2):107-15.
9. Hussey JM, Chang JJ, Kotch JB. Child maltreatment in the United States: prevalence, risk factors, and adolescent health consequences. Pediatrics. 2006;118(3):933-42.
10. Hyden PW, Gallagher TA. Child abuse intervention in the emergency room. Pediatric Clinics of North America. 1992;39(5):1053-108.
11. Brito AMM et al. Violência doméstica contra crianças e adolescentes: estudo de um programa de intervenção. Ciência & Saúde Coletiva. 2005;10(1):143-9.
12. Martins-Júnior PA et al. Abuso físico de crianças e adolescentes: os profissionais de saúde percebem e denunciam? Ciência & Saúde Coletiva. 2019;24(7).
13. Pires ALD, Miyazaki MCOS. Maus-tratos contra crianças e adolescentes: revisão da literatura para profissionais da saúde. Arq Ciênc Saúde. 2005;12(1):42-9.
14. De Souza GL, Kantorski LP. Maus tratos na infância. Família, Saúde e Desenvolvimento. 2003;5(3).
15. Hornor G. Child maltreatment: screening and anticipatory guidance. Journal of Pediatric Health Care. 2013;27(4):242-50.
16. Tissiani AA et al. Análise das principais consequências do abuso sexual infantojuvenil. Revista Eletrônica Acervo Saúde. 2021;13(7):e8194-e8194.
17. Miranda MHH et al. Violência sexual contra crianças e adolescentes: uma análise da prevalência e fatores associados. Revista da Escola de Enfermagem da USP. 2020;54.
18. Serafim AP et al. Dados demográficos, psicológicos e comportamentais de crianças e adolescentes vítimas de abuso sexual. Archives of Clinical Psychiatry. 2011;38:143-7.
19. Habigzang LF et al. Abuso sexual infantil e dinâmica familiar: aspectos observados em processos jurídicos. Psicologia: Teoria e Pesquisa. 2005;21(3):341-8.
20. Borges JL. Abuso sexual infantil: consequências cognitivas e emocionais. Porto Alegre. Dissertação. [Mestrado em Psicologia] – Universidade Federal do Rio Grande do Sul; 2007.
21. Bannwart TH, Brino RF. Dificuldades enfrentadas para identificar e notificar casos de maus-tratos contra crianças e/ou adolescentes sob a óptica de médicos pediatras. Revista Paulista de Pediatria. 2011;29(2):138-45.
22. Garbarino J, Guttmann E, Seeleu JW. The psychologically battered child. San Francisco: Jossey-Bass; 1986. 299 p.
23. Abranches CD, Assis SG. (In)visibilidade da violência psicológica na infância e adolescência no contexto familiar. Cadernos de Saúde Pública. 2011;27(5).
24. Pasian MS, Faleiros JM, Bazon MR, Lacharité C. Negligência infantil: a modalidade mais recorrente de maus-tratos. Pensando Famílias. 2013;17(2):61-70.
25. Glaser D. Abuso infantil e negligência e o cérebro – uma revisão. The Journal of Child Psychology and Psychiatry and Allied Disciplines. 2000;41(1):97-116.
26. Vardigan B. Saiba identificar se uma criança é negligenciada e quais consequências disso. Suprevida. [citado 25 jun 2024]. Disponível em: https://www.suprevida.com.br/blog/saiba-identificar-se-uma-crianca-e-negligenciada-e-quais-as-consequencias-disso?srsltid=AfmBOorcznDBl6GyrrHsUc9U92b7w1tGqXzjtDO0uLIFwGSZMe5gIibD.
27. Moura E et al. Síndrome de Munchausen por procuração. Rev Saúde Infantil. 2000;22:75-81.
28. American Psychiatric Association. Diagnostic and Statistical Manual of Mental Disorders, 5th Edition, Text Revision (DSM-5-TR*). Washington; 2021.
29. Braga MS. Um estudo teórico sobre a síndrome da Munchausen por procuração. Porto Alegre. Monografia. [Especialização em Psicologia Clínica] - Universidade Federal do Rio Grande do Sul; 2007.
30. Allen KA. The neonatal nurse's role in preventing abusive head trauma. Advances in Neonatal Care: Official Journal of the National Association of Neonatal Nurses. 2014;14(5):336-42.
31. De Santana SMS et al. Fatores determinantes à síndrome do bebê sacudido e suas consequências. Congresso Internacional de Enfermagem; 2017.
32. Correa FMS. Doença crônica na infância: vivência do familiar na hospitalização da criança. Revista Mineira de Enfermagem. 2006;10(1):18-23.
33. De Castro EK. Depressão em crianças com doenças crônicas. Aletheia. 2003;17-18(2):31-9.
34. Demaso DR, Martini DR, Cahen LA. Practice parameter for the psychiatric assessment and management of physically ill children and adolescents. Journal of the American Academy of Child & Adolescent Psychiatry. 2009;48(2):213-33.
35. Jay SM et al. Avaliação do sofrimento das crianças durante procedimentos médicos dolorosos. Psicologia da Saúde. 1983;2(2):133.
36. Bush JP et al. Padrões mãe-filho de lidar com o estresse médico antecipatório. Psicologia da Saúde. 1986;5(2):137.
37. Conversano C. Fatores psicológicos comuns em doenças crônicas. Frontiers in Psychology. 2019;10:2727.
38. Papaplia N, Mann E, Ogloff JRP. Abuso sexual infantil e risco de revitimização: impacto da demografia infantil, características de abuso sexual e transtornos psiquiátricos. Maus-tratos Infantis. 2021;26(1):74-86.
39. Tintura H. O impacto e os efeitos de longo prazo do trauma infantil. Journal of Human Behavior in the Social Environment. 2018;28(3):381-92.
40. De Castro EK et al. Saúde mental e câncer infantil: a relação entre sintomas de TEPT de sobreviventes e mães. Revista Brasileira de Psicoterapia. 2017;19(2):5-16.
41. Vilella AL, Renner E, Nisti M, Lobo L. Um Crime entre Nós. [Internet]. Instituto Liberta, 2022. Vídeo: 59 min 42 s. Disponível em: https://www.youtube.com/watch?v=fV1RmtYXsKU.

29 Psiquiatria da Infância e da Adolescência: Adolescentes

José Robson Samara R. Almeida Jr. • Milena Mazetti Spolon • Altino Bessa Marques Filho

Como realizar a interconsulta

A interconsulta psiquiátrica no contexto do hospital geral abrange três níveis: criança e/ou adolescente, família e equipe hospitalar.

O início da avaliação deve partir do pressuposto de que **o estado atual que a criança e/ou o adolescente estão vivenciando, no processo da internação, não corresponde a seu contexto global.** Diante disso, a avaliação inicia com os familiares buscando todo o **histórico de desenvolvimento físico e socioemocional do paciente, correlacionando-o com os sintomas apresentados na hospitalização.** A anamnese deve contemplar o estado civil, a idade dos genitores, o desejo pela gestação, ocorrências no período pré, peri e pós-natal, marcos do neurodesenvolvimento, a vida acadêmica envolvendo a adaptação, a sociabilização e a aprendizagem e o desenvolvimento psicossexual e a puberdade.

> A avaliação deve incluir o histórico do desenvolvimento físico e socioemocional do paciente, além da situação física e emocional durante a internação.

O segundo nível contempla o contato com a equipe hospitalar para compreender o estado emocional e físico vivenciado pela criança ou pelo adolescente e seus pais. Já o terceiro nível consiste na avaliação individual da criança ou do adolescente.

Feita a avaliação completa, o interconsultor deverá formular o diagnóstico e planejar a conduta terapêutica.

Todo o processo de avaliação, bem como as condutas que serão tomadas, deverão ser explicados de maneira simples ao paciente e seus familiares. A comunicação antecipada dos processos terapêuticos a que o paciente será submetido permite maior organização do estado mental dele, além da redução do estado de hipervigilância e dos medos.

> A comunicação antecipada dos processos terapêuticos a que o paciente será submetido permite maior organização do estado mental dele, além da redução do estado de hipervigilância e dos medos.

Caberá ainda ao interconsultor **orientar a equipe hospitalar quanto ao diagnóstico e ao manejo dos sintomas emocionais apresentados pelo paciente e por seus familiares.**

Ao final de toda a avaliação, o **registro médico deverá ser realizado com histórico atual e pregresso do paciente, motivo da interconsulta e as sugestões das intervenções à equipe hospitalar e ao paciente/família.**[1]

A seguir serão destacadas as principais situações envolvendo o atendimento de adolescentes na interconsulta psiquiátrica.

Autolesão sem intenção suicida

Histórico breve

1930. O interesse clínico em comportamentos que envolvem atos intencionais de autolesão remonta aos anos 1930 e ao psicanalista Karl Menninger. Menninger usou o termo automutilação, considerando tais atos como uma forma de suicídio atenuada.

Na literatura inicial, todas as formas não fatais e deliberadas de autolesão eram vistas como tentativas de suicídio, independentemente de haver alguma intenção expressa para ele.

1969. Kreitman, Philip, Greer e Bagley observaram que a maioria dos pacientes com comportamento autolesivo não estava de fato tentando suicídio.[2]

> A maioria dos pacientes com comportamento autolesivo não estava de fato tentando suicídio.

1987. Reforçando esse ponto, em seu livro *Bodies under siege*, Armando Favazza definiu a automutilação como: "A destruição deliberada ou alteração do próprio tecido do corpo sem intenção suicida consciente".[3]

Quadro clínico

> A ASIS ocorre, na maioria das vezes, para aliviar sentimentos ruins, sentir algo diante da sensação do vazio ou alimentar a necessidade de autopunição.

A autolesão sem intenção suicida (ASIS) ocorre, na maioria das vezes, para aliviar sentimentos ruins como raiva, ansiedade, tristeza, sentir algo diante da sensação do vazio ou alimentar a necessidade de autopunição. Em menor frequência, a motivação envolve pedir ajuda ou chamar a atenção.

Em um estudo, foram identificados como métodos mais frequentes da autolesão:

- Arranhões
- Cortes
- Espancamentos
- Interferência em feridas e medicação excessiva.

Nesse mesmo trabalho, as regiões mais afetadas foram antebraço, mão, dedos e pernas.[4]

A manutenção dos comportamentos pode ocorrer por reforçadores positivos ou negativos. **O reforço positivo envolve a sensação de bem-estar após o ato, o cuidado recebido de outra pessoa. O reforço negativo resulta do alívio de sensações desagradáveis.**[5]

Diagnóstico

Embora não seja uma tarefa fácil diferenciar a autolesão com intenção suicida da não suicida, **na ASIS não há intenção de morrer.** Por conta dessas diferenças conceituais e da não padronização da terminologia, as pesquisas a respeito do tema foram por muitos anos prejudicadas. **Com o *Manual Diagnóstico e Estatístico de Transtornos Mentais*, em sua 5ª edição, lançada em 2013, a autolesão não suicida passou a ser considerada no capítulo de condições para estudos posteriores e se manteve em DSM-5-TR (Tabela 29.1).**[5]

Tabela 29.1 Critérios de autolesão não suicida.

Critérios do DSM-5-TR
A. No último ano, o indivíduo se engajou, **em cinco ou mais dias, em dano intencional autoinfligido à superfície do seu corpo**, provavelmente induzindo sangramento, contusão ou dor (p. ex., cortar, queimar, fincar, bater, esfregar excessivamente), **com a expectativa de que a lesão levasse somente a um dano físico menor ou moderado** (p. ex., não há intenção suicida) Nota: **a ausência de intenção suicida foi declarada pelo indivíduo ou pode ser inferida** por seu engajamento repetido em um comportamento que ele sabe, ou aprendeu, que provavelmente não resultará em morte
B. O indivíduo se engaja em comportamentos de autolesão com uma ou mais das seguintes **expectativas**: 1. Obter **alívio** de um estado de sentimento ou de cognição negativos 2. **Resolver uma dificuldade** interpessoal 3. **Induzir um estado de sentimento positivo** Nota: o alívio ou resposta desejado são experimentados durante ou logo após a autolesão, e o indivíduo pode exibir padrões de comportamento que sugerem uma dependência em repetidamente se envolver neles
C. A autolesão intencional está **associada a pelo menos um** dos seguintes casos: 1. **Dificuldades interpessoais ou sentimentos ou pensamentos negativos**, como depressão, ansiedade, tensão, raiva, angústia generalizada ou autocrítica, ocorrendo o período imediatamente anterior ao ato de autolesão 2. Antes do engajamento no ato, um **período de preocupação com o comportamento pretendido que é difícil de controlar** 3. **Pensar na autolesão** que ocorre frequentemente, mesmo quando não é praticada
D. O comportamento não é socialmente aprovado (p. ex., *piercing* corporal, tatuagem, parte de um ritual religioso ou cultural) e **não está restrito a arrancar casca de feridas ou roer as unhas**
E. O comportamento ou suas consequências causam sofrimento clinicamente significativo ou interferência no funcionamento interpessoal, acadêmico ou em outras áreas importantes do funcionamento
F. O comportamento não ocorre exclusivamente durante episódios psicóticos, *delirium*, intoxicação por substâncias ou abstinência de substância. Em indivíduos com um transtorno do neurodesenvolvimento, o comportamento não faz parte de um padrão de estereotipias repetitivas. O comportamento não é mais bem explicado por outro transtorno mental ou condição médica (p. ex., transtorno psicótico, transtorno do espectro autista, deficiência mental, síndrome de Lesch-Nyhan, transtorno do movimento estereotipado com autolesão, tricotilomania (transtorno de arrancar cabelo, *hair-pulling*), transtorno de escoriação (*skin-picking*)

Adaptada de DSM-5-TR, 2021.[5]

Curso

O comportamento **inicia-se com frequência no início da adolescência** com duração média de 10 a 15 anos, podendo estender-se por mais tempo, se associado a outros transtornos mentais. Há maior prevalência no sexo feminino na proporção aproximada de 3:1 ou 4:1.[5]

Como exemplo, metanálise de 119 estudos comunitários avaliou indivíduos (n > 230.000) na Ásia, na Austrália, na Europa e na América do Norte e estimou que a prevalência de autolesão não suicida foi de 17% para adolescentes de 10 a 17 anos, 13% para jovens adultos de 18 a 24 anos e 6% para adultos maiores de 25 anos.[6] Os fatores de risco são apresentados na Tabela 29.2.

No entanto, muitos dos fatores de risco citados na Tabela 29.3 estão associados a vários tipos de comportamentos mal-adaptativos e a vários transtornos mentais, não sendo exclusivos da ASIS.[7]

Diante de um comportamento frequente em pessoas com ideação suicida, se faz necessário compreender algumas diferenças entre tentativa de suicídio e ASIS, como descritos na Tabela 29.3, segundo a Associação Internacional de Psiquiatria Infantil e Adolescente e Profissões Associadas (IACAPAP).

Comorbidades

As **comorbidades** são eventos comumente associados à ASIS; 87,6% apresentam diagnóstico de eixo I, como depressão, ansiedade e transtorno de conduta, e 67,5% apresentam transtornos de eixo II, como os transtornos de personalidade *borderline*, histriônica e antissocial.[9]

> As comorbidades são comumente associadas à ASIS e 87,6% apresentam diagnóstico de eixo I.

Tratamento

O tratamento de primeira linha para ASIS consiste em terapia comportamental dialética, seguida de terapia cognitivo-comportamental e outras terapias como interpessoal e terapia familiar. Não há tratamento farmacológico específico. Para pacientes não respondedores às modalidades psicoterápicas, sugere-se a associação da farmacoterapia adjuvante.[10]

Na presença de comorbidades associadas à ASIS, os medicamentos são prescritos no início do tratamento, sendo a **monoterapia medicamentosa preferível à polifarmácia, como em todo tratamento medicamentoso psiquiátrico**.[11]

> O tratamento de primeira linha consiste em terapia comportamental dialética ou outras linhas de psicoterapia.

Tabela 29.2 Fatores de risco de autolesão sem intenção suicida.

- História anterior de autolesão não suicida
- Transtornos de personalidade como os transtornos de personalidade *borderline*, histriônicos, narcisistas ou antissociais
- Sentimento de desesperança
- Presença de transtornos mentais como depressão, ansiedade e transtorno alimentar
- Problemas emocionais internalizantes (p. ex., afeto deprimido e retraimento social)
- Problemas comportamentais externalizantes (p. ex., agressão, comportamentos delinquentes e uso de substâncias e impulsividade aumentada)
- História de maus-tratos na infância, eventos de vida negativos ou estressores e *bullying*
- Pensamentos suicidas anteriores, exposição à autolesão não suicida de pares
- Transtorno mental na família e funcionamento familiar prejudicado

Adaptada de Rey e Martin, 2019.[8]

Tabela 29.3 Quadro comparativo entre tentativa de suicídio e autolesão não suicida.

Tentativa de suicídio	Autolesão não suicida
Intenção de finalizar a própria vida	Sem intenção suicida
Pode ser impulsiva, mas na maioria dos casos há um sentimento crônico de desesperança e solidão	O estado emocional é de raiva aguda, desespero ou desconforto intolerável
Formas mais severas de autodestruição e comportamentos que cursam com risco à vida	Formas menos severas, não fatais de comportamentos autodestrutivos. Em geral, tem consciência de que as lesões não oferecem risco à vida
As tentativas de suicídio são repetidas, mas em menor frequência que as não suicidas	Autolesão recorrente é comum

Adaptada de Rey e Martin, 2019.[8]

> Suicidalidade se refere à cognição e às atividades de pessoas que buscam a própria morte, incluindo pensamentos, ações e omissões. O suicídio é ato intencional de uma pessoa para causar a própria morte, e a tentativa de suicídio são atos ou preparações não fatais com a intenção de morte.

Suicídio

A diferença entre a suicidalidade, a tentativa de suicídio e o suicídio como ato consumado faz-se necessária para a compreensão desse fenômeno, para sua notificação adequada e para estratégias de intervenção.

Segundo a IACAPAP, a suicidalidade se refere à cognição e às atividades de pessoas que buscam a própria morte, incluindo pensamentos, ações e omissões. O suicídio é ato **intencional de uma pessoa para causar a própria morte**, e a tentativa de suicídio são atos ou preparações **não fatais com a intenção de morte**.

Epidemiologia

> O suicídio é a segunda principal causa de morte entre jovens de 15 a 29 anos.

O suicídio é um fenômeno que ocorre em todas as regiões do mundo. Anualmente, mais de 800 mil pessoas morrem por suicídio e, a cada adulto que se suicida, pelo menos outros 20 atentam contra a própria vida.[12] Segundo dados da Organização Mundial da Saúde (OMS), o suicídio representa 1,4% de todas as mortes em todo o mundo, tornando-se, em 2012, a 15ª causa de mortalidade na população geral. Entre os jovens de 15 a 29 anos, é a segunda principal causa de morte.[13]

> O suicídio consumado em pré-púberes é raro, aumentando na adolescência proporcionalmente com o aumento da idade.

O suicídio consumado em crianças pré-púberes é **raro**, aumentando na adolescência proporcionalmente com o aumento da idade. Os dados epidemiológicos mostram que as taxas de tentativas são maiores nas mulheres, mas que os homens apresentam uma proporção de 4:1 no suicídio consumado.[8] Os métodos mais frequentemente utilizados são enforcamento, envenenamento por pesticidas e arma de fogo.[12]

Fatores de risco

> O suicídio é uma causa de morte prevenível, sendo a identificação dos fatores de risco uma das modalidades de prevenção.

Como a tentativa de suicídio é algo frequente, pensando no papel do interconsultor e também dos demais profissionais que atuam nas emergências, a Sociedade Americana de Suicidologia desenvolveu uma lista de sinais de alerta que podem auxiliar os profissionais a identificarem o risco e a gravidade usando a regra mnemônica em inglês "*is path warm?*" – em português, "o caminho está quente?" (Tabela 29.4).[14,15]

O suicídio é uma causa de morte prevenível, e a identificação de fatores de risco configura-se uma das modalidades dessa prevenção. **Os principais fatores de risco consistem em tentativa de suicídio anterior e presença de transtornos mentais isolados ou comórbidos.** Fatores adicionais são traços de personalidade disfuncional, sentimentos de desesperança e inutilidade, perdas parentais, transtorno mental familiar, conflitos familiares, abuso físico e sexual, incertezas quanto à orientação sexual e suicídio de figuras proeminentes ou pessoas próximas.

> Tentativa prévia de suicídio e presença de transtornos mentais são os principais fatores de risco.

Os sinais mencionados alertam os profissionais do atendimento de urgência e emergência para fornecer ao paciente um ambiente seguro, acolhedor e direcionar o seguimento adequado.

Avaliação

Após a estabilização clínica da criança ou do adolescente inicia-se o papel do interconsultor psiquiátrico, preferencialmente especializado na infância e na adolescência.

> Durante a avaliação é essencial determinar o risco de novas tentativas.

Os objetivos da avaliação psiquiátrica são determinar o risco de uma tentativa subsequente ou a conclusão do suicídio, identificar fatores predisponentes e precipitantes que possam ser

Tabela 29.4 Sinais de alerta para suicídio.

"*Is path warm?*" – "O caminho está quente?"
• Presença de ideação suicida
• Abuso de substâncias
• Ansiedade
• Sentir que não há como sair de uma situação ruim
• Desesperança
• Afastamento de amigos, familiares e sociedade
• Raiva
• Imprudência
• Mudanças de humor

Adaptada de Wintersteen et al., 2007.[15]

tratados e modificados e recomendar o nível de atendimento, ou seja, internação, internação parcial ou seguimento ambulatorial.[16]

As informações devem ser coletadas da criança ou do adolescente, dos pais ou cuidadores responsáveis. **As entrevistas devem ser realizadas separadamente, com criança ou adolescente, pais ou responsáveis e, posteriormente, todos juntos.**[17]

Tratamento

Com a avaliação concluída, determina-se o regime de tratamento, seja ambulatorial ou internação hospitalar ou domiciliar, a ser seguido pelo paciente e por seus familiares. Todos os regimes de tratamento são favorecidos com a intervenção psicoterápica, intervenção familiar e, em alguns casos, farmacoterapia.

A terapia cognitivo-comportamental e a terapia comportamental dialética são as mais estudadas, e, do ponto de vista psicofarmacológico, as medicações devem ser prescritas de acordo com o quadro psicopatológico subjacente.[18] Como exemplo, os inibidores seletivos da recaptação da serotonina (ISRS) são frequentemente usados para a depressão maior unipolar, com base na eficácia e na tolerabilidade. Todos os medicamentos prescritos para a criança suicida devem ser monitorados e quaisquer mudanças de comportamento ou efeitos colaterais devem ser relatados imediatamente. **Embora haja alguma preocupação de que os antidepressivos possam aumentar o risco de suicídio em pacientes pediátricos, essa continua sendo uma área de significativa controvérsia, e o consenso entre a maioria dos especialistas em saúde mental é que os benefícios da terapia com antidepressivos superam os riscos.**[19]

A identificação e o manejo da tentativa de suicídio, bem como da ASIS, devem ser de conhecimento de todos os profissionais que atuam nas áreas de emergência médica, incluindo a área da pediatria. **O acolhimento e a condução adequados podem prevenir essa causa de morte evitável e favorecer a abordagem correta ao indivíduo que está em sofrimento psíquico.**

Atualizações

- Blashill et al. (2019) destacaram que os médicos devem ser encorajados a considerar a adoção da avaliação da orientação sexual como parte dos cuidados de rotina, uma vez que o *status* de minoria sexual parece ser um marcador robusto de risco de transtorno de humor e suicidalidade em crianças[20]
- Hooley et al. (2020) salientaram que os critérios propostos pelo DSM-5-TR para ASIS representam um ponto inicial. A validade dos critérios atuais não está totalmente estabelecida e muitas mudanças são esperadas. O aumento no limite de frequência da ASIS para o critério A poderá ser necessário, e a consideração de um número mínimo e das motivações para ela deverá ser abordada no critério B e também ser critério central para o diagnóstico.[21]
- Konno et al. (2023) mostraram que a recorrência de ASIS em adolescentes durante acompanhamento ambulatorial melhora em 94,5% dos casos quando há adesão ao serviço social e piora 23 vezes mais na presença de amigos e familiares com comportamento autolesivo. Em relação à tentativa de suicídio, há melhora em 66,2% dos casos quando é realizada uma intervenção familiar e piora em 3,7 vezes se é vítima de discriminação, racismo e LGBTQIA+fobia.

Highlights

- O conhecimento relacionado à identificação e ao manejo da tentativa de suicídio e da autolesão sem intenção suicida (ASIS) é essencial para todos os profissionais da Saúde
- Todos os profissionais devem conhecer os sinais de alerta para suicídio: ideação suicida, abuso de substâncias, ansiedade, sensação de que não há como sair de uma situação ruim, desesperança, afastamento dos amigos e familiares, raiva, imprudência e mudanças de humor
- A presença de comorbidades psiquiátricas é comum em ASIS e tentativa de suicídio
- ASIS e tentativas de suicídio têm maior prevalência do sexo feminino, porém nos casos de suicídio consumado a maior prevalência é do sexo masculino
- A diferenciação entre ASIS e tentativa de suicídio não é uma tarefa fácil, sendo a principal característica a ausência de intenção suicida na ASIS
- A ausência de intenção suicida pode ser declarada pelo indivíduo ou inferida
- ASIS está relacionada a estados emocionais de raiva aguda, desespero ou desconforto intolerável, e o indivíduo está consciente de que o comportamento pode causar lesões sérias, mas sem risco à vida
- A tentativa de suicídio pode ser impulsiva, mas na maioria dos casos há um sentimento crônico de desesperança e solidão
- O manejo dessas situações pode ser em nível ambulatorial ou hospitalar, sendo essencial a avaliação de cada caso.

DURANTE O ATENDIMENTO

O que fazer	O que não fazer
• Realizar avaliação diagnóstica ampliada com família, criança ou adolescente, além de equipe hospitalar • Investigar e manejar comorbidades psiquiátricas • Reconhecer e acolher o sofrimento psíquico e orientar o manejo da situação, incluindo paciente, família e equipe hospitalar • Sempre avaliar os sinais de alerta para suicídio	• Ouvir apenas os cuidadores • Minimizar os riscos de suicídio • Compreender a autolesão sem intenção como uma situação que o paciente apresenta para simplesmente chamar a atenção

Mapa mental

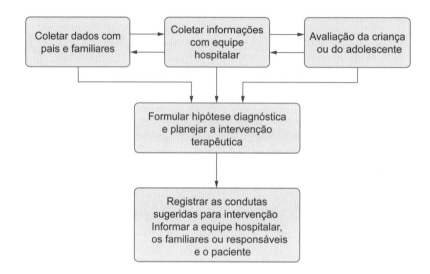

Referências bibliográficas

1. Botega, NJ. Prática psiquiátrica no hospital geral: interconsulta e emergência. 4. ed. Porto Alegre: Artmed; 2017.
2. Hooley JM et al. Nonsuicidal self-injury: diagnostic challenges and current perspectives. Neuropsychiatr Dis Treat. 2020.
3. Favazza AR. Bodies under siege: self-mutilation in culture and psychiatry. Baltimore: John Hopkins Press; 1987.
4. Csorba J, Dinya E, Plener P, Nagy E, Páli E. Clinical diagnoses, characteristics of risk behaviour, differences between suicidal and non-suicidal subgroups of Hungarian adolescent outpatients practising self-injury. Eur Child Adolesc Psychiatry. 2009;18(5):309-20.
5. American Psychiatric Association. Diagnostic and Statistical Manual of Mental Disorders, 5th Edition, Text Revision (DSM-5-TR*). Washington; 2021.
6. Swannell SV, Martin GE, Page A, Hasking P, St John NJ. Suicide life threat behav. 2014;44(3):273.
7. Fox KR, Franklin JC, Ribeiro JD, Kleiman EM, Bentley KH, Nock MK. Meta-analysis of risk factors for nonsuicidal self-injury. Clin Psychol Rev. 2015;42:156.
8. Rey JM, Martin A (eds.). Rey's IACAPAP e-textbook of child and adolescent mental health. Geneva: International Association for Child and Adolescent Psychiatry and Allied Professions; 2019.
9. Nock MK, Joiner TE Jr, Gordon KH, Lloyd-Richardson E, Prinstein MJ. Non-suicidal self-injury among adolescents: diagnostic correlates and relation to suicide attempts. Psychiatry Res. 2006;144(1):65-72.
10. Plener PL, Brunner R, Fegert JM, Groschwitz RC, In-Albon T, Kaess M et al. Treating nonsuicidal self-injury (NSSI) in adolescents: consensus based German guidelines. Child Adolesc Psychiatry Ment Health. 2016;10:46.
11. Sandman CA. Psychopharmacologic treatment of nonsuicidal self-injury. In: Nock MK (ed.). Understanding nonsuicidal self-injury: origins, assessment, and treatment. Washington, DC: American Psychological Association; 2009.
12. World Health Organization. Preventing suicide: a global imperative [Internet]. Geneva: World Health Organization; 2014 [cited 2024 Jun 25]. Available in: http://apps.who.int/iris/bitstream/10665/131056/1/9789241564779eng.pdf?ua=1&ua=1.
13. World Health Organization. Mental health. Suicide data [Internet]. 2017 [cited 2024 Jun 25]. Available in: http://www.who.int/mental_health/prevention/suicide/suicideprevent/en/.
14. Rudd MD, Berman AL, Joiner TE Jr, Nock MK, Silverman MM, Mandrusiak M et al. Warning signs for suicide: theory, research, and clinical applications. Suicide Life Threat Behav. 2006;36(3):255.

15. Wintersteen MB, Diamond GS, Fein JA. Screening for suicide risk in the pediatric emergency and acute care setting. Curr Opin Pediatr. 2007;19(4):398.

16. American Academy of Child and Adolescent Psychiatry. Practice parameter for the assessment and treatment of children and adolescents with suicidal behavior. J Am Acad Child Adolesc Psychiatry. 2001;40(7 Suppl):24S.

17. Chun TH, Mace SE, Katz ER, Evaluation and management of children and adolescents with acute mental health or behavioral problems. Part I: Common clinical challenges of patients with mental health and/or behavioral emergencies. Pediatrics. 2016;138(3).

18. Hawton K, Witt KG, Taylor Salisbury TL, Arensman E, Gunnell D, Townsend E et al. Interventions for self-harm in children and adolescents. Cochrane Database Syst Rev. 2015;(12):CD012013.

19. American Academy of Child and Adolescent Psychiatry. Practice parameter for the assessment and treatment of children and adolescents with suicidal behavior. J Am Acad Child Adolesc Psychiatry. 2001;40(7 Suppl):24S.

20. Blashill AJ, Calzo JP. Sexual minority children: mood disorders and suicidality disparities. J Affect Disord. 2019;246:96-8.

21. Hooley JM, Fox KR, Boccagno C. Nonsuicidal self-injury: diagnostic challenges and current perspectives. Neuropsychiatr Dis Treat. 2020;16:101-12.

22. Konno YT, Araújo Filho GM, Almeida JRS Jr. et al. Recurrence of adolescent suicide attempt and self-harm (RASS study): Effectiveness of single therapeutic project. Clin Child Psychol Psychiatry. 2023.

Transtornos Mentais Perinatais

Adrianne Lira • Amaury Cantilino

Introdução

> O período perinatal é complexo e de grande vulnerabilidade, com um aumento do risco de incidência ou agravamento de transtornos mentais.

Ainda que as fases de gestação, puerpério e maternidade estejam enraizadas no imaginário social como momentos de plenitude, completude, sentimentos de pertencimento e sublimidade, muitas mulheres irão experienciar essas fases de um modo distinto. **Enquanto, por muito tempo, a gestação tenha sido vista como uma fase protetora às doenças psiquiátricas, sabe-se, hoje, que, por se revelar um período complexo e de grande vulnerabilidade, o período perinatal aumenta o risco de incidência ou agravamento de transtornos mentais.** Entre os principais estão a depressão, os transtornos de ansiedade e a psicose.[1]

> Cerca de 15% de todas as mulheres grávidas têm uma doença psiquiátrica, o que configura um fator de risco para transtornos mentais no pós-parto.

Aproximadamente **15% de todas as mulheres grávidas têm uma doença psiquiátrica e até 10% das gestantes são expostas a pelo menos um medicamento psiquiátrico.**[2,3] Diante de uma epidemiologia tão importante, destacamos neste capítulo as principais condições mentais que podem afetar a vida de mulheres em seu período perinatal.

Depressão perinatal

Epidemiologia

> A depressão é a complicação mais recorrente durante a gestação e o puerpério, com impacto negativo na saúde física e mental de pais e filhos.

No mundo ocidental, a depressão é a complicação **mais recorrente durante a gestação e o puerpério**, sendo considerada um problema de Saúde pública com riscos de comprometimento a longo prazo da saúde física e mental de pais e filhos.[4] Em razão do sentimento de inadequação e vergonha por acreditarem que deveriam estar bem e felizes nessa fase, muitas mães não procuram assistência médica. **Assim, não obstante seja a principal complicação do período perinatal, o transtorno depressivo permanece subdiagnosticado e, consequentemente, com oferta de tratamento aquém do necessário.**[5] Menos de 20% das mulheres deprimidas relatam espontaneamente seus sintomas a um profissional da Saúde,[6] o que ressalta a importância de um olhar diferenciado dos profissionais que têm contato com essas mulheres.

> Durante a gestação, cerca de 70% das mulheres apresentam sintomas depressivos, e 10 a 16% desenvolvem TDM.

A prevalência de transtorno depressivo na gestação apresenta estimativa média de 11%, com picos de incidência no primeiro e no terceiro trimestres que, associados a outras variáveis, são fatores de risco para o desenvolvimento de transtornos mentais no pós-parto.[7] Ademais, até 70% das mulheres relatam sintomas de depressão e/ou ansiedade durante a gravidez, com 10 a 16% preenchendo critérios para o transtorno depressivo maior (TDM).[8]

> As mulheres resistem em relatar os sintomas por conta de convenções sociais relacionadas à maternidade.

A depressão puerperal, cujos sintomas se iniciam até 3 meses após o parto, apresenta uma estimativa de 13% em países de alta renda e de aproximadamente 20% em países de média e baixa renda.[9] O risco de recorrência nas próximas gestações é de 25%.[10]

> O TDM permanece subdiagnosticado apesar das repercussões a curto e longo prazos.

Em virtude da discrepância dos dados entre as gestantes e/ou puérperas que apresentam sintomas de depressão e a parcela mínima de mulheres que procuram assistência médica, **torna-se preponderante a identificação de transtornos mentais perinatais pelo profissional da Saúde**, haja vista a grande repercussão negativa na saúde física e mental da mãe e da criança a curto e longo prazos,[1,8] conforme destacado na Tabela 30.1.

Tabela 30.1 Repercussões dos transtornos mentais perinatais para mãe e criança.

- Maior risco de aborto espontâneo, pré-eclâmpsia e hospitalização, parto prematuro e baixo peso ao nascer
- Comprometimento do vínculo entre mãe e filho, disfunção familiar
- Maior risco de depressão puerperal e suicídio
- Risco aumentado de negligência e abuso, descontinuidade da amamentação, desnutrição infantil e comprometimento neurocognitivo
- Maior risco de doenças psiquiátricas na adolescência e na idade adulta

> A depressão na gestação é um importante fator de risco para a depressão puerperal.

Etiologia

A etiologia dos transtornos psiquiátricos, de modo geral, tem fundamento multifatorial a partir de uma complexa relação entre fatores biológicos, psicológicos, sociais, genéticos e ambientais,[11,12] conforme resumido na Figura 30.1. Dentre os principais aspectos biológicos, destacam-se as **alterações drásticas dos esteroides sexuais gonadais, com aumento progressivo durante a gravidez e redução abrupta no pós-parto, assim como alterações no eixo hipotálamo-hipófise-adrenal e desenvolvimento de mecanismos inflamatórios e neuroimunes**.[8] Sabe-se que os sistemas serotoninérgicos e gabaérgicos são influenciados por essas alterações.[13] **A troca ou a interrupção de psicofármacos resultantes de tratamento regular realizada durante a vigência da gravidez pode ser uma explicação plausível para o surgimento de recorrência de transtornos mentais perinatais**.[8,14]

Em relação aos fatores psicossociais, o **histórico de transtornos mentais aumenta os riscos de distúrbios perinatais**.[1] **A falta de suporte social desempenha um papel fundamental na manifestação desses transtornos**, uma vez que contribui, por exemplo, com os maiores efeitos da depressão puerperal em comparação a outros fatores de risco psicossociais.[15] Violência doméstica, relatos de abuso, especialmente o infantil, bem como histórico de transtorno depressivo são os principais fatores psicossociais relacionados aos transtornos perinatais.[8,16] **O apoio social é tão relevante no período perinatal que é considerado um dos poucos aspectos protetores conhecidos para o desenvolvimento de transtorno depressivo**.[8]

> A etiologia da depressão perinatal é multifatorial. O histórico de transtornos mentais aumenta o risco.

> A troca ou a interrupção de fármacos de uso contínuo na gestação tem papel na recorrência dos quadros.

> O apoio social é extremamente relevante, sendo considerado um dos poucos fatores protetores para o desenvolvimento do TDM.

Quadro clínico

É essencial que os profissionais da Saúde questionem ativamente as mulheres quanto às emoções e aos sentimentos delas. As mulheres que não são questionadas sobre a própria saúde emocional são menos propensas a procurar ajuda.[17] Além disso, tal condição física e mental da gestante poderá aumentar o risco de aborto espontâneo, de pré-eclâmpsia e hospitalização, de parto prematuro, de baixo peso ao nascer, bem como de comprometimento do vínculo entre mãe e filho e de depressão puerperal.[8] **O suicídio materno subsequente a**

> Os profissionais da Saúde devem questionar ativamente as mulheres quanto às emoções e aos sentimentos delas.

> A presença de TDM aumenta o risco de complicações obstétricas e compromete o vínculo entre mãe e filho, contribuindo para o risco de negligência, abuso e descontinuação da amamentação.

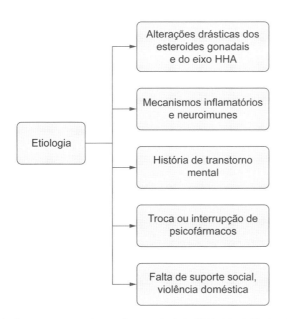

Figura 30.1 Etiologia dos transtornos depressivos perinatais. HHA: hipotalâmico-hipofisário-adrenal.

transtornos de humor pós-parto (incluindo transtornos depressivos unipolares e bipolares) é uma das principais causas de mortalidade materna.[18] Já para a criança, é aumentado o risco de negligência e abuso, de descontinuidade da amamentação, de disfunção familiar, com comprometimento neurocognitivo e desnutrição infantil durante o primeiro ano de vida.[5,19] Além disso, **há evidências de maior risco de doenças psiquiátricas na adolescência e na idade adulta na presença de depressão puerperal na mãe.**[10]

> O diagnóstico pode ser desafiador em razão da presença de fadiga, alteração do apetite e do peso, cansaço e distúrbios do sono que são comuns no período pós-parto.

Os sintomas da depressão gestacional são os mesmos que podem ocorrer em outras fases da vida da mulher. Deve-se atentar ao fato de que alguns sintomas como fadiga, alterações do sono e apetite, além de disfunção sexual, podem ser confundidos com sintomas da gestação, retardando ainda mais o diagnóstico.

A depressão pós-parto costuma se apresentar em um espectro, variando desde a intensidade dos sintomas até sua duração. Geralmente, os sintomas e sentimentos estão relacionados à criança e à maternidade.[8] Frequentemente, manifestam-se por meio de fadiga intensa, ansiedade, tristeza moderada ou grave, com ou sem ideação suicida, ausência de sentimento, labilidade emocional, choro espontâneo, anedonia, distúrbios do sono, sentimentos de culpa, desamparo, insegurança, preocupações intensas em relação aos cuidados da criança e falta de prazer em realizar tais cuidados, desinteresse, alteração do apetite, irritabilidade, impaciência.[8,13] Ademais, podem estar presentes pensamentos obsessivos com conteúdos relacionados à criança.[13] Vale ressaltar que tal condição pode ser de difícil diagnóstico em razão da presença de sintomas que são característicos e comuns no período após o nascimento em mulheres não deprimidas, como fadiga, alteração do apetite e peso, cansaço e distúrbios do sono. Portanto, torna-se necessária uma investigação minuciosa a fim de averiguar se tais sintomas correspondem apenas a alterações fisiológicas sem comprometimento funcional da mãe ou se, de fato, houve transformação patológica dessas características.[1] Acrescente-se que **a ansiedade pode estar presente como um sintoma importante dentro da depressão puerperal ou ser um transtorno comórbido.**[20,21]

> A ansiedade pode estar presente como um sintoma importante na depressão puerperal ou ser um transtorno comórbido.

Diagnóstico

De acordo com o *Manual Diagnóstico e Estatístico de Transtornos Mentais*, 5ª edição, texto revisado (DSM-5-TR), **a depressão perinatal pode ser definida como um episódio depressivo que ocorre durante a gravidez ou nas quatro primeiras semanas após o parto, utilizando-se o especificador "periparto" na classificação.** Para a confirmação do diagnóstico, é necessário o atendimento de cinco dos nove critérios por um período mínimo de 2 semanas.[20]

> No DSM-5-TR, a depressão perinatal é definida por ser um episódio depressivo que ocorre durante a gravidez ou nas quatro primeiras semanas após o parto.

Na CID-10 (Classificação Internacional de Doenças), o diagnóstico ocorre na seção "Transtornos mentais associados ao puerpério não classificados em outra parte", em que os sintomas devem ter início em até 6 semanas após o parto. Em contrapartida, a Organização Mundial da Saúde (OMS) estende o transtorno depressivo perinatal aos primeiros 12 meses após o nascimento.[22]

> A OMS estende o prazo aos primeiros 12 meses após o nascimento.

A ferramenta de triagem mais disseminada e utilizada tanto na gestação quanto no puerpério é a Escala de Depressão Pós-Parto de Edimburgo (EPDS), traduzida e validada para o Brasil (Tabela 30.2) Essa escala consiste em uma autoavaliação composta por 10 itens, a partir da exclusão de manifestações normais do período como fadiga, insônia, alteração de apetite ou peso.[23] São avaliados pensamentos de automutilação e risco de suicídio. Cada item varia de 0 a 3 pontos, com pontuação total de 30 pontos, e a pontuação superior ou igual a 10 indica depressão moderada ou grave.[8]

> A EPDS e a *Postpartum Depression Screening Scale* podem ser utilizadas para a triagem.

Uma outra ferramenta de triagem utilizada é a *Postpartum Depression Screening Scale*, também já validada no Brasil e composta por uma autoavaliação de 35 itens, com inclusão de perguntas sobre as experiências subjetivas de vivenciar a maternidade.[8,13]

Tratamento

No que diz respeito à adoção do tratamento mais adequado, ressalte-se que ele precisa ser baseado em variáveis de avaliação risco-benefício para a mãe e/ou o feto/recém-nascido, além de aspectos como o desejo da mãe, a gravidade da doença, o nível de comprometimento funcional e a existência ou não de adoecimento mental anterior à gravidez.[24,25]

Os tratamentos psicossociais e psicológicos, adotados isoladamente, são os recursos de primeira linha para depressão leve a moderada.[13] A terapia interpessoal é ideal para trabalhar aspectos relacionados às preocupações com a maternidade; já a terapia cognitivo-comportamental (TCC) objetiva a redução de sintomas depressivos.[8] **Em casos de sintomas**

Tabela 30.2 Escala de depressão pós-parto de Edimburgo (EPDS).

Nome:
Data:
Idade do bebê:
Pontuação:
Aplicador da escala:

Dado que teve um bebê há pouco tempo, gostaríamos de saber como se sente
Por favor, sublinhe a resposta que mais se aproxima dos seus sentimentos nos últimos 7 dias.

Nos últimos 7 dias:

1. Tenho sido capaz de rir e ver o lado divertido das coisas

Tanto como antes
Menos do que antes
Muito menos do que antes
Nunca

2. Tenho tido esperança no futuro

Tanta como sempre tive
Menos do que costumava ter
Muito menos do que costumava ter
Quase nenhuma

3. Tenho me culpado sem necessidade quando as coisas correm mal

Sim, na maioria das vezes
Sim, algumas vezes
Raramente
Não, nunca

4. Tenho estado ansiosa ou preocupada sem motivo

Não, nunca
Quase nunca
Sim, por vezes
Sim, muitas vezes

5. Tenho me sentido com medo ou muito assustada, sem motivo

Sim, muitas vezes
Sim, por vezes
Não, raramente
Não, nunca

6. Tenho sentido que são coisas demais para mim

Sim, a maioria das vezes não consigo resolvê-las
Sim, por vezes não tenho conseguido resolvê-las como antes
Não, a maioria das vezes resolvo-as facilmente
Não, resolvo-as tão bem como antes

7. Tenho me sentido tão infeliz que durmo mal

Sim, quase sempre
Sim, por vezes
Raramente
Não, nunca

8. Tenho me sentido triste ou muito infeliz

Sim, quase sempre
Sim, muitas vezes
Raramente
Não, nunca

9. Tenho-me sentido tão infeliz que choro

Sim, quase sempre
Sim, muitas vezes
Só às vezes
Não, nunca

10. Tive ideias de fazer mal a mim mesma

Sim, muitas vezes
Por vezes
Muito raramente
Nunca

EPDS – Orientações para cotação
As respostas são cotadas de 0, 1, 2 e 3, de acordo com a gravidade crescente dos sintomas
As questões 3, 5, 6, 7, 8, 9 e 10 são cotadas inversamente (3, 2, 1, 0)
Cada item é somado aos restantes para obter a pontuação total
Uma pontuação de 12 ou mais indica a probabilidade de depressão, mas não a sua gravidade
A EPDS foi desenhada para complementar, não para substituir, a avaliação clínica

> O tratamento da depressão perinatal envolve avaliação de risco-benefício, com o registro da opção da paciente no prontuário.

refratários aos tratamentos não farmacológicos, assim como a presença de ansiedade ou depressão grave, a farmacoterapia será o tratamento de primeira linha.[8,13] Não obstante, antes de iniciar a terapia medicamentosa, é imprescindível avaliar a existência de histórico de transtorno psiquiátrico e a resposta medicamentosa prévia para se considerar tal opção. Além disso, é primordial que, ao optar pelo tratamento medicamentoso, o profissional utilize-o em doses efetivas, já que o uso de subdoses pelo receio da exposição do feto ao fármaco acaba por expô-lo tanto ao risco da medicação quanto ao risco da doença materna não tratada. Portanto, faz-se necessária uma discussão esclarecedora sobre os riscos e os benefícios materno e infantil diante de um tratamento medicamentoso ou não, assim como o adequado registro do desejo materno em prontuário médico.

Gestação

> Os ISRS são a primeira linha no tratamento farmacológico. A dose inicial deve ser metade da dose habitual.

Os inibidores seletivos de recaptação de serotonina (ISRS) e os inibidores seletivos de recaptura de serotonina e noradrenalina (ISRN) fazem parte da primeira linha de tratamento medicamentoso, seguidos de mirtazapina.[8,13] Como a depressão perinatal associa-se fortemente com o componente de ansiedade, o ISRS ganha ainda mais destaque como opção de primeira linha, incluindo sertralina, fluoxetina e citalopram.[13,26,27] A dose inicial deverá ser a metade da dose habitual, com progressão lenta até a dose terapêutica e manutenção do tratamento por 6 a 12 meses se não houver história de episódio recorrente – neste último caso, um tempo maior de tratamento geralmente é necessário.[27]

> As mudanças fisiológicas da gestação e a oscilação abrupta pós-parto podem ocasionar necessidade de aumento gradual da dose ao longo da gestação e redução após o parto.

É importante destacar que as mudanças fisiológicas da gestação (aumento do volume plasmático, maior *clearance* renal e alterações no metabolismo hepático) e a oscilação abrupta pós-parto podem ocasionar necessidade de aumento gradual da dose ao longo da gestação com redução logo após o parto.

> Complicações obstétricas atribuídas aos antidepressivos se relacionam mais à gravidade da depressão do que ao uso das medicações.

Há indícios de que o uso de antidepressivos durante a gravidez está relacionado a aborto espontâneo, parto prematuro, desconforto respiratório neonatal e admissão em unidade de terapia intensiva neonatal.[8] Por outro lado, um estudo demonstra que boa parte das complicações obstétricas se relacionam mais à gravidade da depressão em si do que ao uso ou não de antidepressivos.[28] Entretanto, é importante estar atento aos efeitos colaterais neonatais pela exposição a antidepressivos, que costumam ser leves e transitórios, mas que necessitam de vigilância. A presença de ISRS no terceiro trimestre pode estar associada à hipotonia, à dificuldade para se alimentar, à hipoglicemia, à hipotermia e à agitação.[13] Alguns estudos sugeriram que a paroxetina pode estar relacionada ao aumento de chance de malformação cardíaca e a fluoxetina, a um Apgar mais baixo.

Amamentação

> Todos os psicofármacos podem ser excretados pelo leite materno, porém evitar ou postergar o tratamento pode contribuir para graves complicações, como o suicídio materno.

Embora não exista contraindicação quanto à prescrição de antidepressivos durante a amamentação, todos os psicofármacos podem ser excretados pelo leite materno.[13] Porém, evitar ou postergar o tratamento na fase mais grave da doença poderá contribuir para o desenrolar de graves complicações, como o suicídio materno.[29] Ademais, sabe-se que a dose no leite materno inferior a 10% em relação à dose materna torna a exposição ao antidepressivo pouco significativa por prever níveis indetectáveis ou muito baixos no plasma do neonato e, consequentemente, oferecer menor risco de efeitos adversos. No entanto, é preciso estar vigilante às reações idiossincráticas não relacionadas à dose, que podem surgir.[30]

> Sertralina, fluvoxamina e paroxetina são medicações relativamente seguras na lactação.

> Bupropiona, duloxetina, escitalopram, mirtazapina e reboxetina apresentam níveis indetectáveis no plasma dos lactentes.

Entre os ISRS, sertralina, fluvoxamina, paroxetina são medicações relativamente seguras na lactação.[13] Bupropiona, duloxetina, escitalopram, mirtazapina e reboxetina apresentam, em geral, níveis indetectáveis no plasma dos lactentes. Em contrapartida, fluoxetina, citalopram e venlafaxina apresentam as maiores concentrações plasmáticas no lactente.[13] Durante a lactação, há relatos que apontam que a fluoxetina e o citalopram estão associados a efeitos adversos no recém-nascido, como irritabilidade, diminuição do apetite, fezes aquosas, cólicas, hipotonia e dificuldade no sono.[13] Ademais, alguns autores sugerem evitar o uso da bupropiona por conta de relatos de indução de crises convulsivas em lactentes expostos a essa droga.[31] Assim, considerando as variáveis supracitadas, a sertralina é frequentemente recomendada como um tratamento farmacológico de primeira linha, salvo os casos de resposta farmacológica prévia distinta, a qual deve ser considerada nesse momento. Em casos de depressão e/ou ansiedade graves, com ou sem sintomas psicóticos, o uso de antipsicóticos e benzodiazepínicos (BDZ) pode ser adequado.[1] Em caso de depressão grave e refratária aos tratamentos supracitados, a eletroconvulsoterapia (ECT) deve ser considerada.[1,8]

Em todos os subtipos de depressão, os distúrbios do sono devem ser investigados e abordados com intervenções voltadas à identificação e à redução da má qualidade do sono no período perinatal.[32] Há um estudo que revela que o tratamento da insônia com cloridrato de trazodona ou difenidramina durante o terceiro trimestre da gravidez pode prevenir a depressão no puerpério. O estudo demonstra que o cloridrato de trazodona e a difenidramina melhoraram o perfil do sono em comparação com placebo após 6 semanas de tratamento, assim como os sintomas depressivos.[33]

> Em caso de insônia, trazodona ou difenidramina melhoram o perfil do sono e sintomas depressivos.

Disforia puerperal – *Blues puerperal*

Com o advento da abrupta flutuação hormonal no pós-parto imediato, estima-se que 26 a 84% das mães sentem uma tristeza transitória.[8] Elas ficam, nesse período, em um estado de "hiperestesia emocional",[34] também denominado *blues* ou disforia puerperal, que faz parte do diagnóstico diferencial da depressão puerperal.

A presença de sintomas como alterações de humor leves e transitórias, geralmente associadas à ansiedade, pode surgir na primeira semana pós-parto, com pico de incidência entre o 3º e o 5º dia, persistindo até, no máximo, 2 semanas, com remissão espontânea e sem sequelas.[8,11] Além disso, podem também estar presentes sintomas como irritabilidade, labilidade emocional, choro fácil, insônia, sentimentos de culpa, sobrecarga, insegurança, medo de não conseguir cuidar do recém-nascido, sentimentos de estranheza de si e da situação e hipersensibilidade à rejeição.[8,13]

O critério principal que exclui a possibilidade de diagnóstico de depressão puerperal, além do cronológico, é a ausência de comprometimento funcional.[8] Nesse caso, não há a necessidade de adoção de tratamento farmacológico, devendo a abordagem visar ao aumento do suporte social e familiar para a mãe e para o bebê.[13]

Não obstante, se os sintomas se mantiverem para além das duas primeiras semanas pós-parto e houver prejuízo funcional e/ou piora progressiva, deve-se cogitar a possibilidade de conversão para um TDM.[13] **A disforia puerperal é um dos fatores de risco para a depressão pós-parto**.[13]

É essencial que a equipe de Saúde em contato com a puérpera tenha conhecimento quanto ao quadro de *blues* puerperal. **A maior parte das alterações psíquicas nos primeiros dias após o parto pode estar relacionada a *blues* puerperal e, com diagnóstico e manejo adequados, evita-se tanto a prescrição precoce de antidepressivos quanto a conversão para TDM.**

> De 26 a 84% das mães sentem uma tristeza transitória no pós-parto que está associada às flutuações hormonais no pós-parto imediato.

> Alterações de humor leves e transitórias têm pico de incidência entre o 3º e o 5º dia, com remissão espontânea e sem sequelas.

> A disforia puerperal é um dos fatores de risco para a depressão pós-parto.

> O tratamento do *blues* puerperal exige suporte social e familiar.

Transtornos de ansiedade

Epidemiologia

Os transtornos de ansiedade são uma das condições psiquiátricas com maior prevalência na população geral, com maior incidência em pessoas do sexo feminino.[34] Assim como os transtornos de humor, **os transtornos de ansiedade são comuns e podem se manifestar durante o período perinatal. Na gravidez, estima-se que 15% das gestantes sofrem dessa condição**.[7] No pós-parto, por sua vez, a estimativa corresponde a 10% das puérperas com prevalência de 6% para o transtorno de ansiedade generalizada (TAG).[35] Há outro estudo que revela que os transtornos de ansiedade são ainda mais predominantes nesse período, demonstrando que o transtorno do pânico, a agorafobia, o TAG, o transtorno de ansiedade social e a fobia específica, bem como o transtorno obsessivo-compulsivo (TOC) e o transtorno de estresse pós-traumático (TEPT), afetam aproximadamente 21% das mulheres grávidas e no pós-parto.[36]

É sabido também que, na presença de transtornos de ansiedade, a comorbidade pode ser significativa, principalmente com o desenvolvimento de quadro de depressão puerperal, TEPT, transtornos alimentares e exacerbação de transtornos de personalidade.[37] Metade das gestantes diagnosticadas com transtorno de pânico tem transtorno depressivo comórbido.[38]

Os transtornos de ansiedade não tratados aumentam o risco de depressão pós-parto,[39] tornando-se, assim, um importante fator de risco para tal condição. TAG prévio, história de abuso sexual na infância, pouco suporte social e baixo nível de educação são fatores de risco para o desenvolvimento de TAG na gravidez.[40] Mulheres com histórico de sintomas de

> Os transtornos de ansiedade são comuns. Cerca de 15% das gestantes e 10% das puérperas apresentam tais condições.

> Os transtornos de ansiedade não tratados aumentam o risco de depressão pós-parto.

ansiedade têm maior risco de desenvolver transtorno de pânico durante o período perinatal. Se houver histórico de sintomas depressivos e pouco suporte social, aumenta-se o risco de evolução do transtorno de pânico comórbido para o transtorno depressivo nesse período.[38]

Quadro clínico e diagnóstico

Os sintomas e o diagnóstico dos transtornos de ansiedade no período perinatal são os mesmos que ocorrem em outras fases de vida da mulher, descritos no Capítulo 20, *Transtornos Ansiosos*.

Tratamento

A psicoterapia, particularmente a TCC, deve ser o tratamento de primeira linha para os transtornos de ansiedade em mulheres grávidas, por conta de sua eficácia e segurança.[41] A farmacoterapia pode ser indicada em casos refratários ao tratamento psicoterápico, sendo recomendado o uso do ISRS. A sertralina, o citalopram e a fluoxetina são medicamentos seguros para serem administrados na gravidez.[41]

O tratamento no puerpério não muda em relação ao da gravidez, com psicoterapia e ISRS como primeira linha.[41] Na amamentação, a fluoxetina e o citalopram não são medicações de primeira linha pelas altas concentrações no leite materno e, consequentemente, maiores níveis plasmáticos na criança e aumento do risco de efeitos adversos.[41] Por sua vez, sertralina, fluvoxamina e paroxetina são medicações relativamente seguras na amamentação.[41] A gabapentina e a pregabalina, embora não aprovadas pela Food and Drug Administration (FDA), são consideradas possíveis alternativas para o manejo de sintomas de ansiedade na gravidez.[14]

O uso de BDZ não é recomendado na gravidez, sobretudo no terceiro trimestre, pelo risco de uma síndrome de abstinência ou hipotonia neonatal (síndrome do *floppy baby*).[42,43] Inquietude, hipertonia, hiper-reflexia, tremores, diarreia e vômitos são sintomas que podem durar até 3 meses após o parto.[13] **Se for administrado BDZ na amamentação, recomenda-se um de meia-vida curta com a menor dose terapêutica, pelo menor período de tempo, a fim de reduzir a exposição do lactente.**[41]

Distúrbios do sono

É sabido popularmente que **a privação de sono é um dos principais fatores de risco para o aparecimento de transtornos psíquicos** e que o sono fica sobremaneira afetado durante a gestação e o puerpério.

Diversas variáveis podem contribuir para a alteração do sono nessa fase específica. O desconforto físico durante a gravidez figura entre essas variáveis. Outrossim, a presença de náuseas, pirose, constipação, aumento da frequência da micção, falta de ar e lombalgia está relacionada com a disfunção do sono na gravidez, além do aumento do nível de progesterona, provocando o aumento da sonolência diurna e interrupção do sono noturno.[44,45] Mulheres grávidas relatam situações com pior qualidade de sono, maior vigília e mais transições entre sono e vigília do que mulheres não grávidas.[46] **No puerpério, o atendimento às necessidades do recém-nascido é uma das principais causas do sono interrompido.**[47,48] Um estudo transversal demonstrou que a amplitude de melatonina fica embotada em mulheres no pós-parto, se comparadas a mulheres fora desse período.[49]

A já estabelecida relação do sono com os transtornos psiquiátricos[50] aumentou a investigação entre tal relação durante o período perinatal. **Há estudos que evidenciam que a interrupção do sono e a alteração do ritmo circadiano podem desencadear doenças psiquiátricas, principalmente episódios de mania.**[51,52] Um estudo transversal demonstrou diferenças importantes no ritmo circadiano de mulheres com depressão no período perinatal em comparação com mulheres sem depressão.[53] Ficou demonstrada a percepção de pior qualidade do sono em gestantes deprimidas em relação àquelas não deprimidas.[54] Outro estudo acompanhou os três trimestres de gestação de 273 mulheres e evidenciou que queixas acerca de pior qualidade do sono no primeiro e no segundo trimestre antecederam sintomas de depressão no segundo e no terceiro trimestre.[55]

Como forma de diminuir o impacto dos distúrbios do sono na saúde mental materna, algumas estratégias podem ser implementadas, como buscar ajuda para a amamentação noturna e, consequentemente, diminuir a frequência de privação do sono noturno. **Alguns estudos demonstram a melhoria da qualidade do sono materno e a redução de sintomas depressivos maternos a partir da adoção de medidas comportamentais para melhorar o**

Psicoterapia é o tratamento de primeira linha para os transtornos de ansiedade em mulheres grávidas.

Sertralina, citalopram e fluoxetina são seguros na gestação.

Sertralina, fluvoxamina e paroxetina são relativamente seguras na amamentação.

O uso de BDZ não é recomendado na gravidez, especialmente no terceiro trimestre, por conta do risco de síndrome de abstinência ou hipotonia neonatal.

Na amamentação, se houver a necessidade do uso de BDZ, deve-se dar preferência aos de meia-vida curta.

Diversas variáveis contribuem para alterações do sono no período perinatal: desconforto físico, alterações hormonais e demandas do recém-nascido.

Interrupção do sono e alteração do ritmo circadiano desencadeiam doenças psiquiátricas.

Técnicas de relaxamento, higiene do sono, abordagem de crenças nucleares e psicoeducação contribuíram para a melhoria da qualidade do sono, a fadiga e os sintomas depressivos maternos.

sono da criança.[48] Um estudo-piloto de intervenção com a utilização de TCC, adaptada ao período pós-parto, e com técnicas de relaxamento, higiene do sono, abordagem de crenças nucleares e psicoeducação, constatou uma melhoria significativa na qualidade de sono, na fadiga e nos sintomas depressivos maternos.[56] Como mencionado na parte sobre depressão perinatal, um estudo demonstra que o cloridrato de trazodona e a difenidramina melhoraram o perfil do sono em comparação com placebo após 6 semanas de tratamento em gestantes no terceiro trimestre de gravidez, assim como reduziram os sintomas depressivos.[33]

Psicose puerperal

Epidemiologia e etiologia

A psicose puerperal é um transtorno psiquiátrico de maior gravidade, que ocorre no período puerperal, com uma incidência de 1 a 2 casos a cada 1.000 partos. **Por ser considerada uma emergência psiquiátrica e, por conta do risco acentuado de suicídio materno e infanticídio, recomenda-se, muitas vezes, o internamento psiquiátrico**.[13,57] De evolução rápida, essa condição aguda e subaguda se apresenta com a maioria das manifestações iniciais entre os primeiros dias até 2 semanas após o parto, podendo se manifestar em até 4 semanas de puerpério.[34,58]

> A psicose puerperal é uma emergência psiquiátrica com risco acentuado de suicídio materno e infanticídio.

> A psicose puerperal pode se manifestar entre os primeiros dias pós-parto até 4 semanas de puerpério.

Os principais fatores de risco associados ao episódio puerperal são primiparidade, complicações obstétricas, idade materna avançada, história pessoal e familiar de transtorno do humor, história prévia de psicose puerperal, abuso e/ou abstinência de substâncias, bem como doenças médicas gerais como a presença de eclâmpsia intra ou pós-parto, infecções febris como endometrite, hemorragia com síndrome de Sheehan, tireoidite, síndrome de Cushing e encefalite autoimune.[13,62] A psicose puerperal está entre os transtornos psiquiátricos em que a etiologia pode ser muitas vezes definida.

Quadro clínico

A psicose pós-parto é um termo genérico que designa uma condição de natureza e manifestação polimórfica, com quadro clínico que, além dos sintomas psicóticos, pode incluir mania, depressão, sintomas mistos e *delirium*.[59] Geralmente, se manifesta com quadro prodrômico de fadiga, insônia, inquietação, irritabilidade, episódios de choros espontâneos e labilidade afetiva, evoluindo para um discurso paranoide, persecutório, confuso, incoerente, com afirmações ilógicas e obsessivas em relação à saúde da criança, com a presença de delírios suicidas e homicidas, por vezes altruístas. Muitas dessas mulheres apresentam-se com ideias de que a criança é um demônio, um deus, que está sendo perseguida com risco de morte ou que morrer e matá-la é uma forma de proteção.[13,60,61] **A temática relacionada ao bebê está presente em 52% dos delírios**.[13] Pode ocorrer elação do humor, desinibição social, pensamento acelerado, falsos reconhecimentos, desorientação, alterações cognitivas e sintomas dissociativos.[13]

> Pode ocorrer período prodrômico com fadiga, insônia, irritabilidade e labilidade afetiva.

> Pode ocorrer uma desorganização do pensamento com afirmações ilógicas e obsessivas em relação à saúde da criança, além de ideias suicidas e homicidas.

> Na psicose puerperal a temática relacionada ao bebê está presente em 52% dos delírios.

Diagnóstico

Nas classificações internacionais como o DSM-5-TR, a **psicose puerperal enquadra-se como especificador no transtorno bipolar (TB) tipo I e tipo II pela alta prevalência de as pacientes evoluírem para o transtorno de humor**.[34] A maioria das pacientes evolui para episódios de mania ou hipomania dentro do espectro bipolar.[13]

> A maioria das pacientes com psicose puerperal evolui para episódios de mania ou hipomania.

A investigação de um quadro de psicose pós-parto deve ser conduzida amplamente com a realização de exames laboratoriais completos (hemograma, função renal, NH_3, função tireoidiana, vitamina B12, folato, tiamina). Além disso, conforme a apresentação clínica, podem ser necessários exames de ressonância magnética de encéfalo, eletroencefalograma e exame do liquor, por conta da possibilidade de outras condições médicas interagirem com o transtorno psiquiátrico.[13,62]

Tratamento

O tratamento é individualizado, baseado na história clínica da paciente, nos antecedentes psiquiátricos, na avaliação de riscos e benefícios para a mãe e a criança, bem como quanto à avaliação da manutenção da amamentação. **Em caso de história de adoecimento psiquiátrico**

prévio, deve-se investigar e revisar a terapêutica prévia mais eficaz e instaurá-la no atual episódio psicótico.

Na ausência de história psiquiátrica pregressa, com sintomas limitados ao atual período perinatal, o uso de lítio e/ou antipsicóticos tem sido eficaz, conforme demonstrado em estudos recentes. A partir da adoção dessa terapêutica, um estudo realizado com 68 puérperas constatou a remissão dos sintomas em 98,4% das pacientes durante a fase aguda e demonstrou que a administração de lítio em monoterapia é eficaz para evitar a recaída da paciente em quadros de psicose, mania e depressão dentro de 1 ano.[63] Assim, a terapia inicial consiste em monoterapia com lítio, bem como terapia adjuvante com antipsicótico e BDZ em sintomas mais graves. No caso do antipsicótico em monoterapia, ele não se mostrou eficaz nesse estudo.[63] Já para casos refratários e com presença de catatonia, há evidências de que a ECT é eficaz.[64] Portanto, nos relatos de casos em geral, evidencia-se a eficácia no uso do lítio e ECT.[65]

Apesar de não ser contraindicado pela Academia Americana de Pediatria, **não se recomenda o uso de lítio e a manutenção da amamentação, haja vista que os riscos à criança são elevados.** Se a paciente estiver amamentando, um monitoramento rigoroso com dosagem da litemia, função tireoidiana e ECG precisará ser realizado no bebê. Deve-se ter especial atenção à possibilidade de desidratação, hipotonia, letargia e intoxicação no recém-nascido.[13]

Embora ainda haja poucos dados sobre antipsicóticos no puerpério, acredita-se que as doses de olanzapina, risperidona, quetiapina, ziprasidona e aripiprazol em lactentes sejam menos do que 5% da dose materna, o que confere menos riscos a efeitos adversos no lactente. A olanzapina e a quetiapina são consideradas de primeira linha na lactação.[13,66,67] Em casos de insônia na fase aguda, opta-se por BDZ de meia-vida curta para evitar risco de sedação no lactente. Portanto, **é imprescindível o monitoramento rigoroso do lactente em caso de adoção de terapêutica materna baseada em antipsicóticos ou BDZ quanto à sedação, ao prejuízo da alimentação, a cólicas e à constipação intestinal.**[13]

A psicose pós-parto não é uma contraindicação absoluta à manutenção da amamentação, podendo ser realizada sob supervisão, em caso de estabilidade clínica da paciente e com a orientação de que a privação do sono em razão da necessidade da amamentação poderá influenciar a recuperação do quadro clínico puerperal.[62]

Suicídio perinatal

Os Centros de Desenvolvimento para Intervenção e Prevenção do Suicídio do Instituto Nacional de Saúde Mental (NIMH) definiram a ideação suicida como o desejo de morrer, com pensamentos e intenção de se matar.[68] Portanto, o pensamento de morte e a ideação suicida são marcadores importantes do risco de suicídio e depressão. Registra-se que 2,7% das mulheres que buscam assistência obstétrica apresentam pensamentos suicidas, e esse percentual é ainda maior em mulheres que buscam assistência em saúde mental durante o período perinatal, variando entre 5 e 14%.[69] Nos EUA, o risco de suicídio perinatal é estimado em 1,6 a 4,5 por 100.000 nascidos vivos.[70] Embora o suicídio e as tentativas de suicídio sejam menos prevalentes na gravidez e puerpério em comparação com a população geral, **o suicídio materno é uma das principais causas de mortalidade materna nos primeiros 12 meses após o parto.**[71-73]

Como fatores de risco destacam-se presença de transtorno psiquiátrico, idade materna mais jovem, ausência de parceiro, gravidez não planejada, bem como tentativas anteriores de suicídio, interrupção súbita de psicofármacos na gestação, distúrbios do sono puerperal, violência doméstica e vivência de parto natimorto.[74-77] **Mulheres que se submeteram a uma internação psiquiátrica pós-parto apresentam um risco 70 vezes maior de cometer suicídio no primeiro ano pós-parto.**[78,79]

É sabido que ser portadora do TB aumenta o risco de suicídio perinatal. Estudos mostram que mulheres com TB têm mais risco de morrer por suicídio na gravidez do que mulheres portadoras de depressão unipolar; portanto, uma avaliação de sintomas bipolares também se faz necessária.[29,80]

A prevenção do suicídio materno exige investigação, avaliação, monitoramento e intervenção precoces durante todo o período perinatal. É possível fazer essa avaliação por meio da já citada EPDS,[23] bem como do Questionário de Saúde do Paciente – 9 (PHQ-9).[81] A pergunta 10 da EPDS se refere a "Ocorreu-me a ideia de me machucar?", enquanto a pergunta 9 do PHQ-9 indaga se a gestante ou puérpera tem "pensamentos de que estaria

---

Na ausência de história psiquiátrica prévia, com sintomas limitados ao período perinatal, o uso de lítio e/ou antipsicóticos está associado à remissão dos sintomas em 98,4% das pacientes.

A manutenção da amamentação na vigência do uso de lítio não é recomendada em decorrência dos riscos à criança.

Em relação aos antipsicóticos, olanzapina e quetiapina são consideradas primeira linha na lactação.

De 5 a 14% das mulheres que buscam assistência no período perinatal apresentam pensamentos suicidas.

O suicídio materno é uma das principais causas de mortalidade materna nos primeiros 12 meses após o parto.

Mulheres com TB têm maior risco de suicídio perinatal.

melhor morta ou de se machucar de alguma forma". Sabe-se que **a anedonia e o prejuízo no autocuidado, demonstrado pela negligência de si própria e pela carência de cuidados adequados à criança, associada à falta de interesse nesse vínculo, devem ser investigados e monitorados quanto à ideação ou à intenção suicida.**[62] É essencial que o profissional investigue a presença de transtornos psiquiátricos prévios e encaminhe para seguimento especializado. **Ressalta-se ainda a importância de não suspender abruptamente as medicações em uso, referenciando a paciente ao especialista.**

A ideação suicida precisa ser investigada e avaliada quanto ao risco de suicídio, por meio da pesquisa ativa de planejamento da tentativa, o grau de intenção, se houve episódios anteriores de tentativa de suicídio e se há a presença de sintomas psicóticos. Os sinais de alerta do risco de suicídio podem se revelar por meio de sentimentos e pensamentos de inutilidade, desesperança, falar sobre a morte ou escrever um testamento.[82] É relevante lembrar que as tentativas de suicídio são um indicador significativo de suicídio subsequente.[83]

Conforme as Diretrizes Práticas da Associação Psiquiátrica Americana para Avaliação e Tratamento de Pacientes com Comportamentos Suicidas, **é imperativo investigar o desejo do paciente de viver ou morrer, pensamentos específicos sobre encurtar a própria vida, planos para realizar o ato, acesso aos meios, letalidade dos meios e planos pretendidos, além de frequência, intensidade e fatores estressantes.**[84]

De acordo com o risco de suicídio, o tratamento pode ser ambulatorial ou hospitalar. Em caso de alto risco de suicídio, o acompanhamento ambulatorial é insuficiente e a hospitalização deve ser a recomendação.[82]

Psicofarmacologia

Considerações gerais

Gerenciar psicofármacos na gestação e na lactação é certamente um momento de conflito para o médico assistente, visto que a base desse gerenciamento é uma complexa rede de avaliação de riscos e benefícios. Ademais, tornam a decisão ainda mais difícil as inúmeras variáveis e fatores presentes nesse perfil populacional, o qual difere do da população geral, a saber: diabetes, obesidade, tabagismo e uso de substâncias são mais comuns na população psiquiátrica do que na população em geral. Tais condições, a curto e longo prazos, interferem na saúde da mulher, na gestação, no parto e na saúde da criança.[14]

Ao longo deste capítulo, enfatizou-se a importância de direcionar a atenção à saúde mental da mulher no período perinatal, pelo maior risco de incidência ou agravamento de transtornos psiquiátricos prévios nesse período. Embora haja risco de recaída ou agravamento de um distúrbio psiquiátrico na gestação ou durante o puerpério, mesmo com o uso dos medicamentos, esse risco pode ser ainda maior nos casos em que ocorreu a interrupção do tratamento em razão da gestação. Em estudo específico, verificou-se uma taxa de recaída de 68% em mulheres com TDM que interromperam a medicação durante o primeiro trimestre.[85] Já outro estudo demonstrou que, em gestantes portadoras de TB que interromperam o uso dos estabilizadores de humor (EH), houve um risco de 81 a 85,5% de recorrência do quadro.[86,87] No quadro de esquizofrenia, há relato de 50% de risco de recaída na descontinuação do tratamento em gestantes.[88] Assim, diante de tais dados, constata-se que optar pela manutenção do tratamento de uma condição prévia na gestante pode prevenir a recorrência.

Em outras seções deste capítulo, foram pontuados os impactos que os transtornos mentais não tratados causam à saúde da mulher gestante e puérpera, bem como os efeitos nocivos à criança exposta a essa condição. Demonstra-se que os transtornos depressivos e ansiosos não tratados aumentam o risco de parto prematuro e de recém-nascido com baixo peso,[89,90] de sintomas de transtorno de conduta e de transtorno de déficit de atenção e hiperatividade na prole,[91] de dificuldade no vínculo com a criança, comprometendo a aprendizagem e seu desenvolvimento cognitivo,[92] de baixo ganho de peso materno,[93] de aumento nas taxas de uso de cigarro, álcool e outras substâncias,[94] incluindo taxas mais altas de pré-eclâmpsia e diabetes gestacional.[95,96] Já nos casos de TB não tratados, aumenta-se sobremaneira o risco de psicose puerperal[97] e de psicose aguda no primeiro ano pós-natal.[98] Por conseguinte, **é de fundamental importância avaliar as consequências que a doença mental não tratada oferece à mãe e à criança e ponderar acerca do risco-benefício quanto à exposição da criança à medicação, bem como à doença psiquiátrica.**

É essencial investigar a presença de transtornos psiquiátricos prévios e não suspender as medicações abruptamente, referenciando a paciente ao especialista.

É primordial a investigação ativa do risco de suicídio por todos os profissionais em contato com a mulher no período perinatal.

O gerenciamento de psicofármacos na gestação e na lactação é desafiador e envolve a avaliação de riscos e benefícios.

A interrupção do tratamento psiquiátrico aumenta o risco de recaída ou o agravamento do quadro.

68% das mulheres com TDM que interrompem o tratamento no primeiro trimestre apresentam recaída do quadro.

Mulheres portadoras de TB que interrompem o uso de EH na gestação têm risco de 81 a 85% de recorrência.

Em mulheres esquizofrênicas, 50% apresentam recaída na descontinuação do tratamento durante a gestação.

Manejo

Na gravidez planejada, o plano terapêutico deverá ser estudado com cautela antes mesmo da gestação e, para tal, é necessário dispor de algumas informações como a história psiquiátrica pregressa da paciente e sua gravidade, o histórico de resposta positiva ou negativa aos medicamentos e os desejos da mulher sobre o próprio tratamento durante a gestação.[14] **O objetivo é diminuir ao máximo a exposição da criança tanto ao medicamento quanto à doença psiquiátrica.**

> Na gravidez planejada, o plano terapêutico deverá ser estabelecido antes mesmo da gestação para minimizar a exposição da criança à doença e ao tratamento.

Em caso de gravidez não planejada em portadoras de transtornos mentais com vigência de medicação, o recomendado é não interromper abruptamente o psicofármaco.[99] **A suspensão abrupta da medicação pode causar sintomas de descontinuação, grande estresse e ansiedade materna, além de aumentar o risco de recaída da doença mental.**[99] Caso haja risco de administração do medicamento na gestação, a orientação é sua retirada progressiva e gradual.[14] Ademais, também não é indicada a troca medicamentosa quando da descoberta da gestação pelo aumento do risco de exposição da criança à polifarmácia e de recaída da doença mental.[14]

> A suspensão abrupta das medicações pode causar sintomas de descontinuação, estresse e ansiedade materna e risco de recaída.

> A troca da medicação quando da descoberta da gestação também não é recomendada pelo aumento da exposição da criança à polifarmácia e de recaída da doença.

Ao longo deste capítulo, algumas informações sobre a maioria dos psicofármacos foram colocadas. No entanto, vale descrever a seguir outras classes medicamentosas importantes no que tange aos riscos e benefícios à mãe e ao feto/lactente.

Estabilizadores de humor

Os EH são de importância ímpar na prevenção de recaídas de episódios no TB e no tratamento da psicose puerperal. A estimativa de recaída é de 63% na gestação e 90% no puerpério recente, em casos de mulheres com TB que interrompem o EH para engravidar.[13]

O uso do lítio durante o primeiro trimestre foi associado ao aumento do risco de anomalia de Ebstein, a qual corresponde a um defeito cardíaco congênito grave, ocorrendo em 1/1.000 a 1/2.000 crianças expostas intraútero.[100] Além disso, também está associado a toxicidade perinatal, hipotonia, bócio neonatal e diabetes insípido.[14] Diante de casos brandos ou moderados de TB, com poucos episódios prévios, pode-se avaliar a diminuição da dose ou sua suspensão, que deverá ser retomada após o primeiro trimestre.[13] Porém, em indícios de doença grave ou história pregressa de múltiplos episódios, o risco de recorrência da doença é maior que o risco relativamente pequeno de anomalia de Ebstein; logo, manter o lítio durante a gestação é a recomendação mais apropriada.[101] Idealmente, a gravidez deve ser planejada na remissão do transtorno bipolar e o lítio prescrito dentro da faixa terapêutica mais baixa durante a gravidez, em particular durante o primeiro trimestre e nos dias que antecedem o parto, a fim de equilibrar segurança e eficácia.[102] Os níveis de litemia devem ser acompanhados durante toda a gestação.

> O uso de lítio no primeiro trimestre foi associado a aumento no risco de anomalia de Ebstein. Na presença de doença grave ou história de múltiplos episódios, o risco de recorrência é maior do que o relativamente pequeno da anomalia.

A exposição ao ácido valproico apresenta uma taxa de cerca de 10% de malformações no feto, principalmente no primeiro trimestre, e dentre elas estão defeitos do tubo neural, efeitos sobre a cognição e o volume cerebral, anomalias craniofaciais, defeitos cardíacos, fenda palatina e hipospadia,[103] além de, recentemente, ter sido demonstrada certa relação com o autismo.[104] Há estudos que demonstram que um QI mais baixo foi observado em crianças expostas ao valproato na gravidez quando comparadas a crianças expostas a outros anticonvulsivantes.[13] O valproato deve ser evitado na gestação, sendo, para alguns autores, contraindicado. Diferentemente da gravidez, o ácido valproico é relativamente seguro na amamentação.[14]

> A exposição a valproato e carbamazepina na gestação está associada a malformações. Ao contrário, é segura na amamentação.

> A exposição ao valproato na gestação está associada a rebaixamento do QI das crianças.

A carbamazepina também se relaciona com o aumento do risco de malformações, entre elas espinha bífida, defeitos do tubo neural, anormalidades faciais, anormalidades esqueléticas e diafragmáticas, hipospadia e maior risco de hemorragia neonatal.[14] Diferentemente da gestação, a carbamazepina também é relativamente segura na lactação.[14] Se houver necessidade de uso de carbamazepina na gestação, recomenda-se a utilização do folato em altas doses (4 mg/dia) para maior proteção teórica dos defeitos do tubo neural.[14]

Em relação à lamotrigina, parece não haver risco aumentado de defeitos congênitos, além de ser considerada relativamente segura na lactação e, até o momento, não há relato de síndrome de Stevens-Johnson.[104,105]

> Lamotrigina é considerada segura na gestação e na lactação.

Antipsicóticos

Os estudos e evidências sobre antipsicóticos demonstram relativa segurança de seu uso durante a gestação, destacando-se que o maior prejuízo para a mãe e a criança, com maior risco de suicídio e infanticídio, certamente, é a doença mental grave não tratada.[88] Não foi demonstrado aumento do risco de anomalias congênitas na exposição a antipsicóticos.[14]

Dentre os antipsicóticos existentes, a quetiapina demonstra menor transferência placentária para o feto.[106] O uso de antipsicóticos pode estar associado ao ganho excessivo de peso materno, ao aumento do peso da criança ao nascer e ao risco de diabetes gestacional, além de haver possibilidade de as crianças nascerem com tamanhos maiores do que o adequado para a idade gestacional. A exposição intraútero pode estar associada a inquietação motora, distonia, hipertonia e tremor.[14] **Não há evidências suficientes acerca de os antipsicóticos de segunda geração serem mais benéficos ou mais arriscados do que os de primeira geração**; logo, a recomendação deve se basear na avaliação constante do ganho de peso da criança, seja na gestação com o risco de nascer grande para a idade gestacional, seja na amamentação.[14] Em relação à clozapina, deve-se ficar atento à síndrome do bebê mole e monitorar o leucograma e a possibilidade de agranulocitose, desde a exposição intraútero até os 6 primeiros meses de vida.[107]

> Antipsicóticos demonstraram relativa segurança de seu uso no período perinatal. A quetiapina demonstra menor transferência placentária.

Outros

A gabapentina e a pregabalina, embora não aprovadas pela FDA, são consideradas alternativas seguras para o manejo de sintomas de ansiedade na gravidez.[14] Já os antidepressivos e BDZ foram detalhadamente descritos nas seções anteriores deste capítulo.

> Gabapentina e pregabalina são alternativas seguras para sintomas ansiosos.

Considerações finais

A doença mental perinatal pode ser uma complicação significativa do período gestacional e do puerpério e necessita de uma investigação ativa pelo profissional da Saúde. Os principais transtornos mentais associados a esse período são a depressão, os transtornos de ansiedade, os distúrbios do sono e – o mais grave dos transtornos – a psicose com seu risco associado de suicídio e infanticídio.

Entre os diversos fatores de risco, **a presença de história de adoecimento psiquiátrico prévio e fatores socioeconômicos exercem um papel fundamental na gênese de quadros mentais perinatais**. Todos esses transtornos podem comprometer de modo considerável a funcionalidade materna e seu bem-estar na gravidez ou no puerpério, bem como comprometer o vínculo da mãe com seu bebê e afetar o desenvolvimento neurocognitivo infantil, entre outros aspectos.

Entre as possibilidades de tratamento, variadas abordagens de psicoterapia aliadas aos psicofármacos e tratamentos alternativos constituem os principais pilares na assistência terapêutica de transtornos mentais perinatais.

Atualizações

- King et al. (2023) fizeram uma revisão das demandas psiquiátricas e psicológicas na internação obstétrica e propõem um modelo de interconsulta psiquiátrica (ICP), ressaltando o papel central da ICP na saúde materna perinatal[114]
- Toscano et al. (2021) realizaram uma revisão sistemática da literatura para estimar a prevalência de ansiedade e depressão em mulheres com complicações obstétricas internadas em uma unidade pré-parto. Uma em cada três mulheres tem um *screening* positivo para ansiedade ou depressão durante a internação[115]
- Bedaso et al. (2021), em uma revisão sistemática da literatura, avaliaram a relação entre suporte social e transtornos mentais na gestação. Baixo suporte social tem associação significativa com risco de depressão, ansiedade e automutilação no período gestacional[116]
- Webb et al. (2021) discutem em uma revisão sistemática as barreiras e os facilitadores para a implementação de serviços de saúde mental perinatal[117]
- O Colégio Americano de Obstetrícia e Ginecologia (ACOG, 2023) publicou uma *guideline* para o tratamento e o manejo de transtornos mentais na gestação e no pós-parto[118]
- Epperson et al. (2023) realizaram um estudo randomizado em mulheres com depressão pós-parto. O tratamento com brexanolona esteve associado a rápida melhora dos sintomas depressivos, ansiosos e insônia em comparação ao grupo placebo.[119]

Highlights

- O período perinatal aumenta o risco de incidência ou agravamento de transtornos mentais
- A depressão é uma das principais complicações do período perinatal, permanece subdiagnosticada e as mulheres resistem em relatar sintomas em decorrência de convenções sociais da maternidade, sendo essencial a investigação ativa de sintomas
- A depressão no período perinatal aumenta o risco de aborto espontâneo, pré-eclâmpsia e hospitalização, parto prematuro, baixo peso ao nascer, além de haver comprometimento do vínculo entre mãe e filho, negligência e abuso, descontinuidade da amamentação
- *Blues* puerperal é caracterizado por alterações de humor leves e transitórias associadas à ansiedade, surgindo na primeira semana pós-parto, com pico entre o 3º e o 5º dia, persistindo até no máximo 2 semanas. Na presença de comprometimento funcional ou piora progressiva, sempre considerar a conversão para um TDM
- Os transtornos de ansiedade são comuns e podem se manifestar durante o período perinatal, sendo um fator de risco para a depressão pós-parto
- A psicose puerperal é um transtorno psiquiátrico grave que configura uma emergência psiquiátrica com risco acentuado de suicídio materno e infanticídio. Ocorre no período puerperal, com início nos primeiros dias até 2 semanas após o parto
- A psicose puerperal tem manifestação polimórfica, geralmente há período prodrômico evoluindo para discurso desorganizado, delírios e pensamentos suicida e homicida. A temática relacionada ao bebê está presente em 52% dos delírios
- A investigação clínica é importante em todos os quadros psiquiátricos, sendo primordial em casos de psicose puerperal
- A psicose puerperal não é contraindicação à amamentação, porém deve ser realizada sob supervisão nos casos em que houver a possibilidade
- Suicídio materno é uma das principais causas de mortalidade materna nos primeiros 12 meses após o parto, e o diagnóstico prévio de TB aumenta esse risco
- A medicação psiquiátrica não deve ser interrompida abruptamente, já que o risco de recaída é elevado. Em muitos casos, deve optar-se pela manutenção do tratamento para prevenir recorrência, sendo importante a avaliação do especialista para a tomada de decisão conjunta.

DURANTE O ATENDIMENTO

O que fazer

- Há necessidade de cuidado com o período perinatal, por ser um momento de vulnerabilidade, sendo comuns a ambivalência e os conflitos psíquicos
- Deve-se lembrar que o transtorno mental materno em atividade também traz riscos para o desenvolvimento fetal e infantil.
- A mulher deve ser avaliada em seu contexto psicossocial, estimulando-se o suporte social
- Não se deve interromper nunca as medicações abruptamente
- Incluir em sua rotina de avaliação a pesquisa de transtornos mentais prévios à gestação, além de realizar a pesquisa ativa de conflitos psíquicos e sintomas psiquiátricos
- Avaliar continuamente sinais e sintomas de alarme e solicitar a presença do especialista
- Transformar cada encontro em um momento de acolhimento às questões emocionais
- Avaliar riscos e benefícios da introdução de psicofármacos
- Focar em diagnóstico e intervenção precoce
- Realizar psicoeducação da equipe médica, gestante e familiares

O que não fazer

- Considerar a gestação como fator de proteção para doenças mentais
- Reforçar a crença de que a maternidade deve ser um momento de alegria e satisfação para toda mulher
- Adiar o contato com o especialista
- Adiar a introdução de psicofármacos pelo medo da exposição do feto
- Utilizar subdoses pelo receio de exposição fetal
- Negligenciar o diagnóstico diferencial de condições clínicas que possam justificar o quadro psiquiátrico
- Suspender a amamentação indiscriminadamente durante o uso de psicofármacos

Mapa mental

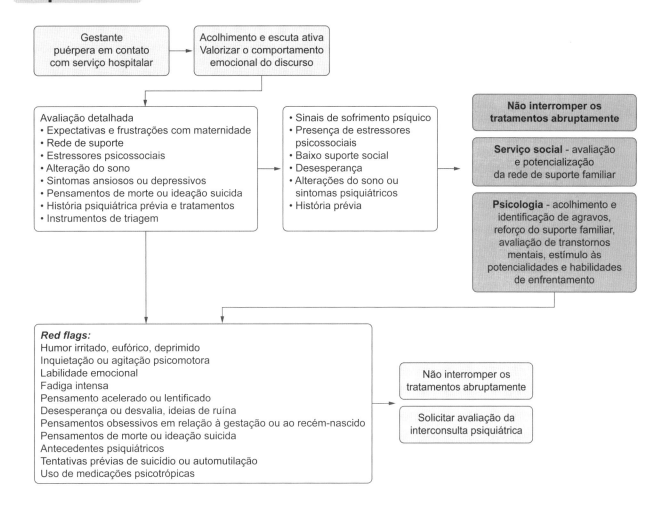

Referências bibliográficas

1. Meltzer-Brody S, Howard LM, Bergink V, Vigod S, Jones I, Munk-Olsen T et al. Postpartum psychiatric disorders. Nature Reviews. Disease Primers. 2018;4:18022.
2. Valadares G, Drummond AV, Rangel CC, Santos E, Apter G. Maternal mental health and peripartum depression. In: Rennó Jr. J, Valadares G., Cantilino A, Mendes-Ribeiro J, Rocha R, Geraldo da Silva A. (eds) Women's Mental Health. Springer, Cham. 2020. p. 349-75.
3. Connelly CD, Hazen AL, Baker-Ericzén MJ, Landsverk J, Horwitz SM. Is screening for depression in the perinatal period enough? The co-occurrence of depression, substance abuse, and intimate partner violence in culturally diverse pregnant women. J Women's Health. 2013;22(10):844-52.
4. Howard LM et al. The accuracy of the Whooley questions and the Edinburgh Postnatal Depression Scale in identifying mental disorders in early pregnancy. Br J Psychiatry. 2018;212(1):50-6.
5. Fisher J et al. Prevalence and determinants of common perinatal mental disorders in women in low-and lower-middle-income countries: a systematic review. Bull World Health Organ. 2012;90:139G-49G.
6. Meltzer-Brody S. New insights into perinatal depression: pathogenesis and treatment during pregnancy and postpartum. Dialogues Clin Neurosci. 2011;13:89-100.
7. Di Florio A et al. Perinatal episodes across the mood disorder spectrum. J Am Med Assoc. 2013;70:168-75.
8. Meltzer-Brody S, Boschloo L, Jones I, Sullivan PF, Penninx BW. The EPDS-lifetime: assessment of lifetime prevalence and risk factors for perinatal depression in a large Cohort of depressed women. Arch Women's Mental Health. 2013;16(6):465-73.
9. Söderquist J, Wijma B, Thorbert G, Wijma K. Risk factors in pregnancy for post-traumatic stress and depression after childbirth. BJOG Int J Obstet Gynaecol. 2009;116:672-80.
10. Woody CA, Ferrari AJ, Siskind DJ, Whiteford HA, Harris MG. A systematic review and meta-regression of the prevalence and incidence of perinatal depression. J Affect Disord. 2017;219:86-92.
11. Lara-Cinisomo S, Wood J, Fujimoto EM. A systematic review of cultural orientation and perinatal depression in Latina women: are acculturation, Marianismo, and religiosity risks or protective factors? Arch Women's, Ment Health. 2019;22(5):557-67.
12. Xie RH et al. Prenatal family support, postnatal family support and postpartum depression. Aust N Z J Obstet Gynaecol. 2012;50:340-5.
13. Rogathi JJ et al. Postpartum depression among women who have experienced intimate partner violence: a prospective cohort study at Moshi, Tanzania. J Affect Disord. 2017;218:238-45.
14. Cantilino A. Transtornos mentais na gravidez e no puerpério. Psiquiatria Clínica. 2017.

15. American Psychiatric Association. Diagnostic and statistical manual of mental disorders. 5. ed. Arlington, VA: American Psychiatric Publishing; 2013.

16. Putnam KT et al. Clinical phenotypes of perinatal depression and time of symptom onset: analysis of data from an international consortium. Lancet Psychiatry. 2017;4:477-85.

17. Falah-Hassani K, Shiri R, Dennis CL. The prevalence of antenatal and postnatal co-morbid anxiety and depression: a meta-analysis. Psychol Med. 2017;47:2041-53.

18. Cox J, Holden J. Perinatal Mental Health. A guide to the Edinburgh Postnatal Depression Scale. London: Gaskell; 2003.

19. Chesney E, Goodwin GM, Fazel S. Risks of all-cause and suicide mortality in mental disorders: a meta-review. World Psychiatry. 2014;13:153-60.

20. Howard LM, Flach C, Mehay A, Sharp D, Tylee A. The prevalence of suicidal ideation identified by the Edinburgh Postnatal Depression Scale in postpartum women in primary care: findings from the RESPOND trial. BMC Pregnancy Childbirth. 2011;11:57.

21. Parsons CE, Young KS, Rochat TJ, Kringelbach ML, Stein A. Postnatal depression and its effects on child development: a review of evidence from low- and middle-income countries. BR Med Bull. 2012;101:57-79.

22. Howard LM, Megnin-Viggars O, Symington I, Pilling S. Guideline Development Group. Antenatal and postnatal mental health: summary of updated NICE guidance. BMJ. 2014;349:g7394.

23. Kwan BM, Dimidjian S, Rizvi SL. Treatment preference, engagement, and clinical improvement in pharmacotherapy versus psychotherapy for depression. Behav Res Ther. 2010;48:799-804.

24. Payne JL. Psychopharmacology in pregnancy and lactation. In: Rennó Jr. J, Valadares G., Cantilino A, Mendes-Ribeiro J, Rocha R, Geraldo da Silva A. (eds.). Women's Mental Health. Springer, Cham. 2020. p. 377-95.

25. Lam RW et al. Effects of combined pharmacotherapy and psychotherapy for improving work functioning in major depressive disorder. Br J Psychiatry. 2013;203:358-65.

26. Stewart DE, Vigod S. Postpartum depression. N Engl J Med. 2016;375(22):2177-86.

27. Khalifeh H, Hunt IM, Appleby L, Howard LM. Suicide in perinatal and non-perinatal women in contact with psychiatric services: 15 year findings from a UK national inquiry. Lancet Psychiatry. 2016;3:233-42.

28. Wang G, Deng Y, Jiang Y et al. Trajectories of sleep quality from late pregnancy to 36 months postpartum and association with maternal mood disturbances: a longitudinal and prospective cohort study. Sleep. 2018;41(12):1-10.

29. Sriraman NK, Melvin K, Meltzer-Brody S. ABM clinical protocol #18: use of antidepressants in breastfeeding mothers. Breastfeed. Med. 2015;10:290-9.

30. Malm H, Sourander A, Gissler M, Gyllenberg D, Hinkka-Yli-Salomäki S, McKeague IW et al. Pregnancy complications following prenatal exposure to SSRIs or maternal psychiatric disorders: results from population-based national register data. Am J Psychiatry. 2015;172(12):1224-32.

31. Moretti M. Breastfeeding and the use of antidepressants. J Popul Ther Clin Pharmacol. 2012;19(3):e387-90.

32. Austin MP, Highet N, Expert Working Group. Mental Health Care in the perinatal period: Australian Clinical Practice Guideline. Centre of Perinatal Excellence (COPE), Melbourne. 2017.

33. Khazaie H, Ghadami MR, Knight DC et al. Insomnia treatment in the third trimester of pregnancy reduces postpartum depression symptoms: a randomized clinical trial. Psychiatry Res. 2013;210(3):901-5.

34. Marcus SM, Flynn HA, Blow FC, Barry KL. Depressive symptoms among pregnant women screened in obstetrics settings. J Women's Health. 2003;12(4):373-80.

35. Andersson L, Sundstrom-Poromaa I, Bixo M, Wulff M, Bondestam K, aStrom M. Point prevalence of psychiatric disorders during the second trimester of pregnancy: a population-based study. Am J Obstet Gynecol. 2003;189(1):148-54.

36. Dennis CL, Falah-Hassani K, Shiri R. Prevalence of antenatal and postnatal anxiety: systematic review and meta-analysis Br J Psychiatry. 2017;210:315-23.

37. Fawcett EJ, Fairbrother N, Cox ML, White IR, Fawcett JM et al. The prevalence of anxiety disorders during pregnancy and the postpartum period: a multivariate Bayesian meta-analysis. J Clin Psychiatry. 2019;80(4):18r12527.

38. Howard LM et al. Non-psychotic mental disorders in the perinatal period. Lancet. 2014;384:1775-88.

39. Prenoveau J, Craske M, Counsell N, West V, Davies B, Cooper P et al. Postpartum GAD is a risk factor for postpartum MDD: the course and longitudinal relationships of postpartum GAD and MDD. Depress Anxiety. 2013;30:506-14.

40. Rambelli C, Montagnani MS, Oppo A et al. Panic disorder as a risk factor for post-partum depression: results from the Perinatal Depression-Research & Screening Unit study. J Affect Disord 2010;122:139-43.

41. Marchesi C, Ampollini P, Paraggio C, Giaracuni G, Ossola P, De Panfilis C et al. Risk factors for panic disorder in pregnancy: a cohort study. J Affect Disord. 2014;156:134-8.

42. Buist A, Gotman N, Yonkers K. Generalized anxiety disorder: course and risk factors in pregnancy. J Affect Disord. 2011;131:277-83.

43. Zietlow AL, Schluter MK, Nonnenmacher N, Muller M, Reck C. Maternal self-confidence postpartum and at pre-school age: the role of depression, anxiety disorders, maternal attachment insecurity. Matern Child Health J. 2014;18:1873-80.

44. Glasheen C, Richardson GA, Fabio A. A systematic review of the effects of postnatal maternal anxiety on children. Arch Women's Ment Health. 2010;13:61-74.

45. Iqbal MM, Sobhan T, Ryals T. Effects of commonly used benzodiazepines on the fetus, the neonate, and the nursing infant. Psychiatr Serv. 2002;53:39-49.

46. Bellantuono C, Tofani S, Di Sciascio G, Santone G. Benzodiazepine exposure in pregnancy and risk of major malformations: a critical overview. Gen Hosp. Psychiatry. 2013;35:3-8.

47. Marchesi C, Ossola P, Amerio A, Daniel BD, Tonna M, De Panfilis C. Journal of Affective Disorders. 2016;190:543-50.

48. Kamysheva E, Skouteris H, Wertheim EH et al. A prospective investigation of the relationships among sleep quality, physical symptoms, and depressive symptoms during pregnancy. J Affect Disord. 2010;123:317-20.

49. Lee KA. Alterations in sleep during pregnancy and postpartum: a review of 30 years of research. Sleep Med Rev. 1998;2:231-42.

50. Dennis CL, Ross L. Relationships among infant sleep patterns, maternal fatigue, and development of depressive symptomatology. Birth. 2005;32:187-93.

51. Hiscock H, Wake M. Infant sleep problems and post-natal depression: a community-based study. Pediatrics. 2001;107:1317-22.

52. Thomas KA, Burr RL. Melatonin level and pattern in postpartum versus nonpregnant nulliparous women. J Obstet Gynecol Neonatal Nurs. 2006;35:608-15.

53. Marques M et al. Is insomnia in late pregnancy a risk amil for postpartum depression/depressive symptomatology? Psychiatry Res. 2011;186:272-80.
54. Alvaro PK, Roberts RM, Harris JK. A systematic review assessing bidirectionality between sleep disturbances, anxiety, and depression. Sleep. 2013;36:1059-68.
55. Murray G, Harvey A. Circadian rhythms and sleep in bipolar disorder. Bipolar Disord. 2010;12:459-72.
56. Lewis KJ, Foster RG, Jones IR. Is sleep disruption a trigger for postpartum psychosis? Br J Psychiatry. 2016;208:409-11.
57. Parry BL et al. Plasma melatonin circadian rhythm disturbances during pregnancy and postpartum in depressed women and women with personal or family histories of depression. Am J Psychiatry. 2008;165:1551-8.
58. Jomeen J, Martin CR. Assessment and relationship of sleep quality to depression in early pregnancy. J Reprod Infant Psychol. 2007;25:87-99.
59. Skouteris H, Germano C, Wertheim EH et al. Sleep quality and depression during pregnancy: a prospective study. J Sleep Res. 2008;17:217-20.
60. Swanson LM, Flynn H, Adams-Mundy JD et al. An open pilot of cognitive-behavioral therapy for insomnia in women with postpartum depression. Behav Sleep Med. 2013;11:297-307.
61. Wesseloo R, Kamperman AM, Munk-Olsen T, Pop VJM, Kushner SA, Bergink V. Risk of postpartum relapse in bipolar disorder and postpartum psychosis: a systematic review and meta-analysis. Am J Psychiatry. 2016;173(2):117-27.
62. Bergink V, Boyce P, Munk-Olsen T. Postpartum psychosis: a valuable misnomer. Aust N Z J Psychiatry. 2015;49:102-3.
63. Bergink V, Lambregtse-van den Berg MP, Koorengevel KM, Kupka R, Kushner SA. First-onset psychosis occurring in the postpartum period: a prospective cohort study. J Clin Psychiatry, 2011;72(11):1531-7.
64. Jones I, Chandra PS, Dazzan P, Howard LM. Bipolar disorder, affective psychosis, and schizophrenia in pregnancy and the post-partum period. The Lancet. 2014;384(9956):1789-99.
65. Bergink V, Rasgon N, Wisner KL. Postpartum psychosis: madness, mania, and melancholia in motherhood. Am J Psychiatry. 2016;173(12):1179-88.
66. Rodriguez-Cabezas L, Crystal C. Psychiatric emergencies in pregnancy and postpartum. Clin Obstet Gynecol. 2018;61(3):615-27.
67. Bergink V et al. Treatment of psychosis and mania in the postpartum period. Am J Psychiatry. 2015;172:115-23.
68. Babu GN, Thippeswamy H, Chandra PS. Use of electroconvulsive therapy (ECT) in postpartum psychosis-a naturalistic prospective study. Arch. Women's Ment Health. 2013;16:247-51.
69. Lichtenberg P, Navon R, Wertman E, Dasberg H, Lerer B. Post-partum psychosis in adult GM2 gangliosidosis. A case report Br J Psychiatry. 1988;153:387-9.
70. Smith B, Dubovsky SL. Pharmacotherapy of mood disorders and psychosis in pre- and post-natal women. Expert Opin Pharmacother. 2017;18:1703-19.
71. Bergink V, Bouvy PF, Vervoort JS, Koorengevel KM, Steegers EA, Kushner SA. Prevention of postpartum psychosis and mania in women at high risk. Am J Psychiatry. 2012;169(6):609-15.
72. Kendell RE, Chalmers JC, Platz C. Epidemiology of puerperal psychoses. Br J Psychiatry. 1987;150:662-73.
73. Brown GK, Currier G, Stanley B. Suicide attempt registry pilot project. National Institute of Mental Health Annual Meeting of the Developing Centers for Intervention and Prevention of Suicide. New York: Canandaigua; 2008.
74. Gavin AR, Tabb KM, Melville JL, Guo Y, Katon W. Prevalence and correlates of suicidal ideation during pregnancy. Arch Women's Ment Health. 2011;14(3):239-46.
75. Wallace ME, Hoyert D, Williams C, Mendola P. Pregnancy-associated homicide and suicide in 37 US states with enhanced pregnancy surveillance. Am J Obstet Gynecol. 2016;215(3):e310-64.
76. Palladino CL, Singh V, Campbell J, Flynn H, Gold KJ. Homicide and suicide during the perinatal period: findings from the National Violent Death Reporting System. Obstet Gynecol. 2011;118(5):1056-63.
77. Pinheiro RT, da Silva RA, Magalhaes PV, Horta BL, Pinheiro KA. Two studies on suicidality in the postpartum. Acta Psychiatr Scand. 2008;118(2):160-3.
78. Sit D, Luther J, Buysse D et al. Suicidal ideation in depressed postpartum women: associations with childhood trauma, sleep disturbance and anxiety. J Psychiatr Res. 2015;66-7:95-104.
79. Johannsen BM et al. All-cause mortality in women with severe postpartum psychiatric disorders. Am J Psychiatry. 2016;173:635-42.
80. Lindahl V, Pearson JL, Colpe L. Prevalence of suicidality during pregnancy and the postpartum. Arch Women's Ment Health. 2005;8(2):77-87.
81. Healey C, Morriss R, Henshaw C, Wadoo O, Sajjad A, Scholefield H et al. Self-harm in postpartum depression and referrals to a perinatal mental health team: an audit study. Arch Women's Ment Health. 2013;16(3):237-45.
82. Kroenke K, Spitzer RL, Williams JB. The PHQ-9: validity of a brief depression severity measure. J Gen Intern Med. 2001;16(9):606-13.
83. Orsolini L, Valchera A, Vecchiotti R, Tomasetti C, Iasevoli F, Fornaro M et al. Suicide during perinatal period: epidemiology, risk factors, and clinical correlates. Front Psychiatry. 2016;7:138.
84. Kessler RC, Berglund P, Borges G, Nock M, Wang PS. Trends in suicide ideation, plans, gestures, and attempts in the United States, 1990-1992 to 2001-2003. J Am Med Assoc. 2005;293(20):2487-95.
85. Appleby L, Mortensen PB, Faragher EB. Suicide and other causes of mortality after post-partum psychiatric admission. Br J Psychiatry. 1998;173:209-11.
86. Oates M. Perinatal psychiatric disorders: a leading cause of maternal morbidity and mortality. Br Med Bull. 2003;67:219-29.
87. Tidemalm D, Haglund A, Karanti A, Landen M, Runeson B. Attempted suicide in bipolar disorder: risk factors in a cohort of 6086 patients. PLoS One. 2014;9(4):e94097.
88. Association AP. Practice guideline for the assessment and treatment of patients with suicidal behaviors. Am J Psychiatry. 2003;160(11 Suppl):1-60.
89. Newport DJ, Levey LC, Pennell PB, Ragan K, Stowe ZN. Suicidal ideation in pregnancy: assessment and clinical implications. Arch Women's Ment Health. 2007;10(5):181-7.
90. Cohen LS, Altshuler LL, Harlow BL, Nonacs R, Newport DJ, Viguera AC et al. Relapse of major depression during pregnancy in women who maintain or discontinue antidepressant treatment. JAMA. 2006;295(5):499-507.
91. Viguera AC, Nonacs R, Cohen LS, Tondo L, Murray A, Baldessarini RJ. Risk of recurrence of bipolar disorder in pregnant and nonpregnant women after discontinuing lithium maintenance. Am J Psychiatry. 2000;157(2):179-84.
92. Viguera AC, Whitfield T, Baldessarini RJ, Newport DJ, Stowe Z, Reminick A et al. Risk of recurrence in women with bipolar disorder during pregnancy: prospective study of mood stabilizer discontinuation. Am J Psychiatry. 2007;164(12):1817-24. Quiz 923.

93. Robinson GE. Treatment of schizophrenia in pregnancy and postpartum. J Popul Ther Clin Pharmacol. 2012;19(3):e380-6.
94. Li D, Liu L, Odouli R. Presence of depressive symptoms during early pregnancy and the risk of preterm delivery: a prospective cohort study. Hum Reprod. 2009;24(1):146-53. [cited 25 Jun 2024]. Available in: https://doi.org/10.1093/humrep/den342.
95. Zuckerman B, Amaro H, Bauchner H, Cabral H. Depressive symptoms during pregnancy: relationship to poor health behaviors. Am J Obstet Gynecol. 1989;160(5 Pt 1):1107-11.
96. Orr ST, Blazer DG, James SA, Reiter JP. Depressive symptoms and indicators of maternal health status during pregnancy. J Women's Health. 2007;16(4):535-42.
97. Field T, Diego M, Hernandez-Reif M. Prenatal depression effects on the fetus and newborn: a review. Infant Behav Dev. 2006;29(3):445-55.
98. Field T, Diego M, Hernandez-Reif M. Prenatal depression effects and interventions: a review. Infant Behav Dev. 2010;33(4):409-18.
99. Einarson A. Abrupt discontinuation of psychotropic drugs following confirmation of pregnancy: a risky practice. J Obstet Gynaecol Can. 2005;27(11):1019-22.
100. Payne JL, Meltzer-Brody S. Antidepressant use during pregnancy: current controversies and treatment strategies. Clin Obstet Gynecol. 2009;52(3):469-82.
101. Cohen LS, Friedman JM, Jefferson JW, Johnson EM, Weiner ML. A reevaluation of risk of in utero exposure to lithium. JAMA. 1994;271(2):146-50.
102. Jacobson SJ, Jones K, Johnson K, Ceolin L, Kaur P, Sahn D et al. Prospective multicentre study of pregnancy outcome after lithium exposure during first trimester. Lancet. 1992;339(8792):530-3.
103. Michele Fornaro MD et al. Lithium exposure during pregnancy and the postpartum period: a systematic review and meta-analysis of safety and efficacy outcomes. Am J Psychiatry. 2020;177(1):76-92.
104. Pearlstein T. Use of psychotropic medication during pregnancy and the postpartum period. Women's Health (Lond Engl). 2013;9(6):605-15.
105. Cunnington M, Tennis P. Lamotrigine and the risk of malformations in pregnancy. Neurology. 2005;64(6):955-60.
106. Kronenfeld N, Berlin M, Shaniv D, Berkovitch M. Use of psychotropic medications in breastfeeding women. Birth Defects Res. 2017;109(12):957-97.
107. Newport DJ, Calamaras MR, DeVane CL, Donovan J, Beach AJ, Winn S et al. Atypical antipsychotic administration during late pregnancy: placental passage and obstetrical outcomes. Am J Psychiatry. 2007;164(8):1214-20.
108. Gentile S. Antipsychotic therapy during early and late pregnancy: a systematic review. Schizophr Bull. 2010;36(3):518-44.
109. Alder J, Fink N, Bitzer J, Hösli I, Holzgreve W. Depression and anxiety during pregnancy: a risk factor for obstetric, fetal and neonatal outcome? A critical review of the literature. J Matern Fetal Neonatal Med. 2007;20(3):189-209.
110. Grote NK, Bridge JA, Gavin AR, Melville JL, Iyengar S, Katon WJ. A meta-analysis of depression during pregnancy and the risk of preterm birth, low birth weight, and intrauterine growth restriction. Arch Gen Psychiatry. 2010;67(10):1012-24.
111. Glover V. Maternal depression, anxiety and stress during pregnancy and child outcome; what needs to be done. Best Pract Res Clin Obstet Gynaecol. 2014;28(1):25-35.
112. Sutton C, Murray L, Glover V. Support from the Start: effective programmes from birth to two years. J Child Serv. 2012;7(1):18-28.
113. Munk-Olsen T, Laursen TM, Mendelson T, Pedersen CB, Mors O, Mortensen PB. Risks and predictors of readmission for a mental disorder during the postpartum period. Arch Gen Psychiatry. 2009;66(2):189-95.
114. King BC, Eastin SM, Ho SY, Shapiro P, Sheen JJ, Fitelson EM. Inpatient obstetric consultation-liaison services: meeting unmet needs in perinatal mental health. Gen Hosp Psychiatry. 2023;83:179-84.
115. Toscano M, Royzer R, Castillo D, Li D, Poleshuck E. Prevalence of depression or anxiety during antepartum hospitalizations for obstetric complications: a systematic review and meta-analysis. Obstet Gynecol. 2021;137(5):881-91.
116. Bedaso A, Adams J, Peng W, Sibbritt D. The relationship between social support and mental health problems during pregnancy: a systematic review and meta-analysis. Reprod Health. 2021;18(1):162.
117. Webb R, Uddin N, Ford E, Easter A, Shakespeare J, Roberts N et al.; MATRIx study team. Barriers and facilitators to implementing perinatal mental health care in health and social care settings: a systematic review. Lancet Psychiatry. 2021;8(6):521-34.
118. Treatment and Management of Mental Health Conditions During Pregnancy and Postpartum: ACOG Clinical Practice Guideline No. 5. Obstet Gynecol. 2023;141(6):1262-88.
119. Epperson CN, Rubinow DR, Meltzer-Brody S, Deligiannidis KM, Riesenberg R, Krystal AD et al. Effect of brexanolone on depressive symptoms, anxiety, and insomnia in women with postpartum depression: pooled analyses from 3 double-blind, randomized, placebo-controlled clinical trials in the HUMMINGBIRD clinical program. J Affect Disord. 2023;320:353-9.

Saúde Mental da Mulher

Christiane Carvalho Ribeiro • Igor Emanuel Vasconcelos e
Martins Gomes • Jerônimo Mendes-Ribeiro

Introdução

Estudos em relação ao sexo e ao gênero como variáveis críticas relacionadas às causas e expressões de condições médicas têm sido bem estabelecidos para uma série de doenças, incluindo alguns transtornos mentais, e a área que interliga as clínicas psiquiátricas e ginecológicas tem se tornado cada vez mais importante, uma vez que alterações genéticas, hormonais e o próprio ciclo reprodutivo podem ser considerados fatores relevantes para o adoecimento psíquico. Compreender e saber manejar os aspectos biológicos e psicossociais peculiares do sexo feminino são importantes para a formação do psiquiatra de ligação.

Diversos estudos têm investigado as diferenças entre os sexos no campo de Saúde quanto ao uso de serviços e aos cuidados, e no hospital geral é indiscutível a grande presença das pacientes mulheres em diversos setores. Neste capítulo abordaremos alguns dos transtornos psiquiátricos comumente presentes nas interconsultas psiquiátricas (ICP) e que atingem os outros períodos de vida da mulher, além da gestação e do puerpério, como o transtorno disfórico pré-menstrual, os transtornos psiquiátricos na perimenopausa e as neoplasias de mama e uterinas.

> Alterações genéticas, hormonais e o próprio ciclo reprodutivo são fatores relevantes para o adoecimento psíquico.

Breve histórico

As diferenças de gênero observadas nas taxas de prevalência dos diversos transtornos mentais e seus determinantes biopsicossociais modificam o curso da doença psiquiátrica e seu impacto em mulheres e homens. De modo geral, as **mulheres apresentam maiores taxas de transtornos de humor e ansiedade, de transtornos alimentares e de personalidade**. Embora os homens apresentem taxas mais elevadas de transtornos por uso de substâncias, transtornos de personalidade antissocial e esquizotípico e transtornos de déficit de atenção e hiperatividade,[1] há peculiaridades quanto à apresentação clínica e ao curso desses transtornos em mulheres.

Acredita-se que os hormônios sexuais esteroides femininos, particularmente o estrogênio, influenciem a regulação do eixo hipotálamo-hipófise-adrenal (eixo HHA), e assim a modulação do humor, e que as flutuações fisiológicas desses hormônios gonadais influenciariam a prevalência dos transtornos mentais no período reprodutivo em mulheres vulneráveis.[2]

Além disso, as mulheres apresentam maior exposição a diversos estressores, incluindo violência doméstica e abuso sexual, além de serem as maiores responsáveis de modo geral nos cuidados com as atividades da casa e os filhos, aspectos que podem contribuir para o adoecimento mental.

> Mulheres apresentam maiores taxas de transtornos de humor e ansiedade, de transtornos alimentares e de personalidade.

> Hormônios sexuais esteroides femininos, particularmente o estrogênio, influenciam a regulação do eixo HHA e a modulação do humor.

> Violência doméstica e abuso sexual contribuem para adoecimento mental.

Quadros clínicos e seu impacto sobre a saúde mental da mulher

Câncer de mama

Epidemiologia

Em homens, a chance de desenvolver uma doença maligna neoplásica é de cerca de 44,8%, enquanto nas mulheres essa taxa é de 38,08%.[1] Dentre os cânceres que afetam o sexo feminino,

> O câncer de mama é o primeiro em incidência no Brasil e no mundo.

> O sofrimento emocional decorrente do diagnóstico de uma neoplasia tem impacto na saúde mental.

o câncer de mama (CM) é o mais comum, sendo considerado o primeiro em incidência no Brasil e no mundo. Em 2019, os óbitos por câncer de mama ocuparam o primeiro lugar no país, representando 16,1% do total, e sua taxa de mortalidade, ajustada pela população mundial, foi de 14,23 óbitos/100.000 mulheres, com as maiores taxas nas regiões Sudeste e Sul, com 16,14 e 15,08 óbitos/100.000 mulheres, segundo o Instituto Nacional de Câncer (INCA).[3]

Sintomas clínicos

O sintoma mais característico do câncer de mama é o aparecimento de nódulo, geralmente indolor, duro e irregular, mas há tumores que são de consistência branda, globosos e bem definidos. Alguns outros sinais de câncer de mama são edema cutâneo, pele semelhante à casca de laranja, presença de secreção papilar e hiperemia. A presença de linfonodos palpáveis na axila também pode ser um achado comum.[3] A estratégia de diagnóstico precoce contribui para a redução do estágio de apresentação do câncer, contribuindo para um bom prognóstico, embora nem sempre o rastreamento mamográfico bianual seja uma realidade para todas as mulheres brasileiras a partir de 50 anos, conforme a recomendação do Ministério da Saúde.[4]

Implicações do câncer de mama na saúde mental feminina

O sofrimento emocional é presente não somente no câncer de mama, e sintomas físicos e desadaptativos, como a raiva, o isolamento social e as incertezas contribuem para a perpetuação e o impacto na saúde mental das doenças oncológicas de maneira geral. **O termo distress, que pode ser conceituado como uma experiência emocional desagradável e multifatorial, de natureza psicológica, social ou espiritual**, que interfere na capacidade de lidar eficazmente com o câncer, suas alterações físicas, seus sintomas e seu tratamento, tem prevalência de cerca de 25 a 35%.[5]

> *Distress* refere-se a uma experiência emocional desagradável. Ocorre em 25 a 35% das pacientes com doença oncológica e interfere na capacidade de lidar com o câncer, suas alterações físicas, os sintomas e o tratamento.

A mama representa tanto a sexualidade quanto o feminino e tem a função da amamentação nas mulheres que decidem ter filhos. Quanto à estética, os seios se destacam, o que torna esse elemento do corpo da mulher importante para a beleza e a autoestima e a sensualidade,[6] mas, muito além disso, representa a identidade da mulher.

Muitos são os estressores associados ao câncer da mama, que transcendem seu diagnóstico, deixando a mulher mais vulnerável a apresentar transtornos depressivos e ansiosos (Tabela 31.1). Em alguns casos, o sofrimento psicológico pode vir ainda antes do diagnóstico, como no caso de mulheres que têm pessoas próximas com câncer de mama na família, e outras mulheres que realizam testes genéticos positivos para mutações nos genes *BRCA1* e *BRCA2*, que são marcadores que indicam maior risco de desenvolvimento da doença.[7] O diagnóstico leva a inúmeras mudanças de planos e projetos pessoais, além de bastante insegurança. Algumas reações são esperadas, como raiva, aumento da irritabilidade e grande frustração. O tratamento pode ser: cirúrgico, por meio de radioterapia, quimioterapia, hormonioterapia e imunoterapia. Em grande parte dos casos diferentes formas de tratamento irão ser associadas para garantir a diminuição de recidiva e metástases. Quando indicada, muitas vezes a mastectomia pode ser considerada um processo de mutilação, e essas mudanças na imagem corporal impactam a autoestima, a identidade e a feminilidade da mulher. Alguns estudos inclusive associam a mastectomia e sua resposta emocional com processos semelhantes ao luto, como negação, raiva, barganha, depressão e aceitação.[8]

Particularidades no tratamento psiquiátrico em pacientes com câncer de mama

> Tamoxifeno é um modulador seletivo de receptores de estrogênio e sua atividade depende da ativação via CYP2D6.

A maioria dos cânceres de mama apresenta receptores hormonais positivos. Cerca de 67% dos cânceres têm células que têm receptores que se ligam aos hormônios estrogênio e/ou progesterona, e podem responder bem à hormonioterapia,[13] que também pode ser usada para tratar a recidiva da doença ou CM avançados, sendo o tamoxifeno o mais empregado nas últimas três décadas no tratamento do CM hormônio-dependente e, mais recentemente, em sua prevenção em mulheres de todas as idades.[14] O tamoxifeno é da classe dos moduladores seletivos de receptores de estrógeno e sua atividade farmacológica depende de sua bioativação em endoxifeno pelo citocromo P450 2D6 (CYP2D6), que está envolvido na metabolização de diversas drogas, incluindo antipsicóticos e antidepressivos. A fluoxetina e a paroxetina são inibidores potentes dessa enzima, devendo ser evitados em mulheres em uso de tamoxifeno. A fluvoxamina e o citalopram são inibidores fracos, e a sertralina, inibidor moderado. Os inibidores de recaptação de serotonina e noradrenalina (IRSN) como a

> É preciso evitar o uso de inibidores potentes do CYP2D6 (fluoxetina e paroxetina) em mulheres em uso de tamoxifeno.

Tabela 31.1 Quadros psiquiátricos mais comumente associados ao câncer de mama.

Reações de ajustamento e adaptação	As modificações no corpo, do ritmo e da rotina da mulher acometida pelo câncer. A presença de sintomas emocionais ou comportamentais em resposta a um estressor identificável é o aspecto essencial dos transtornos de adaptação. Por definição, a perturbação nos transtornos de adaptação começa dentro de 3 meses do início de um estressor e não dura mais do que 6 meses depois que o estressor e suas consequências cederam[9]
Depressão	As taxas de depressão são mais elevadas em pacientes com câncer do que na população geral. Em câncer de mama as taxas de prevalência podem variar. Resultados de metanálises recentes indicam uma taxa de 32,2%. A depressão pode afetar a adesão ao tratamento, a qualidade de vida e o prognóstico das mulheres com câncer de mama.[10] A falta de energia acarretada pela depressão aumenta a sensação de fadiga e impacta negativamente o nível de atividade da mulher. Alguns fatores de risco para a predisposição de quadros depressivos incluem falta de suporte familiar, presença de quadro álgico associado, câncer de mama metastático, baixo *status* socioeconômico[2]
Ansiedade	As preocupações constantes e o medo do desconhecido podem se tornar fator de sofrimento para as mulheres acometidas pelo câncer de mama. Metanálise recente estima a prevalência de quadros ansiosos em cerca de 41,9%.[10] As modificações no corpo, na rotina e a necessidade de tratamento são fatores que impactam a saúde mental das mulheres com câncer. Alguns estudos sugerem que as mulheres que têm que se submeter a tratamentos mais extensos teriam maior risco de desenvolver um quadro ansioso[11]
Transtorno de estresse pós-traumático (TEPT)	Receber a notícia do câncer de mama pode ser uma experiência traumática, e parte das mulheres pode desenvolver quadros de TEPT. Embora a literatura científica verifique um risco aumentado de desse diagnóstico nas mulheres diagnosticadas com CM, há muita variabilidade na prevalência, uma vez que há limitações nos estudos disponíveis. Os sintomas associados ao trauma podem durar até 1 ano após o tratamento cirúrgico, e os fatores de risco são doenças psiquiátricas prévias, *status* socioeconômico e baixo condicionamento físico.[12] Sintomas intrusivos associados à temática do câncer, sintomas autonômicos, sonhos angustiantes e reações dissociativas podem estar presentes

venlafaxina e a desvenlafaxina parecem ser boas opções, pois atuam também sobre os efeitos colaterais vasomotores do tamoxifeno.[2]

A elevação dos níveis séricos de prolactina, que ocorre em maior ou menor grau com o uso de antipsicóticos, pode levar à ativação de genes em cânceres de mama que possuem a superexpressão do receptor de prolactina. Essa expressão ocorre em mais de 95% dos cânceres de mama, e o aumento dos níveis de prolactina pode estar associado à tumorigênese e à proliferação de células cancerosas, porém não está claro se isso pode influenciar o prognóstico de uma mulher com CM. Assim, ziprasidona, quetiapina, clozapina e aripiprazol – este último que aparenta ainda diminuir os níveis de prolactina – parecem ser escolhas mais adequadas.[15]

> Venlafaxina e desvenlafaxina são boas opções em mulheres em uso de tamoxifeno e auxiliam também nos efeitos colaterais vasomotores.

Neoplasias ginecológicas

Epidemiologia

Pacientes com **câncer ginecológico têm grande prevalência de sintomas depressivos significativos**, e apenas 12% das mulheres com diagnóstico de depressão maior estiveram em uso de tratamento medicamentoso.[16] Dessa forma, é mandatório que profissionais trabalhando com esse subgrupo conheçam as particularidades psíquicas dessas mulheres e possam, a partir daí, diagnosticar prontamente e promover intervenções efetivas.

> Pacientes com câncer ginecológico tem alta prevalência de sintomas depressivos. Apesar disso, apenas 12% das pacientes com depressão recebem tratamento adequado.

Particularidades dos transtornos mentais

Mulheres com câncer ginecológico passam por amplas e negativas modificações na sexualidade, no funcionamento psicológico e social a partir dos tratamentos quimioterápicos, radioterápicos e cirúrgicos, culminando em diminuição da libido, da capacidade de sentir prazer/orgasmo e aumento da dor no intercurso sexual.[17] Nesse contexto, intervenções

> Pacientes com neoplasia gineco-lógica passam por modificações negativas na sexualidade, no funcionamento psicológico e social.

> O câncer ginecológico é o que tem maior impacto na sexualidade.

> Fadiga, hiporexia e insônia ocorrem frequentemente em pacientes submetidos a quimio-terapia, podendo confundir-se com sintomas depressivos.

> Há poucos estudos demons-trando efeitos cognitivos secundários à quimioterapia em câncer ginecológico com evidências de melhora 6 meses após o tratamento.

> O tratamento dos quadros depressivos e ansiosos não difere do instituído na população geral. Apesar disso, deve-se ter cautela com o impacto na função sexual.

> Os agentes com menor impacto negativo na função sexual são agomelatina, trazodona, mir-tazapina e bupropiona.

> Desvenlafaxina é a mais indicada na presença de sintomas de perimenopausa.

cirúrgicas podem culminar em múltiplas complicações, como hemorragias, edema, lesões em nervos, infecção e formações de hematomas, e a radioterapia pélvica pode causar lacerações em mucosas da vagina, na bexiga, no reto e na pele.[17]

Há evidência apontando que **há menos disfunções sexuais nas mulheres que se subme-teram a intervenções cirúrgicas**, comparativamente àquelas que tiveram intervenção por quimiorradiação.[18] No entanto, outros estudos apontam que a quimioterapia é um fator de risco para o aumento das disfunções sexuais.[19]

Uma revisão sistemática recente demonstrou que o **câncer feminino com maior impacto em termos de disfunções sexuais foi o ginecológico**, com prevalência agregada de disfun-ções sexuais nesse grupo de 78,44%. A média de escores no *Female Sexual Function Index* (FSFI) foi de 18,11, com escores abaixo de 26,55 indicando disfunção sexual[20] e prejuízo na autoimagem a partir de procedimentos terapêuticos e interesse sexual.[21]

Fatores fisiopatológicos

Alguns sintomas referentes à psicopatologia podem confundir-se com aqueles advindos da quimioterapia para o tratamento do câncer. Por exemplo, a fadiga é encontrada em 55% das pacientes submetidas ao tratamento quimioterápico e pode confundir-se com sintomas depressivos, assim como a hiporexia e a insônia, presentes em 46,3 e 38% das pacientes, respectivamente.[22]

Algumas classes de medicamentos utilizados para tratamento de alguns cânceres gine-cológicos, por exemplo, os taxanos (p. ex., paclitaxel e docetaxel), são usualmente correla-cionados à neuropatia periférica. Não estão claros, contudo, os efeitos colaterais em nível de sistema nervoso central, apesar de ser postulado um potencial efeito neurotóxico com impactos cognitivos diretos (lesão à bainha de mielina, por exemplo) e indiretos (aumento de interleucina [IL]-6; IL-8; IL-10),[23] porém os mecanismos são hipotéticos e **ainda há poucos estudos demonstrando os efeitos cognitivos secundários à quimioterapia em pacientes com câncer ginecológico**, embora haja evidência indicando presença de dificuldades cog-nitivas nessas mulheres, com melhora do estado cognitivo 6 meses após o tratamento.[24] Esses achados foram independentes da presença de depressão ou da condição menopausal.

Especificidades do tratamento
Intervenções psicofarmacológicas

Embora os tratamentos medicamentosos de transtornos do humor e de ansiedade nesse sub-grupo de pacientes sigam os princípios gerais de tratamento, em virtude da alta prevalência e, portanto, do grande impacto da disfunção sexual nesse público, bem como do grande impacto sexual negativo da maioria dos agentes serotoninérgicos (p. ex., inibidores seletivos de recaptação de serotonina [ISRS]),[25] os agentes com menor impacto negativo na função sexual, por exemplo, agomelatina, trazodona, mirtazapina e bupropiona,[25] podem ser opções terapêuticas com um direcionamento mais específico nesse grupo de mulheres. Segundo uma revisão sistemática com metanálise,[26] a venlafaxina e a duloxetina não pareceram trazer menos disfunções sexuais que os ISRS, e a paroxetina e o escitalopram seriam os agentes mais associados a efeitos sexuais adversos (até 60% da amostra). Mais recentemente, a vortioxe-tina tem sido apontada como uma opção com baixa taxa de disfunção sexual, apresentando impacto em apenas 1,6 a 1,8% dos pacientes, enquanto a prevalência de impactos sexuais no grupo placebo é em torno de 1%.[27] Um estudo apontou para menor prevalência de disfunções sexuais (10% na semana 6 pós-tratamento) diante do uso de fluoxetina (61%) e sertralina (15,4%).[28] Ademais, a desvenlafaxina é uma recomendação de primeira linha no tratamento de mulheres com depressão durante a perimenopausa,[29] e mulheres ooforectomizadas por neoplasia maligna ovariana podem cursar com menopausa e sintomas correspondentes, como fogachos, embora os ISRS e IRSN sejam também potenciais tratamentos para essa sintomatologia,[30] com evidência controversa a esse respeito.[31]

A duloxetina é um agente indicado no controle de síndrome álgica neuropática;[32] por-tanto, com um papel relevante nesse público. Do mesmo modo, os agentes tricíclicos podem ser utilizados para essa indicação; contudo, os efeitos adversos, sobretudo constipação e boca seca, podem ser especialmente incômodos para pacientes oncológicas, pois os agentes opioides comumente usados nesses grupos já contribuem para constipação; por sua vez, a boca seca pode favorecer a mucosite.[32]

É relevante salientar o risco de interações farmacocinéticas entre os psicofármacos e os agentes antineoplásicos, e considerar uso de agentes com baixo potencial de interações

(sertralina, escitalopram, citalopram, desvenlafaxina).[32] Pacientes devem ser particularmente avaliadas para alguns efeitos colaterais oriundos dos ISRS e IRSN, como: sintomas gastrointestinais (náuseas e vômitos); riscos de sangramento; convulsões; alterações cardíacas e hiponatremia. Deve-se apontar ainda o risco de síndrome serotoninérgica em indivíduos com uso de antimicrobianos como a isoniazida e a linezolida, porquanto essas substâncias agem inibindo a monoaminoxidase (IMAOs).[32]

> Sertralina, escitalopram, citalopram e desvenlafaxina têm menor potencial de interações com agentes antineoplásicos.

Intervenções não medicamentosas

As intervenções não medicamentosas são ainda pouco estudadas para o tratamento dos desfechos psicopatológicos nas pacientes com cânceres ginecológicos.

Em uma revisão, direcionada à avaliação primária das medidas de qualidade de vida, um estudo[33] com terapia cognitiva baseada em *mindfulness* avaliou diretamente como desfecho primário o bem-estar psicológico, resultando em melhora da disfunção sexual, mas sem eficácia na melhora de sintomas depressivos. A maior parte das intervenções não demonstrou melhora em desfechos específicos ligados a transtornos mentais, como sintomas depressivos e ansiosos. As **intervenções cognitivo-comportamentais** tiveram efeitos na melhora de sintomas depressivos; de sofrimento emocional e bem-estar emocional de pacientes recém-diagnosticados com câncer ginecológico;[34] e de insônia em mulheres com malignidades ginecológicas, promovendo melhora na eficiência subjetiva do sono em um estudo não controlado por placebo.[35]

Abordagens terapêuticas das complicações dos tratamentos oncológicos

Quanto ao tratamento de efeitos colaterais decorrentes dos tratamentos quimioterápicos, radioterápicos e cirúrgicos, um estudo pequeno, de caráter retrospectivo, avaliou a eficácia de duloxetina na neuropatia periférica induzida por paclitaxel, um fármaco da classe dos taxanos, e houve melhora em 56% dos pacientes que usaram essa substância.[36] Por sua vez, em um ensaio clínico randomizado, tanto a duloxetina na dose de 60 mg/dia como a pregabalina na dose de 150 mg/dia foram eficazes na redução da dor neuropática, mas esta última foi superior à duloxetina.[37] Nesse cenário, a indicação de pregabalina em pacientes que têm comorbidade com transtorno de ansiedade generalizada pode ser duplamente benéfica; por sua vez, a duloxetina restaria como uma opção interessante para aquelas que tenham tanto depressão como sintomatologia ansiosa.

> Duloxetina e pregabalina têm evidências de efeito na dor neuropática desencadeada por antineoplásicos, sendo a pregabalina superior à duloxetina.

Quanto aos sintomas de fadiga em pacientes portadoras de câncer em geral, o uso de psicoestimulantes pode ser uma opção na melhoria deles, apesar do tamanho de efeito pequeno dessa classe farmacológica como um todo. Analisando apenas o uso de metilfenidato, houve um grande efeito na melhora desse desfecho.[38] No que se refere à melhoria cognitiva, não há evidência suficiente para indicar o tratamento com psicoestimulantes.[39]

> Uso de psicoestimulante pode ser benéfico para pacientes com fadiga. Metilfenidato tem um grande tamanho de efeito para melhora da fadiga.

Os estudos dedicados às estratégias não farmacológicas apontam que exercícios físicos de moderada intensidade, ioga, terapia cognitivo-comportamental (TCC) e hipnose podem ter efeito positivo para a fadiga. Uma revisão sistemática mais recente[40] apontou diversos tratamentos psicossociais eficazes, a saber: terapia multimodal; *Qigong*; terapia de luz brilhante; exercício de resistência; exercícios aeróbicos; redução de estresse baseado em *mindfulness*; TCC; e acupuntura. As melhores intervenções foram TCC, *Qigong* e terapia multimodal.

> TCC, *Qigong* e terapia multimodal têm efeitos positivos para a fadiga.

É importante afirmar que a maior parte das pesquisas incluídas nas revisões supracitadas não ocorreram em amostras de pacientes com neoplasias ginecológicas, mas em população oncológica geral, de modo que os achados devem ser extrapolados com cautela para a prática clínica nessas pacientes.

Prognóstico

Em termos prognósticos, vale salientar que mulheres com câncer ginecológico têm **persistência de sintomas depressivos mesmo anos após o tratamento**, conforme estudo longitudinal de 19 anos de seguimento.[41] Houve maior risco de necessitar usar um antidepressivo após 1 ano de tratamento nas mulheres com câncer ovariano (razão de risco: 4,14), endometrial (razão de risco: 2,19) e cervical (razão de risco: 3,14). O aumento do risco de receber tratamento prolongou-se por diversos anos, em taxas maiores que no grupo de pacientes não oncológicas, sendo o risco mais persistente no câncer ovariano (até 8 anos).[41]

> Pacientes com câncer ginecológico têm persistência de sintomas depressivos mesmo anos após o tratamento.

Não há ainda estudos longitudinais convincentes quanto à relação inversa entre transtornos mentais e câncer, ou seja, se a presença de psicopatologia pode modificar o prognóstico de pacientes oncológicas portadoras de câncer ginecológico. Um pequeno estudo caso-controle apontou que a **presença de transtornos mentais previamente ao diagnóstico não modificou o prognóstico da doença** em termos de sobrevivência após 5 anos, com exceção de pacientes com câncer cervical avançado, que também completaram menos o curso de quimioterapia.[42]

Transtorno disfórico pré-menstrual

O transtorno disfórico pré-menstrual (TDPM) é um dos quadros clínicos possíveis de ocorrer na vida da mulher no período pré-menstrual. Esse grupo de transtornos se caracteriza por sintomas cíclicos severos, experimentados por mulheres que sigam um padrão previsível correspondente às fases de seu ciclo menstrual.

Etiologia

Já é sabido que as flutuações de estrogênio e progesterona que ocorrem durante o ciclo menstrual causam efeitos importantes na neurotransmissão do sistema nervoso central, especificamente no eixo HHA, com um papel fundamental na regulação do humor, uma vez que estudos sugerem que a presença de receptores de progesterona em regiões como a amígdala, o hipocampo e o córtex pré-frontal as ativaria mais na fase lútea em relação à fase folicular.[43] Dados sugerem que mulheres com transtorno de humor no período pré-menstrual têm níveis de serotonina diminuídos, associados a sintomas de irritabilidade, humor deprimido, impulsividade, náuseas. A exacerbação dos sintomas ocorreria na depleção de triptofano, aminoácido precursor essencial para a síntese de serotonina.[1] A alopregnolona é um metabólito da progesterona e é o mais abundante e eficiente modulador alostérico endógeno do receptor do ácido gama-aminobutírico tipo A ($GABA_A$). Seus níveis flutuam em paralelo com a progesterona no ciclo menstrual (Figura 31.1). Estudos indicam que as mulheres com TDPM teriam alterações de sensibilidade no receptor de 5-hidroxitriptamina 1A (5-HT1A), que atua como responsável por modular a atividade dos neurônios serotoninérgicos. Aparentemente, a ativação desse receptor modula nosso comportamento emocional e alimentar, as funções cognitivas, a maturação e a diferenciação celular.[1]

Epidemiologia

Cerca de 50 a 85% das mulheres vão apresentar sintomas físicos e/ou psíquicos no período lúteo do ciclo menstrual, antes da menstruação, e os estudos sugerem que a maioria das mulheres em idade fértil relata pelo menos algum sintoma pré-menstrual.[44-46] O TDPM, um quadro bem mais incapacitante para a mulher, é uma condição que afeta de 3 a 8% das mulheres em idade reprodutiva.[47] No TDPM a herdabilidade genética familiar varia de 30 a 80%,[48] embora **tabagismo, obesidade, sedentarismo e história de abuso sexual sejam fatores associados a maior risco**.

Sintomas

A síndrome pré-menstrual é caracterizada por sintomas físicos como cefaleia, mastalgia, alterações de apetite e edema. Sintomas psíquicos como tristeza, irritabilidade, tensão, sintomas depressivos também podem estar presentes.[1,49] Os sintomas físicos como dor de cabeça, inchaço nas mamas e edema são os mais predominantes.

O TDPM, ao contrário da síndrome pré-menstrual, é considerado atualmente um transtorno de humor, extremamente desconfortável e incapacitante para a mulher acometida, sendo necessária uma avaliação minuciosa para a realização do diagnóstico diferencial.[47] A Sociedade Internacional de Distúrbios Pré-Menstruais (ISPMD) recomenda que o diagnóstico só seja confirmado após a avaliação dos sintomas em pelo menos dois ciclos menstruais consecutivos.[49]

De modo geral, os sintomas são previsíveis e cíclicos, tornando-se intensos um pouco antes do início da menstruação, na fase lútea do ciclo, e remitem após o fim do período menstrual, na fase folicular. Algumas mulheres, entretanto, ainda apresentam sintomas nos primeiros dias da menstruação, mas esses remitem logo após e há um período livre de sintomas na fase folicular.[9]

O TDPM tem como critérios diagnósticos principais os sintomas de humor e ansiedade. A seguir, na Tabela 31.2, descreveremos os critérios diagnósticos desse quadro de acordo com o *Manual Diagnóstico e Estatístico de Transtornos Mentais*, 5ª edição, texto revisado (DSM-5-TR).[9]

Não é incomum a associação com outros quadros psiquiátricos ao longo da vida da mulher. Cerca de 31,2% das mulheres com TDPM podem apresentar episódio depressivo maior, 18,6% podem apresentar transtorno pelo uso de substâncias psicoativas e 15,3% podem apresentar transtorno de ansiedade.[1]

Transtorno disfórico pré-menstrual caracteriza-se por sintomas cíclicos severos que seguem padrão previsível correspondente às fases do ciclo menstrual.

Flutuações de estrogênio e progesterona causam efeitos importantes na neurotransmissão, com papel importante na regulação do humor.

Mulheres com transtorno de humor no período pré-menstrual têm níveis de serotonina diminuídos.

50 a 85% das mulheres vão apresentar sintomas físicos e/ou psíquicos no período lúteo.

TDPM afeta 3 a 8% das mulheres. Tabagismo, obesidade, sedentarismo e história de abuso sexual são fatores associado a maior risco.

Dor de cabeça, inchaço nas mamas e edema são os sintomas mais predominantes. Tristeza, irritabilidade, tensão e sintomas depressivos podem estar presentes.

O diagnóstico só deve ser confirmado após a avaliação dos sintomas em pelo menos dois ciclos menstruais consecutivos.

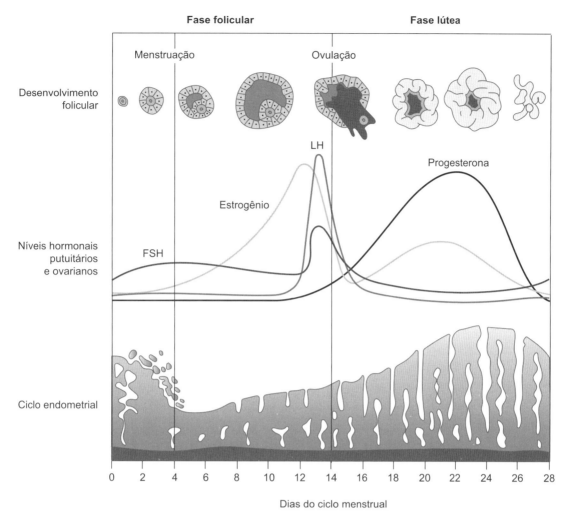

Figura 31.1 Desenvolvimento folicular e do endométrio. FSH: hormônio foliculoestimulante; LH: hormônio luteinizante. (Fonte: Encyclopædia Britannica, Inc.)

Transtorno disfórico pré-menstrual e risco de suicídio

Sintomas psicóticos e ideação suicida também podem estar presentes na fase lútea em algumas mulheres com o TDPM. Estudos identificaram uma associação positiva entre as tentativas de suicídio e as fases do ciclo menstrual da mulher.[50,51] Embora os fatores que levem a um suicídio sejam complexos e variados, as evidências científicas sugerem que a menstruação e as oscilações hormonais de estrogênio e progesterona podem desempenhar um papel significativo em algumas mulheres.[50] Dados de pesquisas recentes indicaram que cerca de **30% das mulheres com TDPM apresentaram tentativas de autoextermínio (TAE)**.[52] Muitas vezes essas TAE são motivos que levam ao atendimento dessas mulheres em um hospital geral. Em um estudo publicado na Alemanha, 1.488 mulheres jovens foram avaliadas e verificou-se que pelo menos **15,8%** das mulheres com TDPM **apresentavam pelo menos uma tentativa de suicídio ao longo de sua vida**, enquanto a frequência de mulheres sem o TDPM seria de **3,2%**.[53]

> Menstruação e oscilações hormonais têm papel significativo para o risco de suicídio em mulheres.

Na Tabela 31.3, apresentamos alguns fatores de risco importantes nas mulheres que apresentam comportamento suicida e que provavelmente indicarão um tratamento psiquiátrico intensivo.

Transtorno disfórico pré-menstrual e diagnóstico diferencial

Em relação ao diagnóstico diferencial, em alguns casos, as mulheres podem experimentar uma piora dos sintomas de um quadro psiquiátrico preexistente no período lúteo, **porém, se os sintomas persistem durante todo o ciclo menstrual, sem períodos livres de sintomas, não podemos classificá-los como TDPM**. Além disso, os sintomas de TDPM não podem estar relacionados ao uso de alguma substância ou medicação. Outro diagnóstico diferencial,

> Quando os sintomas persistem durante todo o ciclo menstrual, sem períodos livres de sintomas, não se configuram como TDPM.

Tabela 31.2 Critérios diagnósticos do transtorno disfórico pré-menstrual segundo o DSM-5-TR, 2022.[9]

A. Na maioria dos ciclos menstruais, pelo menos cinco sintomas devem estar presentes na semana final antes do início da menstruação, começar a melhorar poucos dias depois do início da menstruação e tornar-se mínimos ou ausentes na semana pós-menstrual

B. Um (ou mais) dos seguintes sintomas deve estar presente:
1. Labilidade afetiva acentuada (p. ex., mudanças de humor; sentir-se repentinamente triste ou chorosa ou sensibilidade aumentada à rejeição)
2. Irritabilidade ou raiva acentuadas ou aumento nos conflitos interpessoais
3. Humor deprimido acentuado, sentimentos de desesperança ou pensamentos autodepreciativos
4. Ansiedade acentuada, tensão e/ou sentimentos de estar nervosa ou no limite

C. Um (ou mais) dos seguintes sintomas deve adicionalmente estar presente para atingir um total de cinco sintomas quando combinados com os sintomas do critério B
1. Interesse diminuído pelas atividades habituais (p. ex., trabalho, escola, amigos, passatempos)
2. Sentimento subjetivo de dificuldade em se concentrar
3. Letargia, fadiga fácil ou falta de energia acentuada
4. Alteração acentuada do apetite; comer em demasia; ou avidez por alimentos específicos
5. Hipersonia ou insônia
6. Sentir-se sobrecarregada ou fora de controle
7. Sintomas físicos como sensibilidade ou inchaço das mamas, dor articular ou muscular, sensação de "inchaço" ou ganho de peso
Nota: os sintomas nos critérios A a C devem ser satisfeitos para a maioria dos ciclos menstruais que ocorreram no ano precedente

D. Os sintomas estão associados a sofrimento clinicamente significativo ou a interferência no trabalho, na escola, em atividades sociais habituais ou relações com outras pessoas (p. ex., esquiva de atividades sociais; diminuição da produtividade e eficiência no trabalho, na escola ou em casa)

E. A perturbação não é meramente uma exacerbação dos sintomas de outro transtorno, como transtorno depressivo maior, transtorno de pânico, transtorno depressivo persistente (distimia) ou um transtorno da personalidade (embora possa ser concomitante a qualquer um desses transtornos)

F. O critério A deve ser confirmado por avaliações prospectivas diárias durante pelo menos dois ciclos sintomáticos
Nota: o diagnóstico pode ser feito provisoriamente antes dessa confirmação

G. Os sintomas não são consequência dos efeitos fisiológicos de uma substância (p. ex., droga de abuso, medicamento, outro tratamento) ou de outra condição médica (p. ex., hipertireoidismo)

Tabela 31.3 Fatores de risco para comportamento suicida em transtorno disfórico pré-menstrual.

- Tentativa de autoextermínio prévia
- Comorbidade com outros transtornos psiquiátricos como o abuso de substâncias psicoativas
- Pensamentos de morte com planejamento
- Falta de suporte social/familiar
- Insônia grave
- Separação conjugal
- Autolesões sem intenção suicida (ASIS)
- Desesperança
- Comunicação prévia de que irá se matar
- Dificuldades financeiras
- Doenças incapacitantes
- Perda do emprego

Adaptada de Osborn et al., 2021;[50] Botega, 2015.[54]

> Dismenorreia também pode ser incapacitante e ser acompanhada de oscilações de humor.

a dismenorreia, caracteriza-se por dores relacionadas à menstruação, por meio de cólicas na região abdominal, que podem também ser incapacitantes e resultar em oscilações de humor, mas que não são consideradas TDPM.[1]

Ferramentas que auxiliam no diagnóstico

Algumas escalas podem ser importantes para a realização do diagnóstico de TDPM, uma vez que podemos ter dificuldades no relato das mulheres dos sintomas retrospectivos. Os *Menstrual Distress Questionnaires* (MDQ), por meio de autoavaliação, investigam 47 sintomas e classificam sua intensidade de 1 até 6.[55] O *Daily Record of Severity of Problems* (DRSP)[56] é um instrumento prospectivo baseado nos critérios do DSM-IV,[9] constituído por 21 itens, que investigam humor, comportamento e sintomas físicos e itens que avaliam comprometimento na vida social e profissional da mulher. Outra escala que também pode ser importante e ajuda na identificação dos sintomas é o instrumento de rastreamento de sintomas pré-menstruais (PSST),[57] ferramenta retrospectiva que investiga a intensidade dos sintomas antes da menstruação e que cessam após seu início. Um total de 14 sintomas é investigado, também com base nos critérios do DSM-IV.[9]

Tratamento para o transtorno disfórico pré-menstrual

O tratamento para o TDPM inclui **medicações antidepressivas, anticoncepcionais TCC, fitoterápicos e até mesmo o tratamento cirúrgico** para os casos mais graves. É importante estabelecer também uma mudança no estilo de vida, que inclui alterações na alimentação, diminuição de álcool e cafeína, interrupção do tabagismo e realização de atividades físicas.[58] O *chasteberry* (vítex) tem sido estudado como um tratamento seguro para as mulheres que querem uma abordagem alternativa sem antidepressivos e hormônios. Trata-se de uma planta que possui vários compostos ativos, incluindo flavonoides, óleos essenciais, diterpenos e glicosídeos, com efeito sobre a parte hormonal, neurotransmissores, o sistema opioide e nas vias inflamatórias e de dor.[59] O tratamento e o alívio dos sintomas afetivos, entretanto, embora superiores ao do placebo, ainda são inferiores ao uso de medicações antidepressivas como a fluoxetina.[58]

Os ISRS são a primeira escolha. As doses de fluoxetina variam entre 10 e 60 mg/dia. Outros ISRS como a sertralina também podem ser usados, com doses de 50 a 150 mg, e paroxetina entre 10 e 30 mg/dia. Alguns estudos identificam benefícios da administração dos ISRS de maneira intermitente, na fase lútea do ciclo, 7 a 10 dias antes da menstruação no TDPM, enquanto o tratamento da depressão requer administração contínua ao longo de várias semanas para observar mudanças perceptíveis (Tabela 31.4). **A administração intermitente poderia ser útil para evitar os efeitos colaterais indesejados das medicações.** Independentemente do método de administração, os ISRS mostraram benefícios em relação à melhora dos sintomas pré-menstruais e o funcionamento geral em mulheres com TDPM.[1,2]

Alguns estudos indicam benefício dos inibidores de IRSN como a venlafaxina no tratamento do TDPM. Estudos indicam que houve melhora significativa de mulheres com TDPM ao comparar com o placebo, nos sintomas afetivos, dor e sintomas físicos.[61] Devemos nos atentar para o uso dos antidepressivos em mulheres com outras comorbidades psiquiátricas, como o transtorno afetivo bipolar. Apenas um relato de caso demonstrou eficácia da lamotrigina na redução de sintomas depressivos da fase folicular e elevação de humor da fase lútea. No caso de necessidade de utilização do antidepressivo, possíveis associações com estabilizadores de humor e antipsicóticos podem reduzir os riscos de virada maníaca[62] e devem ser utilizadas com cautela, priorizando sempre a estabilização do humor.

O tratamento com anticoncepcionais orais também é bastante realizado e sugere-se combinações de drospirenona e etinilestradiol. É importante atentar-se para o risco de tromboembolismo associado aos anticoncepcionais. O tratamento cirúrgico, bem menos utilizado, é invasivo e reservado para casos graves e refratários e inclui a histerectomia e a ooforectomia bilateral.[1]

Transtornos mentais na perimenopausa

Epidemiologia

A transição menopausal é percebida como um período de oscilações hormonais próprias do final da vida reprodutiva, no qual há mudanças no padrão da duração do ciclo maior

Tabela 31.4 Comparação entre o tratamento para depressão maior e transtorno disfórico pré-menstrual (TDPM).

Tratamento para depressão	Tratamento para TDPM
É necessária administração contínua	Irritabilidade: responde bem à dose pontual
Várias semanas para o efeito	Doses intermitentes: fase lútea
Dose plena	Subdose de medicação

Adaptada de Sundblad et al., 1993.[60]

Notas laterais:

Tratamento inclui antidepressivos, anticoncepcionais, fitoterápicos e psicoterapia (TCC).

Diminuição do consumo de álcool e cafeína, interrupção do tabagismo e realização de atividade física regular são importantes.

Os ISRS são a primeira escolha no tratamento do TDPM. A administração intermitente poderia ser útil para evitar os efeitos colaterais indesejados.

Recomenda-se cautela na prescrição de antidepressivos em mulheres com outras comorbidades psiquiátricas.

O tratamento com anticoncepcionais orais pode ser utilizado. Atentar para o risco de tromboembolismo.

Transição para a menopausa é um período de oscilações hormonais com mudanças na duração do ciclo ou falhas.

> A transição menopausal é um período de vulnerabilidade para o surgimento de transtornos mentais, sendo frequente a presença de sintomas depressivos significativos.

que 7 dias ou falha de um ciclo menstrual, passando por período de 60 dias de amenorreia, no qual sintomas vasomotores podem ser mais proeminentes e que culminam na falência ovariana, até 1 ano após a menopausa. Estima-se que entre 45 e 68% das mulheres durante a transição perimenopausal sofram com sintomas depressivos significativos, comparando-se a apenas 28 a 31% das mulheres na pré-menopausa.[63,64] Por sua vez, os sintomas de ansiedade – a despeito do número mais limitado de estudos – também são comuns durante a transição perimenopausal. Em uma ampla coorte comunitária,[65] 24% das mulheres relataram ansiedade severa na transição perimenopausal, enquanto 19% a apresentaram no período pré-menstrual. Estar na perimenopausa ou pós-menopausa aumentou em 22% o risco de desenvolver sintomas ansiosos, mesmo em mulheres sem histórico de depressão maior ou transtorno de ansiedade generalizada prévio.[66]

Em contraposição, durante o período pós-menopausal, a prevalência tanto dos sintomas depressivos como ansiosos decrescem, comparativamente à fase da transição perimenopausal, apontando que essa janela funciona como um fator de vulnerabilidade para maior risco de transtornos mentais.

Uma revisão sistemática de 2017 contemplou nove estudos com 273 participantes[67] e apontou exacerbação de sintomatologia de transtorno bipolar durante a menopausa, apresentando um aumento dos sintomas de modo geral e, particularmente, de depressão, presente entre 46 e 91% dos casos. A piora do humor ocorreu na transição menopausal tardia e na pós-menopausa precoce.

> Há relação bidirecional entre sintomas vasomotores e depressão, e a presença desses sintomas aumenta em 57% a chance de desenvolver sintomas depressivos.

Alguns dos sintomas que podem contribuir para a referida vulnerabilidade são os sintomas vasomotores, popularmente conhecidos como "fogachos" ou "calorões", na medida em que um estudo de revisão evidenciou que a presença desses sintomas pode aumentar em 57% a chance de desenvolver sintomas depressivos.[68] Um estudo que tentou avaliar a potencial relação bidirecional entre sintomas vasomotores e depressão na perimenopausa demonstrou que **mulheres com presença de sintomas vasomotores têm quase nove vezes mais chances de desenvolver o diagnóstico**.[69]

Dados os achados epidemiológicos descritos, é imperativo ao profissional que atua em interconsulta dispor do conhecimento das particularidades inerentes a essa fase de vulnerabilidade mental no ciclo reprodutivo da mulher, bem como as intervenções específicas para o tratamento dessas condições.

Particularidades dos transtornos mentais na perimenopausa

As múltiplas modificações corporais, psíquicas, sociais e hormonais da mulher durante a perimenopausa podem funcionar como fatores de risco no desenvolvimento de transtornos mentais. Nesse sentido, coexistem inúmeros precipitadores – desde os sociodemográficos até hormonais, os quais foram implicados em um aumento da chance de desenvolver depressão na perimenopausa, conforme demonstrado a seguir:[70]

- Sociodemográficos
  - Problemas financeiros
  - Desemprego
  - Raça negra, hispânica ou japonesa
  - Menopausa antes dos 50 anos
  - Baixa educação
- Sintomas somáticos
  - Sintomas vasomotores
  - Sintomas incômodos
  - Alterações do sono
- Questões relacionadas à saúde
  - Depressão prévia
  - Histórico de *blues* puerperal
  - Histórico de ansiedade
  - Piores escores de saúde em autoavaliações
  - Queixas pré-menstruais prévias, síndrome pré-menstrual severa
  - Uso prévio de psicofármacos
  - Uso de antidepressivos previamente
  - Aumento do índice de massa corpórea
  - Ausência de filhos

- Tabagismo
- Condições médicas crônicas
- Baixo funcionamento por problemas físicos
- Fatores psicossociais
  - Morte do parceiro
  - Eventos de vida estressores maiores
  - Atitudes negativas relacionadas ao envelhecimento e à menopausa
  - *Daily hassless*
  - Baixo suporte social
  - Alto traço de ansiedade
  - Poucos amigos próximos
  - Tendências à ruminação de pensamento.

Os fatores de risco correlacionados aos aspectos fisiopatológicos que colaboram para a incidência de transtornos mentais durante a perimenopausa serão extensivamente descritos em seção posterior.

Ressalta-se, ainda, que a mulher nesse período tem alguns estressores psíquicos mais específicos e próprios dessa fase do ciclo reprodutivo, como: mais perdas/lutos; papel como cuidadora dos pais; mudança de carreira; modificações corporais; e incidência de doenças.[70]

Como particularidade importante na compreensão da perimenopausa, pode-se apontar o aumento da prevalência de insônia, diante de alterações fisiopatológicas típicas da perimenopausa, como a queda do estrogênio.[71] **A queda nesses níveis foi associada com maior quantidade de despertares noturnos**.[72] Contribuem para o prejuízo no padrão de sono os sintomas vasomotores, com estudo demonstrando que esse *cluster* sintomático interfere no sono em 80% dos casos.[73] Ainda, mulheres com sintomas vasomotores moderados a graves têm maior risco de despertar noturno diante de mulheres sem histórico de fogachos.[74]

Apesar dos inúmeros contribuintes para a incidência de depressão na perimenopausa, os sintomas apresentados não diferem daqueles clássicos na depressão maior. Como particularidade, pode-se ressaltar que há a sobreposição de sintomas próprios ao climatério, como aumento das dificuldades cognitivas, sintomas vasomotores e atrofia vaginal.[75]

Há de se apontar, ademais, que **é bastante comum a presença de sintomas depressivos subsindrômicos, sem que se preencham necessariamente os critérios para depressão** maior nessas mulheres.[76,77] São necessários, contudo, investigação e acompanhamento cuidadoso desses sintomas ainda não sindrômicos, pois podem ser um prenúncio de um episódio depressivo completo, uma vez que 59% das mulheres com depressão maior prévia têm recorrência durante esse período.[78]

No que se refere ao rastreio e diagnóstico desse instrumento, não há instrumento específico para realizar o rastreio de depressão e ansiedade durante a perimenopausa, embora escalas como a *Centre for Epidemiologic Studies Depression Scale* (CES-D) e a *Quick Inventory of Depressive Symptomatology* (QIDS) tenham bom valor preditivo para depressão maior em mulheres de meia-idade, independentemente do *status* perimenopausal.[79,80]

Outros instrumentos podem ajudar no rastreio de sintomas ligados a transtornos mentais; no entanto, não são específicos para identificar psicopatologias presentes na transição perimenopausal. Portanto, instrumentos como a *Menopause Rating Scale* (MRS), a *Greene Climacteric Scale* e a *Utian Quality-of-Life Scale* podem ser utilizados no rastreio de sintomas.

Fatores fisiopatológicos

As modificações hormonais ocorridas na transição climatérica, bem como seus correspondentes em outros sistemas fisiológicos correlatos, podem ter impactos marcantes a nível de sistema nervoso central.

Os receptores de estrogênio são vastamente distribuídos no cérebro, havendo presença deles em tronco cerebral; tálamo; hipotálamo; hipocampo; cerebelo e córtex pré-frontal, dentre outras regiões. No cérebro feminino reproduz-se, também, uma amplitude de disponibilidade de receptores de progesterona no sistema nervoso central.[81]

Estudos em animais evidenciam fortemente que **o estrógeno tem potencial de modulação das vias serotoninérgicas** através de algumas vias, sendo as mais importantes:

- Regulação da triptofano hidroxilase[82]
- Modificação da degradação de 5-HT[83]
- Modulação da densidade dos receptores 5-HT[83]

Além dos aspectos fisiopatológicos da perimenopausa, as mulheres têm estressores próprios dessa fase do ciclo de vida como mudanças na carreira, modificações corporais e perdas.

A queda nos níveis de estrogênio está associada a maior quantidade de despertares noturnos que, associados aos sintomas vasomotores, prejudicam o padrão de sono.

É comum a presença de sintomas depressivos subsindrômicos, sem que se preencham necessariamente os critérios para depressão.

- Diferença na ligação a esses receptores[83]
- Modificação na atividade dos transportadores de serotonina.[84]

Junto a esses dados de modelos animais, algumas pesquisas demonstraram que mulheres que passam, durante a transição perimenopausal, por flutuações mais rápidas de níveis mais altos de estradiol para níveis mais baixos, bem como o contrário, são aquelas mais suscetíveis a desenvolver sintomas depressivos.[85,86] Desse modo, **um maior desvio-padrão na variabilidade do estradiol diante da média pode funcionar como um fator de risco para o aparecimento de sintomas depressivos**. Nesse mesmo contexto, um estudo-piloto tentou investigar a viabilidade de um metabólito urinário do estradiol, a estrona-3-glucoronídeo (E1G), como um marcador para sintomas depressivos na perimenopausa ao longo de medições semanais.[87]

Essa pesquisa demonstrou que flutuação mais acentuada da E1G foi associada positivamente com sintomas depressivos anedônicos, mais afetos negativos semanalmente, bem como maior frequência cardíaca em teste de estresse (*Trier Social Stress Test*). Não houve correlação entre a flutuação da E1G e os níveis pressóricos ou de cortisol.

A variabilidade de outros hormônios, como FSH, LH e inibina-B, já foi correlacionada com aumento de sintomas depressivos na CES-D, mesmo quando houve controle em modelo estatístico para variáveis de confusão.[88] Nessa mesma pesquisa, a variação mais acentuada de estradiol também foi um preditor de aumento na CES-D. Com exceção do próprio estradiol, com mais estudos já replicados na literatura,[85,86] **a pesquisa da variabilidade dos demais hormônios do eixo hipotálamo-hipofisário-gonadal e potencial associação com psicopatologia é controversa**, na medida em que estudos mais recentes não mostram, por exemplo, associação entre a variabilidade de FSH, LH, progesterona e alterações do humor.[89,90]

A despeito de poucos estudos apontando uma correlação mais estreita entre a flutuação da progesterona e alterações psicopatológicas, os neuroesteroides GABAérgicos derivados da progesterona, especialmente a alopregnanolona, podem estar implicados nesse processo.[91] Nesse contexto, a alopregnanolona funciona como um modulador alostérico positivo de GABA, aumentando a transmissão inibitória desse neurotransmissor, bem como modulando a reatividade do eixo HHA, o que teria potenciais efeitos ansiolíticos e antidepressivos.[92]

Nesse modelo explicativo propõe-se que, em mulheres suscetíveis, as flutuações de progesterona – e em menor grau do próprio estradiol – levariam a variações da alopregnanolona, que, por fim, culminariam em uma desregulação da resposta inibitória GABA habitual. Nesse contexto, haveria perda da resposta inibitória ao estresse por uma ativação exacerbada do eixo HHA e, consequentemente, incidência de sintomas de ansiedade e depressão. Na Figura 31.2 é possível visualizar esquematicamente esse modelo.

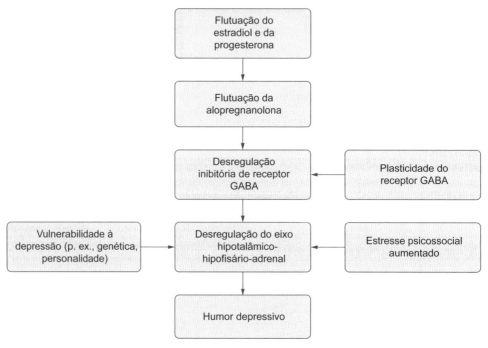

Figura 31.2 Causas para o humor depressivo. GABA: ácido gama-aminobutírico. (Adaptada de Gordon et al., 2015.[92])

Esse mesmo mecanismo de desregulação GABA no contexto da variação hormonal rápida poderia estar implicado também em um modelo compartilhado para a fisiopatologia do transtorno disfórico pré-menstrual e depressão pós-parto, além das próprias alterações na perimenopausa, de modo que, hipoteticamente, mulheres suscetíveis estariam predispostas à incidência dessas três psicopatologias ao longo do ciclo reprodutivo.[93-95]

Especificidades do tratamento
Intervenções psicofarmacológicas

Apesar do amplo uso e da eficácia dos ISRS nas mulheres durante a menacme, **alguns estudos têm demonstrado respostas mais pobres ao uso desses psicofármacos em mulheres com depressão na pós-menopausa diante da pré-menopausa**.[96-99] A literatura, contudo, não é consolidada, pois os estudos citados foram pequenos ensaios abertos e, ademais, há também estudos que não mostram menor eficácia dos ISRS na pós-menopausa, diante de outras classes de psicofármacos.[100,101]

De maneira mais específica, um estudo demonstrou, contudo, que o uso de agentes serotoninérgicos foi mais efetivo em mulheres mais jovens, ainda na pré-menopausa (remissão em 49% dos casos), quando comparadas àquelas mulheres na pós-menopausa, com taxa de remissão de apenas 23%.[96] Não houve diferença de resposta entre os grupos com o uso de venlafaxina ou nefazodona. Outra pesquisa comparou ISRS com uso de venlafaxina e não houve diferença da resposta antidepressiva entre classes de acordo com o estado menopausal.[97]

Mais recentemente, um ensaio clínico randomizado duplo-cego envolvendo 184 mulheres na pós-menopausa demonstrou resposta antidepressiva tanto da fluoxetina como da venlafaxina após 8 semanas, com maior resposta deste último antidepressivo comparativamente ao ISRS na *Hamilton Depression Rating Scale* de 24 itens (HDRS-24). Nessa pesquisa, o perfil de efeitos adversos entre os dois psicofármacos foi semelhante.[102]

Ainda, dois grandes ensaios clínicos randomizados, duplos-cegos, controlados por placebo, tentaram avaliar a eficácia da desvenlafaxina no tratamento da depressão na perimenopausa e pós-menopausa.[103,104] Um dos estudos[103] avaliou 387 mulheres, tanto na perimenopausa como na pós-menopausa, que foram randomizadas para grupo de intervenção com desvenlafaxina em doses flexíveis (iniciando com dose de 100 ou 200 mg/dia, mas com ajuste médio para 162 a 176 mg/dia) ou placebo, durante 8 semanas. Houve resposta em 58,6% das pacientes quando avaliadas na *Hamilton Depression Rating Scale* de 17-itens (HDRS-17), e a remissão ocorreu em 38,2% dos casos, ambos os desfechos superiores ao do placebo.

O outro estudo citado tentou avaliar a eficácia da desvenlafaxina na dose fixa de 50 mg/dia em 434 mulheres na perimenopausa e na pós-menopausa.[42] O resultado foi uma diminuição superior à do placebo na HDRS-17, na *Clinical Global Impressions-Improvement Scale* (CGI-I), na *Montgomery-Asberg Depression Rating Scale* (MADRS), na *Sheehan Disability Scale* (SDS) e na *Visual Analog Scale-Pain Intensity* (VAS-PI). Nessa pesquisa, a desvenlafaxina foi bem tolerada e teve bom perfil de segurança.

Em virtude dessa evidência oriunda de grandes ensaios clínicos randomizados, *guidelines* como a da **Canadian Network for Mood and Anxiety Treatments (CANMAT) recomendam a desvenlafaxina como opção de primeira linha no tratamento da depressão nesse período**.[105]

É de relevância ressaltar que a presença de fogachos aumenta o risco de mulheres evoluírem com quadro depressivo.[68,69] Em razão do exposto, apesar de a literatura ainda não elucidar o tema, hipoteticamente o tratamento para os fogachos e sua consequente diminuição poderiam contribuir para a melhora da sintomatologia depressiva.

Nesse sentido, é possível que o uso de ISRS e IRSN tragam benefícios no tratamento dos sintomas vasomotores, uma vez que há revisão sistemática apontando que ambas as classes podem reduzir os fogachos em 65% e ter início de ação já dentro da primeira semana. Ainda, a pesquisa considerou **a paroxetina e o citalopram os psicofármacos mais toleráveis e com maior custo-eficiência**.[106]

A evidência é conflitante, contudo, pois há revisão sistemática com metanálise demonstrando ineficácia dos ISRS e IRSN, além de maior taxa de abandono do tratamento.[107] Apesar da ressaltada divergência entre as duas pesquisas citadas, houve consenso entre as revisões de que o tratamento hormonal seria de primeira linha para o tratamento dos sintomas vasomotores.

Há escassez de estudos investigando a eficácia e a segurança de psicofármacos em indivíduos portadores de transtornos de ansiedade formalmente diagnosticados, de modo que a evidência de benefício em sintomas ansiosos ocorre de maneira indireta a partir da extrapolação de pesquisas em pacientes com depressão. Um estudo comparativo entre

> Alguns estudos têm demonstrado respostas mais pobres ao uso de ISRS em mulheres com depressão na pós-menopausa.

> CANMAT recomenda a desvenlafaxina como opção de primeira linha no tratamento da depressão nesse período.

venlafaxina e fluoxetina,[105] previamente citado, apontou melhora em sintomas ansiosos no fator ansiedade/somatização da HDRS-24, um desfecho secundário do estudo. Houve eficácia em ambos os grupos de tratamento, mas a venlafaxina foi superior na redução da sintomatologia ansiosa.

Alguns estudos apontam que o manejo da ansiedade da mulher na perimenopausa e na pós-menopausa é similar àquele efetivado em outras fases da vida da mulher, mas há de se apontar as particularidades das mulheres nessa faixa etária, como a redução de libido.[108,109] Nesse contexto, a escolha da intervenção medicamentosa deve ser também guiada por essa condição, haja vista o rebaixamento do ciclo de resposta sexual da mulher durante essa fase da vida.

Enquanto a depressão, a ansiedade e os sintomas vasomotores impactam em grande medida o sono durante a transição perimenopausal, há razoavelmente poucos estudos avaliando a eficácia de intervenções para o sono nesse público. Uma revisão sistemática[110] incluiu apenas sete ensaios clínicos randomizados e evidenciou que os agentes serotoninérgicos podem ter tamanho de efeito pequeno (g = 0,24) na melhoria da insônia tanto na perimenopausa como na pós-menopausa. Em análise de subgrupos, houve eficácia nas mulheres com fogachos e naquelas sem o diagnóstico de depressão.

Em menor número, ensaios clínicos randomizados têm apontado a eficácia do uso de compostos Z para insônia na perimenopausa e na pós-menopausa.[111] Houve apenas um ensaio clínico randomizado com o uso de zolpidem na dose de 10 mg/dia,[112] apontando benefício no *General Sleep Disturbance Index*; por sua vez, o uso da eszopiclona na dose de 3 mg/dia tem dois ensaios clínico randomizados[113,114] evidenciando melhora do sono pelo *Pittsburgh Sleep Quality Index* (PSQI). Ademais, um dos estudos usando a eszopiclona[113] apontou melhora dos sintomas de ansiedade, conforme mensuração no *Beck Anxiety Inventory* (BAI).

Um amplo estudo de revisão sobre possíveis intervenções para insônia na perimenopausa sugeriu como condutas o uso de eszopiclona, escitalopram, gabapentina, terapia hormonal, isoflavona, terapia hormonal e hipnose.[111]

Ressalta-se ainda o potencial de efeitos adversos do uso indutores do sono e benzodiazepínicos, como déficits cognitivos e risco de quedas em mulheres idosas.[115,116] Diante das idiossincrasias no uso desses psicofármacos nessa população com idade mais avançada, estes devem ser iniciados sempre em doses baixas e titulados lentamente para a evitação de efeitos colaterais, os quais são mais comuns nesta faixa etária.

No controle de ansiedade o uso parcimonioso de benzodiazepínicos – sempre em baixas doses e pelo menor tempo possível – é especialmente válido para mulheres mais velhas, em virtude do risco aumentado de declínio cognitivo, *delirium* e quedas.[108,109]

Tratamento hormonal

Apesar da existência de inúmeras intervenções psicofarmacológicas para o tratamento dos transtornos mentais na perimenopausa, é relevante a compreensão **do papel da terapia hormonal como padrão-ouro no potencial controle da psicopatologia**, haja vista que muitas mulheres não atingem a remissão na perimenopausa e, sobretudo, na pós-menopausa.[96]

Estudos anteriores à década de 1990, quando avaliados em metanálise,[117] já mostravam potencial benefício da reposição hormonal na melhora do humor, apresentando essa intervenção tamanho de efeito moderado (g = 0,68). O estrogênio isoladamente tinha impacto maior (g = 0,69) do que o progestágeno, tanto isoladamente (g = 0,45) como em combinação com progesterona (g = 0,39). O uso de androgênios, contudo, foi o tratamento que demonstrou maior efeito para a melhora do humor deprimido, tanto quando isolado (g = 1,37), como quando em combinação com estrogênio (g = 0,91).

Alguns ensaios clínicos randomizados realizados já após a referida metanálise têm demonstrado efeito da terapia hormonal com estradiol transdérmico em pacientes com sintomas depressivos/depressão, avaliadas tanto por instrumentos padronizados (CES-D e *Hamilton Depression Rating Scale* 21-itens – HDRS-21)[118] como também em entrevistas estruturadas baseadas no DSM-IV (*Primary Care Evaluation of Mental Disorders* – PRIME-MD).[57,119] O hormônio utilizado em ambos os estudos, os quais foram considerados de alta qualidade em diretriz recente, foi o 17-betaestradiol, nas doses de 50 e 100 μg/dia, respectivamente.

Uma revisão sistemática mais recente, incluindo cinco estudos, dos quais apenas dois avaliaram mulheres somente na perimenopausa, apontou as limitações nas pesquisas, dada a heterogeneidade das intervenções.[120] Essa pesquisa conclui que **não há evidência suficiente**

Os agentes serotoninérgicos podem ter tamanho de efeito pequeno na melhora da insônia.

Atenção para o potencial de efeitos adversos de indutores de sono e benzodiazepínicos.

A terapia hormonal é padrão-ouro no potencial controle da psicopatologia.

para o uso de terapia hormonal em mulheres apenas com sintomas depressivos, mas sem propriamente um transtorno do humor bem estabelecido. Ressalta-se alguma evidência de suporte à eficácia antidepressiva do estradiol na perimenopausa, mas não em mulheres que já estão no período da pós-menopausa.[70,120]

Apesar da escassez de pesquisas com comparações entre o tratamento psicofarmacológico e o hormonal, em um estudo o escitalopram foi superior em relação a uma combinação de etinilestradiol e acetato de noretindrona, com 75% das mulheres atingindo remissão na intervenção com ISRS e apenas 25% com o tratamento hormonal.[121] O uso de terapia hormonal em combinação parece ter eficácia superior diante das mulheres com uso de antidepressivo ou de intervenção hormonal isoladamente.[122-124]

O uso de fitoestrógenos, apesar de prévia controvérsia quanto a estudos investigando seu uso, demonstrou benefícios em estudo de revisão sistemática, a qual incluiu 10 estudos envolvendo 1.248 mulheres.[125] As mulheres na pós-menopausa tiveram benefícios em sintomas depressivos com os fitoestrógenos, sobretudo em doses baixas (entre 25 e 100 mg/dia). A isoflavona foi a intervenção com melhor efetividade. Os principais efeitos colaterais dos fitoestrógenos foram sintomas gastrointestinais e resfriados/infecções do trato respiratório superior.

Evidência oriunda de ampla revisão sistemática com metanálise em rede demonstrou que pode haver benefício do uso de terapia hormonal no controle dos sintomas vasomotores, domínio sintomático intrinsecamente correlato à piora da saúde mental.[31] Esse estudo demonstrou que, quando comparada com placebo, a combinação de estradiol e progestágenos teve a maior probabilidade de ser efetiva no alívio de sintomas vasomotores, enquanto tratamento combinado por via oral foi superior ao placebo, mas com resultado menor diante da apresentação transdérmica.

Ademais, compostos com isoflavonas e *cohosh* negro (*Cimifuga racemosa*) são intervenções efetivas para os sintomas vasomotores; no entanto, tiveram inferioridade diante do tratamento combinado de estradiol e progestágenos, tanto por via oral como transdérmica.[31]

Apesar da escassez de estudos de intervenção hormonal para diagnósticos formais de transtornos de ansiedade na peri e pós-menopausa, algumas pesquisas mostram que há potencial de melhoria dos sintomas ansiosos quando se avalia a presença desses a partir de instrumentos de rastreio específicos em mulheres sem transtornos ansiosos.[126,127]

Tratamentos não medicamentosos

Em relação aos tratamentos não psicofarmacológicos, há evidência preliminar de que a TCC possa ser utilizada na depressão na perimenopausa; contudo, há apenas dois ensaios clínicos randomizados apontando eficácia dessa técnica psicoterapêutica.[128,129]

No estudo mais recente,[129] houve melhora dos sintomas depressivos, conforme avaliação pelo Inventário de Depressão de Beck II (BDI-II), na intervenção de TCC individual e em grupo. Ademais, houve melhora da satisfação sexual nas subescalas correspondentes à função sexual na escala ENRICH. Os resultados pós-tratamento persistiram no acompanhamento após 6 meses. Outros estudos direcionados a avaliar a eficácia da TCC para sintomas mais gerais durante a perimenopausa evidenciaram melhora dos sintomas depressivos como desfechos secundários.[130,131]

Quanto a tratamentos complementares e alternativos para depressão perimenopausal, há bom nível de evidência para o uso de acupuntura[132] e ioga.[133,134] Há de se ressaltar também o papel da acupuntura para o controle dos sintomas de insônia, conforme evidência de duas revisões sistemáticas com metanálise.[135] **O uso da ioga para insônia tem evidência conflitante para o manejo da insônia e melhora da qualidade do sono**.

Mais recentemente, intervenções baseadas em *mindfulness* têm sido apontadas como promissoras – a partir de estudos observacionais – na prevenção dos sintomas depressivos na perimenopausa,[136] bem como no tratamento dos sintomas já estabelecidos.[137,138] São necessários, contudo, ensaios clínicos randomizado para melhor investigação da eficácia e da segurança da intervenção nessa população.

> Atenção ao fato de que não há evidência suficiente para o uso de terapia hormonal em mulheres apenas com sintomas depressivos.

> Dentre os fitoestrógenos a isoflavona foi a intervenção com melhor efetividade.

Atualizações

- Li et al. (2021), em relação aos tratamentos dos sintomas psiquiátricos na perimenopausa, indicam superioridade e eficácia superior do uso combinado de terapia hormonal e antidepressivos, quando comparados com o uso de antidepressivo ou de intervenção hormonal isoladamente. O uso de **fitoestrógenos**, apesar de prévia controvérsia quanto a estudos investigando sua utilização na perimenopausa,[125] **demonstrou benefícios em alguns estudos e pode ser promissor em pesquisas posteriores**
- Osborn et al. (2021) mostraram que mulheres com TDPM são consideradas um grupo com **alto risco de suicidalidade**. É importante que haja um rastreamento ativo em todos os casos[50]
- Ismaili et al. (2016) relatam que os benzodiazepínicos, em particular o alprazolam, foram utilizados no passado como terapia adjuvante para mulheres com TDPM. No entanto, a International Society for Premenstrual Disorders **não sugere mais seu uso no TDPM**, haja vista os grandes riscos de dependência, abuso e tolerância da medicação.[139]

Highlights

- Há um risco significativo de aumento de depressão em mulheres durante a transição da menopausa em comparação com os anos pré-menopáusicos. O risco então diminui no início da pós-menopausa. Um diagnóstico de depressão é 2,5 vezes mais provável de ocorrer na transição da menopausa em comparação com uma mulher na pré-menopausa. Essa associação é mais acentuada em mulheres com histórico anterior de depressão ou problema de humor
- O sintoma comportamental mais comum do TDPM é a irritabilidade. Outras queixas comportamentais frequentes incluem humor instável, ansiedade/tensão, humor triste ou deprimido, aumento do apetite e diminuição do interesse em atividades consideradas prazerosas. Já as manifestações físicas mais comuns do TDPM incluem o inchaço abdominal e sensação extrema de fadiga. Outros sintomas comuns incluem sensibilidade mamária, dores de cabeça, ondas de calor e tonturas
- De todas as opções de tratamento para TDPM, os ISRS têm a melhor evidência de eficácia. Em mulheres para as quais a contracepção não é uma alta prioridade, discutimos primeiro os ISRS. Por outro lado, se a contracepção for uma prioridade para a paciente, discutiremos primeiro a contracepção combinada de estrogênio-progesterona, embora algumas mulheres possam necessitar de um agente anticoncepcional e de ISRS
- Os exercícios e a redução do estresse são benéficos em geral e devem ser recomendados com base nisso. Embora não sejam rigorosamente estudados, os exercícios e o relaxamento podem ajudar a aliviar os sintomas da síndrome pré-menstrual (SPM). O exercício pode ser particularmente útil para os sintomas físicos. É possível que alguns dos efeitos do exercício ou do relaxamento sejam resultado da atenção e dos efeitos placebo
- Embora as evidências biológicas e epidemiológicas sugiram que o estrogênio é importante para a função cognitiva nas mulheres, as consequências das mudanças hormonais durante a transição da menopausa, a deficiência de estrogênio após a menopausa e o impacto da terapia com estrogênio permanecem incertos.

DURANTE O ATENDIMENTO

O que fazer

- Ao receber ou avaliar possíveis queixas psiquiátricas que se relacionem ao sofrimento psíquico decorrente de um diagnóstico de câncer, acionar a equipe de ICP
- Ao detectar mulheres em sofrimento psíquico associado a alguma situação clínica como câncer de mama, endométrico e sintomas psiquiátricos decorrentes de oscilações hormonais, como no caso do TDPM e sintomas psiquiátricos que ocorrem na perimenopausa, é importante, na ocasião da alta hospitalar, realizar encaminhamento para o serviço de saúde mental, que pode ser o particular ou via unidade de Saúde, onde ela possa dar continuidade no tratamento

O que não fazer

- Esquecer de acionar o serviço de psicologia ao detectar sofrimento psíquico importante nas mulheres que realizam tratamento para câncer. Grande parte dos casos são manejados sem a necessidade de medicações
- Medicar a paciente oncológica sem considerar as particularidades de seu tratamento e as possíveis interações medicamentosas dos antidepressivos
- Utilizar antipsicóticos que aumentem expressivamente os níveis séricos de prolactina em mulheres que realizam tratamento para câncer de mama

Referências bibliográficas

1. Renno Jr et al. Women's mental health – a clinical and evidence based-guide; 2020.
2. Renno Jr, Ribeiro HL. Tratado de saúde mental da mulher. São Paulo: Editora Atheneu; 2012.
3. Ministério da Saúde. A situação do câncer de mama no Brasil: síntese de dados dos sistemas de informação. Instituto Nacional de Câncer José Alencar Gomes da Silva. Rio de Janeiro: INCA; 2019.
4. Gebrim LH, Quadros LGA. Rastreamento do câncer de mama no Brasil. Rev Bras Ginecol Obstet. 2006;28(6):319-23.

5. Alburqueque KA, Pimenta CAM. Distress do paciente oncológico: prevalência e fatores associados na opinião de familiares. Rev Bras Enferm. 2014;67(5):744-51.

6. Bastos MCJ, Prado JAFA. Psicologia, saúde e trabalho: a reorientação ocupacional/profissional após a mastectomia: uma nova proposta de inserção social. In: Ploner KS et al., org. Ética e paradigmas na psicologia social [online]. Rio de Janeiro: Centro Edelstein de Pesquisas Sociais. 2008;228-35.

7. Warner E. Intensive radiologic surveilance: a focus on psychological issues. Annals of Oncology. 2004;15(Supplement 1): i43-7.

8. Silva SED et al. Representações sociais de mulheres mastectomizadas e suas implicações para o autocuidado. Revista Brasileira de Enfermagem [en linea]. 2010;63(5):727-34.

9. American Psychiatric Association, ed. Diagnostic and statistical manual of mental disorders: DSM-5-TR. 5. ed., text revision. American Psychiatric Association Publishing; 2022.

10. Wang X et al. Prognostic value of depression and anxiety on breast cancer recurrence and mortality: a systematic review and meta-analysis of 282,203 patients. Molecular Psychiatry. 2020;25:3186-97.

11. Constanzo ES et al. Adjusting to life after treatment: distress and quality of life following treatment for breast cancer. British Journal of Cancer. 2007;9:1625-31.

12. O'Connor M, Christensen S, Jensen AB, Møller S, Zachariae R. How traumatic is breast cancer? Post-traumatic stress symptoms (PTSS) and risk factors for severe PTSS at 3 and 15 months after surgery in a nationwide cohort of Danish women treated for primary breast cancer. Br J Cancer. 2011;104(3):419-26.

13. Instituto Oncoguia. [s. d.] [citado 10 jun 2024] Disponível em: http://www.oncoguia.org.br/

14. Souza RDM, Martins DMF, Chein MBC, Brito LMO. Importância do CYP2D6 em usuárias de tamoxifeno no câncer de mama. Femina. 2011;39(5):267-74.

15. Rahman T et al. Antipsychotic treatment in breast cancer patients. Am J Psychiatry. 2014;171:616-21.

16. Ell K, Sanchez K, Vourlekis B et al. Depression, correlates of depression, and receipt of depression care among low-income women with breast or gynecologic cancer. J Clin Oncol. 2005;23(13):3052-60.

17. Iżycki D, Woźniak K, Iżycka N. Consequences of gynecological cancer in patients and their partners from the sexual and psychological perspective. Menopausal Rev. 2016;2:112-6.

18. Jensen PT. Gynaecological cancer and sexual functioning: Does treatment modality have an impact? Sexologies. 2007;16(4):279-85.

19. Guntupalli SR, Sheeder J, Ioffe Y et al. Sexual and marital dysfunction in women with gynecologic cancer. Int J Gynecol Cancer. 2017;27(3):603-7.

20. Maiorino MI, Chiodini P, Bellastella G, Giugliano D, Esposito K. Sexual dysfunction in women with cancer: a systematic review with meta-analysis of studies using the female sexual function index. Endocrine. 2016;54(2):329-41.

21. Abbott-Anderson K, Kwekkeboom KL. A systematic review of sexual concerns reported by gynecological cancer survivors. Gynecol Oncol. 2012;124(3):477-89.

22. Hsu H-C, Tsai S-Y, Wu S-L et al. Longitudinal perceptions of the side effects of chemotherapy in patients with gynecological cancer. Support Care Cancer. 2017;25(11):3457-64.

23. Craig CD, Monk BJ, Farley JH, Chase DM. Cognitive impairment in gynecologic cancers: a systematic review of current approaches to diagnosis and treatment. Support Care Cancer. 2014;22(1):279-87.

24. De Rosa N, Della Corte L, Giannattasio A, Giampaolino P, Di Carlo C, Bifulco G. Cancer-related cognitive impairment (CRCI), depression and quality of life in gynecological cancer patients: a prospective study. Arch Gynecol Obstet. 2021;303(6):1581-8.

25. Montejo AL, Prieto N, de Alarcón R, Casado-Espada N, de la Iglesia J, Montejo L. Management strategies for antidepressant-related sexual dysfunction: a clinical approach. J Clin Med. 2019;8(10):1640.

26. Reichenpfader U, Gartlehner G, Morgan LC et al. Sexual dysfunction associated with second-generation antidepressants in patients with major depressive disorder: results from a systematic review with network meta-analysis. Drug Saf. 2014;37(1):19-31.

27. Baldwin DS, Chrones L, Florea I et al. The safety and tolerability of vortioxetine: Analysis of data from randomized placebo-controlled trials and open-label extension studies. J Psychopharmacol. 2016;30(3):242-52.

28. Preeti S, Jayaram SD, Chittaranjan A. Sexual dysfunction in patients with antidepressant-treated anxiety or depressive disorders: a pragmatic multivariable longitudinal study. East Asian Arch Psychiatry. 2018;28(1):9-16. [cited Jul 10, 2024]. Available at: http://www.ncbi.nlm.nih.gov/pubmed/29588433.

29. MacQueen GM, Frey BN, Ismail Z et al. Canadian network for mood and anxiety treatments (CANMAT) 2016 clinical guidelines for the management of adults with major depressive disorder. Can J Psychiatry. 2016;61(9):588-603.

30. Handley AP, Williams M. The efficacy and tolerability of SSRI/SNRIs in the treatment of vasomotor symptoms in menopausal women: a systematic review. J Am Assoc Nurse Pract. 2015;27(1):54-61.

31. Sarri G, Pedder H, Dias S, Guo Y, Lumsden M. Vasomotor symptoms resulting from natural menopause: a systematic review and network meta-analysis of treatment effects from the National Institute for Health and Care Excellence guideline on menopause. BJOG An Int J Obstet Gynaecol. 2017;124(10):1514-23.

32. Grassi L, Caruso R, Hammelef K, Nanni MG, Riba M. Efficacy and safety of pharmacotherapy in cancer-related psychiatric disorders across the trajectory of cancer care: a review. Int Rev Psychiatry. 2014;26(1):44-62.

33. Brotto LA, Erskine Y, Carey M et al. A brief mindfulness-based cognitive behavioral intervention improves sexual functioning versus wait-list control in women treated for gynecologic cancer. Gynecol Oncol. 2012;125(2):320-5.

34. Manne SL, Virtue SM, Ozga M et al. A comparison of two psychological interventions for newly-diagnosed gynecological cancer patients. Gynecol Oncol. 2017;144(2):354-62.

35. Padron A, McCrae CS, Robinson ME et al. Impacts of cognitive behavioral therapy for insomnia and pain on sleep in women with gynecologic malignancies: a randomized controlled trial. Behav Sleep Med. 2021;1-17.

36. Otake A, Yoshino K, Ueda Y et al. Usefulness of duloxetine for paclitaxel-induced peripheral neuropathy treatment in gynecological cancer patients. Anticancer Res. 2015;35(1):359-63. [cited Jul 10, 2024]. Available at: http://www.ncbi.nlm.nih.gov/pubmed/25550572.

37. Salehifar E, Janbabaei G, Hendouei N, Alipour A, Tabrizi N, Avan R. Comparison of the efficacy and safety of pregabalin and duloxetine in taxane-induced sensory neuropathy: a randomized controlled trial. Clin Drug Investig. 2020;40(3):249-57.

38. Belloni S, Arrigoni C, de Sanctis R, Arcidiacono MA, Dellafiore F, Caruso R. A systematic review of systematic reviews and pooled meta-analysis on pharmacological interventions to improve cancer-related fatigue. Crit Rev Oncol Hematol. 2021;166:103373.

39. Miladi N, Dossa R, Dogba MJ, Cléophat-Jolicoeur MIF, Gagnon B. Psychostimulants for cancer-related cognitive impairment in adult cancer survivors: a systematic review and meta-analysis. Support Care Cancer. 2019;27(10):3717-27.

40. Wu C, Zheng Y, Duan Y et al. Nonpharmacological interventions for cancer-related fatigue: a systematic review and Bayesian network meta-analysis. Worldviews Evidence-Based Nurs. 2019;16(2):102-10.

41. Horsboel TA, Kjaer SK, Johansen C et al. Increased risk for depression persists for years among women treated for gynecological cancers – a register-based cohort study with up to 19 years of follow-up. Gynecol Oncol. 2019;153(3):625-32.

42. Tamauchi S, Kajiyama H, Moriyama Y et al. Relationship between preexisting mental disorders and prognosis of gynecologic cancers: A case-control study. J Obstet Gynaecol Res. 2019;45(10):2082-7.

43. Prado RCR. Respostas psicofisiológicas nas fases do ciclo menstrual combinado a diversas intensidades de exercício aeróbico [dissertação]. São Paulo: Programa Pós-Graduação em Ciências da Atividade Física, Escola de Artes, Ciências e Humanidade, Universidade de São Paulo; 2019.

44. Halbreich U, Borenstein J, Pearlstein T, Kahn LS The prevalence, impairment, impact, and burden of premenstrual dysphoric disorder (PMS/PMDD). Psychoneuroendocrinology. 2003;28(3):1-23.

45. Epperson CN, Steiner M, Hartlage SA, Eriksson E, Schmidt PJ, Jones I et al. Premenstrual dysphoric disorder: evidence for a new category for DSM-5. Am J Psychiatry. 2012;169(5):465-75.

46. Hartlage SA, Breaux CA, Yonkers KA. Addressing concerns about the inclusion of pre-menstrual dysphoric disorder in DSM-5. J Clin Psychiatry. 2014;75(1):70-6.

47. Halbreich U, Borenstein J, Pearlstein T, Kahn LS. The prevalence, impairment, impact, and burden of premenstrual dysphoric disorder (PMS/PMDD). Psychoneuroendocrinology. 2003;28(Suppl 3):1-23.

48. Treloar SA, Heath AC, Martin NG. Genetic and environmental influences on premenstrual symptoms in an Australian twin sample. Psychol Med. 2002;32(1):25-38.

49. Henz A, Ferreira CF, Oderich CL, Gallon CW, de Castro JRS, Conzatti M et al. Premenstrual syndrome diagnosis: a comparative study between the daily record of severity of problems (DRSP) and the premenstrual symptoms screening tool. (PSST). Rev Bras Ginecol Obstet. 2018;40(1):20-5.

50. Osborn E, Brooks J, O'Brien PMS, Wittkowski A. Suicidality in women with premenstrual dysphoric disorder: a systematic literature review. Arch Women's Ment Health. 2021;24(2):173-84.

51. Jang D, Elfenbein HA. Menstrual cycle effects on mental health outcomes: a meta-analysis. Arch Suicide Res. 2019;23(2):312-32.

52. Eisenlohr-Moul T, Li H, Peters J. Premenstrual dysphoric disorder: pathophysiology and (barriers to) evidence-based treatment. [Symposium] Yale Women's Mental Health Conference, New Haven; 2019.

53. Wittchen HU, Becker E, Lieb R, Krause P. Prevalence, incidence and stability of premenstrual dysphoric disorder in the community. Psychol Med. 2002;32(1):119-32.

54. Botega NJ. Crise suicida: avaliação e manejo [recurso eletrônico]. Porto Alegre: Artmed; 2015.

55. Moos RH. The development of a menstrual distress questionnaire. Psychosom Med. 1968;30(6):853-67.

56. Endicott J, Nee J, Harrison W. Daily Record of Severity of Problems (DRSP): reliability and validity. Arch Women's Ment Health. 2006;9(1):41-9.

57. Steiner M, Macdougall M, Brown E. The pre-menstrual symptoms screening tool (PSST) for clinicians. Arch Women's Ment Health. 2003;6(3):203-9.

58. Cerqueira RO, Frey Benicio N, Leclerc Emilie, Brietzke1 Elisa. Vitex agnus castus for premenstrual syndrome and premenstrual dysphoric disorder: a systematic review. Arch Women's Ment Health. 2017;20:713-9.

59. Jarry H, Leonhardt S, Gorkow C, Wuttke W. In vitro prolactin but not LH and FSH release is inhibited by compounds in extracts of Agnus castus: direct evidence for a dopaminergic principle by the dopamine receptor assay. Exp Clin Endocrinol. 1994;102(6):448-54.

60. Sundblad C, Hedberg MA, Eriksson E. Clomipramine administered during the luteal phase reduces the symptoms of premenstrual syndrome: a placebo-controlled trial. Neuropsychopharmacology. 1993;9(2):133-45.

61. Freeman EW, Rickels K, Yonkers KA, Kunz NR, McPherson M, Upton GV. Venlafaxine in the treatment of premenstrual dysphoric disorder. Obstet Gynecol. 2001;98(5 Pt 1):737-44.

62. Sepede G, Brunetti M, Di Giannantonio M. Comorbid premenstrual dysphoric disorder in women with bipolar disorder: management challenges. Neuropsychiatr Dis Treat. 2020;16:415-26.

63. Brown JP, Gallicchio L, Flaws JÁ, Tracy JK. Relations among menopausal symptoms, sleep disturbance and depressive symptoms in midlife. Maturitas. 2009;62(2):184-9.

64. Timur S, Şahin NH. The prevalence of depression symptoms and influencing factors among perimenopausal and postmenopausal women. Menopause. 2010;17(3):545-51.

65. Freeman EW, Sammel MD, Lin H, Gracia CR, Kapoor S, Ferdousi T. The role of anxiety and hormonal changes in menopausal hot flashes. Menopause. 2005;12(3):258-66.

66. Bryant C, Judd FK, Hickey M. Anxiety during the menopausal transition: a systematic review. J Affect Disord. 2012;139(2):141-8.

67. Perich T, Ussher J, Meade T. Menopause and illness course in bipolar disorder: a systematic review. Bipolar Disord. 2017;19(6):434-43.

68. Natari RB, Clavarino AM, McGuire TM, Dingle KD, Hollingworth SA. The bidirectional relationship between vasomotor symptoms and depression across the menopausal transition: a systematic review of longitudinal studies. Menopause. 2018;25(1):109-20.

69. Freeman EW, Sammel MD, Lin H. Temporal associations of hot flashes and depression in the transition to menopause. Menopause. 2009;16(4):728-34.

70. Maki PM, Kornstein SG, Joffe H et al. Guidelines for the evaluation and treatment of perimenopausal depression: summary and recommendations. J Women's Health. 2019;28(2):117-34.

71. Proserpio P, Marra S, Campana C et al. Insomnia and menopause: a narrative review on mechanisms and treatments. Climacteric. 2020;23(6):539-49.

72. Cray LA, Woods NF, Herting JR, Mitchell ES. Symptom clusters during the late reproductive stage through the early postmenopause. Menopause. 2012;19(8):864-69.

73. de Zambotti M, Colrain IM, Javitz HS, Baker FC. Magnitude of the impact of hot flashes on sleep in perimenopausal women. Fertil Steril. 2014;102(6):1708-15.e1.

74. Kravitz HM, Joffe H. Sleep during the perimenopause: a SWAN story. Obstet Gynecol Clin North Am. 2011;38(3):567-86.

75. Maki PM, Kornstein SG, Joffe H et al. Guidelines for the evaluation and treatment of perimenopausal depression: summary and recommendations. Menopause. 2018;25(10):1069-85.

76. Dennerstein L, Guthrie JR, Clark M, Lehert P, Henderson VW. A population-based study of depressed mood in middle-aged, Australian-born women. Menopause. 2004;11(5):563-8.

77. Schmidt PJ, Haq N, Rubinow DR. A longitudinal evaluation of the relationship between reproductive status and mood in perimenopausal women. Am J Psychiatry. 2004;161(12):2238-44.

78. Bromberger JT, Schott L, Kravitz HM, Joffe H. Risk factors for major depression during midlife among a community sample of women with and without prior major depression: are they the same or different? Psychol Med. 2015;45(8):1653-64.

79. Jani R, Knight-Agarwal CR, Bloom M, Takito MY. The association between pre-pregnancy body mass index, perinatal depression and maternal vitamin D status: findings from an Australian cohort study. Int J Womens Health. 2020;12:213-9.

80. Reilly TJ, MacGillivray SA, Reid IC, Cameron IM. Psychometric properties of the 16-item Quick Inventory of Depressive Symptomatology: a systematic review and meta-analysis. J Psychiatr Res. 2015;60:132-40.

81. Barth C, Villringer A, Sacher J. Sex hormones affect neurotransmitters and shape the adult female brain during hormonal transition periods. Front Neurosci. 2015;9.

82. Lu NZ, Shlaes TA, Gundlah C, Dziennis SE, Lyle RE, Bethea CL. Ovarian steroid action on tryptophan hydroxylase protein and serotonin compared to localization of ovarian steroid receptors in midbrain of guinea pigs. Endocrine. 1999;11(3):257-68.

83. Bethea CL, Lu NZ, Gundlah C, Streicher JM. Diverse actions of ovarian steroids in the serotonin neural system. Front Neuroendocrinol. 2002;23(1):41-100.

84. McQueen JK, Wilson H, Fink G. Estradiol-17β increase serotonin transporter (SERT) mRNA levels and the density of SERT-binding sites in female rat brain. Mol Brain Res. 1997;45(1):13-23.

85. Freeman EW. Associations of depression with the transition to menopause. Menopause. 2010;17(4):823-7.

86. Gordon JL, Rubinow DR, Eisenlohr-Moul TA, Leserman J, Girdler SS. Estradiol variability, stressful life events, and the emergence of depressive symptomatology during the menopausal transition. Menopause. 2016;23(3):257-66.

87. Gordon JL, Peltier A, Grummisch JA, Sykes Tottenham L. Estradiol fluctuation, sensitivity to stress, and depressive symptoms in the menopause transition: a pilot study. Front Psychol. 2019;10:1319.

88. Freeman EW, Sammel MD, Lin H, Nelson DB. Associations of hormones and menopausal status with depressed mood in women with no history of depression. Arch Gen Psychiatry. 2006;63(4):375.

89. Bromberger JT, Kravitz HM, Chang Y-F, Cyranowski JM, Brown C, Matthews KA. Major depression during and after the menopausal transition: Study of Women's Health Across the Nation (SWAN). Psychol Med. 2011;41(9):1879-88.

90. Willi J, Süss H, Grub J, Ehlert U. Biopsychosocial predictors of depressive symptoms in the perimenopause-findings from the Swiss perimenopause study. Menopause. 2021;28(3):247-54.

91. Andréen L, Nyberg S, Turkmen S, van Wingen G, Fernández G, Bäckström T. Sex steroid induced negative mood may be explained by the paradoxical effect mediated by GABAA modulators. Psychoneuroendocrinology. 2009;34(8):1121-32.

92. Gordon JL, Girdler SS, Meltzer-Brody SE et al. Ovarian hormone fluctuation, neurosteroids, and HPA axis dysregulation in perimenopausal depression: a novel heuristic model. Am J Psychiatry. 2015;172(3):227-36.

93. MacKenzie G, Maguire J. The role of ovarian hormone-derived neurosteroids on the regulation of GABAA receptors in affective disorders. Psychopharmacology (Berl). 2014;231(17):3333-42.

94. Maguire J, Mody I. GABAAR plasticity during pregnancy: relevance to postpartum depression. Neuron. 2008;59(2):207-13.

95. Maguire J, Mody I. Steroid hormone fluctuations and GABAAR plasticity. Psychoneuroendocrinology. 2009;34:S84-S90.

96. Grigoriadis S, Kennedy SH, Bagby RM. A comparison of antidepressant response in younger and older women. J Clin Psychopharmacol. 2003;23(4):405-7.

97. Thase ME, Entsuah R, Cantillon M, Kornstein SG. Relative antidepressant efficacy of venlafaxine and SSRIs: sex-age interactions. J Women's Health. 2005;14(7):609-16.

98. Pinto-Meza A, Usall J, Serrano-Blanco A, Suárez D, Haro JM. Gender differences in response to antidepressant treatment prescribed in primary care. Does menopause make a difference? J Affect Disord. 2006;93(1-3):53-60.

99. Pae C-U, Mandelli L, Kim T-S et al. Effectiveness of antidepressant treatments in pre-menopausal versus post-menopausal women: a pilot study on differential effects of sex hormones on antidepressant effects. Biomed Pharmacother. 2009;63(3):228-35.

100. Kornstein SG, Pedersen RD, Holland PJ et al. Influence of sex and menopausal status on response, remission, and recurrence in patients with recurrent major depressive disorder treated with venlafaxine extended release or fluoxetine. J Clin Psychiatry. 2014;75(01):62-8.

101. Papakostas GI, Kornstein SG, Clayton AH et al. Relative antidepressant efficacy of bupropion and the selective serotonin reuptake inhibitors in major depressive disorder: gender-age interactions. Int Clin Psychopharmacol. 2007;22(4):226-9.

102. Zhou J, Wang X, Feng L et al. Venlafaxine vs. fluoxetine in postmenopausal women with major depressive disorder: an 8-week, randomized, single-blind, active-controlled study. BMC Psychiatry. 2021;21(1):260.

103. Kornstein SG, Jiang Q, Reddy S, Musgnung JJ, Guico-Pabia CJ. Short-term efficacy and safety of desvenlafaxine in a randomized, placebo-controlled study of perimenopausal and postmenopausal women with major depressive disorder. J Clin Psychiatry. 2010;71(08):1088-96.

104. Clayton AH, Kornstein SG, Dunlop BW et al. Efficacy and safety of desvenlafaxine 50 mg/d in a randomized, placebo-controlled study of perimenopausal and postmenopausal women with major depressive disorder. J Clin Psychiatry. 2013;74(10):1010-17.

105. MacQueen GM, Frey BN, Ismail Z et al. Canadian network for mood and anxiety treatments (CANMAT) 2016 clinical guidelines for the management of adults with major depressive disorder. Can J Psychiatry. 2016;61(9):588-603.

106. Handley AP, Williams M. The efficacy and tolerability of SSRI/SNRIs in the treatment of vasomotor symptoms in menopausal women: a systematic review. J Am Assoc Nurse Pract. 2015;27(1):54-61.

107. Sarri G, Pedder H, Dias S, Guo Y, Lumsden M. Vasomotor symptoms resulting from natural menopause: a systematic review and network meta-analysis of treatment effects from the National Institute for Health and Care Excellence guideline on menopause. BJOG An Int J Obstet Gynaecol. 2017;124(10):1514-23.

108. Hickey M, Bryant C, Judd F. Evaluation and management of depressive and anxiety symptoms in midlife. Climacteric. 2012;15(1):3-9.

109. Siegel AM, Mathews SB. Diagnosis and treatment of anxiety in the aging woman. Curr Psychiatry Rep. 2015;17(12):93.

110. Cheng Y-S, Sun C-K, Yeh P-Y, Wu M-K, Hung K-C, Chiu H-J. Serotonergic antidepressants for sleep disturbances in perimenopausal and postmenopausal women: a systematic review and meta-analysis. Menopause. 2021;28(2):207-16.

111. Attarian H, Hachul H, Guttuso T, Phillips B. Treatment of chronic insomnia disorder in menopause. Menopause. 2015;22(6):674-84.

112. Dorsey CM, Lee KA, Scharf MB. Effect of zolpidem on sleep in women with perimenopausal and postmenopausal insomnia: a 4-week, randomized, multicenter, double-blind, placebo-controlled study. Clin Ther. 2004;26(10):1578-86.

113. Joffe H, Petrillo L, Viguera A et al. Eszopiclone improves insomnia and depressive and anxious symptoms in perimenopausal and postmenopausal women with hot flashes: a randomized, double-blinded, placebo-controlled crossover trial. Am J Obstet Gynecol. 2010;202(2):171.e1-171.e11.

114. Soares CN, Joffe H, Rubens R, Caron J, Roth T, Cohen L. Eszopiclone in patients with insomnia during perimenopause and early post-menopause. Obstet Gynecol. 2006;108(6):1402-10.
115. Stranks EK, Crowe SF. The acute cognitive effects of zopiclone, zolpidem, zaleplon, and eszopiclone: a systematic review and meta-analysis. J Clin Exp Neuropsychol. 2014;36(7):691-700.
116. Treves N, Perlman A, Kolenberg Geron L, Asaly A, Matok I. Z-drugs and risk for falls and fractures in older adults – a systematic review and meta-analysis. Age Ageing. 2018;47(2):201-8.
117. Zweifel JE, O'Brien WH. A meta-analysis of the effect of hormone replacement therapy upon depressed mood. Psychoneuroendocrinology. 1997;22(3):189-212.
118. Schmidt PJ, Nieman L, Danaceau MA et al. Estrogen replacement in perimenopause-related depression: a preliminary report. Am J Obstet Gynecol. 2000;183(2):414-20.
119. de Novaes Soares C, Almeida OP, Joffe H, Cohen LS. Efficacy of estradiol for the treatment of depressive disorders in perimenopausal women. Arch Gen Psychiatry. 2001;58(6):529.
120. Rubinow DR, Johnson SL, Schmidt PJ, Girdler S, Gaynes B. Efficacy of estradiol in perimenopausal depression: so much promise and so few answers. Depress Anxiety. 2015;32(8):539-49.
121. Soares CN, Arsenio H, Joffe H et al. Escitalopram versus ethinyl estradiol and norethindrone acetate for symptomatic peri- and post-menopausal women. Menopause. 2006;13(5):780-6.
122. Schneider LS, Small GW, Hamilton SH, Bystritsky A, Nemeroff CB, Meyers BS. Estrogen replacement and response to fluoxetine in a multicenter geriatric depression trial. Fluoxetine Collaborative Study Group. Am J Geriatr Psychiatry. 1997;5(2):97-106. [cited Jul 10, 2024]. Available at: http://www.ncbi.nlm.nih.gov/pubmed/9106373.
123. Schneider LS, Small GW, Clary CM. Estrogen replacement therapy and antidepressant response to sertraline in older depressed women. Am J Geriatr Psychiatry. 2001;9(4):393-9.
124. Liu P, He F, Bai W et al. Menopausal depression: comparison of hormone replacement therapy and hormone replacement therapy plus fluoxetine. Chin Med J (Engl). 2004;117(2):189-94. [cited Jul 10, 2024]. Available at: http://www.ncbi.nlm.nih.gov/pubmed/14975200.
125. Li J, Li H, Yan P et al. Efficacy and safety of phytoestrogens in the treatment of perimenopausal and postmenopausal depressive disorders: a systematic review and meta-analysis. Int J Clin Pract. 2021;75(10):e14360.
126. Gambacciani M, Ciaponi M, Cappagli B et al. Effects of low-dose, continuous combined estradiol and noretisterone acetate on menopausal quality of life in early postmenopausal women. Maturitas. 2003;44(2):157-63.
127. Khoo SK, Coglan M, Battistutta D, Tippett V, Raphael B. Hormonal treatment and psychological function during the menopausal transition: an evaluation of the effects of conjugated estrogens/cyclic medroxyprogesterone acetate. Climacteric. 1998;1(1):55-62.
128. Brandon AR, Minhajuddin A, Thase ME, Jarrett RB. Impact of reproductive status and age on response of depressed women to cognitive therapy. J Women's Health. 2013;22(1):58-66.
129. Khoshbooii R, Hassan SA, Deylami N, Muhamad R, Engku Kamarudin EM, Alareqe NA. Effects of group and individual culturally adapted cognitive behavioral therapy on depression and sexual satisfaction among perimenopausal women. Int J Environ Res Public Health. 2021;18(14):7711.
130. Green SM, Donegan E, Frey BN et al. Cognitive behavior therapy for menopausal symptoms (CBT-Meno). Menopause. 2019;26(9):972-80.
131. Green SM, Key BL, McCabe RE. Cognitive-behavioral, behavioral, and mindfulness-based therapies for menopausal depression: A review. Maturitas. 2015;80(1):37-47.
132. Xiao X, Zhang J, Jin Y, Wang Y, Zhang Q. Effectiveness and safety of acupuncture for perimenopausal depression: a systematic review and meta-analysis of randomized controlled trials. Evidence-Based Complement Altern Med. 2020;2020:1-13.
133. Cramer H, Lauche R, Langhorst J, Dobos G. Effectiveness of yoga for menopausal symptoms: a systematic review and meta-analysis of randomized controlled trials. Evidence-Based Complement Altern Med. 2012;2012:1-11.
134. Shepherd-Banigan M, Goldstein KM, Coeytaux RR et al. Improving vasomotor symptoms; psychological symptoms; and health-related quality of life in peri- or post-menopausal women through yoga: an umbrella systematic review and meta-analysis. Complement Ther Med. 2017;34:156-64.
135. Chiu H-Y, Hsieh Y-J, Tsai P-S. Acupuncture to reduce sleep disturbances in perimenopausal and postmenopausal women. Obstet Gynecol. 2016;127(3):507-15.
136. Gordon JL, Halleran M, Beshai S, Eisenlohr-Moul TA, Frederick J, Campbell TS. Endocrine and psychosocial moderators of mindfulness-based stress reduction for the prevention of perimenopausal depressive symptoms: a randomized controlled trial. Psychoneuroendocrinology. 2021;130:105277.
137. Xiao C, Mou C, Zhou X. [Effect of mindfulness meditation training on anxiety, depression and sleep quality in perimenopausal women]. Nan Fang Yi Ke Da Xue Xue Bao. 2019;39(8):998-1002.
138. Xiao C, Chen Y, Wu Y, Mou C, Zhou X, Wang Z. Mindfulness-based stress reduction therapy as a preclinical intervention for peri-menopausal depressive moods – an observational study. Eur J Integr Med. 2020;39:101199.
139. Ismaili E, Walsh S, O'Brien PMS, Bäckström T, Brown C, Dennerstein L et al.; Consensus Group of the International Society for Premenstrual Disorders. Fourth consensus of the International Society for Premenstrual Disorders (ISPMD): auditable standards for diagnosis and management of premenstrual disorder. Arch Women's Ment Health. 2016;19(6):953.

Particularidades do Paciente Idoso no Contexto da Interconsulta Psiquiátrica

Gerardo Maria de Araujo Filho • Leisa Barbosa de Araujo •
Débora Motta Ramos Brianti

Introdução

Estudos têm observado que a **população idosa ocupa, atualmente, 60 a 65% dos leitos de internação em hospitais gerais**.[1,2] Esse grupo etário apresenta maior vulnerabilidade para o desenvolvimento de diversas morbidades, como infecções hospitalares, *delirium*, iatrogenias, quedas, desidratação e alterações do ritmo circadiano, com maiores índices de mortalidade em geral. Dessa forma, os idosos frequentemente demandam solicitações de interconsultas com a equipe de psiquiatria. Os três transtornos psiquiátricos (TP) mais encontrados em idosos internados são:

- *Delirium*, respondendo por aproximadamente 40% desses quadros
- Transtornos depressivos (cerca de 22%)
- Síndromes demenciais (cerca de 20%).

Em geral, o médico assistente não psiquiatra sente-se despreparado para lidar com a complexidade inerente a tais quadros, razão pela qual deve acionar o serviço de interconsulta psiquiátrica (ICP).[2,3] O serviço de **ICP hospitalar pode desempenhar um papel importante na redução da utilização excessiva de recursos de saúde**, uma vez que possibilita o reconhecimento precoce das condições psiquiátricas, bem como o manejo e a prevenção de prognósticos adversos, além de uma comunicação eficaz com ambulatórios e equipes de saúde mental da rede de atenção psicossocial (RAPS), como Centros de Atenção Psicossocial (CAPS), equipes da Estratégia de Saúde da Família (ESF) e Núcleos de Apoio às equipes de Saúde da Família (NASF).[1-3]

> População idosa ocupa 60 a 65% dos leitos de internação em hospitais gerais.

> A ICP permite o diagnóstico e o tratamento precoce de condições psiquiátricas, propiciando também prognósticos mais favoráveis.

> A ICP pode auxiliar na redução da utilização excessiva de recursos da saúde.

> Os diagnósticos mais frequentes nessa faixa etária são: *delirium*, transtornos depressivos e síndromes demenciais.

Perfil do interconsultor em psicogeriatria

Estabelecer um diagnóstico correto em psiquiatria geriátrica, ou psicogeriatria, e desenvolver um plano de tratamento adequado exige diligência na sistematização das causas e sintomatologias psiquiátricas e físicas. Dessa forma, a atividade de interconsulta na área de psicogeriatria exige um profissional com formação consistente em psiquiatria, em medicina clínica e em neurologia. Além disso, **o profissional deve apresentar sólido conhecimento de farmacologia e, especificamente, da psicofarmacologia, estando apto a reconhecer as interações medicamentosas mais frequentes e/ou importantes**. Deve também possuir inteligência emocional para saber conduzir a interação entre o médico assistente do paciente e os outros profissionais médicos, não médicos e cuidadores envolvidos em seu tratamento. Nesse sentido, estudos têm apontado quatro habilidades fundamentais para o bom exercício da interconsulta em psicogeriatria:[1,4]

> O interconsultor deve ter sólido conhecimento de psicofarmacologia, capacitação para o diagnóstico diferencial e habilidade para lidar com famílias.

- Conhecimento para avaliar as condições médicas com potencial para produzir sintomas psiquiátricos
- Capacidade para diferenciar transtornos cognitivos de transtornos do humor, e transtornos orgânicos de transtornos funcionais
- Habilidade para o manejo de medicações psicotrópicas
- Treinamento para avaliar e abordar fatores psicossociais, familiares e de suporte social.

Possíveis situações encontradas na interconsulta em psicogeriatria no hospital geral

O diálogo entre a psicogeriatria e as outras especialidades médicas, bem como entre as demais áreas da Saúde, consiste em uma oportunidade muito importante para a ampliação da integralidade da rede de cuidados aos idosos. Entretanto, **a sobreposição de territórios entre as diferentes especialidades e profissões nesse campo de trabalho multifacetado muitas vezes produz conflitos**, uma vez que cada área pode ser chamada para tratar o mesmo paciente. Diferenças no treinamento ou na formação recebidos, na história e na filosofia que fundamentam essas especialidades podem estar subjacentes a tais discordâncias.[1,5,6] Assim, essa interação também pode constituir fonte de estresse e desgaste se os profissionais consultores envolvidos não estiverem suficientemente habilitados para tais atividades. Algumas situações propícias ao surgimento de conflitos estão listadas a seguir:[1,6]

> Ocorrem divergências e assimetrias na abordagem do paciente idoso entre as diferentes especialidades em decorrência de treinamentos, formações e filosofias distintas.

- Quando o psicogeriatra intervém na prescrição do médico assistente, suspendendo algum medicamento em razão de possíveis efeitos adversos comportamentais ou agravando uma comorbidade psiquiátrica prévia no paciente. O médico assistente pode, nessas situações, se sentir desrespeitado profissionalmente
- Quando o psicogeriatra é chamado "em última instância". Diante de uma alteração comportamental em um paciente idoso, alguns serviços solicitam pareceres de outros profissionais, deixando a convocação da psiquiatria para último caso, quando nada se resolveu ou quando a situação se agravou. Nesses casos, o interconsultor psiquiátrico pode se sentir preterido, ou ficar ressentido por não ter sido chamado mais precocemente
- Quando os serviços solicitam pareceres concomitantes de diferentes especialidades para uma mesma situação clínica (p. ex., diante de um paciente com demência, solicitam parecer da psiquiatria, neurologia, geriatria e psicologia). Nessas situações, podem ocorrer divergências e assimetrias na abordagem e no manejo.

> Fomentar o diálogo entre a psicogeriatria e outras áreas do saber é essencial para o cuidado integral do idoso.

Dessa forma, os **psicogeriatras que exercem atividades de interconsulta em hospitais gerais devem ser capazes de reconhecer e administrar os conflitos interpessoais e interprofissionais que possam surgir em sua prática**, bem como as possíveis consequências negativas à assistência ao paciente que possam decorrer deles. Nesses casos, a capacidade de comunicação assertiva, bem como a disposição em escutar os posicionamentos de outros profissionais, são algumas habilidades importantes que devem ser desenvolvidas e aplicadas a essas situações. Sugere-se ainda que, sempre que possível, o interconsultor procure ativamente comunicar-se com os outros profissionais no sentido de dirimir dúvidas, aprofundar a discussão e estreitar os laços profissionais. Tais atitudes podem, inclusive, funcionar como uma proposta de parceria e uma "profilaxia" de conflitos em possíveis futuras solicitações de parecer.[1,6]

> O interconsultor deve fortalecer sua habilidade de comunicação e estreitar laços interprofissionais.

Aspectos farmacológicos associados ao idoso e o papel do interconsultor

Farmacocinética

A absorção, a distribuição, o metabolismo e a excreção correspondem aos processos farmacocinéticos que sofrem modificações com o envelhecimento. O fígado e os rins são os principais órgãos afetados na farmacologia do idoso; entretanto, outras estruturas também sofrem modificações.[7,8] **Os idosos podem apresentar problemas desde a ingestão até a excreção de fármacos.** Alguns fármacos podem ainda causar lesão gástrica (gastrite) por aderirem à mucosa local ou terem a absorção ineficiente pela diminuição da secreção de ácido clorídrico, do peristaltismo esofágico e gástrico, da perfusão do trato digestivo e da redução da superfície absortiva.[7,8] Além disso, **há uma diminuição sérica de proteínas plasmáticas, tendo como principal repercussão um aumento da fração livre de fármacos e, consequentemente, do risco de intoxicação medicamentosa.**[7,8] No fígado ocorre uma redução significativa no número de hepatócitos e de massa hepática, gerando um declínio de 30% da depuração hepática, diminuição do metabolismo de oxidação e conjugação e aumento na concentração plasmática dos fármacos. Alguns fármacos podem ser metabolizados e

> A absorção, a distribuição, o metabolismo e a excreção correspondem aos processos farmacocinéticos que sofrem modificações com o envelhecimento.

excretados por via hepatointestinal, enquanto outros sofrem excreção somente por via renal. Como consequência da senescência, há uma perda de 30 a 40% da massa renal, redução de 60% dos glomérulos, queda do fluxo sanguíneo, envelhecimento da cápsula glomerular, espessamento das paredes dos túbulos renais (atrofia tubular renal), diminuição do *clearance* de creatinina (1% ao ano), queda de 30 a 40% da taxa de filtração glomerular (TFG) e da secreção tubular. Como consequência desses processos, **a capacidade de eliminar os fármacos fica prejudicada, levando ao efeito prolongado dos fármacos de excreção renal**. Cabe ressaltar que a **redução da TFG é considerada a principal alteração farmacocinética do processo normal do envelhecimento de um indivíduo**.[7,8] A Tabela 32.1 mostra as principais alterações farmacocinéticas decorrentes da senescência.

Farmacodinâmica

O declínio dos mecanismos homeostáticos e de algumas funções orgânicas no idoso está intrinsecamente associado às alterações de sensibilidade a diversos fármacos. A redução do fluxo sanguíneo cerebral, a hipotensão ortostática, as disfunções renal e intestinal, a alteração da responsividade do reflexo barorreceptor, a dificuldade de termorregulação, a queda da capacidade cognitiva, as alterações metabólicas e a resposta imunitária diminuída são algumas dessas funções orgânicas associadas. Há ainda modificações na interação dos fármacos com seus receptores, com consequente efeito final à ação do medicamento. Por conta desses e de outros aspectos do processo do envelhecimento, a saúde do idoso deve ser abordada por uma avaliação integral e multidimensional, necessitando raciocínio clínico para as diferentes manifestações clínicas que um idoso pode apresentar por consequência de um fármaco.[7,8]

> O declínio dos mecanismos homeostáticos e de algumas funções orgânicas no idoso, principalmente hepática e renal, está associado às alterações de sensibilidade a diversos fármacos.

Polifarmácia

O aumento da expectativa de vida e o crescimento de até 46% na taxa de envelhecimento populacional durante os últimos 10 anos promoveram um aumento na prevalência de doenças

> O aumento da expectativa de vida e da taxa de envelhecimento populacional promoveram um aumento na prevalência de DCNT.

Tabela 32.1 Alterações farmacocinéticas decorrentes do processo de envelhecimento e possíveis repercussões clínicas.

Processos farmacológicos	Alterações no envelhecimento	Repercussões clínicas
Absorção	↓ Número de células de absorção ↑ pH gástrico ↓ Motilidade do trato digestório ↓ Fluxo sanguíneo esplênico	Atrofia intestinal Alteração da absorção de fármacos que necessitam dissolução com a acidez Alteração da absorção de medicamentos Alteração da absorção de lipossolúveis e de fármacos dependentes da 1ª passagem hepática
Distribuição	↓ Albumina sérica ↓ Massa hídrica e magra ↑ Massa de gordura	↑ Fração livre dos fármacos ↑ Risco de intoxicação ↓ Volume de distribuição dos hidrossolúveis ↓ Dose necessária para atingir concentração plasmática ↑ Volume de distribuição e meia-vida de fármacos lipossolúveis ↑ Duração dos efeitos, com potencial desenvolvimento de toxicidade
Metabolismo	↓ Fluxo sanguíneo hepático ↓ Massa hepática ↓ Atividade do citocromo p450	↓ Metabolismo de 1ª passagem ↓ Níveis plasmáticos ↓ Metabolismo oxidativo hepático ↑ Meia-vida das drogas metabolizadas pelo fígado
Excreção	↓ Número de glomérulos ↓ Massa renal total ↓ Fluxo plasmático renal ↓ TFG ↓ Secreção tubular	↓ Eliminação dos fármacos de excreção renal a ↑ meia-vida e ↑ nível sérico dos fármacos

TFG: taxa de filtração glomerular. (Adaptada de Oliveira e Corradi, 2018.[7])

crônicas não transmissíveis (DCNT), predispondo o idoso à polifarmácia e a um maior risco de reações adversas a medicamentos e à prescrição medicamentosa inadequada.[7-10] Atualmente, a polifarmácia é um grande tema a ser discutido na prática clínica e de extrema relevância a várias especialidades. Existem diversas definições que permeiam desde os aspectos qualitativos até os quantitativos. A definição qualitativa é a mais utilizada por estudos norte-americanos e estabelece polifarmácia como "a prescrição, administração ou uso de mais medicamentos do que está clinicamente indicado". Em contrapartida, os **estudos latino-americanos e europeus adotam a definição quantitativa que envolve "o uso simultâneo de vários medicamentos".**[7,11] Com base no critério de prevalência na literatura, considera-se polifarmácia quando ocorrer a utilização contínua de ≥ 5 tipos de medicamentos.[7-11] O uso de vários fármacos pode acarretar prejuízos para a saúde do idoso. Segundo o Centro Ibero-Americano, para a terceira idade é possível classificar essas interações em três níveis:

- Nível menor, em que os efeitos são usualmente leves, ocasionando poucas moléstias e podendo passar inadvertidamente, não requerendo tratamento adicional
- Nível moderado, que pode produzir deterioração na situação clínica dos pacientes e que requerem associação de tratamento
- Nível maior, no qual os efeitos são potencialmente ameaçadores para a vida, capazes de produzir um dano permanente.[7,8]

Além disso, sabe-se que, no Brasil, o acesso aos medicamentos é fácil, contribuindo para a automedicação. **As consequências do excesso de medicação são várias, como aumento nos custos de saúde** tanto para o paciente como para o sistema de Saúde, aumento da taxa de eventos adversos, uso de medicamentos potencialmente inapropriados (MPI), não adesão ao tratamento, aumento da incontinência urinária, aumento das interações droga-droga e droga-doença, diminuição da capacidade funcional e maiores índices de hospitalização e institucionalização.[7,11]

Iatrogenia

Iatrogenia é qualquer alteração patogênica provocada pela prática médica e que comumente é representada pela iatrofarmacogenia. A reação adversa a medicamentos (RAM), por sua vez, é considerada uma resposta nociva do organismo e não intencional ao uso de um medicamento cuja dose é normalmente utilizada nos seres humanos. A RAM consiste na principal causa de iatrogenia identificada na prática médica. **O risco de ela acontecer é de até 88% em idosos que utilizam cinco ou mais medicamentos.**[7,8,11] Os idosos são responsáveis por 25% das admissões hospitalares, seja por reação aguda, subaguda ou crônica por RAM. Essas são ainda mais frequentes quando os medicamentos são considerados inapropriados para uso em idosos.[7,12] Os medicamentos que mais frequentemente causam RAM são anti-inflamatórios não esteroides (AINEs), betabloqueadores, inibidores da enzima conversora de angiotensina (IECA), diuréticos, digoxina, antilipidêmicos, depressores do sistema nervoso central, os indutores (fenitoína e carbamazepina) e os inibidores enzimáticos (cimetidina e omeprazol).[7,12] **As principais reações adversas em idosos são confusão mental, quedas, hipotensão postural, incontinência urinária, retenção urinária e intestinal, sintomas parkinsonianos** que mimetizam a doença de Parkinson (p. ex., tremores, rigidez e lentificação dos movimentos), insônia, entre outras. A morbimortalidade da RAM relacionada ao uso de mais de um medicamento é elevada, uma vez que podem ser graves e inclusive fatais em indivíduos mais suscetíveis.[7,12]

Medicamentos potencialmente inapropriados

As alterações da composição corporal e das funções renal e hepática provocadas pelo processo do envelhecimento humano geram mudanças farmacocinéticas e farmacodinâmicas em vários medicamentos, como já foi discutido anteriormente. Por isso, **os idosos são considerados o grupo mais suscetível às RAM e ao uso de MPI.** Os MPI para idosos são fármacos prescritos por profissionais habilitados (médicos), mas que apresentam um risco de causar eventos adversos maior do que seus benefícios, gerando impacto negativo sobre a qualidade de vida.[7,8,10,13] Um fármaco pode ainda ser considerado potencialmente inapropriado pelo risco aumentado de reações adversas quando o uso do medicamento agrava sua doença de base ou por falta de evidências científicas acerca da eficácia terapêutica, visto que pesquisas clínicas para aprovação na comercialização de fármacos quase nunca têm como

---

Polifarmácia pode ser definida como o uso simultâneo de vários medicamentos.

O idoso é exposto à polifarmácia, o que aumenta o risco de reações adversas e interações medicamentosas.

O excesso de medicações aumenta os custos em saúde, a não adesão ao tratamento, os índices de hospitalização e institucionalização, além de reduzir a capacidade funcional.

A RAM é uma resposta nociva do organismo ao uso de um medicamento em doses usuais.

O risco de RAM em idosos é de até 88% quando do uso de cinco ou mais medicamentos.

Principais RAM em idosos são confusão mental, quedas, hipotensão postural, incontinência ou retenção urinária, sintomas parkinsonianos e insônia.

MPI são fármacos que têm um risco de causar eventos adversos maior do que seus benefícios.

população os idosos.[7,8,10] **Os agentes anticolinérgicos têm sido particularmente associados à maior ocorrência de quadros de confusão mental e de *delirium* na população idosa.**[7,14] Em razão da polifarmácia, a toxicidade anticolinérgica pode ocorrer por efeito acumulativo. Mesmo se o paciente recebe medicamentos sem composição reconhecidamente anticolinérgica, níveis anticolinérgicos têm sido encontrados em 14 dos 25 agentes mais prescritos para idosos e, cumulativamente, podem causar toxicidade.[7,14] Além disso, os medicamentos têm sido apontados como a causa mais frequente de sintomas depressivos induzidos por tratamento, sendo os anti-hipertensivos e os sedativos os agentes mais envolvidos. Com base nos dados citados, o **psiquiatra interconsultor tem a função de, na medida do possível, sempre reduzir a polifarmácia no idoso**, começando por substâncias usadas como "vitaminas, suplementos, fortificantes, antioxidantes", passando por agentes aparentemente inofensivos, mas que podem acarretar o aparecimento de efeitos adversos, até chegar a substâncias cujo risco/benefício não justifica mais seu uso.[7,14]

> Os agentes anticolinérgicos têm sido particularmente associados à maior ocorrência de quadros de confusão mental e de *delirium* na população idosa.

> O interconsultor tem a função de sempre reduzir a polifarmácia do idoso.

Diante desse panorama, pesquisadores propuseram instrumentos (listas ou critérios) que possibilitam a detecção de potenciais riscos iatrogênicos causados por medicamentos em idosos, sendo de grande utilidade na prática clínica. Os critérios de Beers foram o primeiro instrumento criado, em 1991, pelo geriatra norte-americano dr. Mark Howard Beers para classificar os principais medicamentos considerados inapropriados para uso em idosos a longo prazo. Desde então, outros instrumentos e listas de MPI têm sido elaborados e chancelados tanto pela American Society of Geriatric como pela European Union Geriatric Medicine Society.[15-18] Recentemente, foi publicado o Consenso Brasileiro de Medicamentos Potencialmente Inapropriados para idosos, que tem se tornado uma importante alternativa para carência de critérios adaptados à prática clínica do país, visto que muitos estudos utilizam, principalmente, os critérios de Beers para análise de grupos de idosos. Cabe ressaltar que apenas 60% dos medicamentos citados nos critérios de Beers são comercializados no Brasil, criando um viés nos resultados de vários estudos brasileiros.[17,18] A Tabela 32.2 mostra os principais MPI independentemente das condições clínicas/doenças. Todas essas listas de MPI são frequentemente utilizadas em grande escala por clínicas geriátricas e centros educacionais para pesquisa e desenvolvimento de indicadores de qualidade em serviços de Saúde.

Particularidades do paciente idoso internado no âmbito da interconsulta psiquiátrica

Entrevista clínica

A avaliação do idoso internado deve ser iniciada com uma entrevista psiquiátrica detalhada, em que algumas nuances precisam ser especialmente valorizadas. **Inicialmente deve-se realizar a entrevista diretamente com o paciente sozinho antes de outros sujeitos** (familiares ou cuidadores), uma vez que tal atitude aumenta a sensação de autovalorização, contribuindo para o aumento da confiança do idoso no entrevistador. Por outro lado, **é muito importante, em algum momento posterior, complementar a entrevista com um familiar, cuidador e com o médico assistente que solicitou a interconsulta.**[19]

Uma anamnese detalhada contribui fortemente para o estabelecimento das hipóteses diagnósticas e o entendimento da evolução clínica. Já nos itens referentes à identificação, a escolaridade, a história profissional e as atividades cotidianas do paciente ajudam a estimar o nível de desempenho cognitivo e funcional prévio à instalação da doença, sendo úteis para comparação em relação ao desempenho atual do sujeito, colaborando para a determinação de haver ou não um declínio cognitivo e/ou comportamental, qual sua intensidade e qual seu impacto na funcionalidade. No detalhamento da história clínica, é fundamental identificar os sintomas iniciais do quadro atual, como surgiram (aguda, subaguda ou insidiosamente) e seu padrão de evolução (progressivo, flutuante ou estável).[19]

De modo imprescindível, os antecedentes patológicos pessoais de TP (transtornos do humor, uso de substâncias psicoativas, esquizofrenia, transtornos da personalidade) e neurológicos (doença de Parkinson, epilepsia, acidente vascular cerebral [AVC]), devem ser levantados. É importante também averiguar a presença de fatores de risco cerebrovasculares (hipertensão arterial sistêmica, diabetes, dislipidemia, tabagismo, obesidade, sedentarismo), que podem orientar o raciocínio diagnóstico para etiologia vascular de sintomas cognitivos

Tabela 32.2 Medicamentos potencialmente inapropriados independentemente das condições clínicas/doenças.

Classe	Medicamentos
Sistema cardiovascular	**Bloqueadores alfa-1**: doxazosina, prazosina, terazosina **Alfa-agonistas de ação central**: clonidina, metildopa, reserpina (> 0,1 mg/dia) **Antiarrítmicos**: amiodarona, propafenona, quinidina, sotalol, ácido acetilsalicílico (> 150 mg/dia), digoxina (> 0,125 mg/dia), dipiridamol **Diuréticos**: bumetanida, furosemida, piretanida
Sistema endócrino	**Estrógeno**: com ou sem progesterona **Andrógenos**: clorpropamida **Antidiabético oral**: glibenclamida **Hormônio do crescimento**: somatropina
Sistema gastrointestinal	**Antiespasmódicos gastrointestinais**: hiosciamina, escopolamina, loperamida, codeína, metoclopramida, óleo mineral (via oral) **Inibidores de bomba de prótons**: omeprazol, pantoprazol, lanzoprazol, rabeprazol, esomeprazol, tenatoprazol por mais de 8 semanas
Sistema nervoso central	**Antiparkinsonianos**: biperideno, triexifenidil **Anti-histamínicos de 1ª geração**: bronfeniramina, carbinoxamina, ciproeptadina, clemastina, clorfeniramina, dexclorfeniramina, difenidramina, dimenidrinato, doxilamina, hidroxizina, meclizina, prometazina, triprolidina **Antipsicóticos de 1ª geração**: clorpromazina, flufenazina, haloperidol, levomepromazina, penfluridol, periciazina, pimozida, pipotiazina, sulpirida, tioridazina, trifluoperazina, zuclopentixol **Antipsicóticos de 2ª geração**: amissulprida, aripiprazol, clozapina, olanzapina, paliperidona, quetiapina, risperidona, ziprasidona **Barbitúricos**: fenobarbital, tiopental **Benzodiazepínicos**: alprazolam, bromazepam, clobazam, clonazepam, clordiazepóxido, cloxazolam, diazepam, estazolam, flunitrazepam, flurazepam, lorazepam, midazolam, nitrazepam **Hipnóticos não benzodiazepínicos**: zolpidem **Antidepressivos tricíclicos**: amitriptilina, imipramina, nortriptilina, clomipramina, maprotilina, tioridazina
Sistema musculoesquelético	**Relaxantes musculares**: carisoprodol, ciclobenzaprina, orfenadrina **AINEs**: ácido acetilsalicílico (> 325 mg/dia), diclofenaco, etodolaco, fenoprofeno, ibuprofeno, cetoprofeno, meloxicam, naproxeno, piroxicam, indometacina, cetorolaco **Corticosteroides sistêmicos (mais de 3 meses)**: betametasona, budesonida, deflazacorte, dexametasona, fludrocortisona, hidrocortisona, metilprednisolona, prednisolona, prednisona **Colchicina** (uso prolongado) **Opioides**: alfentanila, fentanila, hidromorfona, metadona, morfina, nalbufina, oxicodona, petidina, remifentanila, sufentanila (uso prolongado) **Petidina**: dolantina, meperidina

AINEs: anti-inflamatórios não esteroides. (Adaptada de Oliveira e Corradi, 2018.[7])

e comportamentais. **Além disso, listar todos os fármacos de uso no presente e no passado ajuda a excluir possíveis causas medicamentosas de alteração da cognição e do comportamento,** particularmente aqueles com ação anticolinérgica e sedativa, como antidepressivos tricíclicos e benzodiazepínicos. Em razão dos riscos genéticos para algumas doenças neurodegenerativas, é importante questionar sobre os possíveis antecedentes familiares de síndromes cognitivas e demais alterações de comportamento de início tardio.[19]

Exame do estado mental

O paciente idoso internado em hospital geral, seja em razão do processo de envelhecimento, da doença de base que causou a internação ou da presença de declínio cognitivo, neuropsiquiátrico e funcional, pode apresentar várias alterações ao exame do estado mental. Para a elaboração do diagnóstico psiquiátrico, tais alterações devem sempre ser contextualizadas e analisadas à luz tanto da presença de doenças clínicas, psiquiátricas e/ou neurológicas, como da presença de questões situacionais como a própria situação de estar internado. As principais alterações presentes ao exame do estado mental em idosos internados estão descritas na Tabela 32.3.[19]

Uso de escalas e testes diagnósticos

As escalas e os testes diagnósticos têm sido utilizados de maneira crescente na avaliação dos pacientes idosos, pelo fato de registrarem de modo objetivo a presença ou não de alterações

> Escalas e testes diagnósticos são uma forma objetiva de registrar a presença ou não de alterações.

Tabela 32.3 Principais alterações presentes ao exame do estado mental em idosos internados.

Função psíquica	Principais alterações
Nível de consciência	Frequência elevada de flutuações do nível de consciência, podendo indicar a presença de *delirium*, demência com corpos de Lewy, ou em razão da mudança de ambiente (situação de estar internado)
Apresentação	Déficits no autocuidado, em razão da limitação da funcionalidade e da perda dos referenciais (situação de estar internado), bem como da presença de síndromes depressivas ou demenciais, podem estar presentes
Atitude	Atitude reservada, desconfiada, ou até desinibida e inadequada, passando por irritada e impaciente. Pode estar associada à presença de *delirium*, depressão, síndromes psicóticas, síndromes demenciais e/ou como reação à doença de base ou à situação de estar internado
Atenção	Déficits atencionais, com prejuízo da atenção voluntária e/ou espontânea, ou mesmo hipoprosexia, podem estar presentes, podendo estar associados à presença de *delirium*, depressão (desinteresse pelo ambiente), síndromes demenciais e como reação à doença de base ou à situação de estar internado
Orientação	Desorientação temporal e espacial é frequentemente encontrada, podendo estar associada à presença de *delirium*, síndromes demenciais e/ou à situação de estar internado (mudança de ambiente)
Pensamento	Alterações do curso (lentificação ou aceleração), forma (desagregação, fuga de ideias, descarrilhamentos) e/ou de conteúdo (delírios) podem estar presentes, estando associadas à presença de *delirium*, depressão (desinteresse pelo ambiente), síndromes psicóticas, síndromes demenciais e como reação à doença de base ou à situação de estar internado
Sensopercepção	Alucinações (principalmente visuais) podem ocorrer, estando associadas a *delirium*, a síndromes demenciais ou como reação à internação (mudança de ambiente)
Memória	Vários déficits de memória episódica, memória semântica, memória de trabalho e memória de procedimentos podem estar presentes, associados a síndromes demenciais, à depressão (pseudodemência depressiva) ou a déficits de memória prévios
Linguagem	Afasias (fluentes e não fluentes) e anomias podem estar presentes e associadas a *delirium* (hipoativo) e a síndromes demenciais. Mutismo pode estar presente nos pacientes com quadros depressivos e nos quadros psicóticos crônicos
Psicomotricidade	Inquietação ou agitação psicomotora, bem como lentificação psicomotora e sintomas catatoniformes podem estar presentes, associados a *delirium*, síndromes demenciais, quadros depressivos e psicóticos. Podem também ocorrer como reativos à mudança de ambiente e como reação à internação
Humor/afeto	Humor hipotímico/deprimido pode ocorrer associado a quadros depressivos e nas reações depressivas à internação Humor exaltado/disfórico pode ocorrer como reativo à internação, nos pacientes com diagnóstico prévio de transtorno bipolar, nas síndromes demenciais e nos quadros de *delirium* Afeto distanciado/embotado pode ocorrer, estando associado a quadros depressivos, reações depressivas à internação, quadros psicóticos crônicos, *delirium* hipoativo, e síndromes demenciais Labilidade afetiva pode estar presente, estando associada a quadros demenciais e ao *delirium*, principalmente
Crítica/noção de doença	Podem estar comprometidos em graus variados, ocorrendo como secundários ao *delirium*, aos quadros demenciais, às síndromes depressivas e psicóticas

Adaptada de Botega, 2017.[19]

como déficits cognitivos, sintomas neuropsiquiátricos e funcionalidade. As principais escalas diagnósticas utilizadas estão descritas a seguir.[19]

Miniexame do estado mental

O miniexame do estado mental (MEEM) consiste em um teste desenvolvido tradicionalmente usado na avaliação diagnóstica e no acompanhamento de pacientes com demência. É de fácil e rápida aplicação, e os domínios cognitivos avaliados são: orientação temporal e espacial, memória imediata (de trabalho), atenção, evocação (memória episódica), linguagem, habilidades visuoespaciais e praxia (Tabela 32.4). **Os pontos de corte variam conforme a idade e a escolaridade da população.** O MEEM foi validado no Brasil por Bertolucci et al.[20] Os pontos de corte estabelecidos para a população brasileira são: analfabetos, 20; sujeitos com escolaridade de 1 a 4 anos, 25; de 5 a 8 anos, 26,5; de 9 a 11 anos, 28; e ≥ 12 anos, 29.

Como não avalia as funções executivas, o MEEM pode não ter boa acurácia para o comprometimento cognitivo secundário à doença cerebrovascular de pequenos vasos, à demência na doença de Parkinson (DP) e às demências por corpúsculos de Lewy (DCL)

> MEEM não avalia funções executivas e não tem boa acurácia para prejuízo cognitivo secundário a doença cerebrovascular, demência em DP, DCL e DFT.

Tabela 32.4 Miniexame do estado mental (MEEM).

Nome do paciente: _____
Data da avaliação: _____/____/____
Escolaridade (nº de anos completos de estudo): _____
Ex.: levou 10 anos para concluir a 4ª série, considera-se escolaridade de 4 anos.

MINIEXAME DO ESTADO MENTAL (MEEM)

ORIENTAÇÃO

*Qual é o (ano) (estação) (dia/semana) (dia/mês) e (mês)	5
*Onde estamos (país) (estado) (cidade) (**rua ou local**)[1] (**nº ou andar**)[2]	5

REGISTRO

*Dizer três palavras: **pente, rua, azul** (pedir para prestar atenção, pois terá que repetir mais tarde). Pergunte pelas três palavras após tê-las nomeado. Repetir até 5 vezes, para que evoque corretamente e anotar número de vezes: ____	3

ATENÇÃO E CÁLCULO

*Subtrair: 100 – 7 (cinco tentativas: 93 – 86 – 79 – 72 – 65) **Alternativo**:[3] série de sete dígitos (5 8 2 6 9 4 1)	5

EVOCAÇÃO

*Perguntar pelas três palavras anteriores (**pente, rua, azul**)	3

LINGUAGEM

*Identificar lápis e relógio de pulso (sem estar no pulso)	2
*Repetir: "Nem aqui, nem ali, nem lá"	1
*Seguir o comando de três estágios: "Pegue o papel com a mão direita, dobre ao meio e ponha no chão" (falar essa frase de forma inteira e apenas 1 vez)	3
*Ler ("só com os olhos") e executar: **feche os olhos**	1
*Escrever uma frase (um pensamento, ideia completa)	1
*Copiar o desenho:	1

TOTAL:	30

[1]**Rua** é usado para visitas domiciliares. **Local** para consultas no hospital ou outra instituição.
[2]**Nº** é usado para visitas domiciliares. **Andar** para consultas no hospital ou outra instituição.
[3]**Alternativo** é usado quando o entrevistado erra **já** na primeira tentativa, **ou** acerta na primeira e erra na segunda. **Sempre** que o alternativo for utilizado, o escore do item será aquele obtido com ele. **Não importa se a pessoa refere ou não saber fazer cálculos** – de qualquer forma se inicia o teste pedindo que faça a subtração inicial. A ordem de evocação tem que ser exatamente a da apresentação!
Obs.: na forma alternativa a pontuação máxima também é de 5 pontos. A ordem de evocação tem que ser exatamente a da apresentação.

Assinatura e carimbo do médico: _____

e frontotemporal (DFT), particularmente em estágios iniciais. Além disso, não é uma boa ferramenta para avaliar pacientes com escolaridade elevada e condições pré-demenciais, já que é uma medida superficial da cognição, podendo apresentar resultados falso-negativos nesses contextos.[19-24]

Teste do desenho do relógio

No teste do desenho do relógio (TDR), solicita-se ao paciente que desenhe um relógio, iniciando pelo contorno, em seguida colocando todos os números e, por fim, marcando, com os ponteiros, um horário determinado (p. ex., 11 horas e 10 minutos). Um dos métodos de correção consiste em pontuar 0 ou 1 para cada tarefa, totalizando-se 3 pontos: 1 ponto para o contorno, 1 ponto para a sequência e a disposição correta dos números e 1 ponto para a marcação correta do horário com os ponteiros (Tabela 32.5).[25]

É um teste que avalia principalmente praxia (desenho do círculo e dos ponteiros e escrita dos números) e funções executivas (sequência e disposição corretas dos números e abstração na marcação do horário com os ponteiros dos minutos).[8,17] Para uma testagem cognitiva mínima e rápida, sugere-se o MEEM com o TDR, já que o TDR complementa o MEEM por melhor avaliar funções executivas, rastreando-se, assim, os principais domínios cognitivos.[19,26]

> TDR avalia praxia e funções executivas. O uso do TDR junto ao MEEM favorece o rastreamento dos principais domínios cognitivos.

Montreal cognitive assessment

O *Montreal Cognitive Assessment* (MoCA) é um teste de rastreio cognitivo e de rápida aplicação (cerca de 10 minutos). A pontuação varia de 0 a 30, e o valor de corte da normalidade é maior ou igual a 26, de acordo com a versão brasileira (Figura 32.1). Suas vantagens sobre o MEEM são a abrangência dos principais domínios cognitivos e a melhor acurácia na discriminação entre indivíduos sadios e com comprometimento cognitivo leve (CCL). A escolaridade acaba sendo um importante viés desse instrumento, uma vez que domínios cognitivos influenciados pela educação formal, como fluência verbal e abstração, têm peso importante na nota final.[19,27,28]

> MoCA avalia os principais domínios cognitivos e tem melhor acurácia na discriminação entre indivíduos sadios e com CCL.

Fluência verbal

Conta-se o **número de palavras que o paciente é capaz de dizer em 1 minuto, a partir de uma categoria semântica** (p. ex., animais, ferramentas ou frutas) **ou de uma categoria fonêmica** (p. ex., palavras que começam com as letras F, A ou S). Não se consideram nomes próprios (p. ex., de pessoas ou cidades) e sequência de palavras derivadas (como fogo e fogueira, ou sabor, saboroso e saborear). É um teste que pode ser usado para avaliar a linguagem (semântica e fonêmica), mas também é influenciado pelas funções executivas, uma vez que sua execução envolve uma tarefa cognitiva de seleção de palavras de acordo com uma lógica abstrata.[8]

> O teste de fluência verbal (FV) é usado para avaliar linguagem, sendo influenciado pelas funções executivas.

Tabela 32.5 Teste do desenho do relógio.

Dê uma folha de papel em branco (tamanho A4), deixe que a pessoa escolha livremente o local a ser utilizado
Diga ao paciente: "Desenhe um relógio com todos os números no mostrador e coloque os ponteiros marcando 2 horas e 45 minutos"
Se, por iniciativa própria, ela achar que não ficou bem e quiser desenhar de novo, é permitido

Relógio e número estão corretos	**6 a 10 pontos**
Tudo está correto	10
Leve desordem nos ponteiros (p. ex.: ponteiro das horas sobre o 2)	9
Desordem nos ponteiros mais acentuada (p. ex.: apontando 2 h 20)	8
Ponteiros completamente errados	7
Uso inapropriado (p. ex.: marcação digital ou círculos envolvendo números)	6
Relógio e números incorretos	**1 a 5 pontos**
Números em ordem inversa, ou concentrados em alguma parte do relógio	5
Números faltando ou situados fora dos limites do relógio	4
Números e relógio não conectados; ausência de ponteiros	3
Alguma evidência de ter entendido as instruções, mas pouca semelhança com relógio	2
Não tentou ou não conseguiu representar um relógio	1

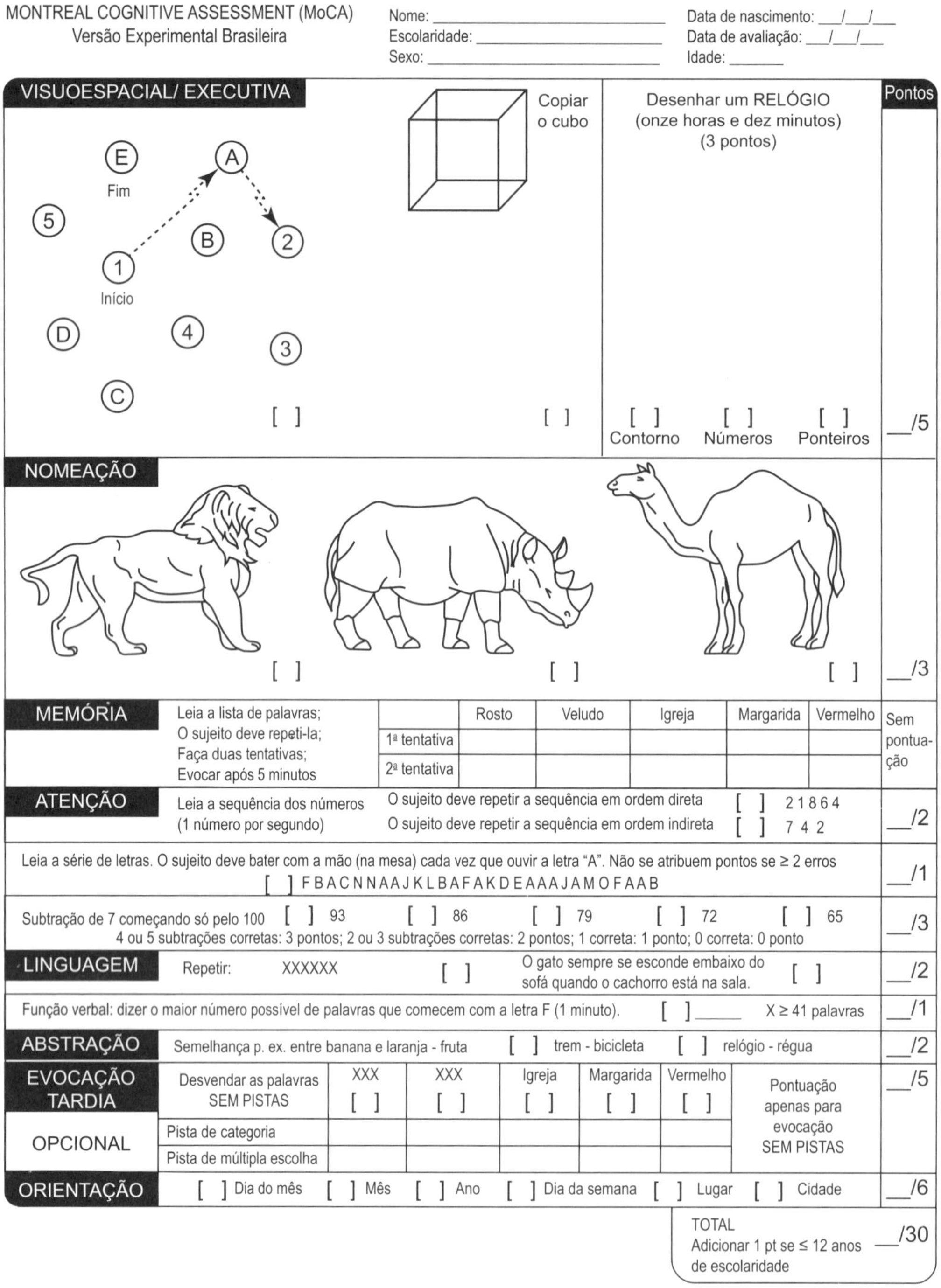

MONTREAL COGNITIVE ASSESSMENT (MoCA)
Versão Experimental Brasileira

Nome: ______ Data de nascimento: __/__/__
Escolaridade: ______ Data de avaliação: __/__/__
Sexo: ______ Idade: ______

		Pontos
VISUOESPACIAL/ EXECUTIVA — (E) Fim, (A), (5), (B), (2), (1) Início, (D), (4), (3), (C) [ ] · Copiar o cubo [ ] · Desenhar um RELÓGIO (onze horas e dez minutos) (3 pontos) [ ] Contorno [ ] Números [ ] Ponteiros		__/5
NOMEAÇÃO [ ] [ ] [ ]		__/3

MEMÓRIA	Leia a lista de palavras; O sujeito deve repeti-la; Faça duas tentativas; Evocar após 5 minutos		Rosto	Veludo	Igreja	Margarida	Vermelho	Sem pontuação
		1ª tentativa						
		2ª tentativa						

ATENÇÃO	Leia a sequência dos números (1 número por segundo)	O sujeito deve repetir a sequência em ordem direta [ ] 2 1 8 6 4 O sujeito deve repetir a sequência em ordem indireta [ ] 7 4 2	__/2
	Leia a série de letras. O sujeito deve bater com a mão (na mesa) cada vez que ouvir a letra "A". Não se atribuem pontos se ≥ 2 erros [ ] F B A C N N A A J K L B A F A K D E A A A J A M O F A A B		__/1
	Subtração de 7 começando só pelo 100 [ ] 93 [ ] 86 [ ] 79 [ ] 72 [ ] 65 4 ou 5 subtrações corretas: 3 pontos; 2 ou 3 subtrações corretas: 2 pontos; 1 correta: 1 ponto; 0 correta: 0 ponto		__/3
LINGUAGEM	Repetir: XXXXXX [ ]	O gato sempre se esconde embaixo do sofá quando o cachorro está na sala. [ ]	__/2
	Função verbal: dizer o maior número possível de palavras que comecem com a letra F (1 minuto). [ ]____ X ≥ 41 palavras		__/1
ABSTRAÇÃO	Semelhança p. ex. entre banana e laranja - fruta [ ] trem - bicicleta [ ] relógio - régua		__/2

EVOCAÇÃO TARDIA	Desvendar as palavras SEM PISTAS	XXX [ ]	XXX [ ]	Igreja [ ]	Margarida [ ]	Vermelho [ ]	Pontuação apenas para evocação SEM PISTAS	__/5
OPCIONAL	Pista de categoria							
	Pista de múltipla escolha							

ORIENTAÇÃO	[ ] Dia do mês [ ] Mês [ ] Ano [ ] Dia da semana [ ] Lugar [ ] Cidade	__/6

TOTAL
Adicionar 1 pt se ≤ 12 anos de escolaridade __/30

Figura 32.1 *Montreal Cognitive Assessment* (MoCA).

A escolaridade pode afetar o desempenho na fluência verbal, tendo em vista que o teste está associado diretamente com o vocabulário e a capacidade de abstração do indivíduo. Por isso, embora possa ser utilizado no rastreio cognitivo rápido por meio de uma interpretação qualitativa, uma análise quantitativa precisa basear-se em dados normativos validados, considerando-se a idade e a escolaridade do paciente.[19,29]

Confusion assessment method

CAM auxilia na identificação do *delirium*.

O *confusion assessment method* (CAM) consiste em uma escala desenvolvida para auxiliar médicos não psiquiatras a identificarem *delirium* (Tabela 32.6). Em função de sua acurácia, rápida aplicação e facilidade, tornou-se o instrumento padronizado mais amplamente utilizado na prática clínica e para pesquisa nas últimas duas décadas. Mostra sensibilidade de 94% e especificidade de 89%.[19]

Tabela 32.6 *Confusion assessment method* (CAM).

Pontos	Classificação	Descrição
+4	Agressivo	Violento, perigoso
+3	Muito agitado	Conduta agressiva, remoção de tubos e cateteres
+2	Agitado	Movimentos sem coordenação frequente
+1	Inquieto	Ansioso, mas sem movimentos agressivos ou vigorosos
0	Alerta, calmo	
−1	Sonolento	Não se encontra totalmente alerta, mas tem o despertar sustentado ao som da voz (mais de 10 s)
−2	Sedação leve	Acorda rapidamente e faz contato visual com o som da voz (menos de 10 s)
−3	Sedação moderada	Movimento ou abertura dos olhos ao som da voz (mas sem contato visual)
−4	Sedação profunda	Não responde ao som da voz, mas movimenta ou abre os olhos com estimulação física
−5	Incapaz de responder	Não responde ao som da voz ou ao estímulo físico

1. Observar o paciente
- Paciente está alerta, inquieto ou agitado (0 a 4)
2. Se não está alerta, dizer o nome do paciente e pedir para ele abrir os olhos e olhar para o profissional
- Paciente acordado com abertura dos olhos sustentada e contato visual (−1)
- Paciente acordado realizando abertura de olhos e contato visual, porém breve (−2)
- Paciente é capaz de fazer algum tipo de movimento, porém sem contato visual (−3)
3. Quando o paciente não responde a estímulo verbal, realizar estímulo físico
- Paciente realiza algum movimento ao estímulo físico (−4)
- Paciente não responde a qualquer estímulo (−5)

Manual CAM-ICU para o diagnóstico do *delirium*.

CAM-ICU – Características e Descrição

Característica 1: Início agudo ou curso flutuante   Ausente   Presente

A) Há evidência de uma alteração aguda no estado mental em relação ao estado basal?
ou
B) Este comportamento (anormal) flutuou nas últimas 24 horas, isto é, teve tendência a vir e ir, diminuir na sua gravidade, tendo sido evidenciado por flutuações na escala de sedação (p. ex., *Richmond Agitation Sedation Scale* (RASS), Glasgow, avaliação de *delirium* prévio)

Característica 2: Falta de atenção   Ausente   Presente

O paciente teve dificuldades em focar a atenção, tal como evidenciado por índices inferiores a 8, quer no componente visual quer no componente auditivo do Teste de Atenção (ASE, do inglês *attention screening examination*)?

Característica 3: Pensamento desorganizado   Ausente   Presente

Existem sinais de pensamento desorganizado ou incoerente, tal como evidenciado por respostas incorretas a perguntas a duas ou mais das 4 questões e/ou incapacidade de obedecer aos comandos:

Questões (alternar conjunto A e conjunto B)

Conjunto A:
1. Uma pedra pode flutuar na água?
2. Existem peixes no mar?
3. Um quilo pesa mais do que 2 quilos?
4. Pode-se usar um martelo para pesar uma agulha?

Conjunto B:
1. Uma folha pode flutuar na água?
2. Existem elefantes no mar?
3. Dois quilos pesam mais que um quilo
4. Pode-se usar um martelo para cortar madeira?

Característica 4. Nível de consciência alterado   Ausente   Presente

O nível de consciência do paciente é outro qualquer que não o alerta* tal como o vígil,** letárgico*** ou estuporoso ****? (p. ex., RASS diferente de "0" na altura da avaliação)
CAM-ICU Global (Características 1 e 2 e qualquer característica 3 ou 4)

*Alerta: completamente ciente do ambiente, e interatua apropriadamente de forma espontânea. **Vigilante: hiperalerta. ***Letárgico: sonolento, mas facilmente despertável, não está ciente de alguns elementos do ambiente ou não interage de forma apropriada com o entrevistador; torna-se completamente ciente do ambiente e interage apropriadamente quando estimulado minimamente. ****Estuporoso: completamente alheado mesmo quando estimulado vigorosamente; só despertável com estímulos vigorosos e repetidos, e assim que o estímulo cessa, o indivíduo estuporoso volta para o estado anterior de não despertável.

Adaptada de Ely et al., 2001.[6]

Inventário neuropsiquiátrico

É um dos instrumentos mais utilizados tanto em pesquisa como na prática clínica na avaliação dos sintomas neuropsiquiátricos em idosos. É preenchido pelo clínico, com base nas respostas do cuidador ou familiar que convive com o paciente (Tabela 32.7).[30] Em 2010, ele foi revisado, desenvolvendo-se uma nova versão – Inventário neuropsiquiátrico/escala de avaliação do clínico (NPI-C em inglês).

Tabela 32.7 Inventário neuropsiquiátrico.

Por favor, responda às questões seguintes, com base nas alterações ocorridas a partir do momento em que o idoso começou a manifestar problemas de memória.
Assinale "sim" apenas se o sintoma esteve presente nos últimos 30 dias. Caso contrário, assinale a resposta "não".

Por cada item positivo:

Indique a gravidade do sintoma (como afeta o idoso)
1 = Ligeiro (identificável, mas não é uma mudança significativa)
2 = Moderado (significativo, mas não é uma mudança dramática)
3 = Grave/severo (muito marcado ou proeminente; mudança dramática)

Indique o grau de perturbação que sente devido ao sintoma (como afeta a si)
0 = Nada perturbador
1 = Mínimo (levemente perturbador, não é um problema que me dê trabalho)
2 = Ligeiro (um pouco perturbador, geralmente é fácil lidar com o problema)
3 = Moderado (muito perturbador, nem sempre é fácil lidar com o problema)
4 = Grave (bastante perturbador, é difícil lidar com o problema)
5 = Extremo ou muito grave (extremamente perturbador, sou incapaz de lidar com o problema)

Por favor, responda cuidadosamente a cada pergunta

		Gravidade do sintoma			Grau de perturbação					
Delírios Sim Não	O idoso tem crenças falsas, pensa que está sendo roubado ou estão fazendo algum mal a ele?	1	2	3	0	1	2	3	4	5
Alucinações Sim Não	O idoso tem alucinações, como visões ou vozes falsas? Ouve ou vê coisas que não estão presentes?	1	2	3	0	1	2	3	4	5
Agitação ou agressão Sim Não	O idoso resiste à ajuda dos outros, é de trato difícil?	1	2	3	0	1	2	3	4	5
Depressão ou disforia Sim Não	O idoso parece triste ou diz que está deprimido? Ele chora?	1	2	3	0	1	2	3	4	5
Ansiedade Sim Não	O idoso fica perturbado quando se separa de si? Demonstra sinais de nervosismo, como falta de ar, suspiros e incapacidade de relaxar, ficando muito tenso?	1	2	3	0	1	2	3	4	5
Exaltação ou euforia Sim Não	O idoso aparenta sentir-se muito bem ou excessivamente feliz?	1	2	3	0	1	2	3	4	5
Apatia ou indiferença Sim Não	O idoso parece menos interessado nas suas atividades habituais e nas atividades ou planos dos outros?	1	2	3	0	1	2	3	4	5
Desinibição Sim Não	O idoso parece agir impulsivamente? Por exemplo, fala com estranhos como se os conhecesse ou diz coisas que podem ferir os sentimentos das outras pessoas?	1	2	3	0	1	2	3	4	5
Irritabilidade ou labilidade Sim Não	O idoso fica impaciente ou irritadiço? Ele tem dificuldade em lidar com demoras/atrasos ou em esperar por atividades planejadas?	1	2	3	0	1	2	3	4	5
Distúrbio motor Sim Não	O idoso ocupa-se com atividades repetitivas, tais como andar às voltas pela casa, carregar em botões, enrolar cordas/cordões/fitas, ou fazer outras coisas repetidamente?	1	2	3	0	1	2	3	4	5
Comportamentos noturnos Sim Não	O idoso acorda durante a noite, levanta-se muito cedo pela manhã, ou dorme várias sestas durante o dia?	1	2	3	0	1	2	3	4	5
Apetite e alimentação Sim Não	O idoso perdeu ou ganhou peso, ou teve alterações no tipo de comida/alimentos de que gosta?	1	2	3	0	1	2	3	4	5

Fonte: Cummings et al., 1994.[31]

O NPI-C também considera a entrevista com o paciente e a impressão clínica do avaliador, evitando vieses relacionados a informações exclusivas do cuidador. Além disso, a nova versão revisou os domínios neuropsiquiátricos, com o objetivo de melhorar a confiabilidade, aprofundar a avaliação de cada domínio e refinar a descrição de sintomas frequentes em estágios graves da demência. O NPI-C estabelece os seguintes domínios neuropsiquiátricos: delírios, alucinações, agitação, agressividade, depressão/disforia, ansiedade, elação/euforia, apatia/indiferença, desinibição, irritabilidade/labilidade, distúrbio motor aberrante, distúrbios do sono, distúrbios do apetite e da alimentação e vocalizações aberrantes. O NPI-C foi traduzido e validado para a população brasileira, e seu uso está disponível.[32,33]

> NPI-C é um instrumento que considera as informações obtidas com cuidador ou família e impressão do clínico durante a entrevista.

Instrumentos para avaliar a funcionalidade

A funcionalidade pode ser dividida em atividades instrumentais da vida diária (AIVD) e atividades básicas da vida diária (ABVD). As AIVD correspondem a tarefas de maior dificuldade cognitiva, como cuidar das próprias finanças, arrumar e fazer pequenos reparos na casa, usar o telefone, preparar uma refeição para si mesmo, fazer compras, tomar corretamente os medicamentos e locomover-se fora de casa de maneira independente. As ABVD referem-se ao autocuidado, como vestir-se, tomar banho, alimentar-se, fazer a higiene pessoal, controlar esfíncteres, sentar-se, levantar-se e deitar-se sem a necessidade de ajuda.[34] O questionário de atividades funcionais de Pfeffer (Tabela 32.8) e o *Functional assessment staging* (FAST) (Tabela 32.9) são instrumentos úteis para a mensuração da funcionalidade na prática clínica.

> A avaliação da funcionalidade ajuda na caracterização dos estágios iniciais do declínio cognitivo.

> As AIVD correspondem a tarefas de maior dificuldade cognitiva. ABVD referem-se ao autocuidado, controle de esfíncteres e capacidade de movimentar-se sem ajuda.

Tabela 32.8 Questionário de atividades funcionais de Pfeffer (QPAF).

Sim, é capaz	0
Nunca o fez, mas poderia fazer agora	0
Com alguma dificuldade, mas faz	1
Nunca fez e teria dificuldade agora	1
Necessita de ajuda	2
Não é capaz	3

As questões são:

1. (pessoa idosa) é capaz de cuidar do seu próprio dinheiro?
2. (pessoa idosa) é capaz de fazer as compras sozinho (p. ex., de comida e roupa)?
3. (pessoa idosa) é capaz de preparar uma refeição?
4. (pessoa idosa) é capaz de preparar comida?
5. (pessoa idosa) é capaz de manter a recordação dos acontecimentos e do que se passa no ambiente?
6. (pessoa idosa) é capaz de prestar atenção, entender uma discussão ou programa de televisão etc.?
7. (pessoa idosa) é capaz de lidar com medicamentos?
8. (pessoa idosa) é capaz de lembrar de compromissos e acontecimentos familiares?
9. (pessoa idosa) é capaz de fazer uma atividade de lazer?
10. (pessoa idosa) é capaz de encontrar alguém ou ir até algum local que visita com frequência?
11. (pessoa idosa) é capaz de manipular pequenos objetos de uso pessoal?
12. (pessoa idosa) é capaz de cuidar de si em suas atividades pessoais?
13. (pessoa idosa) é capaz de ficar sozinho sem problemas?

Notas:
Escores > 6 devem chamar a atenção e, se associados a outros testes de função cognitiva alterados, indicam encaminhamento para avaliação neurológica mais aprofundada

Questionário de Pfeffer é uma escala de 11 questões aplicada ao acompanhante ou cuidador da pessoa idosa discorrendo sobre a capacidade desta em desempenhar determinadas funções. As respostas seguem um padrão: sim, é capaz (0); nunca o fez, mas poderia fazer agora (0); com alguma dificuldade, mas faz (1); nunca fez e teria dificuldade agora (1); necessita de ajuda (2); não é capaz (3). A pontuação de 6 ou mais sugere maior dependência.
A pontuação máxima é igual a 33 pontos

Objetivo: verificar a presença e a severidade de declínio cognitivo por meio da avaliação da funcionalidade e, consequentemente, da assistência requerida. A combinação do MEEM com o Questionário de Pfeffer indica maior especificidade para a medida de declínio cognitivo mais grave. Ainda considerando o viés produzido pela baixa escolaridade nos resultados do MEEM, parece ser adequada a associação do QPAF para se obter a comprovação do declínio cognitivo acompanhada de limitações funcionais significativas e previsão de demandas ou outros transtornos associados

Avaliação dos resultados: quanto mais elevado o escore, maior a dependência da assistência

Providências com os achados/resultados: escores ≥ 6 associados aos outros testes de função cognitiva alterados sugerem encaminhamento para avaliação neuropsicológica específica

O Pfeffer contém perguntas direcionadas ao familiar ou cuidador, que avaliam as AIVD. Dessa forma, seu uso contribui para o diagnóstico e é adequado para a caracterização dos estágios iniciais do declínio cognitivo. Por sua vez, o FAST contempla todos os níveis de declínio funcional, detalhando as perdas de ABVD em estágios mais graves de demência.[35,36]

Tabela 32.9 *Functional assessment staging.*

Nome: _____ Idade: _____ Data: __/__/__

Problema de comportamento: _____

Informante: _____

Ao entrevistador: o *Functional assessment staging* (FAST) foi projetado para identificar uma série de fatores que podem influenciar a ocorrência de comportamentos problemáticos. Deve ser usado apenas como uma ferramenta de triagem inicial e como parte de uma avaliação funcional abrangente na análise de comportamento problema. O FAST deve ser administrado a vários indivíduos que interagem com a pessoa com frequência. Os resultados devem então ser usados como base para a condução direta de observações em vários contextos diferentes para reter funções comportamentais prováveis, esclarecer funções ambíguas e identificar outras funções relevantes que podem ser incluídos neste instrumento.

Ao informante: após completar a seção sobre "Relacionamento informante-pessoa", leia cada um dos itens numerados com cuidado. Se uma afirmação descrever com precisão o problema de comportamento da pessoa, circule "Sim". Se não, circule "Não". Se o comportamento problema consiste em comportamento autolesivo ou "comportamentos estereotipados repetitivos", comece com a Parte I. No entanto, se o problema consiste em agressão ou alguma outra forma de comportamento socialmente disruptivo, como destruição de propriedade ou birras, completar apenas a Parte II.

Relacionamento informante-pessoa

Indique sua relação com essa pessoa:
Parente ( ) Cuidador/tutor ( ) Residem juntos ( ) Outros ( )

Há quanto tempo você conhece essa pessoa? _____ Anos _____ Meses.

Você interage com a pessoa diariamente? Sim ( ) Não ( )

Se sim, quantas horas por dia? Se não, quantas horas por semana? _____

Em que situações você costuma observar a pessoa? (Marque todos os que se aplicam).
Rotinas de autocuidado ( ) Atividades de lazer ( )
Treinamento de habilidades acadêmicas ( ) Trabalho/formação profissional ( )
Refeições ( ) Noites ( ) Quando ele(a) não tem nada para fazer ( ) Outros ( )

Parte I. Influências sociais no comportamento

1. O comportamento geralmente ocorre na sua presença ou na presença de outras pessoas.
Sim ( ) Não ( )

2. O comportamento geralmente ocorre logo após você ou outras pessoas interagirem com ele de alguma forma, como entregar uma instrução ou repreensão, afastando-se dele, tirando um item "preferido", exigir que ele mude de atividade, conversar com outra pessoa na sua presença, etc.
Sim ( ) Não ( )

3. O comportamento geralmente é acompanhado por outras respostas "emocionais", como gritar ou chorar.
Sim ( ) Não ( )

*Preencha a Parte II se respondeu "Sim" ao item 1, 2 ou 3.
Pule a Parte II se respondeu "Não" aos três itens da Parte I.

(continua)

Tabela 32.9 *Functional assessment staging.* (*Continuação*)

Parte II. Reforço social

4. O comportamento geralmente ocorre quando ele/ela não recebeu muita atenção.
Sim ( ) Não ( )

5. Quando o comportamento ocorre, você ou outras pessoas geralmente respondem interagindo com ele/ela de alguma forma (p. ex., declarações de conforto, correção verbal ou repreensão, bloqueio de resposta, redirecionamento).
Sim ( ) Não ( )

6. Ele(a) frequentemente se envolve em outros comportamentos irritantes que produzem atenção.
Sim ( ) Não ( )

7. Ele(a) frequentemente se aproxima de você ou de outras pessoas e/ou inicia uma interação social.
Sim ( ) Não ( )

8. O comportamento raramente ocorre quando você lhe dá muita atenção.
Sim ( ) Não ( )

9. O comportamento geralmente ocorre quando você tira um item específico dele ou quando você encerra uma atividade de lazer preferida. (Se "Sim", identifique: _____.)
Sim ( ) Não ( )

10. O comportamento geralmente ocorre quando você informa a pessoa que ela não pode ter determinado item ou não pode participar de uma determinada atividade. (Se "Sim", identifique: _____.)
Sim ( ) Não ( )

11. Quando o comportamento ocorre, você costuma responder dando a ele um item específico, como um brinquedo favorito, comida ou algum outro item. (Se "Sim", identifique: _____.)
Sim ( ) Não ( )

12. Ele(a) frequentemente se envolve em outros comportamentos irritantes que produzem acesso a itens ou atividades preferidas.
Sim ( ) Não ( )

13. O comportamento raramente ocorre durante as atividades de treinamento ou quando você coloca outros tipos de exigências sobre ele. (Se "Sim", identifique as atividades: ___ autocuidado ___ acadêmico ___ trabalho ___ outro.)
Sim ( ) Não ( )

14. O comportamento ocorre frequentemente durante atividades de treinamento ou quando solicitados a completar tarefas.
Sim ( ) Não ( )

15. Ele(a) geralmente não cumpre durante as atividades de treinamento ou quando solicitado(a) a concluir tarefas.
Sim ( ) Não ( )

16. O comportamento geralmente ocorre quando o ambiente imediato é muito barulhento ou lotado.
Sim ( ) Não ( )

17. Quando o comportamento ocorre, você geralmente responde dando a ele(a) uma breve "pausa de uma tarefa em andamento".
Sim ( ) Não ( )

18. O comportamento raramente ocorre quando você coloca poucas exigências sobre ele(a) ou quando você o(a) deixa sozinho.
Sim ( ) Não ( )

(continua)

Tabela 32.9 *Functional assessment staging.* (*Continuação*)

Parte III. Reforço não social (automático)

19. O comportamento ocorre com frequência quando (ele[a] está sozinho ou desocupado).
Sim ( ) Não ( )

20. O comportamento ocorre em taxas relativamente altas, independentemente do que está acontecendo em seu imediato ambiente circundante.
Sim ( ) Não ( )

21. Ele(a) parece ter poucos reforçadores condicionais ou raramente se envolve em manipulação apropriada de objetos ou "brincadeiras".
Sim ( ) Não ( )

22. Ele(a) raramente não responde a estímulos sociais.
Sim ( ) Não ( )

23. Ele(a) frequentemente se envolve em comportamentos repetitivos e estereotipados, como balançar o corpo, acenar com a mão ou com os dedos, objetos girando, murmurando etc.
Sim ( ) Não ( )

24. Quando ele(a) se envolve no comportamento, você e outros geralmente respondem não fazendo nada (p. ex., você nunca ou raramente atende ao comportamento).
Sim ( ) Não ( )

25. O comportamento parece ocorrer em ciclos. Durante um ciclo "alto", o comportamento ocorre com frequência e é extremamente difícil de interromper.
Sim ( ) Não ( )

26. O comportamento parece ocorrer com mais frequência quando a pessoa está doente.
Sim ( ) Não ( )

27. Ele(a) tem um histórico de doenças recorrentes (p. ex., infecções de ouvido ou sinusite, alergias, dermatite).
Sim ( ) Não ( )

Resumo da pontuação

Circule os itens respondidos "Sim".
Se você completou apenas a Parte II, circule também os itens 1, 2 e 3.

	Variável de manutenção provável
1 2 3 4 5 6 7 8	Reforço social (atenção).
1 2 3 9 10 11 12 13	Reforço social (acesso a atividades/itens específicos).
1 2 3 14 15 16 17 18	Reforço social (fuga).
19 20 21 22 23 24	Reforço automático (estimulação sensorial).
19 20 24 25 26 27	Reforço automático (atenuação da dor).

Fonte: Reisberg et al., 1985.[36]

Aspectos relacionados à interconsulta psiquiátrica em psicogeriatria nas principais áreas clínicas

Cardiologia

> O setor de cardiologia consiste em um dos que mais frequentemente solicitam ICP.

> Sintomas psiquiátricos podem se manifestar com sintomas que mimetizam doenças cardiológicas. Por outro lado, alterações da função cardíaca podem se manifestar com alterações do estado mental e são frequentemente não reconhecidas como tal.

O setor de cardiologia consiste em um dos que mais frequentemente solicitam interconsultas em psicogeriatria. As doenças cardiovasculares são grandes contribuintes para sintomas psiquiátricos, em virtude de seus efeitos diretos e indiretos no cérebro. Além disso, **vários sintomas primariamente psiquiátricos, como ansiedade e alterações do humor, se manifestam sobre a área cardíaca**, nas formas de angústia, dor, desconforto precordial e/ou simulando sintomas cardiovasculares (p.ex., tontura, mal-estar difuso inespecífico, fadiga).[1,38,39]

Os sintomas de ataques de pânico (taquicardia, tontura, sudorese, sensação de desfalecimento, dor no peito e angústia) são facilmente entendidos como sinais de um infarto agudo do miocárdio (IAM), arritmias ou de insuficiência cardíaca congestiva (ICC). Em geral, a falta de resposta às terapias convencionais e a ausência de confirmação objetiva por meio dos parâmetros clínicos são os motivos que orientam o serviço de cardiologia a solicitar a ICP. Sabe-se também que sintomas comportamentais e TP podem estar associados a doenças cardiológicas. O IAM está relacionado a uma elevada morbidade psiquiátrica, particularmente aos transtornos depressivos e de ansiedade. Além disso, após a ocorrência de AVC, muitos pacientes podem apresentar sintomas depressivos, ansiosos, psicóticos e de confusão mental.[1,38,39]

Por outro lado, as doenças cardiológicas podem muitas vezes se manifestar na forma de sintomas comportamentais. Infelizmente, no entanto, **o não reconhecimento de que uma mudança do estado mental seja consequência de um distúrbio da função cardíaca é frequente em pacientes idosos**. Sabe-se que a apresentação "clássica" do IAM ocorre em menos de 50% dos casos em idosos, em que a maior parte desses casos se manifesta como estados de confusão mental ou agitação psicomotora. Arritmias e alterações da condução cardíaca são pouco toleradas pelos idosos e podem causar sintomas psiquiátricos. Da mesma forma, condições que evoluem com baixo débito cardíaco podem resultar em diminuição global do fluxo sanguíneo cerebral, desencadeando confusão mental e *delirium*. A ICC pode se apresentar como ansiedade, fadiga, concentração deficiente ou perda de memória.[1,38,39]

> Diuréticos e a digoxina podem causar *delirium* ou quadros demenciais.

Por fim, os **medicamentos utilizados para o tratamento de diversas doenças cardíacas, como os diuréticos e a digoxina no tratamento de ICC, podem causar *delirium* ou quadros demenciais**. Além de tudo, os idosos parecem estar mais suscetíveis aos efeitos adversos da digoxina do que qualquer outro grupo etário. A hipertensão arterial sistêmica (HAS), que está presente em 40% daqueles com idade acima de 65 anos, frequentemente é tratada com medicamentos que têm potencial para causar depressão, como betabloqueadores, alfametildopa e/ou reserpina.[1,38,39]

> Anti-hipertensivos têm potencial para causar sintomas depressivos.

Oncologia

A população geriátrica está em risco crescente de câncer, cuja incidência aumenta com a idade. Cerca de 50% de todos os cânceres ocorrem em pessoas com idade acima dos 65 anos.[7] A associação da psicogeriatria com a oncologia é decorrente de vários motivos:

- Doenças oncológicas na senilidade são grandes contribuintes para sintomas psiquiátricos em virtude de seus efeitos sistêmicos e cerebrais ou, indiretamente, por meio de síndromes paraneoplásicas
- Vários TP frequentemente observados em idosos, como transtornos depressivos, alcoolismo e tabagismo, apresentam risco aumentado ao aparecimento de câncer
- Alguns sintomas, como redução importante de peso (presentes em casos de depressão e de demência), apatia e fatigabilidade, podem ser confundidos como indicadores da presença de câncer
- O paciente oncológico é particularmente vulnerável em seu aspecto psicológico, pelo fato de ter que lidar com uma doença "tabu", e enfrenta, cronicamente, procedimentos invasivos e expectativas que colocam sua vida sob constante ameaça
- Os tratamentos oncológicos (quimioterapia, radioterapia, cirurgias) envolvem com frequência medicamentos ou procedimentos potencialmente neurotóxicos que podem gerar sintomas psiquiátricos e comportamentais.[1,38]

> Doenças oncológicas podem resultar em sintomas psiquiátricos em decorrência de efeitos sistêmicos e cerebrais ou por síndromes paraneoplásicas.

É importante considerar, no paciente idoso com emagrecimento importante de origem indeterminada, sem histórico psiquiátrico prévio e com sintomas de labilidade emocional e/ou depressão resistente a tratamento, a suspeita do carcinoma como possível causa dos sintomas psiquiátricos. O carcinoma de esôfago, comum em alcoolistas e tabagistas, manifesta-se entre a faixa etária de 60 e 65 anos e pode se apresentar inicialmente como uma dificuldade para engolir, aparentemente de origem emocional, acompanhada de ansiedade, o que pode ser confundido com fobia à deglutição. O carcinoma de estômago é reconhecido por se apresentar com queixas de anorexia, perda de peso e dor abdominal inespecífica. Já o câncer de cabeça de pâncreas tem a prevalência mais elevada nos grupos etários de 60 a 70 anos e **em aproximadamente um terço dos casos os sintomas psiquiátricos, como depressão e ansiedade, desenvolvem-se antes de qualquer outra queixa física.**[1,38]

> Emagrecimento, apatia e fatigabilidade podem estar presentes nos transtornos mentais, sendo essencial o diagnóstico diferencial com doenças clínicas.

> Em um terço dos casos de neoplasia pancreática sintomas psiquiátricos aparecem antes de queixas físicas.

Endocrinologia

As doenças endocrinológicas frequentemente produzem quadros psiquiátricos, em virtude dos seus impactos cognitivos e comportamentais negativos. Além disso, vários TP, como transtorno bipolar, depressão, alcoolismo e transtorno de compulsão alimentar, apresentam risco aumentado de aparecimento de diabetes, síndrome metabólica e obesidade. Da mesma forma, a presença de obesidade, diabetes e síndrome metabólica aumenta a chance do aparecimento de TP. Sintomas primariamente psiquiátricos, como alterações de apetite e peso, alopecia, sonolência excessiva, insônia, ansiedade, lassitude e amnésia, podem ser confundidos com indicadores da presença de endocrinopatias. Por fim, medicações psicotrópicas, como antipsicóticos de segunda geração (ASG) e mirtazapina, podem produzir síndrome metabólica, diabetes e obesidade – assim como medicamentos utilizados em endocrinologia, como anorexígenos e hipoglicemiantes orais, podem produzir sintomas psiquiátricos potencialmente graves.[1,38]

As principais endocrinopatias que podem se apresentar com sintomas psiquiátricos incluem: diabetes *mellitus*, hipotireoidismo, hipertireoidismo, hiperparatireoidismo e síndromes de Cushing e de Addison. O diabetes *mellitus* afeta 20% da faixa etária geriátrica. O coma não cetótico, hiperglicêmico, hiperosmolar pode ser a primeira apresentação do diabetes *mellitus* em idosos, e uma mudança no estado mental do paciente pode ser o primeiro sintoma. No Brasil, o hipotireoidismo ocorre em cerca de 4% dos idosos, apresentando-se em dois terços deles como apatia, retardo psicomotor, tristeza, desânimo ou déficit de memória. Sintomas adicionais do hipotireoidismo podem incluir "letargia mental", lentificação de todas as funções cognitivas, fadiga, anedonia, apatia, irritabilidade, agitação psicomotora ou psicose.[8] O hipertireoidismo, por sua vez, que pode acometer até 4% dos idosos internados, também pode se apresentar por meio de estados de ansiedade e de nervosismo. Em 15% dos casos, no entanto, assemelha-se à depressão, denominada "tireotoxicose apática". Apresentações típicas da tireotoxicose incluem perda de peso, apatia, tristeza, demência e sintomas cardiovasculares. O hiperparatireoidismo, que tem pico de incidência após os 55 anos, mais frequentemente apresenta sintomas psiquiátricos semelhantes à depressão (lassitude, ansiedade, cansaço, labilidade emocional), mudança de personalidade, *delirium* ou demência.[1,38]

O tratamento das doenças endocrinológicas pode acarretar o aparecimento de sintomas psiquiátricos e comportamentais. Os hipoglicemiantes orais, indicados para o tratamento do diabetes, podem desencadear hipoglicemia grave em idosos, com consequente aparecimento de sintomas como confusão mental, sonolência excessiva, agitação ou lassitude grave e agressividade. Anorexígenos (anfetamínicos, anfepramona, sibutramina) produzem frequentemente efeitos adversos de irritabilidade, agressividade, insônia e ansiedade, sobretudo em pacientes com transtornos do espectro bipolar.[1,38]

Reumatologia

Há uma intensa proximidade entre a psicogeriatria e a reumatologia na prática clínica, em decorrência de alguns motivos:

- A fibromialgia, que consiste na síndrome mais frequentemente atendida em reumatologia, tem origem psiquiátrica e está associada a transtornos do humor
- Há uma comorbidade elevada entre TP e algumas doenças reumatológicas, indicando provavelmente vias fisiopatológicas comuns no desencadeamento dessas condições
- Os pacientes reumatológicos parecem apresentar predisposição para o aparecimento de TP, seja por seus efeitos sistêmicos e cerebrais diretos ou, indiretamente, pela cronicidade e disfuncionalidade apresentadas
- Os tratamentos reumatológicos, principalmente com cloroquina e corticosteroides, podem produzir vários efeitos psiquiátricos e comportamentais adversos, como ansiedade, sintomas psicóticos e depressão com comportamento suicida.[1,38]

Sintomas depressivos comórbidos podem amplificar as queixas relacionadas às doenças reumatológicas, o que, por vezes, confunde o reumatologista. O profissional pode atribuir o agravamento das queixas à piora do quadro reumatológico e, assim, insistir em medicações (p. ex., corticoides), que, por sua vez, podem agravar ainda mais o TP comórbido. Esse círculo vicioso, com repercussões potencialmente prejudiciais ao paciente, pode ser rompido por meio de uma boa ICP qualificada. O psiquiatra interconsultor, na medida do possível, deve tentar fazer essa diferenciação (orgânico *versus* funcional), ainda que, em muitos casos,

---

Quadros endocrinológicos podem se apresentar com sintomas psiquiátricos.

Medicações psiquiátricas como ASG e mirtazapina podem produzir síndrome metabólica, obesidade e diabetes.

Principais endocrinopatias que podem se apresentar com sintomas psiquiátricos são: diabetes *mellitus*, hipotireoidismo, hipertireoidismo, hiperparatireoidismo, síndrome de Cushing e de Addison.

Há comorbidade elevada entre TP e doenças reumatológicas, indicando vias fisiopatológicas comuns.

Medicações prescritas na reumatologia, especialmente cloroquina e corticosteroides, podem causar sintomas psiquiátricos.

Sintomas depressivos comórbidos amplificam as queixas relacionadas às doenças reumatológicas.

ocorram sobreposições de ambas as etiologias, tornando as manifestações psiquiátricas das reumatopatias multicausais e, portanto, muito complexas.[1,38]

Hematologia

As doenças hematológicas podem se apresentar no idoso na forma de letargia, depressão, alterações cognitivas e confusão mental, que frequentemente são erroneamente interpretados como a "apatia fisiológica da velhice". Os sintomas de anemia são geralmente constituídos por lassidão, apatia, lentificação do processamento cognitivo, sonolência excessiva, inapetência com emagrecimento e palidez de mucosas, e seu diagnóstico se revela de especial importância se considerarmos o impacto na capacidade de trabalho e na vida de relação associado à síndrome amotivacional presente nesses quadros. **A anemia microcítica e hipocrômica por deficiência nutricional é muito frequente na população idosa carente e nas minorias étnicas isoladas, sendo frequentemente negligenciada.** O diagnóstico diferencial das anemias com as depressões primárias por vezes pode ser difícil, sendo necessários uma correta investigação e o tratamento dessa condição, realizando-se tratamento antidepressivo na persistência desses sintomas após a recuperação do quadro. Além disso, várias neoplasias hematológicas, como as leucemias e os linfomas, podem ocasionar sintomatologia psiquiátrica, principalmente sintomas depressivos.[1,38]

> Doenças hematológicas podem apresentar letargia, depressão, alterações cognitivas e confusão mental que frequentemente são mal interpretados como fisiológicos ao envelhecimento.

Atualizações

- Um estudo aborda as principais questões relacionadas à prescrição medicamentosa em idosos[40]
- Foi realizada uma revisão bibliográfica com o objetivo de identificar as dificuldades encontradas pelos profissionais da Saúde no cuidado humanizado em ambiente hospitalar, especificamente em unidade de terapia intensiva[41]
- Estudiosos discutem as práticas de assistência, políticas, estratégias e ações governamentais formalizadas para a saúde do idoso[42]
- Foi discutida a experiência do curso de capacitação dos profissionais da Saúde visando à implementação de um modelo de atendimento humanizado.[43]

Highlights

- A população idosa ocupa 60 a 65% dos leitos de internação em hospitais gerais e apresenta maior vulnerabilidade para o desenvolvimento de diversas morbidades, como infecções hospitalares, *delirium*, iatrogenias, quedas, desidratação e alterações do ritmo circadiano
- Os idosos frequentemente demandam solicitações de interconsultas para a equipe de psiquiatria, e realizar um acolhimento focado nas necessidades individuais faz toda a diferença
- Os três TP mais frequentemente encontrados em idosos internados são *delirium*, transtornos depressivos e síndromes demenciais
- As quatro habilidades fundamentais para o bom exercício da interconsulta em psicogeriatria são: a) conhecimento para avaliar as condições médicas com potencial para produzir sintomas psiquiátricos; b) capacidade para diferenciar transtornos cognitivos de transtornos do humor, e transtornos orgânicos de transtornos funcionais; c) habilidade para o manejo de medicações psicotrópicas; d) treinamento para avaliar e abordar fatores psicossociais, familiares e de suporte social
- Os psicogeriatras que exercem atividades de interconsulta em hospitais gerais devem ser capazes de reconhecer e administrar os conflitos interpessoais e interprofissionais que possam surgir em sua prática, bem como as possíveis consequências negativas à assistência ao paciente que possam decorrer deles. A capacidade de comunicação assertiva, bem como a disposição em escutar os posicionamentos de outros profissionais, são algumas habilidades importantes que devem ser desenvolvidas
- A população idosa apresenta importantes alterações na farmacocinética e na farmacodinâmica, o que influencia diretamente a ação, a metabolização e a excreção dos fármacos
- Na população idosa, o interconsultor deve estar atento para o maior risco de iatrogenia e da prescrição de medicamentos inapropriados
- Há particularidades na história clínica e no exame psíquico na interconsulta ao paciente idoso internado, que devem sempre ser contextualizadas e avaliadas à luz das alterações neuropsiquiátricas, cognitivas e da situação de internação e mudança de ambiente
- As escalas e os testes diagnósticos têm sido utilizados de modo crescente na avaliação dos pacientes idosos, pelo fato de registrarem de maneira objetiva a presença ou não de alterações como déficits cognitivos, sintomas neuropsiquiátricos e funcionalidade
- Há várias interfaces e pontos em comum entre a psicogeriatria e as várias especialidades clínicas
- A humanização do atendimento na terceira idade é essencial para um olhar integral do idoso. Para ampliar seu conhecimento nessa área, sugerimos a leitura desses autores: Assunção e Fernandes, 2010;[41] Lima et al., 2010;[42] Cotta et al., 2013.[43]

DURANTE O ATENDIMENTO

O que fazer	O que não fazer
• Sempre realizar uma avaliação global do paciente idoso internado, atentando para déficits prévios, sintomas neuropsiquiátricos e alterações cognitivas • Sempre que possível, atender o paciente sozinho em um primeiro momento, e posteriormente completar as informações da história clínica com familiares, cuidadores e equipe assistencial • Lembrar que a própria situação de internação (mudança de ambiente) já é suficiente para desencadear um quadro confusional em idosos • Sempre realizar uma avaliação clínica cuidadosa, solicitando exames laboratoriais e de neuroimagem a fim de realizar diagnósticos diferenciais com *delirium* e síndromes demenciais • Utilizar, quando possível, escalas e instrumentos para avaliar objetivamente a presença de déficits cognitivos, sintomas neuropsiquiátricos e perda de funcionalidade	• Deixar de realizar uma avaliação ampla do paciente idoso internado • Deixar de complementar a história clínica com familiares, cuidadores e/ou equipe assistencial • Deixar de considerar as alterações farmacocinéticas e farmacodinâmicas do paciente idoso internado • Não atentar para as possibilidades de interação dos fármacos em uso pelo idoso, bem como o risco de iatrogenia e de uso de medicamentos inapropriados • Deixar de considerar o histórico clínico e farmacológico dos pacientes, bem como a presença de déficits cognitivos e alterações comportamentais preexistentes • Deixar de utilizar, quando possível, escalas e instrumentos para avaliar objetivamente a presença de déficits cognitivos, sintomas neuropsiquiátricos e perda de funcionalidade

Referências bibliográficas

1. Caixeta L (org.). Psiquiatria geriátrica. Porto Alegre: Artmed; 2016.
2. Nogueira V, Lagarto L, Cerejeira J, Renca S, Firmino H. Improving quality of care: focus on liaison old age psychiatry. Ment Health Fam Med. 2013;10(3):153-8.
3. Yamada K, Hosoda M, Nakashima S, Furuta K, Awata S. Psychiatric diagnosis in the elderly referred to a consultation-liaison psychiatry service in a general geriatric hospital in Japan. Geriatr Gerontol Int. 2012;12(2):304-9.
4. Popkin MK, MacKenzie TB, Callies AL. Psychiatric consultation to geriatric medically ill inpatients in a university hospital. Arch Gen Psychiatry. 1984;41(7):703-7.
5. Cunningham MG, Goldstein M, Katz D, O'Neil SQ, Joseph A, Price B. Coalescence of psychiatry, neurology, and neuropsychology: from theory to practice. Harv Rev Psychiatry. 2006;14(3):127-40.
6. Ely EW, Inouye SK, Bernard GR et al. Delirium in mechanically ventilated patients: validity and reliability of the confusion assessment method for the intensive care unit (CAM-ICU). JAMA. 2001;286(21):2703-10.
7. Oliveira HSB, Corradi MLG. Pharmacological aspects of elderly: an integrative literature review. Rev Med. 2018; 97(2):165-76.
8. Silva R, Schmidt OF, Silva S. Polifarmácia em geriatria. Rev AMRIGS. 2012;56(2):164-74.
9. Manso MEG, Biffi ECA, Gerardi TJ. Prescrição inadequada de medicamentos a idosos portadores de doenças crônicas em um plano de saúde no município de São Paulo, Brasil. Rev Bras Geriatr Gerontol. 2015;18(1):151-64.
10. Secoli SR. Polifarmácia: interações e reações adversas no uso de medicamentos por idosos. Rev Bras Enferm. 2010;63(1):136-40.
11. Sousa-Munoz RL, Ibiapina GR, Gadelha CS, Maroja JLS. Prescrições geriátricas inapropriados e polifarmacoterapia em enfermarias de clínica médica de um hospital-escola. Rev Bras Geriatr Gerontol. 2012;15(2):315-24.
12. Quinalha JV, Correr CJ. Instrumentos para avaliação da farmacoterapia do idoso: uma revisão. Rev Bras Geriatr Gerontol. 2010;13(3):487-99.
13. Beers MH, Ouslander JG, Rollingher I, Reuben DB, Brooks J, Beck JC. Explicit criteria for determining inappropriate medication use in nursing home residents. Arch Intern Med. 1991;151(9):1825-32.
14. American Geriatrics Society updated Beers Criteria for potentially inappropriate medication use in older adults. J Am Geriatr Soc. 2012;60(4):616-31.
15. American Geriatrics Society 2015 updated Beers Criteria for potentially inappropriate medication use in older adults. J Am Geriatr Soc. 2015;63(11):2227-46.
16. Oliveira MG, Amorim WW, Oliveira CRB, Coqueiro HL, Gusmão LC, Passos LC. Consenso brasileiro de medicamentos potencialmente inapropriados para idosos. Geriatr Gerontol Aging. 2017;10(4):168-81.
17. Lopes LM, Figueiredo TP, Costa SC, Reis AMM. Utilização de medicamentos potencialmente inapropriados por idosos em domicílio. Cien Saúde Coletiva. 2016;21(11):3429-38.
18. Botega NJ, org. Prática psiquiátrica no hospital geral: interconsulta e emergência. 4. ed. Porto Alegre: Artmed; 2017.
19. Bertolucci PH, Brucki SM, Campacci SR, Juliano Y. The mini-mental state examination in a general population: impact of educational status. Arq Neuropsiquiatr. 1994;52(1):1-7.
20. Brucki SMD, Nitrini R, Caramelli P, Bertolucci PHF, Okamoto IH. Sugestões para o uso do miniexame do estado mental no Brasil. Arq Neuropsiquiatr. 2003;61(3):777-81.
21. Nitrini R, Caramelli P, Bottino CM, Damasceno BP, Brucki SMD, Anghinah R. Diagnóstico de doença de Alzheimer no Brasil. Avaliação Cognitiva e Funcional. Recomendações do Departamento Científico de Neurologia Cognitiva e do Envelhecimento da Academia Brasileira de Neurologia. Arq Neuropsiquiatr. 2005;63(3):720-27.

22. Brien JTO, Thomas A. Non-Alzheimer's dementia 3. Vascular dementia. Lancet. 2015;386:1698-706.

23. Karageorgiou E, Miller BL. Frontotemporal lobar degeneration: a clinical approach. Semin Neurol. 2014;34(2):189-201.

24. Shulman KI, Shedletsky R, Silver I. The challenge of time: clock drawing and cognitive function in the elderly. Int J Geriatr Psychiatry. 1986;1(2):135-40.

25. Kato Y, Narumoto J, Matsuoka T, Okamura A, Koumi H, Kishikawa Y, et al. Diagnostic performance of a combination of mini-mental state examination and clock drawing test in detecting Alzheimer's disease. Neuropsychiatr Dis Treat. 2013;9:581-6.

26. Rossetti HC, Lacritz LH, Cullum CM, Weiner MF. Normative data for the Montreal Cognitive Assessment (MoCA) in a population-based sample. Neurology. 2011;77(13):1272-5.

27. Memória CM, Yassuda MS, Nakano EY, Forlenza OV. Brief screening for mild cognitive impairment: validation of the Brazilian version of the Montreal cognitive assessment. Int J Geriatr Psychiatry. 2013;28(1):34-40.

28. Maria V, Passos DA, Giatti L, Bensenor I, Tiemeier H, Ikram MA, et al. Education plays a greater role than age in cognitive test performance among participants of the Brazilian Longitudinal Study of Adult Health. BMC Neurol. 2015;15:191-200.

29. Medeiros K, Robert P, Gauthier S, Stella F, Politis A, Leoutsakos J, et al. The Neuropsychiatric Inventory-Clinician rating scale (NPI-C): reliability and validity of a revised assessment of neuropsychiatric symptoms in dementia. Int Psychogeriatr. 2010;22(6):984-94.

30. Cummings JL, Mega M, Gray K, Rosenberg-Thompson S, Carusi DA, Gombein J. The neuropsychiatric inventory: comprehensive assessment of psychopathology in dementia. Neurology. 1994;44:2308-14.

31. Cummings JL. The Neuropsychiatric Inventory: assessing psychopathology in dementia patients. Neurology. 1997;48(5 Suppl 6):S10-6.

32. Stella F, Forlenza OV, Laks J, Andrade LP De, Avendaño MAL, Villela E, et al. The Brazilian version of the Neuropsychiatric Inventory-Clinician rating scale (NPI-C): reliability and validity in dementia. Int Psychogeriatr. 2013;25(9):1503-11.

33. Cozzensa M. Disability relating to basic and instrumental activities of daily living among elderly subjects. Rev Saúde Pública. 2009;43(5):796-805.

34. Pfeffer RI, Kurosaki TT, Harrah CH Jr, Chance JM, Filos S. Measurement of functional activities in older adults in the community. J Gerontol. 1982;37(3):323-9.

35. Sclan SG, Reisberg B. Functional Assessment Staging (FAST) in Alzheimer's disease: reliability, validity, and ordinality. Int Psychogeriatr. 1992;4 Suppl 1:55-69.

36. Reisberg B, Ferris SH, Franssen E. An ordinal functional assessment tool for Alzheimer's-type dementia. Hosp Community Psychiatry. 1985;36(6):593-5.

37. Lishman WA. Organic psychiatry. 4. ed. Oxford: Wiley-Blackwell; 2009.

38. Rosemberg G: Neuropsychiatric manifestations of cardiovascular disease in elderly. In: Leverson AJ, Hall RCW, editors. Neuropsychiatric manifestations of the physical disease in the elderly. New York: Raven Press; 1981.

39. Ronchon PA. Drugs prescribing for older adults. UpToDate. 2022. Disponível em: https://www.uptodate.com/contents/drug-prescribing-for-older-adults. Acesso em 7 set 2024.

40. Assunção GP, Fernandes RA. Humanização no atendimento ao paciente idoso em unidade de terapia intensiva: análise da literatura sobre a atuação do profissional de saúde. Serviço Social em Revista. 2010;12(2):68-82. [citado 26 jun 2024]. Disponível em: https://ojs.uel.br/revistas/uel/index.php/ssrevista/article/view/7543.

41. Lima TJV, Arcieri RM, Garbim CAS, et al. Humanização na atenção à saúde do idoso. Saúde Soci. 2010;19(4):866-77.

42. Cotta RMN, Reis RS, Campos AAO et al. Debates atuais em humanização e saúde: Quem somos nós? Ciência & Saúde Coletiva. 2013;18(1):171-9.

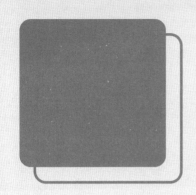

Psiquiatria e Outras Especialidades

PARTE 5

33   Transtornos Mentais e Oncologia, *437*
34   Cuidados Paliativos e Psiquiatria, *448*
35   Interface Psiquiatria e Dermatologia, *461*
36   Neurologia, *490*
37   Infectologia, *506*
38   Cardiologia, *516*
39   Abordagem Prática da Neuroimagem em Transtornos Mentais, *532*
40   Pediatria, *551*
41   Epilepsia e Transtornos Psiquiátricos, *556*
42   Doenças Metabólicas Hereditárias, *561*
43   Doenças Reumatológicas Infantojuvenis, *566*
44   Doenças Respiratórias, *574*
45   Doenças Hepáticas, Renais e Encefalopatias, *581*
46   Covid-19, *594*

33 Transtornos Mentais e Oncologia

Augusto Obuti Saito • Taciana de Castro Silva Monteiro Costa

Introdução

O diagnóstico e o tratamento do câncer estão fortemente associados ao desenvolvimento de distúrbios mentais. **Até 35% dos pacientes com doença oncológica podem apresentar sofrimento psíquico clinicamente significativo**, evoluindo para diversos transtornos mentais.[1] A prevalência dos transtornos de humor é alta entre os pacientes oncológicos, acometendo mais de um terço desses indivíduos.[2] Entretanto, estima-se que menos da metade dos pacientes são diagnosticados e encaminhados para o manejo adequado dos transtornos mentais.

Os sintomas psiquiátricos podem surgir ou exacerbar-se em qualquer fase do câncer: diagnóstico, tratamento, seguimento, recidiva e cuidados paliativos.[3] Uma vez identificado qualquer indício de sofrimento psíquico, **é de suma importância avaliar se o sintoma configura uma reação normal diante de uma doença grave, um distúrbio psiquiátrico ou neurocognitivo, uma manifestação da própria neoplasia** (tumor primário ou metastático do sistema nervoso central) ou um efeito adverso aos medicamentos (p. ex., corticoide) (Figura 33.1).

Assim como o diagnóstico do câncer, os efeitos colaterais e as complicações do tratamento são eventos estressantes que podem acarretar consequências graves para a saúde mental do paciente, como o suicídio.[4] Além disso, algumas evidências na literatura sugerem que **o desenvolvimento dos transtornos psiquiátricos após o diagnóstico do câncer está relacionado com o aumento da mortalidade, impactando negativamente no prognóstico oncológico:**[4]

Reação normal diante de uma doença

Adoecer é como entrar em órbita. A doença é um evento que se instala de forma tão central na vida da pessoa, que tudo o mais perde importância ou então passa a girar em torno dela, em uma espécie de órbita que apresenta quatro posições principais: negação, revolta, depressão e enfrentamento.

> O diagnóstico e o tratamento oncológico estão associados com transtornos mentais, porém menos da metade dos pacientes são diagnosticados e encaminhados para manejo adequado.

> A presença de transtornos mentais impacta negativamente o prognóstico oncológico.

> Sintomas psiquiátricos podem ser uma reação normal diante de doença grave, transtorno mental, manifestação da neoplasia, efeito adverso aos medicamentos utilizados no tratamento ou alteração neurocognitiva.

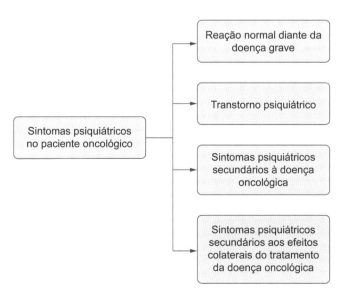

Figura 33.1 Sintomas psiquiátricos em pacientes oncológicos.

A reação perante o diagnóstico de uma doença grave é variável e influenciada por características da personalidade, tolerância a frustrações, contexto social, características da doença e seu tratamento.

O diagnóstico de uma doença grave pode desencadear sintomas psíquicos transitórios.

A vivência da hospitalização pode ser um gatilho para percepções de desamparo e vulnerabilidade desencadeando um longo período de hipervigilância e hipersensibilidade a sinais internos.

A doença é um marco na trajetória de vida e não o fim.

Os sintomas psiquiátricos podem ser a primeira manifestação da doença neoplásica ainda não detectada.

Os sintomas paraneoplásicos são diversos, podendo ocorrer desde neuropatias até alterações da consciência, cognição, percepção e humor.

Carcinoma de pequenas células de pulmão, câncer de mama, ovário e testículo cursam com frequência com sintomas neuropsiquiátricos.

Habitualmente a pessoa entra na órbita da doença pela negação, depois se revolta, algum tempo depois entra em depressão e, por último, não sem algum esforço e trabalho pessoal, alcança a possibilidade de enfrentamento real. Essa ordem não é fixa, e qualquer combinação é possível de ser encontrada na prática, de modo que depois de entrar na órbita a pessoa pode mudar de posição.[5]

A **reação perante uma doença grave é variável de indivíduo para indivíduo, sendo influenciada pelas características da personalidade, tolerância a frustrações, contexto social e pelas características da doença e do seu tratamento.**[6] Diversos medos emergem envolvendo a perda de controle das funções corpóreas, de danos físicos, do contato com estranhos, da separação da família, da dor, da perda da identidade pessoal e da morte.[6,7] Essas vivências podem desencadear **sintomas psíquicos transitórios** como medo, tristeza, desânimo, irritabilidade, raiva, ansiedade e apatia. Para alguns pacientes, o medo experienciado durante a hospitalização é marcado por uma percepção de desamparo e vulnerabilidade desencadeando um período prolongado de hipervigilância e hipersensibilidade a sinais internos que pode predispor ao desenvolvimento de transtornos psiquiátricos se não for adequadamente manejado.[8]

O diagnóstico e o tratamento de uma doença oncológica, a despeito da evolução tecnológica, traz com frequência reações de desespero e inevitabilidade da morte, desencadeando reações de tristeza, raiva, medo, ansiedade, desesperança.[9-11]

Vale sempre lembrar que o **indivíduo que adoece é uma pessoa com uma história de vida, com sentimentos e emoções e, por isso, suas expressões perante o adoecimento não são necessariamente uma manifestação patológica, mas sim um transbordamento de suas angústias,** um pedido de ajuda.[11] A abordagem perante esse sujeito deve incluir um acolhimento, ajudando-o a dar voz a essas angústias além de auxiliar no enfrentamento desse processo e na ressignificação da doença. Como nos trazem Silva et al.,[9] "o suporte psicológico e do tratamento em geral oferecido ao paciente deve pautar-se no esclarecimento e na afirmação de que **a doença é um marco em sua trajetória e não um fim sentenciado pelo diagnóstico**".

Sintomas psiquiátricos como primeira manifestação de uma neoplasia

É essencial que o **psiquiatra esteja atento ao diagnóstico diferencial dos transtornos mentais. No caso das doenças oncológicas, os sintomas psiquiátricos podem ser a primeira manifestação da doença ainda não detectada.**[12] Os mecanismos que justificam a ocorrência de sintomas psiquiátricos em pacientes oncológicos são diversos e podem relacionar-se a reações imunológicas, produção hormonal ectópica, hipoperfusão, metástases ou, no caso de tumores cerebrais, efeito de massa.[12-14]

A prevalência de sintomas neuropsiquiátricos como síndrome paraneoplásica varia com o tipo de neoplasia, podendo ocorrer em até 1% dos casos para tumores ovarianos e de mama, 3 a 5% em tumores de células pequenas de pulmão e até 20% em timomas.[13] Os sintomas neuropsiquiátricos são diversos, podendo ocorrer desde neuropatias até alterações da consciência, cognição, percepção e humor.[13]

Estudos indicam que um a cada 63 pacientes com mais de 50 anos foi diagnosticado com neoplasia maligna no período de até 1 ano após a primeira consulta psiquiátrica.[12] Benros et al., em um estudo de coorte investigando a incidência de sintomas psiquiátricos como a primeira manifestação de um câncer, encontraram um aumento na incidência de tumores, principalmente cerebral e pulmonar, no primeiro mês após o contato com a psiquiatria. Essa conexão pode ser um indício de que os sintomas psiquiátricos eram, na verdade, manifestação paraneoplásica, erroneamente interpretada como um transtorno mental primário.[12] Estar atento a essa possibilidade, desconfiar de apresentações atípicas, ter cautela no diagnóstico diferencial e realizar exames de imagem em pacientes com início do quadro após os 50 anos é importante para que não haja atraso no diagnóstico da doença oncológica.[12]

Os tipos de neoplasia mais frequentemente associados à síndrome paraneoplásica com sintomas neuropsiquiátricos são o carcinoma de pequenas células de pulmão, câncer de mama, ovário e testículo.[15] Dentre os tumores cerebrais, o meningioma é o mais mal-interpretado como transtorno mental, já que apresenta crescimento lento e pode provocar no paciente alterações comportamentais sem outros sintomas neurológicos.[12] Tumores pancreáticos frequentemente apresentam depressão, ansiedade ou sensação de desgraça iminente precedendo o diagnóstico em um terço dos casos.[14] Nesses pacientes, aproximadamente 70% experienciam depressão e 50% ansiedade.[14]

Quadros de encefalite representam reações imunológicas ao tumor e, muitas vezes, precedem o surgimento de outros sintomas.[15-17] Destacam-se dois padrões de encefalite como manifestação paraneoplásica:

- Encefalite límbica: caracterizada por um infiltrado inflamatório no sistema nervoso central e, na maior parte das vezes, anticorpos anti-Hu.[15,16] O quadro clássico de encefalite límbica apresenta irritabilidade, depressão, alucinações, alterações do sono e de memória.[16,17] Está frequentemente associado ao carcinoma de pequenas células de pulmão,[15,16] podendo ocorrer também em seminoma testicular, linfomas, tumores de mama ou timo.[18] Na maior parte das vezes os sintomas neuropsiquiátricos precedem o diagnóstico de câncer em anos[18]
- Encefalite anti-NMDA: pode ocorrer em mulheres jovens com teratoma de ovário, e ter um curto período prodrômico de febre ou cefaleia, evoluindo para agitação psicomotora, ansiedade, delírios e alucinações. Podem ocorrer também alterações de memória, convulsões, instabilidade autonômica e quadros catatônicos.[16,19]

Principais transtornos psiquiátricos

Pacientes com doenças oncológicas têm um alto risco de comorbidades psiquiátricas ou psicológicas.[20] Apesar de comuns, **os sintomas psíquicos são frequentemente negligenciados pelo médico e, às vezes, pelo próprio paciente**.[1] Alguns fatores estão associados à baixa procura para avaliação psiquiátrica:

- Interesse insuficiente do paciente para discutir questões emocionais
- Relutância do oncologista em discutir questões emocionais e encaminhar
- Considerar erroneamente que sintomas depressivos são reações normais ao câncer
- Medo de estigmatização.[1]

O tratamento farmacológico dos transtornos psiquiátricos deve seguir as *guidelines*, porém o interconsultor deve estar atento para interações medicamentosas com quimioterápicos e outras medicações utilizadas no manejo desses pacientes.[1,21]

Mais que uma abordagem farmacológica, o interconsultor deve adotar **uma postura de escuta e acolhimento, validando as angústias e respeitando seus desejos**. A construção do vínculo é muito importante para que o paciente se sinta seguro para compartilhar suas emoções.[1] O interconsultor tem também papel importante na psicoeducação do paciente, da família e da equipe assistente. Uma equipe de psicologia com experiência na área de oncologia também é essencial para o cuidado desse paciente. O atendimento psicológico pode ser realizado individualmente ou em grupo, focado nas demandas específicas de cada paciente. Prezar pela construção de uma equipe multidisciplinar ativa e capacitada é também um papel importante do interconsultor.[1]

Discutiremos a seguir os transtornos psiquiátricos com maior relevância na oncologia.

Transtorno de adaptação

Segundo o *Diagnostic and Statistical Manual of Mental Disorders*, 5ª edição, texto revisado (DSM-5-TR), da *American Psychiatric Association's*, o transtorno de adaptação é caracterizado pela **presença de sintomas emocionais ou comportamentais clinicamente relevantes e que surgem dentro do período de 3 meses após o início de um estressor identificável**, como o diagnóstico de um câncer, por exemplo. O sofrimento psíquico excede o que seria esperado para determinada condição ou impacta no desempenho social e ocupacional. É importante ressaltar que os sintomas do transtorno de adaptação não preenchem os critérios diagnósticos de outros distúrbios psiquiátricos, como a depressão maior ou distúrbio de ansiedade generalizada[22] (Tabela 33.1).

O transtorno de adaptação é o problema de saúde mental mais comum nos pacientes oncológicos.[23] Estima-se que esse distúrbio atinja cerca de 20% dos indivíduos em tratamento ambulatorial.[2] A prevalência do transtorno de adaptação muda conforme as variáveis clínicas e o sítio da neoplasia, sendo um dos diagnósticos psiquiátricos mais frequentes em mulheres com câncer de mama.[23] No cenário metastático pode chegar a 34,7% e, em mulheres com câncer de mama, essa taxa é de 38,6%.[23,24]

Tumores pancreáticos associam-se a depressão, ansiedade ou sensação de desgraça iminente, precedendo o diagnóstico em um terço dos casos.

Quadros de encefalite representam reações imunológicas ao tumor e, muitas vezes, precedem o surgimento de outros sintomas.

Pacientes oncológicos têm alto risco de comorbidades psiquiátricas e, com frequência, os sintomas são negligenciados pelo médico.

O tratamento farmacológico dos transtornos psiquiátricos não difere de outros contextos, porém o interconsultor deve estar atento para interações medicamentosas com quimioterápicos e outras medicações utilizadas no manejo desses pacientes.

O transtorno de adaptação é caracterizado pela presença de sintomas que surgem dentro do período de 3 meses após o início de um estressor identificável.

O transtorno de adaptação é o problema de saúde mental mais comum nos pacientes oncológicos com prevalência de até 35% na presença de metástases.

Tabela 33.1 Critérios diagnósticos do transtorno de adaptação.

A. Sintomas emocionais ou comportamentais que surgem em resposta a um evento estressor identificável dentro de 3 meses após o início
B. Os sintomas são clinicamente significativos, caracterizados por:
- Sofrimento significativo que excede o que seria esperado, dada a natureza do estressor
- Prejuízo social, ocupacional ou em outras áreas
C. A perturbação não preenche os critérios para outros transtornos mentais e não representa uma exacerbação de um transtorno mental preexistente
D. Os sintomas não representam o luto
E. Após o estressor e suas consequências cessarem, os sintomas não persistem por mais de 6 meses

Adaptada de DSM-5-TR (2023).[22]

No transtorno de adaptação, os sintomas podem estar acompanhados de:

- Humor deprimido
- Ansiedade
- Ansiedade e humor deprimido
- Distúrbio de conduta
- Distúrbio misto de emoções e conduta.

Transtorno de ansiedade

O transtorno de ansiedade é um distúrbio mental caracterizado por ansiedade excessiva, medo, preocupação, apreensão e pavor. Em condições habituais, os sintomas de ansiedade podem surgir em decorrência de um fator estressante, como o câncer.[25] **Após o diagnóstico de uma neoplasia, os sintomas de ansiedade podem surgir, mas não necessariamente representam um problema ou transtorno,**[26] podendo ser uma reação transitória.

Diversos fatores podem ser **gatilho para reações ansiosas transitórias**, como receber o diagnóstico de câncer, submeter-se a exames e procedimentos invasivos, realizar tratamento de quimioterapia e/ou radioterapia e enfrentar os efeitos colaterais, aguardar a notícia de cura ou de progressão da doença, contar aos familiares, tomar providências para finalização de pendências pessoais ou familiares ou enfrentar a falta de prognóstico favorável.[1] Entretanto, esses sintomas podem persistir e o paciente passa a apresentar medo e preocupações difíceis de controlar, com prejuízo social, ocupacional e na qualidade de vida, caracterizando um transtorno de ansiedade.

A prevalência do transtorno de ansiedade nos pacientes oncológicos varia de 10 a 30%.[26] Uma metanálise avaliou 70 estudos com mais de 10 mil pacientes com câncer e revelou que 10,3% dos pacientes em tratamento ativo apresentam o diagnóstico de transtorno de ansiedade.[2]

No transtorno de ansiedade, alguns sintomas são frequentes, podendo ser subjetivos, como medo exacerbado, angústia, inquietação, dificuldade de concentração; e físicos, como sudorese, taquicardia, dor no peito, dispneia, náuseas, tontura, calafrios, tremores ou parestesias. Alguns fatores estão associados a **maior risco do desenvolvimento desse distúrbio mental no diagnóstico ou durante o tratamento do câncer, como o diagnóstico prévio do transtorno de ansiedade, dor oncológica não controlada, falta de suporte social, limitações funcionais e doença em estágio avançado.**[25]

Inúmeras condições clínicas podem desencadear ou potencializar os sintomas de ansiedade no paciente com câncer, sendo importante um olhar atento para esse diagnóstico diferencial. Um exemplo é o controle álgico inadequado que pode gerar um quadro de ansiedade e, por sua vez, piorar ainda mais os sintomas de dor. Outras causas são os distúrbios metabólicos, como a hipoxemia, a sepse, a embolia pulmonar, a hipoglicemia, o *delirium*, as síndromes coronarianas, a insuficiência cardíaca, entre outras. A presença de metástases cerebrais e a secreção de hormônios por alguns tumores (feocromocitoma, tumores hipofisários) também podem desencadear ou simular os sintomas de ansiedade. Além disso, o uso de determinadas medicações pode correlacionar-se com o surgimento ou piora do transtorno mental (corticoide, broncodilatadores, neurolépticos, benzodiazepínicos, anti-histamínicos), bem como a suspensão abrupta de algumas drogas (álcool, opioides, sedativos).

Entre os diagnósticos do transtorno de ansiedade pelo DSM-5-TR, aqueles que comumente afetam os pacientes oncológicos são:

Diversas situações podem ser gatilhos para reações ansiosas transitórias que não configuram necessariamente um transtorno de ansiedade.

A prevalência do transtorno de ansiedade em pacientes oncológicos varia de 10 a 30%.

Fatores de risco incluem transtorno de ansiedade prévio, dor não controlada, metástases cerebrais, secreção hormonal tumoral, distúrbios metabólicos, falta de suporte social, limitações funcionais e presença de doença em estágio avançado.

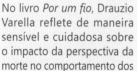

No livro *Por um fio*, Drauzio Varella reflete de maneira sensível e cuidadosa sobre o impacto da perspectiva da morte no comportamento dos pacientes e familiares.

Varella D. Por um fio. São Paulo: Companhia das Letras; 2004.

- Fobias: medo persistente ou evitamento de determinados objetos ou situações. Nos pacientes com câncer, a fobia pode se manifestar de diversas maneiras, por exemplo, a claustrofobia durante a realização de exames de ressonância magnética
- Transtorno de ansiedade social: medo intenso de se expor perante outras pessoas por receio do julgamento ou avaliação
- Transtorno de pânico: caracterizado por ataques de pânico de início abrupto, recorrentes, sem um fator desencadeante específico, autolimitados e de curta duração. Os sinais e sintomas mais comuns durante o ataque são aperto ou dor no peito, dispneia, palpitações, sudorese, tontura e náuseas
- Transtorno de ansiedade generalizada: caracterizado pela presença de ansiedade contínua, intensa e de difícil controle sobre circunstâncias do cotidiano. Podem estar presentes os sintomas de tensão muscular, agitação, fadiga, taquipneia, palpitações, sudorese, irritabilidade, entre outros.

Para maior detalhamento desses transtornos, sugerimos a leitura do Capítulo 20, *Transtornos Ansiosos*.

Transtorno depressivo

A depressão é um transtorno de humor comum e grave, caracterizado pela tristeza profunda e persistente, reduzindo o interesse e o prazer do indivíduo. O **diagnóstico de depressão nos pacientes com câncer é maior que na população geral, afetando negativamente a qualidade de vida, a adesão ao tratamento e o prognóstico oncológico.**[2,27] Alguns autores demonstraram que o risco relativo de depressão em pacientes com câncer é também maior que em pacientes portadores de doenças crônicas como diabetes e doenças cardiovasculares.[2]

Estima-se que o transtorno depressivo afete cerca de 5 a 20% dos pacientes oncológicos. É importante ressaltar que a depressão é um distúrbio mental muitas vezes subdiagnosticado, particularmente na oncologia. Uma metanálise de 70 estudos analisou mais de 10 mil pacientes com câncer em tratamento e a prevalência da depressão maior foi de 16%.[2] Em outro estudo de revisão sistemática, a depressão foi diagnosticada em 5 a 16% dos pacientes oncológicos; já nos doentes em cuidados paliativos a prevalência foi de 7 a 49%.[28] Em outro estudo de revisão sistemática, 21% dos pacientes oncológicos, independentemente do tipo de câncer, receberam diagnóstico de depressão. O risco de um paciente oncológico apresentar sintomas depressivos no primeiro ano após o diagnóstico é de 15 a 20%. Aparentemente, o gênero, a idade ou o sítio primário da neoplasia não são fatores que influenciam o diagnóstico do transtorno mental, porém alguns autores sugerem que os **cânceres de pâncreas, mama e orofaringe estão frequentemente associados com sintomas depressivos.**[18]

A **mortalidade dos pacientes oncológicos com depressão parece ser superior à daqueles indivíduos sem o transtorno mental**. Uma metanálise analisou 76 estudos prospectivos e mais de 175 mil pacientes com câncer, e revelou que a mortalidade nos pacientes depressivos foi 19% maior do que naqueles sem depressão.[29] Uma das possíveis razões é que, **na depressão, ocorrem diversas alterações fisiopatológicas neuroendócrinas e imunológicas, especialmente nas vias do cortisol, que podem influenciar o prognóstico oncológico**. Além disso, os indivíduos depressivos tendem a ser menos aderentes ao tratamento, usualmente apresentam baixo suporte social e estão mais susceptíveis ao suicídio.[29]

Alguns fatores de risco estão associados com o surgimento do transtorno depressivo tanto no diagnóstico quanto durante o tratamento do câncer. Pode-se citar como exemplos: antecedentes pessoais de depressão, escolaridade, nível socioeconômico, suporte social deficitário, tumor no estágio avançado, limitações físicas, sintomas não controlados, cirurgias mutiladoras, entre outros.[30] No contexto da oncologia, diversos fármacos empregados durante o tratamento também podem propiciar o surgimento da depressão, como os corticoides, os agentes quimioterápicos (procarbazina, vimblastina, vincristina, L-asparaginase), interferon-alfa, interleucina 2, entre outros.[31]

O paciente com transtorno depressivo pode manifestar sintomas diversos que incluem disforia, anedonia, distúrbio do sono, mudança do apetite, fadiga, disfunção neurocognitiva, agitação ou lentificação psicomotora, sentimento de culpa excessiva, pensamentos recorrentes de morte e suicídio.

Todos os pacientes com câncer devem ser rastreados para a depressão.[32] O diagnóstico correto é fundamental para distinguir o indivíduo com depressão daquele com tristeza não patológica e para guiar o tratamento de maneira adequada. Diversas ferramentas

A prevalência de depressão em pacientes oncológicos é maior que na população geral, afetando 5 a 20% dos indivíduos.

A presença de depressão impacta negativamente a qualidade de vida, a adesão ao tratamento, o prognóstico e a taxa de mortalidade.

Câncer de pâncreas, mama e orofaringe estão frequentemente associados a sintomas depressivos.

Tratamentos antineoplásicos podem aumentar o risco de depressão.

Screening para quadros depressivos deve ser realizado em todos os pacientes oncológicos.

Sintomas depressivos e efeitos adversos do tratamento oncológico podem se sobrepor.

foram desenvolvidas e validadas para o rastreamento de depressão e devem ser aplicadas no diagnóstico inicial de câncer e periodicamente durante o tratamento e acompanhamento clínico.

A avaliação inicial de um paciente com possível diagnóstico de depressão inclui anamnese detalhada, análise dos antecedentes psiquiátricos, exame físico geral e do estado mental. Além disso, deve-se afastar as disfunções orgânicas que possam acarretar o transtorno psiquiátrico como o hipotireoidismo, a anemia ferropriva e as deficiências de vitamina B12 e ácido fólico. Os critérios diagnósticos do transtorno depressivo nos pacientes oncológicos seguem os mesmos da população em geral (Tabela 33.2). Vale ressaltar que **frequentemente os sintomas de depressão e os efeitos adversos do tratamento oncológico podem se sobrepor, dificultando o diagnóstico.** Além disso, **sintomas vegetativos como alterações do apetite e fadiga causados pelo câncer se superpõem aos sintomas da depressão.**[18]

Para maior detalhamento desse transtorno sugerimos a leitura do Capítulo 10, *Transtorno Depressivo Maior.*

Efeitos adversos neuropsiquiátricos do tratamento oncológico

O interconsultor deve **estar atento aos efeitos adversos neuropsiquiátricos do tratamento oncológico. A fadiga é uma das reações mais frequentes.**[18]

Quadros de *delirium* podem ocorrer com agentes antineoplásicos que atravessam a barreira hematencefálica (p. ex., fluoruracila, asparaginase, metotrexato, vincristina, vimblastina) em decorrência de neurotoxicidade.[18,33] Estados confusionais **podem também ocorrer com interleucina-2, anfotericina, voriconazol e aciclovir,**[33] **que são comumente utilizados no contexto da oncologia.**

Diversos **quimioterápicos podem desencadear efeitos neuropsiquiátricos como convulsões, alucinações, ansiedade, depressão, pesadelos, apatia, psicose, ideação suicida, sonolência e prejuízos cognitivos.**[18] Terapia-alvo molecular e imunoterapia também vêm sendo associadas a sintomas psicológicos.[34] Esses tratamentos estão associados a menores prevalências de sintomas depressivos em comparação à quimioterapia, porém sem diferenças em relação a sintomas ansiosos e sofrimento psíquico.[20]

Disfunções cognitivas associadas ao câncer são relatadas em mais de 50% dos pacientes com câncer não relacionados ao sistema nervoso central,[35] **sendo essencial o rastreio cognitivo no seguimento de pacientes oncológicos.** Estudos demonstram que cerca de **15**

> O tratamento oncológico pode causar efeitos neuropsiquiátricos, como fadiga, *delirium*, confusão, convulsões, alucinações e depressão.

> A disfunção cognitiva é comum em mais de 50% dos pacientes, afetando diversas áreas cognitivas.

Tabela 33.2 Critérios diagnósticos do transtorno depressivo maior.

A. Cinco ou mais dos seguintes sintomas devem estar presentes quase todos os dias e durante o período de duas semanas, e um dos sintomas deve ser (1) humor deprimido ou (2) perda de interesse e prazer
- Humor deprimido durante a maior parte do dia
- Diminuição acentuada do interesse ou prazer em quase todas as atividades
- Perda ou ganho de peso significativo (> 5% em 1 mês), ou diminuição ou aumento do apetite
- Insônia ou hipersonia
- Agitação ou retardo psicomotor (observado por outros)
- Fadiga ou perda de energia
- Sentimentos de inutilidade ou culpa excessiva ou inadequada
- Capacidade diminuída de pensar, concentrar-se ou indecisão
- Pensamentos recorrentes de morte (não apenas medo de morrer), ideação suicida recorrente ou uma tentativa ou plano de suicídio

B. Os sintomas causam sofrimento clinicamente significativo ou prejuízo social, ocupacional ou em outras áreas de funcionamento

C. O episódio não pode ser atribuído aos efeitos fisiológicos diretos de substâncias ou outras condições médicas

D. A ocorrência do episódio depressivo maior não pode ser explicada pelo transtorno esquizoafetivo, esquizofrenia, transtorno esquizofreniforme, transtorno delusional ou outros espectros da esquizofrenia e demais transtornos psicóticos

E. Nunca houve um episódio maníaco ou hipomaníaco

Adaptada de DSM-5-TR, 2023.[22]

a 25% dos pacientes têm declínio cognitivo mensurado em avaliações neuropsicológicas, incluindo prejuízos na memória a curto prazo e memória de trabalho, atenção, processamento executivo e velocidade de processamento.[35-37] **A disfunção cognitiva pode estar associada a outros transtornos psiquiátricos como ansiedade, depressão ou insônia, mas também a efeitos colaterais do tratamento.**[35] Diversos estudos, principalmente em pacientes com câncer de mama, colorretal, ovário e linfoma, demonstram impacto mensurável da quimioterapia no funcionamento cognitivo.[35,36,38] Além da quimioterapia, outros tratamentos também podem induzir prejuízos cognitivos.[39] **O uso do tamoxifeno está associado a repercussões cognitivas**, principalmente na memória verbal.[18,35,39] A supressão ovariana e a terapia de privação androgênica, utilizadas no tratamento de câncer de ovário e de próstata, respectivamente, também já foram associadas à disfunção cognitiva.[35,40,41]

Pacientes submetidos a **radioterapia também podem apresentar sintomas neuropsiquiátricos, seja pelo medo** causado por crenças associadas ao tratamento (p. ex., infertilidade ou risco de contaminar terceiros com radiação), que pode culminar com quadros depressivos e ansiosos, **seja por efeitos direto da radiação** em sistema nervoso central, desencadeando prejuízos no funcionamento executivo e de memória.[42] Ressalta-se ainda que a **radioterapia, a depender do local de radiação, pode desencadear angústia intensa e claustrofobia em decorrência da imobilização necessária.**[42]

Psicofármacos e oncologia

O uso de psicofármacos em pacientes oncológicos pode ser feito para o manejo de transtornos mentais, mas também para alívio de sintomas relacionados ao câncer como náuseas, soluços e ondas de calor.[43]

O **tratamento dos diversos transtornos mentais não difere daquele proposto em** *guidelines* **para o tratamento na população não oncológica**. Estudos focados na eficácia e efeitos colaterais dos psicofármacos em pacientes oncológicos são escassos.[43] Deve-se ter **cautela com o risco de interações medicamentosas com os agentes antineoplásicos, mas também com outras medicações frequentemente utilizadas na população oncológica como opioides e antieméticos**.

Ressalta-se que muitos agentes antineoplásicos são pró-drogas que dependem de uma ativação metabólica via CYP450 para que alcancem o efeito terapêutico.[18] Assim, é essencial cautela com as demais medicações a serem prescritas a esses pacientes, em especial psicofármacos. Deve-se ainda atentar a interações que podem ocorrer por outros mecanismos.

Alguns agentes antineoplásicos têm alto potencial de interações via CYP450 (p. ex., imatinibe, nilotinibe e interferon-alfa)[18] devendo-se ter cuidado na prescrição de psicofármacos pelo risco de aumento nos níveis séricos desses agentes e maior toxicidade, especialmente se a janela terapêutica for estreita.

Discutiremos a seguir as principais classes de psicotrópicos e suas particularidades na população oncológica.

Antidepressivos

A eficácia dos antidepressivos na população oncológica já foi estabelecida.[43] Assim como em outros cenários clínicos, os inibidores seletivos de recaptação de serotonina (ISRS) são a primeira escolha no tratamento.

Os antidepressivos podem também ser usados para alívio de sintomas relacionados ao câncer.[43]

- Mirtazapina: insônia, anorexia e náuseas
- Bupropiona: fadiga, prejuízo da concentração
- Venlafaxina, duloxetina e tricíclicos em baixa dose: dor neuropática
- Venlafaxina: síndromes dolorosas em pacientes oncológicos
- Venlafaxina e ISRS: ondas de calor secundárias a terapias hormonais
- Trazodona: insônia.

Alguns efeitos colaterais dos antidepressivos devem ser avaliados com cautela em pacientes oncológicos pelo risco de exacerbar ou complicar condições clínicas preexistentes:

- Náuseas e desconforto gastrointestinal
- Risco de hiponatremia e redução do limiar convulsivo

O tratamento dos transtornos mentais não difere do proposto em *guidelines* para o tratamento na população não oncológica.

É essencial cautela na prescrição pelo risco de aumento nos níveis séricos desses agentes e maior toxicidade, especialmente se a janela terapêutica for estreita.

- Aumento do risco de sangramento em pacientes que já utilizam anticoagulantes ou que apresentam trombocitopenia.

Deve-se atentar a possíveis interações medicamentosas, destacando-se os seguintes cenários:

- Tramadol e linezolida estão associados a maior risco de síndrome serotoninérgica quando associados a antidepressivos
- Procarbazina, quimioterápico utilizado principalmente no tratamento de linfomas, também aumenta o risco de síndrome serotoninérgica na associação com antidepressivos
- Tricíclicos podem apresentar cardiotoxicidade cumulativa na combinação com antineoplásicos.

Tamoxifeno não deve ser administrado com inibidores potentes do citocromo P450 2D6 (CYP2D6) pelo risco de interferência na sua via metabólica. A CYP2D6 é a principal enzima que converte o tamoxifeno no seu metabólito ativo endoxifeno. Desse modo, o uso de antidepressivos que são potentes inibidores do CYP2D6 (paroxetina, fluoxetina, duloxetina e bupropiona) deve ser evitado.[43]

> Evite o uso do tamoxifeno com antidepressivos como paroxetina, fluoxetina, duloxetina e bupropiona.

Psicoestimulantes

O uso de psicoestimulantes pode ser útil para melhora rápida de humor, energia, concentração e bem-estar de pacientes oncológicos, especialmente quando sob cuidados paliativos.[18,43] Podem também ser utilizados como um contraponto à sedação causada por medicações utilizadas no controle da dor, garantindo maior funcionalidade durante o dia.[43] **Ao contrário do que se observa na população geral, tendem a aumentar o apetite em pacientes oncológicos.**[43] São contraindicados em pacientes com hipertensão arterial não controlada, arritmias e doença coronária descompensada.[43]

A maioria dos estudos foi realizada com metilfenidato, com bons resultados para melhora da fadiga.[43] **Modafinila apresenta melhor perfil de segurança cardiológica, mas deve-se atentar a interações via CYP450**. Em relação à disfunção cognitiva, a eficácia do metilfenidato e da modafinila é ainda controversa.[35,44]

> Os psicoestimulantes são úteis para melhorar rapidamente humor, energia, concentração e bem-estar de pacientes com câncer, especialmente em cuidados paliativos.

> A eficácia do metilfenidato e da modafinila para disfunção cognitiva tem resultados controversos.

Antipsicóticos

Podem ser **utilizados em diferentes cenários clínicos, como para controle de agitação,** *delirium*, **psicose, náuseas, insônia e perda de apetite**.[43]

Em quadros de *delirium*, estudos já demonstraram a eficácia de antipsicóticos atípicos, mas a escolha da droga depende da via de administração (p. ex., haloperidol ainda é escolha em pacientes que necessitam de medicações parenterais), potencial de interações e efeitos colaterais.[43] Aripiprazol pode ter efeito positivo em pacientes com *delirium* hipoativo.[33] Alguns estudos têm avaliado a eficácia do uso de antipsicóticos na prevenção de *delirium* em populações de alto risco, demonstrando uma redução no risco.[43]

Em quadros ansiosos, os antipsicóticos são preferíveis em comparação a benzodiazepínicos, já que estes têm maior risco de alterações de consciência e depressão respiratória.[43] O mesmo vale para quadros de insônia em que baixas doses de antipsicóticos atípicos com perfil sedativo (p. ex., quetiapina e olanzapina) devem ser utilizadas, preferencialmente.[33,43]

Além da eficácia no tratamento de sintomas psiquiátricos, os antipsicóticos têm benefícios para manejo de algumas condições clínicas:[33,43]

> Em casos de ansiedade e insônia, os antipsicóticos são preferíveis em relação aos benzodiazepínicos devido ao menor risco de alterações de consciência e depressão respiratória.

- Náusea crônica ou induzida por opioides tem resultados positivos com uso do haloperidol
- Náuseas e vômitos induzidos por quimioterápicos melhoram com uso de olanzapina
- Soluço intratável tem resultados satisfatórios com uso de clorpromazina e haloperidol, apesar de não serem primeira linha
- Anorexia pode melhorar com uso de olanzapina e quetiapina.

Alguns efeitos colaterais dos antipsicóticos devem ser avaliados com cautela em pacientes oncológicos pelo risco de exacerbar ou complicar condições clínicas preexistentes:[43]

- O risco de hipotensão ortostática associado aos antipsicóticos pode ser exacerbado pela depleção de volume
- A via intramuscular deve ser evitada em pacientes com trombocitopenia pelo risco de hematomas

- Hiperprolactinemia causada pelos antipsicóticos pode ter impacto na progressão tumoral em pacientes com câncer de mama, independentemente de haver superexpressão de receptores de prolactina nos tumores intraductais. Risperidona e haloperidol são mais comumente associados à hiperprolactinemia, enquanto aripiprazol e quetiapina têm menor risco
- O uso de antipsicóticos associado a antieméticos aumenta a chance de acatisia e sintomas extrapiramidais
- O monitoramento do intervalo QTc é importante, especialmente em pacientes com alterações hidroeletrolíticas, pelo risco de evolução para *torsade de pointes*. Aripiprazol, ziprasidona, lurasidona e paliperidona têm menor risco de prolongamento do intervalo QTc, enquanto haloperidol endovenoso tem o maior risco
- Hiponatremia e redução do limiar convulsivo têm muita relevância no contexto de tumores cerebrais.

Benzodiazepínicos

O uso de **benzodiazepínicos associado a antieméticos pode aliviar náuseas e vômitos induzidos pela quimioterapia**. Benzodiazepínicos com meia-vida curta podem também ser utilizados para manejo da dor e agitação. Ressalta-se que os benzodiazepínicos não devem ser utilizados a longo prazo e devem ser evitados em pacientes com risco de hipóxia e redução do *drive* respiratório, risco de quedas e de dependência. Além disso, pacientes com comprometimento do sistema nervoso central têm maior risco de efeitos paradoxais dos benzodiazepínicos.[43]

> O uso de benzodiazepínicos associado a antieméticos pode aliviar a náusea e o vômito induzidos pela quimioterapia.

> Evite o uso prolongado de benzodiazepínicos, especialmente em pacientes com risco de hipóxia, problemas respiratórios, quedas, dependência ou comprometimento do sistema nervoso central.

Estabilizadores de humor

Essa classe de medicações pode ser utilizada para **manejo de irritabilidade, impulsividade, desinibição, dor neuropática e ondas de calor associadas ao tratamento antineoplásico ou a manifestações da doença** (p. ex., alterações de humor associadas a tumores cerebrais).[43]

Dentre eles, o **carbonato de lítio deve ser evitado** já que, na população oncológica, situações como desidratação, disfunção renal e alterações hidroeletrolíticas são mais comuns e podem acentuar o risco de intoxicação.[43] Alguns estudos sugerem o uso para prevenção de disfunção cognitiva induzida pela quimioterapia.[43]

A gabapentina e a pregabalina podem auxiliar na redução de ondas de calor e dor neuropática. Além disso, a gabapentina pode ser benéfica no contexto de prurido e tosse crônica.

O filme *50%* aborda a vida de um jovem com câncer raro, explorando sua jornada emocional enquanto enfrenta a doença.

Deve-se atentar ao risco de alterações hematológicas e hepatotoxicidade em pacientes com tumores hepáticos ou em uso de antineoplásicos com maior risco para essas condições clínicas.[43] Ressalta-se ainda o risco de interações medicamentosas: carbamazepina é um potente indutor enzimático do CYP450 e o ácido valproico um inibidor, podendo resultar em interações significativas com agentes antineoplásicos.[43] Gabapentina e pregabalina são medicações com *clearance* renal, sem interações significativas via CYP450, sendo benéficas para pacientes com comprometimento hepático, mas devendo ser evitadas se houver comprometimento renal.[43] A pregabalina deve também ser evitada em pacientes com insuficiência cardíaca congestiva.[43]

Algumas particularidades devem ser observadas nesse contexto de interações medicamentosas; por exemplo, asparaginase reduz em cerca de 25% a albumina sérica, podendo aumentar a fração livre de carbamazepina e ácido valproico, com maior risco de toxicidade.

Atualizações

- Costa Fernandes et al. (2022) fizeram uma revisão de escopo avaliando a relação causal entre autoanticorpos onconeurológicos e a síndrome neuropsiquiátrica[45]
- Perdigão et al. (2022) realizaram uma revisão integrativa da literatura sobre *distress* em pacientes oncológicos. Nesse artigo, discutem a relevância do *distress* nessa população, a associação com problemas físicos e emocionais, a importância da triagem com instrumentos adequados e a necessidade de manejo adequado[46]
- Van Beek et al. (2022) avaliaram a prevalência e fatores associados ao transtorno de ajustamento em pacientes oncológicos[47]
- Hu et al. (2023) abordam o risco de suicídio em pacientes com câncer nos EUA, que é 26% maior que na população geral. O maior risco é observado em pacientes com prognóstico pobre nos dois primeiros anos após o diagnóstico e em pacientes com possível impacto na qualidade de vida após 2 anos[48]
- Graus et al. (2021) discutem o diagnóstico e o manejo de síndromes neurológicas paraneoplásicas[17]
- American Society of Clinical Oncology (2023) traz recomendações para o manejo de quadros depressivos e ansiosos em indivíduos com câncer.[49]

Highlights

- O diagnóstico e o tratamento oncológico estão associados com transtornos mentais, porém menos da metade dos pacientes são diagnosticados e encaminhados para manejo adequado
- Os sintomas psiquiátricos são negligenciados por médicos e pacientes por diversos motivos, como dificuldades em discutir questões emocionais, medo da estigmatização ou mesmo por considerar que são normais perante o diagnóstico
- O desenvolvimento dos transtornos psiquiátricos após o diagnóstico do câncer está relacionado com o aumento da mortalidade, impactando negativamente o prognóstico oncológico
- É essencial diferenciar se os sintomas psíquicos configuram uma reação normal diante de uma doença grave, um distúrbio psiquiátrico, uma manifestação da própria neoplasia, um efeito adverso aos medicamentos ou uma alteração neurocognitiva
- A vivência da hospitalização pode desencadear percepções de desamparo e vulnerabilidade, desencadeando um longo período de hipervigilância e hipersensibilidade a sinais internos
- Os sintomas psiquiátricos podem ser a primeira manifestação de uma doença neoplásica ainda não detectada, exigindo um olhar atento dos profissionais envolvidos. Esses sintomas podem decorrer de reações imunológicas, produção hormonal ectópica, hipoperfusão, metástases ou efeitos de massa
- O tratamento oncológico pode desencadear efeitos colaterais neuropsiquiátricos, sendo a fadiga a queixa mais comum. Outros sintomas associados a esses tratamentos são as disfunções cognitivas e o *delirium*
- Dentre os transtornos psiquiátricos, o transtorno de ajustamento é o diagnóstico mais frequente. Episódios depressivos e transtornos de ansiedade também têm relevância, sendo essencial o rastreio desses quadros em pacientes oncológicos
- O tratamento dos transtornos mentais não difere do indicado na população geral, mas é essencial que o interconsultor atente-se ao risco de interações medicamentosas que podem, inclusive, reduzir a eficácia do tratamento antineoplásico (p. ex., tamoxifeno e antidepressivos que são potentes inibidores do CYP2D6 – paroxetina, fluoxetina, duloxetina e bupropiona)
- Alguns antidepressivos podem ser utilizados para aliviar sintomas durante o tratamento oncológico.

Referências bibliográficas

1. Soares SMSR. Interconsulta em Oncologia. In: Miguel EC, Lafer B, Elkis H, Forlenza OV. Clínica Psiquiátrica: as grandes síndromes psiquiátricas. Volume 2. São Paulo: Manole, 2021. p. 1870-90.
2. Mitchell AJ, Chan M, Bhatti H, Halton M, Grassi L, Johansen C, Meader N. Prevalence of depression, anxiety, and adjustment disorder in oncological, haematological, and palliative-care settings: a meta-analysis of 94 interview-based studies. Lancet Oncol. 2011 Feb;12(2):160-74.
3. Holland JC. History of psycho-oncology: overcoming attitudinal and conceptual barriers. Psychosom Med. 2002 Mar-Apr;64(2):206-21.
4. Zhu L, Ranchor AV, van der Lee M, Garssen B, Almansa J, Sanderman R, Schroevers MJ. Co-morbidity of depression, anxiety and fatigue in cancer patients receiving psychological care. Psychooncology. 2017 Apr;26(4):444-51.
5. Mello Filho J. Concepção psicossomática: visão atual. São Paulo: Casa do Psicólogo, 2002.
6. Botega, NJ. Prática psiquiátrica no hospital geral: interconsulta e emergência. 3. ed. Porto Alegre: Artmed, 2012.
7. Macena CS de, Lange ESN. A incidência de estresse em pacientes hospitalizados. Psicol Hosp. (São Paulo) [online]. 2008;6(2):20-39. [citado 2022-12-07]. Disponível em: <http://pepsic.bvsalud.org/scielo.php?script=sci_arttext&pid=S1677-74092008000200003&lng=pt&nrm=iso>. ISSN 2175-3547.
8. Chang BP. Can hospitalization be hazardous to your health? A nosocomial based stress model for hospitalization. General Hospital Psychiatry. 2019;60:83-9.
9. Silva S de S, Aquino TAA de, Santos, RM dos. O paciente com câncer: cognições e emoções a partir do diagnóstico. Revista Brasileira de Terapias Cognitivas. 2008;4(2):73-89. Recuperado em 2 de janeiro de 2023, de http://pepsic.bvsalud.org/scielo.php?script=sci_arttext&pid=S1808-56872008000200006&lng=pt&tlng=pt.
10. Kovács M. J. Morte e desenvolvimento humano. São Paulo: Casa do Psicólogo. 1992.
11. Instituto Nacional de Câncer José Alencar Gomes da Silva, Bernat ABR, Pereira DR, Swinerd MM (orgs.). Hospital do Câncer I. Seção de Psicologia. Sofrimento psíquico do paciente oncológico: o que há de específico? Rio de Janeiro: INCA, 2014.
12. Benros ME, Laursen TM, Dalton SO, Mortensen PB. Psychiatric disorder as a first manifestation of cancer: a 10-year population-based study. Int J Cancer. 2009 Jun 15;124(12):2917-22.
13. Testa A, Giannuzzi R, Daini S, Bernardini L, Petrongolo L, Gentiloni Silveri N. Psychiatric emergencies (part III): psychiatric symptoms resulting from organic diseases. Eur Rev Med Pharmacol Sci. 2013 Feb;17 Suppl 1:86-99.
14. Kayser MS, Kohler CG, Dalmau J. Psychiatric manifestations of paraneoplastic disorders. Am J Psychiatry. 2010 Sep;167(9):1039-50.
15. Roldan Urgoiti G, Sinnarajah A, Hussain S, Hao D. Paraneoplastic neuropsychiatric syndrome presenting as delirium. BMJ Support Palliat Care. 2017 Jun;7(2):218-20.
16. Graus F, Dalmau J. Paraneoplastic neurological syndromes: diagnosis and treatment. Curr Opin Neurol. 2007 Dec;20(6):732-7.
17. Graus F, Vogrig A, Muñiz-Castrillo S, Antoine JG, Desestret V, Dubey D et al. Updated diagnostic criteria for paraneoplastic neurologic syndromes. Neurol Neuroimmunol Neuroinflamm. 2021 May 18;8(4):e1014.
18. Owen JA, Levenson JL, Ferrando, SJ (ed). Clinical manual of psychopharmacology in the medically ill. American Psychiatric Publishing, 2010.
19. Dalmau J, Tüzün E, Wu HY, Masjuan J, Rossi JE, Voloschin A et al. Paraneoplastic anti-N-methyl-D-aspartate receptor encephalitis associated with ovarian teratoma. Ann Neurol. 2007 Jan;61(1):25-36.
20. McFarland DC. New lung cancer treatments (immunotherapy and targeted therapies) and their associations with depression and other psychological side effects as compared to chemotherapy. General Hospital Psychiatry. 2019;60:148-55.
21. Gibson AW, Graber JJ. Distinguishing and treating depression, anxiety, adjustment, and post-traumatic stress disorders in brain tumor patients. Ann Palliat Med. 2021 Jan;10(1):875-92.

22. American Psychiatric Association. Diagnostic and Statistical Manual of Mental Disorders: DSM5. 5. ed, text revision. Washington, DC: American Psychiatric Association; 2023.

23. Tang HY, Xiong HH, Deng LC, Fang YX, Zhang J, Meng H. Adjustment disorder in female breast cancer patients: prevalence and its accessory symptoms. Curr Med Sci. 2020 Jun;40(3):510-17.

24. Miovic M, Block S. Psychiatric disorders in advanced cancer. Cancer. 2007 Oct 15;110(8):1665-76.

25. Anuk D, Özkan M, Kizir A, Özkan S. The characteristics and risk factors for common psychiatric disorders in patients with cancer seeking help for mental health. BMC Psychiatry. 2019 Sep 3;19(1):269.

26. Stark D, Kiely M, Smith A, Velikova G, House A, Selby P. Anxiety disorders in cancer patients: their nature, associations, and relation to quality of life. J Clin Oncol. 2002; 20:3137-48.

27. Bottino SMB, Fráguas R, Gattaz WF. Depressão e Câncer. Rev Psiq Clin. 2009; 36(3):109-15.

28. Walker J, Hansen CH, Martin P et al. Prevalence, associations, and adequacy of treatment of major depression in patients with cancer: a cross-sectional analysis of routinely collected clinical data. The lancet Psychiatry. 2014;1(5):343-50.

29. Pinquart M, Duberstein PR. Associations of social networks with cancer mortality: a meta-analysis. Crit Rev Oncol Hematol. 2010 Aug;75(2):122-37.

30. Zhao G, Okoro CA, Li J, White A, Dhingra S, Li C. Current depression among adult cancer survivors: findings from the 2010 Behavioral Risk Factor Surveillance System. Cancer Epidemiol. 2014 Dec;38(6):757-64.

31. Sotelo JL, Musselman D, Nemeroff C. The biology of depression in cancer and the relationship between depression and cancer progression. Int Rev of Psychiatry. 2014;26(1):16-30.

32. Riedl D, Schuessler G. Prevalence of Depression and Cancer – A systematic review. Z Psychosom Med Psychother. 2022 Mar;68(1):74-86.

33. Mehta RD, Roth AJ. Psychiatric considerations in the oncology setting. CA Cancer J Clin. 2015 Jul-Aug;65(4):300-14.

34. Pirl WF, Irwin S. Psychiatry in a new era of oncology. Gen Hosp Psychiatry. 2019 Sep-Oct;60:127.

35. Lange M, Joly F, Vardy J, Ahles T, Dubois M, Tron L, Winocur G, De Ruiter MB, Castel H. Cancer-related cognitive impairment: an update on state of the art, detection, and management strategies in cancer survivors. Ann Oncol. 2019 Dec 1;30(12):1925-40.

36. Collins B, Mackenzie J, Tasca GA. Persistent cognitive changes in breast cancer patients 1 year following completion of chemotherapy. J Int Neuropsychol Soc. 2014;20(4):370-9.

37. Joly F, Giffard B, Rigal O. Impact of cancer and its treatments on cognitive function: advances in research from the Paris International Cognition and Cancer Task Force Symposium and update since 2012. J Pain Symptom Manage. 2015;50(6):830-41.

38. Wouters H, Baars JW, Schagen SB. Neurocognitive function of lymphoma patients after treatment with chemotherapy. Acta Oncol. 2016;55(9-10):1121-5.

39. Schilder CM, Seynaeve C, Linn SC. Self-reported cognitive functioning in postmenopausal breast cancer patients before and during endocrine treatment: findings from the neuropsychological TEAM side-study. Psychooncology. 2012;21(5):479-87.

40. Phillips KA, Regan MM, Ribi K. Adjuvant ovarian function suppression and cognitive function in women with breast cancer. Br J Cancer. 2016;114(9):956-64.

41. McGinty HL, Phillips KM, Jim HS. Cognitive functioning in men receiving androgen deprivation therapy for prostate cancer: a systematic review and meta-analysis. Support Care Cancer. 2014;22(8):2271-80.

42. Holmes EG, Holmes JA, Park EM. Psychiatric care of the radiation oncology patient. Psychosomatics. 2017 Sep-Oct;58(5):457-65.

43. Thekdi SM, Trinidad A, Roth A. Psychopharmacology in cancer. Curr Psychiatry Rep. 2015 Jan;17(1):529.

44. Karschnia P, Parsons MW, Dietrich J. Pharmacologic management of cognitive impairment induced by cancer therapy. Lancet Oncol. 2019 Feb;20(2):e92-e102.

45. Costa Fernandes J, Gama Marques J. A scoping review on paraneoplastic autoimmune limbic encephalitis (PALE) psychiatric manifestations. CNS Spectr. 2022 Apr;27(2):191-8.

46. Perdigão MM de M, Rodrigues AB, Carvalho REFL de, Oliveira SKP de, Anjos S de JSB dos, Almeida PC de. Distress em pacientes oncológicos no Brasil: revisão integrativa da literatura. Rev Bras Cancerol. 2022; 68(3):e-182402.

47. Van Beek FE, Wijnhoven LMA, Custers JAE, Holtmaat K, De Rooij BH, Horevoorts NJE et al. Adjustment disorder in cancer patients after treatment: prevalence and acceptance of psychological treatment. Support Care Cancer. 2022 Feb;30(2):1797-806.

48. Hu X, Ma J, Jemal A, Zhao J, Nogueira L, Ji X et al. Suicide risk among individuals diagnosed with cancer in the US, 2000-2016. JAMA Netw Open. 2023 Jan 3;6(1):e2251863.

49. Carlson LE, Ismaila N, Addington EL et al. Integrative oncology care of symptoms of anxiety and depression in adults with cancer: Society for Integrative Oncology–ASCO Guideline. Journal of Clinical Oncology. 2023;41(28):4562-91.

Bibliografia

Leite KL, Yoshii TP, Langaro F. O olhar da psicologia sobre demandas emocionais de pacientes em pronto atendimento de hospital geral. Rev SBPH [Internet]. 2018 Dez; 21(2):145-66. [citado 2022 Dez 07] Disponível em: http://pepsic.bvsalud.org/scielo.php?script=sci_arttext&pid=S1516-08582018000200009&lng=pt.

Ahern TP, Veres K, Jiang T, Farkas DK, Lash TL, Sørensen HT, Gradus JL. Adjustment disorder and type-specific cancer incidence: a Danish cohort study. Acta Oncol. 2018 Oct;57(10):1367-72.

Graus F, Vogrig A, Muñiz-Castrillo S, Antoine JG, Desestret V, Dubey D et al. Updated diagnostic criteria for paraneoplastic neurologic syndromes. Neurol Neuroimmunol Neuroinflamm. 2021 May 18;8(4):e1014.

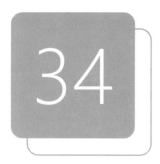

Cuidados Paliativos e Psiquiatria

Rodrigo Mendonça Paulino • Taciana de Castro Silva Monteiro Costa

Introdução

Os cuidados paliativos (CP) são uma área relativamente recente na assistência à saúde, inicialmente definidos pela Organização Mundial da Saúde (OMS) em 1990 e atualizados em 2002.[1,2] Sob essa perspectiva, **os cuidados em saúde, sob a ótica dos CP, devem focar na prevenção e no alívio do sofrimento de pacientes e familiares que enfrentam doenças que ameaçam a vida.**[2] Desde sua primeira definição, diversos estudos têm proporcionado aumento dos conhecimentos em relação à área; no entanto, ainda temos muita dificuldade de entendimento sobre seus conceitos, indicações e benefícios, tanto por pacientes e familiares quanto dos profissionais e gestores em Saúde.

É importante ressaltar que os CP englobam uma forma de cuidado que pode ser oferecida por todos os profissionais da Saúde, bem como uma especialidade em evolução constante. A **inserção dos CP na rotina de um hospital geral traz benefícios como redução do impacto dos sintomas, queda na utilização dos serviços de Saúde, melhora da qualidade de vida e satisfação com o serviço, porém implica uma mudança no conceito de cuidado,**[3-5] expandindo o olhar para além da cura. Inúmeros são os desafios enfrentados nessa caminhada, como falhas na identificação da elegibilidade para CP, formação insuficiente na área, falta de profissionais qualificados, sobrecarga dos profissionais e comunicação inadequada.[3,6]

Pacientes cronicamente doentes ou acometidos por doenças que ameaçam a vida apresentam importante sofrimento psíquico e complicações psiquiátricas que frequentemente não são reconhecidos e manejados de modo adequado.[7] Estudos demonstram que uma parcela significativa dos pacientes que recebe CP apresenta transtornos psiquiátricos:

- Transtorno de ansiedade: 10 a 30%[8,9]
- Transtorno depressivo: 20 a 38%[8,9]
- *Delirium*: 20 a 45%[9]
- Transtorno de estresse pós-traumático: 20%.[8]

O Comitê de Cuidados ao fim da vida da Academia Nacional de Medicina dos EUA, em sua publicação *Approaching Death: Improving Care at the End of Life*, afirma que uma das dimensões dos CP engloba estratégias de cuidados físicos, psicológicos, espirituais e práticos adequados ao contexto de cada paciente.[10,11] Assim, **a integração entre CP e psiquiatria é essencial.**

Nesse contexto, a **interconsulta psiquiátrica (ICP) tem papel fundamental não só no reconhecimento e manejo precoce das complicações psiquiátricas, mas também em oferecer um olhar cuidadoso para sentimentos e emoções despertados pela terminalidade da vida.** Além disso, o psiquiatra interconsultor deve sempre buscar partilhar seus conhecimentos em saúde mental, aprofundar seu aprendizado em temas relacionados ao fim da vida e CP e contribuir para a expansão do conceito de psiquiatria paliativa (Figura 34.1).

Conceitos e princípios

De acordo com o conceito revisado pela OMS em 2018, os cuidados paliativos são uma abordagem que melhora a qualidade de vida dos pacientes (adultos e crianças) e de suas famílias, que enfrentam problemas associados a doenças com risco de vida.[1] A International

---

Os cuidados em saúde, sob a ótica dos CP, devem olhar para além da cura, focando na prevenção e no alívio do sofrimento de pacientes e familiares que enfrentam doenças que ameaçam a vida.

CP trazem benefícios como redução no impacto dos sintomas e do uso dos serviços, além de melhora da qualidade de vida.

Sofrimento psíquico e complicações psiquiátricas frequentemente não são reconhecidos ou manejados de modo adequado.

A ICP tem papel fundamental no reconhecimento e manejo precoce das complicações psiquiátricas, além de validação, reconhecimento e abordagem de questões relacionadas ao final da vida.

A ICP tem também papel fundamental na educação continuada e na expansão do conceito de psiquiatria paliativa.

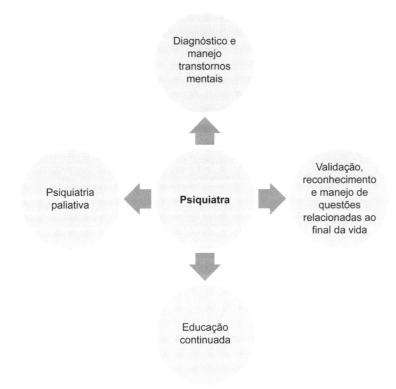

Figura 34.1 Papéis do interconsultor em psiquiatria no contexto dos cuidados paliativos.

Association of Hospice and Palliative Care (IAHPC) definiu de maneira global e mais ampla que os CP são os cuidados holísticos ativos de indivíduos de todas as idades com sofrimentos importantes relacionados à saúde devido a doenças graves e, especialmente, de pessoas próximas ao final da vida.[4] Essa definição foi baseada no conceito de sofrimento relacionado a doença publicado em 2017 pela Comissão do *Lancet*:

> Sofrimento é definido como relacionado à saúde quando está associado a doença ou lesão de qualquer tipo. O sofrimento relacionado à saúde é grave quando não pode ser aliviado sem intervenção profissional e quando compromete o funcionamento físico, social, espiritual e/ou emocional.[4]

Ressalta-se que, ao considerar a definição de CP da IAHPC, o sofrimento é o componente central e os CP devem ser oferecidos com base na necessidade do paciente, e não no diagnóstico e prognóstico da doença.[4] O objetivo dos CP é melhorar a qualidade de vida dos pacientes, familiares e cuidadores.[8]

Os princípios dos CP, listados a seguir, foram definidos pela OMS em 2002 e revisados em 2017 pela IAHPC.

- Prevenção, identificação precoce, avaliação abrangente e gerenciamento de problemas físicos, incluindo dor e outros sintomas estressantes, sofrimento psicológico, sofrimento espiritual e necessidades sociais. Sempre que possível, essas intervenções devem ser baseadas em evidência
- Fornecimento de suporte para ajudar pacientes a viver o mais plenamente possível até a morte, facilitando a comunicação eficaz, ajudando-os, com suas famílias, a determinar os objetivos do tratamento
- Aplicabilidade durante todo o curso de uma doença, de acordo com as necessidades do paciente
- Oferecer os CP, sempre que necessário, em conjunto com terapias modificadoras de doenças
- Buscar influenciar positivamente o curso da doença
- Não há pretensão em apressar nem adiar a morte; afirmam a vida e reconhecem a morte como um processo natural
- Fornecer apoio à família e aos cuidadores durante a doença do paciente e em seu próprio luto
- Reconhecer e respeitar os valores e crenças culturais do paciente e da família

No livro *A Morte é um Dia que Vale a Pena Viver*,[36] a autora traz reflexões acerca da nossa própria existência e da finitude da vida.

Os CP devem ser oferecidos baseados na necessidade do paciente, e não no diagnóstico e prognóstico da doença.

A perspectiva dos CP reconhece a morte como um processo natural.

Os CP devem ser oferecidos em conjunto com terapias modificadoras da doença e não devem apressar nem adiar a morte.

- Tornar os CP aplicáveis em todos os estabelecimentos de Saúde (local de residência e instituições) e em todos os níveis (do primário ao terciário)
- Ser fornecidos por profissionais com treinamento básico em cuidados paliativos
- Proporcionar a existência de uma equipe multiprofissional com treinamento em cuidados paliativos especializados para encaminhamento de casos complexos.[12]

Psiquiatria nos cuidados paliativos

Existe uma **alta prevalência de sofrimento não físico nos pacientes sob cuidados paliativos**, especialmente os transtornos de ansiedade e ajustamento, depressão e *delirium*, que chega a ter prevalência de mais de 80% nos pacientes em fase final de vida.[6,7,13] Cerca de 10% dos pacientes em unidades de CP necessitam de avaliação de um psiquiatra ou psicólogo[13] em algum momento, mas essa taxa pode estar subestimada. Sabe-se ainda que a **presença de problemas psíquicos em pacientes com doenças graves contribui para um desfecho negativo no cuidado da doença clínica, menores taxas de cuidados avançados e de acesso aos CP e aumento do uso de cuidados agudos ao final da vida**.[14]

Apesar da relevância, é comum o não reconhecimento dessas questões, seja por dificuldade no reconhecimento por parte dos médicos, crença de que o sofrimento psíquico é esperado em pacientes sob CP, ausência de protocolos de rastreio ou falta de profissionais da área nas equipes.[6,13] Razão comum para a falta de intervenção em pacientes com sofrimento psíquico nesse contexto é o receio do médico assistente quanto aos efeitos colaterais do psicotrópico e do tempo necessário para início da ação.[13]

Compreendendo os conceitos e princípios dos CP, são primordiais a identificação e o manejo do sofrimento em todas as suas esferas, incluindo os de caráter psicológico ou psicossomático. As intervenções previnem a piora do sofrimento e melhoram a qualidade de vida.[13] Vale também relembrar que o sofrimento psíquico influencia de maneira direta o desconforto físico, podendo gerar ou exacerbar sintomas orgânicos. A atuação conjunta do psiquiatra com a equipe dos CP assume maior relevância ainda na presença de sintomas psicóticos, ideação suicida, dúvidas quanto à capacidade de julgamento e tomada de decisão e manejo de sintomas como insônia, ansiedade e tristeza que não responderam às tentativas de tratamento implementadas pela equipe.[13]

Considerando essas questões, segue uma abordagem prática para identificação e manejo dos principais tópicos do sofrimento psíquico, de acordo com sua prevalência.

Transtorno de ansiedade

A **ansiedade é uma resposta psicobiológica diante de situações consideradas estressoras ou ameaçadoras**; portanto, bastante comum no caso do adoecimento físico. Pode ocorrer em mais de 70% dos pacientes com doenças clínicas, especialmente naqueles que estão se aproximando do final da vida.[15] Nesses pacientes são comuns medos, preocupações e apreensões quanto à morte, às questões espirituais e existenciais.[15] À medida que a **doença avança e a morte se torna mais próxima, medo de sintomas incontroláveis e preocupações em ter uma "boa morte" ou até mesmo acelerar a morte se tornam mais frequentes**.[13] Tais questões podem desencadear sintomas ansiosos e deve-se ter em mente que há um grande espectro de respostas individuais entre uma adaptação saudável e uma descompensação patológica, como no caso dos transtornos de ajustamento e transtorno de ansiedade generalizada.

O **diagnóstico dos possíveis quadros ansiosos é desafiador pela presença de sintomas físicos e psicológicos** que podem estar presentes nos transtornos psiquiátricos. Outra questão importante é que muitas vezes o paciente pode não trazer a queixa espontânea aos profissionais, adiando o diagnóstico e o manejo precoce. Instrumentos como a Escala Hospitalar de Ansiedade e Depressão (HADS)[16] e a Escala de Hamilton para ansiedade (HAM-A)[17] podem auxiliar no diagnóstico e acompanhamento. Também podemos utilizar a escala de avaliação de sintomas de Edmonton (ESAS-r)[18] como instrumento de triagem e acompanhamento de sintomas ansiosos e seu respectivo impacto na qualidade de vida dos pacientes que recebem cuidados paliativos.

O "termômetro de *Distress*" é também um instrumento utilizado em diversos países e já validado no Brasil. ***Distress* se refere a uma experiência emocional desagradável, podendo ser considerado uma resposta natural à vivência da doença e do seu tratamento**. Desde

---

Há uma alta prevalência de sofrimento não físico nos pacientes sob CP.

Cerca de 10% dos pacientes em unidades de CP necessitam de avaliação de um psiquiatra ou psicólogo.

A crença de que o sofrimento psíquico é esperado em pacientes sob CP, dificuldade de reconhecimento por parte dos médicos, ausência de protocolos de rastreio e falta de profissionais da área nas equipes são barreiras ao reconhecimento precoce e intervenções adequadas.

A ansiedade pode ocorrer em mais de 70% dos pacientes com doenças clínicas, especialmente naqueles que estão se aproximando do final da vida.

O diagnóstico de quadros ansiosos é desafiado pela presença de sintomas físicos e psicológicos.

1997, a National Comprehensive Cancer Network (NCCN) e a American Society of Clinical Oncology (ASCO) propõem um protocolo para diagnosticar e tratar o *distress*, que busca estabelecer objetivamente o quadro e iniciar a intervenção.[19] O "termômetro de ***Distress***" é composto por dois instrumentos:

- Termômetro: paciente pode assinalar o nível de *distress* em uma escala de zero a dez
- Lista de problemas: 35 itens com possíveis causas para o *distress*.[19]

Ressalta-se ainda a importância de **diferenciar os quadros primários de ansiedade e ajustamento exacerbados pela condição clínica do doente, dos quadros secundários a condição clínica ou medicamentosa**, conforme Tabela 34.1.

O tratamento dos sintomas e transtornos de ansiedade envolve uma abordagem multidisciplinar com diferentes modalidades terapêuticas que visam aliviar sentimentos desagradáveis ou estressantes, melhorar a funcionalidade e a aderência ao tratamento clínico. A **abordagem deve ser empática, com comunicação centrada no indivíduo, utilizando comunicação clara e tranquilizadora sobre diagnóstico e prognóstico, construindo conjuntamente o plano de cuidados individualizado, priorizando o controle adequado dos sintomas físicos e atento às demandas psicossociais latentes**.[8]

As possibilidades terapêuticas incluem a psicoterapia, que pode ser individual ou em grupo. Dentre as abordagens, terapias específicas para controle de sofrimento existencial como a **terapia centrada no sentido, terapia de dignidade, terapia de suporte CALM** (*Managing Cancer and Living Meaningfully*) e até mesmo a terapia cognitiva comportamental podem ser benéficas e auxiliar no enfrentamento da doença e do quadro ansioso. Outras terapias complementares que podem auxiliar os pacientes a reduzir a ansiedade incluem: hipnose, musicoterapia, acupuntura, *mindfulness*, aromaterapia, massagem, arteterapia.[20]

Para os pacientes que apresentam sintomas intensos ou que não respondem de modo adequado às modalidades citadas anteriormente, o tratamento psicofarmacológico pode ser utilizado. Dentre as classes medicamentosas, os benzodiazepínicos são a classe de primeira escolha para controle rápido de ansiedade em pacientes em cuidados paliativos. Os benzodiazepínicos apresentam atividade terapêutica por meio da promoção de atividade do ácido gama-aminobutírico (GABA) e podem auxiliar em sintomas associados, como a insônia, e, em alguns casos, apresentar efeito antiemético (p. ex., lorazepam).[8,21] Pela meia-vida longa, clonazepam e diazepam podem auxiliar na supressão dos sintomas, enquanto alprazolam e lorazepam apresentam meia-vida curta e podem ser úteis nos casos de crises de ansiedade e ataques de pânico. **Nos pacientes com risco elevado para *delirium*, apresentam resposta paradoxal ou transtorno de estresse pós-traumático (TEPT), é preferível iniciar com neurolépticos de segunda geração em doses baixas**.[8]

O tratamento de manutenção, a médio ou longo prazo, envolve o uso de antidepressivos, especialmente os inibidores seletivos de recaptação de serotonina (ISRS) e de serotonina e noradrenalina (ISRSN), que devem ser escolhidos com base em seu efeito terapêutico, mas também levando em consideração efeitos secundários benéficos no contexto individual de cada paciente. A trazodona pode ser utilizada quando se deseja controlar outros sintomas como distúrbios do sono ou fogachos. A amitriptilina pode ser benéfica quando se deseja

> Benzodiazepínicos podem auxiliar em sintomas ansiosos, insônia e controle da êmese, mas devem ser evitados em pacientes com risco elevado de *delirium*, de resposta paradoxal ou de TEPT. Devem também ser evitados quando há risco de queda ou redução do *drive* respiratório.

Tabela 34.1 Causas orgânicas e medicamentosas de ansiedade.

Metabólica	Distúrbios eletrolíticos, porfiria, hipoglicemia, deficiência vitamínica
Neurológica	Dor, hipertensão intracraniana, neoplasias de SNC, TCE, estados de mal não epileptiformes, vertigem, encefalite
Endócrina	Doenças pituitárias, adrenais, paratireoidianas, tireoidianas, feocromocitoma, síndrome carcinoide
Cardiovascular	Arritmias, insuficiência cardíaca, coronariopatias, anemia, valvopatias, miocardiopatias, desidratação/hipovolemia
Pulmonar	Hipóxia, embolia pulmonar, asma, DPOC, pneumotórax, edema pulmonar
Medicamentosa	Corticoides, broncodilatadores, antipsicóticos, tirotoxinas, teofilina, agentes noradrenérgicos/serotoninérgicos, levodopa, psicoestimulantes, antibióticos, interferon, cafeína, cânabis, abstinências (álcool, opioides, benzodiazepínicos)

DPOC: doença pulmonar obstrutiva crônica; SNC: sistema nervoso central; TCE: traumatismo cranioencefálico. (Adaptada de Castillo et al., 2021.[8])

também um efeito adjuvante em dor neuropática, bem como os anticonvulsivantes gabapentina e pregabalina, que apresentam efeito analgésico e ansiolítico.[8,21]

Por fim, alguns antipsicóticos também possuem efeitos benéficos em tratamento de ansiedade, sendo risperidona e olanzapina os preferidos no contexto dos cuidados paliativos, no qual o paciente pode se beneficiar com aumento de apetite e ganho de peso no contexto de caquexia relacionada à doença de base.[8,21]

Nos casos complexos e refratários, pode ser necessário o encaminhamento para especialista em saúde mental, demonstrando novamente a importância da psiquiatria nos cuidados paliativos.

Transtorno depressivo maior

Definido como uma **perda de interesse ou prazer, associado a um estado de anedonia**, no qual pode estar presente humor deprimido ou entristecido, a maior parte do dia e na maioria dos dias. O diagnóstico de depressão pode ser realizado quando esses sintomas são persistentes por ao menos 2 semanas, indicando um estado contínuo de infelicidade.[22]

Sintomas depressivos são comumente experienciados por pacientes nos CP e frequentemente não reconhecidos por profissionais e familiares que consideram que o sofrimento é inevitável e que não há tratamento nesse contexto.[7] A prevalência de transtorno depressivo maior (TDM) é de cerca de 15% nessa população,[6] sendo considerados fatores de risco:

> Sintomas depressivos são muito comuns em CP, mas frequentemente não diagnosticados.

- Gênero feminino
- Pacientes jovens
- Antecedente pessoal ou familiar de depressão
- Baixo suporte social, incluindo suporte familiar disfuncional
- Fatores relacionados à doença e ao tratamento
- Declínio de funcionalidade
- Preocupações existenciais não resolvidas.[22]

> Doenças graves e seus tratamentos podem causar diversos sintomas somáticos que podem mimetizar ou se superpor aos sintomas depressivos.

O diagnóstico de doenças graves e, consequentemente, seus tratamentos podem causar uma série de sintomas somáticos capazes de mimetizar ou se superpor aos sintomas depressivos, como fadiga, mudanças de apetite, peso, concentração, sono, energia e fadiga. Com isso, a utilização de instrumentos diagnósticos pode auxiliar a contemplação de critérios nosológicos presentes na Classificação Internacional de Doenças, 11ª edição (CID-11) ou *Manual Diagnóstico e Estatístico de Transtornos Mentais*, 5ª edição (DSM-5). Dentre os instrumentos de rastreio podemos citar *Structural Clinical Interview for DSM* (SCID), Beck Depression Inventory, *Patient Health Questionnaire 9* (PHQ-9), "termômetro de *distress*" e *Hospital Anxiety and Depression Scale* (HADS), entre outros.[8]

> O uso de instrumentos diagnósticos pode auxiliar no reconhecimento precoce do TDM.

A depressão interfere na adesão ao tratamento, por meio de vias cognitivas, motivacionais e relacionadas a recursos de Saúde, podendo contribuir negativamente para:

- Entendimento da situação reduzido
- Sentimento de ambivalência na tomada de decisão sobre tratamentos paliativos
- Diminuição da motivação para os cuidados e comportamentos saudáveis
- Pessimismo sobre resultados e benefícios
- Menor tolerância a efeito colaterais
- Menor suporte familiar e maior isolamento
- Redução do uso de suportes comunitários
- Aumento da percepção da severidade da dor e outros sintomas físicos
- Desejo de acelerar a morte.[7,13,15,22]

> A escolha medicamentosa deve levar em consideração a possibilidade de atuar de maneira sinérgica em sintomas físicos e psíquicos associados, como dor, insônia, ansiedade e náusea.

O tratamento da depressão em pacientes com doença avançada deve incluir essencialmente uma abordagem psicoterapêutica, controle impecável de sintomas físicos e direcionamentos das demandas psicossociais. O tratamento com psicofarmacoterapia, quando indicado, **deve levar em consideração a possibilidade de potencializar suas ações por meio de fármacos que possam atuar de maneira sinérgica em sintomas físicos e psíquicos associados, como dor, insônia, náuseas, ansiedade** etc. A Tabela 34.2 resume as principais classes medicamentosas utilizadas na prática clínica, efeitos vantajosos e uso indicado nos cuidados paliativos.

Delirium

Trata-se de manifestação neuropsiquiátrica de doença orgânica que se caracteriza pela presença simultânea de perturbações da consciência, atenção, percepção, pensamento,

Tabela 34.2 Principais classes medicamentosas utilizadas no tratamento da depressão em pacientes sob cuidados paliativos.

Classe	Mecanismo de ação	Efeitos vantajosos/ efeitos colaterais	Efeitos colaterais perigosos	Uso em cuidados paliativos	Dose diária sugerida
Tricíclicos	Inibem 5-HT, recaptação NA, antimuscarínico, anti-histamínico, antialfa 1	Adjuvante analgésico Sedativo	Constipação Boca seca Retenção urinária Hipotensão Síncope	Dor Insônia Depressão	Amitriptilina 25 a 150 mg
Inibidor seletivo de recaptação de serotonina (ISRS)	Inibe recaptação 5-HT	Citalopram – associação segura com tamoxifeno	Disfunção sexual, náuseas, vômitos, diarreia Prolongamento do intervalo QT (dose alta)	Depressão Ansiedade Transtorno obsessivo-compulsivo TEPT	Citalopram 10 a 60 mg Fluoxetina 10 a 80 mg Paroxetina 10 a 60 mg Sertralina 25 a 200 mg Escitalopram 5 a 20 mg
Inibidor seletivo de recaptação de serotonina e noradrenalina (ISRSN)	Inibe recaptação de 5-HT e NA	Adjuvante analgésico	Hipertensão em altas doses Náuseas, sintomas gastrointestinais	Depressão severa Ansiedade	Venlafaxina 37,5 a 450 mg Desvenlafaxina 50 a 200 mg (atenção para insuficiência hepática) Duloxetina 15 a 60 mg Milnaciprana 50 a 200 mg
Inibidor seletivo recaptação de dopamina e noradrenalina	Inibe recaptação de dopamina e noradrenalina	Melhora atenção e concentração, redução de fadiga, menor impacto na função sexual	Ansiedade Convulsão Agitação	Depressão Fadiga	Bupropiona 150 a 450 mg
Antidepressivo de ação noradrenérgica e serotoninérgica – dual	Aumenta atividade 5-HT e NA Anti-histamínico	Estimula apetite Auxilia no sono	Boca seca Tontura Neutropenia (raro)	Depressão Ansiedade Aumento de apetite e peso Insônia	Mirtazapina 15 a 60 mg
Inibidor da recaptação e antagonista de serotonina	Aumenta atividade 5-HT Anticolinérgico	Auxilia no sono	Boca seca Constipação Retenção urinária Tontura	Depressão Sono	Trazodona 50 a 300 mg
Psicoestimulantes	Aumentam atividade dopaminérgica	Reduzem sedação por opioides Estado de alerta Reduzem fadiga Efeito rápido	Agitação Insônia Anorexia Convulsão Alucinação Psicose Arritmias Pesadelos	Depressão Sedação por opioides	Metilfenidato 5 a 60 mg Modafinila 100 a 400 mg Dextroanfetamina 5 a 60 mg

5-HT: 5-hidroxotriptamina; NA: noradrenalina; TEPT: transtorno de estresse pós-traumático. (Adaptada de Cordioli et al., 2015;[21] Cherny et al., 2015.[22])

memória, comportamento psicomotor, emoções e ciclo sono-vigília.[20] É a complicação mais comumente experimentada por pacientes hospitalizados com mais de 65 anos, bem como naqueles com doença avançada, podendo estar presente em até 85% dos pacientes nas suas últimas semanas de vida.[23] Cerca de um terço dos pacientes em CP que estão morrendo experienciam um quadro de *delirium*.[7,15]

Segundo o DSM-5, é caracterizado pela perturbação da atenção e da consciência, em relação ao basal, que se desenvolve por período breve (de horas a poucos dias), e tende a oscilar quanto à gravidade ao longo desse tempo, não sendo explicado por outro transtorno neurocognitivo preexistente.[24] Possui fatores de risco bem estabelecidos como:

- Idade > 65 anos
- Infecção
- Uso de corticoides
- Opioides em dose elevada (dose > 80 mg/dia parenteral)
- Imobilização
- Benzodiazepínicos
- Hipóxia

- Constipação intestinal
- Alteração do ciclo sono-vigília
- Dor não controlada
- Polifarmácia
- Transtorno neurocognitivo preexistente
- Episódio de *delirium* prévio.[8]

O diagnóstico de *delirium* pode ser desafiador e em geral existe uma subnotificação dele na prática clínica, especialmente nos casos de *delirium* hipoativo, que tende a ser confundido com depressão ou mesmo fadiga. A falta de experiência do profissional da Saúde, a necessidade de avaliações periódicas frequentes, o sofrimento vivenciado por familiares e equipe de Saúde também são barreiras identificadas com certa frequência[3] (Tabela 34.3).

Sendo assim, devem ser utilizados instrumentos de triagem para identificação, como *Confusion Assessment Method* (CAM), *Delirium Rating Scale Revised 98* (DRS-R-98) e *Memorial Delirium Assessment Scale* (MDAS). Os instrumentos classificam a forma de apresentação em hipoativo, hiperativo e misto. O *delirium* hipoativo se caracteriza por letargia e sonolência, resposta lenta aos questionamentos, dificuldade de iniciar os movimentos e consciência reduzida do entorno. Já o hiperativo se apresenta com inquietação, agitação e hiperatividade psicomotora; distúrbios de percepção e delírios são mais comuns nesses casos.[22]

Em todas as avaliações, é imperativo que sejam identificados possíveis diagnósticos diferenciais, como quadros demenciais e causas orgânicas reversíveis. Uma triagem laboratorial pode identificar alterações metabólicas como hipercalcemia, hiponatremia, hipoglicemia, hipóxia ou mesmo coagulação intravascular disseminada. Exames de imagem podem identificar metástases cerebrais, acometimento meníngeo, sangramentos intracranianos ou isquemias. Eletroencefalograma pode diagnosticar ou excluir quadros convulsivos. Em casos definidos, uma punção liquórica pode auxiliar no diagnóstico de carcinomatose leptomeníngea ou mesmo meningites infecciosas.

O tratamento é dividido entre duas abordagens específicas – as não farmacológicas e as farmacológicas, que serão descritas a seguir (Tabelas 34.4 e 34.5).

Reconhecimento, validação e manejo de questões da terminalidade da vida

Lidar com a terminalidade da vida suscita angústias e reflexões em todos os envolvidos e exige do profissional um preparo não só técnico, mas também emocional, para que seja capaz de reconhecer, validar e manejar essas questões.

Os CP devem auxiliar o paciente e familiares a vivenciarem a doença em todos os aspectos, incluindo:

- Auxiliar paciente e família a fechar suas vidas juntos
- Últimos desejos e fechamentos de vida

Tabela 34.3 Principais barreiras para o diagnóstico do *delirium*.

- Falta de experiência do profissional da Saúde
- Superposição de sintomas com outros quadros psiquiátricos ou fadiga
- Necessidade de avaliações periódicas em decorrência das oscilações do quadro
- Sofrimento vivenciado por familiares e equipe de Saúde

Tabela 34.4 Tratamento não farmacológico do *delirium*.

- Reduzir polifarmácia
- Controle da dor
- Higiene do sono
- Monitorar distúrbios hídricos e eletrolíticos
- Monitorar nutrição
- Monitorar déficits sensoriais
- Estimular mobilização precoce
- Monitorar função intestinal e vesical
- Reorientação frequente do paciente
- Utilizar quadro de orientação, relógio, objetos familiares no quarto do paciente
- Encorajar atividades estimulantes da cognição

Tabela 34.5 Principais medicações disponíveis para tratamento do *delirium*.

Medicamento	Dose/via	Comentários
Antipsicóticos típicos		
Haloperidol	0,5 a 2 mg a cada 2 a 12 h VO, SC, IV, HDC, IM, SNE	Tratamento de escolha, cuidados com efeitos extrapiramidais, risco de arritmia (IV)
Clorpromazina	12,5 a 50 mg a cada 4 a 6 h VO, SC, HDC, IM, IV, SNE	Maior efeito sedativo, risco de hipotensão
Antipsicóticos atípicos		
Olanzapina	2,5 a 5 mg a cada 12 a 24 h VO, IM, IV, SNE	Também usado para náuseas e vômitos; meia-vida prolongada, pequeno espectro de dose
Quetiapina	12,5 a 100 mg a cada 8 a 24 h VO, SNE	Escolha para paciente com Parkinson e idosos, pela menor incidência de efeitos extrapiramidais
Risperidona	0,25 a 1 mg a cada 12 a 24 h VO	Melhor resultado em *delirium* hipoativo
Benzodiazepínicos		
Lorazepam	0,5 a 1 mg a cada 4 h VO, IV, SL, IM, SNE	Risco de sedação; bom efeito associado ao haloperidol; uso com cuidado em idosos pelo risco de queda

HDC: hipodermóclise; IM: intramuscular; IV: intravenoso; SC: subcutâneo; SNE: sonda nasoenteral; VO: via oral. (Adaptada de Castillo, 2021;[8] Cordioli et al., 2015;[21] Botega, 2017;[25] Calfat et al., 2021.[26])

- Antecipação e planejamento dos últimos momentos de vida (rituais, funeral, celebrações e memorial)
- Manejar as últimas horas de vida
- Luto familiar
- Sintomas psicológicos como raiva, desesperança, solidão e medo
- Autonomia e dignidade
- Questões legais como testamento, diretivas antecipadas de vida, custódia, beneficiários e doações.[15]

Uma questão importante relacionada à terminalidade da vida é a manutenção da dignidade no processo de morte. Diversos autores destacam a **perda da dignidade como sendo uma das maiores preocupações dos pacientes**, e sua manutenção um dos componentes da "boa morte".[27] Chochinov et al. (2002) destacam que **pacientes que têm um senso de dignidade mantido são menos propensos a manifestar desejo de morte e perda da vontade de viver, além de sentirem-se menos frequentemente deprimidos, desesperançosos ou ansiosos**.[28] Observou-se também que a deterioração da aparência, a noção de ser um peso para os outros, necessidade de assistência para banho, cuidados hospitalares e presença de dor impactam significativamente o senso de dignidade.[28]

Em relação ao **desejo de acelerar a morte**, alguns fatores estão associados ao aumento desse desejo e devem ser adequadamente reconhecidos e manejados. Entre esses fatores destacam-se:

- História de transtorno mental
- Dor
- Desesperança
- Exaustão física e emocional
- Suporte social pobre
- Percepção de ser um peso para familiares.[13]

Algumas abordagens psicoterápicas podem auxiliar no manejo dessas questões, como a terapia da dignidade,[29] que busca dar sentido às angústias psicossociais e existenciais.[15]

O documentário *Antes do sol se pôr*[37] aborda a finitude da vida e os cuidados paliativos. Tem como objetivo mostrar como o ser humano encara sua própria finitude.

Pacientes com senso de dignidade mantido são menos propensos a manifestar desejo de morte e perda da vontade de viver, além de sentirem-se menos frequentemente deprimidos, desesperançosos ou ansiosos.

Cuidados paliativos em psiquiatria

> A psiquiatria paliativa visa melhorar a qualidade de vida e pode influenciar positivamente o curso do transtorno mental.

A colaboração entre as áreas de psiquiatria e cuidado paliativo vem crescendo nas últimas décadas, tanto que diversas abordagens da psiquiatria contemporânea já podem ser consideradas paliativas, já que buscam reduzir sintomas e aliviar o sofrimento de transtornos mentais, visando estabilizar ou melhorar a qualidade de vida, sem necessariamente modificar a progressão da doença a longo termo.

O crescimento em torno dessa conexão tem crescido tanto que Trachsel et al. propuseram, em 2016, o termo "psiquiatria paliativa" (PP), que tem a seguinte definição:

> É uma abordagem que melhora a qualidade de vida de pacientes e seus familiares que enfrentam problemas associados a transtorno mental persistente severo ameaçador à vida, através da prevenção e alívio do sofrimento por meio de avaliação e tratamento oportunos das necessidades físicas, mentais, sociais e espirituais.[9]

> No livro *Cuidados Paliativos: Aspectos Jurídicos*,[38] discutem-se aspectos jurídicos relacionados aos CP e à terminalidade da vida.

A PP é focada na **redução de danos e em evitar uso de intervenções psiquiátricas que tenham impacto questionável**. As características da PP, baseadas e semelhantes aos princípios dos CP definidos pela OMS, são as seguintes:

- Promover suporte no enfrentamento e aceitação dos sintomas mentais desconfortáveis
- Afirmar a vida, mas reconhecer que o transtorno mental persistente severo pode ser incurável
- Não pretende acelerar nem retardar a morte
- Integrar os aspectos físicos, psicológicos, sociais e espirituais no cuidado do paciente
- Oferecer sistema de suporte que ajude o paciente a viver o mais ativamente possível até o momento de sua morte
- Oferecer sistema de suporte para ajudar familiares a lidar com o transtorno mental persistente severo do paciente
- Usar abordagem multidisciplinar para acessar as necessidades dos pacientes e seus familiares
- Visa melhorar a qualidade de vida e pode influenciar positivamente o curso do transtorno mental persistente severo
- É aplicada em conjunto com outras terapias orientadas para prevenção, cura, reabilitação e recuperação.[9]

> Não é necessário que o paciente esteja em estado terminal para que seja elegível a receber atenção paliativa nos seus cuidados.

Segundo a definição proposta, e indo ao encontro das definições e princípios dos cuidados paliativos pela OMS, **não é necessário que o paciente esteja em estado terminal para que seja elegível a receber atenção paliativa nos seus cuidados**, podendo esta ser aplicada conjuntamente com outras terapias.[1] Espera-se que as **habilidades da PP incluam comunicação contínua sobre os diagnósticos psiquiátricos e prognóstico, avaliação e manejo de sintomas desconfortáveis, apoio para planejamento avançado de cuidados em saúde mental, plano de cuidados, avaliação das necessidades familiares e de cuidadores e referenciamento para serviços especializados quando indicado**.[9]

> A abordagem paliativa na psiquiatria não significa desistir de tentar achar um tratamento curativo, e sim buscar uma atuação ativa que vise a objetivos de tratamento específicos e atingíveis.

Apesar de não haver consenso em relação à necessidade da criação e uso de um novo termo para designar a atenção paliativa ofertada a pacientes que apresentam sofrimento psiquiátrico persistente e ameaçador à vida, é notável que a discussão sobre a utilização dos princípios e filosofia dos CP será cada vez mais presente no campo da psiquiatria. Contudo, é importante salientar que, assim como na "medicina somática", **a abordagem paliativa na psiquiatria não significa desistir de tentar achar um tratamento curativo, e sim buscar uma atuação ativa que vise a objetivos de tratamento específicos e atingíveis**. Uma mudança de perspectiva de uma abordagem curativa para paliativa pode ajudar a promover uma atuação centrada no paciente e melhorar a qualidade de vida de pacientes com distúrbios psiquiátricos severos e persistentes.

> A recuperação pessoal se concentra em promover desenvolvimento pessoal, crescimento, retomada de controle e significado de vida apesar do sofrimento psíquico.

A abordagem paliativa na psiquiatria e mesmo a PP não devem ser vistas como opostas ao conceito de recuperação em psiquiatria, que apresenta dois modelos: clínico e pessoal. A **recuperação clínica surge do conceito de remissão como uma melhora dos sintomas e déficits funcionais** e implica o crescimento a longo prazo de estabilidade mental e funcionalidade psicossocial com menos chances ou mesmo ausência de recaídas. **Já a recuperação pessoal se concentra em promover desenvolvimento pessoal, crescimento, retomada de controle e significado de vida apesar do sofrimento psíquico severo persistente**.[9]

Talvez uma das dificuldades de se discutir quais pacientes ou em que momento deve-se pensar em ofertar cuidados paliativos aos pacientes com diagnósticos psiquiátricos seja a dificuldade de estadiamento e, consequentemente, definição prognóstica. Na "medicina somática", os médicos costumam utilizar *guidelines* e modelos de estadiamento de doenças bem definidos e estabelecidos, o que não é comum em desordens psiquiátricas, haja vista a heterogeneidade do quadro clínico apresentado para os mesmos diagnósticos. **Por se apresentar em um espectro de doença, os distúrbios psiquiátricos podem ter diferentes manifestações clínicas em termos de intensidade de sintomas, duração e recorrência**. Além disso, pacientes apresentam diferentes respostas aos tratamentos, o que torna a avaliação prognóstica menos acurada em relação aos distúrbios mentais.[30] A determinação da futilidade do tratamento em psiquiatria é ainda complexa e mais estudos são necessários[31] (Tabela 34.6).

A despeito da dificuldade de se definirem estágios terminais de transtornos psiquiátricos, pode-se citar alguns exemplos de **situações nas quais é possível obter grande auxílio por meio de uma abordagem paliativa psiquiátrica**.

Anorexia nervosa severa persistente

Cerca de 20 a 25% dos casos de anorexia nervosa não apresentam remissão a longo prazo no acompanhamento longitudinal, o que tem gerado discussões acerca da futilidade do tratamento medicamentoso nos casos severos. Esses pacientes em geral apresentam **falta de motivação para adesão ao tratamento e recuperação e acabam perdendo seguimento ou mantendo um ciclo vicioso de abandono de tratamento, com deterioração clínica e consequente internação para tratamento intensivo de realimentação e ganho de peso**.

Uma maneira de lidar com esse impasse poderia ser a **troca dos objetivos de tratamento, focado em controle de sintomas e qualidade de vida, reabilitação vocacional, suporte ao paciente e familiares**. O foco deixa de ser curativo, buscando remissão da doença, normalização da ingesta e ganho de peso, e passa a ser **ajudar os pacientes a alcançar melhor qualidade de vida, com menor risco de complicações médicas apesar de seu distúrbio mental**.

Esquizofrenia refratária ao tratamento

Apesar de apresentar uma baixa prevalência global, é uma grande causa de incapacidade, especialmente nos casos crônicos. **Considera-se esquizofrenia refratária, ou em seu estágio final, o quadro caracterizado por múltiplas recaídas e por doença severa, persistente e sem remissão mesmo com uso otimizado de clozapina**. Esses pacientes acabam recebendo altas doses de medicações, muitas vezes com recomendação *off-label* e combinações de medicamentos para controle de casos refratários, resultando em polifarmácia, que pode aumentar significativamente o risco de efeitos adversos como resistência insulínica e síndrome metabólica.

Nesses casos, a escolha de uma perspectiva paliativa, com tratamento medicamentoso mantido em doses toleráveis de medicações antipsicóticas (com um foco no controle de sintomas e em intervenções visando à melhora da qualidade de vida) pode potencialmente instilar esperança, proporcionar aumento de autonomia e melhorar os resultados do tratamento de esquizofrenia refratária.

Transtorno de personalidade *borderline* com tentativas recorrentes de suicídio e automutilação

Apesar de esses pacientes em geral não apresentarem um quadro de deterioração progressiva, sendo mais comuns sintomas comportamentais agudos intermitentes, **alguns podem apresentar sintomas contínuos e refratários de ideação suicida crônica e comportamentos**

> O foco deixa de ser curativo, e passa a ser ajudar os pacientes a alcançar melhor qualidade de vida, com menor risco de complicações médicas, apesar de seu distúrbio mental.

> A perspectiva paliativa com foco no controle de sintomas e intervenções visando à melhora da qualidade de vida pode proporcionar aumento de autonomia e melhorar os resultados do tratamento de transtornos mentais.

Tabela 34.6 Barreiras para a abordagem paliativa na psiquiatria.

- Transtornos psiquiátricos apresentam diferentes manifestações clínicas em termos de intensidade de sintomas, duração e recorrência
- Pacientes apresentam diferentes respostas aos tratamentos
- Dificuldade de estadiamento e definição de prognóstico

Adaptada de Zhong et al., 2019.[31]

de autoagressão persistentes. Nesses casos, uma abordagem paliativa pode beneficiar a qualidade de vida dos pacientes, reduzindo o impacto das autoagressões, buscar **internações breves** com ênfase no ajuste de medicações sintomáticas, promover, por meio de orientações específicas, como primeiros socorros ou anatomia básica, **formas menos perigosas de autoagressão e buscar melhora da qualidade de vida** a despeito de uma possível ideação suicida persistente.[31]

Nas situações descritas, pode-se identificar uma refratariedade terapêutica, com entendimento de que, nessas situações, não se pode vislumbrar uma atuação curativa e que **muitas vezes esse tipo de atenção, visando à cura, pode inclusive piorar os sintomas, a qualidade de vida e aumentar o risco de morbidade e mortalidade associado à doença de base**.

Uma abordagem especializada que busca **adequar as expectativas do paciente e familiares**, construção de plano de cuidados conjuntos que visam ao alívio dos sintomas e sofrimentos e melhora da qualidade de vida tende a melhorar a percepção da qualidade de assistência, sendo, inclusive, importante para que o plano terapêutico possa ser reavaliado e com possibilidade de acessar um novo objetivo de cuidado que possa buscar a remissão/controle da doença.

Treinamento em cuidados paliativos

A interface crescente entre CP e psiquiatria pressupõe que esses temas sejam incluídos na formação desses profissionais. Irwin et al., em um estudo com residentes de psiquiatria, demonstraram que eles se sentiam preparados para manejar a dor e a comunicação, mas despreparados para lidar com aspectos culturais e espirituais, em auxiliar o paciente a dizer adeus ou lidar com situações de solicitação de suicídio assistido.[7] A falta de treinamento relacionado a doenças que ameaçam a vida e na assistência de pacientes na terminalidade da vida contribui para esse despreparo e também para o subdiagnóstico de transtornos psiquiátricos.[7,15]

Alguns autores defendem que os psiquiatras devem ser treinados para oferecer cuidados paliativos básicos como planejamento de cuidados, comunicação de doenças graves e manejo da dor e outros sintomas.[14] Algumas reflexões são essenciais aos profissionais que trabalham com CP e devem ser integradas à educação formal em psiquiatria:

- Como é viver com uma vulnerabilidade?
- Como manter a esperança perante a morte?
- O que é importante quando há pouco tempo de vida?
- O que mantém intacto o senso de significado e propósito?
- Como os profissionais podem ajudar a manter intacto o senso de dignidade?[11]

Além dessas reflexões, é essencial que o psiquiatra, no contexto de ICP e CP, tenha conhecimentos básicos quanto a medicações utilizadas frequentemente, como antieméticos e analgésicos, além do diagnóstico diferencial de quadros orgânicos que mimetizam quadros psiquiátricos.[6] Devem também integrar o currículo desses profissionais o diagnóstico acurado e o manejo de situações prevalentes como insônia, dor, quadros depressivos, *delirium*, transtornos ansiosos e quadros de ajustamento.[7]

Considerações finais

Os CP e a psiquiatria apresentam grandes afinidades em relação a suas abordagens conceituais e práticas, e ambos visam aliviar sofrimentos e desconfortos. **A prevalência de sintomas e transtornos psíquicos em pacientes que vivenciam doenças graves, avançadas e ameaçadoras da vida é elevada, bem como o entendimento de que existem quadros psiquiátricos refratários ou sem perspectiva de remissão, indicam a necessidade de que uma integração entre as duas áreas seja cada vez maior**. Pesquisas sobre as necessidades psiquiátricas nos CP, bem como estudos que permitam maior definição prognóstica dos diagnósticos psiquiátricos podem influenciar positivamente as duas áreas, determinando uma relação interdisciplinar que vem crescendo e apresenta um futuro promissor no alívio do sofrimento humano.

Atualizações

- Kistler et al. (2020) realizaram uma revisão sistemática avaliando gatilhos para identificar a necessidade de encaminhamento aos CP. Os critérios utilizados com mais frequência são doença avançada ou doença limitante de vida (p. ex. câncer, doenças neurológicas, doença renal ou hepática em estágios avançados), além de hospitalização prolongada e risco de readmissão. Há necessidade de pesquisas para elucidar as melhores práticas e diferenciar pacientes que necessitam de cuidados básicos ou especializados em CP[35]
- Shalev et al. (2020) avaliaram equipes de ligação de cuidados paliativos de psiquiatria durante a pandemia de covid-19. Psiquiatras receberam supervisão e treinamento rápido em CP básicos e conseguiram desempenhar esse papel diminuindo a sobrecarga do setor paliativo. A colaboração entre psiquiatria e CP após a pandemia pode otimizar o cuidado em Saúde mental para indivíduos com doenças graves[32]
- Guo et al. (2021) realizaram uma metanálise avaliando os fatores de risco para *delirium* em pacientes em CP. Idade avançada, sexo masculino, hipóxia, desidratação, caquexia, uso de opioides, drogas anticolinérgicas e *performance* baixa para desempenho das atividades da vida diária são fatores de risco para desenvolvimento de *delirium* em pacientes sob CP[33]
- Xu e Sisti (2021) discutem conceitos e critérios para avaliar a terminalidade da doença mental e a futilidade do tratamento nos casos de solicitação de ajuda médica para morrer. A determinação do prognóstico a longo prazo em psiquiatria, elemento crucial para determinação da terminalidade, é complexa e muitas vezes incerta, sendo fatores sugestivos de um prognóstico pobre o curso prolongado e recorrente, prejuízos no exercício das atividades da vida diária, pluralidade de tratamentos e falta de resposta. Quanto à futilidade, abordam os conceitos de futilidade quantitativa (probabilidade estatística de um tratamento beneficiar o paciente) e qualitativa (valoriza aspectos psicossociais e metas do paciente que deve ter sua capacidade para tomada de decisão avaliada criteriosamente). Discutem ainda a PP como uma alternativa aos pacientes com doenças mentais potencialmente terminais[34]
- O'Malley et al. (2021) discutem o impacto de sintomas psicológicos e psiquiátricos em pacientes em CP, as barreiras para o diagnóstico e o manejo dessas situações. Ressaltam a necessidade de redução do estigma em Saúde mental, treinamento de psiquiatras e psicólogos em CP e a importância da integração entre as equipes.[13]

Highlights

- A morte é um processo natural; não deve ser adiada nem apressada, e os profissionais devem auxiliar o paciente a viver o mais plenamente possível até a morte
- CP focam em prevenção e alívio do sofrimento de pacientes e familiares que enfrentam doenças que ameaçam a vida
- Pacientes cronicamente doentes ou acometidos por doenças que ameaçam a vida apresentam importante sofrimento psíquico e complicações psiquiátricas que, com frequência, são subdiagnosticadas
- Os principais transtornos psiquiátricos em pacientes sob CP são os transtornos depressivos, ansiosos, ajustamento, *delirium* e transtorno de estresse pós-traumático
- A presença de complicações psiquiátricas em pacientes sob CP contribuem para um desfecho negativo
- ICP tem um papel fundamental no reconhecimento e manejo precoce dos transtornos mentais e na educação em Saúde mental para todos os profissionais que atuam em CP
- PP busca melhorar a qualidade de vida em pacientes e familiares que enfrentam transtorno mental persistente e severo por meio da redução de danos e não utilização de intervenções psiquiátricas com impacto questionável.

DURANTE O ATENDIMENTO

O que fazer

- Reconhecer a morte como um processo natural
- Avaliar com cautela sintomas psíquicos
- Em toda avaliação, manter uma perspectiva para além da cura
- Reconhecer e validar questões relacionadas à terminalidade da vida
- Auxiliar pacientes e familiares com fechamentos de ciclos, manutenção da autonomia e dignidade e planejamento da morte
- Reconhecer e manejar os transtornos psiquiátricos
- Aprofundar os conhecimentos em CP

O que não fazer

- Considerar que o sofrimento é natural e esperado no contexto dos CP
- Deixar de manejar a dor e outros sintomas físicos ou psíquicos
- Menosprezar a importância da cultura e da espiritualidade do paciente
- Considerar adiar ou apressar a morte
- Deixar de prescrever psicotrópicos por receio dos efeitos colaterais ou por considerar que o tempo para início de ação é demorado
- Priorizar uma postura curativa

Referências bibliográficas

1. World Health Organization. Palliative care. Disponível em: https://www.who.int/news-room/fact-sheets/detail/palliative-care. Acesso em: 16 out. 2021.
2. Matsumoto DY. Cuidados paliativos: conceitos, fundamentos e princípios. In: Academia Nacional de Cuidados Paliativos (ANCP). Manual de Cuidados Paliativos ANCP; 2012. p. 23-30.
3. Bergenholtz H, Timm HU, Missel M. Talking about end of life in general palliative care – what's going on? A qualitative study on end-of-life conversations in an acute care hospital in Denmark. BMC Palliat Care. 2019;18(1):62.
4. Radbruch L, Lima L, Knaul F et al. Redefining palliative care – a new consensus-based definition. J Pain Symptom Manage. 2020;60:(4):754-64.
5. Kistler EA, Stevens E, Scott E et al. Triggered palliative care consults: a systematic review of interventions for hospitalized and emergency department Patients. J Pain Symptom Manage. 2020;60(2):460-75.
6. Macleod AD. Palliative medicine and psychiatry. J Palliat Med. 2013;16(4):340-1.
7. Irwin SA, Montross LP, Bhat RG et al. Psychiatry resident education in palliative care: opportunities, desired training, and outcomes of a targeted educational intervention. Psychosomatics. 2011;52(6):530-6.
8. Castilho RK, Silva VCS, Pinto, CS. Manual de cuidados paliativos da Academia Nacional de Cuidados Paliativos (ANCP). 3. ed. Rio de Janeiro: Atheneu; 2021.
9. Trachsel M, Irwin SA, Biller-Adorno et al. Palliative psychiatry for severe persistent mental illness as a new approach to psychiatry? Definition, scope, benefits, and risks. BMC Psychiatry. 2016;16:260.
10. Field MJ, Cassel CK (eds.). Approaching death: improving care at the end of life. Institute of Medicine (US) Committee on Care at the End of Life. Washington (DC): National Academies Press (US); 1997.
11. Chochinov HM. Psychiatry and palliative care: 2 sides of the same coin. Can J Psychiatry. 2008;53(11):711-12.
12. International Association for Hospice & Palliative Care (IAHPC). Global Consensus based palliative care definition. Houston; 2018.
13. O'Malley K, Blakley L, Ramos K, Torrence N, Sager Z. Mental healthcare and palliative care: barriers. BMJ Support Palliat Care. 2021;11(2):138-44.
14. Fields L, Shalev D, Nathanson M, Shapiro PA. Palliative care training for geriatric psychiatry fellows: a national survey project. Am J Geriatr Psychiatry. 2022;30(4):504-10.
15. Irwin SA, Ferris FD. The opportunity for psychiatry in palliative care. Can J Psychiatry. 2008;53(11):713-24.
16. Botega NJ, Ponde MP, Medeiros P et al. Validação da escala hospitalar de ansiedade e depressão (HAD) em pacientes epilépticos ambulatoriais. J Bras Psiq. 1998;47:285-9.
17. Kummer A, Cardoso F, Teixeira AL. Generalized anxiety disorder and the Hamilton Anxiety Rating Scale in Parkinson's disease. Arq Neuropsiquiatr. 2010;68(4):495-501.
18. Monteiro DR, Almeida MA, Kruse MHL. Tradução e adaptação transcultural do instrumento Edmonton Symptom Assessment System para uso em cuidados paliativos. Rev Gaúcha Enferm. 2013;34(2):163-71.
19. Decat CSA, Laros JA, Araujo TCCF. Termômetro de distress: validação de um instrumento breve para avaliação diagnóstica de pacientes oncológicos. Psico-USF. 2009;14(3):253-60.
20. Di Tommaso ABG, Moraes NS et al. (org.). Geriatria: guia prático. 2. ed. Rio de Janeiro: Guanabara Koogan; 2021.
21. Cordioli AV, Gallois CB, Isolan L. Psicofármacos: consulta rápida. Porto Alegre: Artmed; 2015.
22. Cherny NI, Fallon M, Kaasa S, Portenoy RK (eds.). Oxford textbook of palliative medicine. 5. ed. Oxford: Oxford University Press; 2015.
23. Breitbart W, Alici Y. Agitation and delirium at the end of life. JAMA. 2008; 300(24):2898-910.
24. American Psychiatry Association. Diagnostic and statistical manual of mental disorders (DSM-5). American Psychiatric Pub. 2013.
25. Botega NJ. Prática psiquiátrica no hospital geral. Interconsulta e emergência. 4. ed. Porto Alegre: Artmed; 2017.
26. Calfat SO, Calfat ELB. Delirium. In: Baldaçara L, Cordeiro DC, Calfat EB et al. (orgs.). Emergências psiquiátricas. 2. ed. Rio de Janeiro: Guanabara Koogan; 2021.
27. Agrawal M, Emanuel E. Death and dignity: dogma disputed. Lancet. 2002;360(9350):1997-8.
28. Chochinov HM, Hack T, Hassard T et al. Dignity in the terminally ill: a cross-sectional, cohort study. Lancet. 2002;360(9350):2026-30.
29. Chochinov HM, Hack T, Hassard T et al. Dignity therapy: a novel psychotherapeutic intervention for patients near the end of life. Journal of Clinical Oncology. 2005;23(24):5520-5.
30. Strand M, Sjöstrand M, Lindblad A. A palliative care approach in psychiatry: clinical implications. BMC Medical Ethics. 2020;21:29.
31. Zhong R, Xu Y, Oquendo MA, Sisti DA. Physician aid-in-dying for individuals with serious mental illness: clarifying decision-making capacity and psychiatric futility. Am J Bioeth. 2019;19(10):61-3.
32. Shalev D, Nakagawa S, Stroeh OM et al. The creation of a psychiatry-palliative care liaison team: using psychiatrists to extend palliative care delivery and access during the covid-19 crisis. J Pain Symptom Manage. 2020;60(3):e12-e16.
33. Guo D, Lin T, Deng C et al. Risk factors for delirium in the palliative care population: a systematic review and meta-analysis. Front Psychiatry. 2021;12:772387.
34. Xu YE, Sisti D. Futility and terminal mental illness: the conceptual clarification continues. Perspect Biol Med. 2021;64(1):44-55.
35. Arantes ACQ. A morte é um dia que vale a pena viver. Rio de Janeiro: Sextante; 2019.
36. Almeida J, Camargo G, Alves V, Moraes M. Antes do sol se pôr - um documentário sobre a finitude da vida e os cuidados paliativos. [Internet]. Antes do sol se pôr, 2019. [acesso em: 21 set. 2024]. Vídeo: 25 min 38 s. Disponível em: https://www.youtube.com/watch?v=6mJStV0tgOQ.
37. Dadalto L. Cuidados paliativos: aspectos jurídicos. 2. ed. Indaiatuba: Foco; 2022.

Interface Psiquiatria e Dermatologia

Fabiana Gerbi • Cíntia Maria Garcia Marchi •
Eurides M. O. Pozetti • Fábio Antonio de Andrade

Introdução

A importante relação entre psiquiatria e dermatologia é extensa. A pele, sendo o maior órgão de contato do corpo humano, pode manifestar diversos conflitos emocionais e sentimentais. Psiquiatras devem estar atentos aos sinais que a pele do paciente demonstra. A interface entre essas áreas médicas pode acontecer de diferentes maneiras. Muitas reações cutâneas, inclusive manifestações graves, podem ser desencadeadas por medicações, sobretudo as drogas de uso rotineiro do psiquiatra. Outras manifestações cutâneas menos graves, como alguns tipos de queda de cabelo ou de manchas na pele, também podem resultar do uso de psicotrópicos. Embora sejam reações menos graves, elas podem interferir de modo significativo na autoestima, na autoconfiança e nos comportamentos dos indivíduos. Percebe-se também o elo entre a dermatologia e a psiquiatria nas psicodermatoses, ou seja, em grupo de doenças com origem psiquiátrica desencadeadas na pele, nas quais o paciente causa danos a si mesmo. O objetivo deste capítulo é fazer uma breve revisão dessas interações entre a psiquiatria e a dermatologia e auxiliar o psiquiatra no diagnóstico dessas possíveis manifestações dermatológicas.

> O interconsultor deve estar atento à interface entre psiquiatria e dermatologia, seja pela possibilidade de alterações dermatológicas causadas pelos psicotrópicos, seja pelas psicodermatoses.

Manifestações cutâneas graves

As reações cutâneas adversas a medicamentos que representam consequências não terapêuticas e não intencionais são denominadas "farmacodermias", acometendo de 0,1 a 1% da população em geral e aproximadamente 2 a 3% dos pacientes hospitalizados.[1]

Segundo a Organização Mundial da Saúde (OMS), cerca de 2% das reações cutâneas a medicamentos são consideradas graves, isto é, resultam em morte ou hospitalização, podendo causar incapacidade ou ameaça à vida.[2]

Os dois principais mecanismos por meio dos quais ocorrem as farmacodermias são o alérgico e o não alérgico. O mecanismo não alérgico é o mais comum, ocorrendo não raras vezes por superdosagem de medicamentos, preexistência de patologias hepáticas ou renais, efeitos colaterais conhecidos dos medicamentos e malformação fetal, que pode ocorrer pelo uso de medicamentos.[3]

Com relação à prevalência das farmacodermias, poucos estudos prospectivos estão disponíveis sobre a frequência das reações cutâneas a medicamentos em ambiente hospitalar e ambulatorial.[2] No Brasil, um estudo retrospectivo conduzido no Hospital das Clínicas de Porto Alegre aponta que, no período de 2005 a 2010, a taxa de ocorrência de farmacodermias graves em pacientes internados foi de 1 a cada 3.048 pacientes hospitalizados.[4]

> Farmacodermias representam reações cutâneas adversas a medicamentos.

Dentre os pacientes que fazem uso de medicamentos psicotrópicos, foi estimado que aproximadamente 2 a 5% desenvolvem farmacodermia, que varia de simples urticária a síndromes mais graves como necrólise epidérmica tóxica (NET), síndrome de Stevens-Johnson (SSJ) e pustulose exantemática generalizada aguda (PEGA).[5] De acordo com as notificações realizadas no sistema de farmacovigilância do Brasil, entre os anos de 2008 e 2013, foi constatada a ocorrência de farmacodermias entre pacientes do sexo feminino (60,5%), de cores branca e parda, de idades variadas, com média de idade de 46 anos, e 32,5% ocorreram em populações vulneráveis, como idosos e crianças, sendo consideradas

> De 2 a 5% dos pacientes em uso de psicotrópicos desenvolvem farmacodermia, que varia de uma simples urticária a quadros graves como Stevens-Johnson.

tais características fatores de risco que podem acarretar reações potencialmente fatais.[5] **Pacientes HIV-positivos também apresentam maior tendência a desenvolver reações cutâneas a fármacos em geral, incluindo NET e SSJ.**

A predisposição genética específica à farmacodermias foi comprovada em estudos, sendo demonstrados casos de NET e SSJ associados com a presença de HLA-B em 2 a cada 15 pacientes expostos a carbamazepina, e maior frequência de HLA-B51 em pacientes com PEGA.[4,6] Sendo assim, sabe-se que a ocorrência de farmacodermias está relacionada à genética individual de cada paciente, antígenos leucocitários humanos (HLAs) específicos para diferentes drogas em diferentes etnias.

Quadros graves de manifestações cutâneas causadas por reações adversas a determinados medicamentos podem ser diagnosticados com base em alguns parâmetros gerais, clínicos e laboratoriais (Tabela 35.1).[2,7]

Síndrome de Stevens-Johnson

> A SSJ é uma doença grave, de início súbito, caracterizada por erupções cutâneas generalizadas, febre contínua, mucosa oral inflamada e conjuntivite purulenta.

A SSJ é considerada uma doença grave com início súbito, na qual o paciente apresenta erupções cutâneas generalizadas, febre contínua, mucosa oral inflamada associada à conjuntivite purulenta grave (Figura 35.1).[8] Muitos apresentam inicialmente um quadro de estomatite com bolhas nos lábios, língua e mucosa oral, surgindo feridas que aumentam a salivação e dificultam a ingestão de alimentos.[9] As erupções, bolhas e vesículas causam um descolamento epidérmico com aparência de queimadura e geralmente não ultrapassam 10% da superfície corpórea, o que a diferencia de outras farmacodermias.[10]

A evolução da SSJ é rápida, e o paciente pode passar a apresentar pulsação fraca e acelerada, respiração rápida, prostração e dores articulares, observando-se erupções hemorrágicas,

Tabela 35.1 Parâmetros gerais, clínicos e laboratoriais para diagnóstico de manifestações cutâneas graves induzidas por medicamentos.

Gerais	Clínicos	Laboratoriais
Febre > 40°C; linfonodos aumentados, artralgias ou artrites; dispneia e hipotensão	Erupções, eritema confluente, edema facial, dor na pele, púrpura palpável, necrose de pele, bolhas ou descolamento epidérmico, erosões em membrana mucosa, urticárias e edema lingual	Anemia, leucopenia, neutropenia, eosinofilia, linfocitose com linfócitos atípicos e alteração das funções hepáticas

Adaptada de Souza et al., 2018;[2] Zaraa et al., 2011.[7]

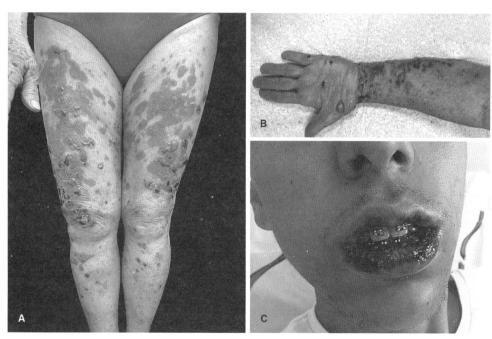

Figura 35.1 A. Síndrome de Stevens-Johnson e acometimento importante dos membros inferiores com bolhas e máculas eritematopurpúricas. **B.** Síndrome de Stevens-Johnson. **C.** Síndrome de Stevens-Johnson. Acometimento da mucosa oral. (Fonte: arquivos pessoais da Dra. Fabiana Caetano Gerbi e do Dr. Fábio Antônio de Andrade – Departamento de Dermatologia da Universidade Estadual Paulista [Unesp].)

vesículas, bolhas e petéquias em rosto, mãos e pés, e ainda uma inflamação aguda em todos os orifícios, como boca, nariz, conjuntiva, uretra, vagina e ânus; em casos mais graves, cegueira.[11]

Os fármacos mais relacionados ao desencadeamento de casos de SSJ são os que atuam no sistema nervoso, em especial os anticonvulsivantes e os antiepiléticos, assim como antibióticos e as associações de diferentes fármacos (Tabela 35.2).[10]

O diagnóstico da SSJ se baseia no histórico do paciente com relação à exposição sugestiva a determinado fármaco, bem como em manifestações clínicas, não existindo testes laboratoriais que estabeleçam qual medicamento pode ter causado a reação adversa, sendo que testes de provocações orais não são indicados, uma vez que a exposição ao agente pode desencadear novo episódio grave de SSJ.[12] Deve-se listar todos os medicamentos que o paciente fez uso semanas antes de as bolhas começarem e estabelecer o nexo causal entre os fármacos e a reação cutânea. Atenção para todos os medicamentos de uso regular nas últimas 3 semanas que precederam as manifestações cutâneas e medicações usadas recentemente para tratar possíveis pródromos da SSJ, como fármacos para febre, dor de garganta e manchas na pele.

> O diagnóstico de SSJ se baseia no histórico de exposição a determinado fármaco e nas manifestações clínicas.

Na biopsia cutânea, pode-se revelar apoptose de queratinócitos e necrose da epiderme, assim como grande quantidade de eosinófilos e escasso infiltrado inflamatório na derme.[9]

O prognóstico é realizado por meio de um escore denominado SCORTEN que determina os fatores preditores, como idade, neoplasias, frequência cardíaca e acometimento da epiderme menor que 10% da superfície corpórea (Tabela 35.3).[6,9] Entretanto, nas reações a medicamentos graves em crianças esse escore não se aplica.

Necrólise epidérmica tóxica

A necrólise epidérmica tóxica (NET), conhecida também como "síndrome de Lyell" é caracterizada, assim como a SSJ, como uma doença grave, diferenciando-se pela proporção de descolamento da epiderme que, em geral, ultrapassa 30% da superfície corpórea (Figura 35.2).[13]

As manifestações clínicas têm início com uma fase prodrômica semelhante a um quadro gripal, com o paciente apresentando febre, rinite, dor torácica, mialgias, anorexia, sensação de mal-estar geral precedendo o surgimento das lesões nas mucosas e na superfície cutânea.[14]

> A NET apresenta uma fase prodrômica com sintomas gripais seguida por lesões cutâneas, com descolamento da epiderme.

Tabela 35.2 Principais fármacos relacionados com a síndrome de Stevens-Johnson.

Fármacos	Grupos
Fenobarbital, fenitoína, carbamazepina, lamotrigina, ácido valproico	Antiepiléticos
Fluoxetina, sertralina, paroxetina, bupropiona e duloxetina	Antidepressivos
Quetiapina, clozapina	Antipsicóticos
Dipirona	Analgésicos
Penicilina benzatina, amoxicilina, trimetoprima e sulfametoxazol	Antibióticos
Rifampicina e dapsona associada à prednisona	Associação de antibióticos e corticosteroides
Fenobarbital associado à metildopa	Associação de antiepiléticos e anti-hipertensivos
Enalapril associado à dipirona	Associação de anti-hipertensivos e analgésicos
Fenoterol associado à prednisona	Associação de broncodilatadores e corticosteroides

Adaptada de Rocha et al., 2017.[10]

Tabela 35.3 Critérios de gravidade para síndrome de Stevens-Johnson (SCORTEN).

Fatores de risco	Taxa de mortalidade
Idade > 40 anos	SCORTEN 0 a 1 = 3,2%
Neoplasias	SCORTEN 2 = 12,1%
Frequência cardíaca > 120 bpm	SCORTEN 3 = 35,3%
Acometimento da epiderme >10%	SCORTEN 4 = 58,3%
Ureia > 28 mg/dℓ	SCORTEN 5 ou mais = 90%
Glicose sérica > 252 mg/dℓ	
Bicarbonato < 20 mg/dℓ	

Adaptada de Mockenhaupt, 2011;[6] Silva et al., 2018.[9]

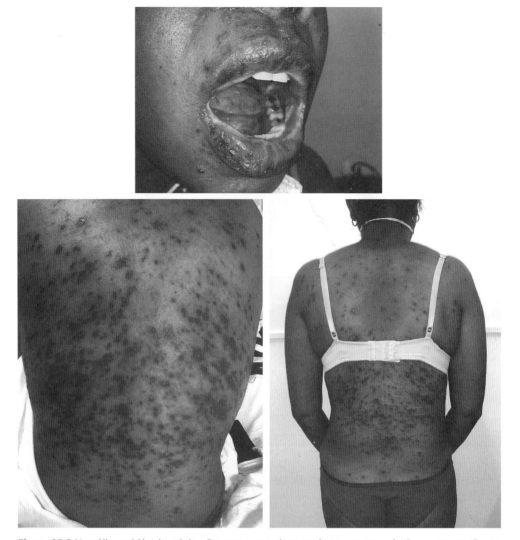

Figura 35.2 Necrólise epidérmica tóxica. Extenso acometimento do tegumento e lesões mucosas. (Fonte: arquivo pessoal do Dr. Fábio Antônio de Andrade – Departamento de Dermatologia da Universidade Estadual Paulista [Unesp].)

As lesões cutâneas atingem primeiro a face e o tronco superior, vindo a alastrar-se rapidamente por todo o corpo, com exceção do couro cabeludo. Iniciam-se com máculas, eritema difuso ou exantema morbiliforme, evoluindo para flictenas e formando grandes placas de epiderme necrosada, ocorrendo o desprendimento da epiderme ao menor contato. A derme apresenta coloração vermelho-escura e exsudativa em razão da saída de fluidos, proteínas e eletrólitos.[15] Ocorrem, ainda, erosão e descamação das mucosas conjuntiva, orofaríngea, nasal, uretral, anal, vaginal e perineal.[16] Tais lesões acometem mais de 30% da superfície corpórea do paciente.

Casos em que o descolamento epidérmico acomete entre 10 e 30% da superfície corpórea são classificados como *overlap* SSJ/NET.

Caso não haja complicações no quadro, a recuperação ocorre geralmente em 1 a 3 semanas, período necessário para a reepitelização da pele e mucosas. **A principal e mais fatal complicação é a sepse, sendo responsável por 50% dos casos fatais**.[15]

Dentre os fármacos responsáveis pelo surgimento da NET, estão anti-inflamatórios não esteroidais, antimicrobianos, alopurinol, anticonvulsionantes, antineoplásicos, antivirais, barbitúricos, diuréticos e medicamentos cardiovasculares (Tabelas 35.4 e 35.5).[14]

O diagnóstico é baseado nas manifestações clínicas características do paciente, bem como no histórico de exposição a determinado fármaco, não existindo exames específicos para se detectar a doença.[15] Na biopsia cutânea, pode-se verificar a existência de vascularização da membrana basal, formação de flictenas com presença de eosinófilos e células basais com alto núcleo citoplasmático, bem como a necrose de queratinócitos da epiderme.[16]

Tabela 35.4 Principais fármacos relacionados com a necrólise epidérmica tóxica (NET).

Antimicrobianos	Cotrimoxazol (sulfonamidas e sulfassalazina)
	Cefalosporinas
	Macrolídeos
	Quinolonas
	Tetraciclinas
Anti-inflamatórios não esteroidais	Meloxicam (e outros oxicans)
	Diclofenaco (e outros derivados de ácido acético)
Anticonvulsivantes	Carbamazepina
	Fenobarbital
	Fenitoína
	Lamotrigina
Antivirais	Nevirapina

ECA: enzima conversora da angiotensina. (Adaptada de Vieira et al., 2021.[14])

Tabela 35.5 Fármacos com menor incidência de necrólise epidérmica tóxica (NET).

- Inibidores da ECA
- Bloqueadores dos canais de cálcio
- Diuréticos tiazídicos
- Insulina
- Ibuprofeno
- Ácido valproico

ECA: enzima conversora da angiotensina. (Adaptada de Vieira et al., 2021.[14])

O prognóstico ruim ocorre diante da presença de alguns fatores como idade avançada, atraso na suspensão da medicação suspeita, mau estado clínico prévio, bem como achados laboratoriais, como neutropenia persistente.[14] O escore SCORTEN também deve ser aplicado a pacientes com NET nas primeiras horas do tratamento.

Suspender o uso de possíveis medicamentos que possam causar a SSJ e NET é o mais importante na condução do caso. O uso de corticosteroides é controverso devido à possibilidade de agravarem infecções. Se indicado, deve ser iniciado nas primeiras 48 horas do início do quadro. Há relatos favoráveis com o uso de imunoglobulina humana (IVIG), sobretudo na NET. Outros possíveis tratamentos inovadores são plasmaférese, ciclosporina, etanercepte e N-acetilcisteína.

NET e SSJ são doenças com curso autolimitado, costumam regredir após 3 a 6 semanas, sem necessidade de cirurgia para enxerto cutâneo. Lesões cicatriciais costumam atingir as mucosas, sobretudo a ocular.

Síndrome de hipersensibilidade a drogas com eosinofilia e sintomas sistêmicos

A síndrome de hipersensibilidade a drogas com eosinofilia e sintomas sistêmicos (DRESS) é uma reação adversa rara e potencialmente fatal, apresentando, na maioria dos casos, envolvimentos de órgãos internos, com taxa de mortalidade em torno de 10%. Há relatos de casos de um a cada mil até um caso de DRESS a cada 10 mil reações adversas a fármacos, dependendo do local avaliado. DRESS é um modelo de interação entre determinado medicamento, reativação de alguns vírus latentes e o metabolismo do hospedeiro.

Após o primeiro contato com o fármaco causador da doença, ocorre um período de latência de 2 a 6 semanas, o que pode sugerir diagnósticos equivocados.[17] A princípio o paciente apresenta febre, adinamia, prurido, disfagia, dores e tumefação dos gânglios linfáticos, surgindo erupções cutâneas difusas, maculares, esfoliativas, bolhosas e pruriginosas que podem evoluir para eritrodermia (Figura 35.3).[18] O exantema inicialmente morbiliforme torna-se infiltrado, indurado e com acentuação folicular. As erupções cutâneas surgem primeiro na face, na parte superior do tronco e nos membros superiores, progredindo para o corpo todo, cobrindo quase totalmente a superfície corpórea.[19] O paciente pode apresentar edema facial acentuado, sobretudo na região periorbital, erosões labiais, faringite e infiltração das glândulas salivares.[20]

O sistema mais afetado é o hepático, sendo a insuficiência hepática a causa principal de mortalidade, seguido pelos sistemas renal, pulmonar e cardíaco, bem como órgãos linfáticos, podendo, em casos mais graves, ocorrer o envolvimento pancreático, neurológico, gastrointestinal e endócrino.[21] As alterações hematológicas apresentadas incluem leucocitose e/ou leucopenia, trombocitopenia, eosinofilia e linfocitose; sobretudo, no início das manifestações, há linfocitose atípica.[22,23]

Os principais fármacos relacionados com a DRESS são os antiepiléticos aromáticos, os anticonvulsionantes, as sulfas, o alopurinol e os antimicrobianos (Tabela 35.6).[22,23]

Para se diagnosticar a DRESS são utilizados três critérios, levando-se em consideração a exposição do paciente a determinado fármaco, sintomatologia apresentada, alterações hematológicas e envolvimento sistêmico (hepatite, hepatoesplenomegalia, miocardite, nefrite, pneumonite e tireoidite).[22] Na biopsia, encontram-se infiltrados linfocítico e eosinofílicos superficial e perivascular, porém tais achados são inespecíficos.[24]

Existe ainda um sistema de pontuação denominado RegiSCAR (*European Registry of Severe Cutaneous Adverse Reactions to Drugs and Collection of Biological Samples*), em que a somatória da pontuação baseada em fatores clínicos indica eventual ocorrência da doença, e, para cada característica, existe uma pontuação de –1, 0 (zero) e 1 ponto, sendo realizado o diagnóstico com base na pontuação total: abaixo de 2 pontos, é considerado um caso descartado; de 2 a 3 pontos, um possível caso; de 4 a 5 pontos, um caso provável; e acima de 5 pontos, um caso definitivo (Tabela 35.7).[24]

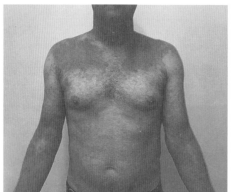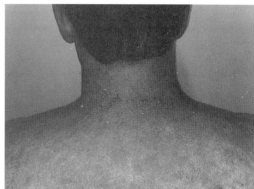

Figura 35.3 Síndrome de hipersensibilidade a drogas. Exantema morbiliforme, maculopapular que, posteriormente, torna-se infiltrado e com certa induração, apresentando acentuação folicular edematosa. (Fonte: arquivo pessoal do Dr. Fábio Antônio de Andrade – Departamento de Dermatologia da Universidade Estadual Paulista [Unesp].)

Tabela 35.6 Principais fármacos relacionados à síndrome de hipersensibilidade a drogas com eosinofilia e sintomas sistêmicos.

Fármacos	Grupos
Carbamazepina, lamotrigina, fenobarbital, fenitoína, oxcarbazepina e gabapentina	Anticonvulsivantes
Ácido valproico	Antiepiléticos
Amitriptilina, imipramina e fluoxetina	Antidepressivos
Olanzapina	Antipsicóticos
Amoxicilina, ampicilina, azitromicina, levofloxacino, minociclina, piperacilina/tazobactam, vancomicina, etambutol, isoniazida, pirazinamida, rifampicina, estreptomicina, dapsona, trimetoprima-sulfametoxazol, sulfassalazina	Antimicrobianos
Abacavir, nevirapina, boceprevir, telaprevir	Antivirais
Paracetamol, diclofenaco, celecoxibe, ibuprofeno	Antipiréticos/analgésicos
Dorafenibe, vismodegibe, vemurafenibe	Antineoplásicos

Adaptada de Clausell et al., 2020;[22] Chamorro et al., 2014.[23]

Tabela 35.7 Escore de classificação da síndrome de hipersensibilidade a drogas com eosinofilia e sintomas sistêmicos (DRESS).

Escore		-1	0	1	2
Febre ≥ 38,5°C		N/NC	S		
Linfonodomegalia			N/NC	S	
Eosinófilos (× 10^9 ℓ)			N/NC	0,7 a 1.499	> 1.500
Eosinófilos (leucócitos < 4,0 × 10^9 ℓ)				10 a 19,9%	> 20%
Linfócitos atípicos			N/NC	S	
Envolvimento cutâneo	Extensão do *rash* cutâneo (%SC)		N/NC	> 50%	
	Rash cutâneo sugestivo de DRESS	N	N/NC	S	
	Biopsia sugestiva de DRESS	N	N/NC		
Envolvimento de órgãos	Fígado		N/NC	S	
	Rins		N/NC	S	
	Muscular/coração		N/NC	S	
	Pâncreas		N/NC	S	
	Outro órgão		N/NC	S	
Resolução ≥ 15 dias		N/NC	S		
Avaliação de outras causas					
Anticorpo antinuclear (FAN)					
Hemocultura					
Sorologia para HAV, HBV, HCV, *Clamidia*, *Mycoplasma*					
Se todas negativas ou > 3 acima negativas				S	

Escore final < 2: caso excluído; 2 a 3: caso possível; 4 a 5: caso provável; > 5: caso definido. HAV: vírus da hepatite A; HBV: hepatite B vírus; HCV: vírus da hepatite C; N: não; NC: não conhecido/não classificado; S: sim; SC: superfície corporal.

Com relação à biopsia, não há um achado histopatológico específico que diferencie a DRESS de outras doenças inflamatórias de pele ou reações medicamentosas com erupções. Comumente se encontram espongiose, dermatite de interface, dano vascular superficial e infiltração perivascular.[24]

Muito embora sejam inespecíficos os achados em biopsia, a coexistência de pelo menos dois padrões mencionados anteriormente em uma única amostra de pele aumenta a probabilidade do diagnóstico preciso para DRESS.[24]

Sorologias para descartar possíveis causas virais como citomegalovírus, herpes-vírus tipos 6 e 7 e vírus Epstein-Barr devem ser solicitadas, quando possível. DRESS trata-se de um diagnóstico de exclusão de outras possíveis síndromes *mononucleose-like*. Devem-se descartar quadros infecciosos, outras reações graves a drogas (SSJ/NET), pseudolinfoma, linfoma e síndrome hipereosinofílica idiopática.

O tratamento baseia-se em suspender a droga causadora e corticoterapia sistêmica (prednisolona na dose de 0,5 a 1 mg/kg/dia). Outras opções são imunoglobulina IV e plasmaférese. Pode-se associar anti-histamínicos para controle do prurido. Há relatos do uso de N-acetilcisteína e ganciclovir em casos mais graves e de longa duração, sobretudo quando há reativação viral.

Pacientes que necessitam do uso de anticonvulsivantes e desenvolvem DRESS devem fazer uso, preferencialmente, de ácido valproico (quando não há insuficiência hepática), topiramato, levetiracetam, gabapentina e benzodiazepínicos.

Eritrodermia esfoliativa

A eritrodermia esfoliativa é uma doença de pele não muito comum clinicamente, que se apresenta como uma dermatite eritematosa com descamações envolvendo mais de 80% da superfície corpórea (Figura 35.4).[25,26]

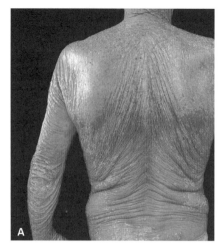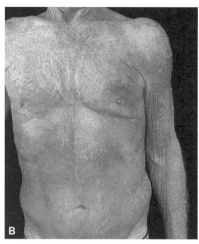

Figura 35.4 A. Eritrodermia esfoliativa – exantema com descamação furfurácea secundária ao uso de carbamazepina, com evolução fatal. **B.** Eritrodermia esfoliativa – exantema generalizado e persistente. (Fonte: arquivo pessoal do Dr. Fábio Antônio de Andrade – Departamento de Dermatologia da Universidade Estadual Paulista [Unesp].)

Os sinais clínicos apresentados são manchas eritematosas que aumentam de tamanho, tomando grande parte da superfície da pele. Em razão da espessura fina da epiderme, a pele ganha um aspecto brilhante, surgindo escamas brancas ou amareladas, dando uma aparência de pele seca com tonalidade opaca vermelha e cinza.[27] Ocorrem ainda prurido, perda de pelos nos locais afetados, febre acima de 38°C, calafrios e aumento dos gânglios linfáticos.[25]

Os principais fármacos envolvidos são os antimicrobianos, as associações de anti-inflamatórios e analgésicos, bem como os antidepressivos estabilizadores de humor e antipsicóticos (Tabela 35.8).[26]

O diagnóstico é realizado por meio dos sinais clínicos apresentados pelo paciente, sendo que os achados laboratoriais mais comuns são anemia leve, leucocitose com eosinofilia, elevada taxa de sedimentação, redução da albumina sérica, ácido úrico e níveis elevados de IgE.[27] Em biopsia, os achados são inespecíficos, podendo apresentar hiperqueratose, paraqueratose, acantose e infiltrado inflamatório crônico perivascular, com ou sem eosinófilos.[25]

Deve-se diferenciar a eritrodermia de outras possíveis causas: psoríase, dermatite atópica, linfoma, dermatite de contato.

Pustulose exantemática generalizada aguda

A pustulose exantemática generalizada aguda (PEGA) **é uma reação adversa cutânea grave, autolimitada, em que 90% dos casos possuem etiologia atribuída a medicamentos**, tendo outras causas como picadas de insetos, neoplasias como a leucemia mieloide crônica, infecções recorrentes por *Escherichia coli*, parvovírus B19 e, recentemente, SARS-CoV-2, além de gravidez.[28]

Tabela 35.8 Principais medicamentos causadores da eritrodermia esfoliativa.

Fármacos	Grupos
Amitriptilina, nortriptilina, clomipramina, mirtazapina	Antidepressivos
Risperidona e quetiapina	Antipsicóticos
Lítio, carbamazepina	Estabilizadores de humor
Amoxicilina, ampicilina, azitromicina, levofloxacino, minociclina, piperacilina/tazobactam, vancomicina, etambutol, isoniazida, pirazinamida, rifampicina, estreptomicina, dapsona, trimetoprima-sulfametoxazol, sulfassalazina	Antimicrobianos
Dipirona associada a anti-inflamatórios não esteroidais (AINEs)	Antipiréticos/analgésicos associados a anti-inflamatórios

Adaptada de Fernandes et al., 2008.[26]

No início, as manifestações clínicas apresentadas pelos pacientes são erupções cutâneas agudas, com pústulas do tamanho de uma cabeça de alfinete em base eritematosa, inicialmente nos principais sulcos cutâneos (axilas, região inguinal, inframamária) e, depois, envolvendo tronco e membros, sendo o período de desenvolvimento desde a ingestão do medicamento até o surgimento dos sinais clínicos de 24 a 48 horas[29] até 2 semanas da ingestão do fármaco. Alguns fármacos, como a hidroxicloroquina, estão mais relacionados ao aparecimento das manifestações cutâneas tardias, de 1 a 3 semanas após a exposição; no entanto, esse quadro tardio é menos frequente.

Morfologicamente, as lesões se mostram como centenas de pústulas pequenas, estéreis e não foliculares, podendo ocorrer edema de face, púrpura, bolhas ou lesões semelhantes a um alvo, raramente havendo envolvimento da membrana mucosa.[30] Às vezes, o paciente se queixa de prurido e queimação cutânea. Raros casos manifestam-se com lesões pustulosas localizadas em apenas uma área (Figura 35.5). O quadro eruptivo dura, em média, 10 dias e evolui com descamação arredondada fina e superficial.

Os sintomas da PEGA em geral são acompanhados de um quadro de febre acima de 38°C, tendo como achados laboratoriais a leucocitose com contagem elevada de neutrófilos, eosinofilia periférica em 30% dos casos, hipocalcemia; pode ocorrer em alguns casos o envolvimento sistêmico de órgãos, como rins, fígado e pulmão, devendo o paciente, nesses casos, ser tratado sob terapia intensiva.[29]

Os fármacos comumente associados à PEGA são principalmente os antimicrobianos, além dos antifúngicos, anticonvulsionantes, antidepressivos, estabilizadores de humor e antipsicóticos (Tabela 35.9).[31]

O diagnóstico é feito por meio de um escore de avaliação, considerando os critérios clínicos e histológicos, incluindo morfologia das lesões, presença de febre, achados laboratoriais e biopsia. Para se encontrar o fármaco responsável pela reação adversa cutânea, após a resolução total das lesões pode-se fazer um *patch test*, uma vez que a sensibilidade do teste de contato em casos de PEGA é maior que em outras reações medicamentosas, como a SSJ e a NET.[28] Deve-se diferenciar a PEGA de psoríase pustulosa.

Em achados histopatológicos, a presença de pústulas intracorneais, subcorneais ou intraepidérmicas é fator patognomônico da PEGA, havendo também edema na derme papilar e infiltrados perivasculares contendo neutrófilos e eosinófilos. Na epiderme, pode-se observar espongiose, exocitose de neutrófilos e presença de queratinócitos necróticos, bem como vasculite leucocitoclástica e ausência de vasos sanguíneos tortuosos ou dilatados,[30] que são encontrados com frequência na psoríase pustulosa.

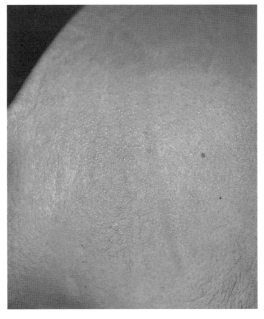

Figura 35.5 Pústulas estéreis não foliculares sobre áreas eritematosas após uso de medicamento. (Fonte: arquivo pessoal da Dra. Luiza Hyppolito dos Santos – Departamento de Dermatologia da Universidade Estadual Paulista [Unesp].)

Tabela 35.9 Medicamentos comumente associados à pustulose exantemática generalizada aguda.

Fármacos	Grupos
Amitriptilina, nortriptilina, clomipramina, mirtazapina	Antidepressivos
Risperidona, olanzapina, quetiapina, clozapina, haloperidol, ziprasidona	Antipsicóticos
Carbamazepina, gabapentina, lítio, ácido valproico, lamotrigina, topiramato	Anticonvulsionantes e estabilizadores de humor
Amoxicilina, ampicilina, azitromicina, levofloxacino, minociclina, eritromicina, metronidazol	Antimicrobianos
Nistatina	Antifúngico
Alprazolam	Benzodiazepínico

Adaptada de Thienvibul et al., 2015.[31]

Eritema polimorfo ou multiforme

O eritema polimorfo ou multiforme consiste em uma reação imunológica da pele e mucosas de baixa gravidade associada às infecções como por micoplasma, as hepatites, o HIV, a influenza A e, mais comumente, o herpes-vírus, podendo ainda, em alguns casos, surgir por reações adversas cutâneas a determinado fármaco, alimento ou cosmético.[32,33]

Os sinais clínicos costumam aparecer de repente, apresentando pequenos nódulos avermelhados que vão se ampliando em círculos, formando lesões em alvo descritas como anéis eritematosos com uma zona eritematosa externa e uma bolha central, com uma zona de tom de pele normal entre elas, que surgem em um período de 24 a 48 horas e permanecendo de 1 a 2 semanas.[34]

Normalmente as lesões estão distribuídas de modo simétrico sobre as superfícies dorsais dos membros extensores, com envolvimento mínimo das membranas mucosas, cobrindo, em geral, menos que 10% da superfície corpórea (Figura 35.6).[35,36] Dentre os sintomas, o paciente pode apresentar ainda uma leve infecção do trato respiratório superior, com quadros de febre baixa, mal-estar, dores e fraqueza muscular, e, em alguns casos, lesões dolorosas e sensíveis em mucosas, o que dificulta a ingestão de alimentos e a micção.[37,38]

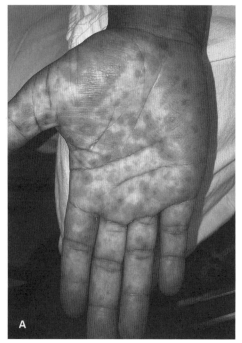
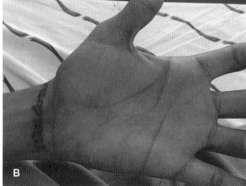

Figura 35.6 Eritema multiforme, com lesões palmares em alvo atípico (**A**) e típico (**B**). (Fonte: arquivos pessoais do Dra. Ana Clelia Canovas Percinoto e do Dr. Fábio Antônio de Andrade – Departamento de Dermatologia da Universidade Estadual Paulista [Unesp].)

Os fármacos mais comuns associados ao aparecimento do eritema polimorfo são os anticonvulsionantes, antimicrobianos, anti-inflamatórios e antidepressivos (Tabela 35.10).[39]

O diagnóstico se dá pelas manifestações clínicas e pela avaliação das lesões, bem como pelo histórico de uso de determinado medicamento, sendo indicada a realização de exames complementares, como a imunofluorescência, para verificar se a causa do eritema é infecciosa. Exames laboratoriais em geral não revelam nenhuma anormalidade significativa.[40]

Histologicamente, é possível verificar a presença de infiltrado inflamatório e proliferação vascular nos tecidos conjuntivos, bem como áreas de edema inter e intracelular.[38]

Manifestações cutâneas menos graves

Alopecia induzida por antidepressivos

A alopecia induzida por fármacos é um evento que ocorre com o uso de diversas medicações, com prejuízo estético ao paciente, afetando sua autoestima e qualidade de vida.[41,42] A incidência documentada de queda capilar por uso de medicamentos psiquiátricos pode estar subnotificada.[43] Estudos mostram sua incidência em até 20% dos usuários de lítio, 12% com uso de valproato e 6% com uso de carbamazepina.[41,44] Observa-se esse efeito adverso mais no sexo feminino, variando conforme o antidepressivo utilizado.

Ainda que não completamente elucidada, a etiologia da perda de cabelo por uso de antidepressivos parece ser, na maioria dos casos, consequência de um efeito tóxico do fármaco na matriz do folículo piloso.[44]

A queda capilar pode ser localizada ou difusa,[41] com intensidade variável, desde a calvície completa até um eflúvio leve e quase imperceptível.[43] É classificada como não cicatricial reversível com a retirada da medicação,[43] porém já se documentou alopecia permanente devido à destruição do folículo piloso.[43] O quadro tem início já com 1 mês do uso do medicamento,[42] e com 1 mês da suspensão do uso pode apresentar melhora.

Alguns fármacos, como antidepressivos, estabilizadores de humor e benzodiazepínicos estão relacionados à queda capilar (Tabela 35.11).[41-43]

Para se chegar ao diagnóstico, deve-se observar uma melhora no quadro mediante a suspensão da medicação, bem como a exacerbação do quadro clínico com a retomada dos fármacos.[41] Para o diagnóstico correto, é imprescindível a avaliação dermatológica e, muitas vezes, a realização de exames como hemograma completo, ferritina sérica, ferro, capacidade de ligação do ferro, folato e vitamina B_{12} sérica, hormônios esteroides gonadais (testosterona

Tabela 35.10 Medicamentos associados ao eritema polimorfo.

Fármacos	Grupos
Amitriptilina, nortriptilina, mirtazapina	Antidepressivos
Carbamazepina, gabapentina, lamotrigina, topiramato, difenil-hidantoína, fenobarbital	Anticonvulsionantes e estabilizadores de humor
Amoxicilina, ampicilina, azitromicina, levofloxacino, penicilina, tetraciclinas	Antimicrobianos
Tiazidas, sulfamidas	Anti-hipertensores e diuréticos
Dipirona, ibuprofeno	Analgésicos e antipiréticos
Ácido acetilsalicílico	Salicilato

Adaptada de Grünwald et al., 2020.[39]

Tabela 35.11 Medicações relacionadas à alopecia.

Fármacos	Grupos
Escitalopram, fluoxetina, imipramina, mirtazapina, paroxetina, sertralina, venlafaxina	Antidepressivos
Ácido valproico, carbamazepina, lítio	Estabilizadores de humor
Clonazepam	Benzodiazepínico

Adaptada de Kurhan e Kamis, 2020;[41] Yazici et al., 2021;[42] Warnock et al.,1991.[43]

total, sulfato de desidroepiandrosterona [DHEA-S]), função tireoidiana (T4, hormônio tireoestimulante [TSH]), funções hepáticas e renais, eletrólitos séricos (Na, K, Ca, Cl e Mg), cobre e zinco, fator antinuclear (FAN).

Com relação ao diagnóstico diferencial, entre outras causas de queda capilar encontram-se alterações fisiológicas, deficiência de vitaminas, tireoidopatias, hepatopatias, deficiência de ferro, cobre e zinco, desnutrição, transtornos mentais e uso de substâncias, tricotilomania, doenças autoimunes e tratamentos oncológicos, distúrbios hormonais do eixo hipotálamo-hipófise-gonadal, menopausa, uso de contraceptivos orais e outras drogas que possam justificar o efeito adverso.[41]

Quanto ao tratamento, em geral observa-se melhora do quadro clínico com a avaliação da medicação envolvida, englobando, assim, a possibilidade de suspensão ou troca do fármaco. Em determinados casos, é necessária uma terapêutica tricológica específica, com medicações que estimulem a repilação do couro cabeludo, evitando também a progressão para um quadro a que o paciente já possua predisposição, como a alopecia androgenética.

Erupção liquenoide induzida por drogas

A erupção liquenoide induzida por drogas (ELID), também denominada "líquen plano induzido por drogas", é um efeito adverso cutâneo incomum atribuído ao uso de vários medicamentos. Assemelha-se, clínica e histopatologicamente, ao líquen plano idiopático.[45] As reações medicamentosas liquenoides são raras em comparação com as erupções medicamentosas clássicas e exibem um grupo especial de medicamentos associados.[46-48]

A incidência de ELID não é conhecida. Ocorre com mais frequência em idosos sem predileção por sexo, e são extremamente raras em crianças. Em geral, a incidência depende do medicamento, e não da sua dose, o que exige a descontinuação do uso na maioria das vezes.[49,50] No entanto, a identificação do fármaco agressor pode ser complicada pela variabilidade do período latente entre a ingestão do medicamento e o surgimento da lesão,[45] que pode variar de meses a 1 ano ou mais, bem como se houver outros medicamentos concorrentes,[45,49] o que muitas vezes atrasa o diagnóstico, bem como a intervenção terapêutica e a recuperação do paciente.[46]

Como manifestações cutâneas, podem ser observadas lesões, pápulas violáceas poligonais, tendendo à confluência simétrica no tronco e nas extremidades, prurido pronunciado e, ocasionalmente, as típicas estrias de Wickham.[46] As erupções podem ser localizadas ou generalizadas e, em alguns pacientes, localizam-se em áreas fotoexpostas, podendo haver fotoagravamento se a etiologia envolver medicamentos fotossensíveis. Podem apresentar também aspecto eczematoso ou psoriasiforme, com descamação acentuada.[49] As unhas geralmente são poupadas. Formas bolhosas são mais graves e fazem diagnóstico diferencial com outras erupções cutâneas adversas graves, como SSJ e NET, porém com prognóstico mais favorável.[49]

Lesões orais são raras,[49] apresentando-se idênticas às do líquen plano oral e podem ter morfologia erosiva ou reticular. As lesões erosivas estão associadas a dor, queimação e irritação; já as reticulares em geral são assintomáticas.[49]

Há remissão lenta do quadro em semanas a meses após a descontinuação do medicamento agressor, com hiperpigmentação pós-inflamatória no local.[46]

As ELIDs têm sido associadas a uma ampla variedade de medicamentos,[45] sendo que as drogas psicotrópicas mais relatadas são amitriptilina, carbamazepina, clorpromazina, levomepromazina, metopromazina, imipramina, lorazepam, fenitoína e lítio.[51] As ELIDs fotossensíveis, comumente com espectro de ação para radiação ultravioleta B (UVB), foram relatadas em pacientes em uso de clorpromazina e carbamazepina.[49]

Com relação ao diagnóstico, este configura um desafio devido à longa duração da fase latente e aos períodos de resolução.[47] Muitas vezes a conexão da erupção com determinada medicação só pode ser comprovada pelo curso clínico ao longo do tempo.[51] É válido lembrar que o tempo observado, tanto do curso da manifestação clínica quanto da cura, associa-se ao início à interrupção do medicamento suspeito.

Diante da ocorrência de um quadro clínico típico, histórico de uso de medicamentos com avaliação da relação temporal e da evolução clínica da manifestação cutânea, análise histológica sugestiva e melhora do quadro com a suspensão do medicamento pode-se alcançar o diagnóstico. A reposição da erupção com reexposição ao medicamento, muito embora não seja recomendada, também auxilia no processo diagnóstico. É importante salientar que a análise da biopsia da lesão de ELID assemelha-se às características do líquen plano.[46,49]

Como diagnósticos diferenciais, têm-se líquen plano, SSJ, NET, lúpus eritematoso, dermatite granulomatosa liquenoide, queratose e liquenoide crônica.[49]

Com relação ao tratamento, em geral ocorre resolução espontânea do quadro no período de algumas semanas a alguns meses após a descontinuação do fármaco agressor,[50] não havendo terapia específica.[51] No entanto, o tratamento pode ser justificado em casos em que os pacientes não conseguem descontinuar o medicamento desencadeante, em doença prolongada (lesões persistentes vários meses após a descontinuação do medicamento), em casos de erupção extensa (p. ex., envolvendo o tronco e as extremidades), ou ainda na ocorrência de sintomas associados (prurido).

As opções terapêuticas incluem o uso de corticosteroides tópicos ou sistêmicos, administração de anti-histamínicos e retinoides orais, sendo a opção individualizada de acordo com o quadro apresentado,[46] em avaliação conjunta com o dermatologista.[45] Algumas medidas como aumentar as percepções dos médicos para eventos adversos cutâneos de padrão liquenoide induzida por medicações psiquiátricas,[50] bem como a identificação da medicação ofensiva, a fim de reduzir o desconforto nos pacientes devido ao atraso do diagnóstico,[45] são imprescindíveis.

Erupções acneiformes induzidas por medicamentos

A erupção acneiforme induzida por medicamentos (EAM), ainda que se apresente muito semelhante à acne comum, tem características clínicas e histopatológicas específicas, não se associando à acne vulgar.[50]

Com relação ao quadro clínico, podem-se observar erupção papular, inflamatória e monomórfica. Considera-se também histórico médico para ingestão de medicamentos, início repentino, idade incomum de início e localização incomum das lesões, além das áreas seborreicas. As lesões podem surgir de 2 a 6 meses após o início da terapia.[50]

Algumas medicações, como etossuximida, escitalopram, quetiapina, entre outras, são classificadas como fármacos potenciais indutores de erupções acneiformes (Tabela 35.12).[50,51]

Para se alcançar o diagnóstico nos casos de EAM, deve-se ater ao registro do início do uso do medicamento, à dosagem e à duração da terapia, à ausência de fatores desencadeantes adicionais (avaliar níveis hormonais, ocupação etc.), à relação clínica entre a introdução do medicamento e o início do quadro acneico, bem como à retirada do medicamento, seguida de melhora do quadro cutâneo.

A terapia exige cautela e, muitas vezes, é um desafio. O uso de retinoides orais (isotretinoína) não é adequado para casos de EAM, visto que a depressão é um efeito colateral conhecido em cerca de 1% dos pacientes que faz uso desse medicamento, o que poderia descompensar ou até mesmo provocar um quadro psiquiátrico. A tetraciclina, por sua vez, apresenta interação com lítio, sendo que sua coadministração pode elevar os níveis de lítio.

Assim, **sugere-se, em quadros extensos de acne, a descontinuação da droga que provocou o quadro, optando-se por um tratamento alternativo**.[50]

Erupções psoriasiformes induzidas por medicamentos

A psoríase é uma dermatose crônica que pode estar relacionada com infecções, estresse ou uso de determinados medicamentos,[52] quando é denominada "erupção psoriasiforme por medicamento" (EPM). A detecção precoce desses casos, com identificação e eliminação do fármaco causador, é essencial para o sucesso da terapia.[52]

Sabe-se que existem duas variantes da psoríase provocada por medicamentos. Uma delas é induzida por fármacos, ocorrendo a interrupção da progressão da dermatose com a descontinuação da medicação suspeita,[52] e há aquela desencadeada por fármacos em que a progressão das erupções ocorre mesmo com a suspensão do medicamento.[53]

Tabela 35.12 Medicamentos antidepressivos com potencial indutor de acne.

Relação causal indubitável com acne	Dados consideráveis, embora insuficientes	Ocasionalmente associados à acne
Lítio	Fenobarbitúricos, antidepressivos tricíclicos e barbitúricos	Sertralina

Adaptada de Gul Mert et al., 2013;[50] Basavaraj et al., 2010.[51]

A psoríase vulgar (em placas) é a apresentação mais comum.[54] Caracteriza-se por pápulas e placas eritematosas e descamativas simétricas, geralmente bem delimitadas, escamosas e infiltradas. O eritema varia de róseo a vermelho ou violáceo, sendo mais escuro em fotótipos elevados e nos membros inferiores. As lesões predominam em superfícies extensoras, como joelhos e cotovelos; outras áreas que podem ser afetadas são couro cabeludo, regiões lombossacra, umbilical, palmar e plantar. O fenômeno isomórfico de Koebner explica o acometimento preferencial de superfícies extensoras e em outras áreas de maior atrito, com surgimento de lesões em sítios de trauma.[54] As lesões assumem formatos variáveis (numular, anular), podendo atingir vários centímetros de diâmetro. No couro cabeludo, estas placas coalescem e comumente ultrapassam a linha de implantação dos cabelos.

Geralmente, as lesões permanecem localizadas, com generalização na minoria dos casos. Relata-se também a progressão da forma localizada para a forma generalizada, com o uso de lítio.[53]

Muitos medicamentos são suspeitos de desencadear a EPM, sendo os mais comuns lítio, sais de ouro, betabloqueadores e antimaláricos,[52] sendo que cada vez mais surgem outros fármacos que podem induzir ou agravar o quadro cutâneo. Em pacientes em uso de lítio, a EPM é o efeito adverso cutâneo mais citado na literatura;[53] sua incidência foi relatada de 3,4 a 45%. O uso concomitante de carbamazepina mostrou potencializar o efeito do lítio em exacerbar a psoríase.[53]

Determinados fármacos possuem efeitos adversos que podem induzir ou agravar os casos de psoríase, sendo eles: lítio e sais de ouro (que possuem forte evidência de relação causal), bem como carbamazepina, fluoxetina, olanzapina e ácido valproico (os quais ocasionalmente são associados ao agravamento ou indução da psoríase.

O período de latência entre o início do uso de lítio e a exacerbação da psoríase é, em média, de 20 semanas, sendo maior o tempo quando a medicação induz o quadro cutâneo.[53] Por outro lado, o desaparecimento das lesões foi observado dentro de 6 meses após a sua suspensão. Esse fato, somado ao efeito rebote com a readministração dessa medicação, confirma seu papel na evolução das erupções psoriáticas.

O diagnóstico se dá mediante a avaliação dos antecedentes pessoais de psoríase, a análise de drogas em uso, a avaliação da relação causal com o início da medicação e o quadro, remissão rápida e completa das lesões com a descontinuação da droga, bem como, ausência de recidiva durante tempo de seguimento.

Por se tratar de uma doença de evolução crônica, deve-se levar em consideração a necessidade do uso prolongado de medicamentos. A descontinuação do fármaco causador do quadro clínico deve ser sempre avaliada, junto a terapias específicas e protocolos dermatológicos, mediante prescrição de medicamentos tópicos e/ou sistêmicos, ou ainda indicação de fototerapia e imunobiológicos.

Pseudolinfoma

O pseudolinfoma (PSL) cutâneo é descrito como uma linfoproliferação reativa que simula histopatológica e/ou clinicamente linfomas cutâneos.[55] As duas principais categorias de PSL induzido por fármaco são: linfocitoma cútis e infiltrados linfocíticos com células T atípicas.

Dentre os tipos de pseudolinfomas, o linfoma cútis induzido por medicamentos é uma das apresentações clínicas mais comuns, secundário ao uso de fármacos.[55] Clinicamente, apresenta-se como placa ou nódulo solitário ou poucas lesões, localizadas na cabeça, na face, no pescoço e no tronco superior.[55]

Os principais fármacos envolvidos são os anticonvulsivantes, antidepressivos, ciclosporina, alopurinol e anti-histamínicos.

Já no grupo dos infiltrados linfocíticos com células T atípicas, conhecidos como discrasia reversível de células T associada ao uso de medicamentos, têm-se os simuladores de distúrbios linfoproliferativos endógenos, incluindo micose fungoide (MF) em estágio de mácula e placa, MF granulomatosa, MF eritrodérmica, síndrome de Sézary, papulose linfomatoide (PL), pitiríase liquenoide e dermatose purpúrica pigmentada (DPP).

O referido quadro clínico exibe uma erupção de início abrupto e com duração menor de 6 meses, com envolvimento de áreas fotoexpostas e simetria das lesões.

Dentre as classes de medicamentos potenciais que estão implicados, citam-se os benzodiazepínicos, antidepressivos, estatinas, bloqueadores dos canais de cálcio, inibidores da ECA e anti-histamínicos.

A relação causal inclui a associação temporal entre a exposição inicial à droga implicada e o desenvolvimento da erupção cutânea, o que muitas vezes pode ser uma relação tênue devido à possibilidade do uso de diversas classes medicamentosas envolvidas e seu uso prolongado.

O diagnóstico pode ser alcançado mediante investigação rigorosa do histórico médico (particularmente exposição a artrópodes, alergênios, materiais estranhos, tatuagens, radiação UV e drogas), exame físico completo com palpação de linfonodos, biopsia cutânea sugestiva e exames como hemograma, sorologias para agentes como *Borrelia burdorferi*, sífilis e HIV.[55] Como principais diagnósticos diferenciais têm-se a micose fungoide e a síndrome de Sézary.

O comportamento do PSL cutâneo é altamente variável. Alguns casos sofrem regressão espontânea, às vezes após uma biopsia. Outros persistem por meses ou anos. Uma reexposição à causa específica pode incitar uma recorrência.[55] Assim, a terapêutica se baseia em dois pontos principais: remover o agente causador e evitar a reexposição. Se o agente causador não puder ser removido ou tratado com sucesso, as lesões solitárias podem ser excisadas cirurgicamente.

As opções de tratamento incluem o uso de substâncias tópicas ou intralesionais como corticosteroides ou tacrolimos tópico, além da crioterapia. A radioterapia deve ser considerada em casos refratários.[55]

Manifestações cutâneas decorrentes de transtornos psiquiátricos primários

Tricotilomania

Classificada dentro do espectro específico dos transtornos obsessivo-compulsivos, a tricotilomania (TTM), também conhecida como "distúrbio do puxão de cabelo" (*hair-pulling disorder*), consiste no **ato de arrancar o cabelo de qualquer parte do corpo repetidamente, ocasionando falha capilar, causado pela ação do paciente**.[56]

Acredita-se que esse distúrbio esteja amplamente relacionado aos transtornos de ansiedade, além de outros fatores etiológicos envolvidos, como anormalidades estruturais (envolvendo tratos de matéria cinzenta e branca), elevadas taxas metabólicas de glicose cerebral, envolvimento de neurotransmissores, bem como fatores relacionados à neuropsicologia e aos componentes cognitivos (situação de estresse prévia, tédio e outros de efeitos negativos, com posterior alívio ao puxar o cabelo), considerado o maior dos componentes etiológicos.[57]

Segundo relatos, **os locais em que os pacientes puxam o cabelo são o couro cabeludo, as sobrancelhas e região púbica, os cílios e a barba**. O couro cabeludo é o alvo mais comum, com o cabelo sendo arrancado com as mãos ou com auxílio de instrumentos, como pinças. O sinal de Friar Tuck pode estar presente, com queda de cabelo em uma área distinta na coroa e manutenção do cabelo nas regiões temporais e occipitais.[57,58]

Uma vez arrancado, alguns indivíduos inspecionam o fio e podem ingeri-lo. Nesses casos, deve-se atentar para o risco de desenvolver tricobezoar, o que pode evoluir para um quadro de abdome agudo devido a obstrução ou perfuração intestinal.[58]

O exame físico revela áreas de alopecia com fios de comprimentos diferentes e em vários estágios de crescimento. A extensão da calvície mede a gravidade do distúrbio (Figura 35.7).[59]

Os componentes comportamentais do ato de puxar os cabelos também devem ser avaliados, como investigação de gatilhos ou antecedentes na terminologia comportamental e consequências.[59]

A história e o exame físico são suficientes para o diagnóstico, porém a biopsia da área afetada pode auxiliar, evidenciando a remoção traumática com dano folicular e distorção do folículo piloso, sendo perceptível a perda de fios de cabelo e tricomalacia. A TTM é classificada como alopecia não inflamatória e não cicatricial, porém o dano traumático crônico pode evoluir para perda capilar permanente.[60]

Além da avaliação dermatológica, aplica-se também uma entrevista direcionada a transtornos psiquiátricos e uma entrevista semiestruturada. Infelizmente, não há uma técnica validada para o *Manual Diagnóstico e Estatístico de Transtornos Mentais*, 5ª edição (DSM-5),[61] sendo atualmente listados cinco critérios necessários:[60]

- O paciente deve remover pelos de uma região do corpo. Os cabelos podem ser de uma região concentrada ou difusa

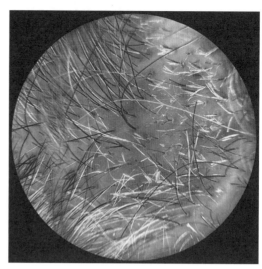

Figura 35.7 Tricotilomania. Dermatoscopia mostra cabelos com ponta em "vassoura" e tonsurados em diferentes níveis. (Fonte: arquivo pessoal da Dra. Luiza Hyppolito dos Santos – Departamento de Dermatologia da Universidade Estadual Paulista [Unesp].)

- O paciente deve ter tentado interromper ou diminuir a depilação
- A remoção deve causar sofrimento significativo ou prejuízo em pelo menos uma área de funcionamento
- O puxão ou queda do cabelo não pode ser causado por outra condição médica (p. ex., alopecia areata, *tinea capitis*)
- O ato de arrancar o cabelo não é mais bem explicado por algum outro transtorno mental e seus sintomas.

Diante de um quadro suspeito, os pacientes podem negar que estão arrancando os cabelos. Eles podem se queixar de outros transtornos psiquiátricos e seus sintomas associados. Eles podem ter queixas gastrointestinais somáticas, possivelmente devido ao tricobezoar. A história de queda de cabelo pode ser variada e pode haver respostas vagas na tentativa de minimizar esse comportamento, ainda mais por haver um estigma significativo em torno da queda de cabelo patológica autoinfligida. É importante manter muita suspeita diante de um quadro clínico sugestivo.[60,62]

Com relação aos diagnósticos diferenciais têm-se as alopecias por tração, calvície de padrão masculino, alopecia por pressão, alopecia areata, *Tinea capitis*, transtorno obsessivo-compulsivo (TOC), doenças sistêmicas (câncer, lúpus, hipotireoidismo) e transtorno factício.[60]

O tratamento **envolve uma abordagem interprofissional e tem várias modalidades de tratamento. Sugere-se que haja acompanhamento dos seguintes especialistas: clínico geral, dermatologista, psiquiatra e psicólogo**. O tratamento provavelmente incluirá técnicas de terapia e pode haver o uso de medicamentos (Tabela 35.13). Em idades pré-escolares, a TTM é considerada um transtorno de hábito análogo a chupar o dedo, sendo fundamental apoio parental e orientação sobre seu curso benigno.[59]

Infelizmente, **o distúrbio não tem cura, e todos os tratamentos têm limitações, enfrentando situações de recaídas e remissões**. Porém quanto menor a idade de ocorrência e quanto mais precocemente forem diagnosticados o distúrbio e o tratamento aplicado, melhor o prognóstico. Como fatos complicadores têm-se a perda total ou parcial dos cabelos e o distúrbio tricobezoar.[58,59]

Escoriações neuróticas e acne escoriada

A escoriação neurótica (EN), também denominada distúrbio de escoriação da pele ou dermatilomania, é um distúrbio psicogênico crônico, consciente e deliberado, caracterizado pelo ato recorrente de manipular a pele (coçar, esfregar, espremer ou cutucar) de maneira impulsiva e obsessivo-compulsiva, resultando em um dano tecidual a longo prazo.[63]

A acne vulgar é um dos causadores mais comuns de EN. Denominada acne escoriada (AE), esse quadro, observado principalmente no público jovem,[63] resulta em hiperpigmentação, cicatrizes e mais acne, gerando um ciclo vicioso com prejuízo na qualidade de vida (Figura 35.8).

Tabela 35.13 Tratamentos para tricotilomania (TTM).

Técnicas de terapia	Observações
Terapia cognitivo-comportamental (TCC)	
Treinamento de reversão de hábitos	Identifica distorções cognitivas e pares de pensamento-ação para alterá-los. O paciente obtém maior consciência de seu comportamento, substituindo-o por outro (como fechar o punho), que pode ser sustentado até cessar a vontade de puxar o cabelo
Treinamento de controle de estímulo	Modificação do ambiente para dificultar o comportamento – remoção de objetos que facilitem (como espelhos) ou adição de itens que impeçam o puxão de cabelo (objetos para ocupar as mãos)

Medicamentos convencionais	Observações
Inibidores seletivos da recaptação da serotonina (ISRS)	Amplamente usados para o tratamento adulto e pediátrico, mas efeitos positivos modestos com o uso da medicação isolada e efeitos mais robustos em combinação com terapia
Antidepressivos tricíclicos	A clomipramina é o mais usado no tratamento de TTM
Antipsicóticos	Atuam por meio da modulação da dopamina, entre outros mecanismos. A olanzapina é a mais estudada, seguida de risperidona e haloperidol. Efeitos colaterais da olanzapina: disfunção metabólica e sintomas extrapiramidais – avaliar risco × benefício
Antagonistas opioides	Reduzem a recompensa química experimentada ao puxar os cabelos. A naltrexona é o mais estudado, porém sem diferença significativa em estudo duplo-cego (Grant, 2019).[58]
Medicações em estudos com benefício em potencial	
N-Acetilcisteína	Resultados promissores através da atividade antioxidante direta e indireta, com alteração dos efeitos no metabolismo do glutamato, diminuindo sua citotoxicidade
Milk thistle (Cardo-mariano)	Propriedades antioxidantes e evidências de benefícios
Probióticos	Efeitos sobre a sinalização do nervo vago (possivelmente através da síntese de serotonina de células enterocromafins), modulação dos níveis circulantes de citocinas e mudanças no *turnover* dos neurotransmissores
Dronabinol (agonista canabinoide)	Potencial benefício por meio da redução da citotoxicidade do glutamato
Inositol (isômero da glicose)	Possíveis benefícios como tratamento primário ou complementar, porém resultados discretos

Adaptada de Cisón et al., 2018.[59]

A EN é um transtorno psicogênico que pertence ao grupo de transtornos obsessivo-compulsivos e afins.[63,64] De etiologia não completamente definida, pode ser um mecanismo de enfrentamento do estresse que muitas vezes é seguido por sentimento de culpa. Como já indicado, devido à semelhança sintomática às características do TOC, a EN foi recentemente classificada como um transtorno relacionado ao TOC no DSM-5.[63] A dermatilomania começa como um ato inconsciente, tornando-se com o tempo consciente e deliberado.[64]

O reconhecimento desse distúrbio é de suma importância para que o tratamento específico seja aplicado, e não somente o manejo dos sintomas e das lesões residuais.[60]

A prevalência global de EN é desconhecida, mas alcança 2% dos pacientes dermatológicos e até 9% dos pacientes com queixa de prurido.[65] O sexo feminino é o mais afetado.[63] O início pode ser durante a infância, adolescência ou idade adulta, em geral entre as idades de 15 e 45 anos, muitas vezes em puberdade.[64]

Pode ocorrer associação com outros transtornos psiquiátricos, como TOC, uso abusivo ou dependência de álcool, transtorno de humor, tricotilomania e ansiedade.[63] Em pacientes com transtorno dismórfico corporal, a prevalência de dermatilomania chega a 28%.[63] Escoriações na pele também são observadas em indivíduos com autismo ou em algumas síndromes, como Prader-Willi, Lesch-Nyhan, Smith-Magenis e síndrome de Tourette.[65]

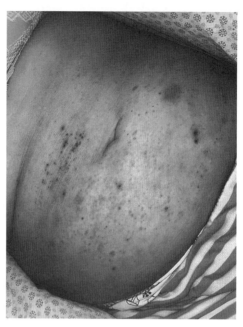

Figura 35.8 Escoriações neuróticas. (Fonte: arquivo pessoal da Dra. Luiza Hyppolito dos Santos – Departamento de Dermatologia da Universidade Estadual Paulista [Unesp].)

A EN apresenta um quadro clínico variado. As lesões são polimórficas, em diferentes estágios de evolução. O aspecto específico depende do instrumento utilizado para causar o dano (unhas, dentes ou outros objetos, como tesouras, alfinetes, pinças e navalhas), o que classificará as lesões em mais graves e menos graves).[63] A pele removida é descartada ou, em alguns casos, até consumida.[64] A gravidade da apresentação da dermatilomania pode ser validada por meio de escalas (*Skin Picking Severity Scale-Revised* [SPS-R] e *Milwaukee Inventory for the Dimensions of Adult Skin Picking* [MIDAS].[65]

Sintomas como prurido incontrolável ou até mesmo sensações como calor, ardor, dor e ressecamento foram descritos como estímulos para a escoriação cutânea. Os pacientes em geral escolhem lesões de pele preexistentes como cicatrizes de acne, picadas de insetos ou crostas; no entanto, a pele normal também pode ser alvo. As lesões se localizam, em sua maioria, em áreas de fácil acesso pelo paciente como a face ou as superfícies extensoras das extremidades.[63] **As regiões corporais afetadas em maior frequência são rosto, couro cabeludo, braços, mãos, dorso, região perianal e escroto.**[64]

Para a acne escoriada, o quadro acneico subjacente (com comedões, pápulas, pústulas, nódulos) é o alvo da escoriação, e a gravidade da lesão é proporcional a fatores relacionados à escoriação aplicada (mecanismo, tempo, entre outros), bem como fatores intrínsecos, como fototipo do paciente.[63]

O dano constante eventualmente leva a lesões em vários estágios de cicatrização, além de hiperpigmentação pós-inflamatória. Complicações graves e extremas também foram descritas, como septicemia, perda maciça de sangue se houver um vaso sanguíneo importante no local e até infecções intracranianas.[63]

O diagnóstico envolve **uma abordagem centrada na história e temporalidade dos sintomas e sinais cutâneos. O desejo de manipular a pele também deve ser questionado, o que leva ao relato do ciclo de escoriação-prurido-escoriação.**[64] Em geral, os pacientes já se queixam de lesões inestéticas, sobretudo no rosto, o que alimenta o desejo de pressionar, espremer ou arranhar lesões (acneiformes, por exemplo) ou crostas de cicatrização, a fim de "eliminá-las". Aspectos psicológicos e sociais também devem ser avaliados.

O exame físico dermatológico completo é essencial para determinar a morfologia das lesões, detectar complicações e avaliar a presença de cicatrizes que não estão em conformidade com outras apresentações dermatológicas, devendo, portanto, elevar o índice de suspeita de um transtorno impulsivo subjacente.[63]

De acordo com o DSM-5, os critérios para diagnóstico de EN são:[64]

- Escoriação recorrente da pele que resulte em lesões cutâneas
- Tentativas repetidas de diminuir ou parar de cutucar a pele

- Sofrimento clinicamente significativo ou prejuízo nas atividades sociais, ocupacionais ou outras áreas importantes de funcionamento
- A escoriação da pele não é atribuível a efeitos fisiológicos de uma substância ou outra doença
- A escoriação da pele não é mais bem explicada por sintomas de outro transtorno mental.

A investigação diagnóstica também considera realização de exames, como hemograma completo, glicemia de jejum, dosagem de hormônio tireoidiano, além de ultrassonografia pélvica e biopsia de pele, a fim de afastar outras causas de prurido.[65]

Como diagnósticos diferenciais têm-se:

- Distúrbios cutâneos primários: escabiose e dermatite atópica
- Alterações sistêmicas relacionadas a prurido: uremia, hepatite, colestase, xerose, urticária, reações medicamentosas, HIV e neoplasias, principalmente linfomas
- Outros transtornos mentais: delírios, hipocondria, transtorno de depressão maior, ansiedade e uso de drogas. Tais comorbidades psiquiátricas podem agravar os sintomas observados e, eventualmente, levar a intenções suicidas.

É de extrema importância a conscientização do diagnóstico por parte do paciente e dos familiares, identificando sua cronicidade e facilitando, assim, a adesão à terapêutica proposta.

Existem ainda algumas medidas visando à redução dos danos e complicações:

- Uso de luvas ou bandagens para evitar escoriações
- Incentivo a atividades alternativas para vencer o impulso de danificar a pele. Dar preferência a exercícios ou atividades que mantenham os dedos ocupados, como tricô, crochê e desenho
- Manejo de danos cutâneos com indicações dermatológicas específicas: tratamento para acne ativa, cicatrizes e hiperpigmentação pós-inflamatória.

A base da psicoterapia inclui diversas técnicas de terapia (TCC, terapia de reversão de hábitos e terapia de compromisso e aceitação, entre outras), com eficácia comprovada cientificamente na redução da gravidade ou quase cessação completa dos sintomas.[62] Também devem ser abordadas questões psicológicas como baixa autoestima, ansiedade e depressão, questões sociais como vergonha e estigmatização, estresse financeiro do custo de compra de cosméticos ocultantes e cuidados com a pele, tratamentos/procedimentos dermatológicos e problemas envolvendo o emprego.[60]

O tratamento farmacológico inclui:[65]

- Inibidores seletivos da recaptação de serotonina (ISRS; fluoxetina, fluvoxamina e escitalopram): provaram ser os mais eficazes
- N-acetilcisteína: benefícios potenciais
- Antagonistas opioides: relatos de casos mostram resultados eficientes
- Benzodiazepínicos: podem ser usados a curto prazo, sobretudo se houver concomitância com um transtorno de ansiedade
- Outros fármacos descritos: naltrexona e inositol
- Agentes anti-histamínicos para amenizar o prurido também podem ser utilizados.

A melhora dos sintomas começa entre 4 e 6 semanas do uso da medicação. Se bem-sucedida, a terapêutica deve ser continuada por 1 a 2 anos,[63] e então avaliar individualmente sua descontinuação.

A identificação precoce seguida do suporte eficaz pode atenuar sintomas e eventuais lesões permanentes.[63]

Algumas complicações podem ser observadas,[64] como dermatológicas (hiperpigmentação pós-inflamatória, infecção secundária, ulceração, cicatrizes, mutilação) e psicológicas (a aparência física afetada geralmente gera ansiedade, baixa autoestima e qualidade de vida prejudicada, além da possibilidade de intenção suicida).[65]

Dermatite artefata ou factícia

Dermatite artefata (DA), também denominada "dermatite factícia", é definida como qualquer condição que envolva um comportamento que leve a lesões cutâneas produzidas por meios autoinfligidos,[66] satisfazendo uma inconsciente necessidade psicológica ou emocional de desempenhar o papel de uma pessoa doente,[67] ou de receber um tratamento medicamentoso.[66]

Assim, a pele, como órgão de fácil acesso e visibilidade, funciona como comunicação de um sofrimento psicológico.[66]

Uma característica essencial da DA é que os pacientes negam qualquer responsabilidade na produção dos sinais de sua condição, o que diferencia a DA de outras dermatoses autoinfligidas (automutilações por pacientes psicóticos, escoriação neurótica e tricotilomania).[66] Assim, trata-se de um desafio diagnóstico devido às múltiplas apresentações clínicas e semelhança com muitas doenças dermatológicas, o que muitas vezes leva a investigações e tratamentos desnecessários.[67]

Pode ocorrer em qualquer idade, porém apresenta maior acometimento por volta dos 20 anos, com predomínio do sexo feminino.[68] Na maioria dos casos, há um estresse psicossocial que precede o início da doença factícia.[69]

A DA exibe lesões com morfologia múltipla, dependendo da criatividade do paciente e do mecanismo de lesão, sendo que é comumente o lado oposto à mão dominante o mais afetado (Figura 35.9 e Tabela 35.14).[68]

O diagnóstico é complexo, e muitas vezes de exclusão, devido às lesões factícias mimetizarem outras dermatoses. A biopsia pode muitas vezes auxiliar no diagnóstico, pois afasta outros diagnósticos diferenciais.[66]

Como diagnósticos diferenciais têm-se:

- Dermatite de contato (alérgica ou por irritante primário)
- Pioderma gangrenoso
- Dermatoses infecciosas (fúngica/viral/bacteriana)
- Farmacodermia
- Vasculites
- Paniculite
- Dermatoses bolhosas
- Carcinoma espinocelular.

O tratamento deve ser multidisciplinar, incluindo dermatologista e profissionais de saúde mental.[67] É considerado um desafio terapêutico, devido a uma característica falta de resposta à terapia.

Estudos revelam que a DA é uma condição insidiosa e crônica, com permanência/ recorrência do comportamento factício ao longo do acompanhamento ou, ainda, com desenvolvimento de outros transtornos mentais anos após o início de DA.[68] A idade de início também é considerada fator prognóstico.

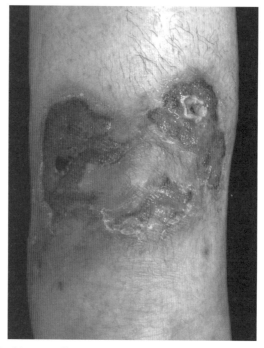

Figura 35.9 Dermatite factícia – com úlceras autoprovocadas de bordas irregulares em diferentes estágios de evolução. (Fonte: arquivo pessoal da Dra. Fabiana Caetano Gerbi.)

Tabela 35.14 Apresentação e mecanismos do trauma nos casos de lesões factícias mais comuns.

Lesões factícias mais comuns	Apresentação e mecanismos do trauma
Escoriações	Provocadas com as unhas ou com objetos pontiagudos. Indicativo: ausência de prurido prévio à lesão
Úlceras	São as mais descritas, encontradas em vários estágios, com morfologia variável, formatos perfeitamente regulares ou mescla de formas (segmentos lineares, ângulos agudos e obtusos, formas triangulares, estreladas etc.). Indicativos: sinal do gotejamento (lesão linear que se estende para fora de uma lesão primária); associação de outras lesões; marcas de respingos do agente causal e presença de cicatrizes antigas
Bolhas	Assumem formato e distribuição incomuns. Em geral provocadas por queimaduras ou cauterização, muitas vezes com uso de produtos químicos ou médicos. A análise histopatológica é capaz de distinguir a lesão factícia de outras dermatoses bolhosas
Paniculite	Nódulos eritematosos, produzidos por trauma ou injeção de drogas, produtos químicos ou outros (leite, urina etc.). Pode estar associada a sintomas sistêmicos (febre, calafrios, sudorese)
Crostas localizadas	Devido à manipulação repetida do local afetado. A maioria dos relatos aponta os lábios como local frequentemente afetado, em geral por trauma com os dentes, a língua ou até mesmo instrumentos, recebendo a denominação de queilite factícia ou queilite esfoliativa artefata
Lesões eczematosas	Produzidas pela aplicação de irritantes na pele ou exposição repetida a determinado alérgeno
Edemas	Já foram descritos edema do mamilo, da língua, do pescoço e até mesmo do escroto, levando à autocastração. Indicativos: linfedema unilateral recorrente sem obstrução venosa linfática aparente; linfedema claramente delimitado por um anel de coloração diferente
Púrpuras e hematomas	Indicativo: não ser precedida por dor no local

Adaptada de Lavery et al., 2018.[69]

Como fatores complicadores têm-se:[69]

- Infecções secundárias das lesões autoprovocadas
- Transformação maligna do local repetidamente traumatizado; a úlcera de Marjolin é um carcinoma de células escamosas que surge na úlcera crônica
- Recorrência do transtorno factício ao longo do tempo
- Surgimento de outros transtornos mentais
- Intenção suicida.

Delírio de parasitose

Delírio de parasitose (DP), delírio de infestação, infestação delirante ou síndrome de Ekbom são denominações dadas a um transtorno psicótico em que o paciente, em delírio, acredita que seu corpo, principalmente a pele, está infestado por pequenos patógenos, vivos ou não, na ausência de qualquer evidência médica.[70,71] Tais pacientes procuram por atendimento dermatológico ou clínico, muitas vezes recusando encaminhamento psiquiátrico,[70] cabendo ao dermatologista ou clínico geral identificar o distúrbio para o tratamento adequado.

Ainda que sua etiologia exata não esteja definida,[70] o DP pode ser classificado em primário, secundário (funcional) e formas orgânicas. No DP primário, não há outros distúrbios psiquiátricos ou orgânicos presentes, enquanto no DP secundário (funcional) e formas orgânicas há doenças psiquiátricas e orgânicas diagnosticadas, respectivamente.[70] As principais alterações que podem acompanhar o DP secundário (funcional) são os transtornos mentais como esquizofrenia, depressão, demência, ansiedade e fobia. Por outro lado, as principais alterações das formas orgânicas são hipotireoidismo, anemia, deficiência de vitamina B12, hepatite, diabetes, infecções (HIV, sífilis) e uso de drogas (cocaína).

O referido distúrbio afeta mulheres e homens em uma proporção de três mulheres para cada homem, sendo mais comum em mulheres de meia-idade, muitas vezes socialmente isoladas, sem antecedentes psiquiátricos e funcionamento cognitivo preservado.[70] Relata-se o início da doença entre 55 e 68 anos; no entanto, pode ocorrer em adolescentes e adultos jovens, justificado pelo abuso de substâncias.[71]

O início do quadro clínico pode ser súbito ou progressivo.[72] Prurido é o principal sintoma, além de sensação de movimento sob a pele, mordidas em várias partes do corpo, formigamento ou mesmo dor, todos justificados pela presença de vermes, insetos ou outros parasitas na pele.[70,71]

Por consequência, há muitos sinais de comportamento de automutilação com a intenção de remover os parasitas, como escoriações, hematomas discretos, erosões, cortes,[70,71] além de outros danos cutâneos provocados por limpeza obsessiva ou aplicação de substâncias químicas ou cáusticas agressivas.[70] As regiões corporais afetadas podem incluir pele, cabelo e orifícios naturais, entre outros.[71] Quando essa psicose é compartilhada, é denominada *folie à deux* (envolvendo dois indivíduos), mas pode envolver mais pessoas, em geral da mesma família (loucura de três pessoas, loucura multipartidária ou loucura familiar).[70]

O DP não é classificado como uma entidade independente, estando incluso em uma categoria mais ampla de transtorno delirante somático na seção "transtornos delirantes" do DSM-5 e da Classificação Internacional de Doenças, 11ª edição (CID-11).[70,73] Seu diagnóstico leva em consideração dois critérios mínimos, os quais se enquadram no quadro clínico descrito:

- Crença (ideia supervalorizada ou delirante e inabalável) de estar infestado por patógenos (pequenos, vivos, inanimados etc.) sem comprovação médica ou microbiológica
- Presença de sensações cutâneas anormais, geralmente qualitativas, explicadas pela ideia delirante.

Sintomas psicóticos ou não psicóticos adicionais podem estar presentes, como ilusões visuais ou alucinações, que devem ser observados por pelo menos 1 mês.[70] Outro dado diagnóstico é o comportamento designado "sinal da caixa de fósforos", *ziploc bag sign*, ou, mais recentemente, "sinal do espécime",[71] em que o paciente leva ao consultório médico uma caixa de fósforos ou outro recipiente em que deposita vários tipos de partículas (poeira, pedaços de pele, fibras etc.), ou ainda apresenta vídeos ou fotos digitais dos locais que ele acredita estar infestados, a fim de provar a infestação. Tais amostras são enviadas muitas vezes para análise laboratorial sem evidência de parasitas.

Como diagnóstico diferencial têm-se esquizofrenia, transtorno depressivo maior com sintomas psicóticos, TOC, transtornos factícios, médicos ou transtornos relacionados a substâncias.[72]

O tratamento consiste em uma abordagem psiquiátrica e dermatológica, da seguinte maneira:

- Abordagem psiquiátrica
  - DP primário: antipsicóticos são considerados o tratamento de primeira linha (1): risperidona, olanzapina, aripiprazol, ziprasidona ou quetiapina
  - DP secundário: tratar a doença de base e uso de antipsicóticos[68]
  - Terapia antidepressiva: se houver transtorno depressivo maior concomitante
  - TCC: a abordagem psicológica adjuvante deve ser sempre considerada, uma vez que se trata de transtorno delirante
  - Monitoramento em ambiente hospitalar se houver comportamentos de risco: tentativas de suicídio, atear fogo em móveis da casa ou em roupas (para evitar mais infestações)
- Abordagem dermatológica:[72] lesões cutâneas secundárias ao ato de coçar, ou aos ferimentos provocados, com ou sem infecção secundária associada, devem ser adequadamente tratadas de acordo com o quadro apresentado, com uso de hidratantes, despigmentantes (se houver hiperpigmentação pós-inflamatória local), corticosteroides e reparadores de barreira cutânea.

Quando possível, o tratamento deve ser proposto pelo dermatologista, com supervisão da equipe de psiquiatria, devido à relutância dos pacientes em procurar ajuda psiquiátrica específica.[70]

Quanto ao prognóstico, este depende da duração da psicose não tratada. Quando tratado adequadamente, DP mostra um prognóstico favorável, com possível remissão em 75% dos casos.[70]

As complicações que podem ocorrer consistem em suicídio, infecções cutâneas extensas, bem como desenvolvimento de sintomas depressivos secundários ao DP.

Dismorfofobia ou transtorno dismórfico corporal

A dismorfofobia, ou transtorno dismórfico corporal (TDC), é definida como uma preocupação excessiva e patológica com defeitos mínimos ou inexistentes na aparência física, com prejuízo na qualidade de vida do indivíduo. Os distúrbios da autoimagem influenciam sobremaneira na busca pelos cuidados com a pele e o corpo, o que deve alertar os profissionais médicos da área estética para essa demanda, que não tem correlação com o estado físico da condição, além de a maioria dos pacientes não reconhecer a necessidade de tratamento psiquiátrico.[74]

Etiologicamente, a edição da CID-11[73] trouxe em sua publicação o TDC incluído como uma categoria independente de diagnóstico psiquiátrico, dentro do capítulo sobre "transtornos obsessivo-compulsivos" (TOC) ou "relacionados".[74] Questiona-se se esse transtorno seria uma consequência da crescente preocupação da sociedade com a imagem, envolvendo principalmente a mídia social, ou se faria parte da adolescência.[75] De fato, na esfera psiquiátrica, o TDC está associado a sintomas de TOC, embora também esteja associado a queixas afetivas (depressão) e ansiedade.[74]

Estima-se que afete entre 4,5 e 35,2% dos pacientes dermatológicos, com maior prevalência em mulheres adultas (76% dos casos), entre 25 e 40 anos, e em pacientes que relatam queixas estéticas.[74] Muitas vezes começa na adolescência, porém é diagnosticado vários anos após devido ao atraso na suspeita e no manejo específico.[75]

Com relação ao quadro clínico, o TDC difere das preocupações normais porque causa importante comprometimento funcional dos indivíduos, diminuindo sua qualidade de vida, distanciando-os das atividades diárias e ocupando muito tempo. Exemplos de TDC incluem anorexia, preocupação com a definição muscular e aspectos relacionados a queixas estéticas como poros abertos, assimetria facial, rugas e manchas discretas,[74] associados à angústia significativa. Pacientes que sofrem de TDC buscam tratamentos sucessivos, na maioria das vezes insatisfeitos com resultados anteriores. O quadro clínico exibe também comportamentos ritualísticos compulsivos, como olhar no espelho e usar maquiagem ou roupas que cubram o corpo, e uso excessivo de tratamentos prescritos, como sabonetes esfoliantes e ácidos.[75]

Para o diagnóstico de TDC, deve-se explorar se o paciente está insatisfeito com sua aparência e de que maneira isso afeta sua vida. Para tanto, o dermatologista pode utilizar questionários específicos, como *The Body Dysmorphic Disorder Examination* (BDDE).[76]

Como diagnósticos diferenciais têm-se ansiedade, depressão, TOC e distúrbios alimentares.[76]

Como forma terapêutica, a combinação de tratamento dermatológico e tratamento psiquiátrico pode ser necessária no contexto da patologia cutânea visível.[77] O tratamento dermatológico deve ser ponderado de acordo com a queixa do paciente e as expectativas dos resultados. Já no tratamento psiquiátrico são utilizadas algumas técnicas de terapia (TCC), bem como o e uso de ISRS como terapêutica de primeira linha para o TDC.

Quanto ao prognóstico, caso não seja bem conduzido, o TDC pode desencadear sentimentos aversivos, o que promove isolamento social e favorece o aparecimento de transtornos afetivos.[77] É essencial reconhecer o diagnóstico para tratar esses pacientes e encaminhá-los ao tratamento psicológico ou psiquiátrico adequado, em vez de tentar satisfazer suas demandas.[76]

No tocante às complicações, estas consistem no suicídio, em que estudos demonstram que até 80% dos indivíduos com TDC têm ideação suicida durante sua vida, e 24 a 28% já tentaram o suicídio.[74] Comorbidades psiquiátricas, como TOC, fobia social e ansiedade também são complicadores em pacientes com TDC. As autocirurgias também são consequências complicadoras, tendo sido relatado que um terço dos adultos com TDC já tentaram a autocirurgia,[75] sem dosar as possíveis complicações e riscos.

Como agir em casos psicodermatológicos

O termo "psicossomático" consiste na junção "psique" e "soma", ou seja, a carne/corpo e a mente. A mente seria responsável pelas funções cognitivas/emocionais, e o corpo seria a estrutura física, mas com uma inseparabilidade e interdependência desses aspectos psicológicos e biológicos.

Em determinados casos, o profissional deve atentar para a estreita relação entre apresentações cutâneas e patologias psiquiátricas, uma vez que essas podem ser o fator desencadeante de toda a problemática envolvendo o paciente.

Por outro lado, **diversos fármacos administrados em tratamentos psiquiátricos podem desencadear manifestações cutâneas graves ou não, causando imensos transtornos para o paciente**. Por essa razão, é concludente a necessidade de aumento da percepção dos médicos para eventos adversos cutâneos induzidos por medicações psiquiátricas, avaliando-se a relação causal entre o início da medicação e o quadro dermatológico apresentado.

É importante o clínico ter conhecimento e abordar as patologias cutâneas graves e potencialmente fatais, sendo fundamental que os profissionais, tanto o psiquiatra quanto o dermatologista, atuem em conjunto. É crucial ainda reforçar o vínculo entre as equipes multidisciplinares, sobretudo no âmbito do hospital geral, para o adequado acompanhamento dos casos.

Por outra perspectiva, o profissional jamais deve desvalorizar a queixa do paciente, uma vez que, durante a anamnese, ele pode expor situações que denotam o envolvimento de questões psiquiátricas como causa-base para as manifestações cutâneas apresentadas.

Atualizações

- SOSkin – projeto de psicoeducação sobre dermatoses crônicas e transtornos de escoriação, também conhecido como *skin picking*. http://www.soskin.com.br/
- Roberts et al. (2022) discutem a importância do diagnóstico especializado e da participação do psiquiatra interconsultor em casos dermatológicos complexos. Trazem o relato de seis casos, destacando a necessidade da integração entre as equipes[78]
- Jafferany et al. (2020) realizaram uma revisão bibliográfica avaliando a influência dos transtornos de personalidade no curso e no prognóstico de lesões dermatológicas[79]
- Llamas-Velasco et al. (2023) apresentam uma série de alterações dermatológicas relacionadas à covid-19.[80]

Highlights

Principais manifestações cutâneas graves e os tipos de lesões.

Manifestações cutâneas graves	Tipos de lesões
Síndrome de Stevens-Johnson (SSJ)	Quadro de estomatite, com bolhas nos lábios, língua e mucosa oral; inflamação de conjuntivas, pálpebras, genitais; erupções, bolhas e vesículas cutâneas que causam um descolamento epidérmico com aparência de queimadura e geralmente não ultrapassa 10% da superfície corpórea. Quadro tem início alguns dias a semanas após a exposição ao fármaco
Necrólise epidérmica tóxica (NET)	As lesões cutâneas têm início nas grandes dobras do corpo, atingindo primeiro a face e o tronco superior, vindo a se alastrar rapidamente por todo o corpo (à exceção do couro cabeludo), evoluindo para flictenas, formando grandes placas de epiderme necrosada, ocorrendo o desprendimento da epiderme ao menor contato. A derme se apresenta com coloração vermelho-escura e exsudativa em razão da saída de fluidos, proteínas e eletrólitos. Ocorrem, ainda, erosão e descamação das mucosas conjuntiva, orofaríngea, nasal, uretral, anal, vaginal e perineal. Acomete mais de 30% da superfície corpórea. Surgem em alguns dias a semanas após a exposição ao fármaco
Síndrome de hipersensibilidade a drogas com eosinofilia e sintomas sistêmicos (DRESS)	Erupções cutâneas difusas, maculares, bolhosas e pruriginosas que podem evoluir para eritrodermia. As erupções cutâneas surgem primeiro na face, na parte superior do tronco e nos membros superiores, progredindo para o corpo todo e cobrindo quase totalmente a superfície corpórea
Eritrodermia esfoliativa	Manchas eritematosas que aumentam de tamanho, tomando grande parte da superfície da pele; em razão da espessura fina da epiderme, a pele ganha um aspecto brilhante, surgindo escamas brancas ou amareladas, dando uma aparência de pele seca com tonalidade opaca vermelha e cinza
Pustulose exantemática generalizada aguda (PEGA)	Erupções cutâneas agudas com pústulas do tamanho de uma cabeça de alfinete em base eritematosa envolvendo tronco e membros, centenas de pústulas pequenas, estéreis e não foliculares, podendo ocorrer edema de face, púrpura, bolhas ou lesões semelhantes a um alvo, raramente havendo envolvimento da membrana mucosa. Sinais clínicos de 24 a 48 horas até 2 semanas da ingestão do fármaco
Eritema polimorfo	Pequenos nódulos avermelhados que vão se ampliando em círculos, formando lesões em alvo, descritas como anéis eritematosos com uma zona eritematosa externa e uma bolha central e com uma zona de tom de pele normal entre elas. Lesões estão distribuídas simetricamente sobre as superfícies dorsais dos membros extensores, com envolvimento mínimo das membranas mucosas, em geral cobrindo menos que 10% da superfície corpórea
Alopecia induzida por antidepressivos	A queda capilar pode ser localizada ou difusa, com intensidade variável, desde a calvície completa até um eflúvio leve e quase imperceptível. É classificada como não cicatricial reversível com a retirada do fármaco, porém já se documentou alopecia permanente devido à destruição do folículo piloso. O quadro tem início já com 1 mês do uso da medicação, e com 1 mês da suspensão do medicamento pode apresentar melhora

Manifestações cutâneas não graves	Tipos de lesões
Erupção liquenoide induzida por drogas (ELID)	Podem ser observadas lesões, pápulas violáceas poligonais tendendo à confluência no tronco e nas extremidades, simétricas, prurido pronunciado e, ocasionalmente, com as típicas estrias de Wickham. A erupção pode ser localizada ou generalizada, e em alguns pacientes localiza-se em áreas fotoexpostas, podendo haver fotoagravamento se a etiologia envolver medicamentos fotossensíveis. Podem apresentar também aspecto eczematoso ou psoriasiforme, com descamação acentuada
Erupções acneiformes induzidas por medicamentos (EAM)	Pode-se observar erupção papular, inflamatória e monomórfica. Considera-se também histórico médico para ingestão de drogas, início repentino, idade incomum de início e localização incomum das lesões, além das áreas seborreicas. As lesões podem surgir de 2 a 6 meses após o início da terapia
Erupções psoriasiformes induzidas por medicamentos (EPM)	Caracterizam-se por pápulas e placas eritematosas e descamativas, simétricas, geralmente bem delimitadas, escamosas e infiltradas. O eritema varia de róseo a vermelho ou violáceo, sendo mais escuro em fotótipos elevados e nos membros inferiores. As lesões predominam em superfícies extensoras, como joelhos e cotovelos, e outras áreas que podem ser afetadas são couro cabeludo, regiões lombossacra, umbilical, palmar e planta
Pseudolinfoma (PSL)	Clinicamente, apresenta-se como placa ou nódulo solitário ou como poucas lesões tipicamente localizadas em cabeça, face, pescoço e tronco superior
Tricotilomania	Os locais em que os pacientes puxam o cabelo são couro cabeludo, sobrancelhas e região púbica, cílios e barba. O couro cabeludo é o alvo mais comum, sendo o cabelo arrancado com as mãos ou com auxílio de instrumentos, como pinças. O sinal de Friar Tuck pode estar presente, com queda de cabelo em uma área distinta na coroa e manutenção do cabelo nas regiões temporais e occipitais
Escoriações neuróticas (EN) e acne escoriada (AE)	As lesões são polimórficas, em diferentes estágios de evolução. O aspecto específico depende do instrumento utilizado para causar o dano (unhas, dentes ou outros objetos, como tesouras, alfinetes, pinças e navalhas), o que classificará as lesões como mais graves e menos graves
Dermatite artefata ou factícia (DA)	As lesões podem se apresentar como escoriações, úlceras, bolhas, paniculite, crostas localizadas, edemas, púrpuras e hematomas
Delírio de parasitose (DP)	Sinais de comportamento de automutilação com a intenção de remover os parasitas, como escoriações, hematomas discretos, erosões, cortes, além de outros danos cutâneos provocados por limpeza obsessiva ou aplicação de substâncias químicas ou cáusticas agressivas. As regiões corporais afetadas podem incluir pele, cabelo e orifícios naturais, entre outros
Dismorfofobia ou transtorno dismórfico corporal (TDC)	As alterações incluem anorexia, preocupação com a definição muscular e aspectos relacionados a queixas estéticas, como poros abertos, assimetria facial, rugas e manchas discretas, associadas à angústia significativa

DURANTE O ATENDIMENTO

O que fazer

- Estar sempre atento às diversas queixas dos pacientes
- Conhecer os principais efeitos colaterais das medicações de prescrição habitual
- Procurar estabelecer o nexo causal entre o uso de fármacos e as manifestações do paciente, visto que algumas lesões surgem semanas após a introdução do fármaco
- Diante da suspeita de reações secundárias a medicações, deve-se suspender a medicação o mais brevemente possível
- Afastar causas infecciosas, estar atento aos sinais vitais do paciente, assim como acometimento de outros sistemas, como o hepático e hematológico
- O tratamento em conjunto de psiquiatra, dermatologista, clínico geral/intensivista é fundamental

O que não fazer

- Desvalorizar ou subvalorizar a queixa do paciente
- Deixar de oferecer suporte necessário com equipe multidisciplinar

Mapa mental

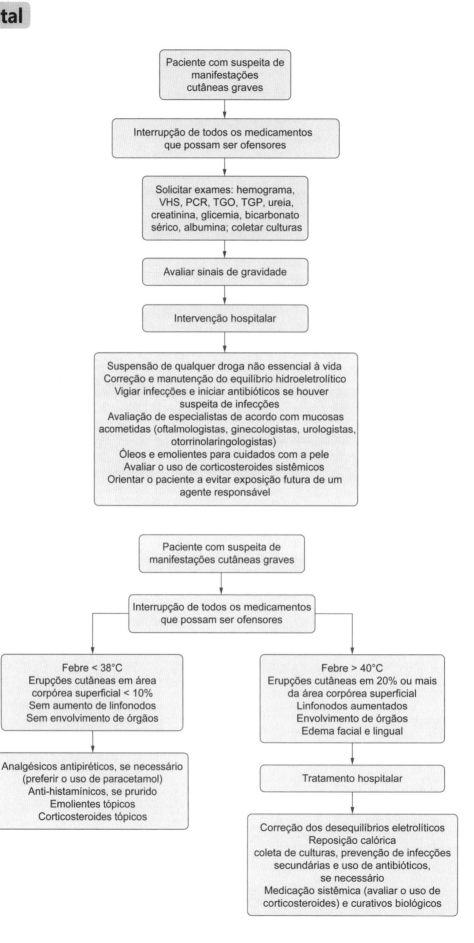

Paciente com suspeita de manifestações cutâneas graves

↓

Interrupção de todos os medicamentos que possam ser ofensores

↓

Solicitar exames: hemograma, VHS, PCR, TGO, TGP, ureia, creatinina, glicemia, bicarbonato sérico, albumina; coletar culturas

↓

Avaliar sinais de gravidade

↓

Intervenção hospitalar

↓

Suspensão de qualquer droga não essencial à vida
Correção e manutenção do equilíbrio hidroeletrolítico
Vigiar infecções e iniciar antibióticos se houver suspeita de infecções
Avaliação de especialistas de acordo com mucosas acometidas (oftalmologistas, ginecologistas, urologistas, otorrinolaringologistas)
Óleos e emolientes para cuidados com a pele
Avaliar o uso de corticosteroides sistêmicos
Orientar o paciente a evitar exposição futura de um agente responsável

---

Paciente com suspeita de manifestações cutâneas graves

↓

Interrupção de todos os medicamentos que possam ser ofensores

┌─────────────────────────────┴─────────────────────────────┐

Febre < 38°C
Erupções cutâneas em área corpórea superficial < 10%
Sem aumento de linfonodos
Sem envolvimento de órgãos

↓

Analgésicos antipiréticos, se necessário (preferir o uso de paracetamol)
Anti-histamínicos, se prurido
Emolientes tópicos
Corticosteroides tópicos

Febre > 40°C
Erupções cutâneas em 20% ou mais da área corpórea superficial
Linfonodos aumentados
Envolvimento de órgãos
Edema facial e lingual

↓

Tratamento hospitalar

↓

Correção dos desequilíbrios eletrolíticos
Reposição calórica
coleta de culturas, prevenção de infecções secundárias e uso de antibióticos, se necessário
Medicação sistêmica (avaliar o uso de corticosteroides) e curativos biológicos

Referências bibliográficas

1. Castro C, Teixeira C, Fernandes N, Matos G. Farmacodermias graves: um estudo de série de casos. Revista Brasileira de Farmácia Hospitalar e Serviços de Saúde. 2020;11(3):1-7.

2. Sousa LA, Fonteles MM, Monteiro MP et al. Prevalência e características dos eventos adversos a medicamentos no Brasil. Cadernos de Saúde Pública. 2018;34(4).

3. Suástegui-Rodríguez I, Campos-Jiménez KI, Domínguez-Cherit J, Méndez-Flores S. Reacciones cutáneas adversas a medicamentos. Revista Médica del Instituto Mexicano del Seguro Social. 2018:64-70.

4. Schmitt T, Grando L, Bakos R. Aspectos clínicos e epidemiológicos das farmacodermias graves em um hospital geral do Sul do Brasil. Revista do Hospital de Clínicas de Porto Alegre. 2013;33:34-9.

5. Mota DM, Vigo Á, Kuchenbecker RD. Reações adversas a medicamentos no sistema de farmacovigilância do Brasil, 2008 a 2013: estudo descritivo. Cadernos de Saúde Pública. 2019;35(8).

6. Mockenhaupt M. The current understanding of Stevens-Johnson syndrome and toxic epidermal necrolysis. Expert Rev Clin Immunol. 2011;7(6):803-15.

7. Zaraa I, Jones M, Trojjet S et al. Severe adverse cutaneous drug eruptions: epidemiological and clinical features. Int J Dermatol. 2011;50(7):877-80.

8. Oliveira AF, Silva ID, Brito LP et al. Síndrome de Stevens-Johnson, aspectos fisiopatológicos: uma revisão bibliográfica. Revista Científica Multidisciplinar Núcleo do Conhecimento. 2016;06(08):40-51.

9. Silva GS, Bianchi GN, Rocha LPS et al. Relato de caso e revisão da literatura de síndrome de Stevens-Johnson associada a episódio de varicela. Arquivos Catarinenses de Medicina. 2018;47(3):226-34.

10. Rocha D, Rafael A, Sousa S. Síndroma de Stevens-Johnson: a importância do reconhecimento pelo médico de família. Revista Portuguesa de Clínica Geral. 2017;33(4):284-8.

11. Meira Junior JD, Souza JT, Toniollo CF, Stolf HO. Necrólise epidérmica tóxica/síndrome de Stevens-Johnson: emergência em dermatologia pediátrica. Diagnóstico e Tratamento. 2015;20(1):8-13.

12. Ribeiro MC. Síndrome de Stevens-Johnson e necrólise epidérmica tóxica em adultos do sexo feminino. Revista Científica Multidisciplinar Núcleo do Conhecimento. 2018;2(04):63-87.

13. Cabral L, Diogo C, Riobom F et al. Necrólise epidérmica tóxica (síndrome de Lyell). Acta Médica Portuguesa. 2004;17:129-40.

14. Vieira NA, Cisne FI, Magalhães FM et al. Síndrome de Stevens-Johnson: revisão integrativa. Revista Sustinere. 2021;9(1):96-107.

15. Cabriales SAM, Flores MG, Candiani GO. Actualidades en farmacodermias severas: síndrome de Stevens-Johnson (SSJ) y necrólisis epidérmica tóxica (NET). Gazeta Médica de México. 2015;151(7):77-87.

16. Ferreira Roviello C, Menezes Rodrigues FS, Bertolini Gonçalves JA et al. Manifestações e tratamento da necrólise epidérmica tóxica e da síndrome de Stevens-Johnson. Journal Health NPEPS. 2019;4(1):319-29.

17. Criado PR, Criado RFJ, Avancini JM, Santi CG. Reação a medicamentos com eosinofilia e sintomas sistêmicos (DRESS)/Síndrome de hipersensibilidade induzida por medicamentos (DIHS): uma revisão dos conceitos atuais. Revista Brasileira de Dermatologia. 2012;87(3):435-49.

18. Ocampo-Garza J, Ocampo-Garza SS, Martínez-Villarreal JD et al. Reacción por drogas con eosinofilia y síntomas sistémicos (síndrome de DRESS): Estudio retrospectivo de nueve casos. Revista Médica de Chile. 2015;143(5):577-83.

19. Moraes JC. A síndrome DRESS: uma atualização. Revista Cuidarte de Enfermagem. 2015;9(1):86-91.

20. Cho YT, Yang CW, Chu CY. Drug reaction with eosinophilia and systemic symptoms (dress): an interplay among drugs, viruses, and immune system. Int J Mol Sci. 2017;18(6):1243.

21. Bugni VM, Terreri MT, Nunes NA et al. Síndrome DRESS e lúpus eritematoso sistêmico juvenil em menina de dois anos de idade. Revista Brasileira de Reumatologia. 2008; 48(4):256-60.

22. Clausell AB, Otero YP, Ruiz RMP. Síndrome de DRESS associada ao uso de anticonvulsivantes. Jornal Cubano de Medicina Militar. 2020;49(3):1-5.

23. Chamorro NLA, Avalos ME, Veja LM, Recalde R, Palacios GM. Síndrome DRESS y necrólisis epidérmica tóxica por el uso de lamotrigina: a propósito de dos casos. Revista de Pediatría. 2014;41(2):131-8.

24. Ferreira MI, Silva EC, Pôrto LC et al. DRESS: relato de caso com estudo genético. Arquivos de Asma, Alergia e Imunologia. 2017;1(4):417-21.

25. Kondo RN, Gon AS, Mendes MF et al. Eritrodermia esfoliativa. Jornal Brasileiro de Medicina. 2006;86(6):80-2.

26. Fernandes NC, Pereira FD, Maceira JP et al. Eritrodermia: estudo clínico-laboratorial e histopatológico de 170 casos. Anais Brasileiros de Dermatologia. 2008;83(6):526-32.

27. Santos VM, Monteiro LMR, Prates AD et al. Homem de 68 anos com eritrodermia esfoliativa: um dilema diagnóstico? Revista Brasília Médica. 2012;49(1):71-5.

28. Leite LAB, Carvalho EG, Batista LL et al. Pustulose exantemática generalizada aguda em criança de 9 anos. Revista Residência Pediátrica. 2018;9(3):319-21.

29. Hadavand MA, Kaffenberger B, Cartron AM, Trinidad JC. Clinical presentation and management of atypical and recalcitrant acute generalized exanthematous pustulosis (AGEP). J Am Acad Dermatol. 2022;87(3):632-9.

30. Bhat Y, Akhtar S, Ahmad M et al. Etiopathological and clinical study of acute generalized exanthematous pustulosis: Experience from a tertiary care hospital in North India. Indian Dermatol Online J. 2020;11(3):391.

31. Thienvibul C, Vachiramon V, Chanprapaph K. Five-year retrospective review of acute generalized exanthematous pustulosis. Dermat Res Pract. 2015;2015:1-8.

32. Raimundo RC, Santos TS, Silva Filho JP et al. Eritema multiforme mayor desencadeado por antimicrobianos. Revista Cubana de Estomatología. 2010;47(1):115-21.

33. Innocencio GTC, Martins ML, Silva CPO et al. Síndrome do eritema multiforme causado por Farmacodermia. Revista de Saúde. 2017;8(1):74-8.

34. Rui G, Marcon M, De Carli JP et al. Incomum caso de eritema multiforme. Revista da Faculdade de Odontologia – UPF. 2016;21(1).

35. Petri V, Basso MCF, Caliman TRL et al. Eritema polimorfo bolhoso letal e doença de Castleman. Anais Brasileiro de Dermatologia. 2015;60(2):210-13.
36. Fernández ICR, Ramos MCF. Eritema multiforme minor. A propósito de un caso. Archivos Venezolanos de Puericultura y Pediatría. 2016;79(4):139-42.
37. Martins JC, Seque CA, Porro AM. Clinical aspects and therapeutic approach of drug-induced adverse skin reactions in a quaternary hospital: a retrospective study with 219 cases. An Bras Dermatol. 2022;97:284-90.
38. Lerch M, Barros MF, Kakizaki P et al. Difenciprona tópica induzindo eritema multiforme. Anais Brasileiros de Dermatologia. 2015; 80(2):177-80.
39. Grünwald P, Mockenhaupt M, Panzer R, Emmert S. Erythema multiforme, Stevens-Johnson syndrome/toxic epidermal necrolysis – diagnosis and treatment. JDDG: J Dtsch Dermatol Ges. 2020;18(6):547-53.
40. Sokumbi O, Wetter DA. Clinical features, diagnosis, and treatment of erythema multiforme: a review for the practicing dermatologist. Int J Dermatol. 2012;51(8):889-902.
41. Kurhan F, Kamis GZ. Hair loss associated with paroxetine use: a case report. Turk Psikiyatri Derg. 2021;32(1):61-4.
42. Yazıcı Karabulut I, Gokcay H, Belli H. Hair loss associated with escitalopram: do ssris affect melatonin at the hair follicle? Psychiatr Danub. 2021;33(2):187-8.
43. Warnock JK, Sieg K, Willsie D et al. Drug-related alopecia in patients treated with tricyclic antidepressants. J Nerv Ment Dis. 1991;179(7):441.
44. Piraccini BM, Iorizzo M, Rech G, Tosti A. Drug-induced hair disorders. Curr Drug Saf. 2006;1(3):301-5.
45. Yang HW, Bae JB, Na JI, Kim KW. Clonazepam-induced lichenoid drug eruption: a case report. BMC Psychiatry. 2021;21(1).
46. Merk HF, Vanstreels L, Megahed M. Lichenoid drug reactions. Hautarzt. 2018;69(2):116-20.
47. Muramatsu K, Ujiie H, Natsuga K et al. Lichenoid drug eruption caused by clonazepam. J Eur Acad Dermatol Venereol. 2016;31(2):e117-e118.
48. Cheraghlou S, Levy LL. Fixed drug eruptions, bullous drug eruptions, and lichenoid drug eruptions. Clin Dermatol. 2020;38(6):679-92.
49. Kazandjieva JS, Tsankov NK. Drug-induced acne. In: Pathogenesis and treatment of acne and rosacea. Springer Berlin Heidelberg; 2014. p. 251-7.
50. Gul Mert G, Incecik F, Gunasti S et al. Psoriasiform drug eruption associated with sodium valproate. Case Rep Pediatr. 2013;2013:1-3.
51. Basavaraj KH, Ashok NM, Rashmi R, Praveen TK. The role of drugs in the induction and/or exacerbation of psoriasis. Int J Dermatol. 2010;49(12):1351-61.
52. Romiti R, Carvalho AVE, Duarte GV. Algoritmo de tratamento da Sociedade Brasileira de Dermatologia. Consenso Brasileiro de Psoríase 2020. 3. ed. Rio de Janeiro: SBD; 2020. 138 p.
53. Magro CM, Daniels BH, Crowson AN. Drug induced pseudolymphoma. Semin Diagn Pathol. 2018;35(4):247-59.
54. Quinn KB, Gust AJ. Lamotrigine-induced cutaneous pseudolymphoma. Cutis. 2019;104(2):316-63.
55. Sasidharanpillai S, Aravindan K, Nobin B et al. Phenytoin induced cutaneous B cell pseudolymphoma. Indian J Dermatol. 2015;60(5):522.
56. Pereyra AD, Saadabadi A. Tricotilomania. StatPearls Publishing. 2021;40(1):238-41.
57. Everett GJ, Jafferany M, Skurya J. Recent advances in the treatment of trichotillomania (hair-pulling disorder). Dermatol Ther. 2020;33(6):e13818.
58. Grant J. Trichotillomania (hair pulling disorder). Indian J Psychiatry. 2019;61(7):S136-S139.
59. Cisoń H, Kuś A, Popowicz E et al. Trichotillomania and trichophagia: modern diagnostic and therapeutic methods. Dermatol Ther (Heidelb). 2018;8(3):389-98.
60. Fischer AR, Regino CM, Grzybowski LM et al. Tricotilomania: uma visão geral de aspectos neurobiológicos e comportamentais. Ensaios e Ciência: C. Biológicas, Agrárias e da Saúde. 2018;22(1):27.
61. American Psychiatric Association. Manual diagnóstico e estatístico de transtornos mentais: DSM-5. 5. ed. Porto Alegre: Artmed; 2014.
62. Aguiar AF, Wada A, Pimenta FS et al. Psychiatric disorders causing trichotylomania. Research, Society and Development. 2022;11(15): 339-43.
63. Ekore RI, Ekore JO. Excoriation (skin-picking) disorder among adolescents and young adults with acne-induced postinflammatory hyperpigmentation and scars. Int J Dermatol. 2021;60(12):1488-93.
64. Viaene G, van de Velde N, Tandt H. Excoriatiestoornis in de klinische praktijk Skin picking disorder in clinical practice. Tijdschr Psychiatr. 2021;63(6):474-8.
65. Malayala SV, Rehman H, Vasireddy D. Dermatillomania: a case report and literature review. Cureus. 2021;27,13(1):e12932.
66. Cerejeira A, Gomes N, Cruz M et al. Dermatitis artefacta. Dermatol Online J. 2021;27(3).
67. Isiyel E, Ersoy Evans S, Akar HT et al. Challenging diagnosis and rare disease in children: Dermatitis artefacta. J Paediatr Child Health. 2021;57(10):1710-12.
68. Rodríguez Pichardo A, García Bravo B. Dermatitis artefacta: a review. Actas Dermosifiliogr (english edition). 2013;104(10):854-66.
69. Lavery MJ, Stull C, McCaw I, Anolik RB. Dermatitis artefacta. Clin Dermatol. 2018;36(6):719-22.
70. Torales J, García O, Barrios I et al. Delusional infestation: clinical presentations, diagnosis, and management. J Cosmet Dermatol. 2020;19(12):3183-8.
71. Reich A, Kwiatkowska D, Pacan P. Delusions of parasitosis: an update. Dermatol Ther (Heidelb). 2019;9(4):631-8.
72. Soltan-Alinejad P, Vahedi M, Turki H, Soltani A. A comprehensive entomological survey and evaluation of the efficacy of different therapies on a suspected delusional parasitosis case. Brain Behav. 2021;11(1):e01945.
73. Organização Mundial da Saúde. ICD-11 Application Programming Interface (API). Genebra: OMS; 2021. Disponível em: https://icd.who.int/icdapi/. Acesso em: 23 ago. 2024.
74. Morita MM, Merlotto MR, Dantas CL et al. Prevalence and factors associated with body dysmorphic disorder in women under dermatological care at a Brazilian public institution. Ans Bras Dermatol. 2021;96(1).
75. Herbst I, Jemec GB. Body dysmorphic disorder in dermatology: a systematic review. Psychiatr Q. 2020;91(4):1003-10.
76. Jassi A, Krebs G. Body dysmorphic disorder: reflections on the last 25 years. Clin Child Psychol Psychiatry. 2021;26(1):3-7.

77. Bastos APO, Benevides ALA, Silva MF, Ribeiro LU. A influência das mídias sociais no transtorno dismórfico corporal. Uma doença da era digital? Revista Científica do Tocantins. 2022;2(2):1-18.
78. Roberts V, Chan J, Davies J, Angus J. The benefits of an integrated liaison psychiatry and dermatology service for complex dermatology Patients-a case series. Skin Health Dis. 2022;2(4):e159.
79. Jafferany M, Afrin A, Mkhoyan R et al. Therapeutic implications of personality disorders in dermatology. Dermatol Ther. 2020;33(6):e13910.
80. Llamas-Velasco M, Fraga J, Rodríguez-Villa Lario A et al. [Articulo traducido.] Serie de 69 dermatosis relacionadas con la covid-19 con biopsia, estudio inmunohistoquímico con anti-spike 3, hibridación in situ yPCR: Una revisión..., Actas Dermo-Sifiliográficas. 2023;114(9):t747-t754.

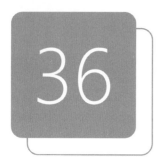

36 Neurologia

Izabela G. Barbosa • Antonio Lucio Teixeira

Introdução

Uma miríade de manifestações psiquiátricas pode se mesclar à apresentação clínica de síndromes neurológicas. No sentido de identificar e/ou caracterizar essas síndromes, **o exame neurológico é de grande relevância, devendo ser incluído na avaliação psiquiátrica, especialmente no contexto de interconsultas**. Na primeira parte do capítulo, discutiremos o exame neurológico. Em um segundo momento, abordaremos as comorbidades entre quadros neurológicos e psiquiátricos na prática clínica.

Exame neurológico

A avaliação física neurológica deve ser adaptada às condições do paciente. Dá-se preferência à abordagem craniocaudal. Além do exame do nível de consciência e do estado mental, elementos integrantes da avaliação psiquiátrica, no exame neurológico são avaliados sinais meningorradiculares, nervos cranianos, força muscular, reflexos profundos e superficiais, provas cerebelares, marcha, equilíbrio e sensibilidade.[1]

Sinais meníngeos e radiculares

A inflamação meníngea manifesta-se ao exame neurológico como sinal de rigidez de nuca, sinal de Kernig positivo (presença de flexão de cabeça ou queixa de dor que o paciente em decúbito dorsal, com o quadril fletido, apresenta à elevação passiva da perna) e sinal de Brudzinski (presença de flexão de cabeça ou queixa de dor do paciente em decúbito dorsal, à flexão passiva da cabeça). Sinais de comprometimento radicular, como Lasègue para os membros inferiores, informam lesão ou irritação das raízes sensitivas, comumente observados nas hérnias discais.

Nervos cranianos

Com exceção dos nervos I e II, os nervos cranianos originam-se no tronco encefálico e são extremamente úteis para o diagnóstico topográfico de lesões no segmento cefálico. A Tabela 36.1 sintetiza origens, funções e exemplos de lesões dos nervos cranianos.

Motricidade

O exame da motricidade é iniciado pela observação e palpação dos diversos grupos musculares na busca de alterações de trofismo. Em seguida, avalia-se força muscular segundo a escala de gradação do Medical Research Council (MRC), conforme apresentado na Tabela 36.2.

Reflexos

Os reflexos podem ser divididos em miotáticos (ou profundos) e cutâneos (ou superficiais). A Tabela 36.3 mostra as principais alterações dos reflexos.

Tabela 36.1 Componentes, funções e disfunções dos nervos cranianos.

Nervo craniano		Componentes	Função	Disfunção
I	Nervo olfatório	Aferente visceral especial	Olfação	Hiposmia, anosmia
II	Nervo óptico	Aferente somático especial	Visão	Diminuição da acuidade visual, da visão para cores e da sensibilidade ao contraste
III	Nervo oculomotor	Eferente somático	Motricidade ocular	Diplopia
		Eferente visceral geral	Controle pupilar	Midríase
IV	Nervo troclear	Eferente somático	Motricidade ocular	Diplopia
V	Nervo trigêmeo	Aferente somático	Sensibilidade facial	Hipoestesia facial
		Eferente visceral especial	Mastigação	Neuralgia
VI	Nervo abducente	Eferente somático	Motricidade ocular	Diplopia
VII	Nervo facial	Aferente somático geral	Gustação dos 2/3 anteriores da língua	Disgeusia
		Visceral geral e especial	Motricidade da face	Paralisia facial
		Eferente visceral geral e especial	Secreção de glândulas submandibular e sublinguais, inervação do estapédio	Hiperacusia
VIII	Nervo vestibulococlear	Aferente somático especial	Audição e equilíbrio	Hipoacusia; ataxia sensitiva
IX	Glossofaríngeo	Aferente somático geral, visceral geral e especial	Gustação do 1/3 posterior da língua	Disfagia
		Eferente visceral geral e especial	Reflexo do vômito e inervação da orofaringe	Neuralgia
X	Vago	Aferente somático geral, visceral geral e especial	Gustação da epiglote	Disfagia
		Eferente visceral geral e especial	Reflexo do vômito e inervação da orofaringe	
XI	Nervo acessório	Eferente visceral geral	Inervação de músculos da laringe e faringe	Desvio cefálico
		Eferente visceral especial	Inervação de esternocleidomastóideo e trapézio	
XII	Nervo hipoglosso	Eferente somático	Motricidade da língua	Desvio da língua

Tabela 36.2 Avaliação de força muscular.

Pontuação	Avaliação
0	Ausência de contração muscular
1	Contração visível, mas sem movimentação do segmento
2	Contração muscular visível com movimentação do membro ou segmento apenas na horizontal, sem vencer a gravidade
3	Contração muscular que desloca o membro ou segmento contra a gravidade, porém sem vencer resistência mínima imposta
4	Segmento ou membro avaliado vence a gravidade e alguma resistência
5	Força muscular normal

Tabela 36.3 Principais alterações dos reflexos em relação a graduação, se superficiais ou profundos.

Graduação das respostas musculares involuntárias estereotipadas suscitadas por determinado estímulo	
0	Abolida
1	Hipoativa
2	Normoativa
3	Hiperativa
4	Clônus* esgotável
5	Clônus inesgotável
Reflexos superficiais ou cutâneos	
T7-T10	Abdominal superior
T10-segmentos lombares	Inferior
L1-L2	Cremastérico
L4-S2	Reflexo cutâneo plantar**
S2-S5	Anal superficial
Reflexos profundos ou miotáticos	
C5, C6	Bíceps
C7	Tríceps
C5, C6	Braquiorradial
L2-L4	Quadríceps
S1	Aquileu

*Clônus consiste em uma série de contrações clônicas, rítmicas e involuntárias de um músculo cujo tendão foi submetido à distensão passiva brusca. **A resposta em extensão do reflexo cutâneo-plantar, ou sinal de Babinski, denota comprometimento do trato corticoespinhal (ou piramidal), geralmente associado a espasticidade e déficit de força muscular.

Provas cerebelares

As alterações cerebelares são ipsilaterais à lesão anatomopatológica.

Alterações cerebelares podem afetar a musculatura axial e apendicular (incoordenação, tremores), além de movimentos oculares extrínsecos (nistagmo), fala (disartria) e tônus muscular (hipotonia). As alterações cerebelares são ipsilaterais à lesão anatomopatológica. A clássica dismetria cerebelar é um erro no julgamento da distância, velocidade, força e direção do movimento por lesões hemisféricas cerebelares. Tremores do tipo cinético (que pioram com o movimento) são os mais comuns. Existem várias manobras para avaliação cerebelar, entre elas: índex-índex, índex-nariz, índex-dedo, manobra de Holmes ou do rechaço e equilíbrio estático.

Marcha e equilíbrio

A marcha depende da organização funcional de várias estruturas do SNC e do SNP, incluindo integridade funcional do cerebelo e dos núcleos da base.

A marcha depende da organização funcional de várias estruturas dos sistemas nervosos central (SNC) e periférico (SNP), incluindo integridade funcional do cerebelo e dos núcleos da base. Pode adquirir várias características, como: parética ou ceifante, em tesoura, atáxica, miopática, escarvante, talonante, parkinsoniana e magnética. Para avaliação do equilíbrio, o paciente se mantém na posição ortostática e observa-se o desequilíbrio ao fechamento dos olhos, ou sinal de Romberg.

Sensibilidade

A avaliação da sensibilidade pode ser desafiante por ser em grande medida subjetiva, dependendo da colaboração do paciente. **A avaliação da sensibilidade superficial deve ser feita pela pesquisa da sensação tátil nos dermátomos correspondentes a cada nível neurológico.** A Tabela 36.4 demonstra os principais dermátomos e onde testá-los.

Tabela 36.4 Principais dermátomos e onde testá-los.

Dermátomo	Onde testar
C5	Face lateral do braço (superior)
C6	Polegar
C7	Dedo III da mão
C8	Dedo V da mão
T1	Face medial do braço
T4	Nível dos mamilos
T10	Nível da cicatriz umbilical
T12	Nível do ligamento inguinal
L4	Face medial do pé, exceto calcanhar
L5	Face anterior do pé
S1, S2	Face posterior da coxa e da perna
S3, S4, S5	Nádegas e região perianal

É importante garantir que o paciente entenda o tipo de teste e a intensidade da sensibilidade a ser testada. **A avaliação deve ser realizada comparando-se as regiões correspondentes de lados opostos do corpo, de maneira alternada e, às vezes, simulada** (sem tocar). Inicia-se primeiramente em uma região sensível, depois, passa-se para a região supostamente afetada. A região testada é classificada em normoestesia (sem alteração), hipoestesia (sensibilidade diminuída), anestesia (sensibilidade abolida) ou hiperestesia (aumento da sensibilidade).

A sensibilidade proprioceptiva tem origem nos tecidos profundos do corpo e está relacionada à noção da posição de partes do corpo no espaço. Pode ser testada pedindo-se ao paciente que feche os olhos e informando se o corpo está parado ou sendo movimentado passivamente pelo examinador. **Provas do tipo índex-nariz, índex-índex e índex-nariz-índex são também empregadas para avaliar a propriocepção dos membros superiores.** A prova equivalente nos membros inferiores é o teste calcanhar-joelho, em que o paciente coloca a ponta do calcanhar sobre o joelho do outro membro e escorrega o calcanhar lentamente pela tíbia. **A sensibilidade vibratória pode ser avaliada com o uso de um diapasão vibrando sobre as articulações.**

Exames complementares

Exames complementares devem ser interpretados no contexto de dados da história clínica, de exames psiquiátricos e neurológicos. Destacam-se os seguintes exames complementares:

- Neuroimagem: podem ser solicitados exames de tomografia computadorizada (TC) craniana e ressonância magnética (RM) do encéfalo, assim como métodos de avaliação funcional, como a tomografia por emissão de prótons e tomografia computadorizada por emissão de fóton único, que informam sobre a integridade estrutural do encéfalo e sobre padrões de atividade funcional. **A TC é mais acessível e com menor tempo de realização que a RM, sendo indicada em casos agudos de traumatismo craniano, suspeita de eventos cerebrovasculares e de lesões calcificadas**. Para a realização da RM, devem ser removidos quaisquer objetos metálicos, o que pode ser um empecilho em casos de implantes e marcapassos. **A RM encontra suas melhores indicações no estudo de lesões corticais, doenças desmielinizantes, hemorragias tardias, regiões de difícil acesso pela TC, como tronco encefálico e cerebelo**
- Punção lombar e análise do liquor: os principais objetivos são obter medida da pressão de abertura do liquor e análises citológica, bioquímica, bacteriológica e de biomarcadores
- Ultrassonografia de carótidas, angiotomografia, angiorressonância e arteriografia: exames para avaliação do complexo arteriovenoso cerebral
- Neurofisiologia: eletroencefalograma (EEG) e eletroneuromiografia: exames diante da suspeita, respectivamente, de convulsão e alterações de sensibilidade ou motoras envolvendo o neurônio motor inferior.

A avaliação da sensibilidade superficial deve ser feita pela pesquisa da sensação tátil nos dermátomos correspondentes a cada nível neurológico.

Deve-se comparar as regiões correspondentes de lados opostos do corpo, de maneira alternada e, às vezes, simulada.

A sensibilidade proprioceptiva tem origem nos tecidos profundos do corpo e está relacionada à noção da posição de partes do corpo no espaço.

São empregadas para avaliar a propriocepção dos membros superiores provas do tipo índex-nariz, índex-índex e índex-nariz-índex.

O diapasão é utilizado para avaliar a sensibilidade vibratória.

A TC é indicada em casos agudos de traumatismo craniano, suspeita de eventos cerebrovasculares e de lesões calcificadas.

A RM é indicada no estudo de lesões corticais, doenças desmielinizantes, hemorragias tardias, regiões de difícil acesso pela TC, como tronco encefálico e cerebelo.

Os principais objetivos da punção lombar e análise do líquido cefalorraquidiano são obter medida da pressão de abertura do liquor e análises citológica, bioquímica, bacteriológica e de biomarcadores.

Psiquiatria e neurologia

Depressão

> A prevalência de transtornos depressivos e sintomas depressivos é pelo menos 3 vezes maior em pacientes em condições médicas do que na população em geral.

A prevalência de transtornos depressivos (TD) e sintomas depressivos (SD) é pelo menos 3 vezes maior em pacientes em condições médicas, especialmente em doenças neurológicas, que na população em geral.[2] Cerca de 35% de pacientes em regime de tratamento ambulatorial por condições neurológicas apresentam TD ou SD.[2] O mecanismo dessa associação é complexo, envolvendo a própria condição médica, reação psicológica ao quadro neurológico instalado, efeito adverso de uma medicação (p. ex., levodopa, bromocriptina), relação médico-paciente insatisfatória, ou a combinação desses fatores. Em alguns casos, a condição neurológica pode simular TD ou SD, como é o caso da doença de Parkinson (DP) e doenças cerebrovasculares. SD podem ainda ser secundários a uso excessivo de determinadas substâncias listadas na Tabela 36.5.

Estudos têm demonstrado que escalas e inventários de sintomas superestimam a prevalência de TD.[3] Portanto, a aplicação de escalas não substitui a entrevista diagnóstica. **A entrevista constitui o primeiro passo para estabelecer uma relação terapêutica com o paciente, aspecto bastante relevante, mas frequentemente negligenciado na prática.**

> A entrevista é fundamental para estabelecer uma relação terapêutica com o paciente.

Em relação ao tratamento, o uso de antidepressivos deve ser feito com cautela considerando os efeitos adversos em populações particularmente susceptíveis. Em recente revisão sistemática da literatura envolvendo 3.342 pacientes com acidente vascular encefálico (AVE),[4] o uso de antidepressivos demonstrou baixa evidência de eficácia no tratamento de SD, além de causar efeitos adversos, incluindo aumento de risco de morte.[4] Por outro lado, abordagens psicoterápicas parecem ser promissoras nesse contexto, em particular quando realizada por psicoterapeutas adequadamente treinados.[4]

> Transtornos depressivos constituem a principal comorbidade psiquiátrica nessa população.

TD ocorrem em cerca de 40% dos pacientes com epilepsia e parecem ser os transtornos psiquiátricos mais prevalentes nessa população.[5] Um estudo de metanálise recente não observou evidências acerca da eficácia de antidepressivos no tratamento dos SD em pacientes com epilepsia.[6] Não há evidência sobre qual classe de antidepressivos é mais eficaz para tratamento de SD associado a menor risco de exacerbação dos quadros de convulsão.[6] SD melhoram com terapia cognitivo-comportamental (TCC).[6,7]

Ansiedade

> O transtorno de ansiedade generalizada é prevalente e ocorre em cerca de 8% desta população.

O transtorno de ansiedade generalizada (TAG) é prevalente nos ambientes da atenção primária e em pacientes com comorbidades neurológicas, ocorrendo em cerca de 8% dessa população. O TAG é definido por ansiedade e preocupações incontroláveis e/ou persistentes por pelo menos 6 meses. Pode ocorrer a queixa de sintomas somáticos, como cefaleia, sendo importante o diagnóstico diferencial com migrânea e outras cefaleias primárias. Evidências têm demonstrado de maneira consistente o benefício de psicoterapia (incluindo TCC, terapia psicodinâmica e terapias baseadas em *mindfulness*), farmacoterapia ou ambos na abordagem do TAG.[8,9] A escolha inicial do tratamento deve depender em grande parte da preferência do paciente. Entretanto, cabe ao médico ponderar com o paciente que a prescrição de fármacos antidepressivos deverá se associar à monitorização constante dos desfechos, assim como à avaliação de interações medicamentosas e efeitos adversos.[8,9] O risco de descontinuação do tratamento farmacoterápico pode precipitar em até 60% o risco de retorno dos sintomas.[10]

Tabela 36.5 Substâncias que podem causar sintomas ou síndromes depressivas.

Depressores do sistema nervoso central	Álcool Barbitúricos Benzodiazepínicos Clonidina
Medicamentos para o sistema nervoso central	Amantadina Bromocriptina Levodopa Fenotiazina Fenitoína Psicoestimulantes Anfetaminas

O transtorno de pânico (TP) é caracterizado por ataques recorrentes de ansiedade que atingem um pico em segundos ou minutos, associados à mudança de comportamento, como evitar atividades sociais ou receio em ter ataques subsequentes. **Em relação às comorbidades neurológicas, é importante a distinção entre ataques de pânico e convulsões focais com medo/pânico**. Em alguns casos, isso pode ser complexo devido à coexistência ocasional de ataques de pânico e convulsões focais com medo ictal.[11,12] Características mais consistentes com o ataque de pânico incluem maior duração do que convulsões (5 a 10 minutos para ataques de pânico *versus* menos de 2 minutos para convulsão), ocorrência exclusivamente durante a vigília (em contraste com convulsões focais que podem surgir diretamente do sono), e falta de características comumente vistas em convulsões focais como automatismos, *déjà vu*, ou alucinações.[11,12] O tratamento do TP deve idealmente envolver TCC e farmacoterapia de modo combinado, dado que se associa a redução mais rápida de sintomas na fase aguda, menor presença de efeitos adversos, maior eficácia na fase de manutenção do tratamento, sendo estratégia superior a prescrição isolada de fármacos.[13,14]

> É importante a distinção entre ataques de pânico e convulsões focais com medo e pânico.

> O tratamento do transtorno de pânico deve idealmente envolver terapia cognitivo-comportamental e farmaco-terapia de modo combinado.

Sintomas funcionais

Os transtornos psiquiátricos cuja característica principal são os sintomas físicos ou queixas relacionadas à saúde por pelo menos 6 meses são descritos no capítulo *Transtorno de Sintomas Somáticos e Transtornos Relacionados*, do *Manual de Diagnóstico e Estatístico de Transtornos mentais*, 5ª edição. **Os pacientes podem ou não apresentar uma condição médica subjacente que possa explicar sua sintomatologia e devem apresentar comportamentos e preocupações excessivas com a saúde ou ansiedade associada a sintomas somáticos**. A incidência anual estimada de distúrbios neurológicos funcionais é de 22 por 100 mil pacientes.[15] **Cerca de um terço de todos os novos pacientes ambulatoriais de neurologia apresentam sintomas que são considerados distúrbios neurológicos funcionais**.[16] Quase 90% ocorrem em mulheres e em até dois terços dos casos apresentam transtorno psiquiátrico comórbido, com história de depressão, trauma, sintomas dissociativos e transtornos de personalidade.[17]

> Cerca de um terço de todos os novos pacientes ambulatoriais de neurologia apresentam sintomas que são considerados distúrbios neurológicos funcionais.

No distúrbio neurológico funcional (também chamado de distúrbio de conversão ou distúrbio de sintoma neurológico funcional), o paciente apresenta essencialmente sintomas neurológicos como alteração motora voluntária e de funções cognitivas e/ou sensoriais, que não são compatíveis com qualquer condição neurológica reconhecida. Deve ser confirmada a integridade da função neurofisiológica, mas não há necessidade de relação temporal entre fatores psicológicos e o início ou agravamento do quadro. Esses pacientes também não fabricam seus sintomas voluntariamente, o que caracterizaria simulação.

Entre os distúrbios neurológicos funcionais, **é importante destacar que o diagnóstico de crise não epiléptica psicogênica, conforme diretrizes da Liga Internacional contra a Epilepsia, deve ser confirmado por registro simultâneo de vídeo e EEG**. A ausência de alterações no EEG interictal não corrobora esse diagnóstico, sendo fundamental o diagnóstico baseado em videoeletroencefalograma.[18,19]

> O diagnóstico de crise não epiléptica psicogênica deve ser confirmado por registro simultâneo de vídeo e EEG.

Diante de pacientes com distúrbios neurológicos funcionais, o papel do médico é estabelecer o diagnóstico, transmitir a notícia de maneira clara para o paciente e o envolver no tratamento. Essas etapas, além de diminuírem a preocupação de que eles possam estar com alguma doença neurológica obscura, são terapêuticas. **É parte desse processo mostrar ao paciente as inconsistências no exame e explicar que as funções fisiológicas estão preservadas. Deve ser explicado cuidadosamente o termo "psicogênico" para que o paciente não o interprete mal como "implica que ele(a) está fingindo"**.[20] O tratamento deve ser integrado com o intuito de ajudar o paciente a estabelecer conexão terapêutica com médicos psiquiatras, outros especialistas, como psicólogos e fisioterapeutas, evitando duplicidade de ações e iatrogenia. Os pacientes comumente desenvolvem outros sintomas funcionais e, com isso, uma boa relação médico-paciente com o médico que diagnosticou o distúrbio neurológico funcional pode ajudar a confirmar (ou refutar) a presença de um novo sintoma funcional. É essencial a abordagem psicoterápica para identificar e minimizar fatores predisponentes, precipitantes e perpetuadores dos sintomas neurológicos, mesmo quando o paciente não vê uma conexão clara entre esses fatores e o sintoma físico. **O psiquiatra tem importante papel em identificar as comorbidades psiquiátricas e o potencial tratamento farmacoterápico deverá ser direcionado a elas**.[17] Apesar de os estudos demonstrarem que pacientes com distúrbios neurológicos funcionais apresentem elevadas taxas de prescrição de

> Em paciente com distúrbios neurológicos funcionais, o médico deve estabelecer o diagnóstico e transmitir a notícia de maneira clara.

> O termo "psicogênico" deve ser adequadamente explicado para que o paciente não o interprete mal.

> O psiquiatra deve identificar as comorbidades psiquiátricas, instituindo o tratamento farmacoterápico adequado.

fármacos, não há evidências que justifiquem a polifarmácia,[21] devendo ser cuidadosamente avaliado o custo-benefício de prescrição farmacoterápica.

Transtornos neurocognitivos

Apesar de déficits cognitivos estarem presentes em muitos transtornos mentais, somente aqueles cujas características centrais são os déficits cognitivos são classificados como transtornos neurocognitivos. Os principais transtornos que abordaremos neste capítulo são aqueles na interface da psiquiatria com a neurologia.

Delirium

> Define-se *delirium* como um declínio agudo no nível de consciência e cognição.

***Delirium* (encefalopatia ou síndrome cerebral aguda) é caracterizado por declínio agudo no nível de consciência e cognição.** Deve ocorrer ainda o comprometimento da atenção, caracterizado por capacidade reduzida de direcionar, focar, manter e mudar a atenção. O indivíduo é facilmente distraído por estímulos irrelevantes. A alteração da consciência é caracterizada por orientação reduzida ao ambiente (temporoespacial) ou até para si mesmo; pode se manifestar durante curto período, de horas a alguns dias, com tendência a oscilar ao longo do dia; piora ao entardecer e à noite, quando diminuem os estímulos externos. Usualmente se associa a distúrbios perceptivos, atividade psicomotora anormal (excitação ou inibição) e comprometimento do ciclo sono-vigília.

A frequência de *delirium* é elevada em idosos hospitalizados. Um terço dos pacientes em hospital, com 70 anos ou mais, apresentam *delirium*. Pode ocorrer em até 25% após cirurgias eletivas; 50% após procedimentos de alto risco, como cirurgia cardíaca; e em até 85% de pacientes em cuidados paliativos ou em unidades de terapia intensiva e submetidos a ventilação mecânica.[22] São considerados fatores de risco: idade avançada, condições neurodegenerativas associadas, principalmente quadros demenciais, histórico de abuso de álcool e uso de medicamentos como anticolinérgicos, anticonvulsivantes e benzodiazepínicos.

Como uma condição multifatorial, para sua abordagem devem ser cuidadosamente considerados os principais fatores associados. Na Tabela 36.6 são apresentadas sugestões de abordagem do *delirium*.

Síndromes demenciais

> Manifestações psiquiátricas e alterações sono-vigília vão ocorrer em mais de 90% dos pacientes.

Apesar de os sintomas cognitivos serem os marcadores clínicos das síndromes demenciais, as manifestações psiquiátricas, como transtornos de humor, agitação, presença de sintomas psicóticos e alteração do ciclo sono-vigília vão ocorrer em mais de 90% dos pacientes em algum momento do curso da doença. A seguir abordaremos as principais alterações psiquiátricas dos pacientes com quadro de demência.

Depressão e ansiedade

> Depressão e síndromes demenciais podem ter fatores de risco comuns.

> A depressão pode ser um pródromo da demência.

> Depressão é associada a piores desfechos clínicos quando comórbidos.

A prevalência de SD ou ansiosos independe da gravidade das síndromes demenciais e é estimada em torno de 40%.[23] A prevalência de transtorno depressivo maior (TDM) em pacientes com doença de Alzheimer (DA) é estimada em cerca de 15%[23] e em torno de 25% para demência vascular.[24] **SD e síndromes demenciais podem estar ligados por fatores de risco comuns, como limitações nas atividades diárias, além de fatores vasculares, inflamatórios e disfunção do eixo hipotálamo-hipofisário.**[25] O surgimento de novos SD em idosos está associado ao aumento do risco de declínio cognitivo e demência, sugerindo que **a depressão pode ser um pródromo de demência além de um fator associado a piores desfechos quando comórbidos.**[26]

Estratégias de intervenção psicoterápicas, principalmente as que incorporam elementos de TCC, parecem ter papel na redução dos sintomas depressivos.[27] Uma recente metanálise revelou pequeno efeito terapêutico de antidepressivos por um período de 6 a 13 semanas, assim como em avaliações entre 6 e 9 meses.[28] As análises de subgrupos de fármacos antidepressivos não indicaram diferenças[28] e o emprego de antidepressivos não parece influir em medidas de função cognitiva ou atividades da vida diária.[28] Os participantes que tomavam antidepressivos eram mais propensos a abandonar o tratamento farmacológico e a apresentar eventos adversos.[28]

Tabela 36.6 Abordagem do *delirium*.

Condições associadas	Identificação	Conduta
Avaliar e tratar condições potencialmente modificáveis contribuidoras para o *delirium*		
Fármacos e outras substâncias psicoativas (SPAs)	Considerar o papel etiológico de fármacos e SPAs iniciados; aumento de doses; possíveis interações medicamentosas; avaliar se há uso de álcool associado; investigar SPAs de alto risco associadas ao *delirium*	Diminuir dose; descontinuar a droga ou substituir por uma droga com menor ação psicoativa
Distúrbio hidroeletrolítico	Avaliar laboratorialmente, considerar desidratação e distúrbios tireoidianos	Realizar o tratamento específico
Abstinência de SPAs	Investigar possíveis sintomas de abstinência relacionados a longo uso de medicamentos sedativos, incluindo álcool e medicações hipnótico-sedativas; avaliar controle de analgesia	Tratar sintomas de abstinência; evitar uso de medicamentos opioides
Infecção	Avaliar infecção dos tratos urinário e respiratório e infecção em tecidos moles	Realizar o tratamento para a condição infecciosa específica
Redução do sensório	Avaliar capacidade visual; avaliar capacidade auditiva	Estimular o uso de óculos; estimular o uso de aparelhos auditivos
Doenças intracranianas	Considerar infecção, hemorragia ou tumor no sistema nervoso central caso haja emergência de um sintoma neurológico novo, achados neurológicos focais ou se não houver diagnóstico para quaisquer doenças fora do sistema nervoso central	Tratamento específico da condição associada
Condições urinárias ou fecais	Avaliar risco de retenção urinária ou constipação intestinal	Tratamento específico da condição associada
Doenças pulmonares e miocárdicas	Pesquisar infarto, arritmias cardíacas, falência cardíaca, hipotensão, anemia grave, exacerbação de doença pulmonar obstrutiva crônica, hipóxia ou hipercarbia	Tratamento específico da condição associada
Prevenir ou manejar complicações		
Imobilização e quedas	Evitar contenção física; mobilizar o paciente com assistência; prescrever fisioterapia	
Úlceras de pressão	Mobilizar o paciente; reposicionar frequentemente pacientes imobilizados; monitorizar pontos de pressão	
Distúrbios do sono	Implementar medidas de higiene do sono; evitar fármacos sedativos; minimizar despertares noturnos desnecessários (p. ex., avaliação de sinais vitais)	
Distúrbios alimentares	Monitorizar ingestão de dieta; promover assistência alimentar se necessário, prevenir aspiração	
Manter paciente confortável e seguro		
Intervenções comportamentais	Educar os funcionários da equipe hospitalar sobre as corretas identificação e abordagem inicial de pacientes com *delirium* agitado e encorajar a visita de familiares	
Intervenções farmacológicas	Utilizar baixas doses de antipsicóticos de alta potência quando necessário	
Restaurar funções		
Ambiente hospitalar	Reduzir barulho; promover iluminação adequada; encorajar os familiares a trazerem objetos pessoais	
Recondicionamento cognitivo	Equipe de cuidados deve orientar o paciente em relação a tempo, lugar e pessoas, pelo menos três vezes ao dia	
Habilidades diárias	Prescrever fisioterapia e terapia ocupacional	
Educação familiar	Promover educação sobre o *delirium*, suas causas e reversibilidade do quadro, orientar maneiras de os familiares interagirem com os pacientes	
Planejar alta hospitalar e educação	Estimular e promover o suporte para as atividades de vida diária; educar os familiares quanto à avaliação do estado mental como parâmetros de recuperação	

Apatia

A apatia pode ser conceituada como redução ou falta de motivação, evidenciada pela diminuição do comportamento motor, cognição e/ou resposta emocional dirigida a um objetivo. É identificada pela falta de interesse, redução do afeto em relações pessoais, perda de motivação e retraimento social. **A principal hipótese é que a apatia seja um aspecto da disfunção executiva e provavelmente é causada por danos aos circuitos cerebrais frontais-subcorticais nas síndromes demenciais. A prevalência média de apatia aumenta conforme a gravidade da demência, sendo associada a redução da funcionalidade, autonegligência, comportamentos embaraçosos, estresse ao cuidador e desfecho desfavorável.**[23] Apesar de frequente, é pouco diagnosticada e em geral negligenciada, possivelmente porque a apatia é menos perturbadora e onerosa em comparação a outros sintomas comportamentais, como agitação.[29]

Estratégias de abordagem da apatia devem ser individualizadas, com estímulos focados tanto em atividades verbais quanto físicas contendo significado emocionalmente positivo para o paciente e baseadas em experiências relacionadas ao papel ocupado por ele na família, no trabalho e no lazer. Essas intervenções são importantes para mitigar a progressão da apatia.[29] O emprego de fármacos ainda apresenta evidência limitada. Os inibidores de acetilcolinesterase parecem ser a melhor opção de tratamento disponível, particularmente pela sua ação de redução do tônus colinérgico,[30] seguidos de memantina e de psicoestimulantes.[30,31]

Distúrbios do ritmo circadiano

Os distúrbios do sono são alterações frequentes em pacientes com síndromes demenciais, ocorrendo com a prevalência média de 25% dos idosos em instituições de longa permanência.[32] **Podem incluir hipossonia e vagar à noite, despertares frequentes ou sonolência diurna**. Esses comportamentos causam estresse aos cuidadores, e podem dificultar o manejo de idosos institucionalizados. Ocorrem em até 44% dos pacientes com DA e em cerca de 90% dos indivíduos com doença com corpúsculo de Lewy e DP.[33]

Abordagens não farmacológicas, incluindo TCC e estratégias psicoeducativas, devem ser utilizadas em primeiro lugar e consistem em intervenções como estímulo à atividade física diurna, higiene do sono e melhora do ambiente noturno. São propostos ao paciente: atividade física regular (pelo menos 30 minutos diariamente); permanecer o maior tempo possível exposto à luz natural; minimizar o tempo gasto acordado na cama, mantendo o quarto reservado para o sono; o quarto deve ter um ambiente silencioso, sem luz ou aparelhos eletrônicos.[33]

Atualmente não há evidências claras sobre a eficácia das intervenções farmacológicas para o tratamento de distúrbios do sono em pessoas com demência.[34] Apesar de amplamente prescritos, não há ensaios clínicos randomizados que tenham avaliado o emprego de hipnóticos benzodiazepínicos e não benzodiazepínicos nesse contexto, embora se reconheçam riscos, como declínio cognitivo e quedas.[34] Não há evidências de efeitos benéficos da melatonina ou do agonista do seu receptor até o momento.[34]

Agitação e agressividade

A agitação é um termo genérico que inclui a presença de alterações comportamentais físicas ou comportamentos verbais. **Pode ocorrer durante o curso da síndrome demencial sem razões óbvias ou quando os pacientes experimentam situações de estresse** (p. ex., mudanças no ambiente durante a hospitalização), **como resultado de uma condição física ou como efeitos adversos de tratamentos farmacoterápicos.**

As abordagens não farmacológicas são eficazes para agitação e agressividade, com efeitos adversos mínimos, embora seu emprego seja dificultado por desafios práticos, incluindo a necessidade de treinamento, supervisão e apoio aos cuidadores para uma implementação bem-sucedida. **É importante ressaltar que a abordagem requer um tratamento multidimensional adaptado ao indivíduo e ao ambiente.** Comportamentos desafiadores podem diminuir ou remitir espontaneamente ao longo do tempo. As intervenções visam à maior comunicação com as pessoas com demência, ajudando cuidadores a entender e cumprir os desejos dos pacientes. Os pacientes devem ser abordados com tranquilidade, realizando manobras de diversão como possíveis distratores. Musicoterapia tem eficácia demonstrada em instituições de longa permanência. Sempre é importante manter o paciente seguindo

Apatia é a redução ou falta de motivação, sendo clinicamente observada pela diminuição do comportamento motor, cognitivo e/ou resposta emocional dirigida a um objetivo.

A prevalência da apatia aumenta conforme a gravidade da demência.

Distúrbios do sono são alterações frequentes em pacientes com síndromes demenciais e podem incluir hipossonia e vagar à noite, despertares frequentes ou sonolência diurna.

Abordagens não farmacológicas, incluindo TCC, devem ser utilizadas, consistindo em intervenções como estímulo à atividade física diurna, higiene do sono e melhora do ambiente noturno.

Agitação pode ocorrer durante o curso da síndrome demencial.

Abordagens não farmacológicas são eficazes, porém seu emprego é dificultado pela necessidade de treinamento, supervisão e apoio aos cuidadores.

A abordagem requer um tratamento multidimensional adaptado ao indivíduo e ao ambiente.

rotinas e ativo em tarefas simples.[35] Em casos de explosões verbais, o cuidador deve referir-se ao paciente com tom de voz baixo, amigável, suave e descontraído, evitando possíveis embates verbais. Em caso de errância, sugere-se que portas, janelas e carros sejam trancados de modo seguro, com a remoção das chaves. Pode ser necessária a instalação de alarmes e restrições físicas.[35]

Diversas metanálises demonstraram que a eficácia dos antipsicóticos no tratamento da agitação/agressão em pacientes com demência é modesta e confere risco de maior mortalidade e de AVE. Em 2007, a European Medicines Agency (EMA) e a Food and Drug Administration (FDA) emitiram advertências sobre o uso de antipsicóticos atípicos em pacientes com demência. Isso foi estendido pela EMA em 2008 e pela FDA em 2009, que incluíram um aviso sobre o uso de todos os antipsicóticos em pacientes com demência devido ao aumento da mortalidade. A Academia Europeia de Neurologia, em 2020, sugeriu em seu consenso que o tratamento com antipsicóticos pode ser instituído em pacientes selecionados com agitação e/ou agressividade, sendo indicado o emprego de antipsicóticos atípicos.[36] **A decisão de iniciar ou interromper o tratamento com antipsicótico deve ser multidisciplinar e é necessária cuidadosa avaliação do histórico médico, medicamentoso e do quadro demencial associado.**[36]

> Analisar cuidadosamente o uso de antipsicóticos, com avaliação multidisciplinar.

Sintomas psicóticos

Os sintomas psicóticos em pacientes com quadros demenciais são usualmente complexos, angustiantes, associados a piora da percepção global do paciente, trazendo sofrimento ao cuidador e aumentando a probabilidade de institucionalização do paciente. Cerca de 30% dos pacientes com síndromes demenciais podem experenciar sintomas psicóticos.[37] Uma vez realizado o diagnóstico de sintomas psicóticos, é importante excluir causas secundárias para as alucinações, como *delirium* e presença de agentes dopaminérgicos.

> Em torno de 30% dos pacientes podem apresentar sintomas psicóticos.

Parece haver associação de conteúdo de alucinações e delírios e o diagnóstico etiológico específico da síndrome demencial, o que poderia refletir as diferenças anatômicas e fisiológicas entre essas condições.[37] **Pacientes com doença de Lewy e DA são mais propensos a ter ilusões e alucinações visuais e sensação de presença,**[37] **enquanto pacientes com demência frontotemporal são mais propensos a apresentar delírios paranoides, de grandiosidade e erotomania.**[37]

> Pacientes com doença de Lewy e DA são mais propensos a ter ilusões e alucinações visuais e sensação de presença.

> Pacientes com demência frontotemporal podem apresentar delírios paranoides, de grandiosidade e erotomania.

Uma metanálise recente envolvendo 34 ensaios com 10.415 pacientes com demência e psicose mostrou eficácia de donepezila e memantina.[38] Em relação a antipsicóticos, uma revisão da Cochrane mostrou que antipsicóticos típicos têm pequenos efeitos e antipsicóticos atípicos têm efeitos insignificantes.[39]

Quadros psiquiátricos comórbidos em pacientes com quadros neurológicos

Epilepsia

Diversos estudos têm apontado que as comorbidades psiquiátricas são muito prevalentes em pacientes com epilepsia e essa associação parece ser multifatorial, incluindo efeitos adversos dos fármacos antiepilépticos, manifestações comportamentais do processo epiléptico, impacto psicossocial, além de questões metodológicas, como diagnóstico baseado em escalas de sintomas e não em entrevistas ou critérios diagnósticos estruturados.[40]

> Comorbidades psiquiátricas são muito prevalentes em pacientes com epilepsia.

Estudos transversais de base populacional em adultos com epilepsia mostram que pacientes com epilepsia controlada apresentam a mesma prevalência de TD que a população em geral. Entretanto, pacientes com quadro de epilepsia refratária podem apresentar até 40% de prevalência de TD.[5] Esses números refletem parcialmente a gravidade do transtorno epiléptico subjacente, não apenas em termos de dificuldades psicossociais, mas também em termos de disfunção cerebral. Por outro lado, **vários estudos sugerem uma relação bidirecional entre epilepsia e depressão, e que os pacientes com depressão também apresentam risco aumentado de desenvolver epilepsia.**[41]

> Pacientes com epilepsia controlada apresentam a mesma prevalência de TD que a população em geral, mas aqueles com epilepsia refratária podem apresentar até 40% de prevalência de TD.

Os dados sobre os transtornos de ansiedade são menos sistemáticos do que os sobre depressão, em parte porque SD na epilepsia podem mascarar os sintomas de ansiedade. Ataques de pânico são particularmente importantes para avaliar no contexto da epilepsia devido à sobreposição conceitual e sintomática com o medo ictal, que é a aura emocional relatada com mais frequência e é frequente em pacientes com descargas epileptiformes do lobo temporal. Quando o medo ictal ocorre como parte de uma convulsão, existem vários sintomas fisiológicos e psicológicos presentes que são indistinguíveis de sintomas de um ataque de pânico (p. ex., náuseas, taquicardia, ondas de calor, tremores, parestesia, falta de ar, sudorese, despersonalização, perda de controle). **A prevalência de TP ao longo da vida entre pessoas com epilepsia varia entre 5 e 33%.** De 1 a 14% dos pacientes com TP apresentam diagnóstico comórbido de epilepsia.[42]

A prevalência de sintomas psicóticos em pacientes com epilepsia é estimada em cerca de 6%.[43] As psicoses ictais geralmente estão associadas ao estado epiléptico não convulsivo e raramente ocorrem como episódios curtos e autolimitados. **O tipo de alucinação geralmente está associado à localização do foco epiléptico.**[44] A abordagem das psicoses ictais consiste em interromper a convulsão ou estado epiléptico.[44,45] As psicoses pós-ictais ocorrem dentro de 1 a 7 dias após uma convulsão única ou uma série de convulsões e podem aparecer até 8 semanas do evento. Podem apresentar-se como transtornos afetivos, comportamento agressivo e destrutivo, automutilação, tentativas de suicídio ou de agredir outras pessoas. Alucinações e delírios raramente estão associados.[44] **O tratamento com anticonvulsivantes é eficaz e pode prevenir recaídas de psicose pós-ictal.** Durante a fase aguda, os benzodiazepínicos podem ser empregados.[44,45] As psicoses interictais não implicam uma associação imediata com crises epilépticas e sua duração se estende desde algumas semanas até meses. Os sintomas característicos envolvem alucinações auditivas, delírios, experiências religiosas e místicas, mas, contrariamente à esquizofrenia, eles não são acompanhados por transtornos do humor ou sintomas negativos.[44] Em 15% dos pacientes com psicose interictal, remissões espontâneas são observadas; entre os restantes, podem ser empregados antipsicóticos, como risperidona.[44,45]

Distúrbios do movimento

Síndromes hipercinéticas

As síndromes hipercinéticas incluem diferentes tipos de movimentos involuntários excessivos, como **distonia, discinesia, acatisia, tremores e tiques**.

Distonia é um distúrbio involuntário do movimento caracterizado por contrações musculares sustentadas, podendo levar a posturas anormais e/ou torção do segmento afetado, geralmente doloroso.[46] As distonias primárias envolvem diferentes locais, sendo o pescoço e membros superiores os mais comuns. A prevalência estimada de SD e TD é de 28% para distonia cranial e de 36% para distonia cervical e quadros mistos. Em metanálise recente, os dados apontam que 15% dos pacientes com distimia cervical e 24,2% dos pacientes com quadros mistos de distonia primária apresentam TDM. A distimia parece ser mais prevalente que o TDM na distonia craniana (6,2 e 8,3%, respectivamente).[46] **A evidência disponível sobre a eficácia de intervenções terapêuticas para TD em pacientes com distonia primária é limitada.** Ressalta-se que há grande heterogeneidade dos métodos de avaliação. Ademais, a queixa de fadiga e distúrbios do sono é comumente associada ao quadro de distonia primária, independentemente de SD nesses pacientes. De maneira geral, estratégias comportamentais como TCC e técnicas de relaxamento mostram alguma evidência no tratamento.[47] Em relação a estratégias farmacoterápicas, um único ensaio[48] explorou o efeito do escitalopram como tratamento adjuvante às injeções de toxina botulínica em pacientes com distonia cervical, não demonstrando efeitos benéficos adicionais nas manifestações motoras ou psiquiátricas.

Nas distonias secundárias, pode ser identificado um fator causal externo, como lesões estruturais (p. ex., AVE isquêmico ou hemorrágico em putâmen e tálamo ou tumores no SNC) e fármacos (p. ex., bloqueadores de receptores dopaminérgicos e metoclorpramida); e doenças neurodegenerativas. **Até 10% dos pacientes que iniciam o uso de antipsicóticos podem apresentar, no início do tratamento, quadro de distonia aguda sob a forma de contração muscular dolorosa, torcicolo, disfonia, disfagia intermitente.** O mecanismo permanece desconhecido, embora exista certa discussão na literatura se não seria secundário a um estado dopaminérgico transitório, bem como diminuição da transmissão de dopamina estriatal.[49] **O tratamento consiste na interrupção do fármaco antipsicótico e na administração de fármaco anticolinérgico.**[49]

O termo discinesia tardia, cunhado no início dos anos 1960, caracteriza movimentos involuntários não rítmicos, estereotipados, que usualmente envolvem regiões orofaciais (língua, lábios, mandíbula e face, incluindo regiões periorbitais). Podem ainda ocorrer

No filme *Pela vida do meu filho*, um menino com epilepsia grave encontra o controle por meio da dieta cetogênica.

Síndromes hipercinéticas incluem diferentes tipos de movimentos involuntários: distonia, discinesia, acatisia, tremores, tiques.

Distonia é caracterizada por contrações musculares sustentadas, podendo levar a posturas anormais e/ou torção do segmento afetado.

Nas distonias secundárias um fator causal externo pode ser identificado.

Pacientes que iniciam antipsicóticos podem apresentar quadro de distonia aguda, sendo o tratamento a interrupção do antipsicótico e administração de anticolinérgico.

alterações na marcha e na postura do tronco e movimentos rotatórios da pélvis. **Sugere-se que a discinesia tardia seja consequência de uma hipersensibilidade e regulação positiva dos receptores dopaminérgicos D2 em resposta ao seu bloqueio crônico, embora pareça que a esquizofrenia é um fator de risco independente para discinesia tardia.**[50] Usualmente os clínicos optam por reduzir a dose do antipsicótico associado a discinesia tardia; entretanto, em pacientes com esquizofrenia pode ocorrer agravamento dos sintomas psicóticos. Caso o paciente esteja em uso de antipsicóticos de primeira geração, é sugerida a mudança para clozapina. Apesar de grande número de clínicos optar pela prescrição de fármacos anticolinérgicos, essa estratégia não se associa a melhora da discinesia, podendo agravá-la.[51] Fármacos que têm o potencial de atuar seletivamente no transportador vesicular de monomina 2, reduzindo a quantidade de dopamina disponível, como a valbenazina e a deutetrabenazina, são estratégias promissoras no tratamento da discinesia tardia.[52,53] No entanto, devido ao risco de depressão e suicídio como uso desses fármacos, é fundamental monitoramento do paciente.[52]

> A discinesia tardia pode ser consequência de uma hipersensibilidade e regulação positiva dos receptores dopaminérgicos D2 em resposta ao seu bloqueio crônico.

Acatisia (do grego "não sentar") é um distúrbio do movimento caracterizado por uma sensação subjetiva interna de inquietação e dificuldade em permanecer quieto. O componente objetivo geralmente envolve várias atividades motoras complexas e semi-intencionais, como andar de um lado para o outro, cruzar e descruzar as pernas, transferir o peso de um pé para o outro, podendo ser sutis em alguns casos. É comumente acompanhada por níveis escalonados de ansiedade, agitação e afeto disfórico. **Classicamente a acatisia é, em geral, mais associada à medicação antipsicótica, em particular aos antipsicóticos típicos. No entanto, a acatisia também pode estar associada ao uso de inibidores seletivos de recaptação de serotonina, inibidores da monoamina oxidase, antidepressivos tricíclicos, antibióticos, bloqueadores dos canais de cálcio, psicoestimulantes como anfetaminas, metanfetamina e cocaína e até mesmo condições associadas ao SNC (como tumores ou AVEs).**[52,54]

> Acatisia é caracterizada por uma sensação subjetiva interna de inquietação e dificuldade em permanecer quieto.

Síndromes parkinsonianas

A combinação de bradicinesia (redução da velocidade e/ou amplitude do movimento) com ao menos um outro sinal cardinal como rigidez, instabilidade postural ou tremor de repouso caracteriza uma síndrome parkinsoniana. O parkinsonismo pode ser dividido em três grupos: DP, causa mais comum de parkinsonismo; parkinsonismo atípico, caracterizado por achados peculiares ao exame neurológico e evolução atípica e mais rápida dos sintomas, usualmente ocasionado por doenças como paralisia supranuclear progressiva e atrofia de múltiplos sistemas; e parkinsonismo secundário, quando uma causa externa é identificada, como uso de fármacos antidopaminérgicos, tumores e AVEs.

> *Still: a Michael J. Fox movie* é um documentário que mostra a vida do ator Michael J. Fox e sua luta contra a doença de Parkinson.

DP é um transtorno neurodegenerativo de caráter progressivo que acomete preferencialmente indivíduos após os 50 anos. Fatores genéticos e ambientes estão implicados na fisiopatogenia que envolve a depleção dopaminérgica cortical decorrente da degeneração da substância negra. Sintomas não motores são muito comuns e podem preceder as manifestações motoras por anos, podendo ocorrer constipação intestinal, depressão, hipo ou anosmia. Os sintomas podem ocorrer de forma tão insidiosa que os pacientes e familiares atribuem à senilidade ou a quadros depressivos sintomas usuais da DP como fadiga crônica, depressão ou mudanças de velocidade do movimento. Os SD, TD e ansiosos são as síndromes psiquiátricas mais comuns entre indivíduos com DP, com prevalência variando entre 26 e 65%.[55] Os TD e ansiosos contribuem para dificuldades de marcha e episódios de congelamento da DP, prejuízo cognitivo, deficiência, piora da qualidade de vida e autopercepção do estado de saúde deficiente.[56]

> DP é caracterizada por bradicinesia com ao menos um outro sinal cardinal como rigidez, instabilidade postural ou tremor de repouso.

> Doença de Parkinson é um transtorno neurodegenerativo e progressivo.

A presença de sintomas psicóticos pode ocorrer em até 60% dos pacientes com DP após o desenvolvimento dos sintomas motores, incluindo alucinações visuais, auditivas e delírios paranoides. A presença dos sintomas psicóticos é multifatorial, sendo importante marcador da propagação de corpos de Lewy em áreas do SNC como amígdala, hipocampo e áreas corticais. Além dos sintomas psicóticos, constatam-se outros como déficits visuais e anormalidades do sono de movimento rápido dos olhos (REM). Outro fator contribuinte é o uso de fármacos dopaminérgicos; entretanto, reduções nas doses de medicação podem aliviar os sintomas psicóticos, porém exacerbar os sintomas motores.[57] **O tratamento dos sintomas psicóticos na DP inclui o restabelecimento de ritmos circadianos; a correção de deficiências sensoriais (como visão e audição; estratégias de modificação na iluminação do ambiente); tratamento de possíveis causas de *delirium*; eliminação de polifarmácia**, como retirada de medicamentos anticolinérgicos não essenciais, benzodiazepínicos,

> Fatores genéticos e ambientais estão implicados na fisiopatogenia.

> Quando necessário uso de antipsicóticos, os mais indicados são quetiapina e clozapina.

> No filme *O escafandro e a borboleta*, após 20 dias desacordado devido a um AVE, Jean-Dominique Bauby acorda com uma rara paralisia e só consegue movimentar o olho esquerdo.

> É caracterizado pelo surgimento abrupto de sinais e sintomas neurológicos em correspondência com a disfunção de determinada região do SNC.

> Pode ser classificado em hemorrágico ou isquêmico.

analgésicos narcóticos, esteroides, antiglutamatérgicos e medicamentos sedativos; redução para a dosagem eficaz mais baixa de medicamentos específicos para a DP, quando possível. A levodopa-carbidopa deve ser o último medicamento alterado devido aos seus benefícios motores. Somente quando essas intervenções forem malsucedidas ou resultarem em graves efeitos colaterais motores os antipsicóticos devem ser considerados, principalmente a clozapina e quetiapina.[58] A pimavanserina, um antagonista seletivo ou agonista inverso do receptor de 5-hidroxitriptamina (HT) 2A, foi o primeiro medicamento licenciado pela FDA para o tratamento de alucinações e delírios na DP.[59]

Acidente vascular encefálico

O AVE é caracterizado, do ponto de vista clínico, pelo surgimento abrupto de sinais e sintomas neurológicos em correspondência com a disfunção de determinada região do SNC. Ele pode ser classificado em hemorrágico (AVEH) ou isquêmico (AVEI), de acordo com o mecanismo fisiopatológico subjacente. O AVEI deve-se à redução do fluxo sanguíneo no SNC, que pode ocorrer por trombose vascular, hipoperfusão ou embolia proveniente de focos distantes, podendo ocorrer necrose isquêmica. **Quando o vaso não permanece ocluído tempo suficiente para gerar necrose, temos o chamado ataque isquêmico transitório (AIT).** O AVEH, por sua vez, deve-se à ruptura de estruturas vasculares e extravasamento de sangue para o parênquima (AVEH intraparenquimatoso) ou para o espaço subaracnóideo (hemorragia subaracnóidea) espontânea [HSAE]).

Os principais fatores de risco associados ao AVE são hipertensão arterial sistêmica, tabagismo, obesidade, hipercolesterolemia e diabetes melito. Nos Estados Unidos, o AVE é a principal causa de incapacidade a longo prazo, afetando mais de 790 mil adultos por ano;[60] é a quinta principal causa de mortalidade e seu impacto é estimado em US$ 46 bilhões por ano, além de gerar importante incapacidade laboratória e consultas aos serviços de Saúde.[60] **Uma grande variedade de fatores influencia o desfecho após o AVE, sendo a maioria relacionada ao próprio AVE (p. ex., gravidade do AVE, etiologia etc.), fatores de risco cardiovascular (p. ex., hipertensão arterial sistêmica, insuficiência cardíaca etc.) e variáveis demográficas (p. ex., idade, sexo etc.).** Alguns estudos defendem o emprego de inibidores seletivos de recaptação de serotonina como estratégia que poderia ser empregada com o objetivo de diminuição de dependência e menor incapacidade em pacientes pós-AVE, independentemente da presença de SD. No entanto, estudos mais recentes não confirmaram isso, mostrando que o emprego desses fármacos não faz diferença para incapacidade ou independência após-AVE em comparação com placebo ou cuidados usuais. Entretanto, os antidepressivos estão associados a aumento de fraturas ósseas, náuseas e provavelmente aumento do risco de convulsão nesses pacientes.[61,62]

Em relação ao diagnóstico formal de TD pós-AVE, ainda há um grande debate sobre sua patogênese, incluindo se os SD seriam secundários à localização da lesão do AVE, relacionados à resposta inflamatória ou degenerativa subsequente ou pela resposta psicológica frente às consequências do AVE.[63] Cerca de um terço dos pacientes com AVE cursam com SD pós-AVE. Os principais fatores de risco para o TD pós-AVE são comprometimento do hemisfério esquerdo, presença de afasia pós-AVE; história familiar ou história pregressa de TD.[64] Há grande incerteza se psicoterapia, terapias farmacológicas, estimulação cerebral não invasiva e intervenções combinadas podem reduzir os SD.[65] **A instituição de farmacoterapia deve ser avaliada considerando a gravidade do quadro depressivo e os potenciais eventos adversos relacionados ao antidepressivo e/ou interações com outros fármacos.**

> Alterações cognitivas estão entre as principais consequências pós AVE, com risco de demência importante.

Entre as principais consequências associadas após o AVE há substanciais alterações cognitivas. Um em cada cinco sobreviventes de AVE vão cursar com quadro de demência.[66] O risco de demência é maior em pacientes com AVEs recorrentes.[66] A apresentação clínica da demência pós-AVE depende do tipo, extensão e localização da patologia cerebrovascular subjacente. Por exemplo, a demência pós-AVE devido a um único evento pode se apresentar abruptamente, enquanto os sintomas e sinais devidos a danos subcorticais, como lacunas e doença da substância branca, associado a um declínio progressivo, geralmente se desenvolvem de maneira mais insidiosa. Os possíveis sintomas são numerosos e incluem problemas de memória, lentificação mental e problemas com a função executiva (como planejamento, sequenciamento e resolução de problemas). **Sintomas comportamentais podem incluir labilidade emocional, ansiedade, depressão e apatia.**[67] O emprego de fármacos inibidores de acetilcolinesterase nesses pacientes é controverso. As evidências mais recentes apontam pequenos efeitos benéficos potenciais em relação ao placebo para o emprego de donepezila e galantamina em relação à cognição.[68] Não foi demonstrada evidência do emprego de fármacos inibidores de acetilcolinesterase em relação aos distúrbios comportamentais ou aumento no número de eventos adversos graves ou mortes.[68] Em relação ao emprego de rivastigmina oral ou transdérmica ainda se requerem maiores estudos com doses adequadas.[68]

Considerações finais

Há elevada prevalência de comorbidades psiquiátricas em pacientes com doenças neuro-lógicas. É fundamental a identificação dos sintomas e dos transtornos psiquiátricos para que se possa instituir o tratamento apropriado ao paciente, sempre considerando a eficácia terapêutica e o potencial risco de eventos adversos.

> Comorbidades psiquiátricas em pacientes com doenças neurológicas são comuns, sendo fundamental a avaliação adequada.

Atualizações

- *Site* da Academia Americana de Neurologia, onde podem ser encontradas atualizações constantes: https://www.aan.com/
- *Site* da Academia Europeia de Neurologia, outra fonte de informação a respeito de atualizações e encontros: https://www.ean.org/
- Liga Internacional contra a Epilepsia. Caracteriza-se por ser uma associação mundial de profissionais da Saúde e cientistas trabalhando em prol de um mundo onde a vida de nenhuma pessoa seja limitada pela epilepsia: https://www.ilae.org/
- Base de evidências médicas. Nesta, podem ser encontradas bibliografias, protocolos de pesquisa, avaliações econômicas e ensaios clínicos: https://www.cochranelibrary.com/.

Highlights

- O exame neurológico deve integrar a avaliação psiquiátrica inicial
- A prevalência de transtornos depressivos e sintomas depressivos é 3 vezes maior em pacientes com doenças neurológicas do que na população em geral
- Sintomas funcionais em pacientes com distúrbios neurológicos não são incomuns, devendo ser identificados e adequadamente abordados para evitar iatrogenias
- A evidência da eficácia de antidepressivos para transtornos do humor em pacientes com diferentes quadros neurológicos é ainda limitada. Considerando os potenciais efeitos adversos desses fármacos, é necessária criteriosa indicação terapêutica destes
- Estratégias não farmacológicas, como terapia cognitivo-comportamental, têm mostrado resultados promissores no tratamento de diversos quadros psiquiátricos comórbidos (p. ex., ansiedade e depressão) em doenças neurológicas.

DURANTE O ATENDIMENTO

O que fazer

- Realizar o diagnóstico de transtornos depressivos por meio de entrevista diagnóstica, evitando o uso exclusivo de escalas ou inventários de sintomas depressivos, que podem superestimar a prevalência desses transtornos
- Ao lidar com pacientes que apresentam distúrbios neurológicos funcionais, estabelecer o diagnóstico, comunicar de maneira clara ao paciente e envolvê-lo no tratamento. Evitar minimizar ou interpretar erroneamente os sintomas como resultado de simulação
- Utilizar fármacos que inibam o transportador vesicular de monoamina 2 no tratamento da discinesia tardia. Empregar fármacos anticolinérgicos para auxiliar no tratamento de parkinsonismo e distonia secundários a antipsicóticos, mas evitar seu uso na discinesia tardia, pois pode agravá-la
- Nas doenças neurodegenerativas com sintomas psicóticos, abordar fatores multifatoriais, como *delirium*, antes de prescrever antipsicóticos. Considerar que, além da eficácia discutível, antipsicóticos aumentam a incidência de eventos vasculares em idosos

O que não fazer

- Evitar depender exclusivamente de escalas ou inventários de sintomas depressivos no diagnóstico de transtornos depressivos, optando pela entrevista diagnóstica para uma avaliação mais precisa
- Não minimizar ou interpretar erroneamente os sintomas de pacientes com distúrbios neurológicos funcionais como simulação. Ao contrário, estabelecer um diagnóstico claro e envolver o paciente no tratamento
- Não utilizar fármacos anticolinérgicos nos casos suspeitos de discinesia tardia, pois podem agravar a condição. Em vez disso, optar por fármacos que inibam o transportador vesicular de monoamina
- Evitar a prescrição de antipsicóticos sem avaliação e controle de fatores multifatoriais, como *delirium*, em pacientes com sintomas psicóticos nas doenças neurodegenerativas. Considerar os riscos, especialmente o aumento da incidência de eventos vasculares em idosos associados ao uso de antipsicóticos

Referências bibliográficas

1. Vale TH, Silveira BFF, Gomez RS, Teixeira AL. Fundamentos de Neurologia. Belo Horizonte: Coopmed; 2014.

2. Wang J, Wu X, Lai W, Long E, Zhang X, Li W et al. Prevalence of depression and depressive symptoms among outpatients: a systematic review and meta-analysis. BMJ Open. 2017;7(8):e017173.

3. Brehaut E, Neupane D, Levis B, Wu Y, Sun Y, Krishnan A et al. Depression prevalence using the HADS-D compared to SCID major depression classification: An individual participant data meta-analysis. J Psychosom Res. 2020;139:110256.

4. Allida S, Cox KL, Hsieh CF, House A, Hackett ML. Pharmacological, psychological and non-invasive brain stimulation interventions for preventing depression after stroke. Cochrane Database Syst Rev. 2020;5(5):CD003689.

5. de Oliveira GN, Kummer A, Salgado JV, Portela EJ, Sousa-Pereira SR, David AS et al. Psychiatric disorders in temporal lobe epilepsy: an overview from a tertiary service in Brazil. Seizure. 2010;19(8):479-84.

6. Maguire MJ, Marson AG, Nevitt SJ. Antidepressants for people with epilepsy and depression. Cochrane Database Syst Rev. 2021;4(4):CD010682.

7. Mula M, Brodie MJ, de Toffol B, Guekht A, Hecimovic H, Kanemoto K et al. ILAE clinical practice recommendations for the medical treatment of depression in adults with epilepsy. Epilepsia. 2022;63(2):316-34.

8. Driot D, Bismuth M, Maurel A, Soulie-Albouy J, Birebent J, Oustric S et al. Management of first depression or generalized anxiety disorder episode in adults in primary care: A systematic metareview. Presse Med. 2017;46(12 Pt 1):1124-38.

9. Stein MB. Generalized Anxiety Disorder. N Engl J Med 2015; 373:2059-68.

10. Lewis G, Marston L, Duffy L, Freemantle N, Gilbody S, Hunter R et al. Maintenance or discontinuation of antidepressants in primary care. N Engl J Med. 2021;385(14):1257-67.

11. Munger Clary HM, Salpekar JA. Should adult neurologists play a role in the management of the most common psychiatric comorbidities? Practical considerations. Epilepsy Behav. 2019 Sep;98(Pt B):309-13.

12. Teixeira AL. Peri-ictal and para-ictal psychiatric phenomena: a relatively common yet unrecognized disorder. Curr Top Behav Neurosci. 2022;55:171-81.

13. Furukawa TA, Watanabe N, Churchill R. Combined psychotherapy plus antidepressants for panic disorder with or without agoraphobia. Cochrane Database Syst Rev. 2007;2007(1):CD004364.

14. Bighelli I, Castellazzi M, Cipriani A, Girlanda F, Guaiana G, Koesters M et al. Antidepressants versus placebo for panic disorder in adults. Cochrane Database Syst Rev. 2018;4(4):CD010676.

15. Stefánsson JG, Messina JA, Meyerowitz S. Hysterical neurosis, conversion type: clinical and epidemiological considerations. Acta Psychiatr Scand. 1976;53:119-38.

16. Stone J, Carson A, Duncan R, Coleman R, Roberts R, Warlow C et al. Symptoms 'unexplained by organic disease' in 1144 new neurology out-patients: how often does the diagnosis change at follow-up? Brain. 2009;132(Pt 10):2878-88.

17. O'Neal MA, Baslet G. Treatment for patients with a functional neurological disorder (conversion disorder): an integrated approach. Am J Psychiatry. 2018;175(4):307-14.

18. Lafrance WC, Baker GA, Duncan R, Goldstein LH, Reuber M. Minimum requirements for the diagnosis of psychogenic nonepileptic seizures: A staged approach: A report from the International League Against Epilepsy Nonepileptic Seizures Task Force. Epilepsia 2013;54:2005-18.

19. Gasparini S, Beghi E, Ferlazzo E, Beghi M, Belcastro V, Biermann KP et al. Management of psychogenic non-epileptic seizures: a multidisciplinary approach. Eur J Neurol. 2019;26(2):205-e15.

20. Stone J, Carson A, Sharpe M. Functional symptoms in neurology: management. J Neurol Neurosurg Psychiatry. 2005;76 (Suppl 1):i13-21.

21. O'Connell N, Nicholson T, Blackman G, Tavener J, David AS. Medication prescriptions in 322 motor functional neurological disorder patients in a large UK mental health service: A case control study. Gen Hosp Psychiatry. 2019;58:94-102.

22. Marcantonio ER. Delirium in Hospitalized Older Adults. N Engl J Med. 2017; 377:1456-66.

23. Leung DKY, Chan WC, Spector A, Wong GHY. Prevalence of depression, anxiety, and apathy symptoms across dementia stages: a systematic review and meta-analysis. Int J Geriatr Psychiatry. 2021;36(9):1330-44.

24. Asmer MS, Kirkham J, Newton H, Ismail Z, Elbayoumi H, Leung RH et al. Meta-analysis of the prevalence of major depressive disorder among older adults with dementia. J Clin Psychiatry. 2018;79(5):17r11772.

25. Dias NS, Barbosa IG, Kuang W, Teixeira AL. Depressive disorders in the elderly and dementia: An update. Dement Neuropsychol. 2020;14(1):1-6.

26. Byers AL, Yaffe K. Depression and risk of developing dementia. Nat Rev Neurol. 2011;76:323-31.

27. Sukhawathanakul P, Crizzle A, Tuokko H, Naglie G, Rapoport MJ. Psychotherapeutic interventions for dementia: a systematic review. Can Geriatr J. 2021;24(3):222-36.

28. Dudas R, Malouf R, McCleery J, Dening T. Antidepressants for treating depression in dementia. Cochrane Database Syst Rev. 2018;8(8):CD003944.

29. Treusch Y, Majic T, Page J, Gutzmann H, Heinz A, Rapp MA. Apathy in nursing home residents with dementia: results from a cluster-randomized controlled trial. Eur Psychiatry. 2015; 30(2):251-7.

30. Theleritis CG, Siarkos KT, Politis AM. Unmet needs in pharmacological treatment of apathy in alzheimer's disease: a systematic review. Front Pharmacol. 2019;10:1108.

31. Teixeira AL, Gonzales MM, de Souza LC, Weisenbach SL. Revisiting apathy in alzheimer's disease: from conceptualization to therapeutic approaches. Behav Neurol. 2021;2021:6319826.

32. Wilfling D, Dichter MN, Trutschel D, Köpke S. Prevalence of sleep disturbances in german nursing home residents with dementia: a multicenter cross-sectional study. J Alzheimers Dis. 2019;69(1):227-36.

33. Porter VR, Buxton WG, Avidan AY. Sleep, Cognition and dementia. Curr Psychiatry Rep. 2015;17(12):97.

34. McCleery J, Sharpley AL. Pharmacotherapies for sleep disturbances in dementia. Cochrane Database Syst Rev. 2020;11(11):CD009178.

35. Livingston G, Kelly L, Lewis-Holmes E, Baio G, Morris S, Patel N et al. A systematic review of the clinical effectiveness and cost-effectiveness of sensory, psychological and behavioural interventions for managing agitation in older adults with dementia. Health Technol Assess. 2014;18(39):1-226.

36. Frederiksen KS, Cooper C, Frisoni GB, Frölich L, Georges J, Kramberger MG et al. A European Academy of Neurology guideline on medical management issues in dementia. Eur J Neurol. 2020;27(10):1805-20.

37. Naasan G, Shdo SM, Rodriguez EM, Spina S, Grinberg L, Lopez L et al. Psychosis in neurodegenerative disease: differential patterns of hallucination and delusion symptoms. Brain. 2021;144(3):999-1012.

38. Huang YY, Teng-Teng, Shen XN, Chen SD, Wang RZ, Zhang RQ et al. Pharmacological treatments for psychotic symptoms in dementia: a systematic review with pairwise and network meta-analysis. Ageing Res Rev. 2022;101568.

39. Mühlbauer V, Möhler R, Dichter MN, Zuidema SU, Köpke S, Luijendijk HJ. Antipsychotics for agitation and psychosis in people with Alzheimer's disease and vascular dementia. Cochrane Database Syst Rev. 2021;12(12):CD013304.

40. Chen B, Choi H, Hirsch LJ, Katz A, Legge A, Buchsbaum R et al. Psychiatric and behavioral side effects of antiepileptic drugs in adults with epilepsy. Epilepsy Behav. 2017;76:24-31.

41. Ramasubbu R, Taylor VH, Samaan Z, Sockalingham S, Li M, Paten S et al. Canadian Network for Mood and Anxiety Treatments (CAN-MAT) Task Force: The Canadian Network for Mood and Anxiety Treatments (CANMAT) task force recommendations for the management of patients with mood disorders and select comorbid medical conditions. Ann Clin Psychiatry. 2012;24(1):91-109.

42. Johnson AL, McLeish AC, Shear PK, Privitera M. Panic and epilepsy in adults: a systematic review. Epilepsy Behav. 2018;85:115-9.

43. de Toffol B, Adachi N, Kanemoto K, El-Hage W, Hingray C. Les psychoses épileptiques interictales [Interictal psychosis of epilepsy]. Encephale. 2020;46(6):482-92.

44. Jeżowska-Jurczyk K, Kotas R, Jurczyk P, Nowakowska-Kotas M, Budrewicz S, Pokryszko-Dragan A. Mental disorders in patients with epilepsy. Psychiatr Pol. 2020;54(1):51-68.

45. MacDonald KE, Cozza KL, Vythilingam M. Epilepsy-related psychosis: a case report and brief review of literature. Psychosomatics. 2020;61(4):400-4.

46. Medina Escobar A, Pringsheim T, Goodarzi Z, Martino D. The prevalence of depression in adult onset idiopathic dystonia: Systematic review and metaanalysis. Neurosci Biobehav Rev. 2021;125:221-30.

47. Bernstein CJ, Ellard DR, Davies G, Hertenstein E, Tang NK, Underwood M et al. Behavioural interventions for people living with adult-onset primary dystonia: a systematic review. BMC Neurol. 2016;16:40.

48. Zoons E, Booij J, Delnooz CCS, Dijk JM, Dreissen YEM, Koelman JHTM et al. Randomised controlled trial of escitalopram for cervical dystonia with dystonic jerks/tremor. J Neurol Neurosurg Psychiatry. 2018;89(6):579-85.

49. Ganesh M, Jabbar U, Iskander FH. Acute laryngeal dystonia with novel antipsychotics: a case report and review of literature. J Clin Psychopharmacol. 2015;35(5):613-5.

50. Vijayakumar D, Jankovic J. Drug-induced dyskinesia, part 2: treatment of tardive dyskinesia. Drugs. 2016;76(7):779-87.

51. Bergman H, Rathbone J, Agarwal V, Soares-Weiser K. Antipsychotic reduction and/or cessation and antipsychotics as specific treatments for tardive dyskinesia. Cochrane Database Syst Rev. 2018;2(2):CD000459.

52. Salem H, Pigott T, Zhang XY, Zeni CP, Teixeira AL. Antipsychotic-induced tardive dyskinesia: from biological basis to clinical management. Expert Rev Neurother. 2017;17(9):883-94.

53. Patel RS, Mansuri Z, Motiwala F, Saeed H, Jannareddy N, Patel H et al. A systematic review on treatment of tardive dyskinesia with valbenazine and deutetrabenazine. Ther Adv Psychopharmacol. 2019;9:2045125319847882.

54. Salem H, Nagpal C, Pigott T, Teixeira AL. Revisiting antipsychotic-induced akathisia: current issues and prospective challenges. Curr Neuropharmacol. 2017;15(5):789-98.

55. Sagna A, Gallo JJ, Pontone GM. Systematic review of factors associated with depression and anxiety disorders among older adults with Parkinson's disease. Parkinsonism Relat Disord. 2014;20(7):708-15.

56. Li S, Jiao R, Zhou X, Chen S. Motor recovery and antidepressant effects of repetitive transcranial magnetic stimulation on Parkinson disease: A PRISMA-compliant meta-analysis. Medicine (Baltimore). 2020;99(18):e19642.

57. Desmarais P, Massoud F, Filion J, Nguyen QD, Bajsarowicz P. Quetiapine for psychosis in parkinson disease and neurodegenerative parkinsonian disorders: a systematic review. J Geriatr Psychiatry Neurol. 2016;29(4):227-36.

58. Segal GS, Xie SJ, Paracha SU, Grossberg GT. Psychosis in Parkinson's disease: current treatment options and impact on patients and caregivers. J Geriatr Psychiatry Neurol. 2021;34(4):274-9.

59. Sivanandy P, Leey TC, Xiang TC, Ling TC, Wey Han SA, Semilan SLA et al. Systematic review on Parkinson's disease medications, emphasizing on three recently approved drugs to control parkinson's symptoms. Int J Environ Res Public Health. 2021;19(1):364.

60. Virani SS, Alonso A, Benjamin EJ, Bittencourt MS, Callaway CW, Carson AP et al. American Heart Association Council on Epidemiology and Prevention Statistics Committee and Stroke Statistics Subcommittee: Heart Disease and Stroke Statistics-2020 Update: A Report From the American Heart Association. Circulation. 2020;141(9):e139-e596.

61. Legg LA, Rudberg AS, Hua X, Wu S, Hackett ML, Tilney R et al. Selective serotonin reuptake inhibitors (SSRIs) for stroke recovery. Cochrane Database Syst Rev. 2021;11(11):CD009286.

62. Richter D, Charles James J, Ebert A, Katsanos AH, Mazul-Wach L, Ruland Q et al. Selective serotonin reuptake inhibitors for the prevention of post-stroke depression: a systematic review and meta-analysis. J Clin Med. 2021;10(24):5912.

63. Kampling H, Baumeister H, Bengel J, Mittag O. Prevention of depression in adults with long-term physical conditions. Cochrane Database Syst Rev. 2021;3(3):CD011246.

64. Mitchell AJ, Sheth B, Gill J, Yadegarfar M, Stubbs B, Yadegarfar M et al. Prevalence and predictors of post-stroke mood disorders: A meta-analysis and meta-regression of depression, anxiety and adjustment disorder. Gen Hosp Psychiatry. 2017;47:48-60.

65. Allida S, Cox KL, Hsieh CF, Lang H, House A, Hackett ML. Pharmacological, psychological, and non-invasive brain stimulation interventions for treating depression after stroke. Cochrane Database Syst Rev. 2020;1(1):CD003437.

66. Craig L, Hoo ZL, Yan TZ, Wardlaw J, Quinn TJ. Prevalence of dementia in ischaemic or mixed stroke populations: systematic review and meta-analysis. J Neurol Neurosurg Psychiatry. 2022;93(2):180-7.

67. van der Flier WM, Skoog I, Schneider JA, Pantoni L, Mok V, Chen CLH et al. Vascular cognitive impairment. Nature Reviews Disease Primers. 2018;15:18003.

68. Battle CE, Abdul-Rahim AH, Shenkin SD, Hewitt J, Quinn TJ. Cholinesterase inhibitors for vascular dementia and other vascular cognitive impairments: a network meta-analysis. Cochrane Database Syst Rev. 2021;2(2):CD013306.

37 Infectologia

Fernanda Menezes de Faria • Leisa Barbosa de Araujo • Irineu Luiz Maia

Introdução

> A interface entre psiquiatria e doenças infecciosas é explorada há muitos anos.

A interface entre psiquiatria e doenças infecciosas é explorada há muitos anos, e tanto os psicopatólogos quanto psiquiatras notaram tal relação.[1] Kraepelin já apresentava o conceito de psicoses infecciosas com base em sua clássica divisão em três grandes grupos de afecções mentais concomitantes a infecções: delírios infecciosos, delírios febris e estados de enfraquecimento psíquico pós-infecção.[2]

> Infecções sistêmicas e que acometem o sistema nervoso central (SNC) cursam com sintomas psiquiátricos.

Atualmente, a pandemia pela covid-19 colocou em voga a interface entre essas duas especialidades médicas, tendo em vista o grande impacto que o coronavírus SARS-CoV-2 tem causado à saúde mental – desde outubro de 2020, artigos com o tema lideram as publicações sobre covid-19.[3] Sintomas como: ansiedade, irritabilidade, humor depressivo, prejuízos da memória, insônia, *delirium* e estresse pós-traumático[4] têm sido relacionados a essa doença infecciosa e sido motivo para aumento consubstancial de pareceres de interconsulta psiquiátrica. Entretanto, o mecanismo fisiopatológico do vírus ainda está em estudo, sendo os sintomas psiquiátricos consequência do estresse e sofrimento emocional relacionado à pandemia, do tratamento prolongado em unidades de terapia intensiva, do isolamento social e da infecção viral em si e sua repercussão no sistema nervoso central (SNC).[2] Em relação à covid-19, tal tema será abordado no Capítulo 46, *Covid-19*.

No presente capítulo, são descritas as principais etiologias infecciosas que podem cursar com sinais e sintomas psiquiátricos, bem como o tratamento de cada uma delas. Em seguida, são apresentados os efeitos adversos neuropsiquiátricos com uso de antibióticos e as possíveis interações destes com os psicofármacos.

Principais etiologias infecciosas

> Mesmo infecções autolimitadas podem desencadear sintomas neuropsiquiátricos em pacientes susceptíveis.

> Extremos da faixa etária e pessoas com sistema imune comprometido são susceptíveis.

Muitas infecções sistêmicas e que acometem o SNC cursam com sintomas psiquiátricos. Até mesmo infecções autolimitadas podem desencadear sintomas neuropsiquiátricos em pacientes susceptíveis, como os extremos da faixa etária – crianças e idosos – e pessoas com sistema imune comprometido. Neste capítulo vamos discutir sobre infecções de etiologia viral, bacteriana e parasitária, as quais apresentam sintomas neuropsiquiátricos e estão relacionadas com solicitações de interconsulta psiquiátrica em hospitais clínicos.[5] As doenças infecciosas que discutiremos serão: neurocriptococose, neurotoxoplasmose, neurossífilis, neurotuberculose, neurocisticercose e encefalite herpética.[5]

Neurocriptococose

Definição e diagnóstico

> A neurocriptococose ocorre como uma das principais manifestações de doença oportunista, prevalente em indivíduos coinfectados com HIV/AIDS e em outras situações de imunodeficiência.

A neurocriptococose é definida como uma doença emergente e desencadeada pela associação com doenças imunossupressoras como: AIDS, neoplasias, diabetes *mellitus*, entre outras. Seu diagnóstico é determinado pela identificação do fungo *Cryptococcus* spp., sob as variações: *neoformans* (cosmopolita) ou *gattii* (predomina em regiões tropicais e subtropicais), que podem ser isoladas, respectivamente, em aves (principalmente excrementos de aves), solo, seres humanos e determinadas espécies de eucaliptos.[6]

O diagnóstico da doença é estabelecido pelo achado do fungo em material coletado de punções liquóricas ou aspirações de tecidos afetados (corados pela tinta nanquim), ou pela cultura em meio ágar (Sabouraud, Níger, L-dopa); ou, ainda, com base em provas sorológicas (aglutinação em látex para o antígeno polissacarídico criptocócico, ELISA e detecção do agente pela técnica de reação em cadeia da polimerase (PCR).[6]

Epidemiologia

No Brasil, a neurocriptococose ocorre como uma das principais manifestações de doença oportunista, prevalente em indivíduos coinfectados com HIV/AIDS, em cujo contexto causa cerca de 223 mil casos incidentes por ano e 180 mil mortes. Também pode manifestar-se em outras situações de imunodeficiência como neoplasias e em pacientes transplantados.[7]

Sinais e sintomas psiquiátricos

As alterações neuropsiquiátricas manifestam-se na forma sistêmica, devidas à meningite (causa mais comum), **meningoencefalite ou às próprias lesões sólidas intraparenquimatosas** formadas pelos criptococomas (geralmente localizadas em mesencéfalo e núcleos da base). **A evolução dos sintomas é gradual: inicia com cefaleia frontal intermitente, tornando-se contínua (que gradativamente não responde a analgésicos) e se agrava ao deitar-se.** Acompanha-se de febre, distúrbios visuais e auditivos; alteração da memória, sono e humor. É possível aventar a hipótese diagnóstica de neurocriptocococse quando houver doença pulmonar não identificada que pode preceder a meningoencefalite.[7]

> As alterações neuropsiquiátricas manifestam-se na forma sistêmica, secundárias à meningite, à meningoencefalite ou às próprias lesões sólidas intraparenquimatosas formadas pelos criptococomas.

Tratamento

O tratamento consiste em um período de indução que pode variar de 2 a 4 semanas de administração de anfotericina B intravenosa e flucitosina por via oral, podendo ser utilizada a combinação anfotericina intravenosa + fluconazol intravenosa, caso não haja disponibilidade de flucitosina. Segue-se período de consolidação extenso (8 a 10 semanas) de fluconazol em doses elevadas e gradativo desmame, a depender de manejo de condição geradora de imunossupressão basal. A avaliação periódica das características bioquímicas e microbiológicas liquóricas é fundamental no controle do tratamento e as punções de alívio para redução da hipertensão liquórica reduzem a morbimortalidade dessa patologia tão grave.[8]

> A evolução dos sintomas é gradual, iniciando com cefaleia frontal intermitente acompanhada de febre e alterações visuais e auditivas.

Neurotoxoplasmose

Definição e diagnóstico

A neurotoxoplasmose ainda é a infecção do SNC mais prevalente entre pessoas com AIDS. O agente etiológico é *Toxoplasma gondii*, um parasita intracelular muito disseminado no Brasil e capaz de provocar infecção no SNC em formas congênita ou adquirida.[9]

Sua alta incidência em pacientes portadores diagnosticados com AIDS permite que seu diagnóstico seja, na maioria dos casos, baseado na apresentação clínica.

Assim, a presença de alterações neurológicas focais e imagens na tomografia e/ou ressonância magnética compatíveis com lesões cranianas geradoras de edema perilesional ("efeito de massa") contribuem significativamente para suspeita diagnóstica. Para corroborar o diagnóstico pode-se lançar mão de exames sorológicos (confirmando a infecção prévia pelo *Toxoplasma*); PCR no sangue ou no liquor e, em casos extremos, biopsia estereotáxica (ou aberta) com análise histopatológica.[10]

> A neurotoxoplasmose ainda é a infecção do SNC mais prevalente entre pessoas com AIDS.

> A presença de alterações neurológicas focais e imagens na tomografia e/ou ressonância magnética compatíveis com lesões cranianas geradoras de edema perilesional devem levantar a suspeita diagnóstica.

Epidemiologia

Estudos apontam que a prevalência do *Toxoplasma gondii* é de cerca de 80% na população brasileira. Em pacientes com AIDS, a infecção é encontrada por teste sorológico em 84% dos casos.[11] Em todo o mundo também se observa prevalência da infecção por *T. gondii* com taxas de até 75%. A prevalência aumenta com a idade e não difere muito entre homens e mulheres.[12,13] A infecção também é mais prevalente em climas quentes e úmidos e ainda naqueles que consomem carne malcozida.[14]

É importante ressaltar que a prevalência da infecção depende claramente da qualidade de recursos hídricos e higiene. Algumas epidemias humanas surgiram como resultado da ingestão de água insuficientemente tratada.[15]

Sinais e sintomas

A sintomatologia neuropsiquiátrica é semelhante à das demais complicações oportunistas que acometem o SNC e varia de acordo com a topografia encefálica acometida. **As manifestações clínicas mais frequentes são: hemiparesia, cefaleia, confusão mental, letargia e convulsões.** A apresentação de sintomas inespecíficos, como hemicoreia e alteração de comportamento, em pacientes soropositivos para HIV, é altamente sugestiva para neurotoxoplasmose.[16] Ademais, a ocorrência de acidentes vasculares de maneira concomitante está presente em 30% dos casos e sinais de irritação meníngea em menos de 10%.

Tratamento

O diagnóstico presuntivo já indica o tratamento empírico com uso combinado de pirimetamina, sulfadiazina e ácido folínico como primeira opção, podendo ser usados também sulfametoxazol/trimetoprima ou clindamicina. Além disso, deve ser associado, naqueles pacientes que apresentem efeito de massa acrescido ou não de edema cerebral difuso, corticosteroide, principalmente quando existe um risco iminente de herniação.[17]

Neurossífilis

Definição e diagnóstico

A sífilis é uma doença sexualmente transmissível causada pelo *Treponema pallidum*, parasita capaz de invadir o SNC desde o primeiro contato com o hospedeiro humano.[18] **Há várias manifestações neurológicas descritas já relacionadas à neurossífilis** como uveítes, neurite óptica, *oticsyphilis*, meningite, sífilis neurovascular, paralisia facial, polirradiculapatias, encefalite, gumassifiliticose e *tabes dorsalis*.[5,18] Além disso, a presença do *Treponema* no SNC pode permanecer assintomática, exigindo, pois, acompanhamento sorológico pós-tratamento para suspeita diagnóstica.[5,18]

A neurossífilis surge de poucos anos até duas décadas após a infecção pelo treponema, manifestando-se em cerca de um terço dos pacientes não tratados.[18,19]

O diagnóstico em geral é sorológico com pesquisa de VDRL e FTA-ABS no sangue e no liquor, associado a alterações em leucorraquia e proteinorraquia. Basicamente indica-se a investigação liquórica em pacientes com sorologia positiva para sífilis associada a sintomas neurológicos (incluindo ópticos e óticos) e/ou em casos de ausência de queda satisfatória de titulação de testes não treponêmicos usados no controle pós-tratamento, excluindo, evidentemente, possibilidade de reinfecção.[5,18,19]

Epidemiologia

Desde quando a sífilis se tornou de notificação compulsória, em 2010, a incidência vem aumentando na população – em 2010 era de 2,1 por 100 mil habitantes, e em 2018 de 75,8 por 100 mil habitantes.[5,18]

Sinais e sintomas

A apresentação clínica da neurossífilis varia de assintomática – apenas achados laboratoriais compatíveis – até **variadas manifestações**. O quadro assemelha-se ao de qualquer síndrome neuropsiquiátrica, cursando inicialmente com sintomas inespecíficos como: cefaleia, fadiga, irritabilidade que podem evoluir para disfunção cognitiva incluindo demência, mudanças na personalidade, psicoses e convulsões. Pode também apresentar: paralisia, afasia, disartria, tremor em extremidades, perda do tônus muscular e perda do controle esfincteriano. **Em 3 a 4 anos, caso não seja tratada, pode progredir e levar à morte.**[5-18]

Tratamento

Recomenda-se o uso de penicilina G cristalina intravenosa por 14 dias na dose de 4 milhões/UI de 4 em 4 horas. **Antipsicóticos típicos, como haloperidol, ou atípicos, como quetiapina e risperidona, podem ser utilizados para tratamento da psicose na neurossífilis.**[20] Há também relatos de casos com utilização de olanzapina e quetiapina no tratamento de neurossífilis associada a psicose.[21,22]

Anticonvulsivantes como divalproato de sódio também são recomendados para agitação e estabilização do humor.

A sintomatologia neuropsiquiátrica é semelhante à das demais complicações oportunistas que acometem o SNC e varia de acordo com a topografia encefálica acometida.

As manifestações clínicas mais frequentes da neurotoxoplasmose são: hemiparesia, cefaleia, confusão mental, letargia e convulsões.

Sintomas inespecíficos e alterações do comportamento em pacientes soropositivos para HIV devem levantar a suspeita de neurotoxoplasmose.

A neurossífilis surge de poucos até 20 anos após a infecção pelo treponema, manifestando-se em cerca de um terço dos pacientes não tratados.

O diagnóstico de neurossífilis é sorológico, com pesquisa de VDRL e FTA-ABS no sangue e no liquor.

Há várias manifestações neurológicas descritas já relacionadas a neurossífilis como uveítes, neurite óptica, meningite, sífilis neurovascular, paralisia facial, polirradiculapatias, encefalites e *tabes dorsalis*.

O quadro cursa inicialmente com sintomas inespecíficos como cefaleia, fadiga e irritabilidade que podem evoluir para disfunção cognitiva, mudanças na personalidade, psicoses e convulsões.

Neurotuberculose

Definição

A tuberculose no SNC pode atingir o cérebro, a medula espinhal e as meninges, causada primariamente pelo *Mycobacterium tuberculosis*, principalmente em pacientes imunocomprometidos.[5]

Epidemiologia

A infecção por *Mycobacterium tuberculosis* continua sendo a doença infecciosa com maior número de mortes, com 10 milhões de casos e quase 1,5 milhão de mortes somente em 2018.[23,24] A carga de TB permanece mais alta em partes do mundo com alta prevalência de HIV – notável, uma vez que a coinfecção de TB e HIV afeta negativamente os resultados dos pacientes. A infecção por TB leva ao aumento da replicação do HIV, e o HIV contribui para a progressão da TB devido à imunossupressão mediada pelo HIV.[25] As pessoas que vivem com HIV têm um risco 19 vezes maior de desenvolver TB e representam 17% de todas as mortes por TB em todo o mundo.[23] A tuberculose é responsável por uma em cada três mortes relacionadas à AIDS, tornando-se o principal contribuinte para a mortalidade em pessoas vivendo com HIV.[23]

> A tuberculose ainda é a doença infecciosa com maior número de mortes. A coinfecção de TB e HIV afeta negativamente o desfecho das doenças.

Sinais e sintomas

A neurotuberculose pode manifestar-se com meningite, encefalite, tuberculomas e abscessos. **Convulsões são comuns, e os sintomas psiquiátricos incluem: *delirium*, delírios, alucinações e labilidade afetiva.**[26]

> A neurotuberculose pode manifestar-se com meningite, encefalite, tuberculomas e abscessos. Convulsões são comuns e os sintomas psiquiátricos incluem *delirium*, delírios, alucinações e labilidade afetiva.

Tratamento

O tratamento deve ser iniciado imediatamente para reduzir a morbidade e a mortalidade na meningite tuberculosa. Os tratamentos de primeira linha têm excelente passagem no líquido cefalorraquidiano (LCR ou liquor) e consistem em 2 meses de uma fase intensiva de isoniazida diária (INH), rifampicina (RIF), pirazinamida (PZD) e etambutol (EMB). Este regime é seguido pela fase de continuação de 7 a 10 meses de INH e RIF. Este plano de tratamento é baseado na suposição de que o *Mycobacterium tuberculosis* não seja uma cepa resistente. No entanto, os resultados de sensibilidade a medicamentos podem levar meses para serem recebidos e o tratamento pode ser adaptado para identificar as sensibilidades a medicamentos.[27]

O tratamento das formas resistentes é orientado pelo teste de sensibilidade feito por meio do exame de cultura do bacilo álcool-ácido-resistente (BAAR).

Corticosteroides usados para reduzir a inflamação e o edema cerebral **podem exacerbar sintomas neuropsiquiátricos. Agentes antituberculose podem desencadear efeitos colaterais psiquiátricos e interagir com psicotrópicos**. Anticonvulsivantes são empregados no tratamento de convulsões e podem tratar instabilidade afetiva, enquanto antipsicóticos podem ser usados para tratar os sintomas psicóticos com precaução devido ao risco de sintomas extrapiramidais.[28]

> Corticosteroides usados para reduzir a inflamação e o edema cerebral podem exacerbar sintomas neuropsiquiátricos.

> Agentes antituberculose podem desencadear sintomas psiquiátricos e interagir com psicotrópicos.

Neurocisticercose

Definição

Neurocisticercose é causada pela *Taenia sollium* adquirida pela ingesta de carne de porco crua ou malcozida, sendo a doença parasitária mais comum do SNC, particularmente na África, Ásia e América Latina.[17,18] Os embriões demonstram um grande tropismo pelo SNC. **Uma vez instalado em tecido cerebral, o cisto desenvolve-se e pode ocasionar intensa resposta inflamatória e, consequentemente, manifestações neuropsiquiátricas.** O diagnóstico é realizado através de exames de imagem, que evidenciam lesões múltiplas, císticas e calcificações, além de pesquisa de anticorpos no liquor.[5,18]

> Na neurocisticercose, a presença do cisto de tênia pode ocasionar intensa reação inflamatória e desencadear sintomas psiquiátricos.

Epidemiologia

No Brasil, segundo dados levantados por Agapejev, publicados na Academia Brasileira de Neurologia (ABNEURO), a incidência de neurocisticercose identificada foi de 1,5% nas necropsias e de 3,0% nos estudos clínicos, correspondendo a 0,3% das admissões em hospitais gerais.[29] Em estudos soroepidemiológicos, a positividade para cisticercose foi de 2,3%.

Sinais e sintomas

Neurocisticercose é a principal etiologia de epilepsia adquirida nas áreas afetadas, e os pacientes frequentemente apresentam sintomas neurocognitivos e psiquiátricos crônicos, incluindo psicose, depressão e demência.[30,31]

As manifestações clínicas da neurocisticercose variam de acordo com a quantidade de cistos e sua localização. Entre os sintomas relatados estão: confusão mental, dismnésia, alucinações, delírios, alterações do humor e sintomas ansiosos. Em relação à prevalência de demência nesses pacientes, são necessários mais estudos.

Tratamento

Neurocisticercose é tratada com agentes anti-helmínticos como o praziquantel e o albendazol, os quais relativamente não apresentam efeitos colaterais neuropsiquiátricos e interações medicamentosas.[32] Outras medicações administradas em conjunto incluem corticosteroides sistêmicos, para tratar inflamação pericística e encefalite, bem como anticonvulsivantes para tratar as crises convulsivas. Antipsicóticos podem ser usados para tratar sintomas psicóticos, mas pacientes podem ficar susceptíveis a sintomas extrapiramidais, incluindo discinesia tardia.[33]

Encefalite herpética
Definição e diagnóstico

É identificada como a causa mais comum de apresentação primária da encefalite com transtorno psiquiátrico e é desencadeada devido infecção pelo herpes-vírus simples (HSV) tipo 1.[34-36]

O diagnóstico é feito por meio do quadro clínico associados a exames de imagem, como a ressonância magnética, e exame de líquor. **A ressonância magnética mostra geralmente um edema focal na região mesial do lobo temporal e superfície orbital do lobo frontal.**[5,18] Eventualmente, o eletroencefalograma (EEG) pode ser solicitado. No entanto, o exame diagnóstico mais específico é a PCR no liquor, sendo identificado o HSV no liquor em 95% dos casos.[5,18] O EEG pode apontar inicialmente uma lentificação global inespecífica que evolui para o aparecimento de atividade epileptiforme em lobo temporal.

Epidemiologia

Apesar de rara – a incidência de encefalite herpética é de 1 caso para um milhão de pessoas durante 1 ano – a doença apresenta alta taxa de mortalidade, chegando a 70% nos casos não tratados e apresenta **alta probabilidade de deixar sequelas neurológicas e psiquiátricas.**[5,18]

Sinais e sintomas

Os sintomas têm início abrupto e podem cursar com mudanças na personalidade, disfasia, crises convulsivas, alucinações olfatórias, disfunção autonômica, ataxia, *delirium*, psicose e sintomas neurológicos focais.[5,18] Uma possibilidade de sequela é a síndrome Kluver-Bucy que inclui comportamento exploratório oral, comportamento exploratório tátil, hipersexualização, amnésia, flacidez, agnosia e hiperfagia.[5,18]

Tratamento

O tratamento deve ser iniciado sempre que houver suspeita diagnóstica e deve ser realizado com aciclovir. Quanto mais precoce o tratamento for iniciado, menor risco de sequelas a longo prazo, além de reduzir a mortalidade em até 20%.[5,18] O tratamento antiviral precoce ameniza os sintomas neuropsiquiátricos; entretanto, especialmente em jovens e idosos, sintomas cognitivos secundários à encefalite herpética podem levar a uma demência pós-encefalítica.

Porém, grande parte dos pacientes evoluem com sequelas neurológicas e psiquiátricas, como agressividade, impulsividade, alterações de personalidade, ansiedade, oscilações de humor e sintomas psicóticos, sendo complexo o manejo das sequelas psiquiátricas.[5,18] **Para controle das oscilações de humor e do comportamento impulsivo e agressivo, são empregados estabilizadores do humor, em especial a carbamazepina, além do uso de antipsicóticos, de preferência os atípicos.**

Neurocisticercose é a principal etiologia de epilepsia adquirida. Os pacientes frequentemente apresentam sintomas neurocognitivos e psiquiátricos crônicos, incluindo psicose, depressão e demência.

Pacientes com neurocisticercose são mais susceptíveis a sintomas extrapiramidais na vigência do uso de antipsicóticos.

A encefalite herpética é a causa mais comum de apresentação primária de encefalite com transtorno psiquiátrico.

A ressonância magnética em pacientes com encefalite herpética demonstra geralmente um edema focal na região mesial do lobo temporal e superfície orbital do lobo frontal.

O EEG pode apontar inicialmente uma lentificação global inespecífica que evolui para o aparecimento de atividade epileptiforme em lobo temporal.

A encefalite herpética tem alta probabilidade de deixar sequelas neurológicas e psiquiátricas.

Os sintomas têm início abrupto e apresentação variável.

Principais interações medicamentosas

Um grande número de interações medicamentosas pode ocorrer entre os antimicrobianos e os psicotrópicos. Muitos antibióticos, incluindo macrolídios e fluorquinolonas, antifúngicos azólicos e antirretrovirais são potentes inibidores de uma ou mais isozimas CYP, enquanto agentes antituberculose como rifampicina e vários inibidores da transcriptase reversa não nucleosídios e inibidores de protease induzem múltiplas enzimas CYP.[5] Isoniazida e linezolida são inibidores irreversíveis da monoamina oxidase do tipo A (MAO-A). Sternbach e State, em 1997, fizeram uma revisão de efeitos neuropsiquiátricos e interações de antibióticos e psicotrópicos.[37]

Eritromicina e antibióticos macrolídios similares, como claritromicina, cetoconazol e antifúngicos similares, podem causar prolongamento do intervalo QT e arritmias ventriculares quando são fornecidos a pacientes que fazem uso de outras drogas que também prolongam o intervalo QT, incluindo muitos antipsicóticos.

Muitos relatos de caso descrevem a **síndrome serotoninérgica com coadministração da linezolida**, indicada para o tratamento de *Staphylococcus aureus* meticilina-resistente – **e os inibidores seletivos da recaptação de serotonina (ISRS) ou da recaptação de serotonina e norepinefrina (IRSN)**, com a incidência de 1,8 a 3% em estudos retrospectivos.[38,39] Linezolida é um inibidor irreversível da MAO-A. Pacientes em uso de ISRS ou IRSN associados a linezolida devem ser monitorados de perto para síndrome serotoninérgica. **A coadministração de linezolida com fármacos direta ou indiretamente simpaticomiméticos (como psicoestimulantes, meperidina) pode precipitar crises hipertensivas.**

Veja a seguir as principais interações entre antimicrobianos e psicotrópicos.[5]

Antibacterianos

Isoniazida. Os mecanismos de interação são inibição da MAO-A e inibição de 2C19 e 3A4. Riscos:

- Aumento do potencial de síndrome serotoninérgica com ISRS e IRSN
- Possibilidade de crise hipertensiva com antidepressivos tricíclicos, meperidina, alimentos contendo tiramina e estimulantes
- Aumento dos níveis séricos de fenitoína, carbamazepina e benzodiazepínicos (exceto lorazepam).

Linezolida. O mecanismo de interação é inibição da MAO-A. Efeitos:

- Aumento do potencial de síndrome serotoninérgica com ISRS e IRSN
- Possibilidade de crise hipertensiva com antidepressivos tricíclicos, meperidina, alimentos contendo tiramina e estimulantes.

Rifampicina. O mecanismo de interação é indução CYP 3A4. Efeitos:

- Redução dos níveis de risperidona, sertralina, fenitoína, zolpidem, metadona, morfina, codeína e clozapina
- Redução do nível de benzodiazepínicos (especialmente midazolam; exceto lorazepam).

Ciprofloxacino, norfloxacino. O mecanismo de interação é inibição de CYP 1A2 e 3A4. Efeitos:

- Aumento dos níveis séricos de benzodiazepínicos (exceto lorazepam)
- Aumento do nível de metadona.

Claritromicina, eritromicina. O mecanismo de interação é inibição de CYP 3A4. Efeitos:

- Possibilidade de aumento do nível sérico dos benzodiazepínicos, exceto do lorazepam
- Aumento dos níveis de buspirona, carbamazepina e pimozida.

Antivirais

Efavirenz. Os mecanismos de interação são indução de CYP 2B6 e indução de CYP 3A4. Efeito: redução dos níveis de bupropiona, fenitoína, carbamazepina, buprenorfina e metadona.

Nevirapina. O mecanismo de interação é indução de CYP 3A4. Efeito: redução dos níveis de carbamazepina e metadona.

Indinavir. O mecanismo de interação é inibição de CYP 3A4. Efeito: aumento dos níveis de trazodona e carbamazepina.

Lopinavir. Os mecanismos de interação são inibição de CYP 3A4 e possível indução de CYP 2C9. Efeitos:

Um grande número de interações medicamentosas pode ocorrer entre os antimicrobianos e os psicotrópicos, exigindo cautela do interconsultor.

Macrolídios e antifúngicos azólicos podem causar prolongamento do intervalo QT e arritmias ventriculares quando coadministrados com alguns psicotrópicos, em especial os antipsicóticos.

A coadministração da linezolida e os ISRS ou IRSN está associada a síndrome serotoninérgica.

A coadministração da linezolida e psicoestimulantes pode precipitar crises hipertensivas.

O uso de isoniazida aumenta o potencial de síndrome serotoninérgica na coadministração de ISRS e IRSN.

- Aumento dos níveis de trazodona
- Redução dos níveis de fenitoína.

Ritonavir. Os mecanismos de interação são inibição de CYP 2D6 inicialmente, seguida de indução de CYP 2D6 dentro de alguns dias; inibição de CYP 3A4; indução de CYP 1A2; e indução de CYP 2B6. Efeitos:

- Aumento inicial seguido de diminuição a longo prazo nos níveis de sertralina, desipramina e amitriptilina
- Aumento dos níveis de trazodona e carbamazepina
- Redução dos níveis de olanzapina, clozapina e bupropiona.

Fluconazol. O mecanismo de interação é inibição de CYP 2C19. Efeito: aumento dos níveis de amitriptilina, nortriptilina, fenitoína e midazolam.

Itraconazol, cetoconazol. O mecanismo de interação é inibição de CYP 3A4. Efeitos:
- Aumento dos níveis séricos de benzodiazepínicos (exceto lorazepam)
- Aumento dos níveis de buspirona.

Efeitos adversos neuropsiquiátricos no uso de antibióticos

Apesar de serem raros, efeitos adversos neuropsiquiátricos podem ser causados por vários antimicrobianos. Portanto, a suspeita clínica deve ser considerada diante da exacerbação de sintomas psiquiátricos preexistentes ou mesmo o início desses sintomas quando algum desses medicamentos é iniciado.[5]

A psicose e o *delirium* estão principalmente associados com o uso das quinolonas (p. ex., ciprofloxacino), antituberculose (ciclosserina), antimaláricos e outras drogas antiparasitárias e a penicilina procaína. A depressão é o efeito adverso mais comumente causado pela descontinuação do interferon. Associada à ansiedade e depressão, a insônia também é um dos efeitos neuropsiquiátricos mais reportados no tratamento da infecção pelo HIV com antirretrovirais.[5]

As Tabelas 37.1 a 37.3 mostram medicações utilizadas no tratamento de doenças infectocontagiosas e seus principais efeitos neuropsiquiátricos.

Tabela 37.1 Antibióticos e principais efeitos adversos neuropsiquiátricos.

Medicação		Efeito adverso neuropsiquiátrico
Aminoglicosídeos		Psicose, *delirium*
	Ciclosserina	Psicose, confusão
	Etambutol	Confusão
	Etionamida	Depressão, psicose, sedação
	Isoniazida	Insônia, disfunção cognitiva, alucinações, delírios, sintomas obsessivos-compulsivos, depressão, agitação, ansiedade, mania
	Rifampicina	Sonolência, disfunção cognitiva, delírios, alucinações, tontura
Agentes betalactâmicos	Cefalosporinas	Euforia, delírios, despersonalização, alucinações visuais
	Imipeném	Encefalopatia
	Antibióticos lactâmicos	Confusão, paranoia, alucinações, mania
	Penicilinas	Ansiedade, ilusões e alucinações, despersonalização, agitação, insônia, *delirium*, mania (amoxicilina)
Fluorquinolonas	Ciprofloxacino, levofloxacino, moxifloxacino, ofloxacino	Psicose, insônia, *delirium*, mania
Macrolídios	Claritromicina, eritromicina	Pesadelos, confusão, ansiedade, labilidade afetiva, psicose, mania
Metronizadol		Insônia, confusão, pânico, delírios, alucinações, reação dissulfiram-*like*, mania
Quinolonas		Alucinações, delírios, irritabilidade, *delirium*, ansiedade, insônia, depressão, inquietação
Sulfonamidas	Trimetoprima/ sulfametoxazol, dapsona	Depressão, mania, inquietação, irritabilidade, pânico, alucinações, delírios, *delirium*, confusão, anorexia
Tetraciclina		Distúrbios de memória

Adaptada de Levenson e Ferrando, 2016.[5]

Tabela 37.2 Antivirais e principais efeitos adversos neuropsiquiátricos.

Medicação		Efeito adverso neuropsiquiátrico
Inibidores nucleosídeos da transcriptase reversa	Abacavir	Depressão, ideação suicida, psicose, insônia, fadiga
	Didanosina	Agitação, mania, insônia, letargia
	Emtricitabina	Depressão, pesadelos, insônia, tontura
	Interferon-alfa-2a	Depressão, ideação suicida, ansiedade, mania, psicose, distúrbios do sono, fadiga, *delirium*, disfunção cognitiva
	Lamivudina	Depressão, insônia, tontura
	Zidovudina	Ansiedade, agitação, inquietação, insônia, confusão mental, mania
Inibidores da transcriptase reversa não nucleosídeos	Delavirdina	Ansiedade, agitação, amnésia, confusão, tontura
	Efavirenz	Ansiedade, insônia, depressão, ideação suicida, psicose, sonhos vívidos/pesadelos, disfunção cognitiva, tontura
	Nevirapina	Sonhos vívidos/pesadelos
Inibidores de protease	Atazanavir	Depressão, insônia
	Fosamprenavir	Depressão
	Indinavir	Ansiedade, agitação, insônia
	Lopinavir/ritonavir	Insônia
	Nelfinavir	Depressão, ansiedade, insônia
	Ritonavir	Ansiedade, agitação, insônia, confusão, amnésia, labilidade emocional, diminuição da libido, alucinações
	Saquinavir	Ansiedade, agitação, irritabilidade, depressão, alucinações, amnésia
	Tipranavir	Depressão
Anti-herpéticos	Aciclovir	Alucinações visuais, despersonalização, labilidade de humor, insônia, letargia, agitação, *delirium*
Outros antivirais	Amantadina	Insônia, ansiedade, irritabilidade, pesadelos, depressão, confusão, psicose
	Foscarnete	Irritabilidade, alucinações
	Ganciclovir	Pesadelos, alucinações, agitação

Adaptada de Levenson e Ferrando, 2016.[5]

Tabela 37.3 Antifúngicos e anti-helmínticos e principais efeitos adversos neuropsiquiátricos.

Antifúngicos	
Anfotericina B	*Delirium*, letargia
Cetoconazol	Sonolência, tontura, astenia, alucinações
Pentamidina	Confusão, ansiedade, labilidade de humor, alucinações
Anti-helmínticos	
Tiabendazol	Alucinações

Adaptada de Levenson e Ferrando, 2016.[5]

Atualizações

- Dinan e Dian (2022), 2022 realizaram uma revisão sobre a maneira como os antibióticos impactam a saúde mental agindo sobre o eixo cérebro-intestino-microbiota[40]
- Stelzle et al. (2023) descreveram características clínicas e manejo de pacientes com neurocisticercose[41]
- Bai et al. (2022) em uma coorte retrospectiva, avaliaram a ocorrência de síndrome serotoninérgica em pacientes que utilizaram linezolida e antidepressivos.[42]

Highlights

- É notável a interface entre psiquiatria e infectologia, tanto em relação às patologias e suas apresentações, quanto em relação às interações medicamentosas
- Muitas infecções sistêmicas e que acometem o SNC cursam com sintomas psiquiátricos
- A neurotoxoplasmose ainda é a infecção do SNC mais prevalente entre pessoas com AIDS. A apresentação da neurossífilis varia de assintomática até várias manifestações, incluindo sintomas psiquiátricos tais com fadiga, irritabilidade, cefaleia, disfunção cognitiva, mudanças na personalidade, psicoses. É importante investigação diagnóstica, pois se não tratada pode levar à morte
- A infecção por *Mycobacterium tuberculosis* continua sendo a doença infecciosa mais mortal do mundo. O tratamento deve ser iniciado imediatamente para reduzir a morbidade e a mortalidade na meningite tuberculosa
- Neurocisticercose é a doença parasitária mais comum do SNC. O cisto, uma vez instalado em tecido cerebral, desenvolve-se e pode ocasionar intensa resposta inflamatória e, consequentemente, manifestações neuropsiquiátricas. É a principal etiologia de epilepsia adquirida
- A encefalite herpética, apesar de rara, apresenta alta taxa de mortalidade, chegando a 70% nos casos não tratados. Apresenta alta probabilidade de deixar sequelas neurológicas e psiquiátricas. Os sintomas têm início abrupto e podem cursar com mudanças na personalidade, disfasia, crises convulsivas, alucinações olfatórias, disfunção autonômica, ataxia, *delirium*, psicose e sintomas neurológicos focais
- É grande o número de interações medicamentosas que podem ocorrer entre os antibióticos e os psicotrópicos, por isso a importância de conhecê-las.

DURANTE O ATENDIMENTO

O que fazer

- Considerar a interface entre infectologia e saúde mental, dando a devida importância para ambas
- Estar atento ao fato de que patologias infecciosas podem cursar com sinais e sintomas psiquiátricos
- Sempre lembrar que o diagnóstico psiquiátrico é de exclusão
- Observar e tratar possíveis comorbidades psiquiátricas associadas
- Ao iniciar medicamento para tratamento das doenças infectoparasitárias, considerar suspeita de efeitos neuropsiquiátricos diante do início ou exacerbação de sintomas psiquiátricos preexistentes
- Ressaltar a importância do seguimento multidisciplinar de pacientes com doenças infectocontagiosas

O que não fazer

- Menosprezar a importância do atendimento e acompanhamento multiprofissional desses pacientes
- Subdiagnosticar comorbidades psiquiátricas em pacientes com doenças infectoparasitárias
- Ignorar a possibilidade de doenças infectoparasitárias em pacientes com quadros psiquiátricos
- Desconsiderar a ocorrência de efeitos adversos neuropsiquiátricos das medicações comumente utilizadas para tratamento de doenças infectoparasitárias
- Deixar de analisar as interações medicamentosas entre medicações da prática clínica do infectologista e os psicotrópicos

Referências bibliográficas

1. Munjal S, Ferrando SJ, Freyberg Z. Neuropsychiatric aspects of infectious diseases. Crit Care Clin. 2017;33(3):681-712.
2. Dalgalarrondo P, Moraes MJ, Celeri EH, Santos Júnior AD. Das psicoses associadas a infecções no Brasil: 100 anos da contribuição psicopatológica de Antonio Austregésilo. Rev Latinoam Psicopatol Fundam. 2020;23(3):646-67.
3. The Lancet Psychiatry. Covid-19 and mental health. Lancet Psychiatry. 2021;8(2):87.
4. Rogers JP, Chesney E, Oliver D et al. Psychiatric and neuropsychiatric presentations associated with severe coronavirus infections: a systematic review and meta-analysis with comparison to the COVID-19 pandemic. Lancet Psychiatry. 2020;7(7):611-27.
5. Levenson JL, Ferrando SJ. Clinical manual of psychopharmacology in the medically ill. American Psychiatric Association Publishing; 2016.
6. Gouveia VA, Fernandes BF, Frota ER et al. Clinical laboratory characteristics of cryptococcosis in patients admitted to the emergency room Hospital das Clínicas, Federal University of Minas Gerais, tertiary reference of the Unified Health System: retrospective analysis from 2000 to 2013. Rev Médica Minas Gerais. 2018;28:1-12.

7. Beardsley J, Sorrell TC, Chen SC. Central nervous system cryptococcal infections in non-HIV infected patients. J Fungi. 2019;5(3):71.
8. World Health Organization. Guidelines for diagnosing, preventing and managing cryptococcal disease among adults, adolescents and children living with HIV. Geneva: World Health Organization; 2022.
9. Melo LM, Paulista MT, Sánchez TE. Neurotoxoplasmose em pacientes portadores de imunodeficiência humana e suas sequelas: uma revisão narrativa/neurotoxoplasmosis in patients with human immunodeficiency and its sequelae: a narrative review. Braz J Dev. 2020;6(10):81527-38.
10. Vidal JE, Diaz AV, Oliveira AC, Dauar RF, Colombo FA, Chioccola VL. Importance of high IgG anti-Toxoplasma gondii titers and PCR detection of T. gondii DNA in peripheral blood samples for the diagnosis of AIDS-related cerebral toxoplasmosis: a case-control study. Braz J Infect Dis. 2011;15(4):356-9.
11. Martins JC, Cruzeiro MM, Pires LA. Neurotoxoplasmose e neurocisticercose em paciente com AIDS. Rev Neurocienc. 2015;23(3):443-50.
12. Montoya J, Liesenfeld O. Toxoplasmosis. Lancet. 2004;363(9425):1965-76.
13. Pappas G, Roussos N, Falagas ME. Toxoplasmosis snapshots: Global status of Toxoplasma gondii seroprevalence and implications for pregnancy and congenital toxoplasmosis. Int J Parasitol. 2009;39(12):1385-94.
14. Bojar I, Szymańska J. Environmental exposure of pregnant women to infection with Toxoplasma gondii – state of the art. Annals of agricultural and environmental medicine: AAEM. 2010;17(2):209-14.
15. Jones JL, Dubey JP. Waterborne toxoplasmosis – Recent developments. Exp Parasitol. 2010;124(1):10-25.
16. Sonneville R, Schmidt M, Messika J et al. Neurologic outcomes and adjunctive steroids in HIV patients with severe cerebral toxoplasmosis. Neurology. 2012;79(17):1762-6.
17. Brasil. Ministério da Saúde. Secretaria de Vigilância em Saúde. Departamento de Vigilância, Prevenção e Controle das Infecções Sexualmente Transmissíveis, do HIV/Aids e das Hepatites Virais. Brasília: Ministério da Saúde; 2018.
18. Duarte ALB, Guimarães-Fernandes F, Otoch N et al. Clínica psiquiátrica: guia prático. 2. ed. Santana de Parnaíba, SP: Manole; 2021.
19. Franco GM, Oliveira KNS de, Vale TC, Ferreira T dos S, Pires LA, Ferreira K dos S. Relato de caso insólito de neurossífilis. Rev Médica Minas Gerais. 2009;19(1):75-9.
20. Sanchez FM, Zisselman MH. Treatment of psychiatric symptoms associated with neurosyphilis. Psychosomatics. 2007;48(5):440-5.
21. Taycan O, Ugur M, Ozmen M. Quetiapine vs. risperidone in treating psychosis in neurosyphilis: a case report. Gen Hosp Psychiatry. 2006;28(4):359-61.
22. Turan S, Emul M, Duran A, Mert A, Uğur M. Effectiveness of olanzapine in neurosyphilis related organic psychosis: a case report. J Psychopharmacol. 2006;21(5):556-8.
23. World Health Organization. Global tuberculosis report 2019. Geneva: World Health Organization; 2019.
24. Lee SA, Kim SW, Chang HH et al. A new scoring system for the differential diagnosis between tuberculous meningitis and viral meningitis. J Korean Med Sci. 2018;33(31):e-201.
25. Bell LC, Noursadeghi M. Pathogenesis of HIV-1 and Mycobacterium tuberculosis coinfection. Nat Rev Microbiol. 2017;16(2):80-90.
26. Bourgi K, Fiske C, Sterling TR. Tuberculosis meningitis. Curr Infect Dis Rep. 2017;19(11):39.
27. Marx GE, Chan ED. Tuberculous meningitis: diagnosis and treatment overview. Tuberc Res Treat. 2011;2011:1-9.
28. Woodroof A, Gleason O. Psychiatric symptoms in a case of intracranial tuberculosis. Psychosomatics. 2002;43(1):82-4.
29. Agapejev S. Aspectos clínico-epidemiológicos da neurocisticercose no Brasil: análise crítica. Arq Neuro Psiquiatr. 2003;61(3B):822-8.
30. Garcia HH, Del Brutto OH. Neurocysticercosis: updated concepts about an old disease. Lancet Neurol. 2005;4(10):653-61.
31. Signore RJ, Lahmeyer HW. Acute psychosis in a patient with cerebral cysticercosis. Psychosomatics. 1988;29(1):106-8.
32. Nash TE, Singh G, White AC et al. Treatment of neurocysticercosis: current status and future research needs. Neurology. 2006;67(7):1120-7.
33. Bills DC, Symon L. Cysticercosis producing various neurological presentations in a patient: Case report. Br J Neurosurg. 1992;6(4):365-9.
34. Arciniegas DB, Anderson CA. Viral encephalitis: neuropsychiatric and neurobehavioral aspects. Curr Psychiatry Rep. 2004;6(5):372-9.
35. Caroff SN, Mann SC, Gliatto MF, Sullivan KA, Campbell EC. Psychiatric manifestations of acute viral encephalitis. Psychiatr Ann. 2001;31(3):193-204.
36. Kennedy PG. Herpes simplex encephalitis. J Neurol Neurosurg Amp Psychiatry. 2002;73(3):237-8.
37. Sternbach H, State R. Antibiotics: neuropsychiatric effects and psychotropic interactions. Harv Rev Psychiatry. 1997;5(4):214-26.
38. Lorenz RA, Vandenberg AM, Canepa EA. Serotonergic antidepressants and linezolid: a retrospective chart review and presentation of cases. Int J Psychiatry Med. 2008;38:81-90.
39. Taylor JJ, Wilson JW, Estes LL. Linezolid and serotonergic drug interactions: a retrospective survey. Clin Infect Dis. 2006;43(2):180-7.
40. Dinan K, Dinan T. Antibiotics and mental health: the good, the bad and the ugly. J Intern Med. 2022;292(6):858-69.
41. Stelzle D, Abraham A, Kaminski M et al. Clinical characteristics and management of neurocysticercosis patients: a retrospective assessment of case reports from Europe [published correction appears in J Travel Med. 2023 Jan 24]. J Travel Med. 2023;30(1):taac102.
42. Bai AD, McKenna S, Wise H, Loeb M, Gill SS. Association of linezolid with risk of serotonin syndrome in patients receiving antidepressants. JAMA Netw Open. 2022;5(12):e2247426.

38 | Cardiologia

Thiago Baccili Cury Megid • Eduardo Palmegiani • Elzo Thiago Brito Mattar • Adalberto Lorga Filho

Arritmias cardíacas e transtornos depressivos e de ansiedade

Introdução

> Queixas de palpitação e taquicardia são frequentes em pacientes com ansiedade, culminando na procura por serviços clínicos.

É frequente a queixa de palpitação e taquicardia, associada a sintomas de ansiedade, nos serviços de emergência e consultórios médicos. Por outro lado, muitos pacientes com arritmia cardíaca referem apenas sintomas como ansiedade e angústia, tornando o diagnóstico ainda mais desafiador. Na primeira avaliação de um paciente com arritmias, é muito comum a ausência de alterações ao exame físico e em exames cardiológicos complementares, como eletrocardiograma (ECG) ou *Holter*. Como consequência, em alguns desses casos os diagnósticos de ansiedade e/ou depressão em paciente com arritmia podem ser atribuídos. Assim, compreender os mecanismos das arritmias cardíacas, os sintomas por elas causadas, realizar uma boa propedêutica e utilizar os métodos diagnósticos disponíveis de maneira adequada facilitam o diagnóstico e o tratamento correto do paciente.

> Por outro lado, alguns pacientes com arritmia podem referir apenas sintomas ansiosos, tornando o diagnóstico diferencial desafiador.

Epidemiologia

Taquicardias supraventriculares ocorrem em 2,25/1.000 pessoas.[1] As taquicardias supraventriculares paroxísticas, como taquicardia por reentrada nodal e taquicardia por reentrada atrioventricular, costumam ocorrer em pacientes jovens, são de início súbito e em geral com diagnóstico realizado em serviços de emergência. Já a fibrilação e o *flutter* atrial são mais prevalentes em pacientes com comorbidades ou idosos. **Taquicardias ventriculares ocorrem, em sua maior parte, em pacientes com cardiopatias ou cirurgias cardíacas prévias, geralmente com maior risco e sintomas associados à instabilidade hemodinâmica.**

> Taquicardias ventriculares ocorrem, em sua maior parte, em paciente com cardiopatias ou cirurgias cardíacas prévias.

Quadro clínico

Os sintomas relacionados a arritmias são variados e dependem de alguns fatores, como de frequência cardíaca e pressão arterial, além de características pessoais, como grau de ansiedade. É importante caracterizar frequência, duração, início e término dos eventos (súbito ou gradual, ao esforço ou em repouso, fatores desencadeantes), regularidade, hábitos pessoais (medicamentos, tabagismo, álcool ou drogas ilícitas), comorbidades e cirurgias prévias, além do histórico familiar (presença de cardiopatias familiares, história de morte súbita cardíaca precoce). **Relatos de depressão e ansiedade[2] associadas a palpitações são frequentes, podendo ocorrer de maneira isolada ou associados a outros sintomas**.

Patologias secundárias a determinadas arritmias podem estar presentes, por exemplo; apesar de incomum, já foi demonstrado que pacientes com fibrilação atrial podem apresentar déficit cognitivo e demência, provavelmente relacionados ao estado de hipercoagulabilidade e microembolia para o sistema nervoso central.[3]

> O ASTA foi criado para avaliação clínica e de qualidade de vida em pacientes com diferentes formas de arritmia, auxiliando o médico no manejo do quadro.

Um questionário específico (ASTA) foi criado por um grupo sueco para avaliação clínica e de qualidade de vida em pacientes com diferentes formas de arritmia (fibrilação atrial, *flutter* atrial, taquicardia por reentrada nodal, taquicardia atrial, síndrome de Wolff-Parkinson-White, extrassístoles ventriculares e taquicardia ventricular),[4] adaptado para avaliação das propriedades psicométricas da população brasileira (ASTA-BR *Symptom Scale*; Tabela 38.1).[5] Os sintomas avaliados foram dispneia aos esforços e em repouso, tontura, fraqueza, cansaço, suor frio, dor torácica, pressão ou desconforto torácico, preocupação e/ou ansiedade. Tal questionário é uma ferramenta importante de avaliação para diferentes formas de arritmia e auxilia na decisão médica do tratamento mais apropriado.

Se as arritmias cardíacas podem ser causa de ansiedade e sintomas depressivos, também é sabido que pode ocorrer o caminho inverso. Pacientes com estado de estresse crônico, por exemplo, apresentam alterações do sistema nervoso autonômico e modificações no tecido atrial, com diminuição da variabilidade da frequência cardíaca e do tônus vagal, ocasionando o surgimento e a recorrência da fibrilação atrial.[6] Questionários podem ser aplicados para avaliação do grau de ansiedade,[7-9] objetivando-se evitar o início e a progressão da fibrilação atrial a partir de tratamento psicossomático adequado.

> Se as arritmias cardíacas podem ser causa de ansiedade e sintomas depressivos, também é sabido que pode ocorrer o caminho inverso.

Transtornos de ansiedade e/ou depressivos também são frequentes em pacientes com dispositivos cardíacos implantados, principalmente os cardiodesfibriladores (CDI), que têm como objetivo reverter arritmias ventriculares complexas, como taquicardia ventricular sustentada ou fibrilação ventricular, muitas vezes com acionamento de choques. Estudo realizado em pacientes com CDI demonstrou mudança em aspectos psicológicos, físicos e cognitivos em 90,48% dos pacientes após implante; 33,33% apresentaram sintomas de ansiedade e 19,05% de depressão.[10]

> Transtornos de ansiedade e/ou depressivos também são frequentes em pacientes com dispositivos cardíacos implantados, principalmente os cardiodesfibriladores.

Situações de estresse pós-traumático também são gatilhos para arritmias ventriculares. Após 30 dias do atentado de 11 de setembro de 2001 ao World Trade Center, observou-se aumento importante do número de pacientes que apresentaram choque do CDI em dois serviços de cardiologia na Flórida quando comparado aos 30 dias que antecederam o atentado.[11]

> Situações de estresse pós-traumático também são gatilhos para arritmias ventriculares.

Investigação complementar

Eletrocardiograma

O eletrocardiograma (ECG) de 12 derivações é de fundamental importância no diagnóstico das arritmias cardíacas, sobretudo quando realizado no momento da crise. A Figura 38.1 traz algoritmo utilizado para diagnóstico diferencial das taquicardias. Quando realizado fora da crise, deve-se relacionar com a história clínica. Por exemplo, em pacientes com intervalo PR curto, onda delta e crises de taquicardia, faz-se o diagnóstico da síndrome de Wolff-Parkinson-White. Na presença de síncope, deve-se atentar ao intervalo QT, sinais indiretos de cardiopatia ou valvopatia (como hipertrofia ventricular), bloqueios atrioventriculares ou bloqueios fasciculares.

> O ECG de 12 derivações é de fundamental importância no diagnóstico das arritmias cardíacas, principalmente quando realizado no momento da crise.

Holter

O exame de *Holter* registra traçado eletrocardiográfico ambulatorial em três derivações, podendo ter duração variável (1 a 7 dias). Anotar em um diário a presença de sintomas durante a gravação do *Holter* permitirá identificar se a arritmia é ou não a causa das queixas do paciente. Por exemplo, se o paciente refere a palpitações no exato momento em que há extrassístoles atriais ou ventriculares, define-se a relação causal. Do mesmo modo, pode inferir relação causal em pacientes assintomáticos no momento do exame, por exemplo, em um paciente com bloqueio atrioventricular (BAV) de segundo grau Mobitz 2 em investigação de síncope.

> Anotar em um diário a presença de sintomas durante a gravação do *Holter* permitirá identificar se a arritmia é ou não a causa das queixas do paciente.

Tabela 38.1 ASTA-BR: escala de sintomas.

Falta de ar durante atividade física	Sim, muito	Sim, moderada	Sim, pouco	Não
Falta de ar em repouso	Sim, muito	Sim, moderada	Sim, pouco	Não
Tontura	Sim, muito	Sim, moderada	Sim, pouco	Não
Suor frio	Sim, muito	Sim, moderado	Sim, pouco	Não
Fraqueza/letargia	Sim, muito	Sim, moderada	Sim, pouco	Não
Fadiga	Sim, muito	Sim, moderada	Sim, pouco	Não
Dor no peito	Sim, muito	Sim, moderada	Sim, pouco	Não
Pressão ou desconforto torácico	Sim, muito	Sim, moderada	Sim, pouco	Não
Preocupação/ansiedade	Sim, muito	Sim, moderada	Sim, pouco	Não

Adaptada de Cannavan et al., 2020.[5]

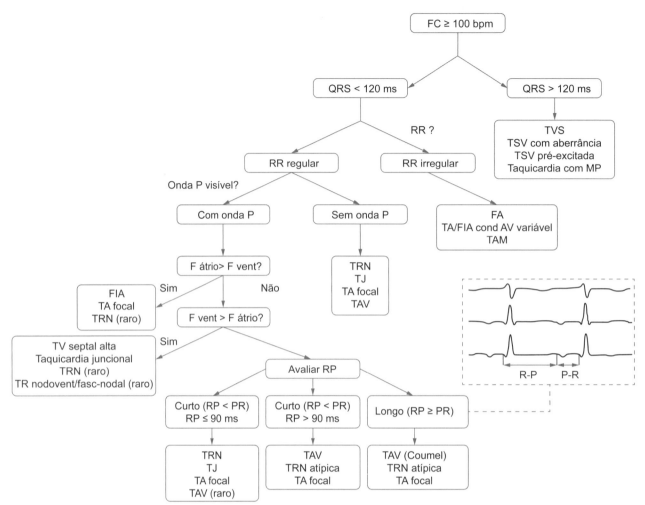

Figura 38.1 Algoritmo para diagnóstico diferencial das taquiarritmias de QRS estreito no eletrocardiograma (ECG) de 12 derivações. Em detalhe, no quadro tracejado, como fazer avaliação da relação RP e PR; no exemplo, uma taquicardia com RP longo ou PR curto. AV: atrioventricular; FA: fibrilação atrial; F átrio: frequência do átrio; FIA: *flutter* atrial; F vent: frequência do ventrículo; FC: frequência cardíaca; PR: período entre o início da despolarização atrial e o início da despolarização ventricular; QRS: trecho do traçado do ECG formado por três ondas: Q, R e S; RR: intervalo de tempo entre dois complexos QRS; RP: intervalo de batimento a batimento; TA: taquicardia atrial; TAM: taquicardia atrial multifocal; TAV: taquicardia por reentrada atrioventricular; TJ: taquicardia juncional; TRN: taquicardia por reentrada nodal; TR nodovent/fasc-nodal: taquicardia por reentrada nodoventricular/fascículo-nodal; TSV: taquicardia supraventricular; TVS: taquicardia ventricular sustentada. (Adaptada de Brugada et al., 2020.[1])

Monitores de eventos

O monitor de eventos externo é um aparelho com capacidade de gravar e armazenar, de maneira contínua ou fracionada, registro eletrocardiográfico em uma derivação. O paciente pode permanecer com aparelho por período de 7 a 30 dias, sendo recomendado a pacientes com sintomas semanais ou mensais. Possui um controle remoto que, quando acionado, grava o registro eletrocardiográfico por determinado período.

Já o monitor de eventos implantável é um pequeno dispositivo, implantado no tecido subcutâneo no hemitórax esquerdo, capaz de gravar quando acionado manualmente por meio de um controle; ele também possui algoritmo com programação preestabelecida para registro automático de eventos, sendo possível identificar bradi e taquiarritmias, mesmo quando assintomáticas. Está indicado quando os sintomas são pouco frequentes, sendo útil na investigação de síncope inexplicada, epilepsia refratária ao tratamento clínico (para descartar causa arrítmica) e quedas de origem inexplicada.

> O monitor de eventos implantável é recomendado a pacientes com sintomas pouco frequentes, com síncope inexplicada, epilepsia refratária e quedas de origem inexplicada.

Teste ergométrico

Está indicado a pacientes com palpitações, síncopes ou sintomas pré-sincopais relacionados ao esforço. Importante na avaliação cronotrópica de pacientes com doença do nó sinusal ou no bloqueio atrioventricular congênito, além de ser importante no diagnóstico de canalopatias, como na síndrome do QT longo congênito e na taquicardia ventricular polimórfica catecolaminérgica.

Dispositivos cardíacos implantáveis

Marca-passos, cardiodesfibriladores e ressincronizadores cardíacos são capazes de registrar arritmias supraventriculares e ventriculares, independente da presença de sintomas. A identificação de fibrilação atrial ou *flutter* atrial pode auxiliar na prevenção de eventos tromboembólicos nos pacientes com critérios para anticoagulação. Os CDIs, além de identificar e registrar as taquicardias ventriculares, são capazes de tratá-las com terapia antitaquicardia (ATP) ou com choque (Figura 38.2).

Dispositivos móveis

Smartwatches, *smartphones* e pulseiras para exercícios físicos permitem o registro eletrocardiográfico com uma ou mais derivações, além de permitir a triagem de fibrilação atrial (FA) por meio da fotopletismografia. Mesmo em indivíduos assintomáticos, constituem ferramentas importantes para o diagnóstico da fibrilação atrial e crises de taquicardia de difícil documentação pelos métodos tradicionais, pois permitem longos períodos de monitorização (Figura 38.3).

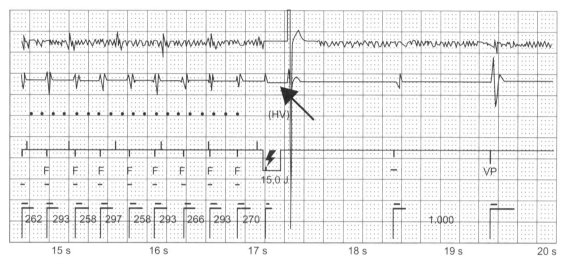

Figura 38.2 Taquicardia ventricular está representada pela letra F no canal de marcas; é interrompida por choque pelo cardiodesfibrilador implantável (*seta*), retornando ao ritmo de marca-passo (VP). (Fonte: arquivo pessoal.)

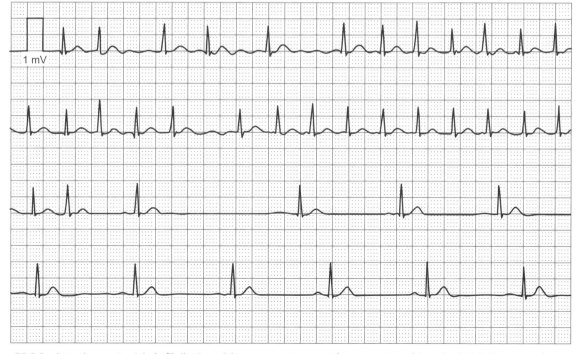

Figura 38.3 Registro de *smartwatch* de fibrilação atrial, com reversão espontânea para sinusal (terceira linha). (Fonte: arquivo pessoal.)

Estudo eletrofisiológico

O estudo eletrofisiológico tem papel importante na investigação de síncopes inexplicadas, avaliação de bradiarritmias e estratificação de risco de morte súbita.

Exame que permite estudar a fisiologia do sistema de condução cardíaco por meio de cateteres multipolares que são introduzidos nas cavidades cardíacas pelo sistema venoso ou arterial. Tem papel importante nas avaliações de taquicardias recorrentes, de início e término súbitos, não esclarecidas por investigação não invasiva e não documentadas em ECG. Do mesmo modo, é importante na investigação de síncopes inexplicadas, sobretudo em pacientes com cardiopatia estrutural e/ou bloqueios fasciculares, avaliação de bradiarritmias e na estratificação de risco de morte súbita cardíaca.

O resumo das principais arritmias cardíacas, com suas respectivas características clínicas, eletrocardiográficas e tratamento está apresentado na Tabela 38.2.

Perda transitória da consciência

Trata-se da incapacidade de responder a um estímulo, causada por condições que levam a hipoperfusão cerebral (síncope), ou por condições não sincopais, como alterações metabólicas, concussão cerebral, intoxicação por álcool/drogas, ou ainda de causa psicogênica (pseudossíncope).

Deve-se suspeitar de pseudossíncope quando os episódios são prolongados, sem pródromos ou fatores desencadeantes, nos quais os olhos estão permanentemente fechados e ocorrem com muita frequência. O diagnóstico padrão-ouro é realizado quando há documentação da crise no *Tilt Test* (associado a eletroencefalograma) sem que haja alterações hemodinâmicas ou dos parâmetros eletroencefalográficos (Tabela 38.3).[12]

Tabela 38.2 Diagnóstico diferencial de arritmias cardíacas.

Arritmia	Clínica	Comorbidades	ECG	Tratamento
Taquicardia supraventricular (TRN, TAV)	Taquicardia Fadiga Dispneia Início súbito Lipotimia/síncope Crise de ansiedade	Sem relação com comorbidades cardiovasculares	Durante crise: Taquicardia de QRS estreito ou largo, regular Fora da crise: Normal (TRN) Intervalo PR curto e onda delta para pacientes com WPW	Estudo eletrofisiológico e ablação por cateter Antiarrítmicos (propafenona, amiodarona)
Fibrilação atrial *Flutter* atrial Taquicardia atrial	Palpitações (geralmente arrítmicas) Dispneia Cansaço Síncope Crise de ansiedade Depressão Déficit cognitivo/demência	HAS DM DAC Valvopatias Idade Apneia do sono Tireotoxicose Obesidade Cardiomiopatias/insuficiência cardíaca DPOC	FA: ritmo irregular, ausência de ondas P *Flutter* atrial: ondas F melhor visualizadas nas derivações inferiores (D2, D3, aVF) com condução AV fixa (2:1; 3:1) ou variável Taquicardia atrial: ondas P de mesma morfologia, com frequência elevada, também podendo apresentar condução AV fixa ou variável	Estudo eletrofisiológico e ablação por cateter Antiarrítmicos (propafenona, amiodarona) Anticoagulação (CHA$_2$DS$_2$-VASC ≥ 2 para o sexo masculino e ≥ 3 para o sexo feminino)
Extrassístoles ventriculares	Palpitações Sensação de "falhas" Tontura Dispneia Dor torácica Estresse/ansiedade	Cardiomiopatias (mais de uma morfologia pode estar presente) Idiopática (podendo causar taquicardiomiopatia se muito frequentes) Fármacos	Batimento precoce de QRS largo Monomórfico (mesma morfologia) Polimórfico (mais de 2 morfologias); pode estar associado ao aumento do intervalo QT	Retirada do fator causal (se presente) Tratamento das comorbidades (se presente) Antiarrítmicos Ablação por cateter
Taquicardia ventricular	Taquicardia Síncope Dispneia Dor torácica	Cardiomiopatias Idiopática Medicamentosa (geralmente associada a QT longo)	Taquicardia de QRS largo Regular e monomórfica irregular e polimórfica (*torsade de pointes*)	Antiarrítmicos Ablação Cardiodesfibrilador

CHA$_2$DS$_2$-VASC: escore para avaliação de risco cardiovascular (C = insuficiência cardíaca congestiva; H = hipertensão; A = idade [age] ≥ 75 anos, peso 2; D = diabetes; S = ataque isquêmico transitório ou acidente vascular encefálico [stroke] prévio, peso 2; V = doença vascular; A = idade [age] de 65 a 74 anos; Sc = sexo [se feminino]); DAC: doença arterial coronariana; DM: diabetes *mellitus*; DPOC: doença pulmonar obstrutiva crônica: HAS: hipertensão arterial sistêmica; TAV: taquicardia atrioventricular; TRN: taquicardia por reentrada nodal; WPW: Wolff-Parkinson-White. (Adaptada de Brugada et al., 2020.[1])

Tabela 38.3 Diferença entre síncope vasovagal e pseudossíncope considerando *Tilt Test* e frequência das crises.

	Pressão arterial	Frequência cardíaca*	EEG (ondas alfas)	Olhos fechados	Nº de crises/ano
Síncope vasovagal	Queda	Estável ou queda	Desacelerando	7%	Baixa 4 ± 2
Pseudossíncope	Estável	Estável ou discreto aumento	Normal	97%	Alta 54 ± 35

EEG: eletroencefalograma. (Adaptada de Alciati et al., 2020.[12])

Efeitos adversos de fármacos psicotrópicos

O tratamento farmacológico é uma importante estratégia no tratamento de doenças psiquiátricas, sendo que, em algumas situações (como a esquizofrenia), fármacos antipsicóticos diminuem consideravelmente o risco de morte, seja por suicídio ou por causa acidental.[13] No entanto, **é necessário saber seus diversos efeitos colaterais e traçar estratégias para diminuir os riscos de efeitos adversos, como os eventos arrítmicos ou o desenvolvimento de hipertensão arterial secundária**. Discutiremos a seguir os efeitos adversos mais relevantes na prática clínica.

Arritmias

QT longo e torsade de pointes

O aumento do intervalo QT induzido por fármacos é o efeito adverso mais temido devido ao risco de *torsade de pointes* (TdP), caracterizada por ser uma taquicardia ventricular polimórfica em que os complexos QRS invertem sua polaridade de tal maneira que parecem estar girando em torno do seu eixo, o que pode evoluir para fibrilação ventricular e morte súbita cardíaca. O mecanismo mais comum da TdP é o aumento do intervalo QT induzido por fármacos que bloqueiam os canais de potássio que atuam na repolarização ventricular, levando ao aumento na dispersão da repolarização transmural no coração, o que contribui para o surgimento de ectopias ventriculares secundárias a atividade deflagrada ou póspotenciais (que atuam como gatilho da arritmia), além de um ambiente favorável à reentrada dessas ectopias, que favorecem a perpetuação da arritmia. A TdP geralmente é precedida por pausas secundárias às ectopias ventriculares. Esta sequência de despolarização ventricular é conhecida como ciclo "curto-longo-curto" (Figura 38.4).

> O aumento do intervalo QT induzido por fármacos é o efeito adverso mais temido.

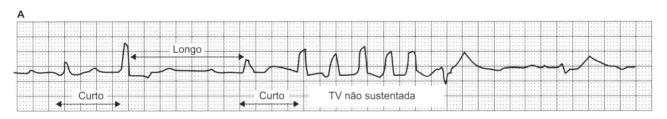

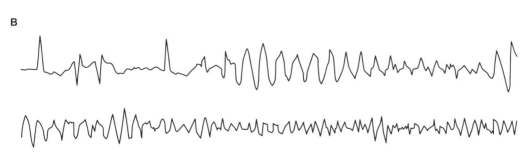

Figura 38.4 Ciclo de *torsade de pointes* (TdP). **A.** Exemplo de ciclo curto-longo-curto, seguido de taquicardia ventricular (TV) não sustentada. **B.** Exemplo de início de TdP com degeneração em fibrilação ventricular. (Adaptada de Sicouri e Antzelevitch, 2008.[14])

> Pacientes institucionalizados apresentam maior risco de TdP devido à associação de fármacos que aumentam o intervalo QT, além da presença de alterações metabólicas como a hipocalemia, a hipomagnesemia e a hipocalcemia.

> Pacientes em uso de fármacos que aumentam o intervalo QT devem ser monitorizados com eletrocardiograma de 12 derivações durante a internação.

> Após a identificação do aumento do intervalo QT, mudanças em relação à dosagem ou mesmo à troca medicamentosa devem ser consideradas.

O aumento do intervalo QT secundário ao uso de fármacos pode ocorrer tanto em pacientes com síndrome do QT longo congênito (SQTLc) (discutido a seguir), quanto em pacientes previamente hígidos, ou seja, que não apresentavam tal canalopatia. Pacientes com SQTLc podem, em até 25% dos casos, apresentar intervalo QT normal; as primeiras manifestações clínicas ocorrem somente quando há uso de fármacos que prolongam o intervalo QT. Quando houver a suspeita de SQTLc, a história de síncope e/ou morte súbita na família deverá ser pesquisada e o rastreamento genético realizado.

O diagnóstico de QT longo é feito a partir da medida do intervalo QT, que compreende o começo da onda Q até o final da onda T; deve ser medido preferencialmente nas derivações D2 e V5, devendo-se evitar a medida da onda U, caso presente. O intervalo QT deve ser corrigido pela frequência cardíaca, sendo a fórmula de Bazzet a mais comumente utilizada na prática clínica. A frequência cardíaca corresponde à medida do intervalo RR entre dois QRS consecutivos. Tanto o intervalo QT quanto o intervalo RR devem ser medidos em segundos (Figura 38.5).

Dentre os fármacos utilizados em psiquiatria, os antipsicóticos apresentam maior risco de QT longo e TdP, dos quais os antidepressivos apresentam menor risco (Tabela 38.4).[14]

Pacientes institucionalizados apresentam maior risco de TdP devido à associação de fármacos que aumentam o intervalo QT, além da presença de alterações metabólicas como a hipocalemia, a hipomagnesemia e a hipocalcemia. A identificação desses fatores de risco é fundamental para prevenção de TdP (Tabelas 38.5 e 38.6).

Pacientes em uso de fármacos que aumentam o intervalo QT devem ser monitorizados com eletrocardiograma de 12 derivações durante a internação. Após a identificação do aumento do intervalo QT, mudanças em relação à dosagem ou mesmo a troca medicamentosa devem ser consideradas [13] (Figura 38.6).

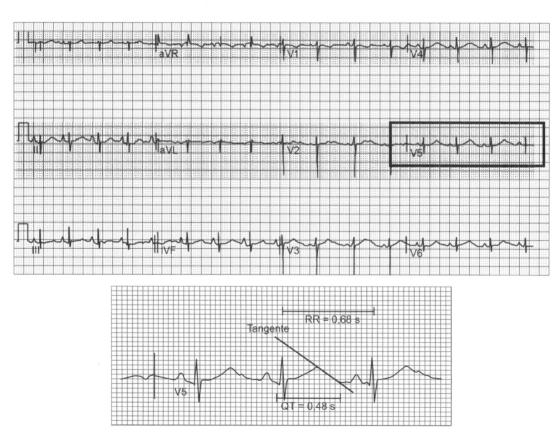

Figura 38.5 Medida do intervalo QT realizada na derivação V5, sendo aplicada correção pela fórmula de Bazzet. (Adaptada de Lambiase et al., 2019.[13])

Tabela 38.4 Medicações psicotrópicas e risco de *torsade de pointes* (TdP).

Medicação	Uso clínico	Risco de TdP
Tricíclicos		
Amitriptilina	Depressão	4
Amoxapina	Depressão	4
Clomipramina	Depressão	4
Desipramina	Depressão	4
Citalopram	Depressão	4
Doxepina	Depressão	4
Imipramina	Depressão	4
Nortriptilina	Depressão	4
Protriptilina	Depressão	4
Timipranina	Depressão	4
Outros antidepressivos		
Fluoxetina	Depressão	4
Sertralina	Depressão	4
Venlafaxina	Depressão	2
Antipsicóticos		
Clorpromazina	Esquizofrenia	1
Clozapina	Esquizofrenia	2
Haloperidol	Esquizofrenia	1
Pimozida	Síndrome de Tourette	1
Quetiapina	Esquizofrenia	2
Risperidona	Esquizofrenia	2
Tioridazina	Esquizofrenia	1
Ziprasiona	Esquizofrenia	2

Categoria 1: fármacos aceitos pelas autoridades como causadores de TdP. Categoria 2: fármacos que em alguns trabalhos são relatados como causadores. Categoria 3: fármacos que devem ser evitados em pacientes com síndrome do QT longo congênito. Categoria 4: fármacos com fraca associação com TdP ou aumento do intervalo QT quando prescritos em doses corretas e na ausência de outros fatores de risco. (Adaptada de Sicouri e Antzelevitch, 2008.[14])

Tabela 38.5 Fatores de risco para aumento do intervalo QT e risco de *torsade de pointes*.

Cardiológicos	Síndrome do QT longo
	Bradicardia
	Cardiopatia isquêmica
	Miocardite
	Infarto agudo do miocárdio
	Hipertrofia ventricular esquerda
	Bradicardia
Metabólicos	Hipocalemia
	Hipomagnesemia
	Hipocalcemia
Outros	Anorexia
	Estresse ou choque
	Extremos de idades (crianças ou idosos)
	Sexo feminino

Adaptada de Sicouri e Antzelevitch, 2008.[14]

Tabela 38.6 Medicações não psicotrópicas associadas ao QT longo.

Antibióticos	Claritromicina Eritromicina Ampicilina Pentamidina Quinolonas
Antimaláricos	Cloroquina Quinina Mefloquina
Antiarrítmicos	Quinidina* Procainamida* Sotalol Amiodarona
Outras	Ciclosporina Amantadina Difenidramina Hidroxizina Nicardipino Tamoxifeno

*Não disponível no Brasil. (Adaptada de Sicouri e Antzelevitch, 2008.[14])

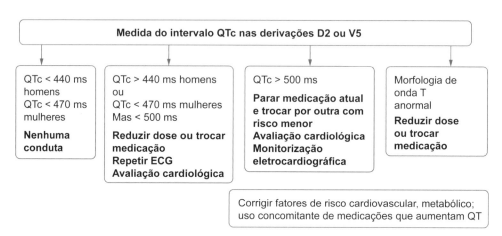

Figura 38.6 Manejo de acordo com intervalo QTc. (Adaptada de Lambiase et al., 2019.[13])

Tratamento da *torsade de pointes*

Pacientes com episódios recorrentes de TdP devem ser monitorizados continuamente. Além de identificar e tratar os fatores causais (p. ex., suspender drogas que ocasionaram TdP), algumas medidas devem ser prontamente adotadas para supressão da arritmia.[15] É necessário administrar sulfato de magnésio e manter potássio sérico em níveis superiores a 4 mmol/ℓ.

É de fundamental importância evitar bradicardia ou pausas importantes, a fim de suprimir os mecanismos deflagradores da TdP. Para tanto, pode ser necessário aumentar a frequência cardíaca por meio de marca-passo transvenoso provisório, para estimulação atrial ou ventricular, ou ainda a infusão de isoproterenol, medidas conhecidas como *overdrive supression*. Os pacientes com TdP e instabilidade hemodinâmica devem ser submetidos à desfibrilação elétrica, após sedação adequada quando necessário, mesmo se o pulso estiver presente. A Tabela 38.7 traz as orientações para tratamento de TdP e o grau de evidência de cada recomendação.

> Os pacientes com TdP e instabilidade hemodinâmica devem ser submetidos à desfibrilação elétrica, após sedação adequada quando necessário, mesmo se o pulso estiver presente.

Indicação de cardiodesfibrilador na torsade de pointes

Não há indicação por meio de *guidelines* para implante de CDI nesse grupo de pacientes. As recomendações atuais são para diminuir o intervalo QT e evitar TdP. Ademais, os choques de repetição do CDI podem exacerbar a condição psiquiátrica de base. A profilaxia primária com CDI pode ser considerada em pacientes com intervalo QT muito prolongado e TdP não sustentada, quando não é possível parar a medicação devido à gravidade da doença psiquiátrica. Já a profilaxia secundária deve ser considerada em pacientes com parada cardíaca ou quadro

> A profilaxia primária com CDI pode ser considerada quando não é possível parar a medicação devido à gravidade da doença psiquiátrica.

Tabela 38.7 Recomendação de tratamento de *torsade de pointes*.

Recomendação	Classe/nível de evidência	Tratamento
Para pacientes com QT prolongado devido medicações, hipocalemia ou hipomagnesemia, com *torsade de pointes*, administração de sulfato de magnésio é recomendada para supressão da arritmia	I C	Administração de 1 a 2 g de sulfato de magnésio, mesmo se níveis séricos dentro da normalidade
Para pacientes com *torsade de pointes* associada ao QT prolongado, é necessário manter potássio sérico ≥ 4,0 mmol/ℓ e manter magnésio em nível normal	I C	KCl 19,1% 1 mℓ = 2,5 mEq; ampolas disponíveis de 10 mℓ Concentração máxima em veia periférica = 40 mEq/ℓ Concentração máxima em veia central = 60 mEq/ℓ Velocidade ideal de reposição de potássio = 5 a 10 mEq/h Velocidade máxima de reposição de potássio = 20 a 30 mEq/h
Para pacientes com *torsades de pointes* associada ao QT prolongado no qual a bradicardia não é suprimida pela administração de magnésio, é necessário aumento da frequência cardíaca com marca-passo provisório para estimulação atrial ou ventricular, ou ainda infusão de isoproterenol	I B	Local ideal para passagem do marca-passo transvenoso é a sala de hemodinâmica com radioscopia Deve ser puncionada veia calibrosa (preferencialmente jugular direita) para passagem de introdutor, por onde será introduzido o eletrodo Deve-se manter a frequência de estimulação ventricular maior que a frequência cardíaca basal do paciente, evitando-se pausas e aparecimento de ectopias ventriculares Realizar teste de limiar para avaliar energia necessária para estimulação das câmaras cardíacas

Adaptada de Al-Khatib et al., 2018.[15]

de instabilidade hemodinâmica devido à arritmia ventricular, em ambiente extra-hospitalar, nos quais a causa do evento não possa ser removida e o paciente realize acompanhamento clínico, preferencialmente com sistema de *home monitoring*.[14]

Síndrome de Brugada

Síndrome de Brugada (SB) é uma canalopatia caracterizada por ECG com padrão de bloqueio de ramo direito nas derivações precordiais direitas (V1, V2 e V3), associada à elevação de segmento ST, podendo ocasionar síncope ou morte súbita cardíaca devido a episódios de taquicardia ventricular polimórfica ou fibrilação ventricular. Existem três padrões eletrocardiográficos (Figura 38.7), dos quais o padrão tipo 1, caracterizado pela elevação do segmento ST maior ou igual a 2 mm, seguida de onda T negativa, confirma o diagnóstico da SB.[16]

Pacientes com SB podem ser assintomáticos e apresentar inicialmente ECG normal, porém, alguns fatores contribuem para "desmascarar" a SB, ocasionando mudanças no ECG (a elevação do segmento ST é, geralmente, dinâmica) e arritmias ventriculares. Destacam-se a presença de febre, bloqueadores dos canais de sódio, agentes vagotônicos, agonistas alfa-adrenérgicos, primeira geração de anti-histamínicos, combinação de glicose e insulina, hipo ou hipercalemia, hipercalcemia, intoxicação por álcool ou cocaína e **medicamentos antidepressivos tricíclicos ou tetracíclicos**, além do **lítio**, um potente bloqueador dos canais de sódio.[14]

A Tabela 38.8 traz as principais medicações psicotrópicas que podem levar ao padrão de Brugada.

Em pacientes que apresentam apenas o padrão tipo 1 em vigência de algum fator já citado, é recomendada apenas observação. Já pacientes recuperados de morte súbita cardíaca, o CDI é recomendado (Tabela 38.9).[15]

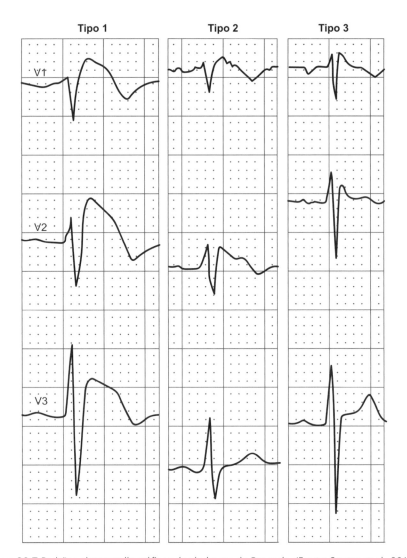

Figura 38.7 Padrões eletrocardiográficos da síndrome de Brugada. (Fonte: Santos et al., 2012.[16])

Tabela 38.8 Medicações que causam padrão de Brugada.

Classe	Medicamento	Indicação
Antidepressivos tricíclicos	Amitriptilina Desipramina Nortriptilina	Depressão Depressão Depressão
Antidepressivos tetracíclicos	Maprotilina	Depressão/ansiedade
Outros	Lítio	Depressão
Antipsicóticos	Trifluoperazina Loxapina	Ansiedade/transtornos psicóticos Transtornos psicóticos (alucinações, confusões)

Adaptada de Sicouri e Antzelevitch, 2008.[14]

Tabela 38.9 Principais recomendações em pacientes com síndrome de Brugada (SB).

Recomendação	Classe/NE
Pacientes assintomáticos apenas com padrão eletrocardiográfico tipo 1 induzido devem ser apenas acompanhados	I B
Pacientes com SB e padrão eletrocardiográfico tipo 1 espontâneo, recuperados de parada cardíaca, arritmia ventricular sustentada, síncope presumida de arritmia ventricular devem receber CDI se a expectativa de vida for maior que 1 ano	I B

CDI: cardiodesfibrilador; NE: nível de evidência. (Adaptada de Al-Khatib et al., 2018.)[15]

Hipertensão arterial e transtornos de ansiedade

A hipertensão arterial (HA) é uma doença crônica, não transmissível e de condição multifatorial caracterizada por elevação persistente da pressão arterial (PA), ou seja, PA sistólica (PAS) maior ou igual a 140 mmHg e/ou PA diastólica (PAD) maior ou igual a 90 mmHg, medida com a técnica correta, em pelo menos duas ocasiões diferentes, na ausência de medicação anti-hipertensiva.[17] A HA é um mal silencioso que, apesar de assintomático, na imensa maioria dos portadores, promove alterações estruturais e/ou funcionais de órgãos-alvo, como coração, rim, cérebro e vasos. Por isto, é o principal fator risco modificável para doenças cardiovasculares (DCV), sendo responsável por cerca de 54% dos acidentes vasculares encefálicos (AVE) e 47% das doenças cardíacas isquêmicas.[17]

> A HA promove alterações estruturais e/ou funcionais de órgãos-alvo, sendo o principal fator risco modificável para doenças cardiovasculares.

Norman Kaplan diz que a HA é causa de desespero e, ao mesmo tempo, de esperança.[18] O desespero vem pelo fato de ser o maior fator de DCV, de apresentar elevada prevalência e baixo controle terapêutico. A esperança está na prevenção e no fato de que há tratamento eficaz, com reversão do risco e redução de eventos cardiovasculares. A patogênese da HA está relacionada à interação entre fatores genéticos e ambientais, estimulando mecanismos regulatórios, como o sistema renina-angiotensina-aldosterona (SRAA) e o sistema nervoso autônomo simpático (SNS). Entre os fatores ambientais envolvidos, citamos sedentarismo, obesidade, elevado consumo de álcool e alta ingestão de sódio. **A ansiedade e a depressão também são muito prevalentes na população de hipertensos**. Neste capítulo, abordaremos esta relação e suas particularidades.

> A ansiedade e a depressão ocorrem com muita frequência na população de hipertensos.

Hipertensão e efeito do avental branco

Pacientes ansiosos são mais propensos a apresentar hipertensão do avental branco (HAB) e/ou efeito do avental branco (EAB). No consultório, a HAB está presente entre 15 e 19% dos pacientes. De acordo com vários estudos, essa hipertensão é definida por meio da observação de PA elevada no espaço do consultório e normal fora da consulta. Em sua maioria, esses pacientes apresentam níveis de hipertensão estágio 1.[17] Em relação aos normotensos, a HAB está associada a maior atividade adrenérgica, maior prevalência de fatores de risco metabólicos, lesão de órgão-alvo (LOA) mais frequente e maior risco para desenvolver diabetes *mellitus* e progressão para HA e hipertrofia ventricular esquerda. Por isso, devem ser acompanhados de perto e estimulados a manter hábitos saudáveis de vida. A monitorização ambulatorial da pressão arterial (MAPA) é uma excelente ferramenta para o diagnóstico. A presença de PA no consultório maior que 140/90 mmHg e médias pressóricas normais na MAPA confirmam o diagnóstico.[17,18]

> Pacientes ansiosos são mais propensos a apresentar o efeito do avental branco.

> No consultório, a HAB está presente entre 15 a 19% dos pacientes.

> A monitorização ambulatorial da pressão arterial (MAPA) é uma excelente ferramenta para o diagnóstico da HAB.

O efeito avental branco (EAB) é definido como a diferença entre a PA no consultório e fora dele, sem alterar o diagnóstico inicial. Com base em estudos de medida residencial da pressão arterial (MRPA), diferenças iguais ou superiores a 15 mmHg na PAS e/ou 9 mmHg na PAD indicam EAB significativo.[17]

Hipertensão mascarada

A hipertensão mascarada, com prevalência estimada de 7 a 8%, é definida por medidas normais da PA no consultório e elevadas fora dele. O diagnóstico é obtido por meio da realização da MAPA. Vários fatores estão envolvidos na elevação da PA fora do consultório, como idade avançada, sexo masculino, tabagismo, consumo de álcool, atividade física, HA induzida pelo exercício, obesidade, diabetes melito, doença renal crônica e história familiar de HA, entre eles ansiedade e estresse emocional.[17]

Pseudocrise hipertensiva

A crise hipertensiva é caracterizada pela elevação acentuada da pressão arterial (PAS superior a 180 mmHg e/ou PAD maior que 120 mmHg). O que difere a emergência da urgência hipertensiva é a presença de LOA e o risco iminente de morte. Já a pseudocrise hipertensiva (PCH) em geral ocorre em hipertensos tratados e não controlados, ou em hipertensos não tratados, oligossintomáticos ou assintomáticos, e com níveis muito elevados da PA. A PCH está presente também em indivíduos submetidos a algum estresse físico e/ou emocional, como crises álgicas, cefaleias, desconfortos e até manifestação de síndrome do pânico.[19,20]

> Pseudocrise hipertensiva (PCH) ocorre em hipertensos tratados e não controlados, em hipertensos não tratados e com níveis muito elevados da PA, ou em indivíduos submetidos a algum estresse físico e/ou emocional.

No estresse emocional, há maior reatividade dos nervos simpáticos vasoconstritores, levando ao pico hipertensivo.

Outro mecanismo importante na gênese dos sintomas e sinais apresentados na SP é a hiperventilação induzida por ansiedade.

Diversos antidepressivos e fármacos de uso psiquiátrico estão ligados ao desenvolvimento ou agravamento da HA. Essas substâncias aumentam a secreção de noradrenalina e causam hiperatividade simpática.

Os inibidores da monoamino-oxidase (IMAO) apresentam como efeito colateral o risco de crise hipertensiva, produzida quando esses fármacos são utilizados em associação com uma medicação simpatomimética ou com alimentos e/ou bebidas que contenham tiramina ou, ainda, em alimentos conservados.

No estresse emocional e na síndrome do pânico (SP), há maior reatividade dos nervos simpáticos vasoconstritores, levando ao pico hipertensivo. Outro mecanismo importante na gênese dos sintomas e sinais apresentados na SP é a hiperventilação induzida por ansiedade, conforme detalhado na Figura 38.8.[18]

O tratamento da PCH se dá na abordagem da causa-base, com utilização de analgésicos, relaxantes musculares e conduta psiquiátrica. O ideal, nesses casos, é manter o paciente em ambiente calmo, confortável, silencioso e com pouca luminosidade. Após controle dos sintomas, reavaliar a pressão arterial.[19,20]

Fármacos de uso psiquiátrico e hipertensão arterial

Diversos antidepressivos e fármacos de uso psiquiátrico estão ligados ao desenvolvimento ou agravamento da HA. Essas substâncias aumentam a secreção de noradrenalina e causam hiperatividade simpática.[21]

Os antidepressivos e fármacos de uso psiquiátrico associados ao desenvolvimento ou agravamento de hipertensão arterial são:

- Tricíclicos
- Inibidores da monoamino-oxidase (IMAO)
- Lítio
- Fluoxetina
- Selegilina
- Carbamazepina
- Clozapina
- Buspirona
- Duloxetina
- Venlafaxina e desvenlafaxina.

Os IMAOs, que aumentam os níveis de noradrenalina, dopamina e 5-hidroxitriptamina (5-HT) apresentam como efeito colateral o risco de crise hipertensiva, produzida quando esses fármacos são utilizados em associação com uma medicação simpatomimética (fenil-propanolamina e dextrometorfano, encontrados em descongestionantes nasais e antitussígenos) ou com alimentos e/ou bebidas que contenham tiramina (queijos, vinhos, licores), ou ainda em alimentos conservados (molho de soja, caviar, uvas-passas etc.). A crise se manifesta, geralmente, por cefaleia pulsátil acompanhada de níveis pressóricos elevados.[21] Os IMAOs também estão associados a risco de hipotensão ortostática, principalmente em pacientes idosos.[22]

Os antidepressivos tricíclicos bloqueiam a recaptação de serotonina e noradrenalina pelos terminais pré-sinápticos e podem apresentar como efeitos colaterais o atraso na condução intraventricular, aumento do intervalo QT, elevação da frequência cardíaca e dos níveis pressóricos.[21]

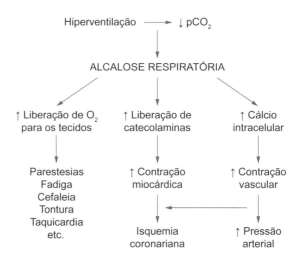

Figura 38.8 Mecanismos por meio dos quais a hiperventilação aguda gera sintomas, isquemia coronariana e elevação pressórica. (Adaptada de Kaplan e Ronald 2012.[18])

Diante dessas informações, em pacientes hipertensos ou com outros fatores de risco para hipertensão, a introdução de um anti-hipertensivo deve ser acompanhada de uma avaliação clínica, com medidas regulares da PA.

Anti-hipertensivos e risco de depressão

Sempre existiu a preocupação em relação a determinadas classes de anti-hipertensivos serem associadas ao aparecimento ou piora de quadros depressivos. Os simpatolíticos de ação central, como a metildopa e a clonidina, pelo efeito de ação central, geram como evento adverso sonolência e sedação, entre outros. Essa classe deve ser evitada em pacientes hipertensos com risco de depressão ou que estejam em tratamento antidepressivo. Em casos de ansiedade e agitação, podem ser aliados.[17,18]

Em recente publicação na revista *Hypertension*, um estudo observacional, epidemiológico, dinamarquês, avaliou se as quatro principais classes de anti-hipertensivos poderiam representar risco de desenvolvimento de depressão. Foram avaliados os inibidores do sistema renina-angiotensina, os betabloqueadores, os bloqueadores do canal de cálcio e os diuréticos. O acompanhamento foi de 10 anos, buscando um desfecho primário de transtorno depressivo. Todas as classes, com exceção dos diuréticos, que teve efeito neutro, mostraram redução do risco de depressão.[23]

> Os simpatolíticos de ação central, como a metildopa e a clonidina, pelo efeito de ação central, geram como evento adverso sonolência e sedação, entre outros. Essa classe deve ser evitada em pacientes hipertensos com risco de depressão ou que estejam em tratamento antidepressivo. Em casos de ansiedade e agitação, podem ser aliados.

Considerações finais

Há uma íntima relação entre doenças cardiovasculares e transtornos psiquiátricos, sobretudo ansiedade e depressão. Pacientes psiquiátricos com frequência apresentam queixas de palpitação e taquicardia, o que os leva aos serviços de emergência e consultórios. Por outro lado, pacientes com arritmia podem relatar sintomas de ansiedade, dificultando o diagnóstico. É essencial um olhar atento para essas queixas, evitando atrasar o diagnóstico de uma doença cardiovascular e, ao mesmo tempo, valorizando a angústia e o sofrimento associado a esses sintomas.

Além das arritmias, pacientes hipertensos também costumam apresentam sintomas ansiosos. Nesses casos, é essencial compreender que nem sempre o paciente com ansiedade e níveis pressóricos elevados é hipertenso, podendo representar efeito ou hipertensão do avental branco e pseudocrises hipertensivas.

O tratamento farmacológico é uma importante estratégia no tratamento de doenças psiquiátricas, sendo que, em algumas situações (como a esquizofrenia), fármacos antipsicóticos diminuem consideravelmente o risco de morte, seja por suicídio, seja por causa acidental.[13]

Antidepressivos também são medicações essenciais para o tratamento de pacientes com quadros de humor, melhorando o prognóstico e a qualidade de vida. No entanto, é necessário saber seus diversos efeitos colaterais e traçar estratégias para diminuir os riscos de efeitos adversos, como os eventos arrítmicos ou o desenvolvimento de hipertensão arterial secundária.

Atualizações

- Zhang et al. (2022) realizaram uma síntese da literatura quanto aos riscos cardiovasculares associados aos psicofármacos utilizados no tratamento do TDAH[24]
- Lemogne et al. (2021) revisaram as evidências relacionadas à morbidade e à mortalidade cardiovascular em pacientes com transtornos mentais[25]
- Gillen-Aguinaga et al. (2022) estimaram o risco de eventos cardiovasculares em pacientes esquizofrênicos. Estes têm maior risco de serem admitidos por eventos cardiovasculares do que pacientes com os mesmos fatores de risco sem esquizofrenia[26]
- Riera-Molist et al. (2023) realizaram um ensaio clínico randomizado para avaliar a eficácia de um programa de intervenção para redução de risco cardiovascular (PRISCA) em pacientes com esquizofrenia.[27]

Highlights

- Pacientes com taquiarritmias podem apresentar sintomas de ansiedade e/ou depressão, assim como pacientes com transtorno de ansiedade podem apresentar queixa de taquicardia. Uma avaliação minuciosa evita diagnósticos equivocados e, consequentemente, permite tratamento adequado

- Situações de estresse podem ser gatilhos de arritmias, causando maiores consequências sobretudo em pacientes com cardiopatias associadas
- Exames cardiológicos, como eletrocardiograma, *Holter* e monitor de eventos, são fundamentais na investigação das arritmias cardíacas, porém devem ser solicitados de acordo com a frequência dos episódios
- Pacientes com transtornos psiquiátricos podem apresentar perda de consciência, devendo ser investigadas causas arrítmicas, como QT longo induzido, síncope vasovagal ou pseudossíncope
- Drogas psicotrópicas podem causar arritmias graves, com QT longo induzido e *torsade de pointes*, assim como desmascarar doenças como a síndrome de Brugada
- A elevação da pressão arterial é comum em pacientes com transtorno de ansiedade, podendo levar à pseudocrise hipertensiva. Fármacos psicotrópicos também são causas importantes de hipertensão arterial secundária.

DURANTE O ATENDIMENTO

O que fazer

- Realizar minuciosa história clínica
- Solicitar exames complementares para diferenciar transtornos psiquiátricos de arritmias cardíacas
- Aplicar questionários para avaliação de qualidade de vida em pacientes com taquiarritmias, auxiliando na decisão terapêutica sobre a melhor opção de seu tratamento
- Utilizar o *Tilt Test* associado ao eletroencefalograma quando houver dúvida diagnóstica entre síncope vasovagal e pseudossíncope
- Monitorar com eletrocardiograma pacientes em uso de psicotrópicos que aumentam o intervalo QT, sobretudo quando há associação de mais de uma medicação e/ou distúrbios eletrolíticos
- Monitorar níveis pressóricos quando prescrever medicações que tenham risco de aumentar a pressão arterial

O que não fazer

- Dar o diagnóstico de hipertensão arterial em pacientes com transtorno de ansiedade ou crises de pânico, ou como uma primeira medida no consultório
- Deixar de aferir a pressão arterial no acompanhamento de pacientes em uso de fármacos psicotrópicos que possam aumentar a pressão arterial
- Subestimar queixas ansiosas e depressivas em pacientes com doenças cardiovasculares
- Considerar que queixas de palpitação ou desmaio sejam decorrentes de transtornos psiquiátricos sem a devida investigação clínica
- Minimizar o risco de efeitos cardiovasculares em pacientes em uso de psicofármacos

Referências bibliográficas

1. Brugada J, Kratitsis DG, Arbelo E et al. 2019 ESC Guideline for the Management of patients with supraventricular tachycardia. European Heart Journal. 2020;41(5):655-720.
2. Kesek M, Tollefsen T, Hoglund N et al. U22, a protocol to quantify symptoms associated with supraventricular tachycardia. Pacing Clin Electrophysiol. 2009;32(Suppl 1):S105-S108.
3. Serpytis R, Navickaite A, Serpytiene E et al. Impact of atrial fibrillation on cognitive function, psychological distress, quality of life, and impulsiveness. Am J Med. 2018;131(6):703.e1-703.e5.
4. Walfridsson U, Arestedt K, Stromberg A. Development and validation of a new Arrhythmia-Specific questionnaire in Tachycardia and Arrhythmia (ASTA) with focus on symptom burden. Health Qual Life Outcomes. 2012;10:44.
5. Cannavan PMS, Cannavan FPS, Walfridsson U, Lopes MHBM. Translation and validation of the arrhythmia-specific questionnaire in tachycardia and arrhythmia (ASTA) to the Brazilian context: an instrument focusing on arrhythmia symptoms. Cardiol Res Pract. 2020;2020:1402916.
6. Severino P, Mariani MV, Maraone A et al. Triggers for atrial fibrillation: the role of anxiety. Cardiol Res Pract. 2019;eCollection 2019:1208505.
7. Hamilton M. The assessment of anxiety states by rating. Br J Med Psychol. 1959;32(1):50-5.
8. Spielberger CD, Gorsuch RL, Lushene R Vet al. Manual for the state-trait anxiety inventory. Amsterdam: Elsevier; 1983.
9. Zung WW. A rating instrument for anxiety disorders. Psychosomatics. 1971;12(6):371-9.
10. Gorayeb R, Almeida PL, Camilo C, Nakao R. Aspectos psicológicos de pacientes com CDI. Rev Bras Cardiol. 2013;26(4):272-80.
11. Shedd OL, Sears SF Jr, Harvill JL et al. The World Trade Center attack: increased frequency of defibrillator shocks for ventricular arrhythmias in patients living remotely from New York City. J Am Coll Cardiol. 2004;44(6):1265-7.
12. Alciati A, Shiffer D, Dipaola F et al. Psychogenic pseudosyncope: clinical features, diagnosis and management. J Atr Fibrillation. 2020;13(1):2399.
13. Lambiase PD, Bono JP, Lowe M et al. Bristish Heart Rhythm Society Clinical Practice Guidelines on the Management of Patients Developing QT Prolongation on Antipsychotic Medication. Arrhythm Electrophysiol Rev. 2019;8(3):161-5.
14. Sicouri S, Antzelevitch C. Sudden cardiac death secondary to antidepressant and antipsychotic drugs. Expert Opin Drug Saf. 2008;7(2):181-94.
15. Al-Khatib et al. 2017 AHA/ACC/HRS guideline for management of patients with ventricular arrhythmias and the preventions of sudden cardiac death: executive summary: a report of the American College of Cardiology/American Heart Association Task Force on Clinical Practice Guidelines and the Heart Rhythm Society. Heart Rhythm. 2018;15(10):e190-e252.

16. Santos LF, Pereira T, Rodrigues B et al. Diagnostic criteria for the Brugada syndrome: can they be improved? Rev Port Cardiol. 2012;31(5):355-62.
17. Barroso WKS, Roddrigues CIS, Bortolotto LA et al. Diretrizes Brasileiras de Hipertensão Arterial – 2020. Arq Bras Cardiol. 2021;116(3):516-658.
18. Kaplan NM, Ronald GV. Hipertensão clínica de Kaplan. 10. ed. Porto Alegre: Artmed; 2012.
19. Bortolotto LA, Silveira JV, Vilela-Martin JF. Crises hipertensivas: definindo a gravidade e o tratamento. Rev Soc Cardiol Estado de São Paulo. 2018;28(3):254-9.
20. Martin JFV, Ribeiro JM. Urgências e emergências hipertensivas. In: Moreira MC, Montenegro ST, Paola AAV (eds.). Livro-texto da Sociedade Brasileira de Cardiologia. 2. ed. Barueri: Manole; 2015:922-30.
21. Plavnik FL. Hipertensão arterial induzida por drogas: como detectar e tratar. Rev Bras Hipertens. 2002;9(2):185-91.
22. Scalco MZ. Uso de nortriptilina em idosas deprimidas hipertensas e normotensas: estudo de hipotensão ortostática, tolerabilidade e eficácia terapêutica [dissertação]. São Paulo: Faculdade de Medicina da Universidade de São Paulo; 1998.
23. Kessing LV, Rytgaard HC, Ekstrom CTP et al. Antihypertensive drugs ad risk of depression: a nationwide population-based study. Hypertension. 2020;76(4):1263-79.
24. Zhang L, Yao H, Li L et al. Risk of cardiovascular diseases associated with medications used in attention-deficit/hyperactivity disorder: a systematic review and meta-analysis. JAMA Netw Open. 2022;5(11):e2243597.
25. Lemogne C, Blacher J, Airagnes G et al. Management of cardiovascular health in people with severe mental disorders. Curr Cardiol Rep. 2021;23(2):7.
26. Guillen-Aguinaga S, Brugos-Larumbe A, Guillen-Aguinaga L et al. Schizophrenia and hospital admissions for cardiovascular events in a large population: the APNA study. J Cardiovasc Dev Dis. 2022;9(1):25.
27. Riera-Molist N, Assens-Tauste M, Roura-Poch P. A cardiovascular risk optimization program in people with schizophrenia: a pilot randomized controlled clinical trial. J Psychiatr Pract. 2023;29(6):456-68.

Bibliografia

Behlke LM, Lenze EJ, Carney RM. The cardiovascular effects of newer antidepressants in older adults and those with or at high risk for cardiovascular diseases. CNS Drugs. 2020;34(11):1133-47.

Nascimento LV. Associação da metilação de genes e o envolvimento de arritmias cardíacas em indivíduos sob tratamento com antidepressivos e antipsicóticos [tese]. São Paulo: Faculdade de Ciências Farmacêuticas; 2022.

Nielsen RE, Banner J, Jensen SE. Cardiovascular disease in patients with severe mental illness. Nat Rev Cardiol. 2021;18(2):136-45.

Osborne MT, Shin LM, Mehta NN et al. Disentangling the links between psychosocial stress and cardiovascular disease. circ cardiovasc imaging. 2020;13(8):e010931.

Sims M, Glover LSM, Gebreab SY, Spruill TM. Cumulative psychosocial factors are associated with cardiovascular disease risk factors and management among African Americans in the Jackson Heart Study. BMC Public Health. 2020;20(1):566.

39

Abordagem Prática da Neuroimagem em Transtornos Mentais

Jorge Takahashi • Daniele Menegassi • Marília Capuço Oliveira

Introdução

Desde a descoberta de raios X, em 1895 por Roentgen, a neuroimagem avançou de filmes simples de radiografia do crânio à visualização de alta resolução da estrutura do cérebro e das mudanças na atividade cerebral, induzidas pela realização de uma tarefa ou pelo sentimento de uma emoção. A neuroimagem contribui cada vez mais para vários aspectos da psiquiatria clínica, incluindo diagnóstico diferencial, prognóstico, resposta ao tratamento e desenvolvimento de novas intervenções.

O *Manual Diagnóstico e Estatístico de Transtornos Mentais* da Associação Psiquiátrica Americana determina que o diagnóstico de transtornos mentais maiores só pode ser firmado se excluídas causas orgânicas; na presença destas, o diagnóstico passa a ser o de transtorno mental secundário a uma condição médica geral.[1]

Nesse contexto, os métodos de imagem têm dois papéis fundamentais no diagnóstico de doenças psiquiátricas. O primeiro é excluir patologias, como tumores ou lesões isquêmicas que possam gerar os mesmos sintomas de alguns transtornos de saúde mental. O segundo papel é pesquisar possíveis alterações estruturais ou funcionais como causa primária de transtornos psiquiátricos, por meio do estudo da morfologia e da fisiologia do encéfalo.[2]

É comumente acreditado que os pacientes com transtornos psiquiátricos raramente têm déficits cerebrais que são visíveis em exames de imagem de diagnóstico tradicionais, como a tomografia computadorizada (TC) ou a ressonância magnética (RM). Consequentemente, o papel da radiologia no diagnóstico de transtornos psiquiátricos tem sido, na maioria das vezes, considerado limitado. Na verdade, as pesquisas de neuroimagem em psiquiatria produziram evidências objetivas para apoiar a visão de que as principais doenças mentais estão associadas a distúrbios cerebrais intrínsecos.

Em 1976, o primeiro estudo de imagem da esquizofrenia com TC revelou ventrículos aumentados, uma importante confirmação da neuropatologia da doença.[3] Desde então, muitos pesquisadores de patologias psiquiátricas têm usado imagens cerebrais para elucidar o perfil de anormalidades cerebrais associadas a diferentes transtornos psiquiátricos. Esse esforço se acelerou consideravelmente nos últimos anos devido aos rápidos e progressivos crescimento e desenvolvimento em imagens de RM, imagens moleculares e outras técnicas de diagnóstico.

Este capítulo apresentará uma abordagem prática sobre qual e quando solicitar um exame de imagem no contexto de transtornos psiquiátricos, informando sobre uma visão geral dos métodos de neuroimagem estrutural e funcional, bem como revisará os achados radiológicos mais importantes e seu valor clínico potencial a partir de estudos dos principais transtornos psiquiátricos.

Métodos de imagem

Existem dois tipos diferentes de neuroimagem com destaque na psiquiatria clínica. As técnicas de neuroimagem estrutural (como TC e RM; Tabela 39.1) fornecem imagens anatômicas das partes moles extracranianas, da calota craniana e do cérebro. Já as técnicas de neuroimagem funcional (p. ex., tomografia por emissão de fóton único, tomografia por emissão de pósitrons, RM funcional) fornecem medidas que são direta ou indiretamente relacionadas

Tabela 39.1 Vantagens e desvantagens de métodos de imagem estrutural.

Método de imagem	TC	RM
Vantagens	Mais disponível Mais barata Melhor avaliação de estruturas ósseas Menos contraindicações	Melhor resolução para detecção de lesões Meio de contraste mais seguro Não envolve radiação
Desvantagens	Radiação Menor resolução Avaliação limitada da fossa posterior	Mais cara e menos disponível Não compatível com alguns dispositivos metálicos Mais demorada e suscetível a artefatos de movimentação

RM: ressonância magnética; TC: tomografia computadorizada.

à atividade cerebral. As técnicas de imagem funcional mais comumente disponíveis usam medidas indiretas da ativação cerebral, como do fluxo sanguíneo cerebral, da taxa metabólica cerebral e da oxigenação do sangue.

Dada a grande variedade de ferramentas de neuroimagem disponíveis ao psiquiatra, a questão é saber quando é apropriado solicitar um teste e qual benefício se pode esperar. Infelizmente, há falta de evidências para ajudar a responder a essas perguntas e orientar a avaliação clínica de pacientes psiquiátricos. A decisão permanece uma questão de julgamento clínico, mas alguns princípios podem ser úteis. As decisões sobre o pedido de exame de neuroimagem são baseadas em achados de uma história e em exames clínicos minuciosos, incluindo bons exames cognitivos e neurológicos, que são essenciais no processo de decisão. Os médicos devem solicitar exames de neuroimagem quando suspeitarem que um processo intracraniano, que causa uma alteração estrutural ou funcional, é responsável pelos sinais e sintomas apresentados. Alguns podem argumentar que a neuroimagem só deve ser solicitada se os resultados tiverem o potencial de mudar o plano terapêutico. No entanto, acreditamos que confirmar ou descartar etiologias significativas ou com risco à vida, evitar testes adicionais e fornecer informações de prognóstico têm valor clínico suficiente para justificar o exame, principalmente se os riscos associados são baixos, como são os casos da TC e RM (Tabela 39.2).

É importante ressaltar a necessidade de fornecer informações clínicas completas na solicitação de exames de imagem. Informações clínicas são essenciais para orientar a seleção dos melhores métodos e protocolos de imagem. O neurorradiologista e a equipe técnica também precisam ser corretamente informados sobre qualquer aspecto da condição atual do paciente que possa criar dificuldades durante o exame. Exemplos de condições que requerem tratamento especial incluem delírio, psicose, paranoia, agitação, tremor significativo e índice de massa corpórea alto.

Na neuroimagem voltada à psiquiatria, o clínico deve considerar a solicitação de um estudo de imagem com contraste se houver suspeita de uma condição que tem ruptura da barreira hematoencefálica (p. ex., estudo anormal sem contraste com a recomendação do

> Exames de neuroimagem devem ser solicitados na suspeita de um processo intracraniano.

> É essencial fornecer informações clínicas completas na solicitação de exames de imagem para melhor orientar a seleção dos métodos e protocolos de imagem mais indicados no caso em questão.

> Na neuroimagem voltada à psiquiatria, o clínico deve considerar a solicitação de um estudo de imagem com contraste se houver suspeita de uma condição que tem ruptura da barreira hematoencefálica.

Tabela 39.2 Critérios propostos para a solicitação de exames de neuroimagem.

- Início abrupto (minutos) dos sintomas
- Alteração do nível de consciência ou excitação
- Déficits no exame neurológico (com relação anatômica com a queixa principal)
- Déficits no exame cognitivo (com relação anatômica com a queixa principal)
- Histórico prévio de:
  - Trauma cranioencefálico (com perda da consciência)
  - Comorbidades neurológicas
  - Câncer
  - Radiação encefálica
  - Início tardio dos sintomas (> 50 anos)
  - Apresentação atípica
  - Primeiro episódio psicótico
- Candidatos a terapia eletroconvulsiva

Adaptada de Camprodon e Stern, 2013.[4]

neurorradiologista para exames de imagem adicionais, doença autoimune, patologia vascular e malignidade). Como qualquer outra medicação, os meios de contraste não estão isentos de riscos, podendo ocasionar reações adversas após a sua utilização. Felizmente, essas reações adversas não são comuns e, quando ocorrem, são geralmente leves ou moderadas.[5]

As reações adversas podem ser divididas em reações não renais e renais, de acordo com a *guideline* do Comitê de Segurança em Meio de Contraste da European Society of Urogenital Radiology.[6] Portanto, é fundamental avaliar os principais fatores de risco apresentados pelo paciente e informá-los na solicitação do exame ao médico radiologista, com a finalidade de ele verificar e atentar para um possível evento adverso que possa vir a ocorrer e, assim, orientar profilaxia contra reações anafilactoides ou mesmo contraindicar o uso de contraste, quando necessário. Entre os principais fatores de risco, merecem destaque reação adversa prévia ao uso de meio de contraste, asma, alergias, ansiedade, doença renal preexistente, uso de medicações e patologias preexistentes, como cardiopatias e tireotoxicose.

O agente de contraste utilizado em exames de RM é o gadolínio; em geral é bem tolerado, com complicações raras e leves. As complicações são particularmente relevantes durante a realização de exames de TC, relacionadas ao uso de contrastes iodados. A maioria dessas complicações são leves e se resolvem por completo com intervenções simples. No entanto, reações graves e potencialmente fatais existem e tendem a se manifestar sobretudo dentro dos primeiros 20 minutos após a injeção.

O principal meio de contraste utilizado nos exames de TC são os contrastes à base de iodo, e quatro características físico-químicas – ionicidade, osmolalidade, viscosidade e hidrofilia – têm distintos papéis na tolerabilidade de cada meio de contraste.[7] São preferíveis os agentes de contraste não iônicos e de baixa osmolaridade, apesar do seu maior custo, porém com melhor perfil de segurança. Desde a introdução de agentes de baixa osmolaridade e o aumento da vigilância e da sofisticação das diretrizes de segurança, a incidência e a gravidade das reações ao meio de contraste foram drasticamente reduzidas.[8]

O mecanismo pelo qual os agentes de contraste causam complicações é chamado de "anafilactoide", porque é semelhante à reação anafilática causada por medicamentos ou alérgenos. Reações idiossincráticas (incluindo náuseas, rubor, hipotensão, urticária e, às vezes, anafilaxia) ocorrem em aproximadamente 5% dos casos em que são usados agentes iônicos.[9] Os agentes iônicos também estão associados a um aumento do risco de reações quimiotóxicas, que ocorrem sobretudo nos rins e no cérebro. A quimiotoxicidade renal se manifesta por função renal reduzida, e os principais fatores de risco são a insuficiência renal e a desidratação.[10] Os agentes iônicos apresentam um risco maior de induzir vasospasmo cerebral e convulsões; quanto mais tempo um agente iônico fica em contato com os vasos sanguíneos, maior é o risco. Portanto, a taxa e a duração da infusão devem ser mantidas no menor tempo necessário.

É importante explicar o procedimento ao paciente com antecedência. Algumas condições do exame de RM podem ser difíceis para alguns pacientes, como os ruídos altos do aparelho e a bobina de imagem bem fechada. Além disso, todos os tipos de neuroimagem requerem imobilidade absoluta da cabeça durante o teste. Se considerar que há o risco de o paciente ficar agitado e/ou não conseguir permanecer imóvel, um exame com sedação e o acompanhamento deste por um profissional anestesiologista podem ser solicitados.

Os exames de neuroimagem são registrados em seções bidimensionais e acompanhados de um relatório escrito pelo médico radiologista. As imagens de TC são gravadas no plano axial na maioria das vezes; já as de RM em geral são registradas em três planos – sagital, axial e coronal (Figura 39.1). Quando possível, se o relatório escrito do paciente indicar alguma patologia, revise as imagens com o radiologista antes de discutir o caso com o paciente e sua família. Se isso não for possível, é útil avaliar referências para consultar sobre a anatomia do cérebro e a função do circuito antes que esta discussão aconteça, para que todas as dúvidas sejam sanadas.

Tomografia computadorizada

A TC se tornou uma ferramenta usual em várias especialidades clínicas; estima-se que 62 milhões de exames sejam realizados nos EUA a cada ano. **Os riscos da radiação dependem da dose e têm o potencial de causar mutações genéticas, incluindo alterações hereditárias e câncer.** Embora esses riscos sejam pequenos em nível individual, os altos e crescentes números de TC realizados podem ter um impacto mensurável real no nível da população.[11]

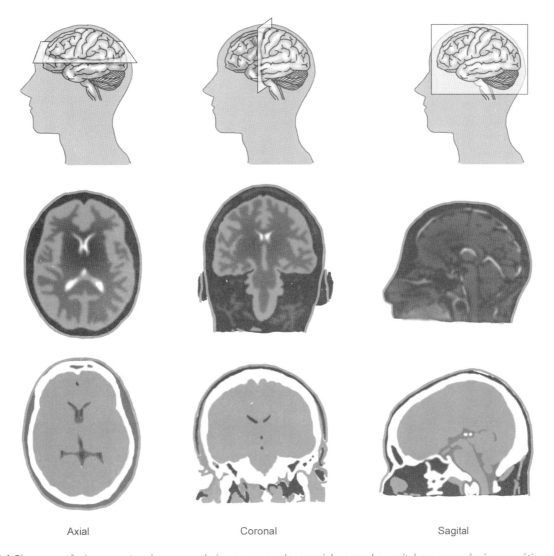

Axial · Coronal · Sagital

Figura 39.1 Planos anatômicos e cortes de exames de imagem nos planos axial, coronal e sagital em ressonância magnética e tomografia computadorizada. (Fonte: arquivo pessoal do autor.)

O princípio básico da técnica se baseia na emissão de raios X. O tomógrafo realiza ao mesmo tempo um movimento circular ao redor da cabeça do paciente, emitindo um feixe de raios X em forma de leque. No lado oposto a essa fonte, está localizada uma série de detectores que transformam a radiação em um sinal elétrico convertido em imagem digital. Assim, as imagens correspondem a seções ("fatias") do crânio. A intensidade (brilho) reflete a absorção dos raios X e pode ser medida em uma escala (unidades Hounsfield [UH]).[12]

As imagens de TC permitem uma boa visualização dos processos cranianos e ósseos, de depósitos de cálcio e de sangue (intraparenquimatoso, como em acidentes vasculares cerebrais hemorrágicos ou sangramentos perimeníngeos, como em epidural, subdural ou subaracnóideo). O método também permite a visualização adequada das estruturas da linha mediana e do sistema ventricular, fornecendo informação diagnóstica suficiente para casos de herniações e hidrocefalia (Figura 39.2). Edema, tumores e abscessos podem ser visualizados com TC, embora a RM seja claramente superior para essas indicações. A TC em geral não é ideal para imagens da fossa posterior e do tronco encefálico.

> A TC permite uma boa visualização dos processos cranianos e ósseos, de depósitos de cálcio e de sangue além de estruturas da linha mediana e do sistema ventricular.

A maior vantagem prática da utilização de TC, principalmente em relação à RM, é sua maior disponibilidade, tempo de imagem muito mais rápido, menor custo e bom perfil de segurança (sobretudo no contexto de corpos estranhos metálicos conhecidos ou suspeitos, quando a RM é contraindicada). É, portanto, o teste de escolha em ambientes de emergência e em ambientes clínicos nos quais o acesso a um aparelho de RM é limitado.

> A vantagem da utilização de TC é sua disponibilidade, tempo de imagem mais rápido, menor custo e bom perfil de segurança.

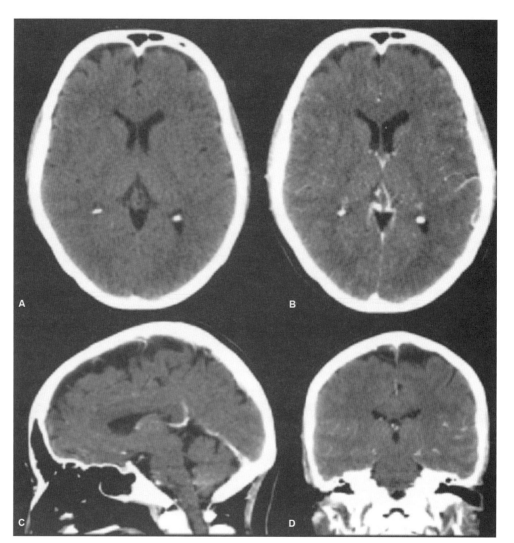

Figura 39.2 Imagens de tomografia computadorizada (TC) do crânio: cortes axiais sem contraste (**A**) e com contraste (**B**). Imagens com contraste nos planos sagital (**C**) e coronal (**D**). (Fonte: Arquivo pessoal do autor.)

Vários estudos analisaram o uso da TC para detectar anormalidades em pacientes psiquiátricos. Pelos estudos, até 12% dos pacientes apresentaram anormalidades, embora estas tendessem a ser inespecíficas. O risco de apresentar uma anomalia aumenta com a idade, com um exame neurológico anormal, com mudança aguda no estado mental, com uma história de trauma cerebral, ou uma história de abuso de álcool.[13]

Ressonância magnética

A RM suplantou o uso da TC por não envolver radiação ionizante, gerar imagens de alta resolução anatômica e permitir medidas volumétricas mais acuradas de diversas regiões e estruturas do sistema nervoso central,[14] porém trata-se de uma técnica mais onerosa.

As alterações morfológicas são mais facilmente avaliadas do que na TC, e há maior sensibilidade a doenças desmielinizantes e processos infiltrativos. É também possível avaliar estruturas como hipocampos, núcleos da base e cerebelo, em alguns casos necessárias à pesquisa de transtornos mentais.[15]

As técnicas de RM não utilizam radiação; em vez disso, são utilizadas as propriedades magnéticas dos íons de hidrogênio no corpo, elemento de imagem mais comum na RM por causa de sua abundância e porque fornece um sinal mais forte. Um paciente dentro do aparelho de RM está sob a influência de um forte ímã em aplicações clínicas padrão,

A RM não envolve radiação ionizante, tem alta resolução e permite medidas precisas.

A RM é melhor que a TC para avaliar alterações morfológicas e é mais sensível a doenças desmielinizantes e processos infiltrativos.

geralmente 1,5 ou 3 Tesla.[16] Diferentes variáveis determinam o processo responsável pelo tipo de sinal que cada átomo de hidrogênio emite. Dois fatores principais são relevantes: o ambiente em que o átomo de hidrogênio é encontrado e a sequência de pulso aplicada.[17] A Tabela 39.3 e a Figura 39.3 fornecem um resumo da apresentação visual das diferentes sequências de RM, com ponderações em T1, T2 e FLAIR (*fluid attenuated inverted recovery*).

A RM possui algumas contraindicações absolutas – por exemplo, o uso de alguns dispositivos eletrônicos ou metálicos mais antigos que incluem marca-passos cardíacos, clipes de aneurisma, cápsulas endoscópicas, implantes cocleares e neuroestimuladores – que podem ser incompatíveis com o aparelho.[18] No entanto, recentemente os avanços na engenharia de materiais tornaram alguns neuroestimuladores e implantes metálicos compatíveis.

> São contraindicações absolutas da RM o uso de alguns dispositivos eletrônicos ou mecânicos mais antigos.

A imagem de difusão é um tipo distinto de método de aquisição de RM que mede os movimentos das moléculas de água no cérebro. As moléculas de água no cérebro não se difundem aleatoriamente; seu movimento é limitado pelas restrições da anatomia cerebral e da estrutura histológica. A difusão é capaz de medir a difusividade da água em cada voxel definido no cérebro, e quanto mais anisotropia (p. ex., difusividade limitada), mais hiperintenso o voxel parece. Essa abordagem tem sido usada para mapear a anatomia estrutural dos tratos da substância branca com imagens de tensor de difusão. A difusão é particularmente útil na caracterização de tumor e isquemia cerebral.

A espectroscopia é uma técnica de RM que extrai informações metabólicas que, em essência, permitem a amostragem química do cérebro. A sequência é não invasiva e permite a quantificação relativa de metabólitos em regiões específicas do cérebro. Os dados da espectroscopia não são representados como uma imagem, mas sim como um espectro. O núcleo mais amplamente utilizado é a espectroscopia de prótons, que permite a identificação de uma série de metabólitos, incluindo N-acetil aspartato (NAA), creatina (CR), colina (Cho) (Figura 39.4). Uma espectroscopia consiste em vários picos ao longo de um eixo de frequência variável. A frequência ressonante e a altura de cada pico caracterizam um metabólito específico e a área sob o pico fornece uma medida de sua concentração relativa. O maior pico espectral em geral é o de NAA, considerado um marcador confiável de integridade neuronal. A medição de metabólitos de interesse para transtornos psiquiátricos, como o ácido gama-aminobutírico (GABA) e o glutamato, beneficiam-se do uso de campos magnéticos mais elevados.[19]

> A espectroscopia é uma técnica de RM que extrai informações metabólicas que, em essência, permitem a amostragem química do cérebro.

A RM funcional é uma modalidade de imagem que, até recentemente, era usada exclusivamente como ferramenta de pesquisa; no entanto, agora foi desenvolvida para certas aplicações clínicas limitadas, mas crescentes.[20] **A RM funcional é otimizada para medir a função de**

> A RM funcional detecta mudanças no fluxo sanguíneo e concentração de oxi-hemoglobina, que refletem as mudanças na atividade cerebral.

Tabela 39.3 Aparência visual de imagens em sequências de ressonância magnética.

Sequência	Substância cinzenta	Substância branca	Liquor
T1	Cinza-escuro (hipointenso)	Cinza-claro (hiperintenso)	Preto
T2	Cinza-claro (hiperintenso)	Cinza-escuro (hipointenso)	Branco
FLAIR	Cinza-claro (hiperintenso)	Cinza-escuro (hipointenso)	Preto

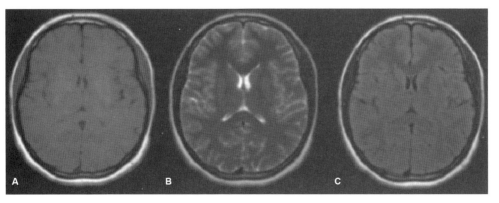

Figura 39.3 Imagens axiais de ressonância magnética em sequências ponderadas em T1 (**A**), T2 (**B**) e FLAIR (**C**). (Fonte: Arquivo pessoal do autor.)

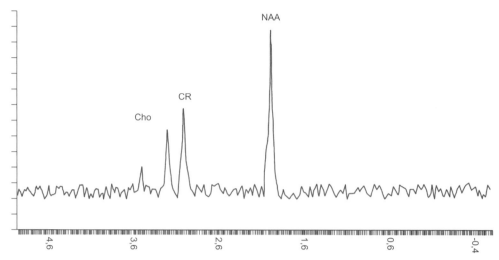

Figura 39.4 Exemplo de uma curva de espectroscopia normal com alguns dos metabólitos avaliados. Cho: colina; CR: creatina; NAA: N-acetil aspartato. (Fonte: Arquivo pessoal do autor.)

> É bastante utilizada no mapeamento cerebral pré-operatório.

áreas e circuitos cerebrais. Suas sequências de pulso de RM são projetadas para detectar a proporção entre a oxi-hemoglobina e a desoxi-hemoglobina. Quando uma área do cérebro aumenta sua atividade, como no contexto de uma determinada tarefa específica (visual ou motora) durante a realização do exame, também aumenta suas necessidades metabólicas e de oxigenação. Esse processo induz um aumento absoluto e relativo da oxi-hemoglobina, que se correlaciona com o aumento da atividade cerebral (Figura 39.5). Portanto, a RM funcional pode detectar dinamicamente mudanças no fluxo sanguíneo regional e concentração de oxi-hemoglobina e, por meio dessas medidas, reflete mudanças na atividade cerebral com boa resolução espacial por meio de técnicas especiais (sequências BOLD – *blood oxygen level-dependent*).[21] No contexto clínico, a RM funcional é bastante usada para mapeamento cerebral pré-operatório em pacientes prestes a se submeter à neurocirurgia. Com relação aos transtornos psiquiátricos, ainda tem utilidade clínica limitada, mas continua sendo uma ferramenta útil no âmbito da pesquisa com potencial crescimento.

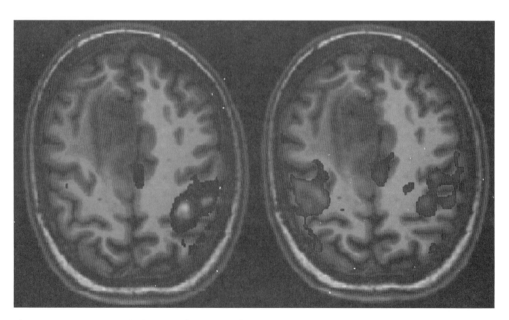

Figura 39.5 Imagens axiais de ressonância magnética (RM) funcional. Paciente com lesão frontal à direita e nas sequências de RM funcional com tarefa motora são evidenciadas as áreas de maior fluxo sanguíneo. (Fonte: Arquivo pessoal do autor.)

Outras técnicas

Tomografia de emissão

Duas técnicas são incluídas neste termo: tomografia por emissão de pósitrons (PET) e tomografia computadorizada por emissão de fóton único (SPECT). PET e SPECT estão encontrando seu lugar na investigação diagnóstica de transtornos neuropsiquiátricos. A PET é sempre preferível, e a única razão por que alguém escolheria SPECT, em vez de PET, é a falta de acesso a uma instalação de PET, ou o custo mais baixo da SPECT.[22] A aplicação primária dessas técnicas de medicina nuclear é na investigação de demências neurodegenerativas e convulsões.

O princípio básico de PET e de SPECT é que a instrumentação utilizada é apenas receptora de informação. Isto quer dizer que, para obter as imagens, é necessário administrar aos pacientes um radiofármaco marcado, quer com um emissor de pósitrons para PET, quer com um emissor de fóton simples no caso de SPECT. O desenvolvimento de técnicas mais modernas de fusão de imagens de estrutura (TC e RM) e função (PET e SPECT) tornam a leitura e a interpretação dos padrões de patologia mais evidentes.[23]

> PET e SPECT são utilizadas na investigação de demências neurodegenerativas e convulsões.

> Para se obterem as imagens, é necessário administrar aos pacientes um radiofármaco marcado.

Imagem por tensor de difusão

Uma técnica mais recente que emergiu dos avanços na RM é a imagem por tensor de difusão (DTI, do inglês *diffusion tensor imaging*), que fornece um método para estimar os caminhos seguidos pela água conforme ela se difunde na substância branca (Figura 39.6).[24] Isso permite a identificação de tratos de substância branca no cérebro com relação à localização e à orientação. Outro avanço é sua capacidade de construir trajetórias 3D de tratos neurais *in vivo* de forma não invasiva.[25] A tractografia permite, então, a modelagem da conectividade neural da substância branca, um método que hoje é objeto de intensa investigação, pois pode fornecer informações relacionadas às conexões neuronais que atendem à função cerebral. Neste momento, a capacidade da imagem por tensor de difusão de caracterizar a arquitetura da substância branca do cérebro é incomparável a qualquer outra modalidade de imagem.

> A tractografia modela a conectividade neural da substância branca, sendo uma técnica muito investigada por fornecer informações sobre as conexões neuronais que suportam a função cerebral.

Morfometria baseada em voxel

A morfometria baseada em voxel (VBM) é uma técnica de RM que mede as concentrações do tecido cerebral e faz inferências sobre o cérebro com base nas diferenças nas classificações dos tecidos. É um método de pós-processamento de imagens morfológicas amplamente utilizado em pesquisas neuropsiquiátricas;[26] no entanto, ele não fez uma transição para a área clínica. A técnica é fortemente dependente da avaliação estatística e computacional das diferenças nas classes de tecidos. Grandes amostras são necessárias para que mudanças identificáveis alcancem significância estatística. Portanto, atualmente, não é uma técnica que possa ser usada para investigar mudanças na composição das substâncias cinzenta e branca em pacientes individuais. Outra limitação da VBM é que esta assume que o cérebro

> VBM mede as concentrações do tecido cerebral e faz inferências sobre o cérebro com base nas diferenças nas classificações dos tecidos, utilizando RM.

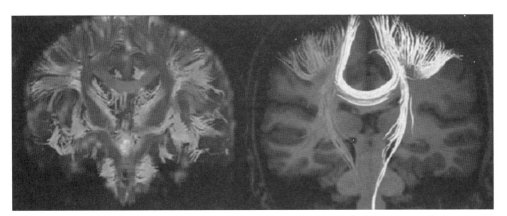

Figura 39.6 Imagens de tractografia evidenciam os diversos tratos de substância branca no cérebro. (Fonte: Arquivo pessoal do autor.)

consiste puramente em substância cinzenta, substância branca e liquor. Isso torna muito difícil a análise de grupos com patologias como tumor e acidente vascular cerebral usando procedimentos de normalização e segmentação.[27]

Neurorradiologia e transtornos psiquiátricos

Uma revisão abrangente de todas as descobertas de neuroimagem em todos os transtornos psiquiátricos está além do escopo deste capítulo – e, mesmo dentro de cada fenótipo, apenas as descobertas de interesse de pesquisa ou relevância clínica podem ser abordadas. Portanto, neste capítulo foram escolhidos transtornos neuropsiquiátricos comuns, nomeadamente transtorno depressivo maior, esquizofrenia, transtorno afetivo bipolar, transtorno de estresse pós-traumático, comprometimento cognitivo leve e doença de Alzheimer. Além disso, cada uma dessas condições foi selecionada em virtude de ser passível de investigação por meio de neuroimagem e porque um número significativo de estudos foi realizado para examinar cada distúrbio.

Transtorno depressivo maior

Déficits anatômicos e funcionais são revelados em várias regiões do cérebro em pacientes com transtorno depressivo maior (TDM), sobretudo no circuito pré-frontal-límbico. Uma recente metanálise de estudos de morfometria baseada em voxel de pacientes sem medicação com TDM identificou reduções de massa cinzenta nas regiões pré-frontal e límbica, incluindo principalmente os giros frontais superiores, temporal médio lateral e frontal inferior, bem como os giros para-hipocampais e os hipocampos.[28] As alterações cerebrais subcorticais incluíram menores volumes do hipocampo em pacientes com TDM, que parecem ser moderados pela idade de início e maiores em pacientes com episódios recorrentes do que naqueles em seu primeiro episódio.[29] Notavelmente, o achado interessante de menor volume do hipocampo foi associado à "hipótese neurotrófica de depressão", que propõe que níveis elevados de glicocorticoides associados à hiperatividade crônica do eixo hipotálamo-pituitário-adrenal em pacientes com TDM podem induzir atrofia cerebral por remodelação e regulação negativa de fatores de crescimento, incluindo fator neurotrófico derivado do cérebro.[30] Além disso, essas alterações anatômicas são diferentes (a) entre pacientes que vivenciam seu primeiro episódio e aqueles com doença crônica[31] e (b) entre pacientes em remissão com TDM e aqueles que estão atualmente deprimidos.[32]

Déficits de substância branca, em especial aqueles revelados por imagens de tensor de difusão, foram observados em pacientes com transtornos de humor, sobretudo nos circuitos de regulação da emoção; esse achado é consistente com os achados de massa cinzenta. Por exemplo, pacientes com TDM exibiram valores de anisotropia fracionada substancialmente mais baixos na substância branca do giro frontal médio direito, giro occipitotemporal lateral esquerdo e giro angular do lobo parietal direito do que indivíduos saudáveis de comparação. Assim, as anormalidades da substância branca podem contribuir para interrupções nos circuitos neurais envolvidos na regulação do humor e, portanto, podem contribuir para a neuropatologia do TDM.[33] Ademais, a diminuição da anisotropia fracionada no ramo anterior esquerdo da cápsula interna pode refletir doença em suas projeções frontostriatal e fronto-talâmica, o que poderia aumentar o risco de comportamento impulsivo e emocionalmente desinibido, como suicídio.[34] Se replicados, esses achados podem fornecer um biomarcador objetivo para o risco de suicídio, que é bastante elevado em pacientes com depressão ou outros transtornos psiquiátricos importantes e representa uma causa relevante de mortalidade em psiquiatria. Os biomarcadores de neuroimagem podem ajudar a identificar os pacientes específicos que precisam de intervenção preventiva precoce e monitoramento intensivo para reduzir o risco de suicídio.

Estudos funcionais e metabólicos forneceram evidências adicionais, demonstrando anormalidades em múltiplos circuitos neurais distribuídos em pacientes com depressão, sobretudo aqueles que suportam a regulação da emoção e o processamento de recompensas. As descobertas mais consistentes envolvem dois padrões de anormalidades funcionais distintas: (a) aqueles em circuitos neurais de regulação emocional implícita modulada de modo serotonérgico, incluindo a amígdala e regiões no córtex pré-frontal medial, e (b) aqueles em circuitos de processamento de recompensa dopaminergicamente modulados, incluindo o estriado ventral e córtex pré-frontal medial.[35] Outrossim, usando a análise de

Déficits anatômicos e funcionais são revelados em várias regiões do cérebro em pacientes com transtorno depressivo maior (TDM), sobretudo no circuito pré-frontal-límbico.

As alterações anatômicas são diferentes entre pacientes que vivenciam seu primeiro episódio e aqueles com doença crônica.

Biomarcadores de neuroimagem podem ajudar a identificar pacientes que necessitam de intervenção preventiva precoce e monitoramento intensivo para reduzir o risco de suicídio.

Estudos funcionais e metabólicos forneceram evidências anormalidades em circuitos que suportam a regulação da emoção e processamento de recompensas em pacientes com depressão.

conectividade funcional em estado de repouso, descobriu-se que a depressão refratária ao tratamento está associada à conectividade funcional interrompida, principalmente em circuitos talamocorticais, enquanto a depressão não refratária está associada a uma conectividade diminuída e mais distribuída no circuito límbico-estriatal-pálido-talâmico. Esses resultados sugerem que a depressão não refratária e refratária pode representar dois subtipos distintos de TDM caracterizados por déficits funcionais distintos em redes cerebrais distribuídas.[36] Essas abordagens podem ser importantes na detecção precoce de pacientes que provavelmente não responderão aos tratamentos de primeira linha e que requerem terapias médicas e psicossociais complementares.

Além do diagnóstico, estudos de predição de resposta ao tratamento na depressão indicam um papel importante para análises focadas na amígdala. Um estudo de terapia cognitivo-comportamental (TCC) relatou que maior atividade da amígdala pré-tratamento previu melhor resultado,[37] sugerindo o uso potencial da atividade da amígdala para orientar o tratamento com abordagens psicossociais, em vez de com medicação antidepressiva. Outro estudo relatou que a maior ativação da amígdala em resposta às expressões faciais emocionais prediz maior redução dos sintomas depressivos 8 meses após diferentes tipos de tratamento.[38]

> Estudos avaliando conectividade funcional evidenciaram que a depressão refratária ao tratamento está associada à conectividade funcional interrompida, principalmente talamocortical.

Esquizofrenia

A esquizofrenia é outro transtorno psiquiátrico comum, afetando cerca de 1% da população. Estudos de pacientes com esquizofrenia de primeiro episódio virgens de tratamento revelaram déficits cerebrais no início da doença. Além disso, esses déficits anatômicos podem afetar as redes funcionais, que posteriormente podem representar a causa próxima dos sintomas clínicos.[39]

Achados de estudos longitudinais de primeiro episódio de esquizofrenia e comparação de achados em pacientes com primeiro episódio de esquizofrenia e aqueles com doença crônica sugerem considerável variabilidade nos padrões de mudanças anatômicas no estágio inicial da doença, déficits menores em pacientes com primeiro episódio de esquizofrenia do que naqueles com doença crônica, e alguma progressão regional de alterações cerebrais ao longo do curso a longo prazo da doença.[40] Algumas dessas mudanças parecem estar relacionadas a manifestações clínicas. Por exemplo, pacientes com sintomas negativos proeminentes, como embotamento afetivo, avolição e apatia, foram relatados para mostrar maiores reduções no volume de substância cinzenta no lobo temporal.[41] Regiões como o córtex pré-frontal medial, estriado e tálamo estão dentro da via da dopamina, que é um alvo de tratamento e um sistema implicado na patogênese da esquizofrenia. Existem outras regiões em que os efeitos da doença foram observados, incluindo as regiões parietal e occipital, que não recebem inervação dopaminérgica proeminente. Isso sugere um processo fisiopatológico complexo com vários efeitos cerebrais.

Da mesma maneira, estudos de substância branca em pacientes com primeiro episódio de esquizofrenia indicam anormalidades generalizadas nos tratos de substância branca;[42] no entanto, resultados negativos também foram relatados.[43] A localização inconsistente dos achados é refletida em uma metanálise relativamente recente dos achados de anisotropia fracionada em pacientes com esquizofrenia, conforme relatado em 23 artigos publicados, em que achados dispersos e não sobrepostos foram vistos em todos os tratos de substância branca.[44] Tal como acontece com os estudos morfométricos, essa variabilidade provavelmente se deve a fatores como diferenças na aquisição e análise de imagens, amostras pequenas, duração variável da doença e heterogeneidade da doença.

Os resultados também sugerem que as mudanças mais robustas na função cerebral ocorrem sobretudo em regiões diferentes daquelas onde os achados anatômicos foram identificados.[45] Hipofunção do córtex pré-frontal medial e hiperatividade do hipocampo e corpo estriado foram relatados em pacientes com primeiro episódio de esquizofrenia antes do tratamento e podem, com o tempo, fornecer biomarcadores para o distúrbio e alvos para o tratamento.[46] Embora mudanças funcionais aparentemente benéficas e adversas tenham sido observadas após o tratamento antipsicótico em algumas regiões do cérebro, como aumento da atividade do córtex pré-frontal medial e conectividade interrompida dentro da rede pré-frontal-parietal,[47] outras alterações na anatomia e função parecem permanecer relativamente estáveis no início do curso da doença após o tratamento e estabilização clínica, assim como os déficits cognitivos.[48] Embora a progressão dos déficits cerebrais em pacientes com esquizofrenia

> Estudos de pacientes com esquizofrenia de primeiro episódio virgens de tratamento revelaram déficits cerebrais já no início da doença.

> Há progressão regional de alterações cerebrais ao longo do curso da doença que parecem estar relacionadas a manifestações clínicas. Pacientes com sintomas negativos proeminentes apresentam maior redução no volume de substância cinzenta no lobo temporal.

> Hipofunção do córtex pré-frontal medial e hiperatividade do hipocampo e corpo estriado foram relatados em pacientes com primeiro episódio psicótico.

> A redução de volume nas regiões pré-frontal e temporal foi a principal diferença anatômica entre pacientes com esquizofrenia e controle.

não seja substancial no curso inicial da doença, eles parecem ocorrer em algumas regiões do cérebro nas décadas após o início da doença.[49]

Alguns estudos relativamente recentes examinaram o papel potencial das características de imagem no diagnóstico clínico da esquizofrenia. Três estudos mostraram que a redução de volume nas regiões pré-frontal e temporal foi a principal diferença anatômica entre pacientes e indivíduos controle, separando os grupos com uma precisão de classificação de 75 a 90%.[50-52] Embora essas descobertas sejam encorajadoras, a interpretação dos resultados é dificultada por potenciais efeitos de confusão dos tratamentos com fármacos, longa duração da doença e pequenos tamanhos de amostra. Estudos de imagem por RM mostram que antipsicóticos podem causar perda de massa cinzenta no neocórtex, embora potenciais efeitos compensatórios envolvendo volumes estriados aumentados tenham sido observados.[53]

Transtorno afetivo bipolar

> Ao comparar pacientes com TB e esquizofrenia, os achados de imagem indicam alguns déficits cerebrais comuns.

> Algumas alterações anatômicas encontradas no TB, como alterações na amígdala e no hipocampo, são comuns em pacientes com TDM.

> O sistema límbico pode estar envolvido na fisiopatologia dos transtornos afetivos de modo geral.

> Déficits cerebrais funcionais também foram relatados em pacientes com TB. A disfunção da amígdala pode representar um marcador de estado da doença bipolar.

O transtorno afetivo bipolar (TB) está inserido dentro dos transtornos de humor, com episódios de mania/hipomania e depressão. O TB compartilha várias características clínicas tanto com o transtorno depressivo quanto com a esquizofrenia. Os achados de imagem indicam alguns déficits cerebrais comuns em pacientes com TB e naqueles com esquizofrenia, especialmente em cerca de 50% dos pacientes com TB que têm histórico de psicose. A imagem também revela algumas anormalidades específicas da doença que permitem distinguir TB e esquizofrenia. Na análise morfométrica, a massa cinzenta demonstrou estar reduzida na área do córtex cingulado posterior e retroesplenial e no giro temporal superior em indivíduos não medicados com TAB em relação a essas mesmas áreas em indivíduos medicados, bem como no córtex orbital lateral em indivíduos medicados com TB em relação aos indivíduos controle.[54] Algumas das alterações anatômicas no TB, incluindo alterações na amígdala e nas regiões do hipocampo, são achados comuns em pacientes com TDM. Esses achados apoiam a hipótese de que o sistema límbico, particularmente o hipocampo, pode estar envolvido na fisiopatologia dos transtornos afetivos de maneira mais geral.[55] Um estudo de imagem de RM funcional em estado de repouso revelou que tanto TB quanto esquizofrenia compartilharam déficits regionais e de conectividade dentro das redes estriado-talamo corticais, enquanto pacientes com esquizofrenia mostraram mais e maiores déficits funcionais regionais nos sistemas talamo corticais.[56]

Déficits de substância branca, incluindo anisotropia fracionada diminuída no corpo caloso, cíngulo posterior, tratos de substância branca frontal superior e coroa radiada anterior, foram relatados em pacientes com TB. O achado consistente de anormalidades nos tratos da substância branca do joelho do corpo caloso é semelhante aos achados em pacientes com TDM, sugerindo uma desconexão do córtex pré-frontal bilateral relacionada à desregulação do humor em pacientes com TB e naqueles com TDM. É importante notar que as alterações da substância branca parecem ter um padrão diferente, dependendo se a doença tem início na adolescência ou na idade adulta; e, no momento do início da doença, as alterações na substância branca podem ser tão pronunciadas quanto aquelas em pacientes com esquizofrenia.[57]

Consistente com os achados anatômicos, déficits cerebrais funcionais em pacientes com TB também foram relatados; estes incluem principalmente reduções na ativação no córtex pré-frontal ventral lateral direito, amígdala e córtex cingulado anterior. A disfunção da amígdala pode representar um marcador de estado da doença bipolar, enquanto a disfunção do córtex pré-frontal lateral ventral pode ser independente do estado de humor e pode representar um marcador de traço da doença.[58] A conectividade funcional entre o córtex cingulado anterior posterior e a amígdala em pacientes com TB também foi interrompida durante o processamento emocional, o que pode ser causado por interrupções na conectividade da substância branca do córtex cingulado anterior, posterior e amígdala.[59]

Os recursos de imagem também parecem ter valor clínico potencial em pacientes com TB, incluindo na previsão do início da doença e na resposta a diferentes estratégias de tratamento. O volume do giro frontal inferior direito poderia auxiliar na identificação de indivíduos com risco de TB antes mesmo de quaisquer manifestações comportamentais.[60]

Transtorno de estresse pós-traumático

> Em pacientes com TEPT, a estrutura mais estudada é o hipocampo devido aos efeitos estabelecidos do estresse nesta região do cérebro em modelos animais.

O transtorno de estresse pós-traumático (TEPT) é uma condição debilitante que se segue a uma experiência de vida estressante grave, como um combate militar ou um desastre natural. Os sintomas de *flashbacks* e ansiedade podem persistir por anos após o trauma. Em pacientes com TEPT, a estrutura mais estudada é o hipocampo devido aos efeitos estabelecidos do estresse nesta região do cérebro em modelos animais. O TEPT está associado a anormalidades em várias estruturas do sistema límbico-frontal.[61] A maioria dos estudos descobriu que os pacientes com TEPT têm um volume menor do hipocampo, o que tem sido relacionado à gravidade dos sintomas e à duração da doença.[62] No entanto, no início do curso de TEPT, foi observado aumento da espessura cortical no giro temporal superior direito, lóbulo parietal inferior e *precuneus* esquerdo; estes podem ser resultados de processos tróficos neuroinflamatórios ou outros relacionados a alterações endócrinas ou compensação funcional.[63] Em pacientes pediátricos com TEPT relacionado a maus-tratos, os volumes diminuídos do hipocampo não foram observados;[64] em vez disso, esses pacientes tinham volumes menores do córtex intracraniano, pré-frontal e temporal direito, bem como alterações da substância branca no córtex pré-frontal e sub-regiões do corpo caloso.[65] Recentemente, uma metanálise revelou que a gravidade dos sintomas de TEPT estava correlacionada, de modo negativo, com a massa cinzenta no córtex cingulado anterior esquerdo e, positivamente, correlacionada com a massa cinzenta na ínsula esquerda.[66]

Estudos funcionais mostraram ativação reduzida do tálamo, giro cingulado anterior e giro frontal medial em relação àqueles em indivíduos de controle saudáveis.[67] Em contraste, o aumento da ativação foi observado no hipocampo esquerdo, na amígdala e no córtex visual; esses achados estão positivamente correlacionados com a nova experiência de trauma ou sintomas de evitação em pacientes com TEPT.[68] Além disso, o uso da regressão do vetor de relevância para examinar a relação entre os dados de imagem de RM funcional em estado de repouso e os escores de sintomas descobriu que a identificação precisa de pacientes com TEPT foi baseada na ativação funcional em várias regiões pré-frontal, parietal e occipital; esse achado permitiu confirmar que o TEPT é um transtorno específico das redes fronto-límbicas.[69] Também foram encontradas alterações substanciais na função cerebral que são semelhantes em muitas maneiras às observadas em pacientes com TEPT em indivíduos logo após grandes experiências traumáticas, destacando a necessidade de avaliação e intervenção precoces em sobreviventes de trauma.[70]

Essas características de imagem também mostraram valor potencial na previsão do início da doença. Por exemplo, Shin et al.[71] relataram que a hiper-responsividade no cingulado anterior dorsal parece ser um fator de risco familiar para o desenvolvimento de TEPT após trauma psicológico. Em um estudo anterior, descobriu-se que os padrões de alternâncias neuroanatômicas poderiam ser usados para identificar sobreviventes de trauma com TEPT e aqueles sem.[72] As reduções de volume no hipocampo podem ser promissoras como uma abordagem para monitorar os resultados terapêuticos.[73]

Comprometimento cognitivo leve e doença de Alzheimer

A neuropatologia da doença de Alzheimer (DA) é talvez a mais bem caracterizada de todos os transtornos psiquiátricos, e a neuroimagem clínica é de importância crescente no diagnóstico e tratamento da demência. Da mesma maneira, o declínio cognitivo leve (DCL) é um problema clínico crescente com o qual os psiquiatras precisam lidar. Felizmente, é uma área em que a neuroimagem pode dar uma contribuição mais significativa.

O diagnóstico de DCL é baseado na avaliação de uma série de funções cognitivas; no entanto, os métodos de neuroimagem estão agora permitindo a estratificação de risco de pacientes com DCL, a fim de identificar pacientes com DA pré-clínica e, em casos individuais, talvez até mesmo antecipar e prever a conversão a curto prazo para DA. A esse respeito, vários estudos mostraram que a PET cerebral com 18F-FDG é uma ferramenta diagnóstica valiosa para determinar o resultado clínico em pacientes com DCL.[74]

Estudos morfométricos baseados em RM de pacientes com DCL mostraram que a atrofia acelerada, possivelmente devido ao acúmulo de emaranhados neurofibrilares e a alterações funcionais em regiões do cérebro, como o cíngulo posterior, pode ser avaliada longitudinalmente e, assim, fornecer um meio de monitorar os efeitos do tratamento na arquitetura do cérebro.[75]

Esses estudos que identificam atrofia no córtex entorrinal (Figura 39.7), no giro temporal superior e no giro frontal inferior, associada a alterações no hipocampo, indicam que existem várias formas de DCL e que cada uma delas tem neuropatologia distinta, sugerindo ainda que pode haver mais de um processo etiológico que culmina em demência.[76]

Pacientes com TEPT têm um volume menor do hipocampo, o que tem sido relacionado à gravidade dos sintomas e à duração da doença.

Estudos de RM funcional demonstraram que o TEPT é um transtorno específico das redes frontolímbicas.

A hiper-responsividade no cingulado anterior dorsal pode ser um fator de risco para desenvolvimento de TEPT após trauma psicológico.

A neuroimagem clínica é de importância crescente no diagnóstico e tratamento da demência.

Métodos de neuroimagem permitem a estratificação de risco de pacientes com DCL.

Há várias formas de DCL com neuropatologias distintas.

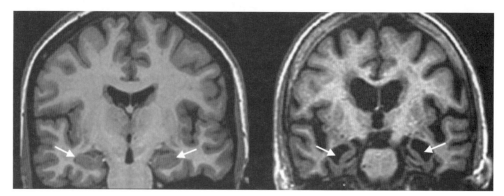

Figura 39.7 Imagens coronais em um paciente controle (**A**) e com doença de Alzheimer (**B**) evidenciam as diferenças das dimensões dos hipocampos, que estão reduzidos na imagem **B**. (Fonte: Arquivo pessoal do autor.)

Estudos funcionais de RM de DCL mostraram que a neurodegeneração altera, de modo visível, os padrões de resposta. Um estudo que investigou a função entorrinal e hipocampal em pacientes com DCL e DA muito precoces, usando um paradigma de aprendizagem, encontrou uma ativação hipocampal significativamente maior no grupo DCL em comparação com os controles. Em comparação, os pacientes com DA apresentaram atrofia entorrinal e hipocampal e redução da ativação. Uma gradação semelhante de desempenho foi observada com relação à tarefa de memória de reconhecimento com pacientes com DA com desempenho insatisfatório e pacientes com DCL com desempenho tão bom quanto com controles.[77]

Outra questão preocupante na avaliação da demência é o diagnóstico diferencial da DA. Os critérios diagnósticos atuais com base na avaliação clínica têm precisão limitada para demência com corpos de Lewy, com até 50% dos casos falhando em serem identificados. É importante notar que, na demência com corpos de Lewy, há degeneração dopaminérgica nigroestriatal grave, uma característica que não ocorre na maioria dos outros subtipos de demência, incluindo a DA. Um estudo recente que usou imagens cerebrais SPECT para diferenciar demência com corpos de Lewy de outras causas de demência demonstrou uma alta correlação entre a baixa ligação aos locais de recaptação de dopamina, conforme medido com SPECT, e um diagnóstico clínico de demência com corpos de Lewy.[78] Esse estudo sugere que esta técnica de neuroimagem é de precisão suficiente para ser útil clinicamente na distinção de AD e demência com corpos de Lewy.

Considerações finais

O desejo de compreender a estrutura e a funcionalidade cerebral levou ao desenvolvimento e aperfeiçoamento de tecnologias sofisticadas que tornam possível avaliar o cérebro em ação. No campo de rápido crescimento da neurociência cognitiva, a RM funcional surgiu como uma ferramenta empolgante e essencial que permitiu aos investigadores sondar a mente e ancorar suas descobertas no cérebro. Coletivamente, além de compreender melhor a arquitetura do cérebro e suas mudanças por meio do neurodesenvolvimento e da neurodegeneração, essas tecnologias tornaram possível traçar ligações significativas entre a biologia do cérebro e o comportamento humano, tanto na saúde quanto na doença. Desenvolvimentos mais recentes permitem a partição das regiões das substâncias cinzenta e branca no córtex cerebral, tornando possível analisar precisamente os constituintes da substância cerebral. Adicione a isso o fato de que as fibras de substância branca podem ser rastreadas individualmente usando tractografia e torna-se aparente que os pesquisadores agora podem, literalmente, juntar os pontos, como sintetizado na Tabela 39.4. Esses desenvolvimentos maravilhosos tornaram possível investigar as conexões neurais e as complexas relações funcionais entre regiões específicas do cérebro.

Atualmente, a maioria da neuroimagem psiquiátrica é orientada para a pesquisa; no entanto, à medida que adquirimos melhor compreensão da utilidade dessas tecnologias, as aplicações clínicas surgirão de modo gradual. A neuroimagem será vista como uma investigação clínica de rotina ao lado do exame do estado mental psiquiátrico e da avaliação

Tabela 39.4 Alterações possíveis de serem evidenciadas em modalidades de ressonância magnética em esquizofrenia, transtorno bipolar e transtorno depressivo maior.

Esquizofrenia	Transtorno bipolar	Transtorno depressivo maior	Comentários
Redução volumétrica global do encéfalo	Volume cerebral inalterado	Volume cerebral inalterado	Perda de volume cerebral total e atrofia do lobo temporal com alterações do volume da estrutura límbica ou subcortical sugerem esquizofrenia
Redução do volume do lobo temporal	Volume do lobo temporal inalterado	Volume do lobo temporal inalterado	Hiperintensidade de sinal na substância branca e perda de volume de córtex pré-frontal com alterações da estrutura subcortical e límbica são mais características de transtornos afetivos
Volume talâmico inalterado ou reduzido	Aumento do volume talâmico	Volume talâmico inalterado	
Intensidade de sinal inalterada da substância branca	Intensidade de sinal inalterada ou aumento do sinal da substância branca	Intensidade de sinal inalterada ou aumento do sinal da substância branca	
	Volume do caudado e dos núcleos da base inalterado ou aumentado	Volume do caudado e dos núcleos da base inalterado ou aumentado	
	Aumento do volume da amígdala	Volume da amígdala inalterado	
Atividade frontotemporal	Atividade frontolímbica (hipo ou hiperativação de amígdala, hipocampo, núcleos da base, córtex pré-frontal e córtex cingulado anterior subgenual)	Atividade frontolímbica (hipo ou hiperativação de amígdala, hipocampo, núcleos da base, córtex pré-frontal e córtex cingulado anterior subgenual)	Os transtornos afetivos geralmente apresentam padrões de ativação funcional semelhantes. As diferenças estão relacionadas ao estado (depressão ou mania). A esquizofrenia é caracterizada por alterações mais frontais, temporais, parietais e cerebelares, incluindo aquelas de estruturas subcorticais como os núcleos da base e o estriado
Atividade frontocerebelar			
Atividade frontoestriatal			
Redução do nível glutamato/glutamina	Aumento do nível glutamato/glutamina em pacientes em mania aguda		
	Aumento do nível de mioinositol em pacientes em mania		

Adaptada de Agarwal, 2010.[79]

neuropsicológica. Na verdade, no que diz respeito ao diagnóstico e tratamento da demência, isso já está acontecendo.

É importante reconhecer os rápidos avanços que foram feitos na neuroimagem em psiquiatria. Em um período comparativamente curto, a neuroimagem teve um tremendo impacto sobre nossa compreensão dos processos neurais que formam a base dos transtornos psiquiátricos, e, sem dúvida, isso continuará. Em um futuro não muito distante, é provável que os psiquiatras precisem dar sentido aos achados de neuroimagem; portanto, como clínicos, é importante que estejamos cientes das aplicações potenciais da neuroimagem moderna e que estejamos devidamente equipados para fazer pleno uso das tecnologias disponíveis.

Por fim, está evidente a crescente necessidade de solicitação de exames de neuroimagem na prática clínica psiquiátrica atual devido à sua maior disponibilidade e ao menor custo, sendo fundamental o conhecimento pelo médico solicitante das técnicas de imagens básicas e das técnicas avançadas, que estão cada vez mais disponíveis. A correta solicitação do tipo de exame pode ser auxiliada com a orientação do médico radiologista e, assim, contribuir para um diagnóstico e para a exclusão de qualquer causa orgânica que esteja justificando sinais e sintomas clínicos, contribuindo para o correto manejo do paciente.

Atualizações

- Kraguljac et al. (2021) discutem diversos biomarcadores que podem ser utilizados para avaliar risco de doença, diagnóstico e resposta ao tratamento na esquizofrenia[80]
- Runia et al. (2022) realizaram uma revisão sistemática de estudos de neuroimagem investigando as diferenças entre depressão resistente ou não ao tratamento[81]
- Ching et al. (2022) discutem os principais achados do ENIGMA, um dos maiores estudos de neuroimagem do transtorno bipolar já realizados.[82]

Highlights

- O diagnóstico de transtornos mentais maiores só pode ser firmado se excluídas causas orgânicas, o que reforça a importância da neuroimagem junto à psiquiatria
- A neuroimagem tem papel fundamental na pesquisa de possíveis alterações estruturais ou funcionais como causa primária de transtornos psiquiátricos, por meio do estudo da morfologia e da fisiologia do encéfalo, contribuindo para o entendimento dos transtornos mentais
- TC e RM
  - TC: maior disponibilidade, tempo de imagem mais rápido, menor custo e bom perfil de segurança em pacientes nos quais a RM é contraindicada (corpos estranhos metálicos conhecidos ou suspeitos). Teste de escolha em ambientes de emergência e em ambientes clínicos nos quais o acesso a um aparelho de RM é limitado
  - RM: não envolve radiação ionizante; gera imagens de alta resolução anatômica; permite medidas volumétricas mais acuradas de diversas regiões e estruturas do sistema nervoso central. Técnica mais onerosa e contraindicações tais como dispositivos eletrônicos ou metálicos mais antigos
- RM funcional: mede a função de áreas e circuitos cerebrais. Utilizada principalmente em pesquisas, com aplicações clínicas limitadas, mas crescentes
- Desenvolvimento de técnicas mais modernas de fusão de imagens de estrutura (TC e RM) e função (PET e SPECT) tornam a leitura e a interpretação dos padrões de patologia mais evidentes – mostrando-se promissoras para o entendimento dos transtornos mentais e a intervenção neles
- Desenvolvimento de tecnologias mais recentes tornaram possível investigar as conexões neurais e as complexas relações funcionais entre regiões específicas do cérebro
- É fundamental o conhecimento pelo médico solicitante tanto das técnicas de imagens básicas quanto das técnicas avançadas, que estão cada vez mais disponíveis, pois é evidente a crescente necessidade de solicitação de exames de neuroimagem como complemento na prática psiquiátrica e, principalmente, dentro de um ambiente hospitalar, em que a interconsulta psiquiátrica está inserida.

DURANTE O ATENDIMENTO

O que fazer

- Solicitar exames de neuroimagem na suspeita de que um processo intracraniano seja a causa dos sinais e sintomas apresentados
- Fornecer informações clínicas completas na solicitação do exame de imagem, auxiliando o neurorradiologista e a equipe técnica durante a realização do exame e garantindo melhor condução/preparo do paciente
- Explicar o procedimento com antecedência ao paciente, já que alguns podem ter dificuldades para realizá-lo
- Estar atualizado sobre novas técnicas e possibilidades de uso
- Ter ciência das aplicações potenciais da neuroimagem moderna e estar devidamente informado, a fim de fazer pleno uso das tecnologias disponíveis
- Colaborar com a equipe de radiologia, especialmente em ambiente hospitalar, para solicitar o exame de imagem mais apropriado e discutir o caso em grupo. Uma comunicação efetiva entre as equipes, por meio de ramais e bipes, ajuda no manejo do paciente. É essencial estreitar os laços entre as equipes

O que não fazer

- Deixar de utilizar os exames disponíveis para adequado manejo do paciente e investigação completa
- Considerar sinais como sendo primariamente psiquiátricos e não realizar investigação necessária – é importante lembrar e reforçar que o diagnóstico psiquiátrico é um diagnóstico de exclusão! É necessário excluir causas orgânicas
- Submeter o paciente a riscos desnecessários – pedir inúmeros exames sem necessidade. É necessária, sim, uma investigação clínica adequada, porém com solicitações pertinentes. Deve-se lembrar que todos os exames são sujeitos a riscos (radiação, anafilaxia)

Mapa mental

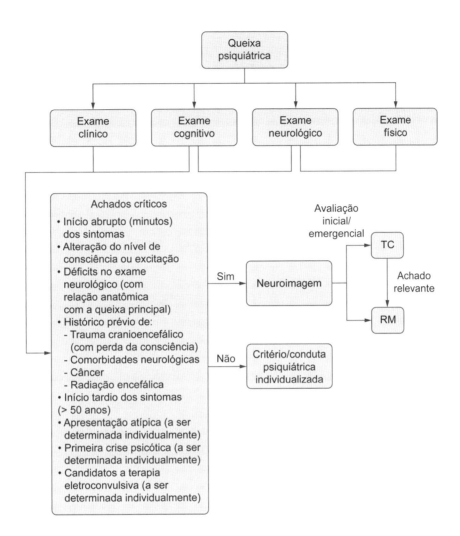

Referências bibliográficas

1. Associação Americana de Psiquiatria. Diagnostic and Statistical Manual of Mental Disorders – DSM-5. 5. ed. Washington: American Psychiatric Association; 2013.
2. Rocha ET, Alves TCTF, Garrido GEJ et al. Novas técnicas de neuroimagem em psiquiatria: qual o potencial de aplicações na prática clínica. Rev Bras de Psiquiatria. 2007;23:58-60.
3. Johnstone EC, Crow TJ, Frith CD et al. Cerebral ventricular size and cognitive impairment in chronic schizophrenia. Lancet. 1976;2(7992):924-6.
4. Camprodon JA, Stern TA. Selecting neuroimaging techniques: a review for the clinician. Prim Care Companion CNS Disord. 2013;15(4).
5. Members of the ACR Committee on Drugs and Contrast Media. ACR Manual on Contrast Media [Internet]. American College of Radiology. 2020. Available from: https://www.acr.org/-/media/ACR/Files/Clinical-Resources/Contrast_Media.pdf.
6. Contrast Media Safety Committee. ESUR Guidelines on Contrast Agents v10.0 [Internet]. European Society of Urogenital Radiology. 2018. Available from: http://www.esur.org/fileadmin/content/2019/ESUR_Guidelines_10.0_Final_Version.pdf.
7. Widmark JM. Imaging-related medications: a class overview. Proc (Baylor Univ Med Center). 2007;20(4):408-17.
8. Shehadi WH. Contrast media adverse reactions: occurrence, recurrence, and distribution patterns. Radiology. 1982;143(1):11-17.

9. Dougherty DD, Rauch SL. Neuroimaging in psychiatry. In: Stern TA, Rosenbaum JF, Fava M et al. (eds.). Massachusetts General Hospital Comprehensive Clinical Psychiatry. 1. ed. Philadelphia: Mosby; 2008.
10. Hayman LA, Evans RA, Fahr LM et al. Renal consequences of rapid high dose contrast CT. AJR Am J Roentgenol. 1980;134(3):553-5.
11. Brenner DJ, Hall EJ. Computed tomography: an increasing source of radiation exposure. N Engl J Med. 2007;357(22):2277-84.
12. Amaro JE, Yamashita H. Aspectos básicos de tomografia computadorizada e ressonância magnética. Rev Bras Psiquiatr. 2001;23(supl. 1):2-3.
13. Weinberger DR. Brain disease and psychiatric illness: when should a psychiatrist order a CAT scan? Am J Psychiatry. 1984;141(12):1521-7.
14. Bussato GF, Almeida OP, Mello LEAM et al. O futuro da neuropsiquiatria: os novos métodos de investigação e suas implicações no conhecimento do funcionamento cerebral. Revista de Psiquiatria Clínica. 1998;25:16-21.
15. Wright IC, Rabe-Hesketh S, Woodruff PW et al. Meta-analysis of regional brain volumes in schizophrenia. Am J Psychiatry. 2000;157(1):16-25.
16. Goldstein MA, Price BH. Magnetic resonance imaging. In: Darin D, Dougherty DD, Rauch SL et al. (eds.). Essentials of neuroimaging for clinical practice. Washington: American Psychiatric Publishing; 2004. p. 21-74.
17. Bitar R, Leung G, Perng R et al. MR pulse sequences: what every radiologist wants to know but is afraid to ask. Radiographics. 2006;26(2):513-37.
18. Tronnier VM, Staubert A, Hahnel S, Sarem-Aslani A. Magnetic resonance imaging withimplanted neurostimulators: an in vitro and in vivo study. Neurosurgery. 1999;44:118-25, discussion 25-26.
19. Chang L, Cloak C, Ernst T. Magnetic resonance spectroscopy studies of GABA in neuropsychiatric disorders. J Clin Psychiatry. 2003;64(suppl. 3):7-14.
20. Orringer DA, Vago DR, Golby AJ. Clinical applications and future directions of functional MRI. Semin Neurol. 2012;32(4):466-75.
21. Logothetis NK. What we can do and what we cannot do with fMRI. Nature. 2008;453(7197):869-78.
22. Herholz K, Schopphoff H, Schmidt M et al. Direct comparison of spatially normalized PET and SPECT scans in Alzheimer's disease. J Nucl Med. 2002;43(1):21-6.
23. Costa DC, Oliveira JM, Bressan RA. PET e SPECT em neurologia e psiquiatria: do básico às aplicações clínicas. [PET and SPECT in neurology and psychiatry: from the basic to the clinical applications]. Rev Bras Psiquiatr. 2001;23(supl 1):SI4-SI61.
24. Conturo TE, Lori NF, Cull TS et al. Tracking neuronal fiber pathways in the living human brain. Proc Natl Acad Sci EUA. 1999;96:10422-7.
25. Basser PJ, Pajevic S, Pierpaoli C, Duda J, Aldroubi A. In vivo fiber tractography using DT-MRI data. Magn Reson Med. 2000;44:625-32.
26. Lochhead RA, Parsey RV, Oquendo MA, Mann JJ. Regional 247. Brain gray matter volume differences in patients with bipolar disorder as assessed by optimized voxel-based morphometry. Biol Psychiatry. 2004;55:1154-62.
27. Mechelli A, Price C, Friston K, Ashburner J. Voxel-based morphometry of the human brain: methods and applications. Curr Med Imaging Rev. 2005;1:1-9.
28. Zhao YJ, Du MY, Huang XQ et al. Brain grey matter abnormalities in medication- free patients with major depressive disorder: a meta-analysis. Psychol Med. 2014;44(14):2927-37.
29. Schmaal L, Veltman DJ, van Erp TG et al. Subcortical brain alterations in major depressive disorder: findings from the ENIGMA major depressive disorder working group. Mol Psychiatry. 2016;21(6):806-12.
30. Campbell S, Macqueen G. The role of the hippocampus in the pathophysiology of major depression. J Psychiatry Neurosci. 2004;29(6):417-26.
31. Qiu L, Lui S, Kuang W et al. Regional increases of cortical thickness in untreated, first-episode major depressive disorder. Transl Psychiatry. 2014;4:e378.
32. Salvadore G, Nugent AC, Lemaitre H et al. Prefrontal cortical abnormalities in currently depressed versus currently remitted patients with major depressive disorder. Neuroimage. 2011;54(4):2643-51.
33. Ma N, Li L, Shu N et al. White matter abnormalities in first-episode, treatment-naive young adults with major depressive disorder. Am J Psychiatry. 2007;164(5):823-6.
34. Jia Z, Huang X, Wu Q et al. High-field magnetic resonance imaging of suicidality in patients with major depressive disorder. Am J Psychiatry. 2010;167(11):1381-90.
35. Phillips ML, Chase HW, Sheline YI et al. Identifying predictors, moderators, and mediators of antidepressant response in major depressive disorder: neuro- imaging approaches. Am J Psychiatry. 2015;172(2):124-38.
36. Lui S, Wu Q, Qiu L et al. Resting-state functional connectivity in treatment-resistant depression. Am J Psychiatry. 2011;168(6):642-8.
37. Siegle GJ, Carter CS, Thase ME. Use of FMRI to predict recovery from unipolar depression with cognitive behavior therapy. Am J Psychiatry. 2006;163(4):735-8.
38. Canli T, Cooney RE, Goldin P et al. Amygdala reactivity to emotional faces predicts improvement in major depression. Neuro- report. 2005;16(12):1267-70.
39. Lui S, Deng W, Huang X et al. Association of cerebral deficits with clinical symptoms in antipsychotic-naive first-episode schizophrenia: an optimized voxel-based morphometry and resting state functional connectivity study. Am J Psychiatry. 2009;166(2):196-205.
40. Zhang W, Deng W, Yao L et al. Brain structural abnormalities in a group of never-medicated patients with long-term schizophrenia. Am J Psychiatry. 2015;172(10):995-1003.
41. Ren W, Lui S, Deng W et al. Anatomical and functional brain abnormalities in drugnaive first-episode schizophrenia. Am J Psychiatry. 2013;170(11):1308-16.
42. Szeszko PR, Ardekani BA, Ashtari M et al. White matter abnormalities in first-episode schizophrenia or schizoaffective disorder: a diffusion tensor imaging study. Am J Psychiatry. 2005;162(3):602-5.
43. Price G, Bagary MS, Cercignani M, Altmann DR, Ron MA. The corpus callosum in first episode schizophrenia: a diffusion tensor imaging study. J Neurol Neurosurg Psychiatry. 2005;76(4):585-7.
44. Melonakos ED, Shenton ME, Rathi Y et al. Voxel-based morphometry (VBM) studies in schizophrenia: can white matter changes be reliably detected with VBM? Psychiatry Res. 2011;193(2):65-70.

45. Gong Q. Response to Sarpal et al. Importance of neuroimaging biomarkers for treatment development and clinical practice. Am J Psychiatry. 2016;173(7):733-4.
46. Gong Q, Lui S, Sweeney JA. A selective review of cerebral abnormalities in patients with first-episode schizophrenia before and after treatment. Am J Psychiatry. 2016;173(3):232-43.
47. Li F, Lui S, Yao L et al. Longitudinal changes in resting-state cerebral activity in patients with first-episode schizophrenia: a 1-year follow-up functional MR imaging study. Radiology. 2016;279(3):867-75.
48. Hill SK, Schuepbach D, Herbener ES et al. Pretreatment and longitudinal studies of neuropsychological deficits in antipsychotic-naïve patients with schizophrenia. Schizophr Res. 2004;68(1):49-63.
49. Zhang W, Deng W, Yao L et al. Brain structural abnormalities in a group of never-medicated patients with long-term schizophrenia. Am J Psychiatry. 2015;172(10):995-1003.
50. Castellani U, Rossato E, Murino V et al. Classification of schizophrenia using feature-based morphometry. J Neural Transm (Vienna). 2012;119(3):395-404.
51. Fan Y, Liu Y, Wu H et al. Discriminant analysis of functional connectivity patterns on Grassmann manifold. Neuroimage. 2011;56(4):2058-67.
52. Pohl KM, Sabuncu MR. A unified frame-work for MR based disease classification. Inf Process Med Imaging. 2009;21:300-13.
53. Ho BC, Andreasen NC, Ziebell S et al. Long-term antipsychotic treatment and brain volumes: a longitudinal study of first-episode schizophrenia. Arch Gen Psychiatry. 2011;68(2):128-37.
54. Nugent AC, Milham MP, Bain EE et al. Cortical abnormalities in bipolar disorder investigated with MRI and voxel-based morphometry. Neuroimage. 2006;30(2):485-97.
55. Frazier JA, Chiu S, Breeze JL et al. Structural brain magnetic resonance imaging of limbic and thalamic volumes in pediatric bipolar disorder. Am J Psychiatry. 2005;162(7):1256-65.
56. Lui S, Yao L, Xiao Y et al. Resting-state brain function in schizophrenia and psychotic bipolar probands and their first-degree relatives. Psychol Med. 2015;45(1):97-108.
57. Lu LH, Zhou XJ, Fitzgerald J et al. Microstructural abnormalities of white matter differentiate pediatric and adult-onset bipolar disorder. Bipolar Disord. 2012;14(6):597-606.
58. Foland-Ross LC, Bookheimer SY, Lieberman MD et al. Normal amygdala activation but deficient ventrolateral pre-frontal activation in adults with bipolar disorder during euthymia. Neuroimage. 2012;59(1):738-44.
59. Wang F, Kalmar JH, He Y et al. Functional and structural connectivity between the perigenual anterior cingulate and amygdala in bipolar disorder. Biol Psychiatry. 2009;66(5):516-21.
60. Hajek T, Cullis J, Novak T et al. Brain structural signature of familial predisposition for bipolar disorder: replicable evidence for involvement of the right inferior frontal gyrus. Biol Psychiatry. 2013;73(2):144-52.
61. Karl A, Schaefer M, Malta LS et al. A meta-analysis of structural brain abnormalities in PTSD. Neurosci Biobehav Rev. 2006;30(7):1004-31.
62. Chao LL, Yaffe K, Samuelson K, Neylan TC. Hippocampal volume is inversely related to PTSD duration. Psychiatry Res. 2014;222(3):119-23.
63. Li S, Huang X, Li L et al. Posttraumatic stress disorder: structural characterization with 3-T MR imaging. Radiology. 2016;280(2):537-44.
64. De Bellis MD, Hall J, Boring AM et al. A pilot longitudinal study of hippocampal volumes in pediatric maltreatment-related posttraumatic stress disorder. Biol Psychiatry. 2001;50(4):305-9.
65. De Bellis MD, Keshavan MS, Shifflett H et al. Brain structures in pediatric mal-treatment-related posttraumatic stress disorder: a socio demographically matched study. Biol Psychiatry. 2002;52(11):1066-78.
66. Meng Y, Qiu C, Zhu H et al. Anatomical deficits in adult posttraumatic stress disorder: a meta-analysis of voxel-based morphometry studies. Behav Brain Res. 2014;270:307-15.
67. Lanius RA, Williamson PC, Densmore M et al. Neural correlates of traumatic memories in posttraumatic stress disorder: a functional MRI investigation. Am J Psychiatry. 2001;158(11):1920-2.
68. Zhu H, Zhang J, Zhan W et al. Altered spontaneous neuronal activity of visual cortex and medial anterior cingulate cortex in treatment-naïve post-traumatic stress disorder. Compr Psychiatry. 2014;55(7):1688-95.
69. Gong Q, Li L, Du M et al. Quantitative prediction of individual psychopathology in trauma survivors using resting-state FMRI. Neuropsychopharmacology. 2014;39 (3):681-7.
70. Lui S, Huang X, Chen L et al. High-field MRI reveals an acute impact on brain function in survivors of the magnitude 8.0 earthquake in China. Proc Natl Acad Sci U S A. 2009;106(36):15412-7.
71. Shin LM, Bush G, Milad MR et al. Exaggerated activation of dorsal anterior cingulate cortex during cognitive interference: a monozygotic twin study of posttraumatic stress disorder. Am J Psychiatry. 2011;168(9):979-85.
72. Gong Q, Li L, Tognin S et al. Using structural neuroanatomy to identify trauma survivors with and without post-traumatic stress disorder at the individual level. Psychol Med. 2014;44(1):195-203.
73. Admon R, Leykin D, Lubin G et al. Stress-induced reduction in hippocampal volume and connectivity with the ventromedial prefrontal cortex are related to maladaptive responses to stressful military service. Hum Brain Mapp. 2013;34(11):2808-16.
74. Anchisi D, Borroni B, Franceschi M et al. Heterogeneity of brain glucose metabolism in mild cognitive impairment and clinical progression to Alzheimer's disease. ArchNeurol. 2005;62:1728-33.
75. Chetelat G, Landeau B, Eustache F et al. Using voxel-based morphometry to map the structural changes associated with rapid conversion in MCI: a longitudinal MRIstudy. Neuroimage. 2005;27:934-46.
76. Becker JT, Davis SW, Hayashi KM et al. Three-dimensional patterns of hippocampal atrophy in mild cognitive impairment. Arch Neurol. 2006;63:97-101.
77. Dickerson BC, Salat DH, Greve DN et al. Increased hippocampal activation in mild cognitive impairment com-pared to normal aging and AD. Neurology. 2005;65:404-11.
78. McKeith I, O'Brien J, Walker Z et al. Sensitivity and specificity of dopamine transporter imaging with 123I-FP-CIT SPECT in dementia with Lewy bodies: a phase III, multicentre study. Lancet Neurol. 2007;6:305-13.

79. Agarwal N, Port JD, Bazzocchi M et al. Update on the Use of MR for Assessment and Diagnosis of Psychiatric Diseases. Renshaw Author Affiliations Published Online. 2010.
80. Kraguljac NV, McDonald WM, Widge AS et al. Neuroimaging biomarkers in schizophrenia. Am J Psychiatry. 2021;178(6):509-21.
81. Runia N, Yücel DE, Lok A et al. The neurobiology of treatment-resistant depression: a systematic review of neuroimaging studies. Neurosci Biobehav Rev. 2022;132:433-48.
82. Ching CRK, Hibar DP, Gurholt TP, Nunes A et al. ENIGMA bipolar disorder working group. What we learn about bipolar disorder from large-scale neuroimaging: findings and future directions from the ENIGMA bipolar disorder working group. Hum Brain Mapp. 2022;43(1):56-82.

Bibliografia

Chugangi D, Sundram B, Behen M et al. Evidence of altered energy metabolism in autistic children). Prog Neuropsychopharmacol Biol Psychiatry. 1999;23:635-41.
Jia Z, Wang Y, Huang X et al. Impaired frontothalamic circuitry in suicidal patients with depression revealed by diffusion tensor imaging at 3.0 T. J Psychiatry Neurosci. 2014;39(3):170-7.

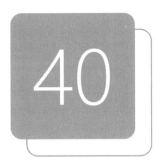

40 Pediatria

Simone Secco da Rocha ● Regina Albuquerque ●
Mariana G. Tedeschi Olmos

Introdução

A crescente necessidade de cuidados de saúde mental observada nos últimos anos também atinge crianças e adolescentes em todo o mundo. Crianças e adolescentes em situação de patologias não psiquiátricas, particularmente as que exigem hospitalização, constituem população de alta vulnerabilidade para transtornos mentais.[1]

Os serviços de Saúde têm caminhado para a lógica da integralidade e longitudinalidade do cuidado, e isso implica revisão e reformulação de conceitos estabelecidos, inclusão e reposicionamento dos diversos componentes das equipes de Saúde e de novas tecnologias na abordagem e no manejo terapêutico de casos complexos.[2]

> Crianças e adolescentes com condições clínicas são uma população de alta vulnerabilidade para transtornos mentais.

Breve histórico

Em 2003, a nomenclatura "medicina psicossomática", usada pela *Academy of Psychosomatic Medicine* (APM), foi aprovada pelo *American Board of Medical Specialties*. Recentemente, cresceu a preocupação de que essa terminologia era muito restrita ao trabalho da subespecialidade e exigia que os médicos se concentrassem apenas nos transtornos somatoformes, em vez de na ampla gama de manifestações psiquiátricas das doenças. Em 2017, a American Psychiatric Association aprovou que a subespecialidade passasse a se chamar "psiquiatria de ligação". O termo "psiquiatria de ligação" (ou "interconsulta psiquiátrica" – ICP) reflete o escopo mais amplo da prática clínica, além dos transtornos somatoformes, bem como o papel único da psiquiatria em conexão com equipes médicas e multiprofissionais no cuidado aos pacientes de forma integral e humanizada.[3]

Competências

Cabe aos interconsultores fornecer apoio, orientação e recomendações sistêmicas para ajudar a equipe a lidar com o estresse de trabalhar com crianças em sofrimento. As intervenções para a sustentabilidade nesse trabalho precisam ocorrer nos níveis institucional e de equipe, bem como na prática individual. O trabalho clínico compartilhado em torno de casos desafiadores oferece oportunidades para envolver os médicos em suas experiências difíceis, fomentando a reflexão e sedimentando conhecimento. A psiquiatria de ligação desempenha, também, o papel de provocar intervenções de aprimoramento institucional para melhorias na prestação de serviços e redução do impacto na saúde mental da equipe assistencial.[4]

A ICP infantil desempenha um papel importante no hospital pediátrico hoje. Essa atividade aumentou 33% desde 1994. A natureza das necessidades de cuidados pediátricos evoluiu, e as situações de crise são agora as mais prevalentes. Os diagnósticos da psiquiatria infantil são muito variados, os mais frequentes se referem a transtornos de ajustamento.[5] Pelo aumento da demanda durante a formação, são impostas mais habilidades para a formação do especialista interconsultor da pediatria (Tabela 40.1).

> Interconsultores que atuam na pediatria devem fornecer apoio, orientação e recomendações sistêmicas para ajudar a equipe a lidar com o estresse de trabalhar com crianças em sofrimento.

> As intervenções precisam ocorrer nos níveis institucional e de equipe, bem como na prática individual.

Tabela 40.1 Competências essenciais do interconsultor na pediatria.

Na assistência ao paciente
Entender a queixa principal e o motivo da consulta, elaborar anamnese
Avaliar a adaptação à doença na criança e nos membros da família
Reconhecer o impacto funcional da doença médica e a resposta da criança e dos membros da família
Avaliar o papel dos fatores familiares no desencadeamento e agravamento de sintomas físicos e psicológicos
Trabalhar de maneira eficaz com os pais com doenças psiquiátricas e transtornos de personalidade
Realizar exame do estado mental considerando a fase do desenvolvimento
Reconhecer sinais de intoxicação e abstinência de drogas, polifarmácia e interação medicamentosa
Avaliar e gerenciar risco e comportamentos suicidas
Avaliar não adesão ao tratamento médico
Avaliar potencial de negligência e violências e acionar os serviços de proteção à criança
Fazer formulação de caso apropriada ao desenvolvimento
Elaborar e revisar diagnósticos e planos terapêuticos
Reconhecer e utilizar avaliação de outras especialidades
Identificar a necessidade e prescrever psicofármacos
Identificar e usar recursos psicoterápicos adequados ao quadro
Desenvolver estratégias de manejo comportamentais
Utilizar técnicas para ajudar o paciente a lidar com procedimentos médicos estressantes
Fornecer orientação aos cuidadores após a alta
No manejo do caso
Responder a comunicações de pacientes e profissionais da Saúde em tempo hábil
Documentar os encontros e as recomendações de tratamento prontamente e de modo abrangente no prontuário do paciente
Coordenar o atendimento com os demais membros da equipe multidisciplinar
Providenciar um plano alternativo, quando necessário
Garantir a continuidade dos cuidados aos pacientes
Gerenciar reações contratransferenciais da equipe médica
Habilidades interpessoais e de comunicação
Estabelecer relacionamento considerando a diversidade cultural de crianças e adolescentes com doenças médicas e suas famílias
Comunicar-se de maneira eficaz e colaborativa com a equipe de cuidado clínico
Comunicar-se de modo compreensível, seja por escrito ou verbalmente, com os membros da família, checando a compreensão da informação
Fornecer orientações à equipe multidisciplinar de referência sobre a implementação das intervenções de tratamento recomendadas
Cumprir os regulamentos e as leis para proteger a privacidade do paciente
Conduzir reunião multidisciplinar de acompanhamento dos casos
Considerar e intervir no impacto dos problemas de saúde mental parental e infantil na equipe pediátrica
Conhecimento requerido
Localizar e avaliar criticamente a literatura médica para questões aplicáveis ao atendimento ao paciente
Usar tecnologia da informação para identificar recursos para facilitar o atendimento ao paciente
Manter base de conhecimento atual na literatura específica para a prática da interconsulta psiquiátrica
Inteirar-se dos benefícios e limites do Sistema Suplementar de Saúde
Conhecer as políticas de Saúde pública de sua região
Estar informado dos custos financeiros de suas intervenções e recursos de financiamento da Saúde
Conhecer e acessar recursos de apoio externos e operadores de direitos

Adaptada de Shaw et al., 2019.[6]

Pediatria e psiquiatria

A saúde mental certamente será afetada em doenças sistêmicas, especialmente em doenças crônicas, terminais, incapacitantes ou limitantes; por outro lado, a presença de transtorno mental é fator de agravo e comprometimento prognóstico em doenças sistêmicas. Toda condição patológica se faz acompanhar de algum nível de sofrimento psíquico que, na dependência de fatores internos e externos ao sujeito (Tabela 40.2), podem levá-lo a um transtorno mental, situação que oferece desafio extra no manejo desse paciente e que exigirá, na maioria das vezes, da equipe responsável pelo seguimento do caso, lançar mão de recursos multidisciplinares.[7] Considerando que 17% dos jovens até 18 anos apresentam algum transtorno mental[8] já instalado, temos a perspectiva da dimensão da população a ser cuidada.

Da criança, por sua condição de desenvolvimento e imaturidade, não é possível esperar a compreensão e a elaboração de sua condição patológica e das intervenções e procedimentos requeridos – isso a faz bastante vulnerável a sofrimento psíquico em situações de hospitalização ou mesmo em tratamentos ambulatoriais, que podem constituir gatilho para o aparecimento ou agravamento de transtorno mental.

Os adolescentes, pelas características próprias da fase em que estão, terão muita dificuldade e sofrimento em adaptar-se e submeter-se às exigências que o tratamento de doenças sistêmicas os impõe. Dentro desse contexto a família será fundamental para suporte e seguimento do tratamento e, em muitos momentos, exigirá também cuidados em sua condição psíquica. A própria equipe de cuidados clínicos certamente será impactada pelo sofrimento prolongado e muitas vezes com desfechos negativos desses pacientes e seus familiares.[9] Este é o campo de trabalho do interconsultor: oferecer a todos os envolvidos no processo de adoecimento físico e psíquico a possibilidade de:

- Reflexão
- Discussão
- Intervenções oportunas
- E o melhor cuidado possível.

Apesar do incremento de demanda por ICP na pediatria, poucos serviços dispõem de equipe com *expertise* na condução desses casos.[10] A interconsulta na pediatria apresenta particularidades que o psiquiatra de adultos pode não estar apto a abordar, como as patologias do neurodesenvolvimento. As principais causas de solicitação de interconsulta na pediatria são:[6]

- Risco ou tentativa de suicídio
- Esclarecimento de sintomas sem explicação médica
- Consultoria para uso de psicofármacos
- Dificuldade de adaptação à doença clínica
- Delírios
- Abandono ou dificuldade de adesão ao tratamento clínico
- Controle do quadro para internação psiquiátrica.

Essa gama de demandas exige do interconsultor uma capacidade de, além da condução psiquiátrica do caso, **estreita colaboração com a equipe clínica responsável** para a elaboração de plano terapêutico que envolva também os familiares ou acompanhantes do paciente.[11]

Tabela 40.2 Fatores de risco para transtornos mentais na infância.

Fatores biológicos	Anormalidades do sistema nervoso central, causadas por lesões, infecções, desnutrição ou exposição a toxinas e fatores genéticos
Fatores psicossociais	Disfunções na vida familiar, discórdia conjugal, psicopatologia materna, criminalidade paterna, falta de laços afetivos entre pais e filhos, eventos de vida estressantes, relacionados com morte ou separação dos pais, exposição a maus-tratos (negligência e violências) e fatores ambientais relacionados à desorganização comunitária e a combinação de baixa renda, analfabetismo parental, desemprego, más condições de moradia e acesso limitado à saúde e à educação

Adaptada de Ramires et al., 2009.[7]

Emergências pediátricas têm recebido número crescente de crianças e adolescentes em situação de crise. Esse número praticamente duplicou nas duas últimas décadas, e uma parcela desses indivíduos necessitará de intervenções sob regime hospitalar, recurso praticamente indisponível nos serviços psiquiátricos e inexistente em hospitais gerais, o que, em algumas situações, obriga os serviços pediátricos a assumirem esse paciente a despeito da falta de estrutura, recurso e equipe adequada.[12,13]

A premente necessidade de consultoria psiquiátrica para os serviços de urgência e emergência pediátrica qualificaria sobremaneira essas intervenções e, dentro das condições tecnológicas atuais, seriam viáveis inclusive por telemedicina, em face da escassez de profissionais habilitados a este serviço. A criação de leitos psiquiátricos infantojuvenis dentro de hospitais gerais seria a solução ideal para oferecer cuidado qualificado e certamente desfechos melhores.[14] O envolvimento oportuno de serviços de ICP durante uma hospitalização médica ou cirúrgica já foi associado a reduções no tempo de internação e despesas hospitalares totais em ambientes pediátricos.[15]

Gallagher et al. (2017) demonstraram que, a despeito da falta de serviço de internação psiquiátrica infantil, a terapia breve de suporte ou a terapia comportamental, o uso de psicofármacos, as estratégias comportamentais e de segurança tiveram impacto positivo na redução da pontuação na Escala de Impressão Clínica Global para crianças internadas desde a admissão até a alta.[16]

Atualizações

- A segunda edição do livro *Clinical Manual of Pediatric Consultation-Liaison Psychiatry*, publicada em 2020, traz reflexões quanto aos diagnósticos clínicos, desafios socioemocionais, considerações médico-legais e intervenções baseadas em evidências na ICP em crianças e adolescentes: https://www.appi.org/Pediatric-Consultation-Liaison-Psychiatry
- Nesse *link*, pode-se acessar uma atualização sobre cuidados do paciente pediátrico: *2022 Pediatric Grand Rounds – Behavioral Health Pediatric Consultation-Liaison Services in Medical Settings*
- Acesse o *link* a seguir para assistir a uma discussão sobre desenvolvimento infantil com a Dra. Simone Secco e a Dra. Regina Albuquerque: https://www.youtube.com/watch?v=Qmnee_0gWWo.

Highlights

- Crianças e adolescentes com condições clínicas são uma população de alta vulnerabilidade para transtornos mentais
- A ICP infantil teve um aumento significativo nas últimas décadas
- Os diagnósticos da psiquiatria infantil são muito variados, sendo o transtorno de adaptação o mais frequente
- O interconsultor psiquiátrico deve sempre estar atento ao risco de negligência e violência
- A avaliação e a formulação diagnóstica devem sempre levar em conta a fase de desenvolvimento da criança e do adolescente
- A lógica da integralidade e longitudinalidade do cuidado implica revisão e reformulação de conceitos estabelecidos, inclusão e reposicionamento dos diversos componentes das equipes de Saúde e de novas tecnologias na abordagem e manejo terapêutico de casos complexos
- As intervenções em ICP devem ocorrer não só individualmente, mas também nos níveis institucionais e de equipe. É papel dos interconsultores fornecer apoio, orientação e recomendações sistêmicas para ajudar a equipe a lidar com o estresse de trabalhar com crianças em sofrimento.

DURANTE O ATENDIMENTO

O que fazer

- Respeitar o desejo e o consentimento da criança e do adolescente
- Considerar o impacto da doença não só na criança e no adolescente, mas também no núcleo familiar
- Avaliar fatores psicossociais envolvidos no adoecimento
- Sempre considerar a fase do desenvolvimento do paciente ao realizar o exame psíquico e a formulação diagnóstica
- Avaliação rotineira do risco de suicídio
- Observação atenta para a possibilidade de negligência e violência
- Rastreio ativo de sofrimento psíquico
- Intervenção individual, mas também institucional e nas equipes que assistem ao paciente
- Escuta atenta às dificuldades da equipe assistente, oferecendo acolhimento e capacitação para o paciente lidar com o sofrimento desencadeado pelo adoecimento
- Registro detalhado do atendimento, com especial atenção em evitar linguagem técnica não compartilhada por outros profissionais

O que não fazer

- Desconsiderar o impacto do adoecimento físico na saúde mental da criança e do adolescente
- Restringir a avaliação ao familiar, negligenciando a centralidade da criança ou do adolescente
- Ignorar a diversidade cultural e social
- Negligenciar as diferenças esperadas nas formas de enfrentamento da doença nas distintas fases de desenvolvimento
- Elaborar diagnósticos e propor tratamentos sem considerar a fase do desenvolvimento
- Quebrar o sigilo de crianças e adolescentes sem justificativa plausível
- Ignorar a importância da intervenção na saúde mental parental para o melhor manejo das crianças e adolescentes
- Não oferecer continuidade do tratamento após a alta hospitalar
- Propor intervenções rígidas, sem considerar as dificuldades inerentes ao atendimento de crianças e adolescentes

Referências bibliográficas

1. Becker JE, Smith JR, Hazen EP. Pediatric consultation-liaison psychiatry: an update and review. Psychosomatics. 2020;61(5):467-80.
2. Asarnow JR, Rozenman M, Wiblin J, Zeltzer L. Integrated medical-behavioral care compared with usual primary care for child and adolescent behavioral health: a meta-analysis. JAMA Pediatr. 2015;169:929-37.
3. Boland RJ, Rundell J, Epstein S, Gitlin D. Consultation-liaison psychiatry vs. psychosomatic medicine: what's in a name? Psychosomatics.2018;59:207-10.
4. Muriel AC, Tarquini S, Morris SE. The "Liaison" in consultation-liaison psychiatry: helping medical staff cope with pediatric death. Child Adolesc Psychiatr Clin N Am. 2018;27(4):591-8.
5. Wiss M, Lenoir P, Malvy J, Wissocq M, Bodier C. Child consultation-liaison psychiatry within the hospital: a prospective study. Arch Pediatr. 2004;11(1):4-12.
6. Shaw RJ, Rackley S, Walker A. Core competencies for pediatric consultation-liaison psychiatry in child and adolescent psychiatry fellowship training. Psychosomatics. 2019;60:444-8.
7. Ramires VRR, Passarini DS, Flores GG, dos Santos LG. Fatores de risco e problemas de saúde mental de crianças. Arquivos Brasileiros de Psicologia. 2009;61(2):1-14. Universidade Federal do Rio de Janeiro Rio de Janeiro, Brasil. Disponível em: http://www.redalyc.org/articulo.oa?id=229019248012.
8. Cree RA, Bitsko RH, Robinson LR. Health care, family, and community factors associated with mental, behavioral, and developmental disorders and poverty among children aged 2-8 years – United States, 2016. Centers Dis Control Prev MMWR. 2018;67:1377-83.
9. Knapp PK, Harris ES. Consultation-liaison in child psychiatry: a review of the past 10 years. Part I: clinical findings. J Am Acad Child Adolesc Psychiatry. 1998;37:17-25.
10. Shaw RJ, Pao M, Holland JE, DeMaso DR. Practice patterns revisited in pediatric psychosomatic medicine. Psychosomatics. 2016;57:576-85.
11. Walker A, Pao M, Nguyen N. Pediatric psychosomatic medicine: creating a template for training. Psychosomatics. 2012;53:532-40.
12. Carubia B, Becker A, Levine BH. Child psychiatric emergencies: updates on trends, clinical care, and practice challenges. Curr Psychiatry Rep. 2016;18(4):41.
13. Zima BT, Rodean J, Hall M, Bardach NS, Coker TR, Berry JG. Psychiatric disorders and trends in resource use in pediatric hospitals. Pediatrics. 2016;138:e20160909.
14. Hazen EP, Prager LM. A quiet crisis: pediatric patients waiting for inpatient psychiatric care. J Am Acad Child Adolesc Psychiatry. 2017;56:631-3.
15. Bujoreanu S, White MT, Gerber B, Ibeziako P. Effect of timing of psychiatry consultation on length of pediatric hospitalization and hospital charges. Hosp Pediatr. 2015;5:269-75.
16. Gallagher KAS, Bujoreanu IS, Cheung P. Psychiatric boarding in the pediatric inpatient medical setting: a retrospective analysis. Hosp Pediatr. 2017;7:444-50.

Epilepsia e Transtornos Psiquiátricos

41

Simone Secco da Rocha • Regina Albuquerque •
Mariana G. Tedeschi Olmos

Epidemiologia

A epilepsia é uma das doenças neurológicas crônicas mais comuns.[1] Um grande número de síndromes epilépticas ocorre na infância, afetando 0,5 a 1% das crianças.[2] Transtornos psiquiátricos são comumente encontrados como comorbidades em pacientes com epilepsia na infância. Essas crianças têm um risco aumentado para problemas psicológicos, comportamentais, cognitivos, acadêmicos e sociais, os quais podem ter um impacto significativo na qualidade de vida, independentemente das crises epilépticas.[3]

No entanto, tem havido uma variação significativa entre os estudos que exploram a taxa de psicopatologia em crianças e adolescentes. Semelhante aos fatores que afetam o prognóstico da epilepsia, a frequência/o controle das crises, o tipo de epilepsia, a de início, a duração da doença e os medicamentos antiepilépticos provavelmente também contribuem para as diferenças encontradas entre os estudos.[4]

Em crianças com epilepsia, as comorbidades neurocomportamentais podem estar relacionadas:

- À **etiologia subjacente** da epilepsia
- Às **próprias crises epilépticas** (p. ex., redes hiperexcitáveis de neurônios)
- Aos **efeitos adversos** de fármacos anticrise (FAC).[5-7]

> Transtornos psiquiátricos são comumente encontrados como comorbidades em pacientes com epilepsia na infância.

> As comorbidades comportamentais podem estar relacionadas à etiologia subjacente da epilepsia, às crises epilépticas e aos efeitos adversos de antiepilépticos.

Curso e prognóstico

Estudos de acompanhamento a longo prazo mostram que o início da epilepsia na infância tem um impacto marcante na vida adulta, mesmo quando a epilepsia não é complicada por deficiência intelectual ou outro tipo de déficit neurológico.[8,9]

Cerca de 70% das crianças com epilepsia ficam livres das crises com FAC dentro de alguns anos após o diagnóstico e, subsequentemente, podem interromper com segurança seus medicamentos sem recorrência de suas crises.[10] Em 50 a 60% das crianças com epilepsia, o distúrbio remite completamente quando eles alcançam a idade adulta; no entanto, o risco de transtorno psiquiátrico permanece alto em comparação com a população saudável normal.[11]

> Mesmo com remissão completa da epilepsia, o risco de transtorno psiquiátrico permanece alto comparado à população saudável normal.

Comorbidades

Em estudos epidemiológicos, problemas psiquiátricos/comportamentais associados à epilepsia ocorrem em cerca de 35 a 77% em crianças e adolescentes.[8,9] Em muitos casos, esses problemas criam um desafio maior do que a própria epilepsia.[12,13]

Um estudo populacional retrospectivo recente feito na Noruega, por meio de registro nacional de pacientes, mostrou que 78,3% da população pediátrica com epilepsia tinha comorbidade médica, neurológica ou doença psiquiátrica em comparação com 30,3% da população pediátrica geral.[7]

Um estudo retrospectivo em crianças e adolescentes em 50 estados e no distrito de Columbia, nos EUA, foi conduzido para avaliar comorbidades neuropsiquiátricas em pacientes com epilepsia recém-diagnosticada. Mais de 6 milhões de crianças foram analisadas (sexo

> Quadros psiquiátricos associados à epilepsia ocorrem em cerca de 35 a 77% em crianças e adolescentes.

masculino, 51%; idade média, 8,8 anos). Um total de 7.654 crianças foram identificadas como tendo epilepsia recém-diagnosticada. As comorbidades neurocomportamentais foram mais prevalentes em crianças com epilepsia do que em crianças sem epilepsia (60%, intervalo de confiança [IC] 99% = 58,1 a 61,0 *versus* 23%, IC = 23,1 a 23,2). Crianças com epilepsia eram muito mais propensas a ter múltiplas comorbidades (36%, IC 99% = 34,3 a 37,1) do que aquelas sem epilepsia (8%, IC 99% = 7,45 a 7,51, P < 0,001).[14]

Russ et al. (2012) estudaram o perfil clínico de mais de 90 mil crianças nos EUA com epilepsia infantil da Pesquisa Nacional de Saúde da Criança e descobriram que distúrbios psiquiátricos como o transtorno de déficit de atenção com hiperatividade (TDAH), transtorno do espectro autista (TEA), transtornos do humor (ansiedade e depressão), transtorno de conduta e atraso no neurodesenvolvimento foram associados com mais frequência a crianças com epilepsia do que nos seus pares.[2] Bilgiç et al. (2006) descobriram que transtornos psiquiátricos são observados com mais frequência entre meninos em comparação com meninas.[15]

Jean Scornaienchi, do Center for Neurological and Neurodevelopmental Health, comenta sobre sintomas psiquiátricos na epilepsia no vídeo *Behavioral and Psychiatric Problems Associated with Epilepsy*.[41]

Comorbidades psiquiátricas frequentemente associadas à epilepsia

Transtorno de déficit de atenção com hiperatividade

Crianças com epilepsia têm uma alta prevalência de TDAH que pode afetar de modo negativo o desempenho escolar e reduzir a qualidade de vida. TDAH é uma das comorbidades mais comuns da epilepsia infantil.[16] Em geral, é relatado em cerca de 30% das crianças com epilepsia, em comparação com 3 a 6% dos controles.[2]

Em pacientes com epilepsia e TDAH não existe predomínio de gênero, ocorrendo igualmente em meninos e meninas, em contraste com o padrão da população em geral, em que há uma predominância de meninos.[16,17]

Existem alguns estudos que mostram piora das crises epilépticas com a introdução dos psicoestimulantes usados para o tratamento de TDAH, como o metilfenidato e a lisdexanfetamina, enquanto outros estudos não mostraram esses efeitos.[18,19] Em crianças com epilepsia e TDAH, é necessária uma abordagem gradual, começando com intervenções não medicamentosas e reservando o tratamento farmacológico para casos mais severos.

Alguns FAC, incluindo fenobarbital, topiramato e valproato, podem piorar os sintomas do TDAH; assim, a terapia deve ser reavaliada em crianças com TDAH que inicia seus sintomas ou é agravado com a introdução de um FAC.[20] Se necessário, o tratamento medicamentoso com fármacos psicoativos pode ser iniciado com segurança e a resposta clínica, avaliada em consultas subsequentes.[21]

Transtorno do espectro autista

Estudos encontraram maior associação de TEA em crianças com epilepsia.[22,23] Embora as estimativas variem, dependendo da população estudada e das definições utilizadas, em geral um valor de cerca de 20% tem sido relatado.[4] Parece haver um distúrbio ou anormalidade subjacente que leva à epilepsia e ao autismo. A descoberta de que a maioria das crianças com epilepsia que tem autismo também apresenta deficiência intelectual (QI menor que 70), oferece fortes evidências que apoiam essa teoria.[24]

Diversos estudos apontam para valproato, lamotrigina e oxcarbazepina ou carbamazepina como os FAC mais eficazes e toleráveis para indivíduos com TEA.[25] Uma consideração importante é o perfil de efeitos colaterais dos FAC que exacerbam condições comórbidas no TEA e, assim, devem ser evitados (p. ex., levetiracetam pode piorar irritabilidade, fenobarbital pode induzir depressão e piorar sintomas de hiperatividade, topiramato predispõe a lentificação cognitiva).[26]

Transtornos ansiosos e de humor

Transtornos de humor estão comumente associados à epilepsia de início precoce e, frequentemente, os sintomas se tornam evidentes na idade puberal.[27-29]

Austin et al. (2007) relataram que acerca de um terço das crianças com crises convulsivas recém-diagnosticadas tinham problemas psiquiátricos, sobretudo depressão e sintomas

TDAH é uma das comorbidades mais comuns da epilepsia infantil.

Em pacientes com epilepsia e TDAH, não há predomínio de gênero, em contraste com o que se observa na população geral.

Há resultados controversos em relação ao risco de piora das crises epilépticas com a introdução dos psicoestimulantes.

Alguns FAC, incluindo fenobarbital, topiramato e valproato, podem piorar os sintomas do TDAH.

Estudos encontraram maior associação de TEA em crianças com epilepsia, e parece haver uma anormalidade subjacente que leva à epilepsia e ao autismo.

Transtornos de humor estão comumente associadas à epilepsia de início precoce, e com frequência os sintomas se tornam evidentes na idade puberal.

de ansiedade, antes do início da crises.[30] Russ et al. (2012), em seu estudo, encontraram a prevalência de ansiedade em 17% dos pacientes com epilepsia na infância em contraste com 3% em crianças sem epilepsia.[2] Dunn et al. (2009) estudaram a psicopatologia na epilepsia pediátrica usando a ferramenta "Inventário de sintomas na criança e no adolescente"; um terço dos pacientes tinha vários transtornos de ansiedade, como fobias específicas, comportamento obsessivo, transtorno de estresse pós-traumático e crises de pânico.[16] Alguns pacientes também tinham características sugestivas de fobia social, transtorno de ansiedade de separação e transtorno de ansiedade generalizada.[18] Pacientes em uso de politerapia com múltiplos antiepilépticos ou com crises intratáveis, problemas comportamentais comórbidos ou dificuldades na aprendizagem tendem a manifestar mais sintomas de ansiedade.[27]

FAC podem contribuir para a ocorrência de ansiedade e depressão:

- A ansiedade pode ser vista mais frequentemente com felbamato, lamotrigina e levetiracetam
- A depressão, com barbitúricos, vigabatrina, zonisamida, topiramato e levetiracetam.[31]

Tendo em vista os efeitos prejudiciais dos transtornos de humor, em particular a depressão, sobre a qualidade de vida, identificar e tratar essas condições são de suma importância em pacientes com epilepsia. Infelizmente, até pouco tempo atrás, pensava-se que os antidepressivos poderiam precipitar crises epilépticas em indivíduos com epilepsia; assim, muitos pacientes não eram tratados de suas condições comórbidas.

No entanto, o risco de crises em pacientes com epilepsia e transtornos de humor que recebem os antidepressivos de nova geração, particularmente inibidores seletivos da recaptação da serotonina (ISRS) e inibidores de recaptação de serotonina-norepinefrina (IRSNs), é baixo.[26]

Deficiência intelectual

O funcionamento cognitivo varia em jovens com epilepsia devido a:

- Interações com a causa subjacente da epilepsia (p. ex., distúrbio fisiológico, defeito genético)
- Efeitos diretos da atividade epiléptica sobre a estrutura e a função do cérebro e/ou
- Medicamentos usados para tratar crises.[32,33]

Berg et al. (2008), em seu estudo, observaram que 73,6% das crianças tinham funcionamento intelectual normal, enquanto 26,4% tinham faixa de funcionamento cognitivo sugestivo de habilidades subnormais.[34] Eles descobriram que o nível do funcionamento cognitivo foi fortemente associado à causa subjacente e ao tipo de epilepsia (ou seja, causa sintomática), idade de início (pior resultado se a criança tinha menos de 5 anos no momento do diagnóstico) e tempo de uso da medicação antiepiléptica (pior resultado se a criança ainda estava tomando medicamentos 5 anos após o diagnóstico).

Além disso, cada um desses fatores foi independentemente associado a um aumento moderado no risco de cair na faixa cognitiva abaixo do normal, com maior grau de comprometimento para crianças que experimentaram mais de um fator.

A taxa de dificuldades no funcionamento executivo parece aumentada, conforme evidenciado por déficits na velocidade de processamento, memória de trabalho, planejamento, organização e/ou flexibilidade mental. Funções visuais espaciais, formação de conceitos abstratos, habilidades de linguagem e habilidades motoras são afetados.[32]

Transtornos de aprendizagem

Crianças com epilepsia são mais propensas a ter problemas escolares, com menor rendimento escolar. Vulnerabilidades neuropsicológicas específicas nas habilidades verbais, memória e funcionamento executivo estão fortemente relacionados às dificuldades na leitura, escrita e matemática.[2,35] Taxas de dificuldade de aprendizagem entre crianças com epilepsia variam na literatura de 25 a 76%.[36,37]

Eventos não epilépticos psicogênicos

Estima-se que eventos não epilépticos (ENEP) ocorram em 17 a 30% dos pacientes encaminhados para centros terciários de epilepsia. ENEP são eventos paroxísticos com semelhança clínica com crises epilépticas, na ausência de padrão ictal eletrográfico concomitante. ENEP são comuns em crianças, e o padrão-ouro de diagnóstico é o registro de videoeletroencefalograma ictal.[38,39] O diagnóstico da natureza não epiléptica do evento é essencial para a

---

Marginal notes:

Pacientes em uso de politerapia com múltiplos FAC ou com crises intratáveis, problemas comportamentais comórbidos ou dificuldades na aprendizagem tendem a manifestar mais sintomas de ansiedade.

Felbamato, lamotrigina e levetiracetam aumentam o risco de sintomas ansiosos.

Barbitúricos, vigabatrina, zonisamida, topiramato e levetiracetam aumentam o risco de depressão.

O risco de crises em pacientes com epilepsia que recebem os antidepressivos de nova geração é baixo.

ENEP ocorrem em 17 a 30% dos pacientes encaminhados para centros terciários de epilepsia.

ENEP são eventos paroxísticos com semelhança clínica com crises, na ausência de padrão ictal eletrográfico concomitante.

instituição de intervenções psicoterapêuticas adequadas e permite uma redução na morbidade da terapia desnecessária com FAC. O videoeletroencefalograma também ajuda os pais a compreenderem a natureza emocional e não epiléptica dos eventos.

Atualizações

- Wahby et al. (2019) verificaram que o uso de *cannabis* em adultos com epilepsia esteve associado com depressão (*odds ratio* [OR] 3,9), piora da epilepsia (OR 2,23), menor satisfação com antiepiléptico (OR 0,23) e menor qualidade de vida[40]
- Força-tarefa da Liga Internacional Contra a Epilepsia (2016) mostrou que problemas psiquiátricos/comportamentais associados à epilepsia ocorrem em cerca de 35 a 77% das crianças e adolescentes. Com base nos resultados desses estudos, transtornos psiquiátricos em crianças com epilepsia devem ser investigados e o bom manejo desses transtornos continua a ser um grande desafio.[4]

Highlights

- Cerca de 70% das crianças com epilepsia ficam livres das crises com FAC dentro de alguns anos após o diagnóstico. Em 50 a 60% das crianças com epilepsia, o distúrbio remite completamente quando eles alcançam a idade adulta
- Estudos atuais mostram o impacto dos transtornos psiquiátricos/comportamentais em pacientes com epilepsia na infância. A terapia medicamentosa deve ser direcionada não somente ao controle das crises epilépticas, mas também ao manejo dos problemas psiquiátricos/comportamentais
- A ansiedade pode ser vista, com mais frequência, com felbamato, lamotrigina e levetiracetam; a depressão, com barbitúricos, vigabatrina, zonisamida, topiramato e levetiracetam
- Valproato, lamotrigina e oxcarbazepina ou carbamazepina são os antiepilépticos mais eficazes e toleráveis para indivíduos com TEA. Já o levetiracetam pode piorar a irritabilidade; o fenobarbital pode induzir depressão e piorar sintomas de hiperatividade; e topiramato predispõe à lentificação cognitiva
- Alguns FAC, incluindo fenobarbital, topiramato e valproato, podem piorar os sintomas do TDAH. Se necessário, o tratamento medicamentoso com fármacos psicoativos pode ser iniciado com segurança e a resposta clínica avaliada em consultas subsequentes
- Existem alguns estudos que mostram piora das crises epilépticas com psicoestimulantes (metilfenidato e lisdexanfetamina), enquanto outros estudos não mostraram esses efeitos.

DURANTE O ATENDIMENTO

O que fazer

- Tratar os sintomas psiquiátricos associados é fundamental no manejo da epilepsia. O fator mais importante para decidir se as medicações psicotrópicas devem ser prescritas é uma avaliação meticulosa das possíveis causas do transtorno comportamental/psiquiátrico

O que não fazer

- Deixar de identificar e tratar os possíveis transtornos comportamentais/psiquiátricos associados à epilepsia

Referências bibliográficas

1. Jones JE, Austin JK, Caplan R, et al. Psychiatric disorders in children and adolescents who have epilepsy. Pediatr Rev. 2008; 29(2):e9-e14.
2. Russ SA, Larson K, Halfon N. Comorbidities and risk factors associated with newly diagnosed epilepsy in the U.S. pediatric population. Pediatrics. 2012;129:256-64.
3. Kerr C, Nixon A, Angalakuditi M. The impact of epilepsy on children and adult patients' lives: development of a conceptual model from qualitative literature. Seizure. 2011; 20:764-74.
4. Besag F, Aldenkamp A, Caplan R et al. Psychiatric and behavioural disorders in children with epilepsy: an ILAE Task Force Report. Epileptic Disord. 2016;18(Suppl 1):1-86.
5. Berg AT, Altalib HH, Devinsky OM. Psychiatric and behavioral comorbidities in epilepsy: a critical reappraisal. Epilepsia. 2017;58(7):1123-30.
6. Ahyuda OH, David J. Thurman, Hyunmi K. Comorbidities and risk factors associated with newly diagnosed epilepsy in the U.S. pediatric population. Epilepsy & Behavior. 2017;75:230-6.
7. Aaberg KM, Inger JB, Lossius MI et al. Comorbidity and childhood epilepsy: a nationwide registry study. Pediatrics. 2016;138(3):1-10.
8. Sillanpää M, Jalava M, Kaleva OBS, Shinnar O. Long-term prognosis of seizures with onset in childhood. N Engl J Med. 1998;338:1715-22.
9. Sillanpää M, Helen Cross J. The psychosocial impact of epilepsy in childhood. Epilepsy Behav. 2009;15(suppl 1):S5-S10.
10. Shinnar S, Pellock JM. Update on the epidemiology and prognosis of pediatric epilepsy. J Child Neurol. 2002;17:S4-S17.

11. Camfield PR, Camfield CS. What happens to children with epilepsy when they become adults? Some facts and opinions. Pediatr Neurol. 2014;51:17-22.
12. Baca CB, Vickrey BG, Caplan R, Vassar SD, Berg AT. Psychiatric and medical comorbidity and quality of life outcomes in childhood-onset epilepsy. Pediatrics. 2011;128:e1532-e1533.
13. Plioplys S, Dunn DW, Caplan R. 10-year research update review: psychiatric problems in children with epilepsy. J Am Acad Child Adolesc Psychiatry. 2007;46:1389-402.
14. Ahyuda OH, Thurman DJ, Kim H. Comorbidities and risk factors associated with newly diagnosed epilepsy in the U.S. pediatric population. Epilepsy & Behavior. 2017;75:230-6.
15. Bilgiç A, Yilmaz S, Tiras S et al. Depression and anxiety symptom severity in a group of children with epilepsy and related factors. Turk Psikiyatri Derg. 2006;17:165-72.
16. Dunn DW, Austin JK, Perkins SM. Prevalence of psychopathology in childhood epilepsy: Categorical and dimensional measures. Dev Med Child Neurol. 2009;51:364-72.
17. Salpekar JA, Mula M. Common psychiatric comorbidities in epilepsy: how big of a problem is it? Epilepsy Behav. 2018. Disponível em: https://doi.org/10.1016/j.yebeh.2018.07.023.
18. Torres AR, Whitney J, Gonzalez-Heydrich J. Attention-deficit/hyperactivity disorder in pediatric patients with epilepsy: review of pharmacological treatment. Epilepsy Behav. 2008;12:217-33.
19. Park J, Choi HW, Yum MS, Ko TS, Shon SH, Kim HW. Relationship between aggravation of seizures and methylphenidate treatment in subjects with attentiondeficit/hyperactivity disorder and epilepsy. J Child Adolesc Psychopharmacol. 2018;28:1-10.
20. Kavros PM, Clarke T, Strug LJ et al. Attention impairment in rolandic epilepsy: systemic review. Epilepsia. 2008;49:1570-80.
21. Kaufmann R, Goldberg-Stern H, Shuper A. Attention-deficit disorders and epilepsy in childhood: incidence, causative relations and treatment possibilities. J Child Neurol. 2009;24:727-33.
22. Rapin I. Autistic regression and disintegrative disorder: how important the role of epilepsy? Semin Pediatr Neurol. 1995;2:278-85.
23. Deonna T, Roulet E. Autistic spectrum disorder: Evaluating a possible contributing or causal role of epilepsy. Epilepsia. 2006;47(suppl 2):79-82.
24. Cuccaro ML, Tuchman RF, Hamilton KL et al. Exploring the relationship between autism spectrum disorder and epilepsy using latent class cluster analysis. Autism Dev Disord. 2012;42(8):1630-41.
25. Robson SJ. Childhood epilepsy and autism spectrum disorders: psychiatric problems, phenotypic expression, and anticonvulsants. Neuropsychol Rev. 2012;22(3):271-9.
26. Holmes G. Drug treatment of epilepsy neuropsychiatric comorbidities in children. Pediatric Drugs. Disponível em: https://doi.org/10.1007/s40272-020-00428-w.
27. Oguz A, Kurul S, Dirik E. Relationship of epilepsy-related factors to anxiety and depression scores in epileptic children. J Child Neurol. 2002;17:37-40.
28. Franks RP. Psychiatric issues of childhood seizure disorders. Child Adolesc Psychiatr Clin N Am. 2003;12:551-65.
29. Caplan R, Siddarth P, Gurbani S, Hanson R, Sankar R, Shields WD. Depression and anxiety disorders in pediatric epilepsy. Epilepsia. 2005;46:720-30.
30. Austin JK, Caplan R. Behavioral and psychiatric comorbidities in pediatric epilepsy: toward an integrative model. Epilepsia. 2007;48(9):1639-51.
31. Afzal KI, Anam S, Hunter SJ. The effects of antiepileptic drugs on pediatric cognition, mood, and behavior. J Pediatr Epilepsy. 2017;6:3-18.
32. Bujoreanu, Ibeziako, DeMaso DR. Psychiatric concerns in pediatric epilepsy. Pediatr Clin N Am. 2011;58:973-88.
33. Henkin Y, Sadeh M, Kivity S et al. Cognitive function in idiopathic generalized epilepsy of childhood. Dev Med Child Neurol. 2005;47(2):126-32.
34. Berg AT, Langfitt JT, Testa FM et al. Residual cognitive effects of uncomplicated idiopathic and cryptogenic epilepsy. Epilepsy Behav. 2008;13(4):614-9.
35. Schouten A, Oostrom KJ, Pestman WR et al. Dutch study group of epilepsy in childhood. Learning and memory of school children with epilepsy: a prospective controlled longitudinal study. Dev Med Child Neurol. 2002;44(12):803-11.
36. Beghi M, Cornaggia CM, Frigeni B, Beghi E. Learning disorders in epilepsy. Epilepsia. 2006;47(suppl 2):14-18.
37. Sillanpää M. Learning disability: occurrence and long-term consequences in childhood-onset epilepsy. Epilepsy Behav. 2004;5(6):937-44.
38. Thompson NC, Osorio I, Hunter EE. Nonepileptic seizures: reframing the diagnosis. Perspect Psychiatr Care. 2005;41(2):71-8.
39. Paolicchi JM. The spectrum of nonepileptic events in children. Epilepsia. 2002;43(Suppl 3):60-4.
40. Wahby S, Karnik V, Brobbey A et al. Cannabis use is both independently associated with and mediates worse psychosocial health in patients with epilepsy. J Neurol Neurosurg Psychiatry. 2019;90(8):945-51.
41. Scornaienchi J. Behavioral and Psychiatric Problems Associated with Epilepsy. [Internet]. Epilepsy Services NJ, 2014. [acesso em 21 fev. 2022]. Vídeo: 42 min 10 s. Disponível em: https://www.youtube.com/watch?v=20LBwC45_jA.

Bibliografia

Davies S, Heyman I, Goodman R. A population survey of mental health problems in children with epilepsy. Dev Med Child Neurol. 2003;45:292-5.
Rodenburg R, Stams GJ, Meijer AM et al. Psychopathology in children with epilepsy: a metaanalysis. J Pediatr Psychol. 2005;30:453-68.

42 Doenças Metabólicas Hereditárias

Simone Secco da Rocha • Regina Albuquerque • Mariana G. Tedeschi Olmos

Introdução

As doenças metabólicas hereditárias (DMH) devem ser consideradas hipóteses diagnósticas em todas as especialidades médicas. Quando consideradas de maneira isolada são raras, mas quando avaliadas como um grupo apresentam uma incidência de cerca de 1 para cada 2 mil nascidos vivos.[1] O mecanismo de herança mais frequentemente envolvido é o autossômico recessivo, podendo haver herança ligada ao X e, mais raramente, um mecanismo autossômico dominante.[2,3] Graças à evolução dos conhecimentos clínicos e à incorporação de novas técnicas laboratoriais, o número de DMH conhecidas é hoje superior a 500.[3] Seu diagnóstico constitui um dos maiores desafios da medicina moderna. À medida que melhoram os cuidados médicos e os recursos terapêuticos para muitas dessas condições, aumenta a sobrevida dos afetados, que, assim, passam a atingir a vida adulta.

> O diagnóstico das DMH é um dos maiores desafios da medicina moderna.

Crianças e adolescentes

Embora muitas pesquisas já tenham sido feitas sobre causas orgânicas de transtornos psiquiátricos, poucas focam em distúrbios metabólicos como uma possível causa de transtorno psiquiátrico em crianças. Às vezes, os sintomas psiquiátricos ocorrem antes das lesões neurológicas irreversíveis.[4] Uma série de DMH em crianças e adolescentes pode se manifestar como transtornos psiquiátricos e, por esta razão, é importante que os psiquiatras infantis estejam atentos a uma possível DMH como causa dos sintomas de seu paciente. Isso é de grande importância, pois o tratamento específico pode estar disponível para prevenir a descompensação e a progressão da doença.[5] Além disso, muitas dessas condições têm implicações importantes para o aconselhamento genético.

> Diversas DMH podem se manifestar como transtornos psiquiátricos. O diagnóstico é importante já que o tratamento específico pode prevenir a descompensação e a progressão da doença.

Definição

As DMH são um grupo heterogêneo de doenças genéticas caracterizadas por uma alteração enzimática que leva ao bloqueio de determinada rota metabólica. Ocasionam, portanto, falha em síntese, degradação, armazenamento ou transporte de moléculas no organismo, com consequente ausência de um produto esperado, acúmulo de substrato ou o surgimento de uma rota metabólica alternativa, que podem levar ao comprometimento dos processos celulares.

> DMH são um grupo de doenças genéticas caracterizadas por alterações enzimáticas que levam ao bloqueio de determinada rota metabólica.

Classificação

Do ponto de vista da fisiopatologia, as DMH podem ser divididas em três grandes grupos, segundo Saudubray e Charpentier (2019):[6]

- Grupo I: distúrbios na síntese ou catabolismo de moléculas complexas – caracterizam-se por sinais e sintomas permanentes e progressivos. Os sintomas tendem a acentuar-se com o passar do tempo, como fácies grosseira, displasias esqueléticas, visceromegalias, neurodegeneração, entre outros, respeitando a localização do acúmulo. Nesse grupo estão as doenças lisossomiais (p. ex., mucopolissacaridoses, esfingolipidoses), doenças peroxissomiais (p. ex., adrenoleucodistrofia), intoxicação por metais (doença de Wilson), porfirias

■ Grupo II: distúrbios do metabolismo intermediário ou de moléculas pequenas – compreendem as aminoacidopatias, os defeitos dos ácidos orgânicos e do ciclo da ureia e as intolerâncias aos açúcares. Caracterizam-se por apresentarem intervalos livres de sintomas e relação evidente com a ingesta alimentar. As manifestações levam, de maneira geral, à intoxicação aguda e recorrente, ou crônica e progressiva

■ Grupo III: distúrbio do metabolismo energético – inclui doenças cuja clínica é decorrente de alterações de produção e consumo energéticos. Em sua maioria, são provenientes de distúrbios do fígado, miocárdio, músculo esquelético e cérebro. Manifestam-se, comumente, por meio de hipoglicemia, hipotonia generalizada, miopatia, insuficiência cardíaca, retardo de crescimento, morte súbita. Exemplos desse grupo são as glicogenoses, hiperlacticemias congênitas, doenças mitocondriais da cadeia respiratória e defeitos na oxidação de ácidos graxos.

Quadro clínico

Embora as DMH sejam mais frequentes na faixa etária pediátrica, elas podem manifestar-se em qualquer idade. Dependendo da deficiência enzimática e do distúrbio metabólico, o início dos sintomas pode ocorrer no período neonatal, com diminuição da sucção, hipotonia, letargia, vômitos e crises convulsivas, situação frequentemente confundida com quadro infeccioso.

Em outros pacientes, as DMH podem ter manifestações mais tardias, da infância à vida adulta, com a sintomatologia determinada por um estresse metabólico de modo agudo e com períodos de remissão de sintomas. Adicionalmente, pode-se ter quadros ainda mais arrastados, que incluem atraso do desenvolvimento/deficiência intelectual, associados muitas vezes a transtornos psiquiátricos, ou ainda casos com neurodegeneração rápida e progressiva, muitas vezes levando ao óbito.

Transtornos neuropsiquiátricos associados

As DMH podem apresentar-se como atraso neuropsicomotor/deficiência intelectual (DI) e/ou regressão psicomotora. Sintomas psiquiátricos costumam estar presentes em quase todas as DMH que acometem o sistema nervoso.[7] Podem ocorrer como manifestações intermitentes de psicose, transtornos de humor, problemas comportamentais, demência ou mudança da personalidade. Ao quadro de transtornos psiquiátricos, na maioria dos casos, há uma combinação de sinais neurológicos (epilepsia, ataxia e catatonia), cognitivos (deficiência intelectual/deterioração mental) e motores (hipotonia, hipertonia) e sinais sistêmicos de envolvimento orgânico como cardiomiopatia, disfunção hepática, problemas renais, deficiência imunológica, anemia e problemas gastrointestinais (diarreia, obstipação e pseudo-obstrução).[8]

Entre as DMH que apresentam sintomas neuropsiquiátricos, destacam-se:

■ Grupo I (doenças do metabolismo de moléculas complexas): queda de desempenho escolar, deterioração cognitiva ou mudança de personalidade costumam ser os sintomas iniciais de doenças de depósito (moléculas complexas) de início tardio, como as **formas juvenis tardias ou adultas das leucodistrofias, da doença de Gaucher e de Niemann-Pick**.[9] Ao quadro psiquiátrico podem se associar manifestações neurológicas, como sintomas extrapiramidais, cerebelares e distúrbios do movimento ocular. Manifestações psiquiátricas ocorrem na maioria dos pacientes com porfiria aguda intermitente. Dificuldades progressivas de memória e concentração, com episódios de confusão, paranoia e alucinações auditivas, bem como mudanças de personalidade, labilidade emocional, ideação suicida, distúrbios de comportamento e desinibição, podem ser encontrados

■ Grupo II (doenças do metabolismo intermediário): as aminoacidopatias estão entre as principais causas metabólicas de quadros de DI ou transtorno do neurodesenvolvimento, especialmente o transtorno do espectro autista (TEA).[10] A homocistinúria manifesta-se por DI, subluxação do cristalino e complicações tromboembólicas, muitas vezes na infância tardia/vida adulta. Algumas vezes, a apresentação será na forma de psicose aguda, com alucinações visuais e auditivas, depressão e comportamento obsessivo-compulsivo. Pacientes com distúrbios do ciclo da ureia podem apresentar transtorno do humor, irritabilidade, inapetência, insônia e outros problemas comportamentais.[11] Essa doença pode também se manifestar de modo intermitente com episódios psicóticos associados a náuseas e vômitos ou mesmo coma. As acidúrias orgânicas de início tardio podem manifestar-se por quadro de psicose com alucinações, ansiedade, comportamento agressivo e distúrbios do sono.[12]

As DMH podem manifestar-se em qualquer idade.

O início dos sintomas pode ocorrer no período neonatal, com diminuição da sucção, hipotonia, letargia, vômitos e crises convulsivas, situação frequentemente confundida com quadro infeccioso.

Pode-se ter quadros arrastados, que incluem atraso do desenvolvimento e deficiência intelectual.

Em alguns casos, pode ocorrer uma neurodegeneração rápida e progressiva, muitas vezes levando ao óbito.

As DMH podem apresentar-se como atraso neuropsicomotor, deficiência intelectual e/ou regressão psicomotora.

Podem ocorrer como manifestações intermitentes de psicose, transtornos de humor, problemas comportamentais, demência ou mudança da personalidade.

Na maioria dos casos, há uma combinação de sinais neurológicos, cognitivos, motores e sinais sistêmicos.

- Grupo III (doenças do metabolismo energético): as doenças mitocondriais, em particular encefalopatia mitocondrial com acidose lática e episódios de acidente vascular (MELAS), podem apresentar-se com episódios de psicose com alucinações. Há um aumento de relatos nos últimos anos sobre disfunções mitocondriais e vários transtornos de neurodesenvolvimento, como TEA, transtornos de aprendizagem, esquizofrenia e transtornos do humor[13]
- Para a prática clínica, Sedel et al. (2007) propuseram uma classificação das doenças metabólicas em três grupos de acordo com o tipo de sinais psiquiátricos no início:[14]
  - Grupo 1: representa as **emergências psiquiátricas**, ou seja, ataques agudos e recorrentes de confusão mental e mudanças comportamentais, às vezes diagnosticadas erroneamente como psicose aguda. Neste grupo estão os defeitos do ciclo da ureia, a homocistinúria e as porfirias agudas
  - Grupo 2: estão incluídas as doenças com **sintomas psiquiátricos** crônicos que surgem na adolescência ou na idade adulta. Esses sintomas psiquiátricos podem caracterizar-se por ataques psicóticos recorrentes, delírio crônico ou comportamento desorganizado e mudanças comportamentais. Entre essas doenças estão homocistinúria, doença de Wilson, adrenoleucodistrofia e alguns distúrbios de armazenamento dos lisossomas (doença de Niemann-Pick, doença de Gaucher, doença de Tay-Sachs)
  - Grupo 3: é caracterizado por **DI e alterações comportamentais ou de personalidade de início tardio**. Este grupo inclui homocistinúria, xantomatose cerebrotendinosa, hiperglicinemia não cetótica, deficiência de monoamina oxidase A, defeito no transportador de creatina e alfa/betamanosidose. Psicose, que pode ser constituída por alucinações auditivas ou visuais, delírios paranoides e pensamentos intrusivos, é descrita na alfamanosidose e em outras doenças de armazenamento lisossômico, como a doença de Tay-Sachs de início tardio e a doença de Fabry. Psicose também é vista em doenças mitocondriais, em particular, defeito da cadeia respiratória. A doença de Wilson pode se apresentar com psicose, mas também como mudanças de personalidade, depressão, fobias, deficiência cognitiva, ansiedade e comportamento compulsivo e impulsivo.[15] Uma apresentação clínica de leucodistrofia metacromática durante a adolescência e/ou idade adulta pode ser psicose. Se um paciente pós-púbere apresenta mudanças mentais agudas e alucinações ou psicose, porfiria aguda deve ser considerada.[16] Psicose é também descrita em Niemann-Pick tipo C.[17]

De particular importância são as DMH que estão relacionadas a atraso neuropsicomotor/deficiência intelectual de maneira predominante: as aminoacidopatias, como a fenilcetonúria (primeira doença metabólica tratável e diagnosticada por meio de triagem populacional pelo teste do pezinho), a homocistinúria (que se associa a subluxação do cristalino e episódios de acidentes vasculares na adolescência/vida adulta), as mucopolissacaridoses (fácies infiltrada, disostoses múltiplas), a doença do xarope de bordo (leucinose).[18] Muitas doenças metabólicas podem estar associadas ao TEA, como fenilcetonúria, acidúrias orgânicas, desordens de metabolismo da creatina, deficiência de biotinidase, deficiência de folato cerebral, síndrome de Smith-Lemli-Opitz, lipofuscinose ceroide neuronal infantil tardia, histidinemia, doença de Sanfilippo, distúrbios do ciclo da ureia, distúrbios mitocondriais, entre outras. Na maioria desses distúrbios, há também retardo mental ou psicomotor.[19]

Considerações finais

Uma avaliação metabólica nos transtornos psiquiátricos deve ser reservada para pacientes com indicadores de uma DMH[14] e incluem:

- Uma história familiar positiva de DMH
- Os sintomas ou sinais são desencadeados pela ingestão de alimentos (sobretudo alimentos com alto teor de proteína), febre, jejum, cirurgia (catabolismo)
- Dificuldades de alimentação, recusa alimentar, deficiência de crescimento, distúrbios alimentares combinados com sintomas de miopatia ou fadiga
- Déficit intelectual e/ou regressão
- Epilepsia, episódios de letargia ou confusão
- Características dismórficas.

Conheça a doença de Gaucher por meio de animações no vídeo *Gaucher Disease*.[21]

Conheça mais sobre a mucopolissacaridose do tipo I no vídeo *An inside look at Mucopolysaccharidosis type I (MPS I)*.[22]

Assista a uma aula sobre MELAS do II Simpósio Brasileiro de Conscientização Mitocondrial, no vídeo *II SBCMM – MELAS e Encefalopatias*.[23]

Obtenha mais informações sobre o diagnóstico e a apresentação clínica da fenilcetonúria no vídeo *Phenylketonuria – causes, symptoms, diagnosis, treatment, pathology*.[24]

Assista a uma aula com mnemônicos sobre a doença do xarope de bordo (*maple syrup*).[25]

Atualizações

- Horvath et al. (2020) encontraram mais de 100 doenças metabólicas hereditárias com sintomas psiquiátricos em seu quadro clínico[19]
- Turckel et al. (2020) relatam que a maior parte dos sintomas psiquiátricos ligados a DMH são déficits cognitivos e sintomas psicóticos[20]
- Simons et al. (2017) verificaram que uma série de doenças metabólicas hereditárias (DMH) em crianças e adolescentes podem se manifestar como transtornos psiquiátricos e, por esta razão, é importante que os psiquiatras infantis estejam atentos a uma possível DMH como causa dos sintomas de seus pacientes. Tratamento específico pode estar disponível para prevenir a descompensação e a progressão da doença.[7]

Highlights

- Sintomas psiquiátricos costumam estar presentes em quase todas as DMH que acometem o sistema nervoso
- Embora as DMH sejam mais frequentes na faixa etária pediátrica, elas podem manifestar-se em qualquer idade
- DMH com DI: aminoacidopatias, como a fenilcetonúria (primeira doença metabólica tratável e diagnosticada por meio de triagem populacional pelo teste do pezinho), a homocistinúria (que se associa à subluxação do cristalino e a episódios de acidentes vasculares na adolescência/vida adulta), as mucopolissacaridoses (fácies infiltrada, disostoses múltiplas), doença do xarope de bordo (leucinose)
- DMH com TEA: fenilcetonúria, acidúrias orgânicas, desordens de metabolismo da creatina, deficiência de biotinidase, deficiência de folato cerebral, síndrome de Smith-Lemli-Opitz, lipofuscinose ceroide neuronal infantil tardia, histidinemia, doença de Sanfilippo, distúrbios do ciclo da ureia, distúrbios mitocondriais, entre outras.

DURANTE O ATENDIMENTO

O que fazer

- Avaliação metabólica deve ser realizada quando há a suspeita de uma DMH como causa dos sintomas neuropsiquiátricos/comportamentais

O que não fazer

- Em quadros psiquiátricos/comportamentais de início agudo ou crônico, não incluir no diagnóstico etiológico possíveis erros inatos do metabolismo (EIM), pois muitas dessas doenças já têm tratamento específico

Referências bibliográficas

1. Beaudet AL, Scriver CR, Sly WS, Valle D. Genetics, biochemistry and molecular bases of variant human phenotypes. In: Valle DL, Antonarakis S, Ballabio A, Beaudet AL, Mitchell GA, eds. The online metabolic and molecular bases of inherited disease. McGraw-Hill Education; 2019. Acesso em 29 ago. 2024. Disponível em: https://ommbid.mhmedical.com/content.aspx?bookid=2709&sectionid=225069716.
2. Beaudet AL, Scriver CR, Sly WS, Valle W (eds.). The metabolic bases of inherited disease on CD-ROM. 8. ed. New York: McGraw-Hill Book Company; 2010.
3. Romão A, Simon P, Goes JP. Apresentação clínica inicial dos casos de erros inatos do metabolismo de um hospital pediátrico de referência: ainda um desafio diagnóstico. J Rev Paul Pediatr. 2017;35(3):258-64.
4. Sanseverino MT, Wajner M, Giugliani R. Aplicação de um protocolo clínico-laboratorial para identificação de erros inatos do metabolismo em crianças gravemente enfermas. J Pediatr (Rio J). 2000;76:375-82.
5. Martins AM. Inborn errors of metabolism: a clinical overview. São Paulo Medical Journal [online]. 1999;117(6):251-65. Epub 6 Jan 2000.
6. Saudubray J, Charpentier C. Clinical phenotypes: diagnosis/algorithms. In: Valle DL, Antonarakis S, Ballabio A et al. (eds.). The online metabolic and molecular bases of inherited disease. McGraw Hill; 2019. Disponível em: https://ommbid.mhmedical.com/content.aspx?bookid=2709&sectionid=225079473. Acesso em: 21 fev. 2022.
7. Simons A, Eyskens F, Glazemakers I, van West D. Can psychiatric childhood disorders be due to inborn errors of metabolism? Eur Child Adolesc Psychiatry. 2017;26:143-54.
8. Araújo APQC. Doenças metabólicas com manifestações psiquiátricas. Rev Psiq Clín. 2004;31(6):285-9.
9. Staretz-Chacham O, Choi J, Wakabayashi K, Lopez G, Sidransky E. Psychiatric and behavioral manifestations of lysosomal storage disorders. Am J Med Genet B Neuropsychiatr Genet. 2010;153B(7):1253-65.
10. Kahler SG, Fahey MC. Metabolic disorders and mental retardation. Am J Med Genet. 2003;117C(1):31-41.
11. Peterson D. Acute postpartum mental status change and coma caused by previously undiagnosed ornithine transcarbamylase deficiency. Obstet Gynecol. 2003;102(5 Pt 2):1212-5.
12. Marazziti D, Baroni S, Pichetti M et al. Psychiatric disorders and mitochondrial dysfunctions. Eur rev Med Pharmacol Sci. 2012;16(2):270-5.
13. Frye R, Rossignol D. Mitochondrial and metabolic abnormalities in neurodevelopmental disorders. J of Ped Biochem. 2012;2(4):177-80.
14. Sedel F, Baumann N, Turpin J et al. Psychiatric manifestations revealing inborn errors of metabolism in adolescents and adults. J Inherit Metabol Dis. 2007;30(5):631-41.
15. Stller P, Kassubek J, Sschonfeldt-Lecuona C, Connemann BJ. Wilson's disease in psychiatric patients. Psychiatry Clin Neurosci. 2002;56(6):649.

16. Ryan MM, Sidhe RK, Alexander J, Megerian JT. Homocystinuria presenting as psychosis in an adolescent. J Child Neurol. 2002;17(11):859-60.
17. Touati G, Delonlay P, Barneriar C, Beyler C, Saudubray JM. Metabolic emergencies: late acute neurologic and psychiatric presentation. Arch Pediatr. 2003;10(Suppl 1):42s-46s.
18. Ghaziuddin M, Al-Owain M. Autism spectrum disorders and inborn errors of metabolism: an update. Pediatr Neurol. 2013;49(4):232-6.
19. Horvath GA, Stowe RM, Ferreira CR, Blau N. Clinical and biochemical footprints of inherited metabolic diseases. III. Psychiatric presentations. Molecular Genetics and Metabolismo. 2020;130(1):1-6.
20. Turkel SB, Wong D, Randolph L. Psychiatric symptoms associated with inborn errors of metabolism. SN Compr Clin Med. 2020;2(Suppl 2):1646-60.
21. American Society of Gene & Cell Therapy (ASGCT). Gaucher Disease. [Internet]. ASGCT, 2021. [acesso em xxxx]. Video: 3 min 50 s. Disponivel em: https://www.youtube.com/watch?v=vEmuBM1ET5A.
22. Sanofi Genzyme. An Inside look at Mucopolysaccharidosis Type I (MPS I). [Internet]. Sanofi US, 2020. [acesso em xxxx]. Video: 2 min 46 s. Disponivel em: https://www.youtube.com/watch?v=tGjkdCHQ4Q0.
23. Macedo A. II SBCMM - MELAS e Encefalopatias. [Internet]. aMMigos/Miopatia Mitocondrial, 2020. [acesso em: xxxx]. Video: 1 h 28 min 10 s. Disponivel em: https://www.youtube.com/watch?v=eYQDKegbCFo.
24. Osmosis. Phenylketonuria - causes, symptoms, diagnosis, treatment, pathology. [Internet]. Osmose, 2019. [acesso em xxxx]. Video: 5 min 33 s. Disponivel em: https://www.youtube.com/watch?v=HYg0Id-C0uQ.
25. Maple Syrup Urine Disease (MSUD) | USMLE Step 1 Biochemistry Mnemonic. [Internet]. Pixorize, 2018. Vídeo: 7 min 13 s. Disponível em: https://www.youtube.com/watch?v=nwqcnL7Nx8s.

Bibliografia

Zecavati N, Spence S. Neurometabolic disorders and dysfunction in autism spectrum disorders. Curr Neurol Neurosci Rep. 2009;9(2):129-36.

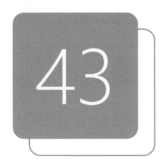

43

Doenças Reumatológicas Infantojuvenis

Simone Secco da Rocha • Regina Albuquerque • Mariana G. Tedeschi Olmos

Introdução

As doenças reumatológicas pediátricas são **multissistêmicas** e algumas de suas complicações podem causar **alta morbidade** e **mortalidade**. Podem se apresentar em um amplo espectro de gravidade, com necessidade de pronto reconhecimento e intervenção adequada. Nos últimos anos, o avanço no diagnóstico e no tratamento tem melhorado o prognóstico das complicações graves, e a descoberta de novos medicamentos está reduzindo as taxas de complicações e internações das crianças com doenças reumatológicas.

Devido ao comprometimento sistêmico, à sintomatologia, à necessidade de tratamento e seguimento crônico, as doenças reumatológicas comprometem a qualidade de vida dos pacientes e de seus familiares, com a necessidade de acompanhamento psicológico e psiquiátrico dos indivíduos afetados.

No contexto da interconsulta psiquiátrica (ICP), é importante ressaltar que perturbações do sistema imunológico são comumente comórbidas com transtornos mentais e podem também estar associadas ao desenvolvimento de transtornos psiquiátricos.[1] Benros et al. (2011) demonstraram que **doença autoimune prévia aumenta o risco de esquizofrenia em 29%** mesmo após ajuste para uso de substâncias e história familiar de doença psiquiátrica.[2] Alguns estudos associaram o antecedente de doença autoimune com um **risco significativamente maior de transtornos alimentares**.[1] Dessa forma, torna-se essencial que tanto o pediatra quanto o interconsultor tenham conhecimento quanto a essas doenças e suas inter-relações com a psiquiatria. Serão discutidas a seguir as patologias de maior relevância na prática clínica.

Artrite na infância e adolescência

Cerca de 20% de escolares saudáveis apresentam **dores recorrentes em membros**.[3] Existe um vasto quadro de diagnósticos diferenciais de artrite em pediatria, podendo ser divididos em artrites inflamatórias e artrites não inflamatórias.

Entre as patologias que cursam com artrites não inflamatórias estão hipermobilidade articular, fibromialgia, artrite pós-infecciosa, neoplasias (leucemias agudas), dores de crescimento, entre outras. Entre as artrites inflamatórias, discutiremos a seguir a artrite idiopática juvenil, que é a mais prevalente.

Artrite idiopática juvenil

A artrite idiopática juvenil (AIJ) é a **doença reumática crônica mais comum na infância e uma causa frequente de incapacidade física**, sendo a patologia que melhor representa o grupo das artrites inflamatórias. O subtipo de AIJ mais encontrado é o pauciarticular ou oligoarticular, que acomete crianças mais jovens, principalmente meninas. As articulações mais afetadas são joelhos e tornozelos, em geral de forma assimétrica. Alguns casos se associam a uveíte anterior crônica, que pode ocasionar sequelas importantes, como perda da visão.

Deve-se suspeitar de AIJ em casos de:

- Artrite com duração igual ou maior que 6 semanas
- Rigidez articular

As doenças reumatológicas pediátricas são multissistêmicas e podem ter alta morbidade e mortalidade.

Perturbações do sistema imunológico são comumente comórbidas com transtornos mentais, mas podem ser também as desencadeadoras desses transtornos.

Assista a um vídeo com Sanil Rege sobre doenças autoimunes e psiquiatria.[35]

A artrite idiopática juvenil é a doença reumática crônica mais comum na infância e uma causa frequente de incapacidade física.

- Fraqueza ou dificuldade de mobilizar as articulações
- Febre por períodos maiores que 2 semanas.

Do ponto de vista psiquiátrico, a prevalência de transtornos ansiosos é alta, afetando aproximadamente 20 a 50% das crianças e adolescentes com AIJ.[4] Essa comorbidade é importante e interfere no desfecho do tratamento, já que a **presença de ansiedade foi associada a maiores níveis de autorrelato de dor, além de maior incapacidade física, na percepção dos pais.**[4] Alguns estudos avaliaram os fatores psicossociais no impacto da evolução da doença, podendo ser preditivos para os sintomas da AIJ o estado de humor e eventos estressores diários.[5] O ambiente familiar e social influencia o ajustamento à doença, com menor incidência de sintomas depressivos em ambientes não conflituosos.

O tratamento da AIJ é crônico e baseia-se no controle do quadro inflamatório com anti-inflamatórios não hormonais, fármacos modificadores de doença e imunobiológicos. O tratamento não é curativo e, em conjunto aos sintomas e complicações da doença, pode resultar em fator de estresse ao binômio paciente/cuidador, com necessidade de suporte psicossocial.

Importante ressaltar que **medicações utilizadas no tratamento da AIJ podem desencadear sintomas psiquiátricos**, sendo essencial que tanto o médico prescritor quanto o interconsultor busquem informações detalhadas quanto a essas medicações. Na Tabela 43.1 destacamos as principais medicações e efeitos mais significativos do ponto de vista psíquico.

Febre reumática

A febre reumática é uma complicação de uma infecção das vias aéreas superiores por estreptococo beta-hemolítico do grupo A (EGA), caracterizada por **processo inflamatório transitório que acomete articulações, coração, pele e sistema nervoso central**. No Brasil, é a principal causa de cardiopatia crônica adquirida nos indivíduos menores de 20 anos. É mais frequente entre os 5 e 15 anos e rara antes dos 3 anos, com maior predominância no sexo feminino. O **diagnóstico é clínico**, realizado pela presença de dois ou mais critérios maiores, ou um maior e dois menores dos critérios de Jones, associada a **evidência de infecção estreptocócica** por meio de cultura de orofaringe, teste rápido ou elevação dos níveis de anticorpos antiestreptolisina O (ASLO) (Tabela 43.2).[7]

Os **objetivos do tratamento são reduzir o processo inflamatório** em articulações, cérebro, coração, promover alívio dos sintomas e erradicar o estreptococo da orofaringe. Após o diagnóstico, deve ser instituída **profilaxia secundária com penicilina benzatina** como fármaco de primeira escolha, **a cada 3 semanas, até 21 anos**, o que pode levar tanto pacientes quanto familiares a não adesão de tratamento e aumento de comorbidades, sequelas e mortalidade. A profilaxia vai depender do órgão acometido (presença de cardite), número de recidivas, da necessidade de correção cirúrgica e da idade do paciente no início do diagnóstico.

> A prevalência de transtornos ansiosos é alta, afetando aproximadamente 20 a 50% das crianças e adolescentes com AIJ.

> Ansiedade já foi associada a maiores níveis de autorrelato de dor, além de maior incapacidade física, na percepção dos pais.

Assista a uma aula com Brian Alverson sobre AIJ.[36]

> Medicações utilizadas no tratamento da AIJ podem desencadear sintomas psiquiátricos.

> A febre reumática é uma complicação de uma infecção das vias aéreas superiores por (EGA), caracterizada por processo inflamatório transitório que acomete articulações, coração, pele e sistema nervoso central.

> Os objetivos do tratamento são reduzir o processo inflamatório.

Assista a um vídeo da Sociedade Brasileira de Reumatologia sobre AIJ.[37]

Tabela 43.1 Principais medicamentos na artrite idiopática juvenil.

Corticoides	Ansiedade, labilidade humor, irritabilidade, euforia, insônia, depressão, psicose, *delirium*
Sulfassalazina	Insônia, depressão, alucinações
Metotrexato	*Delirium* em altas doses
Hidroxicloroquina	Confusão mental, psicose, mania, depressão, ansiedade, agressividade, *delirium*, pesadelos
Anticorpos monoclonais (infliximabe, etanercepte, adalimumabe)	Depressão, alterações de sono

Adaptada de Ferrando et al., 2010.[6]

Tabela 43.2 Critérios de Jones modificados para o diagnóstico de febre reumática.

Critérios maiores	Critérios menores
Cardite	Febre
Artrite	Artralgia
Coreia de Sydenham	Elevação dos reagentes de fase aguda (VHS, PCR)
Eritema marginado	Intervalo PR prolongado no ECG
Nódulos subcutâneos	

ECG: eletrocardiograma; PCR: proteína C reativa; PR: intervalo entre o surgimento da onda P e o início do complexo QRS; VHS: velocidade de hemossedimentação.

A infecção por EGA assume relevância no contexto da ICP, já que vem sendo associada à apresentação abrupta de sintomas neuropsiquiátricos, principalmente transtorno obsessivo-compulsivo (TOC) e transtorno de tique (TT), mesmo na ausência de febre reumática.[8-11] Orlovska et al. (2017) demonstraram que, apesar de haver um aumento de risco para transtornos mentais em indivíduos com faringite, independentemente do tipo de infecção, nos indivíduos com teste positivo para EGA esse risco foi maior, representando um aumento de 18% para qualquer transtorno mental, 51% para TOC e 35% para TT.[9]

> A infecção por EGA vem sendo associada à apresentação abrupta de sintomas neuropsiquiátricos, principalmente TOC e TT, mesmo na ausência de febre reumática.

Na década de 1990 surgiram os primeiros relatos da *Pediatric Autoimmune Neuropsychiatric Disorders Associated with Streptococcal Infection* (PANDAS), diagnóstico questionado na literatura, mas com evidências crescentes de sua existência.[9,10] Essa síndrome poderia ser explicada pela reação cruzada de anticorpos antiestreptococo com células dos núcleos da base.[9-11] Um dos principais desafios para o diagnóstico é a comprovação da evidência de infecção por EGA, o que motivou a proposta de um conceito mais amplo, *Pediatric Acute-onset Neuropsychiatric Syndrome* (PANS), que engloba o desenvolvimento abrupto de sintomas neuropsiquiátricos sem a exigência de infecção por EGA.[12]

> PANS engloba o desenvolvimento abrupto de sintomas neuropsiquiátricos sem a exigência de infecção por EGA.

As crianças podem apresentar hipervigilância, ansiedade, apatia, agitação, episódios de heteroagressividade, pensamentos suicidas ou homicidas, crises incontroláveis de choro ou riso incongruentes com o humor, alucinações e, principalmente nos primeiros dias, olhar apavorado. Pode ocorrer regressão da fala e tartamudez, além de prejuízos da memória, inclusive podem não se lembrar dos seus sintomas.[13] As características diagnósticas dessas síndromes estão descritas na Tabela 43.3.

É importante ressaltar que PANDAS/PANS é um diagnóstico de exclusão; há sobreposição com vários transtornos psiquiátricos e deve ser respeitado o critério de início abrupto.[13] Outras manifestações pós-infecciosas como encefalites autoimunes também podem apresentar sintomas cognitivos e comportamentais isolados, devendo ser incluídas no diagnóstico diferencial.[13] Na suspeita dessas síndromes, devem ser avaliados por psiquiatra e iniciado tratamento com psicofármacos. A evidência do uso de antibioticoterapia, imunomoduladores ou anti-inflamatórios não esteroidais (AINEs) são baixas.[8]

> PANDAS/PANS é um diagnóstico de exclusão e deve ser respeitado o critério de início abrupto.

Lúpus eritematoso sistêmico juvenil

Lúpus eritematoso sistêmico (LES) é uma doença com múltiplas apresentações, podendo ter início insidioso e sintomas inespecíficos com fraqueza e dificuldades escolares na infância e adolescência. A incidência abaixo de 16 anos é 6/100 mil, com predomínio no sexo feminino.[14,15]

> Manifestações neuropsiquiátricas ocorrem em até 85% dos pacientes pediátricos com LES.

Tabela 43.3 Critérios diagnósticos para PANDAS e PANS.

PANDAS	PANS
Presença de TOC e/ou tiques	Início abrupto de sintomas obsessivos-compulsivos ou restrição da ingesta alimentar
Sintomas evidentes pela primeira vez entre os 3 anos e a puberdade	Pelo menos dois dos sintomas neuropsiquiátricos: Ansiedade Labilidade emocional e/ou depressão Irritabilidade, agressividade e/ou comportamento opositor Regressão comportamental Deterioração súbita na *performance* escolar (associado a sintomas TDAH-*like*, déficits de memória) Dificuldades motoras ou sensoriais, incluindo tiques e disgrafia Sintomas somáticos (alterações do sono, enurese)
Início agudo e percurso episódico (remissão-recorrência)	Sintomas não são mais bem explicados por doença neurológica ou condição médica geral
Associação com infecção por EGA	
Sintomas neurológicos (principalmente movimentos coreiformes)	

EGA: estreptococo beta-hemolítico do grupo A; PANDAS: *Pediatric Autoimmune Neuropsychiatric Disorders Associated with Streptococcal Infection*; PANS: *Pediatric Acute-onset Neuropsychiatric Syndrome*; TDAH: transtorno do déficit de atenção com hiperatividade; TOC: transtorno obsessivo-compulsivo. (Adaptada de Orlovska et al., 2017;[9] Murphy et al., 2015;[12] Chang et al., 2015.[13])

O quadro clínico é semelhante ao do adulto, com algumas particularidades, como maior taxa de presença de sintomas gerais, como fadiga e emagrecimento, linfoadenopatia e serosite. O *rash* malar está presente em 30 a 50% dos casos, a presença de eritema em palato duro é comum e sugestiva do diagnóstico.[14,15] Manifestações musculoesqueléticas ocorrem na maioria das crianças, assim como apresentam maior incidência de acometimento hematológico e renal.

O diagnóstico de uma doença crônica como o LES ocasiona maior vulnerabilidade a sentimentos de tristeza, desesperança, estresse e medo quanto ao futuro.[16,17] A presença do transtorno de ajustamento é comum logo após o diagnóstico e durante períodos de hospitalização, sendo primordial a identificação de pacientes com habilidades de enfrentamento deficitárias e a intervenção precoce para reduzir o risco de transtornos mentais e promover melhora do desfecho a longo prazo.[16]

Manifestações neuropsiquiátricas (MNP) como cefaleia, convulsões, movimentos coreiformes, estados confusionais agudos, disfunção cognitiva, psicose e acidentes cerebrovasculares podem surgir a qualquer momento do curso da doença, ocorrendo em até 95% dos pacientes pediátricos com LES.[18]

Na Tabela 43.4, encontram-se as síndromes neuropsiquiátricas associadas ao LES definidas pelo Colégio Americano de Reumatologia.[19] Cefaleia é a MNP mais comum em pacientes pediátricos, seguida por alterações do humor (57%), disfunção cognitiva (55%) e psicose (12%).[20] É importante ressaltar que o envolvimento neurológico parece ser mais grave e com maior risco de acúmulo de danos permanentes em órgão-alvo em pacientes pediátricos, comparados a adultos, estando também associadas a menor qualidade de vida.[18,20]

A etiologia das MNPs associadas ao LES é multifatorial, podendo estar relacionada à neuroinflamação em decorrência da atividade da doença, às condições clínicas comórbidas ao LES, à exacerbação de doença psiquiátrica prévia ou serem efeitos colaterais do tratamento instituído (Figura 43.1). A presença de sintomas neuropsiquiátricos diversos com resposta pobre ou inconsistente aos psicotrópicos e melhora com corticoides deve levantar a suspeita de MNPs associadas ao LES, em vez de transtornos psiquiátricos primários.[18]

> Assista a uma aula com Graham Hughes, na Psych Scene, sobre LES e manifestações neurológicas.[38]

> Cefaleia é a MNP mais comum em pacientes pediátricos, seguida por alterações do humor, disfunção cognitiva e psicose.

> O envolvimento neurológico é mais grave e com maior risco de acúmulo de danos permanentes em órgão-alvo em pacientes pediátricos, comparados a adultos.

> A presença de sintomas neuropsiquiátricos com resposta pobre ou inconsistente aos psicotrópicos e melhora com corticoides deve levantar a suspeita de MNPs associadas ao LES, em vez de transtornos psiquiátricos primários.

> Em períodos de atividade do LES, o uso de altas doses de corticoides pode precipitar um humor depressivo e irritabilidade, mimetizando ou potencializando quadros depressivos comórbidos.

Tabela 43.4 Classificação das síndromes neuropsiquiátricas do lúpus eritematoso sistêmico pelo Colégio Americano de Reumatologia.

Sistema nervoso central	Sistema nervoso periférico
Meningite asséptica	Polirradiculoneuropatia: desmielinizante e inflamatória aguda
Doença cerebrovascular	Alterações autonômicas
Síndrome desmielinizante	Mononeuropatia: simples/múltipla e miastenia grave
Cefaleia	Neuropatia craniana
Desordens do movimento (coreia)	Plexopatia
Mielopatia	Polineuropatia
Desordens convulsivas	
Estado confusional agudo	
Ansiedade	
Disfunção cognitiva	
Distúrbios de humor	
Psicose	

Adaptada de Vieira et al., 2008.[19]

Figura 43.1 Origem das manifestações neuropsiquiátricas (MNPs) no lúpus eritematoso sistêmico (LES).

Estudos avaliando sintomas ansiosos e depressivos associados ao LES nessa faixa etária são escassos, com estimativas de 16,6% de ansiedade e taxas variando de 6,7 a 59% para depressão.[4-16] Há maior risco de suicídio nesses pacientes, presença de ideação suicida ocorre em um terço dos pacientes e tentativas de suicídio em aproximadamente 6% dos pacientes, sendo essencial avaliação criteriosa.[21,22]

Ressalta-se que, durante períodos de atividade do LES, o uso de altas doses de corticoides pode precipitar um humor depressivo e irritabilidade, mimetizando ou potencializando quadros depressivos comórbidos.[16] No caso de indução de quadro de humor em decorrência do uso de corticoides, os sintomas têm relação temporal com a prescrição, aparecendo em poucos dias a 2 semanas após o início do tratamento. Mania e hipomania são comuns entre pacientes em terapia a curto prazo com esteroides, enquanto sintomas depressivos ocorrem mais frequentemente em tratamentos a longo prazo.[21] Alterações de humor ocorrem com mais frequência em meninas e com uso de doses maiores de 40 mg/dia.[17]

Quadros psicóticos também podem ocorrer em cerca de 10% dos pacientes pediátricos com LES, e a presença de manifestações cutâneas tem sido descrita como um dos sintomas não MNP mais comuns na psicose lúpica.[21-23] Entre os sintomas psicóticos, delírios paranoides, alucinações visuais e auditivas são os mais frequentes.[22-24] Ressalta-se que, em muitos desses casos, mesmo na presença de alucinações visuais vívidas, o *insight* se mantém preservado.[22] Há relatos de distorções visuais em 32% dos pacientes; elas são caracterizadas por mudanças em cor, formato ou movimento (objetos que se alongavam em direção ao paciente e depois retornavam à forma original). Alucinações com *insight* preservado e distorções visuais não ocorrem em transtornos psiquiátricos primários e devem ser diretamente questionadas para auxiliar nesse diagnóstico diferencial.[22]

A abertura de quadro de LES com quadro psicótico é rara e muitas vezes há atraso no diagnóstico do LES em 6 a 9 meses devido ao diagnóstico de uma doença psiquiátrica primária.[21] O diagnóstico diferencial de LES deve ser enfatizado na avaliação da psicose aguda, especialmente no sexo feminino.[21] É importante também diferenciar a psicose induzida por esteroides, que em geral é dose-dependente, ocorre com doses maiores de 40 mg/dia de prednisolona e inicia-se em 1 a 2 semanas do início do tratamento. Há evidências de maior propensão ao desenvolvimento de psicose induzida por esteroides na presença de nefrite lúpica.[21] Há poucos estudos avaliando o desfecho de quadros psicóticos associados ao LES, especialmente em crianças com relatos de remissão completa, em cerca de 40% dos pacientes.[23,24]

Quadros graves de manifestações neuropsiquiátricas já foram descritos, incluindo a catatonia, que, apesar de rara, deve ser prontamente identificada para reduzir a morbidade e melhorar o desfecho.[25] Na literatura há relatos de casos com sintomas de:

- Mutismo
- Retardo psicomotor
- Estereotipias verbal e motora
- Recusa alimentar
- Obediência automática
- Flexibilidade cérea em meninas adolescentes com diagnóstico conhecido ou não de LES.[18,26,27]

Assim, a inclusão de avaliação de LES no *screening* clínico de catatonia é essencial, já que pode ser a manifestação inicial em adolescentes.[18,26-29] Alguns estudos encontraram associação entre quadros catatônicos e a presença de autoanticorpos anti-DNA de dupla-hélice (anti-dsDNA) e anticorpos antiproteína P ribossomal.[27] É importante atentar-se ao fato de que alguns casos de catatonia associada ao LES não respondem ao lorazepam.[25]

O tratamento do LES é realizado por uso de corticoides, antimaláricos e imunossupressores. O prognóstico da doença é variável, podendo evoluir com grave comprometimento de vários órgãos, o que pode ocasionar sequelas físicas (ganho de peso, características cushingoides, baixa estatura) e limitações com prejuízo importante da qualidade de vida. A aparência física dos adolescentes acometidos, a presença de sintomas depressivos e distorções cognitivas associadas parecem implicados no ajustamento psicossocial. O apoio psicológico/psiquiátrico a esses pacientes deve ser instituído precocemente, bem como medidas de melhoria na qualidade de vida, como realização de exercícios físicos, fisioterapia e terapia ocupacional, para minimizar e evitar sequelas funcionais, manejo do estresse e evitar exposição à luz solar.

Notas laterais:

Mania e hipomania são comuns entre pacientes em terapia a curto prazo com esteroides, enquanto sintomas depressivos ocorrem mais frequentemente em tratamentos a longo prazo.

Quadros psicóticos podem ocorrer em cerca de 10% dos pacientes pediátricos com LES, e a presença de manifestações cutâneas é um dos sintomas não MNP mais comuns na psicose lúpica.

Há atraso no diagnóstico do LES em 6 a 9 meses devido ao diagnóstico de uma doença psiquiátrica primária.

O diagnóstico diferencial de LES deve ser enfatizado na avaliação da psicose aguda, especialmente no sexo feminino.

A psicose induzida por esteroides é dose-dependente, ocorre com doses maiores de 40 mg/dia de prednisolona e inicia-se em 1 a 2 semanas do início do tratamento.

Atualizações

- Endres et al. (2022) fazem uma revisão abordando manifestações clínicas e tratamento de um subgrupo de pacientes com TOC definido como "autoimune" e que apresentam aumento de citocinas pró-inflamatórias e autoanticorpos (direcionados ao núcleo da base e receptores de dopamina). Propõem *red flags* em suspeita de casos desse subgrupo como início abrupto (menos de 3 meses), idade de início atípico, apresentação atípica (componentes neuropsiquiátricos como déficits cognitivos desproporcionais ou presença de sintomas neurológicos como catatonia, movimentos coreiformes, déficits neurológicos focais, abertura de quadros de enxaqueca e convulsões), disfunção autonômica (hipertermia, taquicardia, flutuação dos níveis pressóricos), resistência ao tratamento, associação com infecções por EGA, comorbidade com doença autoimune ou neoplasia. As evidências para uso de estratégias personalizadas de tratamento (pulsoterapia com corticoides, antibioticoterapia, imunoterapia) são ainda limitadas; no momento existe um *trial* em andamento com uso de imunoterapia (rituximabe)[30]
- Thienemam et al. (2021) avaliaram a tolerabilidade a antidepressivos e antipsicóticos em pacientes com quadro de TOC abrupto e PANS que apresentaram maior incidência de efeitos colaterais intoleráveis como ansiedade, agitação, agressividade, acatisia, distonia, automutilação e alterações do movimento em doses usuais. Desse modo, sugerem o uso de doses menores que as habituais ao iniciar tratamento com antipsicóticos e antidepressivos nesses pacientes[31]
- Giani et al. (2021) avaliaram MNPs associadas ao LES juvenil. As MNPs estavam presentes em 25% dos pacientes no período de 5 anos após o diagnóstico, sendo que as mais frequentes foram cefaleia, transtornos do humor, prejuízo cognitivo, ansiedade, crise convulsiva, transtornos do movimento e doença cerebrovascular[32]
- Fair et al. (2021) avaliaram a presença de sintomas depressivos e ansiosos em crianças com AIJ, demonstrando que um quarto dos pacientes apresentavam sintomas moderados de ansiedade e depressão. A presença desses sintomas estava correlacionada com dor e estresse, mas não com a atividade ou duração da doença[33]
- Kyllonem et al. (2021) avaliaram pacientes pediátricos com AIJ, e isso demonstrou, ao longo do seguimento de 10 anos, maior risco de tais pacientes desenvolverem transtornos mentais, comparados ao grupo controle, principalmente entre as meninas. Os principais diagnósticos foram transtornos neuróticos relacionados ao estresse e somatoformes, seguidos por transtornos do humor, transtornos do comportamento e transtornos emocionais. A idade de início da AIJ pode influenciar na morbidade psiquiátrica: o início na primeira infância está associado a maiores taxas de transtornos do comportamento, enquanto o início na adolescência tende a estar associado a maiores taxas de ansiedade e depressão.[34]

Highlights

- Sintomas psiquiátricos são prevalentes em pacientes com doenças reumatológicas e podem impactar no desfecho do tratamento
- Medicações utilizadas no tratamento de doenças reumatológicas, especialmente corticoides, podem desencadear sintomas psiquiátricos
- AIJ é a doença reumatológica crônica mais comum na infância e há alta prevalência de transtornos de ansiedade comórbidos que influenciam na percepção da dor e da incapacidade
- Infecção por EGA está associada a manifestações neuropsiquiátricas abruptas, principalmente sintomas obsessivos-compulsivos e tiques
- A prevalência de manifestações neuropsiquiátricas na população pediátrica com LES é alta, podendo, inclusive, ser sintoma de abertura do quadro
- As MNPs mais frequentemente associadas ao LES são cefaleia, alterações do humor, disfunção cognitiva e psicose
- Há relatos de catatonia justificando a inclusão do LES no diagnóstico diferencial
- Pacientes com LES e MNPs têm maior risco de suicídio, justificando um *screening* criterioso.

DURANTE O ATENDIMENTO

O que fazer

- *Screening* regular de sintomas psiquiátricos em pacientes com doenças reumatológicas
- Atentar-se ao ambiente familiar e às habilidades de enfrentamento da família e do paciente perante o diagnóstico de uma doença crônica
- Intervir precocemente na presença de sinais de sofrimento psíquico
- Sempre avaliar criteriosamente o risco de suicídio
- Incluir na anamnese psiquiátrica a pesquisa de infecções recentes e outras queixas clínicas como dores articulares
- Suspeitar de organicidade na presença de sintomas psiquiátricos abruptos ou inespecíficos
- Quadros psiquiátricos graves como catatonia e psicose devem sempre incluir diagnóstico diferencial com LES

O que não fazer

- Uso indiscriminado de corticoides
- Minimizar queixas de ansiedade e tristeza em pacientes com doenças reumatológicas crônicas
- Atrasar o diagnóstico de doenças clínicas ao considerar todo sintoma psiquiátrico decorrente de doença psiquiátrica primária
- Negligenciar a ocorrência de sintomas psiquiátricos como efeito adverso de medicações utilizadas no tratamento de doenças reumatológicas

Referências bibliográficas

1. Eaton WW, Byrne M, Ewald H et al. Association of schizophrenia and autoimmune diseases: linkage of Danish national registers. Am J Psychiatry. 2006;163(3):521-8. Disponível em: https://sci-hub.se/10.1176/appi.ajp. 163.3.521. Acesso em: 4 dez. 2021.

2. Benros ME, Nielsen PR, Nordentoft M et al. Autoimmune diseases and severe infections as risk factors for schizophrenia: a 30-year population-based register study. Am J Psychiatry. 2011;168(12):1303-10. Disponível em: https://sci-hub.se/10.1176/appi.ajp.2011.11030516. Acesso em: 4 dez. 2021.

3. Goodman J, McGrath P. The epidemiology of pain in children and adolescents. Pain. 1991;46(3):247-64. Disponível em: https://sci-hub.se/10.1016/0304-3959(91)90108-A. Acesso em: 7 abr. 2022.

4. Cobham VE, Hickling A, Kimball H et al. Systematic review: anxiety in children and adolescents with chronic medical conditions. J Am Acad Child and Adolesc Psychiatry. 2020;59(5):595-618. Disponível em: https://sci-hub.se/10.1016/j.jaac.2019.10.010. Acesso em: 4 dez. 2021.

5. Schanberg LE, Sandstrom MJ, Starr K et al. The relationship of daily mood and stressful events to symptoms in juvenile rheumatic disease. Arthritis Care Res. 2000;13(1):33-41.

6. Ferrando S, Levenson JL, Owen JA. Clinical manual of psychopharmacology in the medically ILL. American Psychiatry Publishing; 2010.

7. Bica BERG. Principais doenças reumáticas em crianças e adolescentes. In: Leone C, Cabral SA (orgs.). Sociedade Brasileira de Pediatria. PROPED Programa de Atualização em Terapêutica Pediátrica. Porto Alegre: Artmed Panamericana; 2017. p. 63-106.

8. Wilbur C, Bitnun A, Kronenberg S, Laxer RM et al. PANDA/PANS in childhood: controversies and evidence. Paediatr Child Health. 2019;24(2):85-91. Disponível em: https://www.ncbi.nlm.nih.gov/pmc/articles/PMC6462125/. Acesso em: 4 dez. 2021.

9. Orlovska S, Vestegaard CH, Bech BH et al. Association of streptococcal throat infection with mental disorders. JAMA Psychiatry. 2017;74(7):740-6. Disponível em: https://www.ncbi.nlm.nih.gov/pmc/articles/PMC5710247/. Acesso em: 4 dez. 2021.

10. Swedo SE, Seidlitz J, Kovacevic M et al. Clinical presentation of pediatric autoimmune neuropsychiatric disorders associated with streptococcal infections in research and community settings. J Child Adolesc Psychopharmacol. 2015;25(1):26-30. Disponível em: https://www.ncbi.nlm.nih.gov/pmc/articles/PMC4340334/. Acesso em: 4 dez. 2021.

11. Hyman SE. PANDAS: too narrow a view of the neuroimmune landscape. Am J Psychiatry. 2021;178(1):5-7. Disponível em: https://ajp.psychiatryonline.org/doi/10.1176/appi.ajp.2020.20111598. Acesso em: 4 dez. 2021.

12. Murphy TK, Patel PD, McGuire JF et al. Characterization of the pediatric acuteonset neuropsychiatric syndrome phenotype. J Child Adolesc Psychopharmacol. 2015;25(1):14-15. Disponível em: https://www.ncbi.nlm.nih.gov/pmc/articles/PMC4340632/. Acesso em: 4 dez. 2021.

13. Chang K, Frankovich J, Cooperstock M et al. Clinical evaluation of youth with pediatric acute-onset neuropsychiatric syndrome (PANS): recommendations from the 2013 PANS consensus conference. J Chil Adolesc Psychopharmacol. 2015;25(1):3-13. Disponível em: https://www.ncbi.nlm.nih.gov/pmc/articles/PMC4340805/. Acesso em: 4 dez. 2021.

14. Tucker LB, Menon S, Schaller J, Isenberg DA. Adult and childhood onset systemic lupus erythematosus: a comparison of onset, clinical features, serology and outcome. Br J Rheumatol. 1995;34(9):866-72.

15. Deepen D, Escalante A, Weinrib L et al. A revised estimate of twin concordance in systemic lupus erythematosus. Arthritis Theum. 1992;35(3):311-8.

16. Quilter MC, Hiraki LT, Korczak DJ. Depressive and anxiety symptom prevalence in childhood-onset systemic lupus erythematosus: a systematic review. Lupus. 2019;28(7):878-87. Disponível em: https://sci-hub.se/10.1177/0961203319853621. Acesso em: 4 dez. 2021.

17. Milovancevic MP, Miletic V, Deusic SP et al. Depression with psychotic features in a child with SLE: successful therapy with psychotropic medications-case report. European Child & Adolescent Psychiatry. 2012;22(4):247-50.

18. Alao AO, Chlebowsk S, Chung C. Neuropsychiatric systemic lupus erythematosus presenting as bipolar I disorder with catatonic features. Psychosomatics. 2009;50:543-7. Disponível em: https://sci-hub.se/https://www.sciencedirect.com/science/article/pii/S0033318209708497?via%3Dihub. Acesso em: 4 dez. 2021.

19. Vieira WP, Pinheiro MNA, Sampaio AXC et al. Análise de prevalência e evolução de manifestações neuropsiquiátricas moderadas e graves em pacientes com lúpus eritematoso sistêmico internados no serviço de reumatologia do Hospital Geral de Fortaleza. Rev Bras Reumatol. 2008;48(3). Disponível em: https://www.scielo.br/j/rbr/a/HkWss8QpKRzpXTgKPpHcLsk/abstract/?lang=pt. Acesso em: 4 dez. 2021.

20. Alpert O, Marwaha R, Huang H. Psychosis in children with systemic lupus erythematosus: the role of steroids as both treatment and cause. Gen Hosp Psychiatry. 2014;36(5):549.e1-2. Disponível em: https://sci-hub.se/10.1016/j.genhosppsych.2014.05.001. Acesso em: 4 dez. 2021.

21. Kumar P, Kumar A, Thakur V et al. Acute psychosis as the presenting manifestation of lupus. J Family Med Prim Care. 2021;10(2):1050-3. Disponível em: https://www.ncbi.nlm.nih.gov/pmc/articles/PMC8138362/. Acesso em: 4 dez. 2021.

22. Lim LSH, Lefebvre A, Benseler S et al. Psychiatric illness of systemic lupus erythematosus in childhood: spectrum of clinically important manifestations. J Rheumatol. 2013;40(4):506-12. Disponível em: https://sci-hub.se/10.3899/jrheum.120675. Acesso em: 4 dez. 2021.

23. Mahapatra A, Sharma P, Sagar R. Psychotic symptoms in a child with long standing SLE nephritis: neuropsychiatric manifestation or sequelae to lupus? J Can Acad Child Adolesc Psychiatry. 2016;25(2):125-9. Disponível em: https://www.ncbi.nlm.nih.gov/pmc/articles/PMC4879953/. Acesso em: 4 dez. 2021.

24. Muscal E, Nadeem T, Li X et al. Evaluation and treatment of acute psychosis in children with Systemic Lupus Erythematosus (SLE): consultation-liaison service experiences at a tertiary-care pediatric institution. Psychosomatics. 2010;51(6):508-14.

25. Leon T, Aguirre A, Pesce C et al. Electroconvulsive therapy for catatonia in juvenile neuropsychiatric lupus. 2014;23(10):1066-8. Disponível em: https://sci-hub.se/10.1177/0961203314533603. Acesso em: 4 dez. 2021.

26. Brelinski L, Cottencin O, Guardia D et al. Catatonia and systemic lupus erythematosus: A clinical study of three cases. Gen Hosp Psychiatry. 2009;31:90-2.

27. Mon T, L'Ecuyer S, Farber NB, et al. The use of electroconvulsive therapy in a patient with juvenile systemic lupus erythematosus and catatonia. Lupus. 2012; 21:1575-81.

28. Pai S, Kramer N, Rosenstein ED. Malignant catatonia as the presenting manifestation of systemic lupus erythematosus. Bull Hosp Jt Dis. 2020;78(2):146-52. Disponível em: https://pubmed.ncbi.nlm.nih.gov/32510302/. Acesso em: 4 dez. 2021.

29. Grover S, Parakh P, Sharma A et al. Catatonia in systemic lupus erythematosus: a case report and review of literature. Lupus. 2013;22(6):634-8. Disponível em: https://sci-hub.se/10.1177/0961203313486951. Acesso em: 4 dez. 2021.

30. Endres D, Pollak TA, Bechter K et al. Immunological causes of obsessive compulsive disorder: is it time for the concept of a "autoimmune OCD" subtype? Transl Psychiatry. 2022;12(1):5. Disponível em: https://www.ncbi.nlm.nih.gov/pmc/articles/PMC8744027/. Acesso em: 21 fev. 2022.

31. Thienemann M, Park M, Chan A, Frankovich J. Patients with abrupt early-onset OCD due to PANS tolerate lower doses of anti-depressants and antipsychotics. J Psychiatr Res. 2021;135:270-8. Disponível em: https://www.sciencedirect.com/science/article/pii/S0022395621000339?via%3Dihub. Acesso em: 21 fev. 2022.

32. Giani T, Smith EM, Al-Abadi E et al. Neuropsychiatric involvement in juvenile-onset systemic lupus erythematosus: data from the UK juvenile-onset systemic lupus erythematosus cohort study. Lupus. 2021;30(12):1955-65. Disponível em: https://www.ncbi.nlm.nih.gov/pmc/articles/PMC8649437/. Acesso em: 21 fev. 2022.

33. Fair DC, Nocton JJ, Panepinto JA et al. Anxiety and depressive symptoms in Juvenile Idiopathic Arthritis correlate with pain and stress using PROMIS measures. J Rheumatol. 2022;49(1):74-80. Disponível em: https://www.jrheum.org/content/49/1/74.long. Acesso em: 14 fev. 2022.

34. Kyllonen MS, Ebeling H, Kautiainen H et al. Psychiatric disorders in incident patients with juvenile idiopathic arthritis – a case-control cohort study. Pediatr Rheumatol Online J. 2021;19(1):105. Disponível em: https://www.ncbi.nlm.nih.gov/pmc/articles/PMC8252279/. Acesso em: 14 fev. 2022.

35. Rege S. A summary of 3 important autoimmune neuropsychiatric disorders for psychiatrists. [Internet]. Psychiatry Simplified - Dr Sanil Rege, 2018. [acesso em: 21 fev. 2022]. Vídeo: 34 s. Disponível em: https://www.youtube.com/watch?v=4Xr7uswAyyI&t=2s.

36. Alverson B. Juvenile idiopathic arthritis (JIA): pathology & clinical presentation. [Internet]. Lecturio Medical, 2017. [acesso em: 21 fev. 2022]. Vídeo: 6 min 45 s. Disponível em: https://www.youtube.com/watch?v=b8tWhvqQnlY.

37. Sociedade Brasileira de Reumatologia. O que é Artrite Idiopática Juvenil? [Internet]. Sociedade Brasileira de Reumatologia, 2019. [acesso em: xxxx]. Vídeo: 3 min 50 s. Disponível em: https://www.youtube.com/watch?v=L_2OiFFhn2c.

38. Hughes G. Neuropsychiatric lupus and the curious case of Molly - what does this case teach us? [Internet]. Psychiatry Simplified - Dr Sanil Rege, 2017. [acesso em: 21 fev. 2022]. Vídeo: 7 min 55 s. Disponível em: https://www.youtube.com/watch?v=bKXN8ZUsbXM&t=1s.

44

Doenças Respiratórias

Simone Secco da Rocha • Regina Albuquerque •
Mariana G. Tedeschi Olmos

Fibrose cística

A fibrose cística (FC) é uma doença genética autossômica recessiva, caracterizada por disfunção no gene *cystic transmembrane conductance regulator* (CFTR), localizado no braço longo do cromossomo 7, que codifica uma proteína reguladora da condutância transmembrana de cloro. Atualmente, o Brasil dispõe de um programa de ampla cobertura para a triagem neonatal dessa doença e de centros de referência distribuídos na maior parte dos estados para seguimento desses pacientes.

> A fibrose cística é uma doença genética autossômica recessiva, e o acúmulo de muco espesso nas vias aéreas inferiores é uma das características-chave da fisiopatogenia da doença pulmonar.

Epidemiologia

A incidência da doença no Brasil é estimada em 1:7.576 nascidos vivos, porém apresenta diferenças regionais, com maior número de casos na região Sul do Brasil. É mais comum em populações descendentes de caucasianos.[1]

Nas últimas décadas, diversos avanços no diagnóstico e no tratamento da FC mudaram drasticamente o cenário da doença, ocasionando **aumento expressivo da sobrevida e qualidade de vida**. Antes confinada à faixa etária pediátrica, tem se observado um aumento na população adulta com FC devido ao maior diagnóstico de formas atípicas, de expressão fenotípica mais leve, mas também à melhor resposta aos novos tratamentos.[1]

> Assista a um vídeo de Yelizaveta Sher, sobre fibrose cística,[31] no Cystic Fibrosis Research Institute.

Etiologia

O funcionamento deficiente ou ausente do CFTR leva a um aumento da eletronegatividade intracelular, ocasionando maior fluxo de sódio e de água para dentro das células, e consequentes desidratação e aumento da viscosidade das secreções mucosas, favorecendo a obstrução de vias aéreas, ductos intrapancreáticos, ductos seminíferos e vias biliares. Atualmente, mais de 2 mil mutações já foram identificadas.[1]

O acúmulo de muco espesso nas vias aéreas inferiores é uma das características-chave da fisiopatogenia da doença pulmonar, assim como a presença de reação inflamatória predominantemente neutrofílica. Na evolução, o pulmão se torna cronicamente infectado por bactérias, e o ciclo de infecção, inflamação e remodelamento brônquico é acelerado, contribuindo para o desenvolvimento da doença pulmonar obstrutiva crônica e irreversível.[1]

Quadro clínico

A FC é uma doença que acomete vários órgãos e sistemas, sobretudo o sistema respiratório e o aparelho digestivo, sendo o acometimento pulmonar responsável pela maior morbimortalidade dos pacientes. Tosse crônica, esteatorreia e suor salgado são manifestações clássicas de FC, porém a gravidade e a frequência dos sintomas e os sinais são muito variáveis entre os pacientes, sendo a maioria sintomática nos primeiros anos de vida. Ao nascer, de 10 a 18% dos pacientes podem apresentar íleo meconial.[1,2]

> Tosse crônica, esteatorreia e suor salgado são manifestações clássicas de fibrose cística.

O sintoma respiratório mais frequente é tosse persistente, inicialmente seca e aos poucos produtiva, com expectoração de escarro mucoso ou francamente purulento. As exacerbações da doença pulmonar caracterizam-se pelo aumento da frequência ou intensidade da tosse, presença de taquipneia, dispneia, mal-estar, anorexia, febre e perda de peso. Insuficiência respiratória e *cor pulmonale* são eventos da fase terminal da doença. Sinusopatia crônica está

> A prevalência de ansiedade e depressão em pacientes com FC é elevada.

presente em quase 100% dos pacientes. Polipose nasal recidivante ocorre em cerca de 20% dos casos, podendo ser a primeira manifestação da doença.[3]

A insuficiência pancreática exócrina pode ser reconhecida clinicamente pela presença de fezes volumosas, frequentes, fétidas, de aspecto oleoso (esteatorreia), podendo estar associada a flatulência, distensão abdominal, ganho ponderal deficiente, retardo do crescimento e desnutrição.[1] O acometimento da função pancreática é progressivo e requer avaliações clínicas mensais no primeiro ano de vida e a cada 2 ou 3 meses a partir do segundo ano de vida.[2,4] No sistema reprodutor, observam-se puberdade tardia, infertilidade em até 95% dos homens (azoospermia obstrutiva) e diminuição da fertilidade em mulheres.

A prevalência de **ansiedade e depressão em pacientes com FC é elevada**, sobretudo em mulheres, e nos pais e cuidadores.[5,6] Şenses-Dinç et al. (2020) demonstraram que cerca de 80% das crianças e adolescentes com FC, comparadas com portadores de bronquiectasias não relacionadas a FC e controles saudáveis, apresentavam transtornos mentais, sendo significativamente maiores as taxas de depressão, ansiedade e transtorno opositor desafiador; inversamente, os níveis de qualidade de vida foram significativamente menores. Dessa forma, justifica-se um olhar atento e avaliação do especialista para que possa indicar intervenções psicológicas e/ou medicamentosas.[6]

Diagnóstico

O algoritmo de triagem neonatal no Brasil baseia-se na quantificação dos níveis de tripsinogênio imunorreativo em duas dosagens; a segunda é feita em até 30 dias de vida. Diante de duas dosagens positivas, faz-se o teste do suor para a confirmação ou exclusão da FC. Alternativas ao diagnóstico são a identificação de duas mutações relacionadas à FC e os testes de função da proteína CFTR.[1]

> O algoritmo de triagem neonatal no Brasil baseia-se na quantificação dos níveis de tripsinogênio imunorreativo em duas dosagens; a segunda é feita em até 30 dias de vida.

Tratamento

As terapias recomendadas para o tratamento da FC, apesar de sua eficácia comprovada na sobrevida, causam uma sobrecarga ao paciente, interferem na sua qualidade de vida e tornam sua adesão problemática devido à complexidade dos regimes terapêuticos. Estratégias para vencer barreiras e intervenções psicossociais apropriadas para melhorar a adesão devem ser implementadas. Comunicação e discussão abertas poderão identificar as barreiras, com resolução dos problemas inerentes a cada núcleo familiar.[1]

> O tratamento da FC, apesar de sua eficácia comprovada, causa uma sobrecarga ao paciente, interfere na sua qualidade de vida e torna sua adesão problemática devido à complexidade dos regimes terapêuticos.

Asma

A asma é uma doença heterogênea, caracterizada por inflamação crônica das vias aéreas. É definida pelo histórico de sintomas respiratórios como sibilos, dispneia, tosse, os quais variam com o tempo e intensidade, sendo esses associados à limitação variável do fluxo aéreo. Resulta de uma interação entre genética, exposição ambiental e outros fatores específicos que levam ao desenvolvimento e à manutenção dos sintomas.[7]

> A asma é uma doença heterogênea, caracterizada por inflamação crônica das vias aéreas.

Epidemiologia

A prevalência de sintomas de asma entre adolescentes no Brasil, de acordo com estudos internacionais, foi de 20%, uma das mais elevadas do mundo.[8]

Em 2013, ocorreram 129.728 internações e 2.047 mortes causadas por asma no Brasil. As hospitalizações e a mortalidade estão diminuindo na maioria das regiões, em paralelo a um maior acesso aos tratamentos.[9] O custo da asma não controlada é muito elevado para o sistema de Saúde e para as famílias.[10] Em casos de asma grave, estima-se que essa comprometa mais de um quarto da renda familiar entre usuários do Sistema Único de Saúde (SUS),[10,11] mas esse custo pode ser significativamente reduzido com o controle adequado da doença.[3]

> O custo da asma não controlada é muito elevado para o sistema de Saúde e para as famílias.

Quadro clínico e diagnóstico

O diagnóstico da asma é predominantemente clínico, pela presença de um ou mais sintomas de forma episódica:

- Dispneia
- Tosse crônica

> O diagnóstico da asma é predominantemente clínico.

- Sibilância
- Aperto no peito ou desconforto torácico.

O conceito de controle da asma compreende dois domínios distintos:

- **Controle das limitações clínicas atuais**, como sintomas mínimos durante o dia e ausência de sintomas à noite, necessidade reduzida de medicação de alívio dos sintomas; ausência de limitação das atividades físicas
- **Redução de riscos futuros**, como exacerbações, perda acelerada da função pulmonar e efeitos adversos do tratamento.[1,7]

Com base nesses parâmetros, a asma pode ser classificada em controlada, parcialmente controlada e não controlada.[2,4,7] A avaliação do controle, em geral, é feita em relação às últimas 4 semanas. A monitorização do controle é realizada por meio de questionários de controle da asma da *Global Initiative for Asthma* (GINA) e do Teste de Controle da Asma.[4,7] A espirometria não é necessária para avaliação de controle da asma, porém, quando disponível, ela deve ser realizada a cada 3 a 6 meses para estimar o risco futuro de exacerbações e perda acelerada da função pulmonar.

Asma grave

Asma grave é um subtipo da doença de difícil tratamento que pode ser caracterizada por:

- Não ser controlada, apesar da adesão à terapia otimizada máxima e ao tratamento de fatores contribuintes, ou
- Apresentar piora quando o tratamento em altas doses é reduzido.[12]

Crianças com asma grave apresentam maior risco de efeitos adversos à medicação, exacerbações do quadro com risco à vida e qualidade de vida prejudicada. Segundo o *International Study of Asthma and Allergies in Childhood* (ISAAC), a prevalência global de asma grave em adolescentes é de 6,9%.[13] Entre as crianças de 5 a 17 anos, a asma é uma das causas mais comuns de perda de aulas, comprometimento do desempenho acadêmico e participação em atividades relacionadas à escola.[14,15] O menor controle de asma infantil tem sido associado à menor qualidade de vida do cuidador.[16]

Asma e transtornos psiquiátricos

A prevalência de sintomas psiquiátricos em asmáticos varia de 11 a 85%, sendo mais frequentes quadros ansiosos e depressivos[5,17-19] e são considerados pelas principais diretrizes de manejo da doença como de alto risco para asma fatal entre adolescentes.[20]

Os transtornos psiquiátricos são frequentemente subdiagnosticados, o que resulta em idas frequentes a serviços de Saúde, hospitalizações e aumento do custo em Saúde.[5,19] Ressalta-se o fato de que estudos têm demonstrado também um impacto negativo no desfecho da asma na presença de sintomas psiquiátricos nos cuidadores, especialmente na mãe, exigindo da equipe médica um olhar ampliado sobre a família da criança ou do adolescente.[5]

Alguns fatores estão associados ao maior risco de apresentar sintomas psiquiátricos:

- Gênero feminino
- Diagnóstico recente de asma
- Maior gravidade do quadro[19]
- Faixa etária: adolescentes apresentam dificuldades quanto à aceitação da asma, percepção dos sintomas, confiança e aderência às medicações.[5]

Essas manifestações devem ser precocemente identificadas e manejadas, já que diversos estudos demonstram associação com controle precário dos sintomas, maiores gravidade e atividade da doença, baixa aderência ao tratamento, aumento no uso de broncodilatadores de resgate, absenteísmo e evasão escolar, *bullying*, maior exposição a comportamentos de risco como uso de cigarros e outras substâncias psicoativas, além de aumento do risco de transtornos mentais na idade adulta.[18,19] Além disso, estresse e resposta emocional a eventos de vida podem desencadear ataques de asma em 15 a 30% dos portadores de asma, e a exposição a eventos estressores pode aumentar significativamente o risco de um ataque dentro de 2 dias do evento, além de alto potencial de um novo ataque 5 a 7 semanas depois.[19]

O objetivo no tratamento da asma é o controle limitações clínicas atuais e redução de riscos futuros.

Assista a um vídeo com Benjamin Baig sobre transtorno de déficit de atenção e hiperatividade (TDAH) e asma.[32]

A asma é uma das causas mais comuns de perda de aulas, prejuízo acadêmico e menor participação em atividades escolares.

A prevalência de sintomas psiquiátricos em asmáticos varia de 11 a 85%, sendo mais frequentes quadros ansiosos e depressivos.

Os transtornos psiquiátricos são subdiagnosticados, o que resulta em idas frequentes a serviços de Saúde, hospitalizações e aumento do custo em Saúde.

Gênero feminino, diagnóstico recente de asma e maior gravidade do quadro aumentam o risco de sintomas psiquiátricos.

A ansiedade ocorre em cerca de 30% das crianças e adolescentes portadores de asma e predispõe ao aumento da gravidade da doença.[17,19] A sensação de ansiedade e medo de morrer na presença de sintomas asmáticos é comum, e a presença de ansiedade comórbida favorece hiperventilação e aumento da dispneia, acentuando o quadro.[17] Outro fator que merece destaque é a autopercepção dos sintomas asmáticos que se apresenta hipervalorizada em pacientes ansiosos, alimentando o escalonamento da ansiedade e dos sintomas asmáticos, e, consequentemente, aumentando a necessidade do uso de medicações de resgate.[17] É importante atentar-se ao fato de que a frequência do uso de broncodilatadores para alívio dos sintomas é um dos critérios utilizados para a classificação da asma, sendo que a presença de sintomas ansiosos pode favorecer diagnóstico incorreto da doença, e, consequentemente, manejo terapêutico inadequado.[5] É essencial também a educação quanto aos efeitos colaterais dos broncodilatadores que acentuam sintomas autonômicos, mimetizando e acentuando crises de ansiedade, para que a criança ou adolescente reconheça esses efeitos e utilize técnicas para desescalar a ansiedade.[19]

> Ansiedade ocorre em cerca de 30% das crianças e adolescentes portadores de asma e predispõe ao aumento da gravidade da doença.

> A sensação de ansiedade e medo de morrer na presença de sintomas asmáticos é comum, e a presença de ansiedade comórbida favorece hiperventilação e aumento da dispneia, acentuando o quadro.

> É essencial também a educação quanto aos efeitos colaterais dos broncodilatadores que acentuam sintomas autonômicos, mimetizando e acentuando crises de ansiedade.

Diagnóstico diferencial

O diagnóstico diferencial da asma é um desafio, especialmente quando os pacientes apresentam sintomas atípicos. As doenças que mimetizam asma em crianças e adolescentes e que podem cursar com sibilância recorrente e simular seu diagnóstico incluem:

- Bronquiolite obliterante
- Fibrose cística
- Aspiração de corpos estranhos
- Discinesia ciliar primária
- Deficiência de α1-antitripsina
- Doenças cardíacas congênitas
- Tuberculose
- Obstruções de vias aéreas altas
- Síndrome de pânico e bronquiectasias.[21]

Recentemente, sugeriu-se nova abordagem do diagnóstico diferencial de asma grave, a saber:

- Comorbidades de alta prevalência na asma grave: síndrome da apneia obstrutiva do sono (SAOS), rinite alérgica, doença do refluxo gastroesofágico (DRGE), obesidade, *Asthma CPOD Overlap Syndrome* (ACOS)
- Doenças associadas à asma grave: aspergilose broncopulmonar alérgica (ABPA), sensibilidade ao ácido acetilsalicílico, broncospasmo induzido por exercícios, granulomatose eosinofílica
- Doenças que mimetizam asma: doenças pulmonares obstrutivas crônicas, FC, discinesia ciliar, malformações pulmonares, tuberculose, bronquiolite obliterante e transtorno do pânico.[22]

Tratamento

A educação em asma e o manejo criterioso da terapia medicamentosa são intervenções fundamentais para o controle da doença. A avaliação periódica do controle da asma é um importante marcador dinâmico do nível da doença e o principal parâmetro para a avaliação da necessidade de ajuste no plano de tratamento do paciente.

O manejo farmacológico da asma mudou consideravelmente nas últimas décadas, a partir do entendimento de que a asma é uma doença heterogênea e complexa, com diferentes fenótipos e endótipos, o que modificou as estratégias de manejo da doença, propiciando o surgimento de novas drogas de controle. Apesar desses avanços, o nível de controle da doença continua baixo, com morbidade elevada, independentemente do país estudado.[23,24]

O objetivo do tratamento da asma deve ser alcançar e manter o controle da doença e evitar riscos futuros (exacerbações, instabilidade da doença, perda acelerada da função pulmonar e efeitos adversos do tratamento). A base do tratamento medicamentoso da asma é constituída pelo uso de corticoide inalatório (CI) associado ou não a um *long-acting β2 agonist* (LABA, β2-agonista de longa duração). O tratamento de controle da asma é dividido em etapas de I a V, nas quais a dose de CI é aumentada progressivamente e/ou outros tratamentos de controle.[7]

Além das medicações, uma abordagem não farmacológica personalizada, conforme demonstrado na Figura 44.1, é essencial para a melhora da qualidade de vida do paciente.[20]

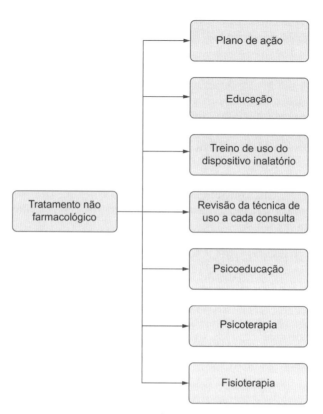

Figura 44.1 Tratamento não farmacológico da asma.

Ressalta-se que essa abordagem assume papel central sobretudo nos casos em que pais ou cuidadores têm doenças psiquiátricas e psicossomáticas ou que o paciente apresente idas frequentes ao serviço de emergência, ganhos com o papel de doente, absenteísmo escolar, diminuição das atividades sociais e uso excessivo de medicamentos.[25]

O plano de ação por escrito é a ferramenta adequada para auxiliar o paciente e seu cuidador a reconhecer e ajustar o tratamento precocemente na piora do quadro clínico; ele mostrou efeitos benéficos na adesão e no controle da asma em alguns estudos.[26,27] O fisioterapeuta pode ajudar a melhorar a capacidade de fazer exercício e reduzir o descondicionamento físico, pois a intolerância ao exercício é uma sensação frequentemente referida pelos pacientes com asma grave e que pode ser interpretada como sintoma de descompensação e levar à esquiva ao exercício.[28]

É necessário que se esclareça à família, à escola e aos próprios adolescentes que o apoio psicoterápico pode contribuir efetivamente no tratamento da asma. Em decorrência das limitações impostas pela doença, é comum que tais crianças e adolescentes sejam submetidos à superproteção pelos cuidadores, com prejuízo nas habilidades de enfrentamento dos problemas, maior dependência de terceiros para validação e tomada de decisão. Intervenções visando ao diagnóstico precoce, fortalecimento de habilidades de vida, melhora da autoestima e da autopercepção dos sintomas e estímulo à tomada de decisão são essenciais.[17]

Atualizações

- Sollander et al. (2021) avaliaram a relação entre asma, alergias e sintomas psíquicos em crianças pré-escolares utilizando o *Strengths and Difficulties Questionnaire* (SDQ). Em crianças, 8,5% tinham taxas elevadas de sintomas emocionais relatados pelos pais e professores, sugerindo que crianças com asma e alergias têm risco elevado de sintomas emocionais e transtornos mentais e devem ser investigadas[29]
- Morin et al. (2021) avaliaram crianças entre 7 e 17 anos hospitalizadas por exacerbação da asma; 53% apresentavam sintomas importantes de depressão e ansiedade durante a internação ou após a alta, demonstrando a importância da internação como uma janela de oportunidade para o diagnóstico e tratamento de transtornos mentais.[30]

Highlights

- Doenças respiratórias na infância e na adolescência cursam frequentemente com transtornos mentais, principalmente ansiedade e depressão
- A presença de transtorno psiquiátrico é um fator de risco para asma grave e fatal em adolescentes
- Transtornos psiquiátricos, independentemente da idade, estão relacionados a controle precário da asma, maiores gravidade e atividade da doença, baixa aderência, maior necessidade do uso de medicações de resgate e maior risco de transtornos mentais na vida adulta
- Os transtornos psiquiátricos são subdiagnosticados nessa população e impactam negativamente no desfecho da doença respiratória.

DURANTE O ATENDIMENTO

O que fazer

- Incluir *screening* para os transtornos mentais na avaliação de pacientes com doenças respiratórias
- Considerar as hospitalizações em decorrência de descompensação de doenças respiratórias como janela de oportunidade para o diagnóstico e tratamento de transtornos mentais
- Atentar para a saúde mental dos pais e cuidadores

O que não fazer

- Ignorar o impacto dos transtornos mentais, principalmente ansiedade e depressão, no desfecho do tratamento das doenças respiratórias
- Subdiagnosticar transtornos mentais nessa população

Referências bibliográficas

1. Sociedade Brasileira de Pneumologia e Tisiologia. Diretrizes da Sociedade Brasileira de Pneumologia e Tisiologia para o manejo da asma. J Bras Pneumol. 2012;38(suppl 1):S1-S46.
2. Leite M, Ponte EV, Petroni J, D'Oliveira Jr. A et al. Avaliação do questionário de controle da asma validado para uso no Brasil. J Bras Pneumol. 2008;34(10):756-63.
3. Franco R, Santos AC, do Nascimento HF, Souza-Machado C et al. Cost-effectiveness analysis of a state funded programme for control of severe asthma. BMC Public Health. 2007;7:82.
4. Roxo JP, Ponte EV, Ramos DC et al. Portuguese-language version of the Asthma Control Test [Article in Portuguese]. J Bras Pneumol. 2010;36(2):159-66.
5. Licari A, Ciprandi R, Marseglia G, Ciprandi G. Anxiety in adolescents with severe asthma and response to treatment. Acta Biomed. 2020;91(4). Disponível em: https://www.ncbi.nlm.nih.gov/pmc/articles/PMC7927568/. Acesso em: 30 nov. 2021.
6. Şenses-Dinç G, Ozçelik U, Çak T et al. Psychiatric morbidity and quality of life in children and adolescents with cystic fibrosis. Turk J Pediatr. 2018;60(1):32-40. Disponível em: http://www.turkishjournalpediatrics.org/uploads/pdf_TJP_1801.pdf. Acesso em: 30 nov. 2021.
7. Global Initiative for Asthma. Bethesda: Global Initiative for Asthma. Global Strategy for Asthma Management and Prevention; 2019. 201 p. Disponível em: https://ginasthma.org/wp-content/uploads/2019/06/GINA-2019-main-report-June-2019-wms.pdf. Acesso em: 1 mar. 2021.
8. Pearce N, Aït-Khaled N, Beasley R et al. Worldwide trends in the prevalence of asthma symptoms: phase III of the International Study of Asthma and Allergies in Childhood (ISAAC). Thorax. 2007;62(9):758-66.
9. Cardoso TA, Roncada C, Silva ERD et al. The impact of asthma in Brazil: a longitudinal analysis of data from a Brazilian national database system. J Bras Pneumol. 2017;43(3):163-8.
10. Costa E, Caetano R, Werneck GL et al. Estimated cost of asthma in outpatient treatment: a real-world study. Rev Saúde Pública. 2018;52:27.
11. Franco R, Nascimento HF, Cruz AA et al. The economic impact of severe asthma to low-income families. Allergy. 2009;64(3):478-83.
12. Chung KF, Wenzel SE, Brozek JL et al. International ERS/ATS guidelines on definition, evaluation and treatment of severe asthma. Eur Respir J. 2014;43:343-73.
13. Lai CK, Beasley R, Crane J et al. Global variation in the prevalence and severity of asthma symptoms: phase three of the International Study of Asthma and Allergies in Childhood (ISAAC). Thorax. 2009;64:476-83.
14. Centers for Disease Control and Prevention. Asthma-related missed school days among children aged 5 to 17 years. Disponível em: https://www.cdc.gov/asthma/asthma_stats/missing_days.htm. Acesso em: 18 nov. 2019.
15. Moonie SA, Sterling DA, Figgs L, Castro M. Asthma status and severity affects missed school days. J Sch Health. 2006;76:18-24.
16. Bellin MH, Osteen P, Kub J et al. Stress and quality of life in urban caregivers of children with poorly controlled asthma: a longitudinal analysis. J Pediatr Health Care. 2015;29:536-46.
17. Dogru H, Surer-Adanir A, Ozatalay E. Psychopathology, health-related quality-of-life and parental attitudes in pediatric asthma. J Asthma. 2019;56(11):1204-11. Disponível em: https://www.tandfonline.com/doi/full/10.1080/02770903.2018.1531995?scroll=top&needAccess=true. Acesso em: 30 de nov. 2021.
18. Cobham VE, Hickling A, Kimball H et al. Systematic review: anxiety in children and adolescents with chronic medical conditions. J Am Acad Child Adolesc Psychiatry. 2020;59(5):595-618. Disponível em: https://sci-hub.se/10.1016/j.jaac.2019.10.010. Acesso em: 30 de nov. 2021.
19. Peters TE, Fritz GK. Psychological considerations of the child with asthma. Child Adolesc Psychiatr Clin N Am. 2010;19(2):319-33. Disponível em: https://sci-hub.se/10.1016/j.chc.2010.01.006. Acesso em: 30 de nov. 2021.

20. Global Initiative for Asthma (GINA). Global Strategy for Asthma Management and Prevention. Disponível em: http://www.ginasthma. org. Acesso em: 18 de nov. 2019.

21. Gherasim A, Dao A, Bernstein JA. Confounders of severe asthma: diagnoses to consider when asthma symptoms persist despite optimal therapy. World Allergy Organ J. 2018;11(1):29.

22. Schoettler N, Strek ME. Recent advances in severe asthma: from phenotypes to personalized medicine. Chest. 2020; 157(3):516-28.

23. Nathan RA, Thompson PJ, Price D et al. Taking aim at asthma around the world: global results of the asthma insight and management survey in the Asia-Pacific Region, Latin America, Europe, Canada, and the United States. J Allergy Clin Immunol Pract. 2015;3(5):734-42.e5.

24. Maspero JF, Jardim JR, Aranda A et al. Insights, attitudes, and perceptions about asthma and its treatment: findings from a multinational survey of patients from Latin America. World Allergy Organ J. 2013;6(1):19.

25. Sander N. Belief systems that affect the management of childhood asthma. Immunol Allergy Clin N Am. 1998;18(1):99-112.

26. Agrawal S, Singh M, Mathew J, Malhi P. Efficacy of an individualized written homemanagement plan in the control of moderate persistent asthma: a randomized, controlled trial. Acta Paediatr. 2005;94:1742-6.

27. Ducharme F, Zemek R, Chalut D, McGillivray D, Noya FJ, Resendes S et al. Written action plan in pediatric emergency room improves asthma prescribing, adherence, and control. Am J Respir Crit Care Med. 2011;183:195-203.

28. World Confederation of Physical Therapy (WCPT). Policy statement: Description of physiotherapy. Disponível em: https://www.wcpt. org/policy/ps-descriptionPT. Acesso em: 10 dez. 2019.

29. Sollander SE, Fabian H, Sarkadi A et al. Asthma and allergies correlate with mental health problems in preschool children. Acta Paediatr. 2021;110(5):1601-9. Disponível em: https://www.ncbi.nlm.nih.gov/pmc/articles/PMC8247343/. Acesso em: 14 fev. 2022.

30. Morin H, Worsley D, Zhang X et al. Depression and anxiety symptoms during and after pediatric asthma hospitalization. Hosp Pediatr. 2021;11(11):1272-80. Disponível em: https://publications.aap.org/hospitalpediatrics/article-abstract/11/11/1272/181242/Depression-and-Anxiety-Symptoms-During-and-After?redirectedFrom=fulltext. Acesso em: 14 fev. 2022.

31. Sher Y. The now and future of psychiatry in cystic fibrosis. [Internet]. Cystic Fibrosis Research Institute, 2020. [acesso em: 25 fev. 2022]. Vídeo: 30 min 2 s. Disponível em: https://www.youtube.com/watch?v=Iy9kj2jICns.

32. Baig B. Why Asthma and ADHD can occur together and what should we do about it? [Internet]. King's College London, 2019. [acesso em: 25 fev. 2022]. Vídeo: 15 min 14 s. Disponível em: https://www.youtube.com/watch?v=P9mgpmbO61Q.

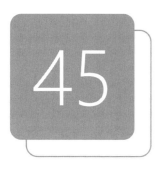

45 Doenças Hepáticas, Renais e Encefalopatias

Karina Cestari de Oliveira

Introdução

Transtornos mentais e outras patologias ou condições clínicas relacionam-se de maneira considerada elevada. Estima-se que 30% dos pacientes em seguimento ambulatorial e até 50% dos hospitalizados manifestem sintomas ou já apresentem algum transtorno mental diagnosticado, especialmente os transtornos depressivos e ansiosos. Esses pacientes, em geral, possuem maiores dificuldades de recuperação, utilizam mais os recursos de Saúde, com maiores custos em seus tratamentos e prejuízo à sua qualidade de vida.[1]

A ocorrência da comorbidades psiquiátricas em doenças clínicas, assim como as repercussões na evolução do paciente, ressalta a importância de conhecimentos atualizados por parte dos profissionais da Saúde, acerca das especificidades dos sintomas e da psicofarmacologia.

Este capítulo tem como objetivo apresentar as características e particularidades dos indivíduos acometidos por doenças hepáticas e renais, assim como os com diagnóstico de encefalopatias, analisando as abordagens das equipes, no exercício da interconsulta psiquiátrica (ICP).

> É comum a ocorrência de comorbidades psiquiátricas em pacientes com doenças clínicas.

> Conhecimentos atualizados das especificidades dos sintomas clínicos e da psicofarmacologia são essenciais ao interconsultor.

Doenças hepáticas

Conceitos e relação com sintomas e transtornos psiquiátricos

O fígado consiste em órgão vital, responsável por processos metabólicos, desde a transformação, eliminação de toxinas até o armazenamento e a produção de biomoléculas essenciais à vida. **O termo insuficiência hepática designa a condição em que o fígado está incapacitado para realizar as funções de síntese e metabolismo**. Pode ser classificada como aguda, crônica, além de nova condição, caracterizada por "exacerbação aguda de um dano ou doença hepática crônica".[2]

Alterações induzidas por fármacos (analgésicos, anti-inflamatórios, antibióticos, quimioterápicos, psicotrópicos) representam a principal causa dessa insuficiência e, a partir do tipo de prejuízo causado, classificam-se em:

- Intrínseca (dependente da dose), cujo melhor exemplo é o paracetamol
- Idiossincrática (independente da dose)
- Devido ao álcool, seguidas por agentes infecciosos (75 a 80% associadas ao vírus da hepatite C)
- Estados pró-inflamatórios associados à esteatose, como obesidade ou diabetes e doenças autoimunes.

A insuficiência hepática é um estado patológico que condiciona a síntese e o metabolismo de diversas biomoléculas, estando as alterações da hemostasia entre as primeiras consequências sistêmicas presentes e, pela dimensão dos riscos dessa situação, não é incomum que os testes de coagulação sejam essenciais para a formulação do prognóstico em pacientes hepatopatas.[3]

O quadro clínico pode ser insidioso ou rápido e progressivo, com comprometimento de outros órgãos e sistemas. Os primeiros sintomas são considerados inespecíficos, como náuseas,

> Insuficiência hepática designa a condição em que o fígado está incapacitado para realizar as funções de síntese e metabolismo.

> Alterações induzidas por fármacos têm papel importante como causa de insuficiência.

> A insuficiência hepática apresenta-se como uma das possíveis causas dos sintomas psiquiátricos nos estados confusionais agudos.

mal-estar, fadiga. **Uma condição a ser destacada é a denominada encefalopatia**, que pode em alguns casos preceder a icterícia. Descrita em quatro estágios, **inicia-se com alterações de comportamento, distúrbios do sono-vigília, desorientação, evoluindo para estágios como o pré-coma e o coma hepático**. Concomitante à encefalopatia, podem ocorrer quadros infecciosos, insuficiência renal e hemorragias, característicos da síndrome de falência de múltiplos órgãos, assim como o surgimento de edema cerebral, causa frequente de mortalidade.[4]

No âmbito do hospital geral, a insuficiência hepática apresenta-se como causa de sintomas psiquiátricos relacionados aos estados confusionais agudos, bem como se constitui em comorbidade clínica em indivíduos com diagnóstico e em tratamento de transtornos mentais, fazendo parte das morbidades avaliadas pela ICP.[5]

A doença hepática primária com comorbidade psiquiátrica significativa é a hepatite C, tratada usualmente com interferon, que pode ser capaz de interromper a progressão para cirrose e câncer. Entretanto, seus efeitos colaterais neuropsiquiátricos requerem avaliação psiquiátrica, apoio e psicofármacos. Já na insuficiência avançada, de diversas etiologias, a encefalopatia representa complicação frequente, influencia na mortalidade e reduz a qualidade de vida.[5,6]

Os sintomas podem ser evidentes ou podem envolver aspectos cognitivos, alterações mais pronunciadas no humor e personalidade. O acompanhamento envolve principalmente a correção de fatores precipitantes e a prevenção de medicamentos que podem agravar o funcionamento cognitivo. **A degeneração hepatocerebral adquirida é uma doença neuropsiquiátrica progressiva, mas também pode estar relacionada à encefalopatia hepática.**[6] A observação quanto à necessidade de prescrição de fármacos, a partir da avaliação em ICP, deve ser cuidadosa e considerar o grau de acometimento do fígado.

A classificação de Child-Pugh, como mostra a Tabela 45.1, pode auxiliar no manejo farmacológico desse grupo.[7]

Manejo farmacológico

Os pacientes diagnosticados com insuficiência hepática tendem a apresentar capacidade reduzida para metabolização de fármacos, incluindo os psicotrópicos, o que pode causar elevação de suas concentrações. Além disso, a capacidade reduzida na síntese de proteínas plasmáticas e fatores de coagulação, com risco de aumento da toxicidade desses fármacos, também pode ser observada.[1,8] Assim, **a prescrição de psicofármacos a esses pacientes requer cuidado e deve considerar a faixa terapêutica do medicamento, existência ou não de encefalopatia e a gravidade do acometimento do fígado**, da seguinte maneira:[8]

- Child-Pugh A: a dose de medicamentos pode corresponder a 75 a 100% da considerada habitual
- Child-Pugh B: a prescrição deve ser reduzida para 50 a 75% das doses
- Child-Pugh C: atenção ao uso de psicofármacos devido à situação de encefalopatia e risco de agravamento da sedação e confusão mental com o uso de psicofármacos.[8]

Antidepressivos

Os medicamentos antidepressivos representam o grupo de psicofármacos de causas raras de hepatotoxicidade, porém podem gerar alterações discretas nas transaminases.[8] Em conduta de ICP, com indicação e prescrição de antidepressivos, recomenda-se evitar o

> A encefalopatia hepática inicia-se com alterações de comportamento, distúrbios do sono-vigília e desorientação, evoluindo até o coma hepático.

> Pacientes com insuficiência hepática têm capacidade reduzida para metabolização de fármacos.

> Ao prescrever, considerar a faixa terapêutica, presença de encefalopatia e gravidade do acometimento hepático.

> Antidepressivos raramente são hepatotóxicos. Os tricíclicos e a duloxetina devem ser evitados.

Tabela 45.1 Classificação de Child-Pugh.[7]

Pontuação	1 ponto	2 pontos	3 pontos
Encefalopatia	Ausente	Grau I, II	Grau III, IV
Ascite	Ausente	Leve, fácil controle	Moderada a grave, refratária
Bilirrubina (mg/dℓ)	< 2	2 a 3	> 3
Albumina (g/dℓ)	> 3,5	3,5 a 2,8	< 2,8
Tempo de protrombina/RNI	1 a 3/< 1,7	4 a 10/1,7 a 2,3	> 10/> 2,3
Soma dos pontos nos cincos fatores			
Classificação de Child-Pugh	5 a 6	7 a 9	10 a 15
	A	**B**	**C**

RNI: razão normalizada internacional.

uso da classe dos tricíclicos (p. ex., amitriptilina, imipramina, clomipramina), em virtude da ligação a proteínas e mecanismo de primeira passagem. Quanto aos inibidores seletivos da recaptação de serotonina (ISRS), a paroxetina, por sua meia-vida mais curta, destaca-se como antidepressivo de segurança superior. A fluoxetina é considerada de difícil manejo em pacientes com insuficiência hepática, devido à inibição da enzima do citocromo P450-3A4.

Esse processo pode aumentar os níveis de imunossupressores para níveis tóxicos, especialmente aqueles indicados para uso em pacientes com transplante hepático. A sertralina e o escitalopram podem ser administrados, porém em doses inferiores. A mesma recomendação se estabelece a antidepressivos como mirtazapina, bupropiona e trazodona.

Para esse grupo de pacientes, a prescrição de inibidores de recaptação de serotonina e noradrenalina (IRSN), como a desvenlafaxina, apresenta maior segurança, pelo metabolismo por conjugação.[1] A duloxetina nesses pacientes é evitada, pois está relacionada a hepatotoxicidade grave.[8]

Antipsicóticos

Na abordagem dos sintomas e transtornos psicóticos, o haloperidol, antipsicótico de primeira geração, mostra maior segurança, sendo recomendado evitar os medicamentos da classe das fenotiazinas (clorpromazina, levomepromazina). Destacam-se também como opção de uso os medicamentos sulpirida e amissulprida. Quanto ao emprego de antipsicóticos de segunda geração, é preciso atenção em doses de risperidona e olanzapina, com sugestão de uso de quetiapina ou aripiprazol, em doses baixas.[5] As doses de paliperidona e aripiprazol usualmente não necessitam de ajustes nesses pacientes.

Estabilizadores do humor

Em relação ao manejo com fármacos estabilizadores de humor, é desaconselhado o emprego de ácido valproico/valproato e carbamazepina, pela extensa metabolização hepática, constituindo-se em alternativa segura a gabapentina. Os sais de lítio podem também ser utilizados, porém com rigoroso controle de níveis plasmáticos (0,5 a 1,2 mEq/ℓ) e observação de efeitos adversos. Apesar de o lítio ter sua via de excreção renal, as variações hidroeletrolíticas em hepatopatas, com ascite, além do uso de diuréticos, requerem essa cautela quanto ao emprego do fármaco.[8]

Ansiolíticos e hipnóticos

Entre os ansiolíticos e hipnóticos, particularmente os benzodiazepínicos, o uso com precaução em doses baixas é recomendado, devido ao risco de sedação excessiva, sendo o lorazepam o de melhor escolha, por seu metabolismo quase inalterado.[1]

Anticolinesterásicos e estimulantes

Com relação aos medicamentos anticolinesterásicos (donepezila, galantamina e rivastigmina), ocorre a necessidade de ajuste das doses, segundo a gravidade da insuficiência hepática, o que não se verifica em relação à memantina, devido ao mecanismo de excreção predominantemente renal. Quanto à prescrição de psicoestimulantes, não há dados de recomendação de ajustes de dose do metilfenidato, mas a dose de modafinila deve ser reduzida em 50% em casos de insuficiência hepática grave.[8]

Ainda que a insuficiência hepática possa dificultar avaliação, diagnóstico e manejo dos sintomas ou transtornos psiquiátricos comórbidos, considera-se possível o tratamento eficaz. **A combinação dos escores de Child-Pugh com o monitoramento mais próximo do paciente pode ajudar a aumentar a segurança e a tolerabilidade aos psicofármacos.**

A Figura 45.1 ilustra os princípios gerais e recomendações quanto à prescrição de psicofármacos em pacientes com doenças hepáticas.

Doenças renais

Conceitos

Os rins representam órgãos fundamentais na manutenção da homeostase do corpo humano. Logo, a diminuição progressiva de suas funções resulta em comprometimento de praticamente todos os outros órgãos. **A função renal é avaliada pela filtração glomerular (FG) e a sua diminuição é observada nas lesões renais agudas e crônicas, associadas à perda das funções regulatórias, excretórias e endócrinas do rim.**[9]

A paroxetina é uma opção segura.

Em transplantados, sertralina, escitalopram, mirtazapina, bupropiona e trazodona podem ser utilizados em doses inferiores. A fluoxetina deve ser evitada pela interação significativa com imunossupressores.

Dentre os antipsicóticos, o haloperidol mostra maior segurança. Deve-se evitar o uso de fenotiazinas e ter cautela com risperidona e olanzapina.

Ácido valproico e carbamazepina não devem ser utilizados. Preferência pelo uso da gabapentina.

Cautela com uso do lítio em decorrência de variações hidroeletrolíticas.

A função renal é avaliada pela filtração glomerular e a sua diminuição é observada nas lesões renais agudas e crônicas.

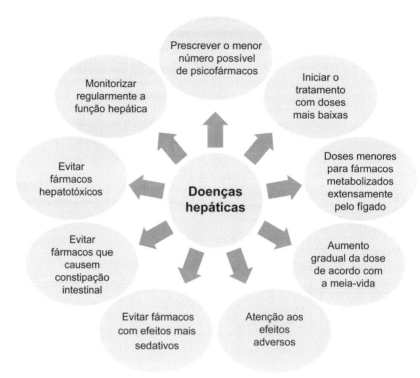

Figura 45.1 Recomendações para a prescrição de psicofármacos em pacientes com doenças hepáticas. (Adaptada de Silva, 2017.[1])

> A uremia é uma síndrome relativa à insuficiência renal e ao acúmulo de compostos nitrogenados.

> Na encefalopatia urêmica observam-se sintomas de *delirium* associados a cefaleia, alterações visuais, tremores, mioclonias multifocais e crises convulsivas.

A denominada lesão renal aguda (LRA) ou injúria renal aguda (IRA) apresenta-se como uma doença sistêmica descrita como a diminuição súbita da função renal em horas ou dias. Constitui-se em síndrome complexa e multifatorial, com repercussões a curto e longo prazos, sendo condição comum de internação hospitalar, além de reduzir a sobrevida do paciente, ampliando o risco de progressão para doença renal crônica (DRC) e pode levar ao óbito. Assim como outras enfermidades, a IRA possui sua ocorrência associada a diversas etiologias, o que a classifica em pré-renal, renal e pós-renal.[10]

No ano de 2012, foi publicado um novo sistema diagnóstico, o *Kidney Disease Improving Global Outcomes* (KDIGO), abrangendo os critérios *Risk, Injury, Failure, Loss of Kidney Function, End-Stage Kidney Disease* (RIFLE), de 2004, e *Acute Kidney Injury Network* (AKIN), de 2007, a fim de identificar e classificar a IRA, junto ao raciocínio clínico médico. Os estágios são definidos pelos níveis de creatinina e diurese.

Em versão das diretrizes sobre doença renal crônica (DRC), elaboradas pelo KDIGO e publicada no início de 2013, a definição da DRC refere-se a anormalidades da estrutura e/ou função dos rins presentes por mais de 3 meses, acrescentadas as palavras "com implicação para a saúde". O acréscimo reforça que "anormalidades na estrutura e na função dos rins podem existir, porém, nem todas têm implicações clínicas indesejáveis para a saúde do indivíduo e, assim, necessitam ser devidamente contextualizadas". A recomendação é classificar a doença com base em causa, taxa de filtração glomerular (TFG) e albuminúria, a fim de identificar os riscos de desfechos relacionados à injúria renal e ao óbito, dispostos na Tabela 45.2.[11]

Para a avaliação da cronicidade, O KDIGO considera que em indivíduos com TFG < 60 mℓ/minuto/1,73 m² ou marcadores de lesão renal, história e medidas prévias devem ser revistas para determinar a duração da doença renal (sem graduação). Se a duração for superior a 3 meses, a DRC está confirmada e devem ser seguidas as recomendações para DRC. Caso a duração não seja superior a 3 meses ou não tenha sido estabelecida, a DRC não está confirmada. Como esses pacientes podem ter DRC ou IRA ou ambas, os testes devem ser repetidos.[11]

O KDIGO também enfatiza a LRA como uma complicação de DRC com necessidade de condução adequada, assim como sua associação com progressão, recomendando-se que indivíduos com DRC sejam considerados tendo risco aumentado de LRA. **A identificação precoce e o encaminhamento dos pacientes com DRC pode reverter, retardar ou prevenir a progressão da doença.**

Tabela 45.2 Critérios para doença renal crônica.

Qualquer um dos sintomas a seguir presente por mais de 3 meses
Marcadores de lesão renal (um ou mais): • Albuminúria (> 30 mg/24 h; relação albumina/creatinina 30 mg/g) • Anormalidades no sedimento urinário • Distúrbios eletrolíticos e outros devido a lesões tubulares • Anormalidades detectadas por exame histológico • Anormalidades estruturais detectadas por exame de imagem • História de transplante renal • TFG diminuída: < 60 mℓ/min/1,73 m²

TFG: taxa de filtração glomerular. (Adaptada de Kirsztajn et al., 2014.[11])

Paciente com doença renal e em diálise: particularidades quanto aos sintomas e transtornos psiquiátricos

Sintomas e transtornos psiquiátricos associados à doença renal apresentam-se nos indivíduos de diversas maneiras, considerando a história natural de cada patologia. Destaca-se também o consumo de medicamentos, nessas condições clínicas (glomerulopatias, pós-transplante renal) como causa de alterações do comportamento como no *delirium* e encefalopatia urêmica.

O *delirium* caracteriza-se como um conjunto de manifestações agudas, por meio de repercussões na atividade cerebral, desencadeando mudanças em funções cognitivas, geralmente secundário a situações de ordem sistêmica. Nas doenças renais, as causas entre os pacientes estão listadas na Tabela 45.3.[12,13]

Para esses casos, é importante o reconhecimento precoce dos fatores precipitantes e manifestações, para abordagem terapêutica individualizada do paciente, já que não se observam evidências quanto ao uso de medicamentos para a prevenção desse quadro.[12,13]

A uremia é conceituada como uma síndrome relativa à insuficiência renal e ao acúmulo de compostos nitrogenados. São considerados fatores de risco ao quadro os distúrbios hormonais, estresse oxidativo, acúmulo de metabólitos, desequilíbrio entre neurotransmissores excitatórios e inibitórios e distúrbio do metabolismo intermediário. **A encefalopatia urêmica apresenta-se como condição de gravidade e progride rapidamente em situação de falência renal aguda, em que se verificam os sintomas de *delirium* associados a cefaleia, alterações visuais, tremores, mioclonias multifocais e crises convulsivas.** Os sintomas são flutuantes ao longo de horas ou dias e a maioria dos sintomas é controlada com a terapia de substituição renal – diálise ou transplante.[12,14]

A doença renal crônica pode limitar a capacidade funcional do indivíduo, sua produtividade e qualidade de vida, o que também contribui ao desenvolvimento de transtornos mentais. Evidencia-se entre os pacientes renais crônicos maior número de hospitalizações devido a quadros como a depressão, comportamento suicida, declínio cognitivo e uso abusivo de drogas.[15]

O transtorno depressivo é o quadro psiquiátrico de maior prevalência entres os pacientes com doença renal crônica. No Brasil, conforme estudo com pacientes submetidos à hemodiálise, a prevalência de transtorno depressivo maior foi de 44,8% e, em metanálise, observou-se que os pacientes em diálise apresentavam maior frequência de depressão com

> Pacientes renais crônicos têm maior número de hospitalizações devido a quadros como depressão, comportamento suicida, declínio cognitivo e uso abusivo de drogas.

Tabela 45.3 Causas de *delirium* nas doenças e falências renais.

Doenças renais	Falência renal
Instabilidade hemodinâmica Febre Associação de medicamentos Hipo/hipernatremia, Distúrbios ácido-básicos Hipercalcemia Hiper/hipoglicemia Anemia Deficiências vitamínicas – tiamina e cianocobalamina	Uremia Toxicidade por alumínio Hematomas subdurais associados a anticoagulação ou disfunção plaquetária Síndrome de desequilíbrio pós-diálise

Adaptada de Moreira et al., 2014;[12] Polycarpou et al., 2007.[13]

maior risco de hospitalização, devido a um transtorno mental, em comparação com aqueles em tratamento conservador e pós-transplante. Dessa forma, **sintomas depressivos podem alterar a evolução de pacientes renais crônicos, pelas falhas de adesão ao tratamento, piora do estado nutricional, alteração da função do sistema imune e consequente elevação das taxas de mortalidade.**[16-18]

As queixas somáticas associadas ao quadro de DRC podem ser semelhantes aos sintomas depressivos, como fadiga, anorexia, alteração de peso e de sono. Manifestações como humor deprimido, ideação suicida, pessimismo, desesperança, culpa e abulia caracterizam quadros depressivos, ressaltando que os pacientes com DRC têm risco maior de cometer suicídio do que a população geral, sendo este mais elevado entre pacientes maiores de 75 anos, pacientes que apresentem comorbidade com dependência de álcool ou drogas e hospitalização recente por transtorno mental.[19]

Sintomas e transtornos ansiosos também são frequentes em pacientes diagnosticados com doenças renais crônicas, principalmente aqueles em hemodiálise, quando comparados com os em diálise peritoneal.[12,20] **Disfunções cognitivas, ainda que pouco reconhecidas nesse grupo, podem estar presentes e impactam a evolução dos quadros, especialmente se estiverem relacionadas ao transtorno depressivo ou ao** *delirium*. Os pacientes em diálise por mais de 1 ano podem apresentar um quadro progressivo, denominado "demência da diálise", atribuída à toxicidade por sais de alumínio dos líquidos dialíticos e caracterizado por disartria, disfagia e demência global com preservação do nível de consciência, podendo progredir para a morte em 6 a 12 meses se não houver qualquer manejo.[21]

Enfatiza-se a recomendação de maior atenção aos transtornos psiquiátricos em pacientes com doença renal. **O diagnóstico e o manejo desses quadros, por meio da interconsulta psiquiátrica, é fundamental para a melhora na qualidade de vida desses pacientes e pode influenciar diretamente a evolução do quadro clínico renal.**

Manejo farmacológico

Os psicofármacos, em sua maioria, não dependem essencialmente da excreção renal. Porém, independentemente da causa da patologia ou insuficiência renal e suas possíveis intervenções, **podem ser identificadas alterações em absorção, distribuição, metabolismo e excreção dos medicamentos e consequentes mudanças do seu comportamento no organismo do paciente, justificando atenção no manejo quanto à necessidade de ajustes de doses**, em estágios, conforme a Tabela 45.4.[8]

Antidepressivos

Na prescrição de antidepressivos, recomenda-se atenção aos tricíclicos (imipramina, amitriptilina) pelo aumento da concentração e meia-vida de seus metabólitos em pacientes nos diferentes estágios da insuficiência renal. Os efeitos anticolinérgicos desses medicamentos também devem ser considerados, como hipotensão ortostática, sedação, retenção urinária, arritmia cardíaca e desorientação. A dose inicial para essa classe de antidepressivos deve ser a metade da usual, com aumento gradual e cauteloso, sendo a nortriptilina a opção de escolha.[5,22]

Os ISRS são considerados os antidepressivos mais seguros, especialmente citalopram, escitalopram e sertralina, com menor potencial de interações medicamentosas, melhor tolerabilidade, menor risco de hipotensão ortostática nos pacientes em hemodiálise. Recomenda-se evitar o uso de fluvoxamina e paroxetina, apesar de a farmacocinética ser similar em adultos sem comorbidades clínicas. Para a vortioxetina, antidepressivo multimodal de lançamento

> Os ISRS são considerados os antidepressivos mais seguros, especialmente citalopram, escitalopram e sertralina, com menor potencial de interações medicamentosas, melhor tolerabilidade e menor risco de hipotensão ortostática nos pacientes em hemodiálise.

Tabela 45.4 Estágios da insuficiência renal.

Estágio	Descrição	TFG (mℓ/min/1,73 m²)
1	Lesão renal com TFG normal ou diminuída	≥ 90
2	Lesão renal com ↓ TFG leve	60 a 89
3	↓ TFG moderada	30 a 59
4	↓ TFG grave	15 a 29
5	Falência renal	< 15 ou diálise

TGF: taxa de filtração glomerular. (Adaptada de Botega, 2017.[5])

mais recente, a recomendação do fabricante é o uso em doses baixas e monitorização para reajustes de dosagens.[5]

Já os antidepressivos duais, como venlafaxina, desvenlafaxina e duloxetina, são considerados seguros aos pacientes com insuficiência renal (IR), apesar da meia-vida prolongada e do *clearance* reduzido em pacientes em hemodiálise. Apresentam baixo potencial de interações medicamentosas e cardiotoxicidade, mas podem levar a efeitos adversos como hipertensão arterial e gastrointestinais, indicando assim a redução e até interrupção das doses. Devem ser evitados em IR grave.[1,5]

Antipsicóticos

A prescrição do haloperidol permanece como escolha para as situações de agitação psicomotora, como nos quadros de *delirium*, pois cerca de 1% do fármaco possui excreção renal. Já o uso de sulpirida, amissulprida e paliperidona não é recomendado devido à excreção de forma quase inalterada, assim como deve-se evitar o uso de ziprasidona, devido ao risco de arritmia cardíaca por prolongamento de intervalo QT.[1,22]

Na insuficiência renal, o *clearance* da risperidona e seus metabólitos está reduzido em 60%, com necessidade de ajustes de doses. Quanto ao uso de antipsicóticos de segunda geração, ajustes na prescrição da olanzapina, aripiprazol, quetiapina em pacientes com doenças renais não são preconizados. Como as informações a respeito da clozapina nesses pacientes são escassas, seu uso deve ser evitado. E para o uso da lurasidona, antipsicótico de fabricação mais recente, a dose deve ser reduzida em 50% naqueles com *clearance* < 50 mmol/minuto.[2,5]

> A prescrição do haloperidol permanece como escolha para as situações de agitação psicomotora, como nos quadros de *delirium*, pois cerca de 1% do fármaco possui excreção renal.

Estabilizadores do humor

O lítio continua a ser um fármaco de escolha em relação aos outros estabilizadores de humor, prescrito ao tratamento do transtorno bipolar. Na terapêutica de manutenção e uso a longo prazo, seu potencial de toxicidade, especialmente renal, gera preocupação entre os profissionais.[8] Os efeitos adversos renais estão listados a seguir:

- Distúrbios da concentração
- Alterações morfológicas
- Poliúria com polidipsia (3 a 4 ℓ/dia)
- Diabetes *insipidus* nefrogênico
- Síndrome nefrótica
- Redução da taxa de filtração glomerular
- Acidose tubular renal
- DRC (risco maior em idosos).

Um pequeno grupo de pacientes pode desenvolver insuficiência renal devido ao lítio, na forma de nefrite intersticial. Nesse caso, cabe a suspensão do fármaco se a creatinina > 1,4 a 1,6 mg/dℓ ou TFG < 45 ou relação albumina/creatinina > 30 mg/mmol. **Para a maioria dos pacientes, os efeitos renais do lítio são benignos, porém está contraindicado na insuficiência renal grave, principalmente aguda e em pacientes transplantados.**[5,8]

Como alternativa, podem ser empregados os anticonvulsivantes, valproato/ácido valproico carbamazepina e lamotrigina, iniciando com doses baixas e mantendo monitorização, segundo a Tabela 45.5. **Em hemodiálise, estabilizadores como topiramato, gabapentina, lamotrigina e valproato podem ser removidos e necessitam de suplementação de dose após a sessão.**[5]

Tabela 45.5 Uso de anticonvulsivantes e doenças renais.

Medicamentos	Especificações de uso
Valproato/ácido valproico	20 a 30 mg/kg ou 1.500 a 2.000 mg/dia Não existe necessidade de ajuste da dose, exceto com grave comprometimento da função renal
Carbamazepina	10 a 20 mg/kg ou 400 a 1.600 mg/dia Redução da dose em 25% em caso de IR grave
Lamotrigina	100 a 400 mg/dia TFG 10 a 50 mℓ/min – iniciar com dose reduzida e aumentar progressivamente com monitorização simultânea

TFG: taxa de filtração glomerular. (Adaptada de Telles-Correia et al., 2009;[8] Meyer, 2010).[23]

Em pacientes submetidos à diálise, quando não há evidência de resposta aos anticonvulsivantes, o lítio deve ser administrado em dose única, após a hemodiálise e a dosagem sérica realizada 3 horas depois do encerramento da sessão.[5] Faz-se necessária a triagem da função renal para uso do lítio na IR, mediante também avaliação do profissional nefrologista:[24]

- Testes de função, creatinina e densidade urinária
- *Clearance* > 45 mℓ/min/1,73 m^2
- Relação albumina/creatinina < 30 mg/mmol.

Ansiolíticos e hipnóticos

Os benzodiazepínicos com metabólitos inativos, como o lorazepam, são os recomendados para uso nas doenças renais em comorbidade. Hipnóticos como zolpidem também podem ser utilizados, porém em doses baixas e monitorização cuidadosa.[1,5]

Assim como ocorre aos pacientes com doenças hepáticas, o manejo farmacológico segue recomendações, como as descritas na Figura 45.2, destacando a introdução dos psicofármacos em doses baixas, com aumentos e ajustes graduais.

Encefalopatias

Conceito

O termo encefalopatia é definido pela literatura como uma condição difusa que cursa com alteração da estrutura ou da função cerebral. Considera-se a etiologia multifatorial, associada a doenças isquêmicas, hipertensivas, metabólicas, assim como intoxicações, neoplasias, infecções e situação de trauma.[25,26]

Essas situações clínicas trazem repercussões a perfusão, neurotransmissão e metabolismo cerebral, com sintomas que variam em intensidade e duração: tremores, atrofia muscular, crises convulsivas e manifestações psiquiátricas, desde a consciência até a cognição dos indivíduos acometidos.[25]

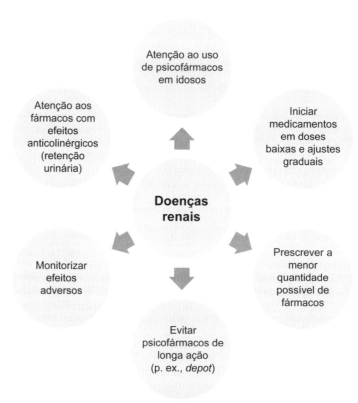

Figura 45.2 Recomendações para a prescrição de psicofármacos nas doenças renais. (Adaptada de Silva, 2017.[1])

Caracterização e interface com sintomas e transtornos psiquiátricos

A seguir, serão apresentadas as características, fisiopatologia, relação com sintomas e transtornos psiquiátricos das condições frequentes de encefalopatia e relevantes à avaliação em ICP.

Encefalopatia hepática

A encefalopatia hepática representa um quadro de complicação da insuficiência hepática aguda ou crônica grave, caracterizado por alterações da consciência, cognição, personalidade e função motora.[27]

Essa condição é classificada pela literatura, a partir da relação com a patologia de base, em três tipos:

- Tipo A: como um componente essencial da insuficiência hepática aguda
- Tipo B: como consequência de *shunts* portossistêmicos na ausência de disfunção hepática
- Tipo C: em pacientes com insuficiência hepática desencadeada por cirrose e *bypass* portossistêmico.[27,28]

A fisiopatologia da encefalopatia hepática em indivíduos com cirrose ainda não é totalmente compreendida. A correlação do comprometimento neurológico é regularmente questionada, porém a implicação de hiperamonemia como fator de lesão ao parênquima do fígado está estabelecida.[26,27] Estudos recentes destacaram o efeito sinérgico da hiperamonemia e inflamação sistêmica, além de outros fatores, como os listados a seguir:

- Elevação de marcadores e citocinas (edema das células nervosas, também exacerbado por diminuição do sódio e uso de benzodiazepínicos)
- Alterações vasculares
- Metabolismo atípico de neurotransmissão GABAérgica e glutamatérgica com consequente neurotoxicidade
- Estresse oxidativo e disfunção mitocondrial.[27-29]

A encefalopatia hepática manifesta-se como um amplo espectro de sinais e sintomas neurológicos ou psiquiátricos, variando desde alterações subclínicas, detectáveis apenas por avaliação psicológica ou neurofisiológica, em que os pacientes podem desenvolver desorientação progressiva, comportamentos considerados inadequados, estados confusionais agudos com agitação ou sonolência, letargia e, finalmente, o coma.[30,31]

As condições listadas a seguir inserem-se na avaliação como diagnósticos diferenciais da encefalopatia hepática:

- Diabetes *mellitus* (hipoglicemia, cetoacidose hiperosmolar, acidose láctica)
- Álcool (intoxicação, síndrome de abstinência)
- Infecções neurológicas
- Distúrbios eletrolíticos (hiponatremia e hipercalcemia)
- Epilepsia não convulsiva
- Hemorragia intracraniana e acidente vascular encefálico
- Complicação médica grave (disfunção de órgão e inflamação)
- Demências (primária e secundária)
- Lesões cerebrais (traumáticas, neoplasias, hidrocefalia de pressão normal)
- Apneia obstrutiva do sono.[32]

Encefalopatia de Wernicke

A encefalopatia de Wernicke (EW) representa a fase aguda de um distúrbio potencialmente fatal resultante da deficiência de tiamina (vitamina B1). Se não for tratada, pode levar a consequências neurológicas, resultando em hospitalizações prolongadas ou até mesmo à morte. É uma emergência médica potencialmente reversível com a abordagem oportuna de tratamento adequado.[33]

A principal causa da EW está no suprimento inadequado de tiamina (vitamina B1) ao encéfalo. Essa deficiência pode resultar de diversas condições, incluindo má nutrição (ingesta), condições médicas associadas à perda excessiva de tiamina, absorção intestinal prejudicada e associada frequentemente ao consumo nocivo e prolongado de álcool.[25,26]

Quanto à fisiopatologia, a deficiência de tiamina reduz a atividade de suas enzimas dependentes, levando a alterações na atividade mitocondrial, comprometimento do metabolismo oxidativo, diminuição do estado de energia e morte neuronal seletiva. Inicialmente, as alterações, que afetam a região dorsomedial do tálamo, regiões periaquedutais, III ventrículo, corpos mamilares e medula dorsal são reversíveis com a administração de tiamina parenteral, desde que não ocorra necrose.[34]

Distúrbios oculomotores, disfunção cerebelar (ataxia) e confusão mental constituem os sinais, denominados "tríade clássica" e indicadores diagnósticos da EW. **Sem tratamento adequado e à medida que as lesões não respondem à tiamina parenteral, podem resultar em sequelas neurológicas permanentes** como as que caracterizam a síndrome de Korsakoff (amnésia, desorientação e confabulação). Pela estreita relação com a EW, o distúrbio passa a ser referido como Síndrome de Wernicke-Korsakoff (SWK).[34,35]

Algumas condições podem coexistir com transtorno devido ao uso de álcool e essas comorbidades podem aumentar o risco de desenvolver a encefalopatia, além de englobarem os diagnósticos diferenciais. São elas:

- Cetoacidose diabética
- Insuficiência renal crônica
- Obesidade grave
- Colite ulcerativa
- Anemia perniciosa
- Anorexia nervosa
- Transtornos psicóticos crônicos
- Tuberculose
- AIDS
- Má nutrição/uso indevido de drogas na gestação
- Pacientes com vômitos prolongados
- Sepse.[36]

A Tabela 45.6 descreve as características de outros tipos importantes de encefalopatias, cujos quadros clínicos mostram-se também proeminentes nas avaliações da ICP.

Tabela 45.6 Características das encefalopatias hipertensiva, urêmica, tóxica e traumática.

Encefalopatia	Fisiopatologia	Quadro clínico	Diagnóstico diferencial
Hipertensiva	Edema cerebral, após um episódio grave de hipertensão arterial	Cefaleia, náuseas e vômitos Agitação psicomotora Desorientação Crises convulsivas Coma	Acidente vascular isquêmico Hemorragia intracerebral Tumor intracraniano Trauma cerebral oculto Encefalopatia metabólica tóxica aguda Trombose venosa central
Urêmica	Acúmulo de toxinas devido a insuficiência renal e baixa depuração de creatinina. Desequilíbrio na neurotransmissão GABAérgica, alterações no metabolismo de dopamina e serotonina	Sintomas gástricos, diminuição da capacidade de concentração e das funções cognitivas. Em estágios avançados ocorrem desorientação têmporo-espacial, convulsões e coma	Intoxicações Infecções Acidente vascular encefálico Distúrbios hidroeletrolíticos
Tóxica	Intoxicações (solventes, medicamentos antibióticos, anticonvulsivantes, antipsicóticos, álcool, cocaína, compostos orgânicos voláteis, hidrocarbonetos) repercutem para a formação de radicais livres que rompem a barreira hematoencefálica e comprometem o parênquima encefálico	Cefaleia Fadiga Mal-estar Alterações do equilíbrio Amnésia Parkinsonismo *Delirium* Convulsões Alucinações Alterações do humor e da personalidade	Transtornos do humor Transtornos psicóticos Transtornos de personalidade
Traumática	Traumatismo cranioencefálico (TCE) pode acarretar hemorragias, hematomas, concussões, dissecção e lesões axonais difusas	Alterações motoras Evolução da doença e efeito cumulativo com manifestações extrapiramidais, cognitivas e comportamentais (desorientação, episódios de raiva, ciúme patológico)	Hematomas subdurais crônicos Doenças vasculares Hidrocefalia Alterações cerebrais decorrentes do alcoolismo Doença de Alzheimer Doença de Parkinson

Adaptada de Damiani et al., 2013.[25]

Atualizações

- A prevalência de transtornos depressivos e ansiosos em indivíduos com doenças hepáticas, conforme os estudos, é de cerca de 33 e 34%, respectivamente. Esses transtornos foram observados com maior frequência em pacientes do sexo feminino, com hepatite C, em uso de álcool, com carcinoma hepatocelular e em evolução clínica pós-transplante[1,8]
- Os transtornos depressivos ocorrem em aproximadamente 25% dos pacientes com doenças renais, especialmente na DRC. Sintomas e transtornos ansiosos também são concomitantes, especialmente nos que estão em diálise[1,8]
- Outras patologias psiquiátricas, como as relacionadas ao consumo de substâncias e as demências, podem estar presentes em comorbidades com doenças hepáticas e renais.

Highlights

- A existência e a relação dos sintomas e transtornos psiquiátricos com enfermidades clínicas representa um desafio desde avaliação, diagnóstico e manejo em interconsulta
- Em ICP, ressalta-se o cuidado e atualização constante por parte dos médicos, especialmente quanto ao emprego de psicofármacos, suas indicações e contraindicações, de acordo com as patologias clínica e psiquiátrica apresentadas pelo paciente
- A pronta atuação das equipes ao identificar os fatores precipitantes e proceder ao manejo clínico das encefalopatias pode modificar o prognóstico do paciente.[25]

DURANTE O ATENDIMENTO

O que fazer

- Observar níveis terapêuticos dos psicofármacos, a fim de obter os benefícios e minimizar os efeitos adversos
- Aos pacientes em "polifarmácia", evitar o uso de fármacos que induzem significativamente as enzimas do citocromo P450
- Optar por medicamentos com múltiplas vias de eliminação
- Observar aspectos da dieta, relato de uso de fitoterápicos, álcool e substâncias psicoativas ilícitas pelo paciente

O que não fazer

- **Psicofármacos para situações agudas:** deixar de ter atenção de como progredir as doses, pois o efeito máximo alcançado depende, além da dose, da velocidade de absorção
- **Psicofármacos para uso prolongado/contínuo:** não ter o cuidado no manejo de medicamentos de absorção rápida pode elevar o risco de efeitos adversos (transitórios) e esses também dependem das doses

Mapa mental

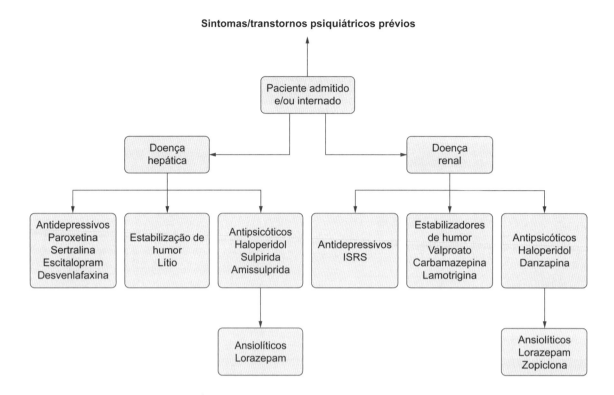

Sintomas/transtornos psiquiátricos prévios

Paciente admitido e/ou internado

Doença hepática

Doença renal

Antidepressivos
Paroxetina
Sertralina
Escitalopram
Desvenlafaxina

Estabilização de humor
Lítio

Antipsicóticos
Haloperidol
Sulpirida
Amissulprida

Antidepressivos
ISRS

Estabilizadores de humor
Valproato
Carbamazepina
Lamotrigina

Antipsicóticos
Haloperidol
Danzapina

Ansiolíticos
Lorazepam

Ansiolíticos
Lorazepam
Zopiclona

Referências bibliográficas

1. Silva H. Psicofarmacología y patología médica. Rev Med Clin Condes. 2017;28(6):830-4.
2. Bernal W, Jalan R, Quaglia A, Simpson K, Wendon J, Burroughs A. Acute-on-chronic liver failure. Lancet. 2015;386(10003):1576-87.
3. Ramos PC et al. Insuficiencia hepática crónica y hemostasia. Revista Colombiana de Gastroenterología. 2017;32(4):349-57.
4. Hoofnagle JH, Carithers RL Jr, Shapiro C, Ascher N. Fulminant hepatic failure: summary of a workshop. Hepatology. 1995;21:240-52.
5. Botega N. Prática psiquiátrica no hospital geral: interconsulta e emergência. 4. ed. Porto Alegre: Artmed; 2017.
6. Crone CC, Gabriel GM, DiMartini A. An overview of psychiatric issues in liver disease for the consultation-liaison psychiatrist. Psychosomatics. 2006;47(3):188-205.
7. Pugh RNH, Murray-Lyon IM, Dawson JL, Pietroni MC, Willians R. Transection of the oesophagus for bleeding oesophageal varices. Br J Surg [internet]. 1973;60(8):646-9. Disponível em: https://www.ncbi.nlm.nih.gov/pubmed/4541913.
8. Telles-Correia D, Guerreiro DF, Coentre R, Zuzarte P, Figueira L. Psychofarmacology in medical illness: cardiology, nephrology, hepatology. Acta Med Port. 2009;22(6):797-808.
9. Bastos MG, Bregman R, Kirsztajn GM. Doença renal crônica: frequente e grave, mas também prevenível e tratável. Rev Ass Med Bras. 2010;56(2):248-53.
10. Yu L, Santos BFC, Burdmann EA, Suassuna JHR, Batista PBP. Insuficiência renal aguda. Braz J Nephrol. 2007;29(1 suppl.1).
11. Kirsztajn GM, Salgado Filho N, Draibe SA, Pádua Netto MV, Thomé FS, Souza E et al. Leitura rápida do KDIGO 2012: diretrizes para avaliação e manuseio da doença renal crônica na prática clínica. J Bras Nefrol. 2014;36(1):63-73.
12. Moreira JMM, Matta SM, Kummer AM, Barbosa IG, Teixeira AL, Silva ACS. Transtornos neuropsiquiátricos e doenças renais: uma atualização. J Bras Nefrol. 2014;36(3):396-400.
13. Polycarpou P, Anastassiades E, Antoniades L. From the heart to the soul. Nephrol Dial Transplant. 2007;22:945-8.
14. Scaini G, Ferreira GK, Streck EL. Mecanismos básicos da encefalopatia urêmica. Rev Bras Ter Intensiva. 2010;22:206-11.
15. Andrade SV, Sesso R, Diniz DHM. Desesperança, ideação suicida e depressão em pacientes renais crônicos em tratamento por hemodiálise ou transplante. J Bras de Nefrol. 2015;37(1):55-63.
16. Finger G, Pasqualotto FF, Marcon G, Medeiros GS, Abruzzi-Junior J, May WS. Sintomas depressivos e suas características em pacientes submetidos à hemodiálise. Rev AMRIGS. 2011;55:333-8.
17. Santos PR. Depression and quality of life of hemodialysis patients living in a poor region of Brazil. Rev Bras Psiquiatr. 2011;33:332-7.
18. Palmer S, Vecchio M, Craig JC, Tonelli M, Johnson DW, Nicolucci A et al. Prevalence of depression in chronic kidney disease: systematic review and meta-analysis of observational studies. Kidney Int. 2013;84:179-91.
19. Kurella M, Kimmel PL, Young BS, Chertow GM. Suicide in the United States end-stage renal disease program. J Am Soc Nephrol. 2005;16:774-81.
20. Masoumi M, Naini AE, Aghaghazvini R, Amra B, Gholamrezaei A. Sleep quality in patients on maintenance hemodialysis and peritoneal dialysis. Int J Prev Med. 2013;4:165-72.
21. Kurella Tamura M, Yaffe K. Dementia and cognitive impairment in ESRD: diagnostic and therapeutic strategies. Kidney Int. 2011;79:14-22.

22. Cohen LM, Tessier EG, Germain, MJ, Levy NB. Update on psychotropic medication use in renal disease: Psychossomatics. 2004;45(1):34-48.

23. Meyer JM. Pharmacotherapy of psychosis and mania. In: Brunton LL, Chabner BA, Knollmann BC (eds.). Goodman & Gilman's. The pharmacological basis of therapeutics. 12. ed. New York: McGraw-Hill; 2010.

24. Moreno RA, Tavares DF, Moreno DH. Anticonvulsivantes. In: Moreno RA, Cordás TA (orgs.). Condultas em psiquiatria: consulta rápida. 2. ed. Porto Alegre: Artmed; 2018.

25. Damiani D, Laudanna N, Barril C, Sanches R, Borelli NS, Damiani D. Encefalopatias: etiologia fisiopatologia e manuseio clínico de algumas das principais formas de apresentação da doença. Rev Bras Clin Med. 2013;11(1):67-74.

26. Crone C, Marcagelo M, Lackamp J, DiMartini A, Owen JÁ. Gastrointestinal Disorders. In: Leverson JL, Ferrando SJ (eds.). Clinical Manual of Psychopharmacology in the medically ill. 2nd ed. Arlington: American Psychiatric Association Publishing; 2017. p. 129-93.

27. Weissenborn K. Hepatic encephalopathy: definition, clinical grading and diagnostic principles. Drugs. 2019;79(Suppl 1):5-9.

28. Romero-Gomez M. Role of phosphate-activated glutaminase in the pathogenesis of hepatic encephalopathy. Metab Brain Dis. 2005;20(4):319-25.

29. Albrecht J, Norenberg MD. Glutamine: a Trojan horse in ammonia neurotoxicity. Hepatology. 2006;44(4):788-94.

30. American Association for the Study of Liver Diseases, European Association for the Study of the Liver Encefalopatia hepática na doença hepática crónica: 2014. Norma de Orientação da Associação Europeia para o Estudo do Fígado e Associação Americana para o Estudo de Doenças do Fígado. J Hepatol. 2014. doi.org/10.1016/j.jhep.2014.05.042.

31. Rudler M, Weiss N, Bouzbib C, Thabut D. Diagnosis and management of hepatic encephalopathy. Clin Liver Dis. 2021;25(2):393-417.

32. Brouns R, De Deyn PP. Neurological complications in renal failure: a review. Clin Neurol Neurosurg. 2004;107(1):1-16.

33. Thomson AD, Cook CCH, Touquet R et al. The Royal College of Physicians report on alcohol: guidelines for man- aging Wernicke's encephalopathy in the accident and emergency department. Alcohol Alcohol. 2002;37:513-21.

34. Hazell AS, Butterworth RF. Update of cell damage mechanisms in thiamine deficiency: focus on oxidative stress, excitotoxicity and inflammation. Alcohol Alcohol. 2009;44:141-7.

35. Sechi GP, Serra A. Wernicke's encephalopathy: new clinical settings and recent advances in diagnosis and management. Lancet Neurol. 2007;6:442-55.

36. Thomson, AD, Marshall EJ, Bell D. Time to act on the inadequate management of Wernicke's encephalopathy in the UK. Alcohol and alcoholism (Oxford, Oxfordshire). 2013;48(1):4-8.

Bibliografia

Córdoba J, Mínguez B. Hepatic encephalopathy. Semin Liver Dis. 2008;28(1):71-80.

46 Covid-19

Ana Carolina Gonçalves Olmos • Bianca Cavalca Dedini •
Flávia S. D. Santos • Giuliana Gisele Magalhães

Introdução

Mais de 3 anos após a declaração da Organização Mundial da Saúde (OMS) de uma emergência de saúde pública de importância internacional, a infecção pelo SARS-CoV-2 continua trazendo desafios aos indivíduos infectados, aos familiares e aos profissionais da Saúde. Com a pandemia emergiram diversos estressores psicossociais e escancararam-se as vulnerabilidades da rede de atendimento em saúde mental, tanto ambulatorial quanto das equipes integradas aos serviços hospitalares. No contexto da interconsultas psiquiátricas (ICP), a necessidade do envolvimento das equipes nos cuidados à saúde mental foi alta, exigindo adaptações em todo o mundo.[1]

O SARS-CoV-2, identificado na China no final de dezembro de 2019, rapidamente se disseminou pelo mundo e provocou situações de risco a todas as pessoas de forma iminente. **As manifestações clínicas da infecção pelo SARS-CoV-2 são amplas, variando de infecções assintomáticas a quadros graves com risco à vida.**[2] A maioria dos pacientes tem quadros leves (40%) e moderados (40%) sendo que **um terço dos pacientes corre risco de apresentar sintomas neuropsiquiátricos que, em alguns casos, podem se perpetuar por períodos longos após a infecção.**[2]

No cenário da ICP, as principais causas de solicitação para pacientes internados em decorrência da covid-19 foram ajuste de doses de medicações psicotrópicas, confusão mental, ansiedade, agitação psicomotora, depressão, psicose, comportamento suicida e dificuldade de desmame de medicações.[3] Ressaltaram-se também as demandas para acolhimento de familiares e de profissionais da Saúde durante os períodos mais intensos da pandemia.

A compreensão das alterações neuropsiquiátricas relacionadas ao SARS-CoV-2, diretas ou indiretas, e o possível manejo são essenciais para todos os profissionais que atuam em hospitais gerais, podendo inclusive auxiliar no contexto de novas emergências de saúde pública.

Os sintomas psiquiátricos associados ao contexto da pandemia de SARS-CoV-2 podem ser divididos em três grupos, descritos na Figura 46.1.

> Um terço dos pacientes podem apresentar sintomas neuropsiquiátricos que podem perpetuar-se por longos períodos após a infecção.

> Ajuste de doses de medicações psicotrópicas, confusão mental, ansiedade, agitação psicomotora, depressão, psicose, comportamento suicida e dificuldade de desmame de medicações foram as principais causas de solicitação de ICP no contexto da COVID-19.

> Os sintomas psiquiátricos associados ao contexto da pandemia podem ser secundários à infecção, às medicações utilizadas ou ao estresse psicológico.

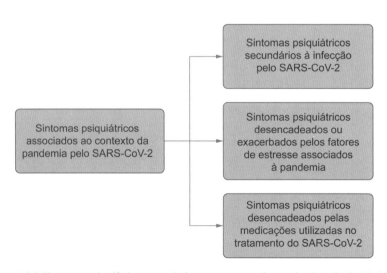

Figura 46.1 Sintomas psiquiátricos associados ao contexto da pandemia pelo SARS-CoV-1.

Sintomas psiquiátricos secundários à infecção pelo SARS-CoV-2

Na literatura já **é bem estabelecida a eclosão de transtornos psiquiátricos durante e após quadros infecciosos, o que pode se relacionar a lesões causadas diretamente pelo agente infeccioso, ao estado inflamatório ou a reações imunomediadas.**[4-6] Estudos realizados durante a epidemia do MERS-CoV em 2012 demonstraram que, entre os pacientes infectados, 70,8% apresentaram sintomas psiquiátricos e 41,7% receberam um diagnóstico de transtorno mental com necessidade de tratamento durante o período de hospitalização.[5]

Ao longo dos últimos 3 anos, diversos estudos enfatizam o aumento na prevalência de sintomas psiquiátricos e neurológicos em pacientes infectados pelo SARS-CoV-2.[2,6-8] **Os sintomas neuropsiquiátricos associados à infecção são amplos e podem variar de cefaleia e anosmia a alterações da personalidade, prejuízo cognitivo, rebaixamento da consciência e convulsões.**[2,9] Há, ainda, diversas evidências de transtornos psiquiátricos que surgem após a infecção e que, em muitos casos, persistem por meses,[2] impactando na qualidade de vida desses indivíduos.

A OMS definiu a **síndrome da covid longa** (*long covid*), que se caracteriza por ser uma **condição pós-covid de duração mínima de 2 meses**, com sintomas que podem ter persistido ou ter se desenvolvido após a recuperação da infecção, podendo ter períodos de remissão e recaída.[10] Os sintomas mais associados a essa síndrome são fadiga, dispneia e disfunções cognitivas.[10]

Ademais, estudos prévios à pandemia já abordavam a existência de prejuízo neuropsiquiátrico em decorrência de internações em unidades de cuidados intensivos.[11-14] **A síndrome pós-cuidados intensivos (PICS, do inglês *post-intensive care syndrome*) é bem descrita e relaciona-se a alterações físicas, cognitivas e psiquiátricas que ocorrem após um período de cuidados intensivos e reduz a qualidade de vida e a independência desses pacientes.**[15-18] Cerca de um terço dos pacientes não retornam ao trabalho e, mesmo quando retornam, há prejuízo da funcionalidade e dificuldade em alcançar o salário prévio.[17,18] Outra complicação já relatada em situações epidêmicas prévias é a síndrome da fadiga crônica,[19] que é caracterizada por uma fadiga intensa após exercício físico ou mental e que não melhora com repouso.

Com isso, quadros secundários à infecção pelo SARS-CoV-2 podem ser decorrentes da infecção aguda, da necessidade de cuidados intensivos, de sequelas da infecção ou configurarem a síndrome da covid longa (Figura 46.2).

Epidemiologia

Síndrome pós-cuidados intensivos

O risco de desenvolver transtornos psicológicos após a alta da terapia intensiva varia de 1 a 62%, podendo manifestar-se com sintomas depressivos, ansiosos e transtorno de estresse pós-traumático.[11,20,21] Dentre os sobreviventes de cuidados intensivos a prevalência de quadros depressivos chega a 30%, de quadros ansiosos a 70% e quadros de estresse pós-traumático podem ocorrer entre 10 e 50% dos pacientes.[16] Os fatores de risco para o desenvolvimento de quadros psiquiátricos na PICS estão destacados na Tabela 46.1.

A **presença de comprometimento cognitivo é relatada em até 75% dos pacientes sob cuidados intensivos no período de até 1 ano após a alta.**[12-14] Os principais fatores associados ao aumento do risco são:

- *Delirium*
- Disfunção cerebral aguda (acidente vascular encefálico [AVE], alcoolismo)
- Hipoxia
- Hipotensão
- Oscilações da glicemia
- Insuficiência respiratória com ventilação mecânica prolongada
- Sepse
- Uso de terapia renal substitutiva
- Síndrome do desconforto respiratório agudo (SDRA)
- Comprometimento cognitivo anterior.[11,16,22,23]

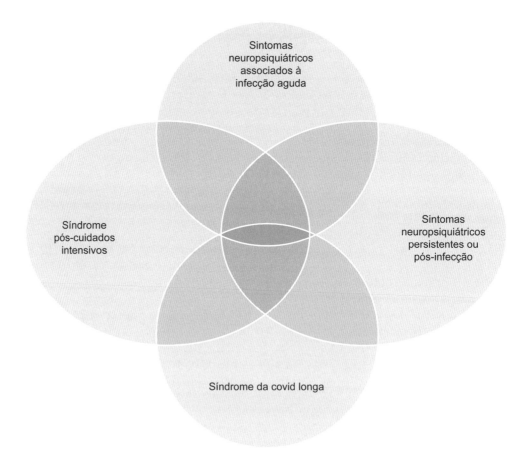

Figura 46.2 Sintomas psiquiátricos secundários à infecção pelo SARS-CoV-2.

Tabela 46.1 Fatores de risco para desenvolvimento da síndrome pós-cuidados intensivos.

- Sexo feminino
- Menor escolaridade
- Incapacidade preexistente
- Uso de sedação e analgesia em unidade de terapia intensiva (UTI)
- *Delirium*
- Disfunção cerebral aguda
- Hipóxia
- Hipotensão
- Oscilações da glicemia
- Insuficiência respiratória com ventilação mecânica prolongada
- Sepse
- Uso de terapia renal substitutiva
- Síndrome do desconforto respiratório agudo (SDRA)

Adaptada de Rawal et al., 2017.[11]

> Uma complicação comum em pacientes pós-cuidado intensivo é a fraqueza muscular adquirida na UTI (ICU-AW). Em um estudo de coorte sueco, 9,9% desenvolveram ICU-AW.

> Cerca de 40% dos pacientes com covid-19 podem desenvolver sintomas neurológicos incluindo DCV, encefalopatia, alterações da consciência, hemorragia, agitação e confusão mental, cefaleia, convulsões, tontura, ageusia e anosmia.

Outra complicação bastante comum em pacientes pós-cuidado intensivo e que prejudica a qualidade de vida é a fraqueza muscular adquirida na UTI (ICU-AW), que pode ocorrer em mais de 25% dos sobreviventes[11,24] e está associada a ventilação mecânica prolongada (mais de 7 dias), falência de múltiplos órgãos, sepse e sedação profunda por períodos prolongados.[11,12] **No contexto da infecção pelo SARS-CoV-2, em um estudo de coorte sueco, 9,9% desenvolveram ICU-AW.**[9]

Sintomas neuropsiquiátricos associados à infecção aguda pelo SARS-CoV-2

Cerca de 40% dos pacientes com covid-19 podem desenvolver um espectro de sintomas neurológicos, incluindo **doença cerebrovascular (DCV), encefalopatia, alterações da consciência, hemorragia aguda, agitação e confusão mental, cefaleia, convulsões, tontura,**

ageusia e anosmia,[25-29] sendo que estas duas últimas alterações podem ocorrer mesmo na ausência de sintomas nasais.[26,30-34] Ahmad et al. (2020) em uma revisão da literatura quanto a sintomas neurológicos na infecção pela covid-19, encontraram que eventos tromboembólicos ocorreram em 7,2% dos casos, encefalopatia em 7 a 69% dos casos, encefalite em 0,05 a 6,7% e AVE em 2,1 a 5,7%.[9]

Alguns autores associam a ocorrência de sintomas neurológicos mais graves a elevações de D-dímero, proteína C reativa (PCR) e ferritina, sendo estas alterações fatores de risco para tais eventos.[9]

O quadro de *delirium* vem sendo relatado em um terço dos pacientes hospitalizados[35] e em mais de 90% dos pacientes que vão para a UTI,[6,8] estando relacionado ao pior prognóstico da doença.[36] Alguns estudos associam a presença do *delirium* a duração de estadia no hospital, necessidade de cuidados intensivos e uso de ventiladores, além de idade avançada e múltiplas comorbidades.[36,37] Em pacientes criticamente doentes, efeitos secundários da falência de órgãos, estratégias de sedação e tempo prolongado de ventilação e imobilização contribuem para o quadro.[3] As taxas de agitação parecem ser maiores no *delirium* associado à covid-19 comparadas a outras causas.[3]

Autores destacam também a presença de sintomas depressivos, ansiosos e alterações de sono durante a infecção. Deng et al. (2021), em uma revisão sistemática que incluiu dados relacionados a 5.153 pacientes, demonstraram uma prevalência global de depressão, ansiedade e alterações do sono de 45, 47 e 34% respectivamente.[5,9] Nessa metanálise, **a prevalência de quadros depressivos em pacientes internados foi de 48%, maior que as prevalências estimadas de pacientes hospitalizados realizadas previamente à pandemia**.[5] Há ainda relatos de sintomas psicóticos em pacientes sem antecedentes psiquiátricos.[38]

Na Tabela 46.2 destacamos os principais sintomas neuropsiquiátricos associados à infecção aguda pelo SARS-CoV-2.

Sintomas neuropsiquiátricos pós-infecção pelo SARS-CoV-2

Diversos estudos vêm demonstrando que sintomas psiquiátricos são comuns em pacientes pós-infecção por SARS-CoV-2. Há discrepâncias na literatura em relação à nomenclatura e às definições dos quadros que ocorrem após a infecção aguda, inclusive em relação aos quadros persistentes. Discutiremos aqui as principais alterações relatadas após o período de infecção aguda, comumente consideradas sequelas da infecção, sem necessariamente relacionar-se à síndrome da covid-longa.

Taquet et al. (2021), em uma coorte retrospectiva de 236.379 pacientes com covid-19, encontraram uma prevalência de 34% de sintomas neurológicos e psiquiátricos dentro de 6 meses do diagnóstico da infecção.[9,44] Alterações do sono, ansiedade, depressão e transtorno de estresse pós-traumático (TEPT) são comumente relatados no seguimento de pacientes com covid-19.[2] Em determinados casos, esses sintomas neuropsiquiátricos podem persistir por longos períodos.

> A prevalência de sintomas neurológicos e psiquiátricos dentro de 6 meses do diagnóstico da infecção foi de 34%.

Tabela 46.2 Principais sintomas neuropsiquiátricos associados à infecção aguda pelo SARS-CoV-2.

- *Delirium*
- Agitação psicomotora
- Disfunção executiva
- *Brain fog*
- Psicose
- Sintomas ansiosos
- Sintomas depressivos
- Mialgia
- Fadiga
- Cefaleia
- Alterações de paladar e olfato
- Alterações do sono
- Acidente vascular encefálico
- Encefalopatia
- Encefalite

Adaptada de Zawilska et al., 2021;[2] Rogers et al., 2020;[6] Keyhanian et al., 2020;[8] Ahmad et al., 2022;[9] Borah et al., 2021;[37] Halpin et al., 2021;[39] Wang et al., 2021;[40] Li et al., 2023;[41] Lechien et al., 2020;[42] Beltrán-Corbelini et al., 2020.[43]

Alterações do sono, ansiedade, depressão e transtorno de estresse pós-traumático (TEPT) são comumente relatados.

A incidência de um primeiro diagnóstico psiquiátrico entre 14 e 90 dias da infecção foi maior do que as relatadas no seguimento de outros quadros infecciosos.

A presença de transtorno psiquiátrico prévio é fator de risco para sintomas psiquiátricos associados à infecção pelo SARS-CoV-2,[2] **porém diversos estudos assinalam o surgimento de sintomas psiquiátricos em pacientes sem nenhum transtorno psiquiátrico prévio.**[39,44] Taquet et al. (2021) realizaram uma coorte de 62.354 pacientes com covid-19 sem antecedentes de transtornos psiquiátricos, demonstrando que a incidência de um primeiro diagnóstico psiquiátrico entre 14 e 90 dias da infecção foi maior do que as relatadas no seguimento de outros quadros infecciosos.[44]

Xie et al. (2021), em um estudo de coorte que incluiu 153.848 indivíduos que foram infectados por covid-19 e comparados a um grupo sem antecedente de infecção e a um grupo histórico prévio à pandemia, demonstraram uma incidência aumentada de qualquer transtorno mental no grupo dos infectados pelo SARS-CoV-2, com um risco relativo de 1,46.[35,45] Taquet et al. (2022), em uma coorte de 1.487.712 pacientes acompanhados por 2 anos após a infecção, sugerem que o risco de déficit cognitivo, demência, psicose e epilepsia permanece elevado, porém, para outros transtornos mentais decai, retornando ao risco prévio à infecção.[46]

Sintomas ansiosos, depressivos e transtorno de estresse pós-traumático

Sintomas de ansiedade e depressão, em 3 a 6 meses após a infecção, são os mais frequentes.

Zawilska et al. (2021), em uma revisão da literatura, ressaltaram que, no primeiro mês após a infecção pelo SARS-CoV-2, a incidência de sintomas depressivos foi de 31 a 38%, ansiosos de 22 a 42%, obsessivos-compulsivos de 20%, TEPT de 7,6 a 67,1%, além de alta incidência de ideação suicida.[2] Taquet et al. (2022), em uma coorte retrospectiva de 273.618 pacientes com covid-19, demonstraram que **sintomas de ansiedade e depressão, em 3 a 6 meses após a infecção, são os mais frequentes.**[46] Foram também relatados casos de psicose pós-infecção.[47-50]

Ao avaliar os **fatores associados ao desenvolvimento de TEPT destacam-se: sexo feminino (para pacientes em UTI), idade jovem e necessidade de cuidados intensivos.**[2,39] Considera-se que o último item já havia sido associado ao desfecho dos sintomas psiquiátricos em estudos prévios realizados em epidemias anteriores de outros coronavírus.[51] Em um contexto de cuidados intensivos, diversos fatores podem estar associados ao aumento do risco para TEPT, entre eles medo de morrer, dor, incapacidade de comunicação, imobilidade, alterações sensoriais, privação do sono e tratamentos invasivos.[39,52]

Fadiga e disfunção cognitiva

A fadiga é o sintoma mais comumente relatado tanto em pacientes que ficaram em UTI quanto em pacientes de enfermaria.

A fadiga é um dos sintomas neuropsiquiátricos mais comuns, ocorrendo em 58 a 85% dos casos. Halpin et al. (2021), em um estudo prospectivo acompanhando os pacientes no primeiro mês após a alta, ressaltaram a **fadiga como o sintoma mais comumente relatado após a covid-19, tanto em pacientes que ficaram em UTI (72%) quanto em pacientes de enfermaria (60,3%).** A presença de fadiga moderada a grave foi mais frequente nas mulheres e também esteve mais associada a níveis elevados de sintomas de TEPT (43,9%) e queixas cognitivas.[39]

Brain fog é uma disfunção cognitiva com alterações da memória e atenção, sendo o sintoma neurológico persistente mais comum em sobreviventes sem história de doença severa, hipóxia ou comprometimento respiratório.

Ahmad et al. (2022), em uma revisão da literatura, destacaram a ocorrência de *brain fog* em 81% dos casos.[9] Vale ressaltar que *brain fog* refere-se a uma disfunção cognitiva com alterações da memória e atenção, sendo o sintoma neurológico persistente mais comum em sobreviventes sem história de doença severa, hipóxia ou comprometimento respiratório.[9] Alterações na memória a curto prazo ocorrem em 32% dos pacientes e alterações da atenção em 27% dos casos.[9] A queixa subjetiva de prejuízo cognitivo pode ocorrer em 15,3% e a detecção de prejuízos objetivos em 20,2%.[53] Em indivíduos entre 20 e 70 anos que necessitaram de ventilação mecânica houve uma perda significativa equivalente a uma média de 10 anos de declínio na *performance* cognitiva global.[54]

Síndrome da COVID longa (long covid)

Há discrepâncias na literatura quanto à nomenclatura e à definição da síndrome da covid longa, sendo também chamada de síndrome pós-covid, síndrome pós-covid-19 aguda (PACS, do inglês *post-acute covid syndrome*), sequelas agudas do pós-covid (PASC, do inglês *pos-acute sequelae of covid-19*), síndrome covid crônica (CCS, do inglês *chronic covid syndrome*) ou *long haul covid*.[2,55]

10 a 20% dos pacientes desenvolvem sintomas prolongados após a infecção por SARS-CoV-2.

Segundo estimativas da OMS, **10 a 20% dos pacientes desenvolvem sintomas prolongados após a infecção por SARS-CoV-2.**[10] Ahmad et al. (2022), em revisão da literatura, observaram a presença de sintomas prolongados em mais de 30% dos sobreviventes.[9] Esses sintomas são diversos, como palpitações, dor torácica, tosse, diabetes, dor abdominal, tinido, alterações menstruais, fadiga, alterações do sono ou prejuízo cognitivo.[56] **Cerca de 47% dos pacientes com covid longa apresentam sintomas psiquiátricos.**[47]

Quadros depressivos foram descritos em 12,9% dos casos e, ansiosos, em 19,1% dos pacientes com covid longa.[53] Um estudo multicêntrico realizado na Espanha avaliando pacientes em um período de 7 meses após a hospitalização demonstrou prevalências de 19,7% de depressão e 16,2% de ansiedade.[55] Izquierdo et al. (2022), em um estudo multicêntrico comparando pacientes internados por covid-19 e por outras causas, encontraram que **12 meses após a hospitalização a incidência de sintomas ansiosos foi maior no grupo com antecedente de infecção comparado ao grupo não covid-19.**[57] Ao considerar quadros de TEPT, 10,5 a 37,2% desenvolvem essa patologia.[53]

A presença de mais de cinco sintomas da doença na primeira semana está associada a um risco quatro vezes maior de desenvolver um quadro de covid longa. Outros fatores associados foram doenças crônicas preexistentes e idade. Em adultos jovens, 26% têm resolução lenta dos sintomas, em maiores de 50 anos, 47% dos pacientes recuperam-se lentamente.[54] **A presença de fadiga, cefaleia, dispneia, rouquidão e mialgia durante a infecção pelo SARS-CoV-2 estão associadas a maior frequência de quadros de covid longa.**[54]

Os sintomas neuropsiquiátricos mais comuns na síndrome da covid longa são fadiga e disfunção cognitiva.[9,53] Em uma revisão sistemática, Ceban et al. (2022) identificaram que um terço dos pacientes apresentam fadiga persistente e mais de um quinto dos pacientes manifestam prejuízos cognitivos.[58] **A fadiga associada à covid longa pode durar mais de 1 ano.**[53]

Em relação à disfunção cognitiva, 40 a 53% dos pacientes podem apresentar prejuízos cognitivos, especialmente no funcionamento executivo.[53] Em uma coorte realizada na Dinamarca, 4 meses após a alta hospitalar, cerca de 60% dos pacientes apresentavam disfunção cognitiva, especialmente no aprendizado verbal e funções executivas.[53]

Além destes, podem ocorrer alterações do sono[59] com uma prevalência de 27,4% na covid longa.[53] Benítez et al. (2022), ao avaliarem a qualidade do sono após 7 meses da infecção pelo SARS-CoV-2, demonstraram que 34,5% dos pacientes têm uma qualidade ruim do sono.[60]

Etiologia

A fisiopatologia associada às complicações neuropsiquiátricas ainda não está bem definida. Ainda há discussões quanto ao neurotropismo e mecanismos de entrada e produção de sintomas no sistema nervoso central (SNC) e **há diversas evidências de que neuroinvasão, inflamação, reação autoimune, hipercoagulação e disfunção endotelial podem contribuir para esse desfecho**[9,53] (Tabela 46.3).

O SARS-CoV-2 é um vírus neurotrópico[26,37,69-71] capaz de se replicar em células neuronais.[72] Há relatos de pacientes com PCR de *swab* nasal negativo que evoluem com cefaleia e crises convulsivas e apresentam líquido cerebroespinhal positivo para SARS-CoV-2.[70] Disfunções cognitivas vêm sendo também reportadas como uma consequência direta da infecção no SNC e, em particular, no hipocampo, que parece ser vulnerável a infecções por coronavírus, com possível aceleração da degeneração hipocampal.[8,41] **Estudos sugerem que o SARS-CoV-2 tem maior potencial neuroinvasivo que outros coronavírus humanos (HCoVs),** pois há uma

> Cerca de 47% dos pacientes com covid longa apresentam sintomas psiquiátricos.

> A presença de mais de cinco sintomas da doença na primeira semana está associada a um risco quatro vezes maior de desenvolver um quadro de covid longa.

> Os sintomas neuropsiquiátricos mais comuns na síndrome da covid longa são fadiga e disfunção cognitiva.

> Na covid longa, 40 a 53% dos pacientes podem apresentar prejuízos cognitivos, especialmente no funcionamento executivo.

> Alterações do sono são também prevalentes na covid longa.

Tabela 46.3 Principais mecanismos associados às complicações neuropsiquiátricas da infecção pelo SARS-CoV-2.

- Infecção direta das células do SNC, incluindo astrócitos, micróglia e macrófagos e levando a uma produção local de citocinas pró-inflamatórias IL-6, TNF-α, IL-1B e IL-12, além de agentes tóxicos ou subsequente dano tecidual pela ativação e recrutamento de outras células imunes e indução de apoptose[26,53]
- Síndrome de resposta inflamatória sistêmica como resultado de uma resposta exacerbada do hospedeiro à infecção, levando à disfunção do SNC[26,37,61-63]
- Reação autoimune por meio de uma resposta adaptativa contra o hospedeiro que é falsamente reconhecida pelos anticorpos[26,64-67]
- Desmielinização causada por eventos imunomediados através de células T ou outras citocinas[26,68]
- Hipercoagulação e disfunção endotelial resultando em múltiplos infartos[53]

IL: interleucina; SNC: sistema nervoso central; TNF-α: fator de necrose tumoral alfa. (Adaptada de Uversky et al., 2021;[26] Borah et al., 2021;[37] Li et al., 2023;[41] Kubota et al., 2022;[53] Desforges et al., 2019;[61] Mehta et al., 2020;[62] Effendy e Mardhiyah, 2023;[63] Bergman et al., 2006;[64] Natoli et al., 2020;[65] Perlman et al., 2005;[66] Cavagna et al., 2023;[67] Wu et al., 2020.[68])

afinidade de 10 a 20 vezes maior da glicoproteína S pelos receptores da enzima conversora da angiotensina 2 (ACE2), expressos na superfície dos capilares cerebrais e no parênquima cerebral (tanto na micróglia quanto nos neurônios).[61,62]

A infecção pelo SARS-CoV-2 ativa também uma cascata de células inflamatórias. Destacam-se os papéis dos mastócitos que, ao serem ativados, sintetizam inúmeras quimiocinas e citocinas,[73,74] além de regularem as funções de diversas células imunes.[73] Os mastócitos expressam a ACE2, que é um dos principais receptores para o SARS-CoV-2, além de proteases que são necessárias para a infecção.[73,75]

Vêm sendo descritas doenças multissistêmicas inflamatórias pós-covid-19[76-82] e algumas evidências sugerem que a síndrome de ativação de mastócitos (MCAS, do inglês *mast cell activation syndrome*) seja um fator de risco para a infecção grave pelo SARS-CoV-2. Nessa síndrome, há a ativação permanente dos mastócitos após um estressor com liberação de inúmeros mediadores inflamatórios como histamina, proteases, citocinas, prostaglandinas e leucotrienos que acabam por desempenhar papel importante na hiperinflamação que ocorre nos casos graves de covid-19.[83,84] As doenças tromboembólicas que contribuem para desfechos graves pós-infecção pelo SARS-CoV-2 são capazes de estar relacionadas à ativação dos mastócitos.[85] Assim, alguns autores sugerem que as complicações neuropsiquiátricas podem ocorrer devido à síndrome de ativação dos mastócitos, já que essas complicações são previamente descritas em outras infecções virais que funcionam como estressores e culminam com a síndrome de ativação dos mastócitos.[86,87]

A síndrome pós-covid pode estar relacionada ao acúmulo de citocinas pró-inflamatórias que atravessam a barreira hematoencefálica, ocasionando um estado de fadiga crônica a longo prazo caracterizado por exaustão neuroimune pós-esforço.[19,41,88,89] **Algumas pesquisas sugerem também que o SARS-CoV-2 permanece latente nos neurônios, podendo desencadear sintomas a longo prazo em decorrência de desmielinização e neurodegeneração.**[53]

Quadro clínico e diagnóstico

Síndrome pós-cuidados intensivos

A apresentação clínica é variada e pode durar de alguns meses até anos após a internação em uma unidade de cuidados intensivos.[11,90] Observa-se uma **combinação de sintomas cognitivos, psicológicos e físicos**, sendo os mais comuns: fraqueza generalizada, fadiga, diminuição da mobilidade, humor ansioso ou deprimido, disfunção sexual, distúrbios do sono e queixas cognitivas como alterações de memória, lentificação e prejuízos na concentração.[11]

Sintomas neuropsiquiátricos associados à infecção pelo SARS-CoV-2

Pacientes podem apresentar sintomas neurológicos previamente, durante e após a manifestação de sintomas comuns da covid.[8] **A apresentação é polimórfica e pode ocorrer em diferentes combinações.** As manifestações mais comuns são: tontura, cefaleia, mialgia, fadiga, alterações da consciência, ageusia, anosmia, crises convulsivas, alterações da memória e atenção, alterações do sono, sintomas depressivos e ansiosos.[2,6,8,9,37,39-43,77] Pode ainda ocorrer uma variedade de condições neuroimunológicas, como Guillain-Barré,[91,92] miopatia e rabdomiólise, encefalopatia, meningoencefalite, encefalomielite e mielite aguda.[8]

O *delirium* associado à covid-19 não deve ser considerado diferente do que decorre de outras causas. Transtornos psiquiátricos iniciados durante ou após a infecção também se apresentam de forma similar. Para mais detalhes, sugerimos a leitura dos capítulos relacionados a esses transtornos.

Síndrome da covid longa

A síndrome da covid longa assemelha-se ao pós-SARS crônico, já descrito em outros contextos epidêmicos, e pode ser caracterizada por um *cluster* de sintomas físicos e psicológicos que são sequelas da infecção.[47] Os sintomas são polimórficos e podem mudar ao longo do tempo.[10]

Não há consenso quanto ao tempo exato após a infecção para que o quadro seja denominado covid longa, porém os sintomas devem persistir por mais de 3 semanas.[54]

Os principais sintomas são: fadiga, prejuízos da memória e atenção, redução da velocidade de processamento cognitivo, mialgia, fraqueza, cefaleia, sono não restaurador, alterações do humor, sintomas ansiosos, além de sintomas físicos (tosse persistente, dispneia, febre e dor torácica).[10,53,54,59]

A síndrome pós-covid pode estar relacionada ao acúmulo de citocinas pró-inflamatórias que atravessam a barreira hematoencefálica.

A PICS caracteriza-se por uma combinação de sintomas cognitivos, psicológicos e físicos.

Pacientes podem apresentar sintomas neurológicos previamente, durante e após a manifestação de sintomas comuns da covid.

A síndrome da covid longa assemelha-se ao pós-SARS crônico, já descrito em outros contextos epidêmicos.

Os sintomas da covid longa são polimórficos e flutuam ao longo do tempo.

Diagnóstico diferencial

O diagnóstico diferencial é desafiador, sendo essencial a investigação minuciosa de outras causas associadas a condições médicas gerais e uso de medicações ou substâncias psicoativas (SPA) que possam culminar com a emergência dos sintomas neuropsiquiátricos.

É também essencial a avaliação dos quadros psiquiátricos conforme a apresentação dos sintomas, seguindo as mesmas orientações utilizadas em outros contextos. Para tanto, sugerimos a leitura dos capítulos específicos (transtornos do humor, transtornos ansiosos, psicoses, transtornos relacionados ao estresse).

Na síndrome da covid longa os sintomas físicos persistentes podem ser fator de risco para o desenvolvimento de transtornos ansiosos e depressivos. Por outro lado, fadiga, alterações do sono e prejuízos cognitivos são também sintomas de quadros ansiosos e depressivos.[4]

Em relação às queixas cognitivas, alguns estudos sugerem que o uso do *Montreal Cognitive Assessment* (MoCa) tem maior potencial, em comparação ao Miniexame do Estado Mental (MEEM), para a avaliação das queixas cognitivas subjetivas associadas ao pós-covid por sua maior sensibilidade na detecção de comprometimento cognitivo leve.[53]

> É essencial a investigação de condições médicas gerais e uso de medicações ou SPA que possam culminar com a emergência dos sintomas neuropsiquiátricos.

> O MoCa tem maior potencial, em comparação ao MEEM, para a avaliação das queixas cognitivas subjetivas associadas ao pós-covid.

Tratamento

Tratamento não medicamentoso

A escuta empática e o acolhimento do paciente em processo de adoecimento são duas das estratégias mais importantes em enfermarias e unidades de cuidados intensivos. É essencial que toda a equipe permita ao paciente a verbalização dos seus sentimentos, além de estimular o enfrentamento das diversas emoções que são despertadas pela hospitalização e pelo diagnóstico de uma doença.

Mobilização e fisioterapia precoces melhoram a recuperação, reduzem o tempo de ventilação e hospitalização e melhoram a funcionalidade dos pacientes.[11,93] Exercícios de baixa intensidade com escalonamento gradual auxiliam na recuperação a longo prazo.[54]

Pacientes com fadiga crônica podem se beneficiar de tratamento fisioterápico manual para auxiliar a drenagem linfática central e melhorar o tônus simpático.[19] A intervenção precoce pode aliviar os sintomas da fase aguda e evitar que se tornem consequências a longo prazo.[19]

O treinamento das equipes para o diagnóstico precoce de transtornos mentais é também essencial. Programas de *screening* de transtornos mentais em enfermarias ou unidades de cuidados intensivos auxiliam na identificação de pacientes mais vulneráveis ao sofrimento psíquico e facilitam o manejo.

Descreveremos a seguir algumas intervenções específicas que auxiliam na prevenção da PICS.

> A escuta empática e o acolhimento são duas das estratégias mais importantes em enfermarias e unidades de cuidados intensivos.

Síndrome pós-cuidados intensivos

Algumas estratégias podem ter impacto na prevenção de incapacidades funcionais a longo prazo associadas a PICS, descritas na Tabela 46.4. Alguns estudos sugerem a implantação de protocolos de prevenção que incluem técnicas e procedimentos para avaliação e manejo de analgesia, sedação, ventilação, além de mobilidade precoce e envolvimento de familiares (Tabela 46.5).

Outras intervenções que podem ajudar a prevenir a síndrome envolvem a utilização de "Diários da UTI", que podem ser feitos pelos familiares ou profissionais da Saúde durante a permanência do paciente no setor. Essa estratégia pode inclusive reduzir o risco de desenvolvimento de TEPT.[11]

Tabela 46.4 Principais estratégias a serem implementadas para a prevenção de síndrome pós-cuidados intensivos.

- Limitar o uso de sedação profunda
- Evitar uso de bloqueadores neuromusculares e corticoides
- Minimizar o risco de hipoglicemia e hipoxemia
- Manter um sono adequado do paciente
- Encorajar a mobilidade
- Acompanhamento de equipe de fisioterapia e terapia ocupacional

Adaptada de Rawal et al., 2017;[11] Colbenson et al., 2019;[94] Balas et al., 2014.[95]

Tabela 46.5 Protocolos de prevenção de síndrome pós-cuidados intensivos.

A: avaliação de vias aéreas, avaliação, prevenção e gerenciamento da dor
B: testes de ventilação, incluindo interrupções diárias da ventilação mecânica, testes de despertar e respiração espontânea
C: escolha de analgesia e sedação, coordenação do cuidado e comunicação
D: avaliação, prevenção e manejo de *delirium*
E: mobilidade e exercício precoce
F: envolvimento familiar, encaminhamentos para reabilitação funcional
G: comunicação efetiva na transferência de cuidados
H: materiais educativos

Adaptada de Rawal et al., 2017;[11] Inoue et al., 2019;[16] Kress, 2013;[96] Morandi et al., 2011.[97]

É extremamente importante que esses pacientes sejam encaminhados para seguimento multidisciplinar e acompanhados após a alta.[93]

Tratamento medicamentoso

O tratamento de quadros depressivos, ansiosos e TEPT não difere de outros contextos clínicos, devendo-se seguir as principais *guidelines* para manejo dessas situações.

Interações medicamentosas

É essencial **atentar-se ao risco de interações medicamentosas entre psicofármacos e medicações que podem ser utilizadas no manejo da covid-19**. A incidência de efeitos colaterais em decorrência de interações é baixa,[3] mas algumas medicações, como azitromicina, cloroquina, lopinavir/ritonavir e tocilizumabe têm maior risco.[98]

O uso de lopinavir/ritonavir deve ser evitado concomitantemente à quetiapina e, se o paciente já fizer uso crônico desse psicotrópico, deve-se reduzir a dose.[98] É também contraindicado o uso de midazolam concomitante ao lopinavir/ritonavir.[99]

Azitromicina e cloroquina são substâncias com risco de prolongamento de intervalo QTc e hepatotoxicidade,[99] exigindo cautela na associação com psicotrópicos com o mesmo perfil. A cloroquina, por ser metabolizada pelo CYP3A4, tem maior risco de interações com psicotrópicos inibidores ou indutores desse sistema, como fluvoxamina, carbamazepina, oxcarbazepina e modafinila.[99] Os efeitos colaterais neuropsiquiátricos são mais frequentes quando a cloroquina é combinada com inibidores do CYP3A4.[99]

Apesar de o interferon não ter interações farmacocinéticas conhecidas com psicotrópicos, deve-se ter cautela na coadministração com valproato, carbamazepina e clozapina pelo risco de supressão da medula óssea.[99] No caso do interferon, que reduz o limiar convulsivo, sugere-se cautela com psicotrópicos que também reduzam o limiar (p. ex., bupropiona e antipsicóticos).[99]

Em caso de agitação psicomotora a olanzapina é recomendada como antipsicótico de primeira linha devido à capacidade sedativa, à alta efetividade e ao menor risco de interação com medicações utilizadas no tratamento da covid-19.[98] **O uso de benzodiazepínicos deve ser evitado e, quando utilizado, o paciente deve ser monitorado quanto a saturação e nível de consciência.**[98,99]

Se as doses usuais dos psicotrópicos utilizadas pelos pacientes psiquiátricos estão dentro das janelas terapêuticas, não é recomendada mudança de dose durante a coadministração das medicações utilizadas no manejo da covid-19, porém é **recomendado monitoramento com eletrocardiograma pelo potencial cardiotóxico aditivo relacionado ao uso concomitante da maioria dos antipsicóticos e antidepressivos**.[98] Além disso, deve-se atentar ao risco de hepatotoxicidade.[99]

Tratamento dos sintomas neuropsiquiátricos

Não há evidências de que a suplementação com vitamina D e zinco melhore os sintomas da covid longa.[54] Apesar disso, **a deficiência de vitamina D pode estar associada à redução da tolerância ao exercício e à fadiga em pacientes com covid-19, podendo haver benefícios da sua suplementação**.[100] Há também discussões acerca da suplementação de vitamina C.[100] Alguns resultados promissores no tratamento da fadiga foram encontrados com uso de coenzima Q-10 e D-ribose.[56] Alguns estudos indicam melhoras no funcionamento cognitivo após tratamento combinado de N-acetilcisteína e guanfacina, porém mais pesquisas são necessárias para estabelecer sua eficácia.

O tratamento de quadros depressivos, ansiosos e TEPT não difere de outros contextos clínicos.

É essencial atentar-se ao risco de interações medicamentosas entre psicofármacos e medicações utilizadas no manejo da covid-19.

O uso de lopinavir/ritonavir deve ser evitado concomitantemente à quetiapina.

Azitromicina e cloroquina têm risco de prolongamento de intervalo QTc e hepatotoxicidade.

O uso de benzodiazepínicos deve ser evitado.

Diversos ensaios clínicos vêm sendo realizados investigando efeito de diversas medicações para mitigar os efeitos da covid longa, como o *HEAL-covid* (*HElping Alleviate the Longer-term Consequences of covid-19*), que investiga os potenciais efeitos da apixabana e atorvastatina.[100] Há ensaios investigando a eficácia de atorvastatina (*Statin TReatment for covid-19 to Optimise NeuroloGical recovERy – STRONGER*) e ômega-3 (*Feasibility Pilot Clinical Trial of Omega-3 Supplement vs Placebo for Post Covid-19 Recovery Among Health Care Workers*) em pacientes com sintomas neurológicos, ainda em fase de recrutamento.[100] A vortioxetina, um antidepressivo com efeitos pró-cognitivos, vem também sendo estudada em um ensaio clínico.[101]

Transtornos psiquiátricos desencadeados ou exacerbados pelos fatores de estresse associados à pandemia

A presença de múltiplos estressores é comum no contexto de desastres e catástrofes como inundações, furacões, guerras e pandemias. **No período pandêmico, as mudanças drásticas na rotina das pessoas, o impacto econômico, o medo e a incerteza afetaram de maneiras diferentes a população mundial.**[102] Esses estressores podem afetar a saúde mental e contribuem para o adoecimento psíquico, sendo que os transtornos relacionados ao estresse (p. ex., transtorno de estresse pós-traumático) e os depressivos são os mais comumente descritos nesses períodos.[103]

Considerando esse contexto, pressupõe-se que a saúde mental da população deteriorou no período pandêmico, mas há discussões quanto a esse tema.[103] **Alguns autores demonstraram um aumento no sofrimento psíquico na população geral, em indivíduos com transtornos mentais prévios e em profissionais da Saúde.**[102-105] Estudos que compararam as prevalências de desfechos psiquiátricos negativos entre o período pandêmico e pré-pandêmico encontraram maiores taxas no primeiro grupo.[102,106] Por outro lado, Sun et al. (2023) fizeram uma revisão sistemática de 137 estudos que compararam a saúde mental da população geral durante a pandemia com resultados pré-covid nas mesmas coortes de pacientes e demonstraram que não houve diferenças estatisticamente significativas para sintomas ansiosos e uma piora mínima de sintomas depressivos.[107]

Epidemiologia

Estudos realizados nos primeiros meses da pandemia demonstraram aumento da prevalência de sintomas psiquiátricos com prevalências de 14,6 a 43,7% para sintomas depressivos e 8,3 a 45,1% para sintomas ansiosos.[37,40,102,108-111] A prevalência relatada de quadros de estresse pós-traumático foi de 10,8 a 15,8%.[105,112,113] Como já mencionado, alguns estudos sugerem que não houve um aumento significativo nas prevalências de transtornos mentais, sendo importantes estudos a longo prazo para melhor estabelecer o impacto da pandemia na saúde mental da população geral.

Diversos fatores parecem ter contribuído para o aumento da prevalência, entre eles, a exposição a mídias sociais,[114-116] **morar sozinho**[112] **e a vivência da quarentena.**[108] Idade, fatores sociodemográficos, nível educacional e sexo apresentaram resultados conflitantes ou inconsistentes.[112,117-119]

Preocupações quanto à saúde, impulsividade e pensamentos suicidas parecem ter sido maiores em pacientes psiquiátricos.[120] Alguns estudos sugerem que a presença de quadros psiquiátricos prévios foi associada a maior frequência de sintomas depressivos, ansiosos e de transtorno do estresse pós-traumático no período pandêmico, independentemente da infecção pelo SARS-CoV-2.[117,118,120]

Outro fator a ser considerado é o impacto em familiares ou cuidadores de pacientes infectados pelo novo coronavírus. A síndrome pós-cuidados intensivos vem sendo descrita também em familiares e refere-se aos **efeitos psicológicos agudos e crônicos da doença crítica na família durante a internação ou após a alta ou morte do paciente**[11,121,122] e cerca de 30% desses familiares experienciam estresse ou outras alterações psíquicas.[11] **Os principais fatores de risco são falhas na comunicação entre equipe e família, ser responsável pela tomada de decisão em relação ao paciente, baixo nível de escolaridade e ter um ente querido que morreu ou estava perto da morte.**[11,123] Dentre esses familiares a prevalência de depressão no ano posterior à alta varia de 6 a 43,4%, e luto complicado, entre 5 e 46%.[16] Nos 6 meses após a alta a prevalência de quadros ansiosos é de 15 a 24%, e de transtorno do estresse pós-traumático, de 33 a 49%.

Etiologia

Eventos traumáticos de vida podem contribuir para o desencadeamento ou exacerbação de sintomas psiquiátricos[117,124-127] e experiências prévias de outros períodos epidêmicos sustentam o risco de aumento de sintomas psiquiátricos e suicídio nesses contextos.[128-133] **Imprevisibilidade, incerteza, gravidade da doença, isolamento social, desinformação, quarentena prolongada, medo da infecção contribuíram para aumento dos níveis de estresse e morbidade.**[117,118,134]

No contexto da ICP, pacientes com doenças crônicas são uma população mais vulnerável ao sofrimento psíquico. A comorbidade de transtornos mentais e doenças crônicas é frequente e, no período pandêmico, o medo da contaminação e a incerteza quanto à maior chance de maior gravidade e risco de morte contribuíram para acentuar esse sofrimento.[102]

Uma discussão mais ampla sobre estresse e adoecimento psíquico pode ser encontrada no Capítulo 13, *Transtornos Relacionados ao Estresse*.

Quadro clínico, diagnóstico e diagnóstico diferencial

Não são relatadas diferenças quanto ao quadro clínico, diagnóstico e tratamento dos transtornos mentais no contexto da pandemia de SARS-CoV-2, devendo o profissional apoiar-se nos principais manuais e *guidelines* disponíveis.

Tratamento

As principais estratégias de manejo estão relacionadas a psicoeducação, prevenção e diagnóstico precoce.

O interconsultor tem papel importante na redução do estigma relacionado não só em relação a sintomas psíquicos, mas também quanto à infecção. Fornecer informações corretas e atualizadas quanto ao vírus, vacinação e medidas de prevenção é essencial para reduzir o impacto das notícias falsas e da superexposição às mídias sociais. Essas medidas foram importantes no contexto da pandemia pelo SARS-CoV-2 e devem ser ressaltadas em contextos epidêmicos e situações de emergência de saúde pública.

Estratégias para melhorar o *screening* de doenças mentais são também importantes,[135,136] sendo essencial o papel do interconsultor no treinamento em saúde mental para outras equipes no hospital geral. Orientações quanto a resposta normal ao trauma e estratégias para solução de problemas são essenciais nesse período pandêmico[137] e devem fazer parte do dia a dia do interconsultor.

Ressalta-se ainda o papel do interconsultor em psiquiatria em facilitar o contato de familiares com pacientes acometidos pelo SARS-CoV-2. Perante as incertezas e as angústias que envolvem familiares e pacientes nesse contexto, promover uma comunicação efetiva e a presença de familiares durante a internação, ainda que por meios virtuais, pode reduzir o impacto na saúde mental de todos os envolvidos. **Essa orientação é também válida no contexto de outras doenças infectocontagiosas que impõem um isolamento.**

Transtornos psiquiátricos em decorrência de efeitos adversos de medicações utilizadas no tratamento da covid-19

A maioria das drogas utilizadas no tratamento da covid-19 tem efeitos neuropsiquiátricos[37] podendo induzir quadros de *delirium*, psicose e sintomas afetivos.[3] Destacamos na Tabela 46.6, a seguir, as principais medicações utilizadas e possíveis efeitos neuropsiquiátricos. Ressaltamos que as medicações foram elencadas a seguir pela frequência com que foram utilizadas no contexto da pandemia, mas não cabe ao escopo deste capítulo (e da nossa especialidade) a discussão quanto à eficácia ou à pertinência das medicações aqui citadas.

Os inibidores de protease como lopinavir/ritonavir têm baixo risco de complicações psiquiátricas, mas interagem com psicotrópicos, exigindo cautela.[3] A azitromicina também tem baixo potencial de produzir sintomas psiquiátricos, mas pode prolongar o intervalo QT, exigindo também cautela na associação com psicotrópicos.[3]

Corticosteroides podem levar a efeitos neuropsiquiátricos em um terço dos pacientes, geralmente de início agudo e rápida remissão após a interrupção. O principal fator de risco para a ocorrência desses efeitos é a dosagem utilizada – maior que 40 mg/dia de prednisolona ou equivalente.[138] A cloroquina tem menor risco, porém, se induzir sintomas psiquiátricos, estes podem continuar por várias semanas após a descontinuação por conta da meia-vida longa.[3,99] Os efeitos colaterais neuropsiquiátricos são mais frequentes quando a cloroquina é combinada com inibidores do CYP3A4.[99]

Rendesivir não demonstrou efeitos neuropsiquiátricos significativos tanto em estudos realizados no período do surto de Ebola quanto nos estudos relacionados ao seu uso para tratamento da covid-19. Cabe ressaltar que, durante a administração dessa droga, podem ocorrer sudorese, tremores e hipotensão, que podem ser confundidos com ataques de pânico,[99,138] devendo o paciente ser informado desses efeitos adversos e a equipe estar preparada para acolhê-lo.

Tabela 46.6 Efeitos neuropsiquiátricos das principais medicações utilizadas no contexto do tratamento da covid-19.

Medicação	Efeitos neuropsiquiátricos
Cloroquina e hidroxicloroquina	Convulsões, ataxia, retinopatia, sintomas extrapiramidais, psicose induzida, ansiedade, agitação, agressividade, irritabilidade, alucinações, desrealização, sintomas depressivos, *delirium*, suicidalidade, catatonia, alterações do sono, sintomas maniformes[37,138,139]
Corticoides	Agitação, labilidade do humor, ansiedade, depressão, alucinações e delírios, despersonalização, *delirium*, sintomas maniformes, insônia[37,136,138]
Azitromicina	Cefaleia, vertigem, catatonia, depressão psicótica, *delirium*, ansiedade, sonolência[99,138,140]
Lopinavir/Ritonavir	Agitação, sonhos anormais, confusão, ansiedade, parestesias e alteração do paladar[37,99]
Interferon	Anedonia, apatia, humor deprimido, fadiga, cefaleia, alterações do sono, irritabilidade, suicidalidade, déficits cognitivos[138]
Ivermectina	Agitação, alterações do sono, sintomas psicóticos[138]
Oseltamivir	Sintomas depressivos, sintomas maniformes, *delirium*, episódios de raiva, suicidalidade[138]

Adaptada de Borah et al., 2021;[37] Bilbu et al., 2020;[99] Ginsberg et al., 2006;[140] Ghasemiyeh et al., 2021;[138] Ho et al., 2020;[136] Maxwell et al., 2015.[139]

Atualizações

- Ceban et al. (2022) realizaram uma revisão sistemática da prevalência de fadiga e disfunção cognitiva em pacientes com síndrome pós-covid[58]
- Taquet et al. (2022) realizaram uma comparação entre uma coorte de pacientes infectados pelo SARS-CoV-2 e pacientes com outras infecções respiratórias. O risco de déficit cognitivo e sintomas psicóticos persiste alto após 2 anos da infecção comparada a outras doenças infecciosas respiratórias[46]
- Benítez et al. (2022) realizaram um estudo observacional prospectivo de indivíduos internados por covid-19, demonstrando pior qualidade de sono em um *follow-up* de 3 meses após a alta[60]
- Han et al. (2023) fizeram uma revisão do primeiro episódio psicótico pós-infecção pelo SARS-CoV-2[50]
- Chee et al. (2023) fizeram uma revisão sistemática dos mecanismos relacionados à síndrome da covid longa e aos potenciais tratamentos[100]
- Ley et al. (2023) abordam o risco de sequelas neurológicas em pacientes infectados pelo SARS-CoV-2 em um *follow-up* de 2 anos comparados a pacientes internados no hospital e na UTI por outros motivos.[141]

Highlights

- A covid-19 foi uma emergência de saúde pública de importância mundial que continua trazendo desafios aos indivíduos infectados, aos familiares e aos profissionais da Saúde
- As manifestações clínicas da infecção pelo SARS-CoV-2 são amplas, variando de infecções assintomáticas a quadros graves com risco à vida
- Um terço dos pacientes infectados pelo SARS-CoV-2 podem apresentar sintomas neuropsiquiátricos que, em alguns casos, podem se perpetuar por longos períodos após a infecção
- Os sintomas psiquiátricos associados ao contexto da pandemia de SARS-CoV-2 podem ser divididos em 3 grupos: sintomas psiquiátricos secundários à infecção, transtornos psiquiátricos desencadeados ou exacerbados pelos fatores de estresse associados à pandemia e transtornos psiquiátricos em decorrência de efeitos adversos de medicações utilizadas no tratamento da covid-19
- É bem estabelecida a eclosão de transtornos psiquiátricos durante e após quadros infecciosos, o que pode se relacionar a lesões causadas diretamente pelo agente infeccioso, ao estado inflamatório ou a reações imunomediadas
- Diversos estudos enfatizam o aumento na prevalência de sintomas psiquiátricos e neurológicos em pacientes infectados pelo SARS-CoV-2. Os sintomas neuropsiquiátricos associados à infecção são amplos e podem variar de cefaleia e anosmia a alterações da personalidade, prejuízo cognitivo, rebaixamento da consciência e convulsões
- Síndrome da covid longa caracteriza-se por ser uma condição pós-covid de duração mínima de 2 meses, com sintomas que podem ter persistido ou ter se desenvolvido após a recuperação da infecção, podendo ter períodos de remissão e recaída. De 10 a 20% dos pacientes desenvolvem sintomas prolongados após a infecção por SARS-CoV-2
- A prevalência de quadros depressivos em pacientes internados foi maior que as prevalências estimadas de pacientes hospitalizados realizadas previamente à pandemia. Há ainda relatos de sintomas psicóticos em pacientes sem antecedentes psiquiátricos
- Diversos estudos assinalam o surgimento de sintomas psiquiátricos em pacientes sem nenhum transtorno psiquiátrico prévio
- Fadiga é o sintoma mais comumente relatado após a covid-19 tanto em pacientes que ficaram em UTI quanto pacientes de enfermaria. *Brain fog* é descrito em 81% dos casos
- O diagnóstico diferencial é essencial para exclusão de outras causas associadas a condições médicas gerais e uso de medicações ou substâncias psicoativas que possam estar culminando com a emergência dos sintomas neuropsiquiátricos.

DURANTE O ATENDIMENTO

O que fazer

- Acolher as angústias e esclarecer as dúvidas de pacientes com covid-19 ou outras doenças infecciosas graves
- Estar atento à manifestação de sintomas psiquiátricos em pacientes pós-covid
- Investigar minuciosamente a possibilidade de condições médicas gerais ou uso de medicações que possam estar causando os sintomas
- Atentar-se a alterações de sono que podem ocorrer após a infecção pelo SARS-CoV-2
- Utilizar instrumentos de rastreio cognitivo para a avaliação de queixas cognitivas pós-covid. O MoCa tem melhor potencial quando comparado ao MEEM
- Rastreio de sintomas psiquiátricos em pacientes internados com covid-19 ou outras doenças infecciosas graves. Solicitar avaliação psiquiátrica, se necessário
- Estar atento aos efeitos neuropsiquiátricos das medicações utilizadas no tratamento da covid-19

O que não fazer

- Ignorar os medos e anseios trazidos por pacientes com covid-19 ou outras doenças infecciosas graves
- Invalidar as queixas de fadiga e prejuízo cognitivo de pacientes pós-covid
- Suspender psicofármacos de uso contínuo em pacientes com SARS-CoV-2 ou outras doenças infecciosas que necessitem de internação
- Prescrever psicofármacos sem atentar-se ao risco de interações medicamentosas
- Considerar que os sintomas psíquicos são esperados em decorrência da infecção e deixar de tratar adequadamente
- Estigmatizar o paciente com covid-19 ou outras doenças infecciosas graves
- Negligenciar o risco de neuropsiquiátricos durante e após a covid-19
- Uso indiscriminado de antipsicóticos
- Usar medicamentos indiscriminadamente sem evidências suficientes para o tratamento das queixas cognitivas pós-infecção e na covid longa

Referências bibliográficas

1. Schaefert R, Stein B, Meinlschmidt G, Roemmel N, Blanch J, Boye B et al. Covid-19-related consultation-liaison (CL) mental health services in general hospitals: a perspective from Europe and beyond. J Psychosom Res. 2023;167:111183.
2. Zawilska JB, Lagodzinski A, Berezinska M. Covid-19: from the structure and replication cycle of SARS-CoV-2 to its disease symptoms and treatment. J Physiol Pharmacol. 2021;72(4).
3. Arbelo N, Lopez-Pelayo H, Sagué M, Madero S, Pinzon-Espinosa J, Gomes-da-Costa S et al. Psychiatric Clinical profiles and parmacological interactions in covid-19 inpatients referred to a consultation liaison psychiatry unite: a cross-sectional study. Psychiatr Q. 2021;7:1-13.

4. Bottemanne H, Gouraud C, Hulot JS, Blanchard A, Ranque B, Lahlou-Laforêt K et al. Do anxiety and depression predict persistent physical symptoms after a severe covid-19 episode? A prospective study. Front Psychiatry. 2021;12:757685.

5. Deng J, Zhou F, Hou W, Silver Z, Wong CY, Chang O et al. The prevalence of depression, anxiety, and sleep disturbances in covid-19 patients: a meta-analysis. Annals of the New York Academy of Sciences. 2021;1486:90-111.

6. Rogers JP, Chesney E, Oliver D, Pollak TA, McGuire P, Fusar-Poli P et al. Psychiatric and neuropsychiatric presentations associated with severe coronavirus infections: a systematic review and meta-analysis with comparison to the covid-19 pandemic. Lancet Psychiatry. 2020;7(7):611-27.

7. Gao J, Zheng P, Jia Y, Chen H, Mao Y, Chen S et al. Mental health problems and social media exposure during covid-19 outbreak. PloS one. 2020;15(4):e0231924.

8. Keyhanian K, Umeton RP, Mohit B, Davoudi V, Hajighasemi F, Ghasemi M. SARS-CoV-2 and nervous system: from pathogenesis to clinical manifestation. J Neuroimmunol. 2020;350:577436.

9. Ahmad SJ, Feigen CM, Vazquez JP, Kobets AJ, Altschul DJ. Neurological sequelae of covid-19. J Integr Neurosci. 2022;21(3):77.

10. World Health Organization. Coronavirus disease (covid-19): Post covid-19 condition. Disponível em: https://www.who.int/news-room/questions-and-answers/item/coronavirus-disease-(covid-19)-post-covid-19-condition.

11. Rawal G, Yadav S, Kumar R. Post-intensive care syndrome: an overview. J Transl Int Med. 2017;5:90-2.

12. Needham DM, Dinglas VD, Morris PE, Jackson JC, Hough CL, Mendez-Tellez PA et al. Physical and cognitive performance of patients with acute lung injury 1 year after initial trophic versus full enteral feeding. EDEN trial follow-up. Am J Respir Crit Care Med. 2013;188:567-76.

13. Pandharipande PP, Girard TD, Jackson JC, Morandi A, Thompson JL, Pun BT et al. Long-term cognitive impairment after critical illness. N Engl J Med. 2013;369:1306-16.

14. Davydow DS, Zatzick D, Hough CL, Katon WJ. In-hospital acute stress symptoms are associated with impairment in cognition 1 year after intensive care unit admission. Ann Am Thorac Soc. 2013;10:450-7.

15. Robinson CC, Rosa RG, Kochhann R, Schneider D, Sganzerla D, Dietrich C. Qualidade de vida pós-unidades de terapia intensiva: protocolo de estudo de coorte de multicêntrico para avaliação de desfechos em longo prazo em sobreviventes de internação em unidades de terapia intensiva brasileiras. Rev Bras Ter Intensiva. 2018;30(4):405-13.

16. Inoue S, Hatakeyama J, Kondo Y, Hifumi T, Sakuramoto H, Kawasaki T et al. Post-intensive care syndrome: its pathophysiology, prevention, and future directions. Acute Med Surg. 2019 Apr 25;6(3):233-46.

17. Stam HJ, Stucki G, Bickenbach J. European Academy of Rehabilitation Medicine. Covid-19 and post intensive care syndrome: a call for action. J Rehabil Med. 2020;52(4):jrm00044.

18. Griffiths J, Hatch RA, Bishop J, Morgan K, Jenkinson C, Cuthbertson BH et al. An exploration of social and economic outcome and associated health-related quality of life after critical illness in general intensive care unit survivors: a 21-month follow-up study. Crit Care. 2013;17:R100.

19. Perrin R, Riste L, Hann M, Walther A, Mukherjee A, Heald A. Into the looking glass: post-viral syndrome post covid-19. Med Hypotheses. 2020;144:110055.

20. Hopkins RO, Weaver LK, Collingridge D, Parkinson RB, Chan KJ, Orme JF Jr. Two-year cognitive, emotional, and quality-of-life outcomes in acute respiratory distress syndrome. Am J Respir Crit Care Med. 2005;171:340-7.

21. Wunsch H, Christiansen CF, Johansen MB, Olsen M, Ali N, Angus DC et al. Psychiatric diagnoses and psychoactive medication use among nonsurgical critically ill patients receiving mechanical ventilation. JAMA. 2014;311:1133-42.

22. Iwashyna TJ, Ely EW, Smith DM, Langa KM. Long-term cognitive impairment and functional disability among survivors of severe sepsis. JAMA. 2010;304:1787-94.

23. Mikkelsen ME, Christie JD, Lanken PN, Biester RC, Thompson BT, Bellamy SL et al. The adult respiratory distress syndrome cognitive outcomes study: long-term neuropsychological function in survivors of acute lung injury. Am J Respir Crit Care Med. 2012;185:1307-15.

24. Fan E, Dowdy DW, Colantuoni E, Mendez-Tellez PA, Sevransky JE, Shanholtz C et al. Physical complications in acute lung injury survivors: a two-year longitudinal prospective study. Crit Care Med. 2014;42:849-59.

25. Needham DM, Wozniak AW, Hough CL, Morris PE, Dinglas VD, Jackson JC et al. Risk factors for physical impairment after acute lung injury in a National, Multicenter Study. Am J Respir Crit Care Med. 2014;189:1214-24.

26. Uversky VN, Elrashdy F, Aljadawi A, Ali SM, Khan RH, Redwan EM. Severe acute respiratory syndrome coronavirus 2 infection reaches the human nervous system: How? J Neurosci Res. 2021;99(3):750-77.

27. De Felice FG, Tovar-Moll F, Moll J, Munoz DP, Ferreira ST. Severe acute respiratory syndrome coronavirus 2 (SARS-CoV-2) and the central nervous system. Trends in Neurosciences. 2020;43(6):355-7.

28. Mao L, Jin H, Wang M, Hu YU, Chen S, He Q et al. Neurologic manifestations of hospitalized patients with coronavirus disease 2019 in Wuhan, China. JAMA Neurology. 2020;77(6):683.

29. Solomon IH, Normandin E, Bhattacharyya S, Mukerji SS, Keller K, Ali AS et al. Neuropathological features of covid-19. New England Journal of Medicine. 2020;383(10):989-92.

30. Ahmad I, Rathore FA. Neurological manifestations and complications of covid-19: a literature review. Journal of Clinical Neuroscience. 2020;77:8-12.

31. Asadi-Pooya AA, Simani L. Central nervous system manifestations of covid-19: a systematic review. Journal of the Neurological Sciences. 2020;413:116832.

32. Conde Cardona G, Quintana Pajaro LD, Quintero Marzola ID, Ramos Villegas Y, Moscote Salazar LR. Neurotropism of SARS-CoV 2: mechanisms and manifestations. Journal of the Neurological Sciences. 2020;412:116824.

33. Lai CC, Ko WC, Lee PI, Jean SS, Hsueh PR. Extra-respiratory manifestations of covid-19. International Journal of Antimicrobial Agents. 2020;56(2):106024.

34. Vonck K, Garrez I, De Herdt V, Hemelsoet D, Laureys G, Raedt R et al. Neurological manifestations and neuro-invasive mechanisms of the severe acute respiratory syndrome coronavirus type 2. European Journal of Neurology. 2020;27(8):1578-87.

35. Penninx BWJH, Benros ME, Klein RS, Vinkers CH. How covid-19 shaped mental health: from infection to pandemic effects. Nat Med. 2022;28(10):2027-37.

36. Garcez FB, Aliberti MJR, Poco PCE et al. Delirium and adverse outcomes in hospitalized patients with covid-19. J Am Geriatr Soc. 2020;68(11):2440-6.

37. Borah P, Deb PK, Chandrasekaran B, Goyal M, Bansal M Hussain S et al. Neurological consequences of SARS-CoV-2 infection and concurrence of treatment-induced neuropsychiatric adverse events in covid-19 patients: navigating the uncharted. Front Mol Biosci. 2021;8:627723.

38. O'Leary KB, Keenmon C. New-onset psychosis in the context of covid-19 infection: an illustrative case and literature review. J Acad Consult Liaison Psychiatry. 2023;64(4):383-91.

39. Halpin SJ, McIvor C, Whyatt G et al. Postdischarge symptoms and rehabilitation needs in survivors of covid-19 infection: a cross-sectional evaluation. J Med Virol. 2021;93:1013-22.

40. Wang D, Hu B, Hu C, Zhu F, Liu X, Zhang J et al. Clinical characteristics of 138 hospitalized patients with 2019 novel coronavirus-infected pneumonia in Wuhan, China. JAMA. 2020;323(11):1061-9. Erratum in: JAMA. 2021;325(11):1113.

41. Li Z, Zhang Z, Zhang Z, Wang Z, Li H. Cognitive impairment after long covid-19: current evidence and perspectives. Front Neurol. 2023;14:1239182.

42. Lechien JR, Chiesa-Estomba CM, De Siati DR, Horoi M, Le Bon SD, Rodriguez A et al. Olfactory and gustatory dysfunctions as a clinical presentation of mild-to-moderate forms of the coronavirus disease (covid-19): a multicenter european study. Eur Arch Otorhinolaryngol. 2020;277:2251-61.

43. Beltrán-Corbellini Á, Chico-García JL, Martínez-Poles J, Rodríguez-Jorge F, Natera-Villalba E, Gómez-Corral J et al. Acute-onset smell and taste disorders in the context of covid-19: a pilot multicentre polymerase chain reaction based case-control study. Eur J Neurol. 2020;27(9):1738-41.

44. Taquet M, Luciano S, Geddes JR, Harrison PJ. Bidirectional associations between covid-19 and psychiatric disorder: retrospective cohort studies of 62 354 covid-19 cases in the USA. Lancet Psychiatry. 2021;8:130-40.

45. Xie Y, Xu E, Al-Aly Z. Risks of mental health outcomes in people with covid-19: cohort study. BMJ. 2022;376:e068993.

46. Taquet M, Sillett R, Zhu L, Mendel J, Camplisson I, Dercon Q et al. Neurological and psychiatric risk trajectories after SARS-CoV-2 infection: an analysis of 2-year retrospective cohort studies including 1 284 437 patients. Lancet Psychiatry. 2022;9(10):815-27.

47. Chow CM, Schleyer W, DeLisi LE. The prevalence of psychiatric symptoms and their correlates as part of the long-covid syndrome. Psychiatry Res. 2023;323:115166.

48. DeLisi LE. A commentary revisiting the viral hypothesis of schizophrenia: onset of a schizophreniform disorder subsequent to SARS CoV-2 infection. Psychiatry Research. 2021;295(113573):113573.

49. Parker C, Slan A, Shalev D, Critchfield A. Abrupt late-onset psychosis as a presentation of Coronavirus 2019 disease (covid-19): a longitudinal case report. Journal of Psychiatric Practice. 2021;27(2):131-6.

50. Han J, Pontikes TK, Zabinski J, Gilbert C, Hicks C, Fayez R et al. First-onset psychosis after covid-19 infection: a systematic review of the literature. J Acad Consult Liaison Psychiatry. 2023;S2667-2960(23)00107-6.

51. Ahmed H, Patel K, Greenwood DC et al. Long-term clinical outcomes in survivors of severe acute respiratory syndrome (SARS) and middle east respiratory syndrome coronavirus (MERS) outbreaks after hospitalisation or ICU admission: a systematic review and meta-analysis. J Rehabil Med. 2020;52:00063.

52. Wade D, Hardy R, Howell D, Mythen M. Identifying clinical and acute psychological risk factors for PTSD after critical care: a systematic review. Minerva Anestesiol. 2013;79(8):944-63.

53. Kubota T, Kuroda N, Sone D. Neuropsychiatric aspects of long covid: a comprehensive review. Psychiatry Clin Neurosci. 2023;77(2):84-93.

54. Mendelson M, Nel J, Blumberg L, Madhi SA, Dryden M, Stevens W et al. Long-covid: an evolving problem with an extensive impact. S Afr Med J. 2020,23;111(1):10-12.

55. Fernandez-de-las-Peñas C, Gomez-Mayordomo V, De-la-Llave-Rincon AI et al. Anxiety, depression and poor sleep quality as long-term post-covid sequelae in previously hospitalized patients: a multicenter study. J Infect. 2021;83:504-6.

56. Davis HE, McCorkell L, Vogel JM, Topol EJ. Long covid: major findings, mechanisms and recommendations. Nat Rev Microbiol. 2023;21(3):133-46. Erratum in: Nat Rev Microbiol. 2023;21(6):408.

57. Izquierdo MR, Jesús A, Ramos L et al. Long covid 12 months after discharge: persistent symptoms in patients hospitalised due to covid-19 and patients hospitalised due to other causes – a multicentre cohort study. BMC Med. 2022;20:1-10.

58. Ceban F, Ling S, Lui LMW, Lee Y, Gill H, Teopiz KM et al. Fatigue and cognitive impairment in Post-covid-19 syndrome: a systematic review and meta-analysis. Brain Behav Immun. 2022;101:93-135.

59. Efstathiou V, Stefanou M-I, Demetriou M, Siafakas N, Makris M, Tsivgoulis G et al. Long covid and neuropsychiatric manifestations (review). Experimental and Therapeutic Medicine. 2022;23(5):363.

60. Benítez ID, Moncusí-Moix A, Vaca R, Gort-Paniello C, Minguez O, Santisteve S et al. Sleep and circadian health of critical covid-19 survivors 3 months after hospital discharge. Crit Care Med. 2022;50(6):945-54.

61. Desforges M, Le Coupanec A, Dubeau P, Bourgouin A, Lajoie L, Dubé M et al. Human coronaviruses and other respiratory viruses: underestimated opportunistic pathogens of the central nervous system? Viruses. 2019;12(1):14.

62. Mehta P, McAuley DF, Brown M, Sanchez E, Tattersall RS, Manson JJ et al. Across speciality collaboration UK. Covid-19: consider cytokine storm syndromes and immunosuppression. Lancet. 2020;395(10229):1033-4.

63. Effendy E, Mardhiyah SA. Covid-19 survivors: the link between C-reactive protein and psychopathologies. IJID Reg. 2023;8(Suppl):S27-S30.

64. Bergmann CC, Lane TE, Stohlman SA. Coronavirus infection of the central nervous system: host-virus stand-off. Nature Reviews Microbiology. 2006;4(2):121-32.

65. Natoli S, Oliveira V, Calabresi P, Maia LF, Pisani A. Does sars-cov-2 invade the brain? Translational lessons from animal models. European Journal of Neurology. 2020;27(9):1764-73.

66. Perlman S, Dandekar AA. Immunopathogenesis of coronavirus infections: Implications for SARS. Nature Reviews Immunology. 2005;5(12):917-27.

67. Cavagna L, Ferro F, Zanframundo G, La Rocca G, Puxeddu I. Idiopathic inflammatory myopathies and covid-19: an intriguing liaison? Clin Exp Rheumatol. 2023;41(2):217-20.

68. Wu Y, Xu X, Chen Z, Duan J, Hashimoto K, Yang L et al. Nervous system involvement after infection with covid-19 and other coronaviruses. Brain, Behavior, and Immunity. 2020;87:18-22.

69. Zadeh FH, Wilson DR, Agrawal DK. Long covid: complications, underlying mechanisms, and treatment strategies. Arch Microbiol Immunol. 2023;7(2):36-61.

70. Moriguchi T, Harii N, Goto J, Harada D, Sugawara H, Takamino J et al. A first case of meningitis/encephalitis associated with SARS-Coronavirus-2. International Journal of Infectious Diseases. 2020;94:55-8.

71. Paniz-Mondolfi A, Bryce C, Grimes Z, Gordon RE, Reidy J, Lednicky J et al. Central nervous system involvement by severe acute respiratory syndrome coronavirus-2 (SARS-CoV-2). Journal of Medical Virology. 2020;92(7):699-702.

72. Chu H, Chan JFW, Yuen TTT, Shuai H, Yuan S, Wang Y et al. Comparative tropism, replication kinetics, and cell damage profiling of SARS-CoV-2 and sars-cov with implications for clinical manifestations, transmissibility, and laboratory studies of covid-19: an observational study. The Lancet Microbe. 2020;1(1):e14-e23.

73. Afrin LB, Weinstock LB, Molderings GJ. Covid-19 hyperinflammation and post-covid-19 illness may be rooted in mast cell activation syndrome. Int J Infect Dis. 2020;100:327-32.

74. Mangalmurti N, Hunter CA. Cytokine storms: understanding covid-19. Immunity. 2020;53(1):19-25.

75. Theoharides TC. Covid-19, pulmonary mast cells, cytokine storms, and beneficial actions of luteolin. Biofactors. 2020;46(3):306-8.

76. Gracia-Ramos AE, Martin-Nares E, Hernández-Molina G. New onset of autoimmune diseases following covid-19 diagnosis. Cells. 2021;10(12):3592.

77. Lechien JR, Hervochon R, Hans S. Post-covid-19 kawasaki-like syndrome. Ear Nose Throat J. 2021;014556132110060.

78. Wang Y, Wang Y, Chen Y, Qin Q. Unique epidemiological and clinical features of the emerging 2019 novel coronavirus pneumonia (covid-19) implicate special control measures. J Med Virol. 2020;92(6):568-76.

79. Troyer E, Kohn JN, Hong S. Are we facing a crashing wave of neuropsychiatric sequelae of covid-19? Neuropsychiatric symptoms and potential immunologic mechanisms. Brain Behav Immun. 2020;87:34-9.

80. Cothran TP, Kellman S, Singh S, Beck JS, Powell KJ, Bolton CJ et al. A brewing storm: the neuropsychological sequelae of hyperinflammation due to covid-19. Brain Behav Immun. 2020;88:957-8.

81. Serrano-Castro PJ, Estivill-Torrús G, Cabezudo-García P, Reyes-Bueno JA, Ciano Petersen N, Aguilar-Castillo MJ et al. Impact of SARS-CoV-2 infection on neurodegenerative and neuropsychiatric diseases: a delayed pandemic? Neurologia (Engl Ed). 2020;35(4):245-51.

82. Hays P. Clinical sequelae of the novel coronavirus: does covid-19 infection predispose patients to cancer? Future Oncol. 2020;16(20):1463-74.

83. Kempuraj D, Selvakumar GP, Ahmed ME. Covid-19, mast cells, cytokine storm, psychological stress, and neuroinflammation. Neuroscientist. 2020;26(5-6):402-14.

84. Valent P, Akin C, Bonadonna P. Risk and management of patients with mastocytosis and MCAS in the SARS-CoV-2 (covid-19) pandemic: expert opinions. J Allergy Clin Immunol. 2020;146(2):300-6.

85. Ramos L, Peña G, Cai B, Deitch EA, Ulloa L. Mast cell stabilization improves survival by preventing apoptosis in sepsis. J Immunol. 2010;185(1):709-16.

86. Afrin LB, Pöhlau D, Raithel M. Mast cell activation disease: an underappreciated cause of neurologic and psychiatric symptoms and diseases. Brain Behav Immun. 2015;50:314-21.

87. Romero-Sánchez CM, Díaz-Maroto I, Fernández-Díaz E. Neurologic manifestations in hospitalized patients with covid-19: the ALBA-COVID registry. Neurology. 2020;95(8):e1060-70.

88. Carruthers BM, van de Sande MI, De Meirleir KL et al. Myalgic encephalomyelitis: international consensus criteria. J Intern Med. 2011;270:327-38.

89. Holmes TH, Anderson JN et al. Cytokine signature associated with disease severity in chronic fatigue syndrome patients. Proc Natl Acad Sci. 2017;114:E7150-8.

90. Fletcher SN, Kennedy DD, Ghosh IR, Misra VP, Kiff K, Coakley JH et al. Persistent neuromuscular and neurophysiologic abnormalities in long-term survivors of prolonged critical illness. Crit Care Med. 2003;31:1012-6.

91. Sedaghat Z, Karimi N. Guillain Barre syndrome associated with covid-19 infection: A case report. J. Clin. Neurosci. 2020;76:233-5.

92. Toscano G, Palmerini F, Ravaglia S, Ruiz L, Invernizzi P, Cuzzoni MG. Guillain-Barré syndrome associated with SARS-CoV-2. N Engl J. Med. 2020;382(26):2574-6.

93. Mehlhorn J, Freytag A, Schmidt K, Brunkhorst FM, Graf J, Troitzsch U et al. Rehabilitation interventions for post-intensive care syndrome: a systematic review. Crit Care Med. 2014;42:1263-71.

94. Colbenson GA, Johnson A, Wilson ME. Post-intensive care syndrome: impact, prevention, and management. Breathe (Sheff). 2019;15:98-101.

95. Balas MC, Vasilevskis EE, Olsen KM, Schmid KK, Shostrom V, Cohen MZ et al. Effectiveness and safety of the awakening and breathing coordination, delirium monitoring/management, and early exercise/mobility (ABCDE) bundle. Crit Care Med. 2014;42:1024-36.

96. Kress JP. Sedation and mobility: changing the paradigm. Crit Care Clin. 2013;29:67-75.

97. Morandi A, Brummel NE, Ely EW. Sedation, delirium and mechanical ventilation: the 'ABCDE' approach. Curr Opin Crit Care. 2011;17:43-9.

98. Anmella G, Arbelo N, Fico G, Murru A, Llach CD, Madero S et al. Real-world clinical recommendations from an expert team in consultation-liaison psychiatry. Journal of affective disorders. 2020;274:1062-7.

99. Bilbul M, Paparone P, Kim AM, Mutalik S, Ernst CL. Psychopharmacology of covid-19. Psychosomatics. 2020;61(5):411-27.

100. Chee YJ, Fan BE, Young BE, Dalan R, Lye DC. Clinical trials on the pharmacological treatment of long covid: a systematic review. J Med Virol. 2023;95(1):e28289.

101. Fesharaki Zadeh A, Arnsten AFT, Wang M. Scientific rationale for the treatment of cognitive deficits from long covid. Neurol Int. 2023;15(2):725-42.

102. Xiong J, Lipsitz O, Nasri F, Lui LMW, Gill H, Phan L et al. Impact of covid-19 pandemic on mental health in the general population: A systematic review. J Affect Disord. 2020;277:55-64.

103. Goldstein Ferber S, Shoval G, Weller A, Zalsman G. Not one thing at a time: When concomitant multiple stressors produce a transdiagnostic clinical picture. World J Psychiatry. 2023;13(7):402-8.

104. Hao F, Tan W, Jiang L, Zhang L, Zhao X, Zou Y et al. Do psychiatric patients experience more psychiatric symptoms during covid-19 pandemic and lockdown? A case-control study with service and research implications for immunopsychiatry. Brain Behav Immun. 2020;87:100-6.

105. Tan W, Hao F, McIntyre RS, Jiang L, Jiang X, Zhang L et al. Is returning to work during the covid-19 pandemic stressful? A study on immediate mental health status and psychoneuroimmunity prevention measures of Chinese workforce. Brain, behavior, and immunity. 2020;87:84-92.

106. Hawes MT, Szenczy AK, Klein DN, Hajcak G, Nelson BD. Increases in depression and anxiety symptoms in adolescents and young adults during the covid-19 pandemic. Psychol Med. 2022;52(14):3222-30.

107. Sun Y, Wu Y, Fan S, Dal Santo T, Li L, Jiang X et al. Comparison of mental health symptoms before and during the covid-19 pandemic: evidence from a systematic review and meta-analysis of 134 cohorts. BMJ. 2023;380:e074224.

108. Lei L, Huang X, Zhang S, Yang J, Yang L, Xu M. Comparison of prevalence and associated factors of anxiety and depression among people affected by versus people unaffected by quarantine during the covid-19 epidemic in Southwestern China. Medical Science Monitor: International Medical Journal of Experimental and Clinical Research. 2020;26:e924609.

109. Zhou SJ, Zhang LG, Wang LL, Guo Z, Wang JQ, Chen JC et al. Prevalence and socio-demographic correlates of psychological health problems in Chinese adolescents during the outbreak of covid-19. Eur Child Adolesc Psychiatry. 2020;29(6):749-58.

110. Özdin S, Bayrak Özdin Ş. Levels and predictors of anxiety, depression and health anxiety during covid-19 pandemic in Turkish society: the importance of gender. The International Journal of Social Psychiatry. 2020;66(5):504-11.

111. Pappa S, Ntella V, Giannakas T, Giannakoulis VG, Papoutsi E, Katsaounou P. Prevalence of depression, anxiety, and insomnia among healthcare workers during the covid-19 pandemic: a systematic review and meta-analysis. Brain, behavior, and immunity. 2020;88:901-7.

112. Vindegaard N, Benros ME. Covid-19 pandemic and mental health consequences: systematic review of the current evidence. Brain Behav Immun. [internet]. 2020. [acesso em 9 de agosto de 2020]. Epub ahead of print. Disponível em: https://www.ncbi.nlm.nih.gov/pmc/articles/PMC7260522/.

113. González-Sanguino C, Ausín B, Castellanos MÁ, Saiz J, López-Gómez A, Ugidos C et al. Mental health consequences during the initial stage of the 2020 Coronavirus pandemic (covid-19) in Spain. Brain, behavior, and immunity. 2020;87:172-6.

114. Gao J. Mental health problems and social media exposure during covid-19 outbreak. PLoS One. 2020;15.

115. Ni MY, Yang L, Leung CMC et al. Mental health, risk factors, and social media use during the covid-19 epidemic and cordon sanitaire among the community and health professionals in Wuhan, China: Cross-Sectional Survey. JMIR Ment Heal. 2020;7(5):e19009.

116. Huang Y, Zhao N. Chinese mental health burden during the covid-19 pandemic. Asian J Psychiatr. 2020;51.

117. Hossain MM, Tasnim S, Sultana A, Faizah F, Mazumder H, Zou L et al. Epidemiology of mental health problems in covid-19: a review. F1000Res. 2020;23(9):636.

118. Tasnim S, Hossain MM, Mazumder H. Impact of rumors and misinformation on covid-19 in social media. J Prev Med Public Health. 2020;53(3):171-4.

119. Guo WP, Min Q, Gu WW, Yu L, Xiao X, Yi WB et al. Prevalence of mental health problems in frontline healthcare workers after the first outbreak of covid-19 in China: a cross-sectional study. Health Qual Life Outcomes. 2021;19(1):103.

120. Hao F, Tan W, Jiang L, Zhang L, Zhao X, Zou Y et al. Do psychiatric patients experience more psychiatric symptoms during covid-19 pandemic and lockdown? A case-control study with service and research implications for immunopsychiatry. Brain Behav Immun. 2020;87:100-6.

121. Davidson JE, Jones C, Bienvenu OJ. Family response to critical illness: postintensive care syndrome-family. Critical care med. 2012;40:618-24.

122. Schimidt M, Azoulay E. Having a loved one in the ICU: the forgotten family. Curr Opin Crit Care. 2012;18:540-7.

123. Gries CJ, Engelberg RA, Kross EK, Zatzick D, Nielsen EL, Downey L et al. Predictors of symptoms of posttraumatic stress and depression in family members after patient death in the ICU. Chest. 2010;137:280-7.

124. Overstreet C, Berenz EC, Kendler KS, Dick DM, Amstadter AB. Predictors and mental health outcomes of potentially traumatic event exposure. Psychiatry Res. 2017;247:296-304.

125. Thoits PA. Stress and health: major findings and policy implications. J Health Soc Behav. 2010;51(Suppl):S41-53.

126. Chaves C, Castellanos T, Abrams M, Vazquez C. The impact of economic recessions on depression and individual and social well-being: the case of Spain (2006-2013). Soc Psychiatry Psychiatr Epidemiol. 2018;53(9):977-86.

127. Wang C, Pan R, Wan X et al. Immediate psychological responses and associated factors during the initial stage of the 2019 coronavirus disease (covid-19) epidemic among the general population in China. Int J Environ Res Public Health. 2020;17(5):1729.

128. Tansey CM, Louie M, Loeb M et al. One-Year Outcomes and health care utilization in survivors of severe acute respiratory syndrome. Arch Intern Med. 2007;167(12):1312-20.

129. Kim YG, Moon H, Kim SY, Lee YH, Jeong DW, Kim K et al. Inevitable isolation and the change of stress markers in hemodialysis patients during the 2015 MERS-CoV outbreak in Korea. Scientific Reports. 2016;9:5676.

130. Reynolds DL, Garay JR, Deadmond SL, Moran MK, Gold W, Styra R. Understanding, compliance and psychological impact of the SARS quarantine experience. Epidemiol Infect. [internet]. 2008;136(7):997-1007. Disponível em: https://www.ncbi.nlm.nih.gov/pmc/articles/PMC2870884/. Acesso em 10 mai. 2021.

131. Kang L, Li Y, Hu S, Chen M, Yang C, Yang B. The mental health of medical workers in Wuhan, China dealing with the 2019 novel coronavirus. The Lancet Psychiatry. 2020;7:E14.

132. Jones NM, Thompson RR, Dunkel Schetter C, Silver RC. Distress and rumor exposure on social media during a campus lockdown. Proceedings of the National Academy of Sciences of the United States of America. 2017;114:11663-8.

133. Torales J, O'Higgins M, Castaldelli-Maia JM, Ventriglio A. The outbreak of COVID-19 coronavirus and its impact on global mental health. Int J Soc Psychiatry. 2020;66(4):317-20.

134. Zandifar A, Badrfam R. Iranian mental health during the covid-19 epidemic. Asian Journal of Psychiatry. [internet]. 2020;51:101990. Disponível em: https://www.ncbi.nlm.nih.gov/pmc/articles/PMC7128485/. Acesso em: 10 mai. 2021.

135. Xiong J, Lipsitz O, Nasri F, Lui LMW, Gill H, Phan L et al. Impact of covid-19 pandemic on mental health in the general population: A systematic review. J Affect Disord. 2020;277:55-64.

136. Ho CS, Chee CY, Ho RC. Mental health strategies to combat the psychological impact of covid-19 beyond paranoia and panic. Ann Acad Med Singapore. [internet]. 2020;49:1-3. Disponível em: http://www.anmm.org.mx/descargas/Ann-Acad-Med-Singapore.pdf. Acesso em: 10 mai. 2021.

137. Banerjee D, Viswanath B. Neuropsychiatric manifestations of covid-19 and possible pathogenic mechanisms: Insights from other coronaviruses. Asian J Psychiatr. 2020;54:102350.

138. Ghasemiyeh P, Mortazavi N, Karimzadeh I, Vazin A, Mahmoudi L, Moghimi-Sarani E et al. Psychiatric adverse drug reactions and potential anti-covid-19 drug interactions with psychotropic medications. Iran J Pharm Res. 2021;20(3):66-77.

139. Maxwell NM, Nevin RL, Stahl S, Block J, Shugarts S, Wu AHB et al. Prolonged neuropsychiatric effects following management of chloroquine intoxication with psychotropic polypharmacy. Clin Case Rep. 2015;3:379-87.

140. Ginsberg DL. Azithromycin-induced psychotic depression and catatonia. Prim Psychiatry. 2006;13:22-6.

141. Ley H, Skorniewska Z, Harrison PJ, Taquet M. Risks of neurological and psychiatric sequelae 2 years after hospitalisation or intensive care admission with covid-19 compared to admissions for other causes. Brain Behav Immun. 2023;112:85-95.

Bibliografia

Agostini F, Mangone M, Ruiu P, Paolucci T, Santilli V, Bernetti A. Rehabilitation setting during and after covid-19: an overview on recommendations. J Rehabil Med. 2021;53(1):jrm00141.

Ashton JR. Public mental health and the covid-19 pandemic. Ir J Psychol Med. 2023;40(1):9-12.

Barker-Davies RM, O'Sullivan O, Senaratne KPP, Baker P, Cranley M, Dharm-Datta S et al. The Stanford Hall consensus statement for post-covid-19 rehabilitation. Br J Sports Med. 2020;54(16):949-59.

Bjerre Real C, Dhawan V, Sharma M, Seier K, Tan KS, Matsoukas K et al. Delirium in critically ill cancer patients with covid-19. J Acad Consult Liaison Psychiatry. 2022;63(6):539-47.

Carfì A, Bernabei R, Landi F, Gemelli A. Covid-19 Post-Acute Care Study Group. Persistent symptoms in patients after acute covid-19 [published online ahead of print July 9, 2020]. JAMA. 2020:e2012603.

Fico G, Isayeva U, De Prisco M, Oliva V, Solè B, Montejo L et al. Psychotropic drug repurposing for covid-19: a systematic review and meta-analysis. Eur Neuropsychopharmacol. 2023;66:30-44.

Hjorthøj C, Madsen T. Mental health and the covid-19 pandemic. BMJ. 2023;380:435.

Ho P, Taylor L, Chang A, Johns K, Sikic-Klisovic E, Hyman J et al. Proactive use of QI methodology in consultation-liaison psychiatry to support the opening of a new covid+ behavioral health inpatient unit during the omicron surge. Gen Hosp Psychiatry. 2023;81:43-5.

Horn M, Fovet T, Vaiva G, D'Hondt F, Amad A. Somatic symptom disorders and long covid: a critical but overlooked topic. Gen Hosp Psychiatry. 2021;72:149-50.

Otani K, Miura A, Miyai H, Fukushima H, Matsuishi K. Characteristics of covid-19 delirium intervened by a psychiatric liaison team in the first 2 years of the covid-19 pandemic in Japan. Psychiatry Clin Neurosci. 2022;76(11):599-600.

Pierce M, Hope H, Ford T, Hatch S, Hotopf M, John A et al. Mental health before and during the covid-19 pandemic: a longitudinal probability sample survey of the UK population. Lancet Psychiatry. 2020;7:883-92.

Premraj L, Kannapadi NV, Briggs J, Seal SM, Battaglini D, Fanning J et al. Mid and long-term neurological and neuropsychiatric manifestations of post-covid-19 syndrome: a meta-analysis. J Neurol Sci. 2022;434:120162.

Raymond V, Aïtout C, Ducos G, Coullomb A, Ferré F, Vardon-Bounes F et al. Effectiveness of psychiatric support for PTSD among a cohort of relatives of patients hospitalized in an intensive care unit during the French covid-19 lockdown-The OLAF (Opération Liaison et Aide aux Familles): a quasi-randomized clinical trial. Gen Hosp Psychiatry. 2023;84:266-7.

Salanti G, Peter N, Tonia T, Holloway A, White IR, Darwish L et al. MHCOVID crowd investigators. The impact of the covid-19 pandemic and associated control measures on the mental health of the general population: a systematic review and dose-response meta-analysis. Ann Intern Med. 2022;175(11):1560-71.

Sancak B, Ozer Agirbas U, Kilic C. Long covid and Its psychiatric aspects. J Acad Consult Liaison Psychiatry. 2021;62(4):480-1.

Saqib K, Qureshi AS, Butt ZA. Covid-19, mental health, and chronic illnesses: a syndemic perspective. Int J Environ Res Public Health. 2023;20(4):3262.

Scheiner NS, Smith AK, Wohlleber M, Malone C, Schwartz AC. Covid-19 and catatonia: a case series and systematic review of existing literature. J Acad Consult Liaison Psychiatry. 2021;62(6):645-56. Erratum in: J Acad Consult Liaison Psychiatry. 2023;64(5):488.

Zawilska JB, Kuczyńska K. Psychiatric and neurological complications of long covid. J Psychiatr Res. 2022;156:349-60.

Zhu C, Zhang T, Li Q, Chen X, Wang K. Depression and anxiety during the covid-19 pandemic: epidemiology, mechanism, and treatment. Neurosci Bull. 2023;39(4):675-84.

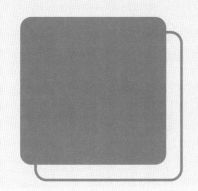

A Vida de um Interconsultor

PARTE 6

47   Saúde Mental e os Profissionais da Saúde, *615*

48   Aspectos Éticos e Legais na Interconsulta, *629*

Saúde Mental e os Profissionais da Saúde

Ana Carolina Gonçalves Olmos • Ana Ritas Dias Resende Nosralla •
Giovana Fiod da Grela • Samuel Servinhani Fernandes

Introdução

O **mundo do trabalho sofreu, nas últimas décadas, transformações advindas do desenvolvimento tecnológico e sociocultural**. A busca pela produtividade exige maior responsabilidade e excelência no desempenho das funções, além de novas competências, habilidades e atitudes do trabalhador. As inovações tecnológicas no ambiente laboral e as exigências decorrentes são percebidas como condições que alteram o processo de trabalho.[1]

As **profissões da Saúde no Brasil vêm passando por importantes mudanças**. Dados comparativos entre as décadas de 1900 e 1990 demonstram alterações significativas (Tabela 47.1).

De acordo com a Associação Médica Brasileira (AMB) e o Conselho Federal de Enfermagem (Cofen), o **número de médicos e profissionais de enfermagem continua em crescimento, porém persistem desigualdades de distribuição e problemas na assistência**. Foi realizado um levantamento da demografia médica no Brasil, evidenciando um crescimento inédito da força de trabalho impulsionado pela abertura de novas escolas e pela expansão de vagas em cursos de medicina.[3] Na Tabela 47.2 podemos visualizar os principais resultados desse estudo.

Em relação à equipe de enfermagem, segundo a Pesquisa do Perfil da Enfermagem no Brasil – Fiocruz/Cofen –, a equipe brasileira é majoritariamente constituída de técnicos e auxiliares de enfermagem. Assim como entre os médicos, também há uma desigualdade na

> O mundo do trabalho sofreu, nas últimas décadas, transformações advindas do desenvolvimento tecnológico e sociocultural.

> As profissões da Saúde no Brasil vêm passando por importantes mudanças.

> Extensão da jornada de trabalho e múltiplas ocupações dos profissionais de nível superior acentuam o estresse ocupacional.

> Houve crescimento de 11,7 vezes do número de médicos nos últimos 50 anos.

> Há uma desigualdade na distribuição demográfica dos profissionais da Saúde.

Tabela 47.1 Mudanças nas profissões da área da Saúde nas últimas décadas.

- Crescimento acelerado da força de trabalho
- Concentração geográfica dos profissionais e serviços de Saúde nas áreas metropolitanas e na região Sudeste
- Aumento da participação feminina no emprego em Saúde independente da formação universitária, sendo majoritária nas categorias de baixa qualificação
- Rejuvenescimento da força de trabalho em Saúde, mais pronunciada entre os profissionais de nível superior
- Aumento da participação de empregos no setor privado, principalmente em funcionários de nível superior
- Extensão da jornada de trabalho e múltiplas ocupações dos profissionais de nível superior como mecanismo de compensação das perdas salariais e substituição da ocupação autônoma

Adaptada de Bordin e Rosa, 1998.[2]

Tabela 47.2 Demografia médica no Brasil.

- Crescimento de 11,7 vezes do número de médicos nos últimos 50 anos *versus* crescimento de 2,2 vezes da população brasileira
- Na última década, de 2010 a 2019, 179.838 novos médicos entraram no mercado de trabalho, atingindo, em 2020, a marca histórica de 500 mil médicos
- Razão de 2,38 médicos por mil habitantes
- Nas capitais há 5,65 médicos por mil habitantes, enquanto no interior a razão é de 1,49 médico por mil habitantes
- 61,3% dos médicos possuíam um ou mais títulos de especialista com uma razão de 1,58 especialista para cada generalista
- Médicos psiquiatras correspondem a 2,3% do conjunto de especialistas, um dos menores percentuais entre os países analisados, atrás apenas do México (0,5%) e próximo do Peru (2,5%)

Adaptada de Scheffer, 2020.[3]

distribuição demográfica dos profissionais de enfermagem. Cinco estados, principalmente nas regiões Sul e Sudeste, concentram mais da metade de todo o contingente de enfermagem.[4]

Esse **crescimento da força de trabalho infelizmente não vem sendo acompanhado da melhora nas condições físicas e psicológicas dos ambientes de trabalho**. O cotidiano dos profissionais da Saúde em suas atividades assistenciais é permeado por preocupações, incertezas, tensões e angústias. Lidar com a dor e a consternação das pessoas que estão cuidando é desgastante e pode desestabilizar emocionalmente. Carga horária extenuante, múltiplos vínculos de trabalho, equipamentos e suporte organizacional escassos, política frágil de cargos e salários, inexistência de piso salarial na classe médica, contato com a morte e o sofrimento, atividade física e lazer insuficientes, alimentação inadequada e baixa exposição à luz solar são fatores comuns na rotina desses profissionais e predispõem ao adoecimento psíquico.[5-9] Há um agravante nesse panorama, quando tais condições são compreendidas como inerentes à profissão ou ao contexto empobrecido do trabalho, trazendo o efeito de uma naturalização ou banalização do cenário. Diversos estudos vêm demonstrando que profissionais da Saúde apresentam incidência até 3 vezes maior que a população geral de transtornos psíquicos, apesar de baixa procura por ajuda profissional.[5-7,9] Observa-se uma distorção importante quanto ao atendimento psiquiátrico e psicológico e o estigma relacionado à saúde mental atrasa a procura por tratamento.

Todos esses fatores foram exacerbados pela pandemia do SARS-CoV-19. Estudos realizados no período pandêmico vêm demonstrando a presença de estressores psíquicos e maior incidência de sintomas depressivos, ansiosos, alterações de sono, dependência de álcool e outras substâncias, esgotamento emocional e comportamento suicida nesses trabalhadores.[9-13] Um olhar atento ao sofrimento desses trabalhadores é essencial, já que a sobrecarga emocional e o adoecimento mental favorecem maior número de erros no trabalho, contato menos empático, piora na qualidade de vida, absenteísmo, incapacidade para o trabalho e aposentadoria precoce.[6,14,15]

> Profissionais da Saúde têm incidência até 3 vezes maior que a população geral de transtornos psíquicos, apesar da baixa procura por ajuda profissional.

> Sobrecarga emocional e adoecimento mental favorecem maior número de erros no trabalho, contato menos empático, piora na qualidade de vida, absenteísmo, incapacidade para o trabalho e aposentadoria precoce.

Estresse ocupacional e saúde mental

Estresse ocupacional

Selye (1956) foi o primeiro autor a utilizar na área da Saúde o termo "estresse", caracterizando-o como uma "síndrome geral de adaptação" decorrente de um evento que exige esforço do indivíduo para adaptar-se. Esse estressor gera a quebra da homeostase interna do indivíduo, alterando a capacidade do organismo de manter sua constância.[16]

A definição mais abrangente nesse campo descreve o estresse ocupacional como um processo estressor-resposta, enfatizando tanto os fatores organizacionais que excedem a capacidade de enfrentamento do indivíduo quanto as respostas fisiológicas, psicológicas e comportamentais aos eventos.[17] Essa abordagem atribui importância à percepção pessoal como mediadora do impacto do estressor no indivíduo, uma vez que, conforme pontuam estudiosos, são a percepção e a interpretação da situação como estressora pelo indivíduo que conferem ao estímulo tal potencial e capacidade.[18]

Os estressores organizacionais podem ser de natureza física (p. ex., temperatura, ventilação, iluminação ou ruído) ou psicossocial, como relacionamentos interpessoais, autonomia ou controle no trabalho, conflito e ambiguidade de papéis, exposição a situações extenuantes, sobrecarga, perspectivas de carreira, características da personalidade, tolerância à frustração, dentre outros.[17,19]

Considerando o trabalho na área da Saúde, muitos são os fatores ocupacionais que contribuem para o aumento do estresse. Alguns estudos com enfermeiros destacam como fatores estressores **o setor de atuação, o turno, a sobrecarga de serviço, além de características individuais, como: sexo, idade, carga de trabalho doméstico, suporte e renda familiar.**[20] A alta demanda do contato interpessoal pode favorecer o esgotamento das capacidades psíquicas dos profissionais, especialmente no ambiente do hospital geral em que estão **pacientes de maior gravidade, com comprometimento físico variável, necessidade contínua de atenção e graus de sofrimento psíquico distintos**. Além do cuidado oferecido ao paciente, os profissionais precisam lidar com a rotatividade das equipes, a falta de profissionais qualificados em alguns setores, lideranças mal preparadas e turnos extenuantes. No contexto da interconsulta psiquiátrica (ICP), ressalta-se ainda a dificuldade em lidar com pacientes

> Estressores ocupacionais em profissionais da Saúde no hospital geral:
> • Pacientes de maior gravidade, com comprometimento físico variável, necessidade contínua de atenção e graus de sofrimento psíquico distintos
> • Rotatividade das equipes, falta de profissionais qualificados em alguns setores, lideranças mal preparadas e turnos extenuantes
> • Dificuldade em lidar com pacientes agitados ou agressivos, além de portadores de transtornos mentais severos.

agitados ou agressivos, além de portadores de transtornos mentais severos, o que configura uma situação de vulnerabilidade à sobrecarga emocional.[21,22] O interconsultor precisa ainda lidar com a **falta de espaço adequado para avaliação e o manejo do paciente, equipes sem treino em saúde mental, profissionais em sofrimento psíquico, falta de equipe multipro-fissional e medicações, além de abuso de alguns psicotrópicos**.

A maioria das pessoas, mesmo quando expostas a níveis intensos de estresse e trauma, são capazes de gerenciar a situação e adaptar-se mantendo a funcionalidade física e psíquica.[23] Entretanto, **algumas pessoas não conseguem manejar essas situações e mantêm-se em estresse crônico, e assim desencadeiam o adoecimento mental**. Os sintomas psíquicos e transtornos mentais mais associados ao estresse ocupacional são: frustração com a profissão, *burnout*, ansiedade, depressão e alterações do sono.[17,20,24]

> O interconsultor lida ainda com a falta de espaço adequado para a avaliação e o manejo do paciente, equipes sem treino em saúde mental, profissionais em sofrimento psíquico, além da falta de equipe multipro-fissional e medicações.

Burnout

O estresse ocupacional crônico que não foi gerenciado com sucesso pode desencadear uma síndrome psicológica conhecida como *burnout*,[25] fruto de inúmeras controvérsias e discussões desde a introdução do termo em 1974. A partir de janeiro de 2022, ela passou a ser considerada um fenômeno exclusivamente ocupacional na nova edição da Classificação Internacional de Doenças (CID-11) (Tabela 47.3).

A prevalência da síndrome de *burnout* é variável, de 5,9 a 76%,[28-32] porém há muitas discussões em torno dessas taxas em decorrência da heterogeneidade conceitual, metodológica e amostral desses estudos. A falta de operacionalização e validação do diagnóstico, além da superposição com outros transtornos psiquiátricos, fomenta dúvidas quanto à validade desse diagnóstico e sua relação com outros transtornos psiquiátricos. Alguns autores consideram que o *burnout* seria a apresentação inicial de outros quadros como os transtornos de ansiedade e depressão maior, enquanto outros defendem a existência de uma entidade distinta.[33-37] Foi encontrada uma superposição de sintomas depressivos e *burnout*, porém nem todos os sujeitos com *burnout* severo preenchiam os critérios para transtorno depressivo maior, sugerindo que há uma relação entre depressão e *burnout*, mas são entidades clínicas distintas.[38]

Há uma inter-relação de fatores do ambiente de trabalho com os inerentes ao indivíduo predispondo ao diagnóstico de *burnout*.[27] Esses fatores estão sintetizados na Tabela 47.4.

Há também discussões na literatura quanto à caracterização do *burnout*, especialmente em relação a suas dimensões, com autores propondo que algumas delas não são características centrais da síndrome, mas sim estratégias de enfrentamento ou consequências da síndrome, e alguns defendendo que essas dimensões são inespecíficas e presentes em diversos transtornos psiquiátricos.[38-40] **Não existem critérios validados para o diagnóstico de *burnout***.

Uma das caracterizações mais aceitas foi a proposta por Maslach, que define a presença de **três dimensões no *burnout***:

- **Exaustão emocional**: pode ser evidenciada por sensação de esgotamento dos recursos psíquicos, fadiga, alterações do humor, falta de energia para lidar com colegas e pacientes, alterações do sono, dificuldade de concentração e memória

> Estresse ocupacional crônico que não foi gerenciado com sucesso pode desencadear uma síndrome psicológica conhecida como *burnout*.

> A falta de operacionalização e validação do diagnóstico, além da superposição com outros transtornos psiquiá-tricos, fomenta dúvidas quanto à validade desse diagnóstico.

> Há uma inter-relação de fato-res do ambiente de trabalho com os inerentes ao indivíduo predispondo ao *burnout*.

No livro *O que ninguém te contou sobre burnout*, o dr. Mendanha aborda de maneira didática os principais temas e controvérsias relacionados ao *burnout*.

Medanha M. O que ninguém te contou sobre Burnout. Leme: Mizuno; 2022.

No livro *Burnout: a doença que não existe* Estevam Vaz aborda as controvérsias relacionados ao diagnóstico de *burnout*.

Lima EV. Burnout: a doença que não existe. Curitiba: Appris; 2021.

Tabela 47.3 Evolução do conceito de *burnout* ao longo das últimas décadas.

1974	Introdução do termo por Freudenberger, descrito em voluntários de organizações humanitárias em contato com situações de sofrimento e vulnerabilidade Colapso emocional e físico desencadeado pela vida profissional Outros autores descreviam situações similares: redução da resiliência, atitude resignada, distanciamento emocional
1976	Maslach e Jackson operacionalizam o diagnóstico, definem e estruturam o conceito Síndrome que ocorre em profissionais que trabalham com outras pessoas em situações desafiadoras Tríade: exaustão emocional, despersonalização e redução da realização pessoal no trabalho
1999	Brasil: incluída na lista de doenças relacionadas ao trabalho do Ministério da Saúde CID-10: problemas relacionados com a organização do modo de vida, esgotamento
2022	CID-11: doença relacionada ao trabalho Caracterizada pelas três dimensões descritas por Maslach Implicações jurídicas e trabalhistas

Adaptada de Vieira, 2010;[26] Kaschka et al., 2011.[27]

Tabela 47.4 Fatores predisponentes ao *burnout*.

Ambiente de trabalho	Indivíduo
Carga excessiva	Baixa autoestima
Conflitos de hierarquia	Rigidez e perfeccionismo
Papel ambíguo	Evitação na presença de estressores
Falta de suporte de supervisores e colegas	Competitividade e ambição
Falta de *feedback*	Necessidade de controle
Pouco controle sobre tomada de decisões	Não reconhecer a própria responsabilidade
Comunicação deficiente	nos eventos
Instruções conflitantes	Expectativa alta quanto ao trabalho
Pressão do tempo	Necessidade de reconhecimento
Responsabilidade crescente	Desejo de ser insubstituível
	Início de carreira
	Maior escolaridade
	Jovem

Adaptada de Kaschka et al., 2011;[27] Silveira et al., 2016.[31]

Veja um artigo em que os autores abordam a prevalência de *burnout* em profissionais da Saúde. Disponível em: https://www.ncbi.nlm.nih.gov/pmc/articles/PMC9178426/.

- **Despersonalização**: refere-se ao distanciamento emocional, e não ao conceito psicopatológico de despersonalização. Pode haver relatos de desinteresse, desmotivação, frieza ao lidar com colegas e pacientes, postura indiferente ao trabalho, descaso por convenções sociais, descrença na integridade e na bondade humana, sentimentos negativos, piora nos relacionamentos interpessoais
- **Redução da realização profissional**: avaliação negativa quanto ao próprio desempenho e produtividade, sensação de incompetência, frustração, incapacidade em atingir metas e baixa autoestima.[30,32,41,42]

Além desses, é comum a presença de sintomas gastrointestinais, cefaleia, tensão muscular e alterações de apetite. Muitas vezes o indivíduo busca atendimento em diversas especialidades médicas sem ter a consciência de que seus sintomas estão relacionados ao *burnout*. Na Tabela 47.5 destacam-se alguns sinais de alerta.

Existem diversos instrumentos de triagem disponíveis, sendo os mais conhecidos a Escala de Caracterização de *Burnout* (ECB) e o *Maslach Burnout Inventory* (MBI). MBI é uma das escalas mais utilizadas nas pesquisas; consiste em 22 itens separados em três subescalas que avaliam as três dimensões. Mesmo em relação a esses instrumentos existem controvérsias quanto à aplicação e à interpretação dos resultados. Tradicionalmente, o diagnóstico de *burnout* seria feito ao serem atingidos os pontos de corte nas três dimensões, porém alguns trabalhos caracterizam a síndrome a partir da presença de níveis altos em uma das subescalas, o que justifica a heterogeneidade nas prevalências presentes na literatura.[32] A ECB foi validada no Brasil por Tamayo e Troccoli em 2009.[43]

Independentemente dessas questões, quadros de esgotamento profissional afetam o cuidado oferecido ao paciente, o nível de desempenho profissional, a segurança do paciente, o compromisso com a instituição, a satisfação em relação ao trabalho, a saúde física e mental desses profissionais, além de aumentar o absenteísmo, o presenteísmo e a rotatividade dos profissionais,[28,42,44,45] exigindo um olhar atento e intervenção precoce.

As intervenções de prevenção e redução do *burnout* devem focar na promoção da autonomia do profissional, no desenvolvimento de uma boa função de equipe e na prestação de

A Escala de Caracterização de *Burnout* (ECB) e o *Maslach Burnout Inventory* (MBI) são os instrumentos de triagem mais conhecidos.

O esgotamento profissional afeta o cuidado oferecido ao paciente, o nível de desempenho profissional, a segurança do paciente, o compromisso com a instituição, a satisfação com a profissão, a saúde física e mental desses profissionais.

O esgotamento profissional contribui ainda para aumentar o absenteísmo, o presenteísmo e a rotatividade dos profissionais.

Tabela 47.5 Quando suspeitar de *burnout*?

- Mudança do comportamento
- Redução do comprometimento com o trabalho e pacientes
- Distanciamento emocional
- Fadiga, prostração ou exaustão física e psíquica
- Desinteresse pelos colegas de trabalho ou pacientes
- Conflitos interpessoais no ambiente de trabalho
- Diminuição da *performance* cognitiva
- Redução da motivação
- Insatisfação e frustração com a profissão
- Queixas de ineficiência, incapacidade e fracasso na profissão

Adaptada de Raudenská et al., 2020;[25] Kaschka et al., 2011;[27] Barbosa et al., 2017;[30] Silveira et al., 2016;[31] Perniciotti et al., 2020;[32] Ahola et al., 2005;[38] Kayo, 2015;[41] Amanullah Ramesh-Shankar, 2020.[42]

supervisão clínica de qualidade a todos os profissionais.[46] O manejo envolve a avaliação do ambiente de trabalho, visando à melhora dos estressores ambientais e psicossociais.

Outros diagnósticos psiquiátricos

A Organização Mundial da Saúde (OMS) e a Organização Internacional do Trabalho (OIT) afirmam que mais de 30% dos trabalhadores dos países industrializados sofrem com algum tipo de transtorno mental. No Brasil, os dados do Ministério da Previdência e Assistência Social (MPS) revelam a alta incidência de doenças psíquicas entre a população em idade produtiva, representando a terceira maior causa de afastamento do trabalho no país.[47]

Conforme a Previdência Social, em 2017, episódios depressivos geraram 43,3 mil auxílios-doença, sendo a 10ª doença com mais afastamentos. Já doenças classificadas como outros transtornos ansiosos também estão entre as que mais afastaram, na 15ª posição, com 28,9 mil casos. As doenças mentais associadas ao trabalho mais comuns são depressão, transtorno de pânico e ansiedade, além do *burnout* já descrito.[48]

O sofrimento psíquico e os transtornos mentais impactam essa população desde a fase de formação. Diversos estudos demonstram **prevalência significativa de depressão e ansiedade em estudantes de medicina, maior do que a encontrada em indivíduos da mesma faixa etária na população geral**.[49] As prevalências variam de **7,7 a 65% para ansiedade, 6 a 66,5% para depressão** e 12,2 a 96,7% para estresse psicológico.[50,51]

Considerando os profissionais da Saúde, uma revisão sistemática realizada em 2020 com profissionais de enfermagem demonstrou relação entre as condições de trabalho e a ocorrência de transtornos psiquiátricos. Os transtornos mentais mais frequentes foram os episódios depressivos com 40%, seguidos dos outros transtornos ansiosos com 20%.[52]

O Conselho Federal de Medicina (CFM) divulgou um estudo em 2007, apresentado no livro *A saúde dos médicos no Brasil*, com 7,7 mil médicos, que evidenciou a presença de ansiedade ou depressão em 44% dos entrevistados e sensação de desânimo em relação à própria profissão em outros 53%. Foram avaliados desde indicadores psiquiátricos como fadiga, depressão e ansiedade até o uso de medicamentos e abuso de drogas psicotrópicas. Nesse estudo, 7,7% dos participantes acusaram ser portadores de transtornos mentais ou comportamentais. Em relação ao uso de psicotrópicos, 24% afirmaram ter experimentado tranquilizantes e sedativos, 19,1% disseram usá-los eventualmente e 1,3% revelou ser dependente desse grupo de substâncias.[53]

Suicídio entre profissionais da Saúde

A cada 40 segundos, uma pessoa morre no mundo por suicídio, correspondendo a cerca de 800 mil mortes ao ano.[54] Estima-se ainda que, para cada pessoa atendida em pronto-socorro por tentativa de autoextermínio, existem outras 17 com pensamento suicida.[55] Nas últimas cinco décadas, a mortalidade por suicídio aumentou em 60% no mundo.[56]

Os profissionais de Saúde, expostos a múltiplos estressores desde a fase pré-universitária, vêm ganhando destaque nas pesquisas sobre comportamento suicida (Tabela 47.6).

Os principais fatores associados são substâncias de abuso, negligência parental e distúrbio psiquiátrico prévio.[58] Outros fatores são excessiva jornada de estudos e trabalho, frequente contato com doenças e temática da morte, responsabilidade diante da vida dos pacientes e

> Profissionais da Saúde apresentam prevalência significativa de depressão e ansiedade em comparação a indivíduos da mesma faixa etária na população geral.

> CFM avaliou a saúde dos médicos no Brasil no ano de 2007 e evidenciou ansiedade ou depressão em 44% dos entrevistados.

> Nesse mesmo estudo, 53% dos médicos relatavam sensação de desânimo em relação à própria profissão.

> Comportamento suicida entre profissionais da Saúde é frequente e desafiador.

Acesse um material informativo para prevenção de suicídio em médicos. Disponível em: https://www.ama-assn.org/system/files/preventing-physician-suicide-resource.pdf.

Assista ao vídeo *Make the difference: preventing medical trainee suicide*.[87]

Tabela 47.6 Comportamento suicida em profissionais da Saúde.

Comportamento suicida em acadêmicos de medicina	Um em cada cinco estudantes já teve pensamentos suicidas nos últimos 12 meses[57] 36,5% tiveram ideação suicida no último ano, 13,3% tiveram plano suicida e 4,8% tentaram suicídio em algum momento da vida[58] 4 a 14% dos acadêmicos de medicina procuram ajuda psiquiátrica ao longo do curso[59]
Enfermeiros	9,41% tentaram suicídio ao longo da vida[60] Taxa de autoextermínio de 18,51 por 100 mil habitantes[61]
Médicos	Taxa de autoextermínio de 40,72 por 100 mil habitantes nos EUA[61] 2,29% tentaram suicídio ao longo da vida em amostra de um hospital universitário no Brasil[60]

Adaptada de Cvejic et al., 2017;[57] Osama et al., 2014;[58] Lloyd e Gantrell, 1984;[59] Freire et al., 2020;[60] Davidson et al., 2018.[61]

Os principais fatores associados ao comportamento suicida nessa população são substâncias de abuso, negligência parental e distúrbio psiquiátrico prévio.

processos judiciais, maior prevalência de personalidade com alto nível de neuroticidade e o estigma sobre o tema, que impede de buscar ajuda.[57] Alguns autores destacam também a importância dos conflitos familiares, conflitos interpessoais na equipe de trabalho, estresse, falta de autonomia no ambiente de trabalho, morar sozinho e não ter cônjuge.[60]

É frequente nesse perfil populacional o **isolamento emocional decorrente do preconceito, da vergonha e do medo de demonstrar vulnerabilidade**. Como consequência, muitos fazem o próprio diagnóstico, buscam alternativas poucos eficazes antes de procurar outro profissional para o tratamento. Um fator complicador entre profissionais da Saúde é o conhecimento preciso sobre anatomia humana, manejo e fácil acesso a instrumentos de automutilação e letais.[60]

Apesar do desafio que esse comportamento apresenta para a família, a sociedade e a Saúde pública, é possível preveni-lo. Segundo estratégia orientada pela OMS, as intervenções podem ocorrer em três níveis, conforme ilustrado a seguir.[54] Intervenções seletivas podem ser direcionadas a profissionais da Saúde por meio de rodas de conversa, grupos de apoio, grupos de treinamento de habilidades de vida e autoconhecimento, palestras focadas em saúde mental, além de estratégias de detecção precoce de sofrimento psíquico e transtornos mentais. Ainda, a detecção de profissionais com comportamento suicida é essencial para a elaboração de intervenções individuais como psicoterapia e atendimento psiquiátrico.

Intervenções seletivas podem ser direcionadas a profissionais da Saúde por meio de rodas de conversa, grupos de apoio, grupos de treinamento de habilidades de vida e autoconhecimento, palestras focadas em saúde mental, além de estratégias de detecção precoce de sofrimento psíquico e transtornos mentais.

Projetos desenvolvidos com o apoio da internet também podem ser aliados na prevenção. Estudos avaliando programas de sessões *online* focadas no entendimento da interação entre pensamentos, emoções e comportamentos, capacidade de identificar e estruturar pensamentos irreais e excessivamente negativos e solução de problemas aplicados a internos de medicina demonstraram redução de ideação suicida.[62] Durante o período pandêmico, inúmeras instituições ofereceram serviços de acolhimento e atendimento psicológico *online* aos colaboradores com bons resultados.[13]

Outro ponto importante que pode ser uma estratégia preventiva envolve **discussões quanto ao sentido do trabalho em saúde e da vida**. Estudos demonstram que o trabalho desprovido de significação e sem reconhecimento está associado a sofrimento psíquico[63] e, por outro lado, a **satisfação pessoal pode ser um fator de proteção para a saúde mental**.[64] Frankl, criador da análise existencial e da logoterapia, enfatiza a importância da busca por sentido como forma de libertar-se do vazio existencial e prevenir doenças mentais e suicídio.[65] Dessa forma, oficinas de autorreflexão, promoção de consciência, reconhecimento da sua responsabilidade perante a comunidade e sentido da vida têm um papel fundamental na ressignificação do trabalho e na atenuação de fatores de risco para o suicídio.

Uso de substâncias psicoativas

O estresse ocupacional e o fácil acesso a medicações e SPA colocam os profissionais da Saúde em situação de vulnerabilidade para uso de SPA.

Profissionais que atuam na área da Saúde estão constantemente submetidos a condições de vulnerabilidade ao uso indevido de substâncias tanto pelo estresse quanto pelo acesso fácil a medicamentos e substâncias psicoativas (SPA). A prevalência de transtornos relacionados a SPA é praticamente equivalente entre os profissionais da Saúde e a população geral,[66] porém

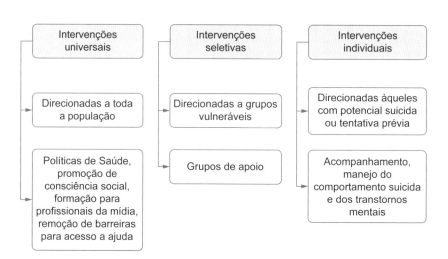

Figura 47.1 Níveis de intervenções para prevenção do suicídio. (Adaptada de WHO, 2014.[54])

há diferenças importantes quanto aos padrões de uso e características da dependência. Observa-se, por exemplo, que o uso nocivo e a dependência de opioides e benzodiazepínicos é cinco vezes maior que na população geral.[66] Anestesistas, cirurgiões, emergencistas e psiquiatras são especialidades médicas de alto risco para uso de SPA.[66]

Dentre os fatores predisponentes, curiosidade, pressão dos pares, rebeldia e disponibilidade destacam-se para o primeiro contato com a substância. Além disso, a crença de que estão imunes a desenvolver uma dependência química tem papel importante na tomada de decisão quanto ao uso de substâncias.[67] Situações inerentes ao trabalho na área da Saúde, como estresse, ansiedade, fadiga crônica, envolvimento psíquico e sobrecarga, têm grande importância como fatores precipitantes e mantenedores do uso de substância.[66]

Estima-se que cerca de 10 a 15% dos profissionais da Saúde façam uso de substâncias durante algum momento de suas carreiras,[68] e a grande parte inicia o uso durante a formação acadêmica. O risco do abuso de álcool entre acadêmicos de medicina na América do Sul varia de 7,3 a 27,7%.[69] Estudo realizado com acadêmicos de medicina demonstrou que 12,7% dos estudantes não conseguiram parar de beber uma vez tendo começado, 29,4% não realizaram atividades acadêmicas por conta do uso de bebida e 3,3% necessitaram de uma dose de álcool na manhã do dia seguinte ao uso abusivo para sentirem-se melhor.[70] Em outro estudo, detectou-se que 34,33% já se arrependeram por algo que fizeram e 42,29% relataram não lembrar a noite anterior.[71]

Dentre médicos, estudiosos avaliando o perfil de profissionais em seguimento ambulatorial demonstraram que o uso de álcool e mais outra SPA foi mais prevalente, seguido pelo uso de álcool isoladamente (34,3%) e outras drogas isoladamente (28,3%). Dentre as substâncias mais consumidas, relataram, em ordem decrescente: álcool, cocaína, benzodiazepínicos, maconha, opioides, anfetaminas e solventes. Ressalta-se que houve um intervalo de 3,7 anos entre a identificação do uso problemático de SPA e a busca por tratamento, e essa busca foi voluntária em apenas 30,3% dos profissionais. Destaca-se ainda que 27,7% dos médicos apresentavam outros diagnósticos psiquiátricos e 84,8% tinham prejuízos no exercício profissional como absenteísmo, atrasos e dificuldades no relacionamento com colegas em decorrência do uso de substâncias.[66] Na Tabela 47.7, destacamos situações ou comportamentos que podem levantar suspeita do uso problemático de SPA.

A detecção e a intervenção precoces são essenciais, especialmente pelo fato de esses profissionais buscarem ajuda tardiamente em decorrência da dificuldade no reconhecimento da morbidade, do estigma e do preconceito do próprio profissional, temor quanto à falta de confidencialidade, à perda da reputação ou ao desemprego.[66] Algumas estratégias incluem:

- Psicoeducação
- Acolhimento e promoção de um ambiente seguro para abordar o tema
- Treinamento das equipes para identificar profissionais que venham apresentando quedas no desempenho, ocorrências suspeitas ou sinais de sofrimento psíquico
- *Screening* de transtornos mentais
- Encaminhamento precoce para tratamento
- Treinamento de chefias e lideranças para que possam oferecer suporte adequado ao tratamento.

Tabela 47.7 Quando suspeitar do uso problemático de substâncias psicoativas.

- Faltas e/ou atrasos frequentes
- Perda de consultas com pacientes
- Comportamento inapropriado
- Conflitos com colegas, equipe e pacientes
- Horários desorganizados
- Perda de prazos
- Idas frequentes ao banheiro
- Longas pausas para lanches ou almoço
- Queda no rendimento
- Prejuízo na qualidade do trabalho

Adaptada de Cajazeiro et al., 2012.[68]

Anestesistas, cirurgiões, emergencistas e psiquiatras são especialidades médicas de alto risco para uso de SPA.

Veja artigo em que os autores discutem estratégias de prevenção e manejo de *burnout* e uso de SPA. Disponível em: https://www.ncbi.nlm.nih.gov/pmc/articles/PMC9633656/.

Estima-se que 10 a 15% dos profissionais da Saúde façam uso de substâncias durante algum momento de suas carreiras.

O treinamento das equipes, especialmente das lideranças, na detecção precoce de uso problemático de SPA e o encaminhamento para tratamento são fundamentais.

Estratégias de intervenção

> Promoção e prevenção em saúde mental devem envolver múltiplas estratégias focadas não só no sujeito, mas também no ambiente de trabalho.

Nos últimos anos há um movimento de valorização da saúde mental nas organizações que se reflete em um conceito de saúde ocupacional ampliado e na necessidade em se criarem ambientes de trabalho saudáveis.[72] Programas de promoção e prevenção em saúde mental devem envolver múltiplas estratégias focadas não só no sujeito, mas também no ambiente de trabalho.[73-75] Apesar da tendência das organizações em instituírem programas nessa área, pouquíssimos são direcionados ao ambiente de trabalho.[74] Algumas revisões vêm sendo feitas com o objetivo de avaliar os tipos de intervenções propostas e a eficácia delas, porém, em decorrência da heterogeneidade dos estudos, ainda não há evidências suficientes para indicar quais são as melhores estratégias.[13,73]

> Estratégias de intervenção demandam a identificação das necessidades das equipes, o engajamento dos colaboradores de todos os níveis hierárquicos, a liderança forte e visível, o apoio à saúde e ao bem-estar no alto escalão e foco na qualidade da gestão.

Essa tendência de valorização se reflete em publicações de grandes instituições internacionais como a OMS, o National Institute for Health and Care Excellence (NICE) e o National Health Service England (NHS), que apresentam *guidelines* e orientações para a implementação desses programas. NICE propõe a implementação de mudanças em cinco níveis para melhorar a saúde e o bem-estar dos colaboradores: identificação das necessidades das equipes, engajamento dos colaboradores de todos os níveis hierárquicos, liderança forte e visível, apoio à saúde e ao bem-estar no alto escalão e foco na qualidade da gestão.[7]

O ambiente do hospital geral traz inúmeros desafios à implementação dessas mudanças. A começar pela grande diversidade de ambientes como uma sala de emergência clínica, uma unidade de tratamento intensivo ou um centro cirúrgico que exigem uma estrutura física, protocolos e funcionários com habilidades distintas. Diversas profissões coexistem nesse ambiente com papéis muitas vezes complementares, porém, em algumas situações, com visões incompatíveis quanto aos diagnósticos e tratamentos, o que tende a criar desentendimentos entre as equipes. Há ainda rivalidades entre equipes ou entre cargos de níveis hierárquicos distintos, dificultando o relacionamento interpessoal. A sobrecarga de trabalho, jornadas exaustivas, pacientes difíceis, desgaste emocional e entraves burocráticos complicam a rotina de trabalho. Ressalta-se ainda uma cultura em que o cansaço, o sacrifício da vida pessoal e a exaustão são naturalizados e muitas vezes exaltados.

Destacamos a seguir alguns conceitos importantes no que tange à implementação de programas focados em saúde mental, além de possíveis estratégias.

Cultura organizacional

> A cultura organizacional representa o universo simbólico construído ao longo do tempo, sendo aprendida, transmitida e compartilhada pelos colaboradores.

Refere-se ao conjunto de hábitos e crenças organizacionais que são estabelecidos por meio de normas, valores, atitudes e expectativas compartilhados por todos os membros da organização.[19] Ela representa o universo simbólico construído ao longo do tempo, sendo aprendida, transmitida e compartilhada pelos colaboradores e tendo um impacto importante no desfecho e no sucesso das intervenções propostas, principalmente na fase de implementação.[19,74]

Integrar a saúde mental e o bem-estar ocupacional na cultura da organização, criando uma cultura de saúde, é crucial para que os programas propostos tenham resultados positivos.[74] Além disso, outros fatores importantes para o sucesso das intervenções e que se relacionam ao universo da cultura são:

> É essencial integrar a saúde mental e o bem-estar ocupacional na cultura da organização.

> O sucesso da intervenção depende da valorização do colaborador, envolvendo-o no planejamento e na implantação das estratégias de intervenção.

- **Valorização do colaborador, de suas necessidades e ideias, envolvendo-o no processo** de planejamento e implantação
- Formação de **lideranças-chave** que demonstrem no dia a dia a importância da saúde mental e auxiliem no engajamento dos colaboradores
- Apoio das chefias e lideranças oferecendo **condições e tempo** para que os colaboradores participem das intervenções
- Intervenções **contínuas** e condizentes com uma cultura de promoção de saúde e bem-estar.[72,74]

> O apoio das chefias e lideranças ao oferecer as condições para a participação dos colaboradores é essencial ao sucesso das intervenções.

Paradoxalmente, esse universo simbólico construído e compartilhado em muitas das instituições de Saúde estão muito distantes dessa cultura da saúde. A saúde mental tende a ser estigmatizada e minimizada, as normas e os valores compartilhados reforçam o tom jocoso e há pouca reflexão quanto ao que significa pertencer à instituição. Em muitas instituições há desvalorização do trabalhador, pouca autonomia sobre o trabalho, lideranças sem preparo para o papel e falta de apoio para participação nesses projetos.

Segurança psicológica

Segurança psicológica é definida como a crença de que o ambiente de trabalho é seguro para correr riscos interpessoais.[76] Ela engloba políticas, práticas e procedimentos que tornam o ambiente seguro para o colaborador compartilhar preocupações e erros sem vergonha ou medo de punição;[76] está positivamente correlacionada com o engajamento e a satisfação no trabalho, e negativamente correlacionada com doença mental.[74]

Um ambiente seguro psicologicamente permite **o engajamento do colaborador, a expressão de suas ideias e dúvidas, a troca de experiências e a comunicação de erros**. Reportar erros permite a correção dos problemas com maior rapidez e, em um ambiente hospitalar, reflete maior segurança para o paciente (Tabela 47.8).[76]

Apesar de ser um conceito já bem consolidado, ele ainda não faz parte da rotina das instituições. É muito frequente uma cultura de intolerância e punição ao erro, além de pouco estímulo à verbalização de dúvidas e inseguranças, especialmente em hospitais não vinculados a instituições de ensino.

Capital mental

Refere-se ao capital psicológico englobando recursos cognitivos e emocionais do indivíduo, além de habilidades psicológicas como a autorreflexão que são essenciais nas diversas esferas da vida.[77,78] Existe uma relação bidirecional entre capital mental e saúde mental: a saúde mental gera capital mental e, ao mesmo tempo, é necessário capital mental para manter a saúde mental.

Conscientizar as pessoas sobre a importância desse conceito e olhá-lo sob a ótica da sustentabilidade é uma estratégia importante para a busca do equilíbrio perante a demanda incessante. A sustentabilidade do capital mental ajuda na prevenção de transtornos mentais, aumenta o bem-estar do indivíduo, além de melhorar a eficácia e a produtividade no trabalho.[77]

Estratégias focadas no indivíduo

Na Tabela 47.9, foram destacadas algumas intervenções focadas no indivíduo visando à redução do estresse, à melhora da qualidade de vida e ao bem-estar psíquico.

Há estudos avaliando intervenções psicoterápicas baseadas em terapia cognitivo-comportamental (TCC). Há evidências robustas de que abordagens em TCC focadas na resolução de problemas no trabalho melhoram o estresse, reduzem dias perdidos de trabalho e os custos de absenteísmo e presenteísmo.[73,79] Nessas situações, são abordados os seguintes pontos:

- Mapeamento da situação do trabalho, fatores estressores, relações interpessoais e impacto dos sintomas no trabalho
- Psicoeducação

Tabela 47.8 O que é segurança psicológica.

- Conflito produtivo
- Escuta humilde
- Sinceridade real
- *Feedback* sincero
- Transparência
- Ambiente seguro para falhar
- Liberdade para falar e aprender com o erro
- Criação de processos para reconhecimento e manejo do erro

Adaptada de Edmondson, 2019.[76]

Tabela 47.9 Estratégias de intervenção focadas no indivíduo.

1. Psicoeducação e redução do estigma
2. Acolhimento e aconselhamento
3. Promoção de hábitos de vida saudáveis
4. Capacitação profissional e reciclagem de cargos
5. Treinamento de habilidades: mediação de conflitos, solução de problemas, comunicação não violenta, gerenciamento do tempo, estratégias de enfrentamento, habilidades de vida, reconhecimento e manejo das emoções, manejo da raiva, assertividade, liderança
6. Técnicas de relaxamento
7. Reflexões quanto ao sentido do trabalho e satisfação com a profissão

Segurança psicológica é a crença de que o ambiente de trabalho é seguro para correr riscos interpessoais.

Um ambiente seguro para compartilhar preocupações e erros está correlacionado com o engajamento e a satisfação no trabalho.

Tornar seguras a expressão de suas dúvidas, a troca de experiências e a comunicação de erros reflete maior segurança para o paciente.

A saúde mental gera capital mental e, ao mesmo tempo, é necessário capital mental para manter a saúde mental.

A sustentabilidade do capital mental ajuda na prevenção de transtornos mentais, aumenta o bem-estar do indivíduo, além de melhorar a eficácia e a produtividade no trabalho.

A psicoeducação e a redução do estigma em saúde mental são estratégias essenciais na prevenção e no manejo de transtornos mentais.

Amy Edmondson fala sobre a importância da segurança psicológica.[88]

- Trabalho e saúde mental, prós e contras do afastamento, programação de retorno ao trabalho, barreiras potenciais do retorno ao trabalho
- Encorajamento para estabelecer um diálogo no trabalho, estratégias sobre como discutir a própria ausência e sintomas no ambiente de trabalho e com quem abordar essas questões
- Explorar a necessidade de ajustes no trabalho.[80]

Ressalta-se ainda a importância da capacitação profissional na área de atuação, mas também na área de saúde mental e gestão de recursos humanos. Alguns estudos demonstram que a insegurança e a falta de supervisão são fatores estressores[81,82] e deve-se ter em mente que a maioria dos profissionais que exercem cargos de liderança em ambientes da Saúde não tem formação específica em gestão. Programas de capacitação e reciclagem, cursos de extensão continuada e grupos de tutoria e supervisão são importantes aliados.

Estratégias focadas no ambiente organizacional

Na Tabela 47.10 foram destacadas algumas intervenções focadas no ambiente organizacional visando à redução do estresse, à melhora da qualidade de vida e ao bem-estar.

Dentre as estratégias, destaca-se a importância de promover autonomia no trabalho, já que auxilia na melhora da satisfação.[77,83]

Outro ponto importante na implementação dessas intervenções é o envolvimento dos colaboradores na escolha das atividades a serem oferecidas, que devem ser variadas e com a opção individual e em grupo.[71] Grupos e trabalhadores com diferentes necessidades são um desafio na identificação de quais intervenções podem ter melhor resultado.[70] Promover pesquisas com os colaboradores quanto às necessidades e interesses deles e permitir que eles escolham entre as atividades disponíveis é muito importante para melhorar a aderência.[71,83]

Tabela 47.10 Estratégias de intervenção focadas no ambiente organizacional.

1. Psicoeducação e redução do estigma
2. Educação continuada em saúde mental
3. Rodas de conversa e grupos de apoio
4. Selecionar e treinar funcionários sentinela para o reconhecimento de colegas em sofrimento psíquico
5. Flexibilização da jornada de trabalho, permitindo melhor manejo dos conflitos entre vida pessoal e trabalho
6. Promoção de maior controle e autonomia sobre o trabalho
7. Redução de entraves burocráticos
8. Mapeamento de setores de risco e pesquisa de clima organizacional
9. *Screening* e diagnóstico precoce de transtornos mentais
10. Criação de ambientes de descanso e relaxamento
11. Criação de "linha direta"
12. Treinamento em liderança e comunicação
13. Treinamento da equipe de medicina do trabalho em saúde mental
14. Acesso a plataformas digitais para psicoeducação, capacitação e lazer
15. Equipe de apoio em saúde mental – psiquiatra, psicólogo, assistente social
16. Programas de retorno ao trabalho e adaptação de função
17. Tolerância zero para assédio, *bullying* e discriminação

Atualizações

- Pesquisadores fizeram uma revisão sobre adoecimento psíquico dos médicos durante a pandemia, destacando que a presença de patologia psiquiátrica prévia está associada a maior risco de exacerbação. Os profissionais que estão na linha de frente e em regiões mais acometidas pela covid-19 têm também maior risco. Principais diagnósticos nesse período foram ansiedade, depressão e aumento no risco de suicídio. Ressalta ainda a necessidade de reflexão das instituições quanto ao papel na promoção, na manutenção e na criação de programas de prevenção de sofrimento psíquico e transtornos mentais[9]
- Estudiosos demonstram que, durante a pandemia de covid-19, altos níveis de hipervigilância, medo, fadiga, alterações de apetite e dificuldades para dormir foram relatados pelos profissionais. O maior impacto foi observado nos profissionais entre 30 e 49 anos, o que pode ser relacionado à dificuldade em balancear a vida pessoal com a profissional, favorecendo a sobrecarga[84]
- Em uma síntese de revisões sistemáticas, foi destacado que a prevalência de ansiedade e depressão entre trabalhadores da Saúde durante a pandemia foi de 24,94 e 24,83%, respectivamente. Em decorrência da longa duração da pandemia e da ausência de um tratamento definitivo há a necessidade de implementar estratégias como suporte psicológico, contratação de funcionários e redução da carga de trabalho[85]
- Foram avaliados os efeitos da pandemia no bem-estar psíquico de trabalhadores da Saúde. Houve aumento de estilos de vida potencialmente lesivos como tabagismo, consumo de álcool e compulsão alimentar. Cinquenta e dois por cento relatavam problemas no sono, e a presença de sintomas depressivos foi preditor de insônia. Gênero feminino esteve associado a maiores níveis de depressão e exaustão emocional. Indivíduos com transtorno mental prévio apresentavam maior risco de sintomas afetivos, insônia e *burnout*. Níveis consideráveis de estresse psicológico e estratégias de enfrentamento mal-adaptadas também foram prevalentes[86]
- Foi realizada uma revisão sistemática das intervenções no período pandêmico agrupando-as em quatro categorias:
  - Informações: quanto ao diagnóstico, ao tratamento e à prevenção da doença, além de treinamento e programas de prevenção
  - Instrumental: equipamentos de proteção individual e protocolos de proteção
  - Organizacional: mudanças no ambiente e rotina de trabalho, realocação da força de trabalho, áreas de descanso, suporte emocional, alimentação, música e televisão, salas para descanso
  - Emocional e psicológico: psicoeducação, time de apoio em saúde mental, suporte dos pares, aconselhamento, plataformas digitais, treinamento de resiliência, técnicas de relaxamento, terapias de grupo, rodas de conversa, linha direta.[13]

Highlights

- Profissões da Saúde vêm passando por um crescimento da força de trabalho não acompanhado por melhora das condições físicas e psicológicas no ambiente de trabalho
- Profissionais da Saúde apresentam incidência três vezes maior de transtornos psíquicos quando comparados à população geral, com destaque para quadros ansiosos e depressivos, uso de substâncias psicoativas e comportamento suicida
- Há aumento do risco de suicídio em decorrência da exposição a múltiplos estressores desde a vida pré-universitária
- Observou-se uma acentuação do sofrimento psíquico e de transtornos mentais durante a pandemia do SARS-CoV-2
- O esgotamento profissional está associado à exaustão psíquica, a conflitos interpessoais, à diminuição da *performance* cognitiva, à redução da motivação e à insatisfação com a profissão
- A sobrecarga emocional e o adoecimento mental aumentam a ocorrência de erros, reduzem o contato empático com o paciente, aumentam o absenteísmo, a incapacidade para o trabalho e pioram a qualidade de vida
- Estratégias de promoção e prevenção devem ser focadas não apenas no indivíduo, mas também no ambiente de trabalho.

DURANTE O ATENDIMENTO

O que fazer

- Promover estratégias para a prevenção do estresse ocupacional
- Estabelecer protocolos para diagnóstico e tratamento precoce de transtornos mentais
- Oferecer aos profissionais da Saúde apoio psicológico
- Investir em psicoeducação e redução de estigma em saúde mental
- Fazer treinamento de habilidades de vida
- Realizar mapeamento das áreas de risco e delineamento de programas de intervenção precoce
- Favorecer um ambiente de trabalho seguro psicologicamente
- Organizar programas de capacitação e reciclagem de cargos
- Oferecer supervisão contínua a profissionais jovens e com pouca experiência

O que não fazer

- Tolerar *bullying* e assédio sexual e moral em ambiente de trabalho
- Evitar discussões quanto a situações com alta carga emocional e perpetuar o estigma em saúde mental
- Promover uma cultura de punição ao erro
- Promover lideranças sem habilidades para gestão de pessoas
- Expor profissionais a situações desafiadoras sem os devidos supervisão e suporte
- Implantar programas de prevenção, porém sem flexibilizar a jornada de trabalho para que os profissionais possam participar ativamente

Referências bibliográficas

1. Goulart T, Silva CM, Bolzan RO, Guido MEA. Perfil sociodemográfico e acadêmico dos residentes multiprofissionais de uma universidade pública. Rev Rene. 2012;13(1):178-86.
2. Bordin R, Rosa, RS. Médicos: quem somos. In: Agosto FM, Peixoto R, Bordin R, org. Riscos da prática médica. Porto Alegre, RS: Dacasa Editora; 1998.
3. Scheffer M, coord. Demografia médica no brasil. São Paulo, SP: FMUSP, CFM; 2020.
4. Fundação Oswaldo Cruz/Conselho Federal de Enfermagem. Relatório final da Pesquisa Perfil da Enfermagem no Brasil. 23. ed. Rio de Janeiro; 2017. [citado 26 jun 2024] Disponível em: http://www.cofen.gov.br/perfilenfermagem/pdfs/relatoriofinal.pdf.
5. Trigo TR, Teng CT, Hallak JEC. Síndrome de burnout ou estafa profissional e os transtornos psiquiátricos. Archives of Clinical Psychiatry. 2007; 34(5):223-33.
6. Carvalho DB, Araújo TM, Bernardes KO. Transtornos mentais comuns em trabalhadores da Atenção Básica à Saúde. Rev Bras Saúde Ocup. 2016;41:e17.
7. Martins PF, Sobrinho CLN, Silva MV, Pereira NB, Gonçalves CM, Rebouças BS, Cartaxo LA. Afastamento por doença entre trabalhadores de saúde em um hospital público do estado da Bahia. Rev Bras Saúde Ocup. 2009;34(120):172-8.
8. Fernandes MA, Soares LMD, Soares, Silva J. Transtornos mentais associados ao trabalho em profissionais de enfermagem: uma revisão integrativa brasileira. Revista Brasileira de Medicina do Trabalho. 2018;16(2):a13.
9. Meleiro AMAS, Danila AH, Humer EC, Baldassin SP, Silva AG, Oliva-Costa ED. Adoecimento mental dos médicos na pandemia do covid-19. Debates em Psiquiatria. 2021;11.
10. Talevi D, Socci V, Carai M, Carnaghi G, Faleri S, Trebbi E et al. Mental health outcomes of the covid-19 pandemic. Riv Pschiatric. 2020;55(3):137-44.
11. Rajkumar RP. Covid-19 and mental health: a review of the existing literature. Asian Journal of Psychiatry. 2020;52:102066.
12. De Kock JH, Latham HA, Leslie SJ, Grindle M, Munoz SA, Ellis L et al. A rapid review of the impact of covid-19 on the mental health of healthcare workers: implications for supporting psychological well-being. BMC Public Health. 2021;21:104.
13. Zaçe D, Hoxhaj I, Orfino A, Viteritti AM, Janiri L, Pietro ML. Interventions to address mental health issues in healthcare workers during infectious disease outbreaks: a systematic review. J Psychiatr Res. 2021;136:319-33.
14. Braga LC, Carvalho LR, Binder MCP. Condições de trabalho e transtornos mentais comuns em trabalhadores da rede básica de saúde de Botucatu (SP). Ciência & Saúde Coletiva. 2010;15(Supl. 1):1585-96.
15. Rocha PR, David HMSL. Padrão de consumo de álcool e outras drogas entre profissionais de saúde: retrato de alunos de cursos lato sensu de uma instituição pública. SMAD, Rev Eletrônica Saúde Mental Álcool Drog. 2015;11(1):42-8.
16. Filgueiras JC, Steinherz MI. A polêmica em torno do conceito de estresse. Psicologia: Ciência e Profissão. 2021;19(3):40-51.
17. Paschoal T, Tamayo A. Validação da escala de estresse no trabalho. Estudos de Psicologia. 2004;9(1):45-52.
18. Lazarus R, Folkman S. Stress appraisal and coping. New York: Springer; 1984.
19. Chiavenato I. Gestão de pessoas: o novo papel da gestão do talento humano. 5. ed. São Paulo: Atlas; 2020.
20. Ferreira LRC, De Martino MMF. O estresse do enfermeiro: análise das publicações sobre o tema. Revista de Ciências Médicas. 2006;15:241-8.
21. Burrows D, McGrath C. Stress and mental health professionals. Stress Medicine. 2000;16:269-70.
22. Macedo ZD. Dificuldades que afetam os profissionais da saúde mental na rede pública da região oeste de Santa Catarina. [Dissertação]. Joaçaba: Universidade do Oeste de Santa Catarina; 2005.
23. Russo SJ, Murrough JW, Han M, Charney DS, Nestler EJ. Neurobiology of resilience. Nat Neurosci. 2012;15(11):1475-84.
24. Lourenção LG, Teixeira PR, Gazetta CE, Pinto MH, Gonsalez EG, Rotta DS. Níveis de ansiedade e depressão entre residentes de pediatria. Revista Brasileira de Educação Médica. 2017;41:557-63.
25. Raudenská J, Steinerová V, Javůrková A, Urits I, Kaye AD, Viswanath O, Varrassi G. Occupational burnout syndrome and post-traumatic stress among healthcare professionals during the novel coronavirus disease 2019 (covid-19) pandemic. Best Pract Res Clin Anaesthesiol. 2020;34(3):553-60.
26. Vieira I. Conceitos de burnout: questões atuais da pesquisa e a contribuição da clínica. Revista Brasileira de Saúde Ocupacional. 2010;35(122):269-76.
27. Kaschka WP, Korczak D, Broich K. Burnout: a fashionable diagnosis. Dtsch Arztebl. 2011;108(46):781-7.
28. Padilha KG, Barbosa RL, Andolhe R, Oliveira EM, Ducci AJ, Bregalda RS, Secco LMD. Carga de trabalho de enfermagem, estresse/burnout, satisfação e incidentes em Unidade de Terapia Intensiva de Trauma. Texto & Contexto – Enfermagem. 2017;26(3):e1720016.
29. Tucunduva LTCM, Garcia AP, Prudente FVB, Centofanti G, Souza CM, Monteiro TA, Vince FAH, Samano EST, Gonçalves MS, Del Giglio A. A síndrome da estafa profissional em médicos cancerologistas. Rev Assoc Med Brasileira. 2006;52(2):108-12.
30. Barbosa FT, Eloi RJ, Santos LM, Leão BA, Lima FJC, Sousa-Rodrigues CF. Correlação entre a carga horária semanal de trabalho com a síndrome de burnout entre os médicos anestesiologistas de Maceió-AL. Rev Bras Anestesiol. 2017;67(2).
31. Silveira ALP, Colleta TCD, Ono HRB, Woitas LR, Soares SH, Andrade VLA, Araújo LA. Burnout syndrome: consequences and implications of an increasingly prevalent reality in health professionals' lives. Rev Bras Med Trab. 2016;14(3):275-328.
32. Perniciotti P, Serrano-Júnior CV, Guarita RV, Morales RJ, Romano BW. Síndrome de Burnout nos profissionais de saúde: atualização sobre definições, fatores de risco e estratégias de prevenção. Rev SBPH. 2020;23(1):35-52.
33. Golonka K, Mojsa-Kaja J, Blukacz M, Gawłowska M, Marek T. Occupational burnout and its overlapping effect with depression and anxiety. Int J Occup Med Environ Health. 2019;32(2):229-44.
34. Schaufeli W, Enzmann D. The Burnout companion to study and practice: a critical analysis. London: Taylor and Francis; 1998.
35. Iacovides A, Fountoulakis KN, Kaprinis St, Kaprinis G. The relationship between job stress, burnout and clinical depression. J Affect Disord. 2003;75:209-21.
36. Van Dam A. Subgroup analysis in burnout: relations between fatigue, anxiety, and depression. Front Psychol. 2016;7:90.
37. Bianchi R, Schonfeld IS, Laurent E. "Burnout syndrome" – from nosological indeterminacy to epidemiological nonsense. BJPsych Bull. 2017;41(6):367-8.
38. Ahola K, Honkonen T, Isometsa E, Kalimo R, Nykyri E, Aromaa A, Lonnqvist J. The relationship between job-related burnout and depressive disorders – results from the Finnish Health 2000 Study. J Affect Disord. 2005;88(1):55-62.
39. Kristensen TS, Borritz M, Villadsen E, Christensen KB. The Copenhagen burnout inventory: a new tool for the assessment of burnout. Work & Stress. 2005;19(3):192-207.

40. Demerouti E, Bakker A, Nachreiner F, Ebbibghaus M. From mental strain to burnout. European Journal of Work and Organizational Psychology. 2002;11(4):423-41.
41. Kayo M. Síndrome de Burnout em profissões não assistenciais. In: Razzouk D, Lima MGA, Cordeiro Q (org.). Saúde Mental e Trabalho. São Paulo: Cremesp; 2015.
42. Amanullah S, Ramesh-Shankar R. The impact of covid-19 on physician burnout globally: a review. Healthcare (Basel). 2020;8(4):421.
43. Tamayo M, Troccoli BT. Construção e validação fatorial da Escala de Caracterização de Burnout (ECB). Estudos de Psicologia. 2009;14(3):213-21.
44. Carson J, Fagin L. Stress in mental health professionals: a cause for concern or an inevitable part of the job. International Journal of Social Psychiatry. 1996;42(2):79-81.
45. Pêgo FPL, Pêgo DR. Burnout syndrome. Rev Bras Med Trab. 2016;14(2):171-6.
46. O'Connor K, Muller ND, Pitman S. Burnout in mental health professionals: a systematic review and meta-analysis of prevalence and determinants. European Psychiatry. 2018;53:74-99.
47. Souza HA, Bernardo MH. Prevenção de adoecimento mental relacionado ao trabalho: a práxis de profissionais do Sistema Único de Saúde comprometidos com a saúde do trabalhador. Revista Brasileira de Saúde Ocupacional. 2019;44:e26.
48. Ministério da Fazenda. Anuário Estatístico da Previdência Social 2017. 24. ed. Brasília: Secretaria de Previdência, Empresa de Tecnologia e Informações da Previdência; 2017.
49. Dyrbye LN, West CP, Satele D, Boone S, Tan L, Sloan J, Shanafelt TD. Burnout among U.S. medical students, residents, and early career physicians relative to the general U.S. population. Acad Med. 2014;89:443-51.
50. Puthran R, Zhang MWB, Tam WW, Ho RC. Prevalence of depression amongst medical students: a meta-analysis. Medical education. 2016;50(4):456-68.
51. Hope V, Henderson M. Medical student depression, anxiety and distress outside North America: a systematic review. Medical education. 2014;48(10):963-79.
52. Fernandes MA, Soares LMD, Silva JS. Work-related mental disorders among nursing professionals: a Brazilian integrative review. Rev Bras Med Trab. 2018;16(2):218-24.
53. Conselho Federal de Medicina. A saúde dos médicos no Brasil. Brasília; 2017.
54. World Health Organization. Preventing suicide: a global imperative. Switzerland; 2014.
55. Botega NJ. Prática psiquiátrica no hospital geral: interconsulta e emergência. 4. ed. Porto Alegre: Artmed; 2017.
56. Bertolote JM, Mello-Santos C, Botega NJ. Detecção do risco de suicídio nos serviços de emergência psiquiátrica. Rev Bras Psiquiatria. 2010;32(Suppl 2):S87-95.
57. Cvejic E, Parker G, Harvey SB, Steel Z, Hadzi-Pavlovic D, Macnamara CL, Vollmer-Conna U. The health and well-being of Australia's future medical doctors: protocol for a 5-year observational cohort study of medical trainees. BMJ Pen. 2017; 7:e016837.
58. Osama M, Islam MY, Hussain SA, Masroor SMZ, Burney MU, Masood MA et al. Suicidal ideation among medical students of Pakistan: a cross-sectional study. Journal of Forensic and Legal Medicine. 2014;27:65-8.
59. Lloyd C, Gartrell NK. Psychiatric symptoms in medical students. Compr Psychiatry. 1984;25(6):552-65.
60. Freire FO, Marcon SR, Espinosa MM, Santos HGB, Lima NVP, Faria JS. Factors associated with suicide risk among nurses and physicians: a cross-section study. Revista Brasileira de Enfermagem. 2020; 73(Suppl 1):e20200352.
61. Davidson JE, Stuck AR, Zisook S, Proudfoot J. Testing a strategy to identify incidence of nurse suicide in the United States, JONA: The Journal of Nursing Administration. 2018;48(5):259-65.
62. Guille C, Zhao Z, Krystal J, Nichols B, Brady K, Sen S. Web-based cognitive behavioral therapy intervention for the prevention of suicidal ideation in medical interns: a randomized clinical trial. JAMA psychiatry. 2015;72(12):1192-8.
63. Nogueira-Martins LA. Mental health of health care workers. Rev Bras Med Trab. 2003;1(1):59-71.
64. Barello S, Palamenghi L, Graffigna G. Burnout and somatic symptoms among frontline healthcare professionals at the peak of the Italian covid-19 pandemic. Psychiatry Res. 2020;290:113129.
65. Aquino TAA. Educação para o sentido da vida. Revista da Associação Brasileira de Logoterapia e Análise Existencial. 2012;(2):160-72.
66. Alves HNP, Surjan JC, Martins LAN, Marques ACPR, Ramos SP, Laranjeira RR. Perfil clínico e demográfico de médicos com dependência química. Revista da Associação Médica. 2005;51(3):139-43.
67. Kenna GA, Lewis DC. Risk factors for alcohol and other drug use by healthcare professionals. Subst Abuse Treat Prev Policy. 2008;3:3.
68. Cajazeiro JMD, Bicalho DM, Arruda ALRP, Lopes TJAL, Gomez RS. Toxicologia e profissionais de saúde: uso abusivo e dependência. RMMG, Rev Med Minas Gerais. 2012;22(2):153-7.
69. Carrasco-Farfan CA, Alvarez-Cutipa D, Vilchez-Cornejo J, Lizana-Medrano M, Durand-Anahua PA, Rengifo-Sanchez JA et al. Alcohol consumption and suicide risk in medical internship: a Peruvian multicentric study. Drug Alcohol Rev. 2019;38(2):201-8.
70. Rocha LA, Lopes ACMM, Martelli DRB, Lima VB, Martelli-Júnior. Consumo de álcool entre estudantes de faculdades de Medicina de Minas Gerais, Brasil. Revista Brasileira de Educação Médica. 2011;35(3):369-75.
71. Paduani GF, Barbosa GA, Morais JCR, Pereira JCP, Almeida MF, Prado MM et al. Consumo de álcool e fumo entre os estudantes da Faculdade de Medicina da Universidade Federal de Uberlândia. Rev Bras Educ Med. 2008;32(1):66-74.
72. Organização Mundial de Saúde. Ambientes de trabalho saudáveis: um modelo para ação – para empregadores, trabalhadores, formuladores de políticas e profissionais. Sesi, Departamento Nacional, tradução; 2010.
73. Cullen KL, Irvin E, Collie A, Clay F, Gensby U, Jennings PA et al. Effectiveness of workplace interventions in return-to-work for musculoskeletal, pain-related and mental health conditions: an update of the evidence and messages for practitioners. J Occup Rehabil. 2018;28(1):1-15.
74. Gray P, Senabe S, Naicker N, Kgalamono S, Yassi A, Spiegel JM. Workplace-based organizational interventions promoting mental health and happiness among healthcare workers: a realist review. Int J Environ Res Public Health. 2019;16(22):4396.
75. Brand SL, Coon JT, Fleming LE, Carroll L, Bethel A, Wyatt K. Whole-system approaches to improving the health and wellbeing of healthcare workers: a systematic review. PLoS One. 2017;12(12):e0188418.
76. Edmondson AC. The fearless organization: creating psychological safety in the workplace for learning, innovation and growth. Hoboken, New Jersey: John Wiley & Sons Inc; 2019.
77. Pinheiro MA. O conceito de capital mental no campo da saúde mental no trabalho: uma análise crítica do discurso da organização mundial da saúde. [Dissertação]. São Paulo: Escola de Administração de Empresas de São Paulo; 2018.
78. Razzouk D. Capital mental, custos indiretos e saúde mental. In: Razzouk D, Lima MGA, Cordeiro Q (org.). Saúde mental e trabalho. São Paulo: Conselho Regional de Medicina do Estado de São Paulo; 2016.

79. Clough BA, March S, Chan RJ, Casey LM, Phillips R, Ireland MJ. Psychosocial interventions for managing occupational stress and burnout among medical doctors: a systematic review. Syst Rev. 2017;6(1):144.

80. Sandin K, Gjengedal RGH, Osnes K, Hannisdal M, Berge T, Leversen JSR et al. Metacognitive therapy and work-focused interventions for patients on sick leave due to anxiety and depression: study protocol for a randomizes controlled wait-list trial. Trials. 2021;22:854.

81. Santos AFO, Cardoso CL. Profissionais de saúde mental: estresse e estressores ocupacionais em saúde mental. Psicologia em Estudo. 2010;15(2):245-53.

82. Reid Y, Johnson S, Morant N, Kuipers E, Szmukle G, Bebbington P et al. Improving support for mental health staff: a qualitative study. Social Psychiatry and Psychiatric Epidemiology. 1999;34(6):309-15.

83. Rostami F, Babaei-Pouya A, Teimori-Boghsani G, Jahangirimehr A, Mehri Z, Feiz-Arefi M. Mental workload and job satisfaction in healthcare workers: the moderating role of job control. Front Public Health. 2021;9:683388.

84. Vanhaecht K, Seys D, Bruyneel L, Cox B, Kaesemans G, Cloet M et al. Covid-19 is having a destructive impact on health-care workers' mental well-being. Int J Qual Health Care. 2021;33(1):mzaa158.

85. Sahebi A, Nejati-Zarnaqi B, Moayedi S, Yousefi K, Torres M, Golitaleb M. The prevalence of anxiety and depression among healthcare workers during the covid-19 pandemic: an umbrella review of meta-analyses. Prog Neuropsychopharmacol Biol Psychiatry. 2021;107:110247.

86. Pappa S, Athanasiou N, Sakkas N, Patrinos S, Sakka E, Barmparessou Z et al. From recession to depression? Prevalence and correlates of depression, anxiety, traumatic stress and burnout in healthcare workers during the covid-19 pandemic in Greece: a multi-center, cross-sectional study. Int J Environ Res Public Health. 2021;18(5):2390.

87. Make the Difference: Preventing Medical Trainee Suicide. 1Mayo Clinic, 2016. Vídeo: 3 min 54 s. Disponível em: https://www.youtube.com/watch?v=I9GRxF9qEBA.

88. Edmondson A. Building a psychologically safe workplace. [Internet] TEDx Talks, 2014. Vídeo: 11 min 26 s. Disponível em: https://www.youtube.com/watch?v=LhoLuui9gX8.

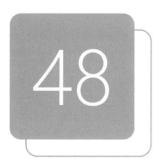

48 Aspectos Éticos e Legais na Interconsulta

Eduardo De Martin Guedes Carvalho Costa • Jacqueline Michelle Segre • Fernanda Menezes de Faria

A medicina é uma profissão a serviço da saúde do ser humano e da coletividade.
Código de Ética Médica.[1]

Introdução

A atividade médica baseia-se no conhecimento técnico e científico com o intuito de melhorar a saúde do ser humano. Porém, não é só de conhecimento técnico que se estabelece essa relação, **devendo ser pautada também por princípios éticos e morais**. E, no caso de haver algum questionamento nessa relação, toda a nossa atividade está regulamentada pela lei. Neste capítulo, discutiremos o exercício da medicina com ênfase na psiquiatria e as principais implicações jurídicas relacionadas.

Cada vez mais torna-se necessário que o médico tenha conhecimento acerca da legislação sobre sua prática profissional. De acordo com o Conselho Nacional de Justiça, entre o ano de 2008 e 2017 houve um **aumento de 130% no número de processos** em primeira instância relacionados ao direito à saúde. No mesmo período, o número de processos totais aumentou cerca de 50%.[2] Entre 2016 e 2017, o aumento no número de processos relacionados ao erro médico foi de 49%, no Superior Tribunal de Justiça, sendo a ginecologia e a obstetrícia, seguida pela ortopedia e pela cirurgia plástica, as especialidades mais citadas.[3]

No **hospital geral o psiquiatra enfrenta dilemas éticos**, como suicídio e automutilação, avaliação para internação involuntária, ambiente inóspito para manutenção do sigilo médico ou necessidade de quebra para preservar a vida do paciente, violência e abuso sexual, solicitações para avaliação da capacidade de recusa ao tratamento, capacidade civil, dentre outros. Essas situações reforçam **a necessidade de conhecimento ético e jurídico**.

Para pensarmos sobre os aspectos éticos e legais relacionados ao exercício da medicina, é importante esclarecer algumas definições. Na Figura 48.1, destacamos alguns conceitos essenciais.

Além desses conceitos, é importante definirmos a **má conduta profissional**. Ela poderá advir principalmente de três situações:[7]

- **Negligência**: relacionada à omissão, quando não é feito aquilo que deveria ter sido feito. Por exemplo: deixar de indicar a internação involuntária quando ela for necessária ou mesmo não sinalizar para a equipe assistencial e registrar em prescrição a necessidade de vigilância para risco de suicídio quando ele existir
- **Imperícia**: relacionada à ação, quando algo é feito com falta de conhecimento técnico ou com despreparo prático. Ou seja, quando o profissional exerce suas atividades sem observar as normas ou com conhecimento insuficiente do ponto de vista técnico e científico. Por exemplo: prescrição de medicamentos antidepressivos tricíclicos para pacientes com comorbidades cardíacas como bloqueio de ramo, infarto do miocárdio recente
- **Imprudência**: relacionada à ação, quando se faz algo que não deveria ter sido feito sem a cautela necessária ao ato. Ocorre quando há conhecimento técnico e científico dos riscos, porém se age mesmo assim. Por exemplo: encaminhar paciente com quadro clínico descompensado para um serviço sabidamente sem estrutura.

A atividade médica baseia-se no conhecimento técnico e científico com o intuito de melhorar a saúde do ser humano.

É necessário que o médico tenha conhecimento acerca da legislação sobre a própria prática profissional.

No hospital geral o psiquiatra enfrenta dilemas éticos, situações que reforçam a necessidade de conhecimento ético e jurídico.

A má conduta profissional poderá advir principalmente de três situações: imprudência, imperícia e negligência.

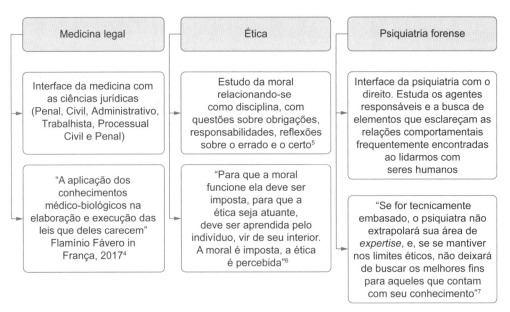

Figura 48.1 Conceitos essenciais em medicina legal e psiquiatria forense. (Adaptada de França, 2017;[4] Sadock e Sadock, 2007;[5] Segre e Cohen, 2002;[6] Barros e Castellana, 2020.[7])

> É necessário o estabelecimento do nexo de causalidade entre a conduta médica e o resultado apresentado no paciente, para que se estabeleça a má conduta profissional.

Ressalta-se que, para essa conclusão, no entanto, é necessário o estabelecimento do nexo de causalidade entre a conduta e o resultado apresentado no paciente.

Muito se discute sobre esse estabelecimento do nexo, uma vez que a **medicina é predominantemente considerada uma atividade de meio**. Ou seja, o médico utilizará de todos os meios possíveis para atingir um objetivo que é a prestação de cuidados e não a cura. Porém, algumas áreas da Saúde acabam assumindo a responsabilidade objetiva ou de fim, quando se responsabilizam pela promessa de um resultado como no caso dos procedimentos estéticos e exames de laboratório.[6,8,9]

A seguir discutiremos as seguintes questões:

- Responsabilidade civil e criminal do interconsultor
- Avaliação das capacidades para atos da vida civil e criminal
- Documentos médico-legais
- Situações especiais na interconsulta psiquiátrica (ICP).

Responsabilidade civil e criminal do médico interconsultor

Introdução às questões do direito médico

> O médico, enquanto profissional, é submetido às normativas éticas do Conselho Federal de Medicina (CFM).

Durante o exercício da medicina, a **relação médico-paciente também pode ser compreendida como uma relação jurídica** e, para tanto, sujeita às regulamentações e limitações legais. O médico, enquanto profissional, é submetido às normativas éticas do Conselho Federal de Medicina (CFM). Além disso, o profissional deve atender às leis impostas pelo Estado enquanto fiscalizador, regulador e controlador dos serviços ligados à Saúde. Durante a atuação profissional, o médico está diante de situações de responsabilidade absoluta e relativa quanto aos aspectos relacionados à legislação civil e penal.[10]

> Durante a atuação profissional, o médico está diante de situações de responsabilidade absoluta e relativa quanto aos aspectos relacionados à legislação civil e penal.

A responsabilidade civil médica, como é conhecida hoje, é fruto de um processo histórico. Para compreender mais especificamente esse aspecto e como se relaciona com o exercício profissional, é primordial uma breve análise da evolução histórica. A seguir destacamos as principais influências (Figura 48.2).

> O médico ocupava posição social de prestígio. Desde o século XX, é notável uma mudança no eixo da responsabilidade civil médica.

Ao longo de toda a história da civilização ocidental, até os dias atuais, o **médico sempre ocupou posição social de prestígio**, na qual raramente os procedimentos adotados pelo profissional eram submetidos a discussões e dúvidas. Porém, desde o século XX, é notável uma mudança no eixo da responsabilidade civil médica, perdendo o caráter de que o médico

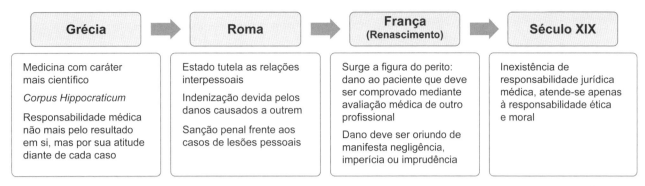

Figura 48.2 Principais influências históricas para o conceito de responsabilidade médica. (Adaptada de Dantas, 2019.[11])

gozava de certa "imunidade" em sua prática. A massificação das relações sociais, o crescente nível de especialização dos médicos, as transformações técnico-científicas e a disseminação de atendimentos em centros de Saúde e grandes hospitais foram fatores responsáveis por denotar impessoalidade na relação médico-paciente e, como consequência, **acrescentar várias responsabilidades até então inexistentes** e que prevalecem atualmente.[11]

Responsabilidade e erro médico

A responsabilidade civil médica consiste no dever jurídico de responder por atos praticados durante o exercício da profissão que tenham violado bens assegurados em lei e causado danos a outrem. Na Figura 48.3 podemos observar as principais situações em que pode incorrer a responsabilização civil do médico. Na Psiquiatria, especialmente no hospital geral, alguns exemplos que implicariam a responsabilização do médico seriam a falha em comunicar e documentar a necessidade de vigilância quanto ao risco de suicídio, a prescrição de lítio em paciente com função renal comprometida ou omissão em orientar monitoramento de hemograma na prescrição de clozapina.

Como nos trazem Domingos et al.:

> A responsabilidade civil do médico decorre do descumprimento de todas as obrigações de natureza não penal que cause prejuízo material, moral estético ou à imagem do ofendido (paciente), tendo como nexo de causalidade conduta-dano ou a culpa (imprudência, negligência ou imperícia).[10,12]

A **má prática médica é oriunda, portanto, da responsabilidade médica e pode ou não abranger um erro médico**. Em outras palavras, a má prática pode envolver aspectos que não trazem prejuízo necessariamente apenas ao paciente ou mesmo não ser de natureza médica. Revelar dados sigilosos sobre determinado paciente que possam envolver terceiros, por exemplo, consiste em má prática, porém não configura erro **médico**, caso os resultados clínicos sejam satisfatórios.

Já para ser considerado um **erro**, o possível dano cometido pelo médico deve ter relação com seu ato enquanto profissional, acrescido à sua culpa (negligência, imperícia ou imprudência) ou **dolo** (quando o médico quis o mau resultado ou assumiu conscientemente o risco de produzi-lo) (Figura 48.4). Assim, é necessário que se estabeleça uma relação de causalidade entre o ato praticado e o dano provocado, ou seja, se determine se a lesão foi realmente causada por omissão ou ação do médico e se houve culpa, em sentido amplo (culpa e dolo). Logo, o médico não poderá ser responsabilizado civilmente por ações que acarretaram dano,

> A massificação das relações sociais, o crescente nível de especialização dos médicos, as transformações técnico-científicas e a disseminação de atendimentos em centros de Saúde e grandes hospitais foram fatores responsáveis por denotar impessoalidade na relação médico-paciente.

> A responsabilidade civil médica consiste no dever jurídico de responder por atos praticados durante o exercício da profissão que tenham violado bens assegurados em lei e causado danos a outrem.

> O médico não poderá ser responsabilizado civilmente por ações que acarretaram dano, porém não tenha agido com culpa ou dolo, como é o caso fortuito.

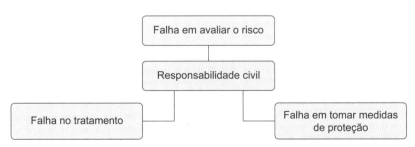

Figura 48.3 Principais situações que podem implicar responsabilidade civil do médico.

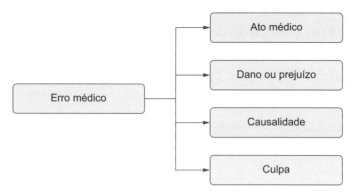

Figura 48.4 Caracterização de erro médico. (Adaptada de Ridolphi e Rangel, 2017.[10])

> O médico, em um único ato, pode desrespeitar as leis em mais de um domínio e, com isso, ser responsabilizado em mais de uma instância.

porém não tenha agido com culpa ou dolo, como é o caso fortuito (intercorrência inesperada que pode alterar o curso do tratamento e conduzir a um desfecho negativo).[10]

O médico pode ser responsabilizado em quais esferas e em quais situações?

Tendo em vista que a lei compreende muitos domínios, o médico, em um único ato, pode desrespeitar as leis em mais de um domínio e, com isso, ser responsabilizado em mais de uma instância (Figura 48.5).

> Sebastião, 63 anos, psicótico crônico (esquizofrenia) internado em hospital psiquiátrico, é encaminhado para hospital clínico com suspeita de insuficiência renal aguda. Após estabilização clínica, porém ainda em investigação laboratorial e de imagem para a causa da descompensação, o médico psiquiatra da equipe de interconsulta é solicitado para avaliação do paciente, por apresentar delírios místico-religiosos ("vi Jesus e ele profetizou que esse hospital será ocupado pelo demônio") e agitação psicomotora. O interconsultor optou por sugerir, em resposta ao parecer solicitado pela equipe da clínica médica, o ajuste da clozapina – antipsicóptico já em uso pelo paciente. Contudo, mesmo sem antecedentes epilépticos, ele apresentou crise convulsiva e fratura de fêmur em vigência da crise. A família decidiu então denunciar os médicos assistentes e o médico interconsultor por negligência no Conselho Regional de Medicina (CRM) e registraram ocorrência na delegacia. Optaram também por propor uma ação cível de indenização por danos morais e materiais contra o hospital e os médicos.

> Apenas a jurisdição cível determina reparação do dano se for condenado. Nas esferas ético-profissional e criminal, o médico sofrerá punição se for responsabilizado.

No caso em questão, o psiquiatra interconsultor responde por três processos distintos: perante o Conselho Regional de Medicina (CRM), judicial de natureza criminal subjugado ao Código Penal e ante juízo cível, sob jurisdição do Código Civil. Apenas **em dois deles, o processo ético-profissional e o processo criminal, o médico poderá ser responsabilizado por meio de punição se for definido como culpado**. E, por se tratar de processos com suas respectivas jurisdições com princípios e objetivos próprios, **poderá haver divergência ou concordância nas decisões finais de cada em relação a sua condenação ou absolvição**. Contudo, apenas a jurisdição cível determina reparação do dano se for condenado previamente no processo criminal ou transitada em julgado.[13]

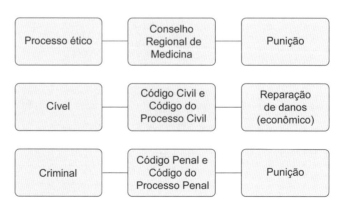

Figura 48.5 Esferas de responsabilização profissional.

Direitos e deveres dos pacientes

No âmbito da relação médico-paciente, é necessário discutir também sobre o **papel do enfermo**, visto que ele é **dotado de autonomia da vontade e direitos personalíssimos garantidos por amplos dispositivos legais**. Entretanto, em determinadas circunstâncias clínicas psiquiátricas, o paciente encontra limites para o seu agir segundo suas vontades próprias, sendo a decisão tutelada pelo responsável legal.[10] A seguir discutiremos alguns pontos importantes nesse âmbito.

Autonomia do paciente

Autonomia é qualidade ou estado de autônomo, independente; a faculdade de se governar por si mesmo.[14]

A **relação médico-paciente é edificada no dever da informação** como um de seus principais pilares na atualidade. Ou seja, o médico tem por **obrigação fornecer todos os esclarecimentos possíveis para que o paciente, ou seu responsável legal, exerça o direito à autonomia – a possibilidade de decidir sobre o próprio destino**, escolhendo que tratamento irá permitir, com base em informações sobre os riscos e benefícios possíveis, advindos de sua decisão.[11] Autonomia significa então autoconstrução, autogoverno.[14]

Do ponto de vista legislativo, destacamos a seguir as principais referências ao direito à informação:[11,15]

> **Constituição Federal**
> Artigo 5º, XIV – "é assegurado a todos o acesso à informação"
> **Lei nº 8.080/90**
> Artigo 7º, V – "direito à informação, às pessoas assistidas, sobre sua saúde"
> Parágrafo 3º – assegura a "preservação da autonomia das pessoas na defesa de sua integridade física e moral", definindo-a como diretriz do Sistema Único de Saúde (SUS)[11]
> **Código de Defesa do Consumidor:** dever da informação é um direito básico do consumidor e a relação médico-paciente é uma relação econômica em que o profissional fornece o serviço e é remunerado[15]
> Artigo 3º, III – garante o direito "à informação adequada e clara sobre os diferentes produtos e serviços, com especificação correta de quantidade, características, composição, qualidade e preço, bem como os riscos que apresentem"
> Artigos 8º e 9º complementam o Artigo 3º[11]

No campo da saúde mental o conceito de autonomia pode recobrir-se de definições imprecisas, exigindo reflexões. Afinal, como tratar desse tema considerando situações em que sujeitos são destituídos de valores ao receberem a alcunha de doente mental? E em quais situações o psiquiatra pode dispor de condutas paternalistas, de modo a tutelar a autonomia do paciente psiquiátrico?[7,14]

Capacidade de consentir ou não sobre o tratamento

A capacidade de consentir está diretamente relacionada à capacidade de entender a informação, julgá-la e comunicar sua vontade. Para tanto, a capacidade de entendimento e autodeterminação deve estar preservada (Figura 48.6).

É fato que alguns fenômenos mentais são involuntários, como alucinações auditivas de comando em **surtos esquizofrênicos** ou desorganização do comportamento em **quadros maníacos**. Nessas situações o indivíduo executa várias ações não intencionais, podendo representar risco a si próprio e à sociedade. São exemplos nos quais a **capacidade de entendimento e autodeterminação está comprometida**. Consequentemente, interfere na capacidade de

> Relação médico-paciente é edificada no dever da informação, o médico tem por obrigação fornecer todos os esclarecimentos possíveis para que o paciente, ou seu responsável legal, exerça o direito à autonomia – a possibilidade de decidir sobre o próprio destino.

> No campo da saúde mental o conceito de autonomia pode recobrir-se de definições imprecisas, exigindo reflexões.

> A capacidade de consentir está diretamente relacionada à capacidade de entender a informação, julgá-la e comunicar sua vontade.

> *Solitário anônimo* é um documentário que conta a impressionante história de um homem obstinado a planejar e controlar sua morte.

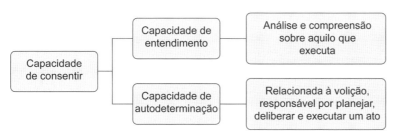

Figura 48.6 Componentes da capacidade de consentir. (Adaptada de Barros e Castellana, 2020.[7])

Nas situações em que a capacidade de autodeterminação do paciente está parcialmente preservada, torna-se de grande importância a presença de um responsável legal para auxílio nas tomadas de decisões.

Como avaliar a capacidade de consentir ou não sobre o tratamento?
• O paciente apresenta crítica em relação à própria morbidade?
• Essa crítica é parcial ou total em relação à doença?

Consentimento para uma intervenção médica requer não apenas a informação fornecida pelo médico, mas também a vontade do paciente em tomar uma escolha livre e presença de capacidade para fazê-la.

Quando há impedimento para o consentimento ser obtido voluntariamente – por exemplo, casos nos quais o paciente apresenta risco a terceiros e a si mesmo – o termo é assinado pelo responsável legal.

É essencial que durante todo o período do tratamento sejam explicados ao paciente as recomendações, os procedimentos e as condutas mais adequadas, e seja verificada a capacidade de entendimento e autodeterminação.

É necessário que o paciente compreenda a informação transmitida, e não apenas a receba sem absorver.

Como obter o consentimento livre e esclarecido?
• Informação clara e adequada foi oferecida?
• Paciente compreendeu a informação transmitida?
• As capacidades de entendimento e autodeterminação estão preservadas?

O médico pode recusar-se a conceder a alta a pedido, respaldado pelo artigo 56 do Código de Ética Médica.

---

o paciente consentir ou não o tratamento, e, nesse caso, o psiquiatra não hesitará em tomar condutas paternalistas até que o domínio sobre si seja recuperado pelo paciente.[7]

Contudo, em situações em que o paciente apresenta **capacidade de autodeterminação preservada, cabe ao médico acatar a autonomia da pessoa por ele assistida**. É o caso de um indivíduo que opta pelo consumo recreativo de determinada substância psicoativa ilícita, mesmo sabendo sobre o risco em potencial. Assim, o psiquiatra deve orientar sobre os prejuízos e salientar as evidências científicas a respeito dos riscos do uso.[7] Como outro exemplo relacionado às fronteiras da capacidade ou não de consentir, encontramos os dependentes químicos em uso nocivo de substâncias e que não conseguem conter os próprios impulsos. Em que a capacidade de autodeterminação do paciente está parcialmente preservada, torna-se de grande importância a presença de um responsável legal para auxílio nas tomadas de decisões.

Assinatura de termo de consentimento

O consentimento para uma intervenção médica requer não apenas a informação fornecida pelo médico, mas também a vontade do paciente em fazer uma escolha livre e a presença de capacidade para fazê-la. Ou seja, o ato de consentir é estabelecido para além do dever da informação.[11,16]

O consentimento informado, entretanto, é diferente do efetivo dever de informar. Assim, Luciana Mendes Roberto o define: "O **consentimento informado** é o consentimento dado pelo paciente baseado no conhecimento da natureza do procedimento a ser submetido e dos riscos, possíveis complicações, benefícios e alternativas de tratamento. Ou seja, **é uma concordância na aceitação dos serviços a serem prestados pelo profissional da Saúde em troca do pagamento do paciente ou do responsável, estando este informado adequadamente do que está consentindo.**"[17]

É importante também destacar que a **simples assinatura do termo de consentimento não desonera o médico do ônus de informar de maneira adequada**. Afinal, para estabelecer de fato uma escolha esclarecida, é necessário que o paciente compreenda a informação transmitida, e não apenas a receba sem absorver. Portanto, consentir um tratamento proposto envolve o direito de escolha livre e esclarecida para assegurar integralmente o direito à autonomia. Porém, quando há impedimento para o consentimento ser obtido voluntariamente – por exemplo, casos nos quais o paciente apresenta risco a terceiros e a si mesmo – o termo é assinado pelo responsável legal.

Por fim, o consentimento deve ser estabelecido como um processo em vez de um evento, sendo essencial que durante todo o período do tratamento sejam explicados ao paciente as recomendações, os procedimentos e as condutas mais adequadas, e seja verificada a capacidade de entendimento e autodeterminação do enfermo para que sua autonomia seja resguardada.

Alta a pedido

A **alta hospitalar constitui uma prerrogativa médica**, visto que, quando hospitalizado, o paciente detém o direito de ter um médico responsável direto por todo o seu período de internação, bem como por sua alta. Há situações, no entanto, nas quais pode ser concedida a **alta a pedido – solicitada pelo paciente ou por seus responsáveis. Tal direito está embasado pelo artigo 5º da Constituição Federal, que preconiza o direito de liberdade do indivíduo.** Portanto, os princípios de liberdade e autonomia asseguram o direito de o paciente solicitar sua alta hospitalar quando for de sua vontade. Para tanto, **é necessário o médico e a instituição documentarem em prontuário de maneira clara tal decisão.** Contudo, em caso de gravidade e iminência de risco à vida do paciente, o médico pode se recusar a conceder a alta a pedido, respaldado pelo artigo 56 do Código de Ética Médica – **o médico pode se recusar a conceder a alta em caso de "iminente risco à vida".**[1]

Direitos e deveres do médico e da equipe

A profissão médica envolve aspectos técnicos, econômicos e político-sociais, constituindo uma atividade complexa. Apesar de deter o monopólio da técnica, o médico não pode ser considerado um profissional liberal por possuir autonomia parcial sobre o tratamento e seguir regulamentações e princípios que determinam os limites éticos da profissão.[18]

Questões éticas na decisão do tratamento

A bioética e a psiquiatria apresentam inúmeras interfaces. Na prática psiquiátrica, com frequência surgem situações que suscitam o questionamento ético e desencadeiam reflexões bioéticas. A bioética é uma ciência complexa, interdisciplinar e compartilha sobre a adequação das ações envolvendo a vida e o viver, ou seja, inclui variados aspectos como o objeto de atenção e articula conhecimentos de diferentes áreas do saber a fim de discutir o bem-viver, a vida política e o estar no mundo.[19,20]

Os **princípios da bioética** são:[10]

- **Beneficência**: médico deve mediar ações, técnicas terapêuticas e relação médico-paciente com o objetivo de estabelecer a máxima satisfação e o benefício do enfermo
- **Não maleficência**: restringir ações que possam ocasionar o mal ao paciente
- **Autonomia**: possibilidade de decidir sobre o próprio destino, escolhendo o tratamento com base nas informações sobre riscos e benefícios possíveis advindos de sua decisão
- **Justiça**: dever de não discriminar e reconhecer as vulnerabilidades, com respeito aos ditames legais relacionados à conduta terapêutica e profissional para com o paciente.[10]

Corresponsabilidade do cuidado

Em relação à **interconsulta hospitalar e ao cuidado primário acerca do paciente, este cabe ao médico assistente responsável pela internação**, uma vez que o pedido da interconsulta não ocorre geralmente para assumir o acompanhamento do paciente, mas sim para a avaliação de determinado especialista.[8] Mesmo que o cuidado primário caiba a outro profissional, o interconsultor deve fornecer um atendimento médico adequado e tem a responsabilidade de zelar para que os princípios da beneficência, não maleficência, autonomia e justiça sejam garantidos ao paciente.

Infelizmente, ainda é **frequente que pacientes com sintomas psiquiátricos sejam estigmatizados dentro do ambiente de um hospital geral** e que ocorram **falhas no reconhecimento de condições clínicas** que ofereçam risco à saúde deles e no diagnóstico diferencial de outras doenças clínicas que possam estar causando os sintomas. Além disso, é frequente a omissão de cuidados necessários do ponto de vista psiquiátrico, por exemplo, vigilância quanto ao risco de suicídio ou agressividade, presença de acompanhante, ambiente físico sem ruído, atendimento psicológico ou multidisciplinar, manutenção de psicotrópicos de uso regular, dentre outros. Como nos traz Camargo:

> Pacientes psiquiátricos que chegam à emergência são frequentemente incompreendidos, ainda que apresentem outros problemas médicos evidentes, e muitas vezes são encaminhados diretamente ao psiquiatra sem que os seus sinais vitais sejam sequer monitorados. [...] Manter o máximo zelo com pacientes psicóticos, agressivos ou eufóricos pode ser difícil, mas vale lembrar que pacientes nessas condições ainda têm o direito de recusar qualquer indicação de tratamento, até que se chegue à decisão de uma internação involuntária.
>
> Com frequência, nas emergências nem todas as informações necessárias a um diagnóstico estão disponíveis. [...] O médico deve ter em mente, no entanto, que o diagnóstico psiquiátrico não é a missão mais importante do tratamento de emergência. A primeira obrigação é preservar a vida, estabilizar o paciente, investigar as circunstâncias de seu quadro e determinar qual é o próximo passo. Diagnósticos de esquizofrenia e transtorno bipolar não podem ser estabelecidos apenas por um episódio. O paciente pode ser estigmatizado pelo histórico de uma internação psiquiátrica, quando, na verdade, seus sintomas podem ser causados por outros motivos não diagnosticados.[21]

Quanto à tomada de decisão, é necessário que o interconsultor avalie desejos, interesses, crenças, vínculos e tradições do paciente a fim de estabelecer alternativas e consequências. O dever de informação assegurado e a capacidade de autodeterminação preservada permitem a tomada de decisão compartilhada.

Avaliação das capacidades para atos da vida civil e criminal no âmbito forense

A avaliação das capacidades para os atos da vida civil ou as implicações das doenças mentais na esfera criminal é usualmente realizada por peritos psiquiatras designados pela Justiça. Uma vez que haja dúvida sobre a existência de um transtorno mental e eventual prejuízo na capacidade de discernimento (esfera civil) ou de entendimento e autodeterminação (esfera

> O interconsultor deve fornecer um atendimento médico adequado e tem a responsabilidade de zelar para que os princípios da beneficência, não maleficência, autonomia e justiça sejam garantidos ao paciente.

> A avaliação das capacidades para os atos da vida civil ou as implicações das doenças mentais na esfera criminal é usualmente realizada por peritos psiquiatras designados pela Justiça.

criminal), um perito pode ser convocado para elucidar tal prejuízo e suas repercussões jurídicas. O interconsultor deve ter conhecimento desses conceitos, já que pode se deparar com determinadas condições no hospital geral, como avaliações de pacientes sob custódia da polícia e atendimento de suspeitos de atos ilícitos.

Estes trâmites, na realidade, podem ocorrer em qualquer tipo de processo (civil, família, trabalhista, previdenciário ou criminal), e neste capítulo vamos aprofundar mais os casos de interdição e a esfera criminal. Ressalta-se que o interconsultor ocupa o papel de médico assistente e, dessa forma, não cabe a ele a avaliação do paciente e a emissão de parecer de âmbito forense dentro do hospital geral. Mesmo que seja solicitado por instâncias administrativas ou jurídicas da instituição ou do município, o profissional deve elaborar ofício indicando a impossibilidade de desempenhar esse papel com base na legislação vigente. Conforme previsto no Código de Ética Médica, artigo 93, é vedado ao médico "ser perito ou auditor do próprio paciente [...]".[1]

Um documento médico, ou até mesmo um parecer mais detalhado, pode ser elaborado pelo médico interconsultor e muitas vezes é de extrema importância para os futuros desenrolares jurídicos. Porém, é importante percebermos a **diferença entre a realização de um laudo (documento que tem uma finalidade jurídica) e de um relatório médico pelo médico interconsultor** (documento assistencial, descrevendo o quadro clínico do paciente, com possíveis diagnósticos, prognósticos e apresentação, que, porventura, podem ser utilizados pelo perito oficial para elaboração do raciocínio pericial).

Finalmente devemos ressaltar que, pela legislação vigente, o médico assistente responsável por determinado paciente poderá atuar também como assistente técnico desse mesmo paciente em processo judicial ou administrativo ao ser contratado pela parte.

> O interconsultor ocupa o papel de médico assistente e, dessa forma, não cabe a ele a avaliação do paciente e a emissão de parecer de âmbito forense dentro do hospital geral.

> Pela legislação vigente, o médico assistente responsável por determinado paciente poderá atuar também como assistente técnico.

Âmbito civil

A principal atuação do perito psiquiatra ocorre na contestação de validade de determinado ato jurídico (testamento, compra e venda de bens, casamento, guarda, entre outros) e na interdição civil. É importante ressaltar que um indivíduo com transtorno mental não obrigatoriamente apresenta um prejuízo cognitivo ou algum déficit que afete sua compreensão das leis ou dos atos da vida civil, por isso se faz necessária a avaliação pericial. Não basta ter o diagnóstico de um transtorno mental, mas sim que a partir dele exista uma redução na capacidade de compreensão para determinados atos da vida civil – é o que chamamos de prejuízo do discernimento na esfera civil.

Uma vez aventada a hipótese de um transtorno mental que afete algum ato da vida civil, o Judiciário pode solicitar uma perícia, ou seja, uma avaliação técnica de um especialista na área. Esse perito, usualmente um psiquiatra forense, realizará a leitura dos autos e fará uma avaliação psiquiátrica, com anamnese e exame psíquico. Após a entrevista do periciado, com análise de documentos médicos e jurídicos, o perito elabora um laudo pericial que irá compor o processo e auxiliar os operadores do direito a elucidar o caso.

> Um indivíduo com transtorno mental não obrigatoriamente apresenta um prejuízo cognitivo ou algum déficit que afete sua compreensão das leis ou dos atos da vida civil. Não basta ter o diagnóstico de um transtorno mental, mas sim que a partir dele exista uma redução na capacidade de compreensão para determinados atos da vida civil – é o que chamamos de prejuízo do discernimento na esfera civil.

Interdição

A interdição pode ser entendida como uma **limitação, do ponto de vista jurídico, aplicada à pessoa que não possua a total compreensão para a realização de atos da vida civil**. O intuito da interdição, não é, em absoluto, prejudicar a pessoa interditada, mas sim resguardar seus interesses.

De acordo com o Código Civil,[22] podem ser considerados incapazes os menores de 16 anos (são considerados absolutamente incapazes para exercer os atos da vida civil pela idade) e os doentes mentais. Já os indivíduos entre 16 e 18 anos são considerados relativamente incapazes.

Após 2015, com o advento do Estatuto da Pessoa com Deficiência,[23] o Código Civil sofreu importantes mudanças no que tange à saúde mental. A essência dessa legislação foi, em resumo, romper com o preconceito existente na sociedade em face de pessoas portadoras de deficiência de qualquer natureza e, assim, **reconhecer a autonomia e a capacidade legal a todos que possuem alguma deficiência, estabelecendo uma condição de igualdade entre pessoas não deficientes e com deficiência em relação aos atos da vida civil.**[24]

A partir da implementação do supracitado Estatuto no Brasil, as doenças mentais não podem mais, de maneira jurídica, comprometer a capacidade civil total de uma pessoa. O artigo 85 determina que "a tutela só afeta atos relacionados à equidade e aos negócios",

> Doenças mentais não podem mais, de maneira jurídica, comprometer a capacidade civil total de uma pessoa. Uma vez determinada a interdição, ela não se estende a outras esferas além da patrimonial, como casamento ou voto.

ou seja, **uma vez determinada a interdição, ela não se estende a outras esferas além da patrimonial, como casamento ou voto.**[25]

As reformas das leis sobre saúde mental costumam ser um processo contínuo, politizado e litigioso, independentemente de onde sejam realizadas.[26] As alterações ocorridas no Código Civil brasileiro a partir de 2015 foram de extrema importância para as avaliações psiquiátricas, já que houve a exclusão da incapacidade total atribuída aos doentes mentais, restando apenas a possibilidade de interdição parcial para as pessoas que "por causa transitória ou permanente, não possam exprimir a sua vontade". Em outro giro, insurge de tal premissa um tema de sensível discussão, pois é notório e reafirmado com a prática clínica que existem pacientes com quadros graves (como demências avançadas ou retardo mental grave), nos quais é impossível vislumbrar qualquer relativização de incapacidade.[27]

Assim, atualmente no Brasil, aos portadores de transtorno mental se aplicam apenas os incisos II e III do Código Civil.[22] Vejamos:

> Art. 4º: São incapazes, relativamente a certos atos ou à maneira de os exercer:
> I – os maiores de dezesseis e menores de dezoito anos;
> II – os ébrios habituais e os viciados em tóxico;
> III – aqueles que, por causa transitória ou permanente, não puderem exprimir sua vontade;
> IV – os pródigos.

Em adição, observa-se que, como em diversas outras leis brasileiras, **há a utilização de palavras cujo significado jurídico pode gerar dúvidas quando feita a interpretação médica.** É o caso das palavras "ébrios habituais" e "viciados em tóxicos", em que há uma compreensão social e jurídica do termo, porém sem uma definição médica fechada. No âmbito psiquiátrico forense, sugere-se a avaliação de acordo com os conhecimentos técnicos da psiquiatria, relacionados ao uso de álcool (em referência aos "ébrios") e ao uso de substâncias químicas (em referência aos "viciados em tóxico").[28]

Já o Código de Processo Civil descreve pormenorizadamente as características referentes à interdição:[29]

> Art. 755. Na sentença que decretar a interdição, o juiz:
> I – nomeará curador, que poderá ser o requerente da interdição, e fixará os limites da curatela, segundo o estado e o desenvolvimento mental do interdito;
> II – considerará as características pessoais do interdito, observando suas potencialidades, habilidades, vontades e preferências.
> § 1º A curatela deve ser atribuída a quem melhor possa atender aos interesses do curatelado.
> § 2º Havendo, ao tempo da interdição, pessoa incapaz sob a guarda e a responsabilidade do interdito, o juiz atribuirá a curatela a quem melhor puder atender aos interesses do interdito e do incapaz.

Infere-se, portanto, que o laudo realizado pelo psiquiatra perito é primordial para determinar as limitações do periciado, de modo a permitir ao Judiciário definir os limites da curatela nos casos de incapacidade parcial.

Outro ponto fundamental que pode constar nessa avaliação é a análise do periciado em relatar vínculos afetivos e de confiança, para assim poder opinar sobre seu possível curador, além de avaliar se a doença observada como incapacitante no momento da avaliação é passível de tratamento e, assim, haver a possibilidade de suspensão da interdição em momento futuro oportuno.[27]

Pelo histórico de estigma na terminologia "interdição", hoje opta-se preferencialmente na esfera jurídica pelo termo "curatela". Todavia, é importante salientar que a curatela de uma pessoa, quando corretamente aplicada, visa à proteção dela e não ao desencadeamento de alguma limitação, uma vez que a perda da autonomia já foi promovida pela própria doença mental e a curatela, apenas a oficializa.[30]

Âmbito criminal

Assim como na esfera civil, as perícias criminais também versam sobre a avaliação de um transtorno mental e suas implicações jurídicas, regidas pelo Código Penal Brasileiro[30] e pelo Código de Processo Penal Brasileiro.[31]

Dentro do escopo de atuação dos psiquiatras forenses na esfera criminal, está **qualquer transtorno mental que possa ter correlação com um delito cometido, seja de infanticídios, crimes sexuais, transtornos relacionados à dependência de substâncias, entre outros.**

O principal exame realizado por psiquiatras forenses na esfera criminal é o Incidente de Insanidade Mental, que tem por finalidade avaliar se um indivíduo que cometeu um crime

> Alterações ocorridas no Código Civil brasileiro a partir de 2015 foram de extrema importância para as avaliações psiquiátricas, já que houve a exclusão da incapacidade total atribuída aos doentes mentais, restando apenas a possibilidade de interdição parcial.

> O laudo realizado pelo psiquiatra perito é primordial para determinar as limitações do periciado, de modo a permitir ao Judiciário definir os limites da curatela nos casos de incapacidade parcial.

> Ponto fundamental que pode constar nessa avaliação é a análise do periciado em relatar vínculos afetivos e de confiança.

> A curatela de uma pessoa, quando corretamente aplicada, visa à proteção dela e não ao desencadeamento de alguma limitação, uma vez que a perda da autonomia já foi promovida pela própria doença mental e a curatela apenas a oficializa.

e com suspeita de um transtorno mental é ou não imputável, para, assim, auxiliar a Justiça a direcionar o tipo de tratamento ou pena a que ele será submetido.

Termos como **imputabilidade** são vastamente utilizados na esfera criminal e acabam fazendo parte do linguajar de muitos psiquiatras que atuam nessa área. Porém, é importante ressaltar que este é um termo jurídico, e não médico, e faz referência à capacidade que um indivíduo que cometeu uma infração tem de ser chamado à responsabilidade penal pelo ato cometido.

A doença mental é citada no Código Penal Brasileiro, em seu artigo 26:[30]

> Art. 26 – É isento de pena o agente que, por doença mental ou desenvolvimento mental incompleto ou retardado, era, ao tempo da ação ou da omissão, inteiramente incapaz de entender o caráter ilícito do fato ou de determinar-se de acordo com esse entendimento.

> Imputabilidade é um termo jurídico e não médico, e faz referência à capacidade que um indivíduo que cometeu uma infração tem de ser chamado à responsabilidade penal pelo ato cometido.

Dessa forma, a Lei Brasileira compreende que o indivíduo que comete um delito, mas o faz sem compreender o que está cometendo e/ou sem controle de seus impulsos ou suas atitudes, deverá ser considerado inimputável, ficando isento de pena, mediante cumprimento de Medida de Segurança, uma vez que a lei compreende que esse indivíduo delinquiu por ter uma doença mental, precisando ser tratado, e não punido.

> O indivíduo que comete um delito, mas o faz sem compreender o que está cometendo e/ou sem controle de seus impulsos ou suas atitudes, deverá ser considerado inimputável, ficando isento de pena, mediante cumprimento de Medida de Segurança.

Prescinde-se de conhecimento do Código Penal Brasileiro em vigor, que atualmente adota o critério biopsicológico, de especial importância para as perícias criminais, para concluir a inimputabilidade de alguém. O critério biopsicológico observa (i) a existência de um transtorno mental (critério biológico), e (ii) a relação deste com a alteração da capacidade de entendimento ou de sua determinação (critério psicológico). Portanto, **para a Lei Brasileira, não basta um indivíduo ter o diagnóstico de qualquer doença mental – mesmo sendo grave, como a esquizofrenia, por exemplo – mas é condição *sine qua non* que essa patologia altere sua capacidade de entendimento ou autodeterminação e tenha relação com o delito cometido, assim estabelecendo nexo de causalidade entre o crime e o transtorno mental.**[32]

O prejuízo observado pode ser total ou parcial nas esferas avaliadas no critério psicológico – caso haja prejuízo total da capacidade de entendimento ou autodeterminação, esse indivíduo será considerado inimputável; por outro lado, se houver um prejuízo parcial em uma das duas esferas (ou em ambas), ele será considerado semi-imputável, e terá desdobramentos jurídicos específicos em cada uma das qualificações.

Os semi-imputáveis podem seguir dois caminhos diferentes: se o transtorno mental diagnosticado for passível de tratamento curativo, ele pode ser direcionado para cumprimento de Medida de Segurança; já se a doença em questão não for passível de cura, ele será apenado, porém, por possuir uma doença mental que reduziu parcialmente a capacidade de entendimento ou autodeterminação, ele se beneficiará da diminuição da pena. As leis que balizam os direcionamentos para cada um dos casos estão descritas nos artigos 26 e 98 do atual Código Penal.[30]

> Se o transtorno mental diagnosticado for passível de tratamento curativo, ele pode ser direcionado para cumprimento de Medida de Segurança. Se o indivíduo não for passível de cura, ele será apenado, porém, por possuir uma doença mental que reduziu parcialmente a capacidade de entendimento ou autodeterminação, ele se beneficiará da diminuição da pena.

A **Medida de Segurança pode ser compreendida como um tratamento determinado pelo juiz**, que pode ser, como qualquer tratamento psiquiátrico, ambulatorial ou em regime de internação, a depender de cada caso.

Como é possível observar, o papel do perito psiquiatra é fundamental nas avaliações e desdobramentos jurídicos. Para além da atuação nos Incidentes de Insanidade Mental, os psiquiatras também podem atuar nos Exames de Cessação de Periculosidade, Exame Criminológico e Exame de Superveniência de Doença Mental.

Sugerimos, para estudantes interessados no tema, aprofundamento com os artigos utilizados para elaboração deste capítulo. O primordial para o **psiquiatra forense é manter-se fiel a seus conhecimentos técnicos e jamais extrapolar os limites da profissão**, para, assim, seguirmos como excelentes auxiliadores da Justiça, e não corrermos o risco de confundir nosso papel médico com o de defensor da Justiça.

Documentos médico-legais

Atestados, relatórios e declarações

Segundo França, documento é uma declaração escrita com o objetivo de representar e informar um conteúdo do pensamento.[4] O termo "médico-legais" se relaciona com aquelas informações escritas exclusivamente por médicos, pertencentes a seu ato, no exercício legal da profissão e que por diferentes razões possam ter interesse jurídico. Dentre esses documentos temos: atestados, pareceres, relatórios e prontuários.

Atestado médico

O atestado é um documento escrito com o propósito de representar de maneira direta e simples a veracidade de um acontecimento e as suas consequências. Pode ser **elaborado por qualquer médico no exercício regular da medicina**, porém é preciso que o profissional se sinta capacitado para tanto. São características desse documento:[1,33]

- Seu objetivo consiste em sugerir a presença de uma patologia e assim justificar faltas laborais ou acadêmicas
- É necessário que as informações para a emissão do atestado estejam descritas no prontuário do paciente (Artigo 85, Código de Ética Médica)
- Pode ser fornecido mediante solicitação do próprio paciente ou de seu representante legal
- É vedado fornecer atestado de ato que não participou ou com informações inverídicas.[1,33]

Para uma correta elaboração do atestado médico, é importante seguir as normas presentes na Resolução CFM nº 2.381/2024, conforme pode ser observado na Tabela 48.1.[33]

Atenção especial em relação à observação do diagnóstico no atestado: é necessário que o paciente ou o representante legal solicite expressamente a sua presença, a menos que seja elaborado para fins de perícia médica. Vale ressaltar que a violação do segredo profissional realizada pelo médico pode vir a acarretar uma sanção penal do responsável, exceto em situações de dever legal, justa causa e/ou autorização expressa pelo paciente ou seu representante legal.[4,33]

Tabela 48.1 Informações essenciais na elaboração do atestado médico.

- Todos os documentos médicos devem conter:
  - Identificação do médico (nome e CRM/UF)
  - RQE (quando houver)
  - Identificação do paciente (nome e número do CPF)
  - Data de emissão
  - Assinatura qualificada (documento eletrônico) ou assinatura e carimbo (ou número de registro quando manuscrito)
  - Dados de contato profissional (telefone e/ou e-mail)
  - Endereço profissional ou residencial do médico
- É obrigatória a identificação dos interessados na obtenção do documento médico a partir da **conferência de documento oficial com foto e indicação do CPF**, tanto para o paciente quanto para o representante legal
- Os médicos **somente podem fornecer atestados com o diagnóstico** (codificado ou não), quando por **justa causa, em exercício de dever legal ou por solicitação do próprio paciente**. Quando solicitado por ele ou por representante, essa **concordância deverá estar expressa no atestado** e registrada em ficha clínica
- A partir desta resolução, define-se:*
  - **Atestado médico de afastamento**: documento simplificado emitido para determinados fins (p. ex., acadêmico, laboral) sobre o atendimento prestado a um paciente, no qual deve constar, além dos itens obrigatórios, a quantidade de dias concedidos de dispensa da atividade necessários para a recuperação do paciente
  - **Atestado de saúde**: documento solicitado pelo paciente no qual o médico afirma a condição de saúde física e mental dele. Pode ser utilizado com diversas finalidades: atestado de doença, atestado para licença-maternidade, atestado de aptidão física
  - **Relatório médico circunstanciado**: emitido pelo médico que presta ou prestou atendimento com data de início de acompanhamento, resumo do quadro evolutivo, remissão ou recidiva, terapêutica empregada e/ou indicada, diagnóstico (quando expressamente autorizado pelo paciente) e prognóstico. Não deverão ser cobrados honorários para emissão quando o paciente estiver em acompanhamento médico regular, com intervalo máximo de 6 meses. Após esse período, poderá ser cobrado
  - **Relatório médico especializado**: solicitado para fins de perícia médica. Deve discorrer sobre enfermidade do requerente, diagnóstico, terapêutica, evolução clínica, prognóstico, resultados de exames complementares e conclusão sobre o fato que se quer comprovar.

*Acesse a resolução na íntegra para a descrição de todos os documentos médicos.

Declaração de óbito

Considerado um documento tão importante quanto a própria declaração de nascimento, a declaração de óbito é um documento que deverá ser **preenchido exclusivamente pelo**

O termo "médico-legais" se relaciona com aquelas informações escritas exclusivamente por médicos, pertencentes a seu ato, no exercício legal da profissão e que por diferentes razões possam ter interesse jurídico.

É necessário que o paciente ou o representante legal solicite expressamente a presença do diagnóstico, a menos que seja elaborado para fins de perícia médica.

A violação do segredo profissional realizada pelo médico pode vir a acarretar uma sanção penal do responsável, exceto em situações de dever legal, justa causa e/ou autorização expressa pelo paciente ou seu representante legal.

Publicada em 02/07/2024, a Resolução do CFM nº 2.381/2024 atualiza a normatização da emissão de documentos médicos. Inclui atualizações em relação ao atestado médico e outros documentos. A partir de março de 2025, será obrigatória a emissão dos documentos pela plataforma AtestaCFM (Resolução CFM nº 2.381/2024). Para mais informações, consultar: https://sistemas.cfm.org.br/normas/visualizar/resolucoes/BR/2024/2381 e https://atestacfm.org.br/.

A declaração de óbito é um documento que deverá ser preenchido exclusivamente pelo médico.

médico; logo, trata-se de um ato médico. Nele, o médico atesta a morte de determinado indivíduo e quais suas possíveis causas.

A declaração de óbito tem duas principais funções:

- Fornecimento de dados estatísticos relacionados com a causa da morte
- Finalidade jurídica de permitir o término da existência da pessoa natural, pois somente por meio dessa declaração é possível elaborar a certidão de óbito emitida por um Cartório de Registro Civil.[22,34]

O profissional médico responsável por seu preenchimento vai depender da causa da morte: a morte natural ou a morte não natural ou violenta. Observa-se na Figura 48.7 como distingui-las e quem deve preencher a declaração.

Relatório médico-legal

Em relação ao relatório médico-legal, comumente conhecido como laudo médico, é exatamente um relatório elaborado por um perito após processo de análise.[4] Nesse caso, ele será composto de preâmbulo, quesitos, histórico, descrição, discussão, conclusão e resposta aos quesitos.

Sendo assim, apesar de a solicitação por parte do paciente ou de seu responsável legal muitas vezes ser de um "relatório médico", o que está sendo solicitado na maioria das vezes é um atestado médico ou até mesmo uma declaração. Vale ressaltar que a **declaração é um documento em que há apenas o relato de um testemunho**, por exemplo, ao declarar o acompanhamento de determinado paciente.

Prontuário

O prontuário é um documento médico organizado, padronizado, no qual ocorre o registro de todas as informações pertinentes ao cuidado de um paciente, desde os relatos de sua condição clínica, o diagnóstico, o tratamento proposto, as anotações de outras especialidades, as prescrições, as solicitações e os resultados de exames complementares, bem como todos os documentos pertinentes a essa assistência.

O prontuário pertence ao paciente; cabe à instituição e ao médico o dever de cuidar. A guarda do prontuário ficou determinada por período mínimo de 20 anos da data do último registro, quando elaborado em suporte de papel, de acordo com a Resolução do CFM n° 1.821/2007.[35]

O médico tem dever ético de elaborar o prontuário para todo paciente que ele assistir, não deixando de registrar os dados em ordem cronológica, a data, o horário, o número do registro do Conselho Regional de Medicina e a assinatura do responsável pela anotação.

> Apesar de a solicitação por parte do paciente ou de seu responsável legal muitas vezes ser de um "relatório médico", o que está sendo solicitado na maioria das vezes é um atestado médico ou até mesmo uma declaração.

> O prontuário é um documento médico organizado, que contém o registro de todas as informações pertinentes ao cuidado de um paciente.

> O médico tem dever ético de elaborar o prontuário para todo paciente que ele assistir.

> É vedado ao médico negar acesso do prontuário, ou deixar de fornecer cópia quando solicitado pelo próprio paciente.

> É vedado ao médico permitir que pessoas não obrigadas ao sigilo profissional tenham conhecimento do conteúdo dos prontuários.

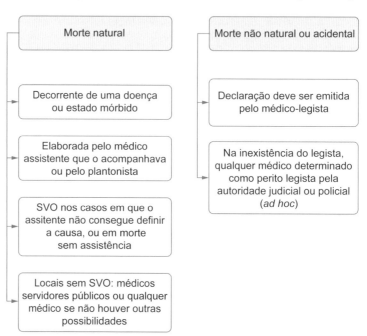

Figura 48.7 Diferenças entre morte natural e morte acidental. SVO: Serviço de Verificação de Óbito. (Adaptada de Laurenti e Jorge, 2015.[34])

Quando sua elaboração é em suporte de papel, pela Resolução do CFM nº 1.638/2002,[36] é obrigatória a legibilidade da letra do médico assistente. Ainda de acordo com o Código de Ética Médica, é vedado ao médico negar acesso do prontuário, ou deixar de fornecer cópia quando solicitado pelo próprio paciente, exceto quando ocasionar riscos ao próprio paciente ou a terceiros. Assim como é vedado ao médico permitir que pessoas não obrigadas ao sigilo profissional tenham conhecimento do conteúdo dos prontuários.

O prontuário não deve ser considerado algo desnecessário ou um item meramente burocrático. Sua utilidade se comprova, por exemplo, em situações de questionamentos de ordem ética, jurídica ou mesmo técnica, sem deixarmos de analisar sua importância na condução e na revisão de atendimentos dispensados aos pacientes.

Toda vez que um paciente se negar a receber o tratamento médico proposto, é fundamental que o médico e toda a equipe multidisciplinar envolvida descrevam de maneira clara e objetiva todas as orientações e informações passadas. Inclusive descrevendo todas as desvantagens, as vantagens e as consequências de determinada conduta, uma vez que nos artigos do Código de Ética Médica e nos pareceres dos Conselhos de Medicina, a jurisprudência majoritária considera que **devemos respeitar o princípio da autonomia, exceto quando temos risco iminente de morte**.

No contexto da interconsulta psiquiátrica, cabe lembrar que o que foi registrado em prontuário será norteador para outras especialidades médicas, sendo essencial que se tenha em mente que outras especialidades não conhecem alguns termos, diagnósticos e medicações. Dessa forma, deve-se prezar por uma descrição clara e objetiva justificando a conduta, explicitando o que precisa ou não ser feito. Além disso, deve-se **evitar registrar em prontuário questões íntimas e outros dados que não tenham relevância para o manejo do paciente**.

Particularidades da interconsulta psiquiátrica

Avaliação da capacidade de maternagem

O interconsultor pode ser solicitado para **avaliação da capacidade da mãe de cuidar da criança** tanto no contexto da ginecologia e obstetrícia quanto na ala pediátrica. Esse pedido decorre muitas vezes da percepção do distanciamento materno em relação à criança, da suspeita de situações de abuso ou negligência, da negação da gestação, de dificuldades de interação da equipe assistente com a mãe ou da presença de transtornos psiquiátricos graves. Ressalta-se que essa avaliação, quando solicitada, não tem caráter forense, ou seja, não visa à elaboração de um relatório médico-legal, mas sim busca um norteamento de quais devem ser os próximos passos da equipe assistente.

Nesse contexto, o interconsultor deve avaliar a presença de sintomas psíquicos e transtornos psiquiátricos, a possibilidade de melhora uma vez instituído o tratamento adequado, o risco de agressões à criança, a qualidade do vínculo entre mãe e filho, o desejo de exercer a maternidade e o grau de envolvimento e apego da mãe com a criança. Além disso, é importante determinar se a mãe tem capacidade de entendimento dos cuidados de que a criança necessita e das consequências de seus atos para a vida do menor. É importante também avaliar a existência de outros vínculos importantes e de familiares que possam auxiliar a mãe nesse momento de vulnerabilidade.

> Deve-se avaliar a presença de sintomas psíquicos e transtornos psiquiátricos, a possibilidade de melhora uma vez instituído o tratamento adequado, o risco de agressões à criança, a qualidade do vínculo entre mãe e filho, o desejo de exercer a maternidade e o grau de envolvimento e apego da mãe com a criança.

> Deve-se determinar se a mãe tem capacidade de entendimento dos cuidados de que a criança necessita e das consequências de seus atos para a vida do menor.

A partir dessa avaliação, o interconsultor deve orientar a equipe assistente quanto à importância da presença de um responsável no hospital, aos possíveis riscos aos quais a criança está exposta, à necessidade de instituir um tratamento ou até internação psiquiátrica, à necessidade de envolvimento da psicologia e assistência social e aos cuidados a serem tomados durante a internação.

Violência sexual e doméstica

Comumente o psiquiatra é solicitado para atender a vítimas de violência sexual e doméstica. Devemos ressaltar que a comunicação da violência identificada pelo profissional deverá ser feita às autoridades competentes. O amparo é fornecido por diferentes leis e códigos, como o Código de Ética Médica, o Código Penal e o Estatuto da Criança e do Adolescente (ECA).

No Código de Ética Médica, temos que é vedado ao médico (Art. 25): "Deixar de denunciar prática de tortura ou de procedimentos degradantes, desumanos ou cruéis, praticá-las, bem como ser conivente com quem as realize [...]."

> Comunicação da violência identificada pelo profissional deverá ser feita às autoridades competentes.

No Código Penal, Art. 23, III: "Não há crime quando o agente pratica o fato [...] em estrito cumprimento de dever legal ou no exercício regular de direito."

No ECA, Art. 245:

> Deixar o médico, professor ou responsável por estabelecimento de atenção à saúde e de ensino fundamental, pré-escola ou creche, de comunicar à autoridade competente os casos de que tenha conhecimento, envolvendo suspeita ou confirmação de maus-tratos contra criança ou adolescente: Pena – multa de três a vinte salários de referência, aplicando-se o dobro em caso de reincidência.

Sigilo médico

O **sigilo médico é um pressuposto da profissão médica**. De acordo com o artigo 73 do Código de Ética Médica:

> É vedado ao médico revelar fato de que tenha conhecimento em virtude do exercício de sua profissão, salvo por motivo justo, dever legal ou consentimento por escrito do paciente.

A **quebra de sigilo médico configura crime**, segundo o artigo 154 do Código Penal, devendo o médico atentar-se a essas questões, especialmente no contexto da banalização das mídias sociais ou ambientes universitários em que muitas vezes são expostos dados dos pacientes sem a reflexão e os cuidados necessários. No contexto da ICP, existem algumas particularidades que suscitam dilemas éticos, como situações de violência, infração e risco de agressividade. É comum também a avaliação de crianças e adolescentes com comportamentos de risco como uso de substâncias, exposição sexual ou automutilação. O interconsultor precisa ter ciência de que não deve inadvertidamente quebrar o sigilo desses pacientes, principalmente quando a capacidade de discernimento é preservada, a menos que haja risco.[37]

Em relação a atos delituosos, a legislação nos obriga a comunicar às autoridades competentes os crimes de ação pública, que independem de representação, desde que essa comunicação não exponha o paciente a um processo criminal, devendo ser feita na iminência do crime. Dessa forma, situações como aborto criminoso não justificam a quebra do sigilo.[37]

Diretivas antecipadas de vida

Ainda pouco disseminadas em nosso país, constituem um documento em que o paciente, gozando de plena capacidade para a tomada de decisão, manifesta sua vontade quanto ao tratamento médico futuro, devendo ser lavrado em escritura pública perante um Cartório de Notas.[38] O paciente ou seu responsável deve comunicar à equipe médica a existência desse documento. Na Figura 48.8 podemos observar dois tipos de diretivas: o testamento vital e o mandato duradouro.

As diretivas antecipadas de vida ainda suscitam discussões e reflexões éticas e jurídicas. Apesar de projetos de lei (Projeto de Lei nº 149/2018) em tramitação e leis estaduais que

Caso Tarasoff
1969. Um estudante indiano assassina Tatiana Tarasoff. Em sessão de terapia havia comunicado a intenção de assassiná-la. Esse caso permite reflexões quanto à avaliação de risco e limites da confidencialidade.

O interconsultor precisa ter ciência de que não deve inadvertidamente quebrar o sigilo de pacientes, principalmente quando a capacidade de discernimento é preservada, a menos que haja risco.

Atos delituosos, a legislação nos obriga a comunicar às autoridades competentes os crimes de ação pública, que independem de representação, desde que essa comunicação não exponha o paciente a um processo criminal, devendo ser feita na iminência do crime.

O paciente, gozando de plena capacidade para a tomada de decisão, manifesta sua vontade quanto ao tratamento médico futuro.

Nosso país ainda carece de legislação específica. O Conselho Federal de Medicina defende o direito à recusa terapêutica, que é a base para a existência das diretivas.

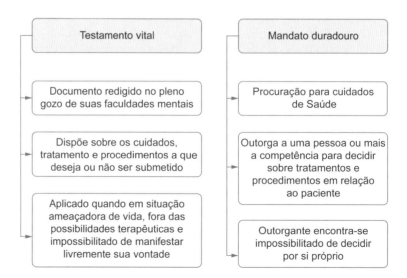

Figura 48.8 Diferenças entre testamento vital e mandato duradouro. (Adaptada de Dadalto e Greco, 2013;[38] Godinho, 2012;[39] Silva et al., 2021;[40] Dadalto et al., 2021.[41])

destacam a recusa a tratamentos para o prolongamento da vida, nosso país ainda carece de legislação específica. O Conselho Federal de Medicina defende o direito à recusa terapêutica, que é a base para a existência das diretivas. Na resolução do CFM nº 2.232/2019, há que:

Art. 1º A recusa terapêutica é [...] um direito do paciente a ser respeitado pelo médico, desde que esse o informe dos riscos e das consequências previsíveis de sua decisão.
Art. 2º É assegurado ao paciente maior de idade, capaz, lúcido, orientado e consciente, no momento da decisão, o direito de recusa à terapêutica proposta em tratamento eletivo, de acordo com a legislação vigente.[42]

Especificamente em relação às diretivas, o Conselho Federal de Medicina publicou em 2012 uma resolução (CFM nº 1.995/2012) posicionando-se da seguinte maneira:

Art. 2º Nas decisões sobre cuidados e tratamentos de pacientes que se encontram incapazes de comunicar-se, ou de expressar de maneira livre e independente suas vontades, o médico levará em consideração suas diretivas antecipadas de vontade.
§ 1º Caso o paciente tenha designado um representante para tal fim, suas informações serão levadas em consideração pelo médico.
§ 2º O médico deixará de levar em consideração as diretivas [...] que estiverem em desacordo com os preceitos ditados pelo Código de Ética Médica.
§ 3º As diretivas antecipadas do paciente prevalecerão sobre qualquer outro parecer não médico, inclusive sobre os desejos dos familiares.
§ 4º O médico registrará, no prontuário, as diretivas antecipadas de vontade que lhes foram diretamente comunicadas pelo paciente.
§ 5º Não sendo conhecidas as diretivas antecipadas de vontade do paciente, nem havendo representante designado, familiares disponíveis ou falta de consenso entre estes, o médico recorrerá ao Comitê de Bioética da instituição, caso exista, ou, na falta deste, à Comissão de Ética Médica do hospital ou ao Conselho Regional e Federal de Medicina para fundamentar sua decisão sobre conflitos éticos, quando entender esta medida necessária e conveniente.[43]

É essencial diferenciar as diretivas dos conceitos de ortotanásia e eutanásia, esta última considerada crime pela legislação brasileira. Na Figura 48.9 destacamos esses conceitos.

No contexto da ICP, o interconsultor pode ser solicitado para avaliar a presença ou não de quadros psiquiátricos que possam estar interferindo na decisão do paciente. No caso das diretivas antecipadas de vida, mesmo que no momento da avaliação o paciente não seja capaz de decidir, a manifestação prévia da vontade dele deve ser preservada. Ao abordarem a jurisprudência envolvendo esse tema, foi discutido o caso a seguir em que, mesmo na presença de episódio depressivo, decidiu-se pelo respeito à vontade do paciente.[44]

> O livro *Atestado médico: prática e ética* traz diversas reflexões e orientações para o preenchimento do atestado médico.
> Oselka G. *Atestado médico*: prática e ética. São Paulo: CREMESP; 2013.

> No caso das diretivas antecipadas de vida, mesmo que no momento da avaliação o paciente não seja capaz de decidir, a manifestação prévia da vontade do paciente deve ser preservada.

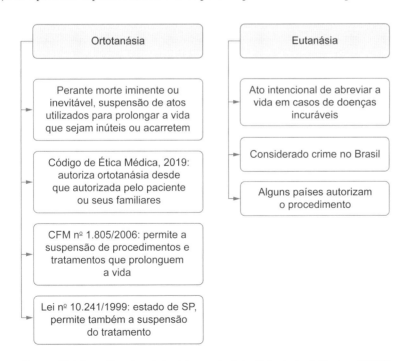

Figura 48.9 Conceitos de ortotanásia e eutanásia. (Adaptada de Santos, 2020.[44])

APELAÇÃO CÍVEL. ASSISTÊNCIA À SAÚDE. BIODIREITO. ORTOTANÁSIA. TESTAMENTO VITAL.

1. Se o paciente, com o pé esquerdo necrosado, se nega à amputação, preferindo, conforme laudo psicológico, morrer para "aliviar o sofrimento"; e, conforme laudo psiquiátrico, se encontra em pleno gozo das faculdades mentais, o Estado não pode invadir seu corpo e realizar a cirurgia mutilatória contra a sua vontade, mesmo que seja pelo motivo nobre de salvar sua vida.

2. O caso se insere no denominado biodireito, na dimensão da ortotanásia, que vem a ser a morte no seu devido tempo, sem prolongar a vida por meios artificiais, ou além do que seria o processo natural.

3. O direito à vida garantido no art. 5º, *caput*, deve ser combinado com o princípio da dignidade da pessoa, previsto no art. 2º, III, ambos da CF, isto é, vida com dignidade ou razoável qualidade. A Constituição institui o direito à vida, não o dever à vida, razão pela qual não se admite que o paciente seja obrigado a se submeter a tratamento ou cirurgia, máximo quando mutilatória. Ademais, na esfera infraconstitucional, o fato de o art. 15 do CC proibir tratamento médico ou intervenção cirúrgica quando há risco de vida, não quer dizer que, não havendo risco, ou mesmo quando para salvar a vida, a pessoa pode ser constrangida a tal.

4. Nas circunstâncias, a fim de preservar o médico de eventual acusação de terceiros, tem-se que o paciente, pelo quanto consta nos autos, fez o denominado testamento vital, que figura na Resolução nº 1995/2012, do Conselho Federal de Medicina.

5. Apelação desprovida. (Apelação Cível nº 70054988266, Primeira Câmara Cível, Tribunal de Justiça do RS, Relator: Irineu Mariani, Julgado em 20/11/2013).

Apelação Cível nº 70054988266, Primeira Câmara Cível, Tribunal de Justiça do RS, Relator: Irineu Mariani, Julgado em 20/11/2013.[45]

Atualizações

- Estudiosos discutem a importância das diretivas antecipadas de vontade como forma de preservar a autonomia e a dignidade do indivíduo, ressaltando a importância de informar a população sobre essa possibilidade. São feitas reflexões importantes quanto à morte, ao direito à autonomia e à dignidade na vida e na morte, além de princípios constitucionais, leis e resoluções relacionadas ao tema[40]

- Lei nº 13.819/2019: instituiu a Política Nacional de Prevenção da Automutilação e Suicídio, determinando que casos suspeitos ou comprovados de violência autoprovocada (suicídio, tentativa de suicídio, automutilação com ou sem ideação suicida) são de notificação compulsória aos estabelecimentos de Saúde e ensino públicos ou privados

- Lei nº 10.225/2020: determina que a notificação compulsória é obrigatória para médicos e outros profissionais da Saúde no caso de suspeita ou confirmação de violência autoprovocada, no âmbito público ou privado, no prazo de 24 horas após o atendimento

- Foi realizada uma revisão sistemática sobre eutanásia psiquiátrica avaliando os pedidos e procedimentos realizados além das questões éticas envolvidas. Eutanásia ou suicídio assistido não é restrito a pacientes no final da vida, mas pode ser permitido em alguns países (Holanda, Bélgica, Espanha e Luxemburgo) na presença de sofrimento insuportável e sem alternativas razoáveis de tratamento. O conceito de sofrimento insuportável e intratável do ponto de vista psiquiátrico é controverso, já que sofrimento psíquico intenso pode limitar a capacidade de prever alternativas e induzir ao desejo de morrer. Nessa revisão, os autores destacam que pacientes que solicitam a eutanásia psiquiátrica têm um perfil similar ao paciente que tem o suicídio consumado e defendem a importância de estudos sistemáticos para que a eutanásia não seja apenas uma forma de consumar o suicídio.[46]

Highlights

- Medicina é uma atividade de meios e não de fins
- É essencial que o médico tenha conhecimento acerca da legislação que delimita sua prática profissional
- Conhecimento técnico e científico deve ser pautado por princípios éticos e morais
- Responsabilidade civil corresponde ao dever jurídico de responder pelos atos praticados no exercício da profissão
- Médico pode responder por um mesmo ato médico em diferentes esferas: penal, civil e ética
- Hospital geral – dilemas éticos exigindo conhecimento e ponderação do profissional
- Prontuário é a maior defesa para o médico e para o paciente
- A vontade do paciente deve prevalecer mesmo que esteja em contradição com a expectativa e o desejo de familiares desde que, no momento da manifestação desse desejo, ele esteja mentalmente capaz.

DURANTE O ATENDIMENTO

O que fazer

- Apresentar-se ao paciente e ver se ele tem ciência da solicitação da avaliação psiquiátrica e se consente a entrevista
- Realizar uma avaliação criteriosa do risco de suicídio
- Documentar a avaliação no prontuário, declarar o que fez e por quê, certificar-se de que o paciente compreende o que está sendo dito, enfatizar o envolvimento de outras disciplinas e explicitar sua decisão
- Respeitar o desejo do paciente e não divulgar questões íntimas, apenas o imprescindível
- Ter cautela quanto ao que o paciente deseja realmente saber
- Avaliar criteriosamente as informações que serão compartilhadas, com quem será feita essa troca e garantir o sigilo
- Refletir quanto à quebra de sigilo
- Registrar as informações e orientações de maneira compreensível ao médico assistente e outros profissionais da Saúde
- Emitir atestado, quando solicitado, de acordo com orientações do CFM
- Avaliar criteriosamente a capacidade de entendimento e de autodeterminação do paciente

O que não fazer

- Deixar questões pessoais ou morais interferirem na conduta
- Discutir aleatoriamente o caso em ambientes nos quais essa informação possa ser ouvida ou com profissionais que não tenham obrigação ética de manter o sigilo
- Expor o caso em redes sociais, mesmo que em grupos de WhatsApp compostos por médicos, sem que o objetivo seja de educação ou discussão científica
- Deixar de assegurar o sigilo médico
- Ignorar as legislações que fundamentam o exercício da medicina
- Emitir laudos para uso forense sem conhecimento específico
- Menosprezar a corresponsabilidade do cuidado ao paciente na ICP
- Considerar que todo paciente psiquiátrico é incapaz

Referências bibliográficas

1. Código de Ética Médica: Resolução CFM nº 2.217, de 27 de setembro de 2018, modificada pelas Resoluções CFM nº 2.222/2018 e 2.226/2019. Conselho Federal de Medicina – Brasília: Conselho Federal de Medicina; 2019.
2. Conselho Nacional de Justiça: Demandas judiciais relativas à saúde crescem 130% em dez anos. Comitê de Saúde CNJ-RJ. Portal TRF 2. Disponível em: https://www.cnj.jus.br/demandas-judiciais-relativas-a-saude-crescem-130-em-dez-anos/. Acesso em: 26 jun. 2024.
3. Vale HM, Miyazaki MCOS. Medicina defensiva: uma prática em defesa de quem? Revista Bioética. 2019;27(4):747-55.
4. França GV. Medicina Legal. 11. ed. Rio de Janeiro: Guanabara Koogan; 2017.
5. Sadock BJ, Sadock VA. Compêndio de psiquiatria: ciências do comportamento e psiquiatria clínica. Tradução Claudia Dornelles. 9. ed. Porto Alegre: Artmed; 2007.
6. Segre M, Cohen C. Bioética. 3. ed. São Paulo: Edusp; 2002.
7. Barros DM, Castellana GB. Psiquiatria forense: interfaces jurídicas, éticas e clínicas. 2. ed. Porto Alegre: Artmed; 2020.
8. Botega JN. Prática psiquiátrica no hospital geral: interconsulta e emergência. 4. ed. Porto Alegre: Artmed; 2017.
9. Cordeiro F, Mendonça S, Oliveira JPB, Nogueira VFP. Responsabilidade civil do médico e a inversão do pensamento jurídico sobre o tipo da atividade. Revista Brasileira de Coloproctologia. 2011;31(1):58-63.
10. Ridolphi AC, Rangel TLV. A relação médico-paciente e seus aspectos de legalidade. Múltiplos Acessos. 2017;2(2). Disponível em: http://www.multiplosacessos.com/multaccess/index.php/multaccess/article/view/30. Acesso em: 26 jun. 2024.
11. Dantas E. Direito médico. 4. ed. Salvador: Editora JusPodivm; 2019.
12. Domingos IM, Kfouri Neto M, Lima SM. A relação médico-paciente face às condições de terminalidade da vida com dignidade. Revista Unicuritiba. 2017.
13. Taborda JGV, Chalub M, Abdalla-Filho E. Psiquiatria forense. 2. ed. Porto Alegre: Artmed; 2012.
14. Leal EM. Clínica e subjetividade contemporânea: a questão da autonomia na Reforma Psiquiátrica brasileira. Rio de Janeiro: ipub Cuca; 2001.
15. Matos JPA. Rotulação diagnóstica psiquiátrica e atribuição de autonomia. [Dissertação]. Salvador: Faculdade de Filosofia e Ciências Humanas; 2018. Disponível em: http://repositorio.ufba.br/ri/handle/ri/26258. Acesso em: 26 jun. 2024.
16. Teixeira J M. Consentimento informado em psiquiatria: desafios. Fórum Consentimento Informado. Lisboa; 2009.
17. Roberto LMP. Responsabilidade civil do profissional de saúde e consentimento informado. Curitiba: Ed. Juruá; 2005. p. 88,96.
18. Santos NS. Componentes e atributos que configuram a qualidade na relação médico-paciente. [Tese em Engenharia de Produção]. Florianópolis: Universidade Federal de Santa Catarina; 2014. Disponível em: http://bvsms.saude.gov.br/bvs/publicacoes/componentes_configuram_qualidade_medico_paciente.pdf. Acesso em: 26 jun. 2024.
19. Goldim JR. Bioética: origens e complexidade. Revista HCPA. 2006;26:86-96.
20. Goldim JR. Bioética complexa: uma abordagem abrangente para o processo de tomada de decisão. Revista da AMRIGS. 2009;53(1):58-63.
21. Camargo IB. O psiquiatra e as emergências médicas In: Alves LC (coord.). Ética e psiquiatria. 2. ed. São Paulo: Conselho Regional de Medicina do Estado de São Paulo; 2007. 262 p.

22. Brasil. Lei nº 10406, de 10 de janeiro de 2002. Institui o código civil [on-line]. Diário Oficial da União, Brasília (DF); 2002. Disponível em: http://www.planalto.gov.br/ccivil_03/leis/2002/l10406.htm. Acesso em: 26 jun. 2024.

23. Brasil. Lei nº 13146, de 6 de julho de 2015. Institui a lei brasileira de inclusão da pessoa com a deficiência (Estatuto da Pessoa com Deficiência) [on-line]. Diário Oficial da União, Brasília (DF); 2015. Disponível em: http://www.planalto.gov.br/ccivil_03/_Ato2015-2018/2015/Lei/L13146.htm. 26 jun. 2024.

24. Ferreira TM, Mota KAG. Tutela jurídica da pessoa com deficiência: considerações acerca da capacidade para os atos da vida civil. RVD [Internet]. 2019;6(1):315-36. Disponível em: https://sistemas.uft.edu.br/periodicos/index.php/direito/article/view/6764. Acesso em: 26 jun. 2024.

25. Abdalla-Filhos E. Avaliação psiquiátrica da capacidade civil com o novo Estatuto da Pessoa com Deficiência. Revista Brasileira de Psiquiatria. São Paulo. 2017;39:271-3. Disponível em: https://www.scielo.br/j/rbp/a/4BWkcZLbgCMrgcMwWrHmj3z/?lang=en. Acesso em: 26 jun. 2024.

26. Cheung D, Dunn M, Fistein E, Bartlett P, McMillan J, Petersen CJ. Articulating future directions of law reform for compulsory mental health admission and treatment in Hong Kong. Int J Law Psychiatry. 2020;68:101513.

27. Rachman S, Freire RN. Perícias em Direito Civil. In: Barros DM, Castellana GB (org.). Psiquiatria forense: interfaces jurídicas, éticas e clínicas. 2. ed. Porto Alegre: Artmed; 2020. p. 48-56.

28. Brasil. Decreto-Lei nº 2848, de 7 de dezembro de 1940. Código Penal [on-line]. Diário Oficial da União, Brasília (DF); 1940. Disponível em: http://www.planalto.gov.br/ccivil_03/decreto-lei/del2848compilado.htm. Acesso em: 26 jun. 2024.

29. Brasil. Lei nº 13105, de 16 de março de 2015. Código de processo civil [on-line]. Diário Oficial da União, Brasília (DF); 2015. Disponível em: http://www.planalto.gov.br/ccivil_03/_Ato2015-2018/2015/Lei/L13105.htm. Acesso em: 26 jun. 2024.

30. Segre JS, Castellana GB. A perícia em Psiquiatria. In: Miguel EC, Lafer B, Elkis H, Forlenza OV. Clínica psiquiátrica: os fundamentos da psiquiatria. 2. ed. São Paulo: Manole; 2021. p. 941-7.

31. Brasil. Decreto-Lei nº 3.689, de 3 de outubro de 1941. Código de Processo Penal [on-line]. Diário Oficial da União, Brasília (DF); 1941. Disponível em: http://www.planalto.gov.br/ccivil_03/decreto-lei/del3689compilado.htm. Acesso em: 26 jun. 2024.

32. Doria PCC, Segre JM, Castellana GB. Perícias em Direito Criminal. In: Barros DM, Castellana GB (org.). Psiquiatria forense: interfaces jurídicas, éticas e clínicas. 2. ed. Porto Alegre: Artmed; 2020. p. 57-66.

33. Conselho Federal de Medicina. Resolução CFM de nº 1851/2008. Diário Oficial da União, Brasília (DF), de 18 de agosto de 2008, Seção I, p. 256.

34. Laurenti R, Jorge MHPM. Atestado de óbito. Conselho Regional de Medicina do Estado de São Paulo; 2015.

35. Conselho Federal de Medicina. Resolução CFM de nº 1821/2007. Diário Oficial da União, Brasília (DF), de 23 de novembro de 2007, Seção I, p. 252.

36. Conselho Federal de Medicina, Resolução CFM nº 1638, de 10 de julho de 2002. Disponível em: https://www.cremers.org.br/pdf/pj/RES_CFM_1638_2002.pdf.

37. Lettieri GK, Tai AH, Hutter AR, Raszl ALT, Moura M, Cintra RB. Sigilo médico na era digital: análise da relação médico-paciente. Revista Bioética. 2021;29(4).

38. Dadalto L, Greco DB. Diretivas antecipadas de vontade: um modelo brasileiro. Rev Bioét. 2013;21(3):463-76.

39. Godinho AM. Diretivas antecipadas de vontade: testamento vital, mandato duradouro e sua admissibilidade no ordenamento jurídico brasileiro. RIDB. 2012;1(2):945-78.

40. Silva CO, Crippa A, Bonhemberger M. Diretivas antecipadas de vontade: busca pela autonomia do paciente. Rev Bioét. 2021;29(4):688-96.

41. Dadalto L, Arantes AMB, Baruffi PD. Diretivas antecipadas de vontade em pacientes com doença de Alzheimer. Rev Bioét. 2021;29(3):466-74.

42. Conselho Federal de Medicina. Resolução CFM nº 2232/2019. Disponível em: https://portaldeboaspraticas.iff.fiocruz.br/wp-content/uploads/2020/08/2232_2019.pdf.

43. Conselho Federal de Medicina. Resolução CFM nº 1995/2012. Disponível em: https://www.ufrgs.br/bioetica/1995_2012.pdf.

44. Santos SMM. Diretivas antecipadas de vontade: panorama internacional e sua aplicabilidade no Brasil. [Monografia]. São Cristóvão: Departamento de Direito da Universidade Federal de Sergipe; 2020. Disponível em: https://ri.ufs.br/jspui/handle/riufs/14206. Acesso em: 26 jun. 2024.

45. TJ-RS – AC: XXXXX RS, Relator: Irineu Mariani, Data de Julgamento: 20/11/2013, Primeira Câmara Cível, Data de Publicação: Diário da Justiça do dia 27/11/2013. Disponível em: https://www.jusbrasil.com.br/jurisprudencia/tj-rs/113430626.

46. Calati R, Olié E, Dassa D, Gramaglia C, Guillaume S, Madeddu F et al. Euthanasia and assisted suicide in psychiatric patients: a systematic review of the literature. J Psychiatr Res. 2021;135:153-73.

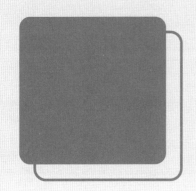

Psicofarmacologia

PARTE 7

49 Psicofármacos, 649

49 Psicofármacos

Érico Marques Kohl

Introdução

A psicofarmacologia é a área da farmacologia que estuda o **uso de medicações para o melhor manejo dos quadros psiquiátricos**. Este capítulo reúne informações práticas, em formato acessível, sobre como usar os **psicofármacos na rotina da interconsulta psiquiátrica (ICP)**. De maneira didática, foram destacados os principais psicofármacos utilizados nesse contexto, abordando classe, farmacocinética, farmacodinâmica, indicação, contraindicação, efeitos colaterais e principais interações medicamentosas.

É recomendado que os leitores consultem artigos de referência e livros-texto que contemplem os temas relacionados para informações mais aprofundadas, além da bula completa da medicação que pretendem prescrever. Neste capítulo, foi reunida a experiência clínica nos atendimentos da ICP e os principais *guidelines*/artigos relacionados à psicofarmacologia atualizados até o momento da edição desta obra. É responsabilidade do médico determinar o melhor esquema de tratamento a ser utilizado.[1]

Tanto **fatores genéticos quanto ambientais influenciam a resposta individual e a tolerabilidade relacionadas a psicofármacos**. Portanto, um fármaco que pode não ser eficaz em vários pacientes com um transtorno pode causar melhora impressionante nos sintomas de outros. Nesses casos, a identificação de características que podem prever os candidatos potenciais para determinado medicamento se torna importante, mas com frequência continua sendo imprecisa.

No contexto da ICP é importante considerar que as **alterações fisiopatológicas desencadeadas pelas comorbidades clínicas podem interferir na farmacocinética e na farmacodinâmica da medicação**. Alterações como edema da parede gastrointestinal, redução nos níveis de albumina, redução do metabolismo hepático, diminuição da taxa de filtração glomerular alteram absorção, distribuição, eliminação e metabolismo dos psicofármacos, impactando sua eficácia e segurança clínica.[2]

Por uma questão didática e de melhor compreensão lógica, os fármacos foram apresentados de acordo com a nova classificação chamada NbN (*Neuroscience-based Nomenclature*), em que se evitam classes baseadas em transtornos, focando na farmacodinâmica, conforme a Tabela 49.1.[3] Em novo livro de psicofarmacologia de Stahl, evitam-se inclusive termos como estabilizador de humor.[4] É essencial destacar que as medicações podem ter diversas indicações de uso durante a prática clínica.

Para melhor organização do capítulo, descreveremos a seguir as principais informações relacionadas às classes farmacológicas e, na sequência, pode-se encontrar *flashcards* das medicações mais utilizadas na ICP.

Antidepressivos

Neste tópico, serão abordadas as principais classes de "antidepressivos" e seus representantes mais frequentes na prática clínica. Ressaltamos que essas medicações são utilizadas no tratamento de quadros depressivos, porém apresentam outras indicações como quadros ansiosos, transtornos alimentares, transtorno obsessivo-compulsivo (TOC), transtorno do controle de impulso, dentre outras.

Tabela 49.1 Principais psicofármacos durante a intercosulta psiquiátrica.

Classe	Principais medicações
Inibidores de recaptação de serotonina	Sertralina Escitalopram Citalopram Fluoxetina Fluvoxamina
Inibidores de recaptação de serotonina e noradrenalina	Venlafaxina Desvenlafaxina Duloxetina
Inibidor de recaptação de serotonina e noradrenalina e antagonista de 5-HT2	Amitriptilina
Antagonista α2, 5-HT2, 5-HT3	Mirtazapina
Antagonista D2	Haloperidol
Antagonista D2, 5-HT2A	Olanzapina
Antagonista D2, 5-HT2A e inibidor de recaptação de noradrenalina	Quetiapina
Antagonista D2, 5-HT2A, α2	Risperidona
Interação enzimática intracelular	Carbonato de lítio Valproato
Bloqueador de VSSC, VSCC	Carbamazepina
Agonista de receptor GABA-A	Clonazepam Diazepam Lorazepam

5-HT: 5-hidroxitriptamina; GABA-A: ácido gama-aminobutírico do tipo A; VSCC: canal de cálcio sensível à voltagem; VSSC: canal de sódio sensível à voltagem.

Cuidado ao utilizar medicamentos que potencializam a serotonina, especialmente quando combinados entre si, associados a medicações que potencializam a via serotoninérgica no sistema nervoso central (SNC) (p. ex., derivados de *ergot*, selegilina, linezolida, isoniazida) ou que aumentam os níveis séricos. Nesses casos, há aumento do risco de síndrome serotoninérgica.[2]

Inibidores da recaptação da serotonina

- Podem causar **sintomas extrapiramidais**, especialmente quando combinados com antagonistas da dopamina (p. ex., metoclopramida e prometazina), além de exacerbar sintomas em pacientes com Parkinson[2]
- Podem **aumentar o risco de sangramento**. Atenção no uso concomitante com anticoagulantes
- Alguns inibidores seletivos de recaptação de serotonina (ISRS) são **inibidores potentes de uma ou mais enzimas CYP450**, resultando em aumento significativo dos níveis séricos dos substratos e **potencial efeito tóxico de outras medicações**.[2] Atenção com o uso de fluoxetina (CYP2D6), paroxetina (CYP2d6) e fluvoxamina (CYP1A2). Sempre checar antes de prescrever.

Inibidores da recaptação da serotonina e noradrenalina

- Risco de sangramento aumentado em associação com anticoagulantes
- Efeito dose-dependente em aumento de pressão arterial, sendo necessário cautela em idosos.

Antidepressivos tricíclicos

- Alto potencial de efeitos adversos: sedação, efeitos anticolinérgicos (boca e olhos secos, constipação, retenção urinária, confusão, prejuízo da memória, visão borrada), prolongamento do intervalo QT e hipotensão postural. **Cuidado ao associar com medicações que aumentam seus níveis séricos ou com perfil de efeitos adversos semelhantes**
- Uso combinado de antidepressivos tricíclicos (ADT) e medicações anticolinérgicas pode resultar em crise anticolinérgica: *delirium*, hipertermia, taquicardia e íleo paralítico

- Combinação de **ADT e simpatomiméticos** (p. ex., fenilefrina) pode precipitar reação fatal com hiperpirexia, sudorese, confusão, mioclonia, convulsões, hipertensão e taquicardia
- É preciso usar **com cautela em pacientes com síndrome do QT longo ou associado a medicações que podem prolongar o intervalo QT** (p. ex., antipsicóticos, antiarrítmicos, antibióticos). Deve-se avaliar o risco e monitorar
- **Cuidado ao utilizar em associação a inibidores CYP2D6 e 3A4**. ADT são metabolizados predominantemente por essas enzimas e têm intervalos terapêuticos estreitos
- É preciso ter cautela com pacientes com doenças pulmonares pelo risco de aumentar rolhas de muco.[2]

Antipsicóticos

Neste tópico, abordaremos os "antipsicóticos" mais frequentemente administrados na ICP em nosso país.

- A maioria tem propriedades sedativas, hipotensivas, anticolinérgicas e reduzem o limiar convulsivo
- Alerta emitido pela Food and Drug Administration (FDA) de aumento do risco de mortalidade em idosos, sugerindo cautela na prescrição
- Estudos sugerem aumento do risco de acidente vascular cerebral (AVC) em idosos
- Sempre monitorar ganho de peso e alterações metabólicas no uso de antipsicóticos atípicos. Olanzapina, quetiapina e risperidona estão associados a aumento do risco de diabetes tipo 2
- Cautela com risco de hipotensão (Figura 49.1).

"Estabilizador de humor"

É colocado entre aspas porque ainda é um termo comum na psiquiatria; porém, alguns autores procuram evitá-lo por ser um conceito muito amplo, com diversos psicofármacos (anticonvulsivantes, antipsicóticos atípicos, lítio). Atualmente procura-se classificá-los em fármacos que "tratam de cima para baixo" (mania) e "de baixo para cima" (depressão). O principal deles é o carbonato de lítio.

Benzodiazepínicos

Foram selecionados os três principais benzodiazepínicos utilizados na prática da ICP. É sempre importante reiterar os riscos de seu uso prolongado ao provocar síndrome de **abstinência, tolerância e dependência**, além do risco de **quedas** durante internação na enfermaria. Entretanto, são medicamentos **eficazes, de baixo custo e ação rápida**.

- Cuidado na **associação com outros depressores do SNC**
- **Risco de dependência** com uso a longo prazo
- Efeitos cognitivos deletérios, devendo ser evitados em pacientes que já apresentam prejuízos cognitivos
- Não utilizar em pacientes com *drive* respiratório diminuído ou doenças pulmonares descompensadas
- **Risco de queda** e desorientação, principalmente em idosos.

Nas tabelas a seguir, estão listados os principais fármacos utilizados em nossa prática clínica.

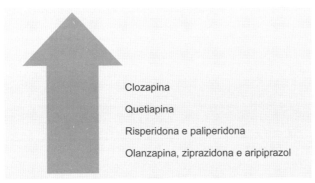

Figura 49.1 Potencial de desencadear hipotensão. (Adaptada de Botega, 2017.[2])

Sertralina

Um dos principais fármacos utilizados em nossa prática clínica. Desta classe, é a medicação com segurança cardiovascular mais bem documentada

📊 Farmacocinética

Pico de concentração plasmática entre 4,5 e 8,4 horas
Ingestão com alimentos aumenta a velocidade de absorção (2,5 horas) e pico de concentração (25%)
É metabolizado via CYP2B6 e CYP3A4 (inibidor teórico)
Meia-vida de 26 horas (metabólito de 62 a 104 horas)
Equilíbrio plasmático atingido depois de 7 dias
Ligação proteica de 98%

🧠 Farmacodinâmica

Inibe recaptação de serotonina mediante bloqueio do transportador SERT (ligado a canal de sódio)
Inibição discreta da recaptação da dopamina
Agonista sigma-1 (efeito antipsicótico e ansiolítico)
Baixa afinidade a receptores adrenérgicos, colinérgicos, histaminérgicos com baixa incidência de efeitos sedativos, cardiovasculares

📋 Indicações

Transtorno depressivo maior (TDM)*
Transtorno obsessivo-compulsivo (TOC)*
Transtorno do estresse pós-traumático (TEPT)*
Transtorno do pânico*
Transtorno de ansiedade social*
Transtorno de ansiedade generalizada (TAG)
Transtorno disfórico pré-menstrual*
Transtorno depressivo persistente (distimia)

*Sem aprovação pela Food and Drug Administration (FDA)

🔧 Indicações relativas

Transtornos alimentares
Neuropatia diabética
Ejaculação precoce
Dependência de álcool (associada à naltrexona em pacientes com sintomas depressivos)
Transtorno por uso de cocaína
Sintomas de climatério (ondas de calor)

📄 Contraindicações

Hipersensibilidade ao fármaco
Uso concomitante com inibidor da monoaminoxidase (IMAO) (até 2 semanas depois)
Uso concomitante de pimozida (CYP3A4), dissulfiram (solução oral)

💊 Interações medicamentosas

Para ver as interações medicamentosas, acesse: https://www.drugs.com/drug-interactions/sertraline.html.5,6

📝 Posologia

Iniciar com 25 ou 50 mg em dose única diária
Dose terapêutica habitual é de 50 a 100 mg/dia
Dose máxima de 200 mg/dia
Suspensão deve ser gradual para evitar sintomas de retirada, reduzindo-se 50 mg a cada 5 ou 7 dias
Alguns pacientes podem necessitar de redução mais lenta

☠ Toxicidade

Há casos de recuperação com doses de 4.000 mg
Dose letal em ratos (LD50): > 2.000 mg/kg
Não há antídoto para a sertralina

🧍 Gestação

Categoria C pela FDA (classificação até 2015)
Avaliar risco × benefício
Alerta da FDA pelo risco de hipertensão pulmonar persistente do recém-nascido no último trimestre da gravidez
Há risco baixo para malformação cardíaca

👶 Lactação

Um dos antidepressivos mais seguros
Eficácia demonstrada no tratamento da depressão pós parto
Há secreção pelo leite materno

👫 Crianças e adolescentes

Aprovado para TOC em crianças acima de 6 anos
Eficácia e tolerabilidade em doses habituais
Sempre ponderar riscos e benefícios
Risco de aumento de pensamento suicida

🚶 Idosos

Medicação segura nessa faixa etária
Preferência por doses reduzidas por conta de efeitos colaterais

🫀 Insuficiência hepática

Redução da dose ou da frequência pela metade, dando preferência sempre a doses menores

🫘 Insuficiência renal

Não há necessidade de ajuste de dose
Uso com cautela

⚠ Reações adversas

Muito comuns (> 10%): gastrointestinais (boca seca, diarreia, náusea), genitourinária (falha de ejaculação), neurológicas (cefaleia, sonolência, tontura), psiquiátrica (insônia), outras (fadiga)
Comuns (1 a 10%): cardiovascular (dor no peito, palpitação, rubor), dermatológicas (acne, aumento de sudorese, hiperidrose, rash, urticária), gastrointestinais (constipação, dispepsia, dor abdominal, flatulência, vômito), genitourinárias (disfunção sexual, distúrbio de ejaculação, hemorragia vaginal, incontinência urinária, irregularidade menstrual, retardo ejaculatório), metabólicas (anorexia, aumento/diminuição de apetite, de peso), neurológicas (alteração de atenção, concentração, convulsão, disgeusia, enxaqueca, hipercinesia, hipertonia, hipoestesia, parestesia, tremor), psiquiátricas (agitação, agressividade, ansiedade, bruxismo, depressão, despersonalização, diminuição de libido, ideação suicida, labilidade emocional, mania, nervosismo, paroníria, pesadelo, tentativa de suicídio), outras (febre, mal-estar,

⚠ Atenção especial na interconsulta psiquiátrica (ICP)

Sem necessidade de rotina laboratorial
Pode deslocar medicações altamente ligadas a proteínas (p. ex., varfarina)
Tramadol, bupropiona, antipsicóticos podem aumentar o risco de convulsões
Pode interferir na ação analgésica da codeína
A sertralina em associação com anti-inflamatório não esteroidal (AINE) pode aumentar o risco de sangramento gastrointestinal
Pode aumentar os níveis de sinvastatina, atorvastatina e lovastatina com maior risco de rabdomiólise
Pode aumentar nível sérico de substratos da CYP2D6 (propafenona, flecainida, desipramina, dextrometorfano e metoprolol)
Pode aumentar o nível sérico de tricíclicos. Há necessidade de cautela por risco de síndrome serotoninérgica, especialmente em pacientes reumatológicos e com dor crônica que fazem uso regular dessas medicações em formulações
Cautela na associação com substâncias serotoninérgicas (antidepressivos, triptanos, erva-de-são-joão)

Escitalopram

📊 Farmacocinética

Pico de concentração plasmática em 5 horas
Sem interações significativas nas enzimas CYP450
Meia-vida de 27 a 36 horas
Equilíbrio plasmático atingido depois de 7 dias de uso constante da substância
Ligação proteica de 55 a 56%

🧠 Farmacodinâmica

Bloqueio do transportador monoaminérgico SERT
Alta afinidade pelo sítio de ligação primário
Modulador alostérico positivo de SERT potencializando sua ligação com inibição mais eficaz
Enantiômero S do racemato citalopram (o S tem propriedades negativas)
Não tem afinidade com outros receptores

📋 Indicações

TDM*
Transtorno de ansiedade generalizada*
Transtorno de pânico
TOC
Transtorno de ansiedade social

*Sem aprovação pela FDA

🎯 Indicações relativas

TEPT
Transtorno depressivo persistente (distimia)
Transtorno de jogo patológico
Transtorno de ansiedade social na infância e adolescência
Transtorno disfórico pré-menstrual
Dor lombar crônica
Profilaxia da enxaqueca
Tricotilomania
Transtorno dismórfico corporal

📑 Contraindicações

Hipersensibilidade ao fármaco
Tratamento concomitante com IMAOs (até 2 semanas depois) ou com pimozida (aumento de intervalo QT)
Cuidado com pacientes com síndrome congênita do QT longo

💊 Interações medicamentosas

Para ver as interações medicamentosas, acesse: https://www.drugs.com/drug-interactions/escitalopram.html.5,6

📝 Posologia

Iniciar com 5 mg (principalmente em pacientes ansiosos) a 10 mg em dose única diária
Dose terapêutica habitual é de 10 mg/dia
Dose máxima de 20 mg/dia

☠ Toxicidade

Já foram descritos casos de 600 mg com recuperação completa
Diálise tem baixa eficácia pela boa distribuição de escitalopram pelos tecidos
Não há antídoto para o escitalopram

🤰 Gestação

Categoria C pela FDA (classificação até 2015)
Sem estudos controlados
Há complicações associadas com convulsão, agitação, letargia etc.

👶 Lactação

É excretado no leite materno (3,9%)
Riscos e benefícios devem ser avaliados

(continua)

Escitalopram (*Continuação*)

👫 Crianças e adolescentes

Aprovado para tratamento de depressão a partir de 12 anos
Monitorar regularmente, em especial nas primeiras semanas
Risco aumentado de pensamento suicida

🚶 Idosos

Dose máxima recomendada de 10 mg/dia
Iniciar com 5 mg/dia
Meia-vida aumentada em 50%

🫀 Insuficiência hepática

Dose máxima recomendada de 10 mg/dia
Meia-vida 2 vezes mais longa e concentração 60% maior

🫘 Insuficiência renal

Não há necessidade de ajuste de dose para casos leves a moderados
Contraindicado em casos graves (clearance de creatinina [ClCr] < 30 mℓ/min)

📋 Reações adversas

Muito comuns (> 10%): gastrointestinais (diarreia, náusea), genitourinárias (distúrbio de ejaculação), neurológicas (cefaleia, sonolência), psiquiátrica (insônia)
Comuns (1 a 10%): cardiovascular (palpitação), dermatológica (aumento de sudorese), gastrointestinais (boca seca, constipação, dispepsia, dor abdominal, de dente, flatulência, indigestão, vômito), genitourinárias (anorgasmia, diminuição de libido, distúrbio menstrual, falha na ejaculação, sangramento vaginal), imunológica (síndrome gripal), metabólicas (aumento/diminuição de apetite, ganho de peso), musculoesqueléticas (artralgia, dor nas costas, nos ombros, mialgia), neurológicas (letargia, parestesia, tontura, tremor), psiquiátricas (agitação, ansiedade, inquietação, nervosismo, sonho anormal), respiratórias (bocejo, infecção de trato respiratório superior, faringite, rinite, sinusite), outras (fadiga, febre)

⚠️ Atenção especial na interconsulta psiquiátrica (ICP)

Sem necessidade de rotina laboratorial
Durante o início do tratamento, pode haver piora do quadro ansioso transitoriamente
Tramadol, bupropiona, antipsicóticos podem aumentar o risco de convulsões
Cautela no uso associado a outras medicações que causem alterações do intervalo QT (pimozida, antiarrítmicos classes IA e III, esparfloxacino, moxifloxacino, eritromicina IV, pentamidina, halofantrina, astemizol e mizolastina)
O escitalopram em associação com AINE pode aumentar o risco de sangramento gastrointestinal
É necessário cuidado com inibidores da CYP2C19 (omeprazol, esomeprazol, fluvoxamina, lansoprazol ou cimetidina)
Cautela na associação com substâncias serotoninérgicas (antidepressivos, triptanos, erva-de-são-joão)

Citalopram

📊 Farmacocinética

Pico de concentração plasmática em 4 horas
Ingesta de alimentos não interfere na absorção
Metabolizado por CYP3A4 e 2C19
Inibidor fraco 2D6 (cuidado se metoprolol, flecainida, propafenona)
Meia-vida de 35 horas
Ligação proteica de 80%

🧠 Farmacodinâmica

Bloqueio do transportador
Afinidade baixa ou nula por receptores 5-HT1A, 5-HT2, D1, D2, H1, colinérgicos muscarínicos, α e β-adrenérgicos, GABA e opioides com menos efeitos colaterais
Racemato com enantiômeros R (propriedades negativas) e S

📋 Indicações

TDM*
Transtorno de pânico
TOC
Transtorno disfórico pré-menstrual

*Sem aprovação pela FDA

🎯 Indicações relativas

Transtorno de ansiedade social
TEPT
Transtorno de ansiedade generalizada
Transtorno depressivo persistente (distimia)
Sintomas emocionais e comportamentais em quadros demenciais
Anorexia e bulimia nervosa
Transtorno de compulsão alimentar
Transtorno de jogo patológico

📄 Contraindicações

Hipersensibilidade ao fármaco
Tratamento com IMAO (inclusive após 2 semanas de cessação)
Tratamento com pimozida
Cautela: se síndrome congênita de QT longo, bradicardia, hipocalemia, hipomagnesemia, infarto agudo do miocárdio (IAM) recente

💊 Interações medicamentosas

Para ver as interações medicamentosas, acesse: https://www.drugs.com/drug-interactions/citalopram.html..5,6

📝 Posologia

Iniciar com 20 mg em dose única diária
Dose máxima de 40 mg/dia (risco de alterações anormais na atividade elétrica cardíaca)

☠️ Toxicidade

Dose letal em humanos (LD50): 56 mg/kg
Dose letal em ratos (LD50): 179 mg/kg
Não há antídoto para o citalopram

Gestação

Categoria C da FDA (até 2015)
Riscos e benefícios devem ser avaliados
Risco de hipertensão pulmonar do recém-nascido no final da gravidez

Lactação

É excretado no leite materno
Avaliar riscos e benefícios em cada caso

Crianças e adolescentes

Apesar de não aprovado, estudos sugerem segurança e boa tolerabilidade
Risco de aumento de pensamento suicida

Idosos

Dose máxima recomendada é 20 mg/dia, até 40 mg/dia
Boa tolerabilidade apesar de suscetibilidade para hiponatremia

Insuficiência hepática

Redução da dose ou da frequência pela metade, dando preferência sempre a doses menores

Insuficiência renal

Dose máxima recomendada de 20 mg/dia

Reações adversas

Muito comuns (>10%): dermatológica (aumento de sudorese), gastrointestinais (boca seca, náusea), neurológicas (cefaleia, sonolência, tontura), psiquiátrica (insônia), outra (astenia)
Comuns (1 a 10%): cardiovasculares (dor no peito, hipotensão, hipotensão postural, palpitação, taquicardia), dermatológicas (prurido, *rash*), gastrointestinais (alteração de paladar, aumento de saliva, constipação, dor abdominal, diarreia, dispepsia, vômito), genitourinárias (amenorreia, anorgasmia, diminuição de libido, distúrbio de ejaculação, menstrual, micção, falha da ejaculação, impotência, retardo ejaculatório), hepática (aumento de fosfatase alcalina [FA]), metabólicas (anorexia, aumento/diminuição de apetite e peso), imunológica (sintomas de *influenza*), musculoesqueléticas (artralgia, dor nas costas, mialgia), neurológicas (amnésia, distúrbio extrapiramidal, enxaqueca, parestesia, tremor), ocular (acomodação anormal), psiquiátricas (agitação, alteração de concentração, ansiedade, apatia, confusão, depressão, distúrbio do sono, nervosismo, piora da depressão, sonhos anormais, tentativa de suicídio), respiratórias (bocejo, faringite, infecção de trato respiratório superior, rinite, sinusite, tosse), outras (astenia, fadiga, febre, *tinnitus*)

Atenção especial na interconsulta psiquiátrica (ICP)

Sem necessidade de rotina laboratorial
Risco de alterações anormais da atividade elétrica do coração em doses maiores de 40 mg
Tramadol, bupropiona, antipsicóticos podem aumentar o risco para convulsões
Pode interferir na ação analgésica da codeína
Cautela com associação com medicações serotoninérgicas e fitoterápicos como a erva-de-são-joão (*Hypericum perforatum*)
Cautela no uso associado a outras medicações que causem alterações do intervalo QT (pimozida, antiarrítmicos classes IA e III, cimetidina, esparfloxacino, moxifloxacino, eritromicina, pentamidina, halofantrina, astemizol e mizolastina)
O citalopram em associação com AINE pode aumentar o risco de sangramento gastrointestinal
Pode aumenta o nível sérico de tricíclicos, especialmente em pacientes reumatológicos e com dor crônica que fazem uso regular dessas medicações em formulações

Fluoxetina

Farmacocinética

Pico de concentração plasmática em 8 horas
Tem extenso metabolismo de primeira passagem
Forte inibição de CYP2D6
Meia-vida de 2 a 3 dias (norfluoxetina de 4 a 16 dias)
Tem excreção urinária
Tem ligação proteica de 94,5%

Farmacodinâmica

Bloqueio do transportador SERT
Antagonista de receptor 5-HT2C
Efeitos mínimos na recaptação de noradrenalina (NAT)
Sem afinidade por receptores muscarínicos, histaminérgicos e α-adrenérgicos com mínimos efeitos anticolinérgicos, sedativos e cardiovasculares

Indicações

TDM*
Episódio depressivo do transtorno bipolar (associada a olanzapina)*
TOC*
Transtorno do pânico*
Bulimia nervosa*
TEPT
Transtorno disfórico pré-menstrual
Transtorno depressivo persistente (distimia)

*Sem aprovação pela FDA

Indicações relativas

Transtorno de ansiedade social
Transtorno dismórfico corporal
Tricotilomania
Hipocondria
Transtorno de ansiedade generalizada
Transtorno da personalidade *borderline*
Sintomas negativos da esquizofrenia em associação com antipsicóticos
Comportamentos repetitivos no transtorno do espectro autista (TEA)
Enurese noturna
Anorexia nervosa
Transtorno de compulsão alimentar
Transtorno explosivo intermitente
Ejaculação precoce
Automutilação
Obesidade
Profilaxia da enxaqueca e depressão pós-acidente vascular cerebral (AVC)
Dor neuropática

(continua)

Fluoxetina (*Continuação*)

Contraindicações

Hipersensibilidade ao fármaco
Em combinação com a tioridazina e/ou pimozida (deve-se respeitar um intervalo mínimo de 5 semanas)
Em combinação ou dentro de 14 dias após suspensão de IMAOs. É necessário um intervalo de pelo menos 5 semanas após a suspensão da fluoxetina e o início de um IMAO

Interações medicamentosas

Para ver as interações medicamentosas, acesse: https://www.drugs.com/drug-interactions/fluoxetine.html..5,6

Posologia

Iniciar com 20 mg em dose única diária, preferencialmente pela manhã
Dose máxima de 80 mg/dia
Pacientes ansiosos, principalmente com transtorno de pânico, devem iniciar em doses baixas de 10 mg/dia para prevenir piora do quadro
Pode ser suspensa abruptamente por conta da meia-vida longa

Toxicidade

Há casos descritos em adultos e crianças com doses de 1.200 a 1.400 mg apresentando convulsões, síndrome serotoninérgica e rabdomiólise
Não há antídoto para a fluoxetina

Gestação

Categoria C da FDA (até 2015)
Riscos e benefícios devem ser avaliados
Potencial risco teratogênico no 1º trimestre
Riscos de suporte respiratório, alimentação por sonda e internação prolongada com inibidores seletivos de recaptação de serotonina (ISRS) no 3º trimestre

Lactação

É excretada no leite materno
Relato de aumento da irritabilidade, dificuldade na amamentação, insônia e choro incontrolável
Cautela por conta da meia-vida longa
Riscos e benefícios devem ser avaliados

Crianças e adolescentes

Aprovada para tratamento de depressão (> 8 anos) e TOC (> 7 anos)
Risco de aumento de pensamento suicida

Idosos

Uso com cautela por conta da meia-vida longa
Risco de secreção inapropriada de hormônio antidiurético (SIADH) é maior nessa faixa etária
Podem ser necessárias doses mais baixas

Insuficiência hepática

Usar com cautela
Reduzir a dose ou aumentar o intervalo
Contraindicada em casos graves

Insuficiência renal

Não há necessidade de ajuste de dose

Reações adversas

Muito comuns (> 10%): gastrointestinais (boca seca, diarreia, náusea), genitourinárias (aumento/diminuição de libido), imunológica (síndrome gripal), metabólica (anorexia), neurológicas (cefaleia, sonolência, tontura, tremor), psiquiátricas (ansiedade, insônia, nervosismo), respiratórias (bocejo, faringite, rinite), outros (astenia, fadiga)
Comuns (1 a 10%): cardiovasculares (dor no peito, fogacho, hipertensão, palpitação, prolongamento de intervalo QT, vasodilatação), dermatológicas (prurido, *rash*, sudorese, urticária), gastrointestinais (constipação, dispepsia, distúrbio gastrointestinal, flatulência, vômito), genitourinárias (aumento de frequência urinária, disfunção erétil, dismenorreia, ejaculação anormal, impotência, inquietação, sangramento ginecológico), imunológica (infecção), hipersensibilidade (reação alérgica), metabólica (aumento/diminuição de apetite), musculoesqueléticas (artralgia, espasmo muscular), neurológicas (amnésia, hipercinesia, disgeusia, parestesia), oftalmológicas (visão anormal, borrada), psiquiátricas (agitação, distúrbio de atenção, de personalidade, de sono, hipomania/mania, hostilidade, inquietação, labilidade emocional, pensamento anormal, sonhos anormais, tensão), respiratórias (epistaxe, sinusite), outras (calafrio, dor em ouvido, febre, injúria acidental, letargia, nervosismo, sede, zumbido)
Outras: https://www.drugs.com/sfx/fluoxetine-side-effects.html

Atenção especial na interconsulta psiquiátrica (ICP)

Sem necessidade de rotina laboratorial
Aumenta a concentração de substratos da CYP2D6 (tioridazina, risperidona) e da CYP3A4 (alprazolam, buspirona, haloperidol, fenitoína, carbamazepina, clozapina, pimozida, sinvastatina, atorvastatina)
Não utilizar em pacientes em tratamento oncológico em uso de tamoxifeno
Pode deslocar medicações altamente ligadas a proteínas (p. ex., varfarina)
Tramadol, bupropiona, antipsicóticos podem aumentar o risco para convulsões
Em associação com AINE pode aumentar o risco de sangramento gastrointestinal
Aumenta o nível sérico de tricíclico, especialmente em pacientes reumatológicos e com dor crônica que fazem uso regular dessas medicações em formulações
Reduz a eliminação de diazepam e trazodona
Pode aumentar os níveis de sinvastatina, atorvastatina e lovastatina com maior risco de rabdomiólise, mas não com pravastatina ou fluvastatina
Cautela na associação com substâncias serotoninérgicas (antidepressivos, triptanos, erva-de-são-joão)

Fluvoxamina

📊 Farmacocinética

Pico de concentração plasmática em 3 a 8 horas
Ingesta de alimentos pode retardar a absorção
Extensamente metabolizada pelo fígado, na doença hepática há redução em 30% na eliminação
Meia-vida de 9 a 28 horas
Ligação proteica de 77 a 80%

🧠 Farmacodinâmica

Bloqueio de transportador SERT
Agonista de receptor sigma-1 (o mais potente desta classe)
Sem efeitos significativos em receptores histaminérgicos, α e β-adrenérgicos, muscarínicos e dopaminérgicos, sem efeito substancial no sistema cardiovascular
Menores efeitos sexuais em homens

📋 Indicações

TDM
Transtorno de pânico
Transtorno de ansiedade social
TOC

⚖️ Indicações relativas

TEPT
Transtorno dismórfico corporal
Hipocondria
Transtorno de jogo patológico
Tricotilomania
Transtorno de compulsão alimentar
Bulimia nervosa
Sintomas comportamentais no TEA

📑 Contraindicações

Hipersensibilidade ao fármaco
Uso concomitante a IMAO
Uso concomitante a pimozida e tioridazina (prolongamento de intervalo QT)

💊 Interações medicamentosas

Para ver as interações medicamentosas, acesse: https://www.drugs.com/drug-interactions/fluvoxamine.html..5,6

📝 Posologia

Iniciar com 50 mg em dose única diária, à noite
Doses maiores de 100 mg devem ser divididas em duas doses (caso não possa ser igual, maior dose à noite)
Dose máxima 200 mg/dia (300 mg no TOC)

☠️ Toxicidade

Há casos descritos de convulsão e morte em doses de 1.400 a 1.500 mg, mas também 1 caso de recuperação com dose de 12.000 mg
Não há antídoto para a fluvoxamina

🤰 Gestação

Categoria C da FDA (até 2015)
Sem estudos controlados
Uso com cautela, especialmente no 1º trimestre
Riscos de internação prolongada, suporte respiratório, sonda gástrica em recém-nascidos expostos no 3º trimestre

👶 Lactação

É excretada no leite materno
Pode ocorrer aumento da irritabilidade ou sedação
Riscos e benefícios devem ser avaliados

👫 Crianças e adolescentes

Aprovada para tratamento de TOC em crianças a partir de 8 anos
Dose inicial de 25 mg/dia
Pode causar aumento de pensamentos suicidas

🚶 Idosos

Podem ser necessárias doses mais baixas e com titulação mais lenta

🫀 Insuficiência hepática

Reduzir a dose pela metade ou dar com menos frequência
Fazer titulação lenta
Não usar em casos graves

🫘 Insuficiência renal

Considerar redução da dose inicial
Não deve ser utilizado em casos graves

(continua)

Fluvoxamina (*Continuação*)

Reações adversas

Muito comuns (> 10%): gastrointestinais (boca seca, constipação, diarreia, dispepsia, náusea), genitourinária (ejaculação anormal), metabólica (anorexia), neurológicas (astenia, cefaleia, sonolência, tontura), psiquiátricas (diminuição de libido masculina, insônia, nervosismo), outras (dor)
Comuns (1 a 10%): cardiovasculares (dor no peito, edema, fogacho, hipertensão, hipotensão, palpitação, sensação de calor, taquicardia, vasodilatação), dermatológicas (acne, equimose, hiperidrose, sudorese), gastrointestinais (abscesso, cárie, disfagia, dor abdominal, dor de dente, extração dentária, flatulência, gengivite, vômito), hepáticas (elevação de transaminases, função hepática anormal), metabólicas (diminuição de apetite, ganho/perda de peso), genitourinárias (aumento de frequência urinária, função sexual feminina/masculina anormal, impotência, infecção do trato urinário [ITU], menorragia, poliúria, retardo ejaculatório, retenção urinária), musculoesqueléticas (espasmo, mialgia), neurológicas (amnésia, estimulação do sistema nervoso central [SNC], hipercinesia, hipocinesia, hipertonia, mioclonia, parestesia, síncope, tremor), oftalmológicas (ambliopia, visão borrada), psiquiátricas (agitação, anorgasmia, ansiedade, anorgasmia, diminuição de libido feminina, depressão, pensamento anormais, reação psicótica, sonhos anormais, virada maníaca), respiratórias (aumento de tosse, bocejo, bronquite, dispneia, epistaxe, faringite, infecção de via aérea superior, laringite, sinusite), outras (astenia, calafrio, injúria acidental, mal-estar)
Outras: https://www.drugs.com/sfx/fluvoxamine-side-effects.html

⚠ Atenção especial na interconsulta psiquiátrica (ICP)

Sem necessidade de rotina laboratorial
Risco de redução do limiar convulsivo
Tramadol, bupropiona, antipsicóticos podem aumentar o risco para convulsões
Possível ação no tratamento de covid-19 (regulação inflamatória)
Risco de alterações hematológicas, é sugerido monitorar ocorrência de equimoses, púrpuras ou alterações hemorrágicas
Pode deslocar medicações altamente ligadas a proteínas (p. ex., varfarina)
Em associação com AINE pode aumentar o risco de sangramento gastrointestinal
Aumento do nível sérico de tricíclicos, teofilina, cafeína, tricíclicos antipsicóticos e benzodiazepínicos
Cautela na associação com substâncias serotoninérgicas (antidepressivos, triptanos, erva-de-são-joão)
Pode aumentar os níveis séricos de sinvastatina, atorvastatina e lovastatina com maior risco de rabdomiólise, mas não com pravastatina ou fluvastatina

Venlafaxina

Farmacocinética

Pico de concentração plasmática em 5,5 horas (na liberação prolongada – todos no Brasil)
Alimentos não afetam a absorção
Extensamente metabolizada pelo fígado pelo CYP2D6 em *O*-desmetilvenlafaxina (ODV) ou desvenlafaxina e em outros metabólitos por CYP3A4, 2C19 e 2C9
Meia-vida de 5 horas (ODV de 9 a 13 horas)
Equilíbrio de níveis plasmáticos em 3 dias
Ligação proteica de 27%

Farmacodinâmica

Bloqueia SERT, NAT e transportador de dopamina (DAT)
Em doses baixas, tem mais efeito serotoninérgico
Efeito noradrenérgico é presente em doses mais altas
Dopamina é a menos potente, presente em doses elevadas
Não bloqueia receptores muscarínicos, histaminérgicos ou α-adrenérgicos (diferentemente dos tricíclicos) com baixo risco de hipotensão ortostática e alterações em condução cardíaca

Indicações

TDM
Transtorno de ansiedade generalizada
Transtorno de pânico
Transtorno de ansiedade social

Indicações relativas

TEPT
TOC
Transtorno depressivo persistente (distimia)
Transtorno do déficit de atenção com hiperatividade (TDAH)
Tricotilomania
Fibromialgia
Síndrome da fadiga crônica
Transtorno disfórico pré-menstrual
Ondas de calor em mulheres com câncer de mama e pós-menopausa
Dor aguda ou crônica
Profilaxia da enxaqueca

Contraindicações

Hipersensibilidade ao fármaco
Uso associado a IMAO

Interações medicamentosas

Para ver as interações medicamentosas, acesse: https://www.drugs.com/drug-interactions/venlafaxine.html..5,6

Posologia

Iniciar com 37,5 ou 75 mg em dose única diária, pela manhã, junto à refeição
Aumentar a dose não mais rápido que 75 mg a cada 4 dias
Dose máxima de 225 mg/dia
Interromper gradualmente por conta de síndrome de retirada (tontura, vômitos, sonolência, fadiga, fotossensibilidade, insônia, inquietude, sintomas gripais)

Toxicidade

A letalidade dos IRSN é maior que a dos ISRS, porém inferior à dos tricíclicos
Dose letal em ratos (LD50): 350 a 700 mg/kg
Não há antídoto para a venlafaxina

Gestação

Categoria C da FDA (até 2015)
Uso com cautela, especialmente no primeiro trimestre
Sem estudos controlados
Risco aumentado de aborto ou malformações, como anencefalia, coarctação da aorta, fenda palatina

Lactação

É excretada no leite materno
Pode ocorrer aumento da irritabilidade ou sedação

Crianças e adolescentes

Não é aprovada nessa faixa etária
Estudos sugerem eficácia em depressão e ansiedade

Idosos

Podem ser necessárias doses mais baixas e com titulação mais lenta

Insuficiência hepática

Reduzir a dose pela metade

Insuficiência renal

Reduzir a dose em 25 a 50% se clearance de creatinina < 30 ml/min
Pacientes em diálise não devem receber a dose subsequente até que a diálise seja concluída

Reações adversas

Muito comum (> 10%): dermatológicas (sudorese, sudorese noturna), gastrointestinais (boca seca, constipação, náusea), genitourinária (ejaculação anormal), metabólica (anorexia), neurológicas (cefaleia, sonolência, tontura, tremor), psiquiátricas (ansiedade, insônia, nervosismo, orgasmo alterado), outras (astenia)
Comuns (1 a 10%): cardiovasculares (aumento de pressão arterial, dor no peito, subesternal, edema, hipotensão postural, palpitação, taquicardia, vasodilatação), dermatológicas (equimose, hiperidrose, prurido, *rash*), gastrointestinais (diarreia, dispepsia, dor abdominal, eructação, flatulência, vômito), genitourinárias (albuminúria, alteração de urina, aumento de próstata, disfunção erétil, distúrbio prostático, frequência urinária, hesitação urinária, impotência, metrorragia, polaciúria, prostatite, retenção urinária, vaginite), imunológicas (infecção, síndrome gripal), metabólicas (aumento/diminuição de apetite, aumento de colesterol, ganho/perda de peso), musculoesqueléticas (dor cervical, espasmo, trismo), neurológicas (acatisia, alteração do paladar, amnésia, aumento de tônus muscular, disgeusia, enxaqueca, hipertonia, hipestesia, parestesia, sedação, vertigem), oculares (alteração de acomodação, midríase, visão anormal, borrada), psiquiátricas (agitação, anorgasmia, confusão, depressão, despersonalização, diminuição de libido, disfunção/distúrbio de orgasmo, pensamento anormal, sonho anormal), respiratórias (aumento de tosse, bocejo, bronquite, dispneia, faringite, sinusite), outras (arrepio, fadiga, febre, injúria acidental, *tinnitus*, trauma)

Atenção especial na interconsulta psiquiátrica (ICP)

É importante avaliar a pressão arterial de paciente
Sem necessidade de rotina laboratorial
Um dos psicofármacos com maior chance de sintomas de retirada (tontura, náusea, sintomas gripais, excitabilidade, fenômenos sensoriais)
Tramadol, bupropiona, antipsicóticos podem aumentar o risco para convulsões
Cautela na associação com haloperidol, tioridazina por conta de prolongamento de segmento QT
Cuidado com a associação com fentermina
Inibidores de CYP3A4 podem aumentar concentração (ritonavir, claritromicina, cetoconazol)
Uso com cautela em casos de insuficiência cardíaca
Não usar em glaucoma de ângulo fechado

Desvenlafaxina

📊 Farmacocinética

Pico de concentração plasmática em 7,5 horas
Alimentos não afetam a absorção
Meia-vida de 11,1 horas
Equilíbrio dos níveis plasmáticos em 4 a 5 dias
Ligação proteica de 30%
Metabolização hepática por conjugação, em menor parte metabolismo oxidativo (CYP3A4)
Excreção renal, sendo 45% na forma inalterada

🧠 Farmacodinâmica

Bloqueio de transportador SERT, NAT, DAT
Efeitos serotoninérgico e noradrenérgico já presentes em doses baixas, porém ainda 10 vezes mais seletiva para SERT
Apresenta maior potência de bloqueio noradrenérgico em doses altas em comparação com venlafaxina

📋 Indicações

TDM
Sintomas vasomotores associados à menopausa

🔱 Indicações relativas

Sintomas ansiosos, somáticos e/ou dolorosos associados ao quadro depressivo
Transtorno de ansiedade generalizada
Transtorno de pânico
TOC
Transtorno de estresse pós-traumático
Distimia
Dor neuropática

📑 Contraindicações

Hipersensibilidade ao fármaco
Uso concomitante ao IMAO ou nos últimos 14 dias do uso do fármaco

💊 Interações medicamentosas

Para ver as interações medicamentosas, acesse: https://www.drugs.com/drug-interactions/desvenlafaxine.html..5,6

📝 Posologia

Iniciar com 50 mg, dose única diária, com ou sem alimentos
Dose máxima de 200 mg/dia

☠ Toxicidade

Há casos descritos de pacientes que sobreviveram a doses de 900 a 5.200 mg
Não há antídoto para a desvenlafaxina

🚶 Gestação

Categoria C da FDA (até 2015)
Sem estudos controlados
Geralmente não recomendada no primeiro trimestre
Aumento de complicações como aborto, ou malformações como anencefalia, coarctação da aorta, fenda palatina

🤱 Lactação

É excretada no leite materno e encontrada no plasma de recém-nascidos
Riscos e benefícios devem ser avaliados
Pode ocorrer aumento da irritabilidade ou sedação

👫 Crianças e adolescentes

Não é aprovada
Dados controversos

🚶 Idosos

Relativamente segura nessa faixa etária

🫀 Insuficiência hepática

Dose máxima de 100 mg/dia

🫘 Insuficiência renal

Se grave, usar 50 mg em dias alternados
Pacientes em diálise não devem receber a dose subsequente até que a diálise seja concluída

Reações adversas

Muito comuns (> 10%): dermatológica (hiperidrose), gastrointestinais (boca seca, constipação, náusea), genitourinária (disfunção erétil), neurológicas (sonolência, tontura), psiquiátrica (insônia), outras (fadiga)

Comuns (1 a 10%): cardiovasculares (aumento de pressão arterial, fogacho, hipertensão, hipotensão ortostática, palpitação, taquicardia), dermatológica (*rash*), gastrointestinais (diarreia, vômito), genitourinárias (anejaculação, disfunção sexual, distúrbio ejaculatório, hesitação urinária, proteinúria, retardo ejaculatório), hepática (alteração em exames de função hepática), metabólicas (aumento/diminuição de peso, aumento de colesterol total, lipoproteína de baixa densidade [LDL], triglicérides em jejum, diminuição de apetite), musculoesquelética (rigidez muscular), neurológica (alteração de atenção, cefaleia, disgeusia, parestesia, tremor, vertigem), oftalmológicas (midríase, visão borrada), psiquiátricas (alteração de orgasmo, anorgasmia, ansiedade, diminuição de libido, irritabilidade, nervosismo, síndrome de abstinência, sonhos anormais), respiratória (bocejo), outras (astenia, calafrio, nervosismo, zumbido)

Outras: https://www.drugs.com/sfx/desvenlafaxine-side-effects.html

Atenção especial na interconsulta psiquiátrica (ICP)

É sugerido monitoramento de pressão arterial
Sem necessidade de rotina laboratorial
Tramadol, bupropiona, antipsicóticos podem aumentar o risco para convulsões
Cautela com associação com medicações serotoninérgicas e fitoterápicos como a erva-de-são-joão (Hypericum perforatum)
Cautela com medicamentos que possam interagir com as vias de coagulação (varfarina), e anti-inflamatórios (AINE), como ácido acetilsalicílico (AAS) e ibuprofeno, haja vista o risco aumentado de hemorragias
Não usar em glaucoma de ângulo fechado
Uso com cautela em insuficiência cardíaca

Duloxetina

Farmacocinética

Pico de concentração plasmática em 6 horas
Alimento não afeta a absorção
Meia-vida de 8 a 17 horas
Equilíbrio dos níveis plasmáticos em 3 dias
Metabolização hepática via CYP1A2 e 2D6
Inibição de CYP2D6
Ligação proteica de > 90%

Farmacodinâmica

Bloqueio de SERT, NAT
Bloqueio predominantemente serotoninérgico em doses de 30 a 60 mg/dia
Bloqueio serotoninérgico e noradrenérgico em doses acima de 60 mg/dia
Maior potência noradrenérgica acima de 120 mg/dia
Melhor igualdade SERT/NAT que os demais, porém ainda tem mais afinidade a NAT
Potencializa vias inibitórias da dor no corno dorsal da medula espinhal

Indicações

TDM
Transtorno de ansiedade generalizada
Fibromialgia
Dor musculoesquelética crônica
Osteoartrite do joelho em adultos
Dor lombar crônica em adultos
Incontinência urinária de esforço em mulheres adultas
Dor neuropática periférica em diabéticos

Indicações relativas

Incontinência urinária de esforço em homens
TDAH em adolescentes e adultos

Contraindicações

Hipersensibilidade ao fármaco
Pacientes em uso de IMAO recente ou agudo
Glaucoma de ângulo fechado
Cautela em paciente com doenças hepáticas ou cardíacas graves

Interações medicamentosas

Para ver as interações medicamentosas, acesse: https://www.drugs.com/drug-interactions/duloxetine.html..5,6

Posologia

Iniciar com 30 mg, dose única diária
Dose máxima de 120 mg/dia
Depressão e TAG: 60 a 120 mg/dia
Dor neuropática e fibromialgia: doses acima de 60 mg/dia associadas a aumento de efeitos colaterais sem resposta clínica
Incontinência urinária por estresse: dividir a dose em duas ingestões

Toxicidade

Foram descritas mortes com doses de 1.000 mg
A diálise não é recomendada por conta da alta ligação proteica
Não há antídoto para a duloxetina

(continua)

Duloxetina (*Continuação*)

♀ Gestação

Categoria C da FDA (até 2015)
Sem estudos controlados
Geralmente não recomendada, especialmente no 1º trimestre
Piores desfechos em recém-nascidos com uso no 3º trimestre de gestação

♀ Lactação

Alguma quantidade é encontrada no leite materno
Pode ocorrer aumento da irritabilidade ou insônia
Riscos e benefícios devem ser avaliados

♟ Crianças e adolescentes

Não é aprovada, mas é bem tolerada em pacientes acima de 7 anos

♂ Idosos

Relativamente segura nessa faixa etária
Podem ser necessárias doses mais baixas
Aumento de meia-vida em 4 horas

⬥ Insuficiência hepática

Não deve ser utilizada
Cautela em pacientes em uso de álcool
Risco aumentado de elevação de transaminases

⬥ Insuficiência renal

Não necessita de ajuste em casos leves e moderados
Não indicada em casos graves ou com necessidade de diálise

▤! Reações adversas

Muito comuns (> 10%): gastrointestinais (boca seca, constipação, diarreia, dor abdominal, náusea, vômito), metabólicas (diminuição de apetite, de peso), neurológicas (cefaleia, sonolência, tontura), respiratória (nasofaringite), psiquiátrica (insônia), outros
Comuns (1 a 10%): cardiovasculares (aumento de pressão arterial, palpitação, rubor), dermatológicas (hiperidrose, prurido, *rash*), gastrointestinais (desconforto estomacal, dispepsia, flatulência, gastroenterite viral, parestesia oral), genitourinárias (aumento de frequência urinária, distúrbio ejaculatório, erétil, poliúria, retardo ejaculatório), imunológico (*influenza*), metabólicas (anorexia, aumento de peso), neurológicas (agitação psicomotora, disgeusia, hipoestesia, letargia, parestesia, tremor, vertigem), musculoesqueléticas (cãibra, dor cervical, musculoesquelética, espasmo muscular), respiratórias (bocejo, dor faringolaríngea, orofaríngea, infecção de via aérea superior, tosse), oftalmológica (visão borrada), psiquiátricas (agitação, anorgasmia, ansiedade, diminuição de libido, distúrbio do sono, inquietação, orgasmo alterado, sonhos anormais, tensão)
Outras: https://www.drugs.com/sfx/duloxetine-side-effects.html

⚠ Atenção especial na interconsulta psiquiátrica (ICP)

Sem necessidade de rotina laboratorial
Pode interferir na ação analgésica da codeína
Cautela com associação com medicações serotoninérgicas e fitoterápicos como a erva-de-são-joão (Hypericum perforatum)
Tramadol, bupropiona, antipsicóticos podem aumentar o risco para convulsões
Aumenta o nível sérico de tricíclicos, especialmente em pacientes reumatológicos e com dor crônica que fazem uso crônico dessas medicações em formulações
Inibidores de CYP2D6 (paroxetina, fluoxetina e quinidina) e de CYP1A2 (fluvoxamina) podem aumentar a concentração
Cautela com medicamentos que possam interagir com as vias de coagulação (varfarina) e anti-inflamatórios (AINE), como o AAS e ibuprofeno, haja vista o risco aumentado de hemorragias
Não usar em glaucoma de ângulo fechado

Clomipramina

ᴧᴧᴧ Farmacocinética

Pico de concentração plasmática em 2 a 6 horas
Alimentos não afetam a absorção
Meia-vida de 32 horas (desipramina [DMI] de 69 horas)
Metabolizada por CYP2C19, 3A4, 1A2
Inibe CYP2D6
Ligação proteica de 97 a 98%

᯼ Farmacodinâmica

Bloqueio de transportador SERT e NAT (principalmente o seu metabólito desmetilclomipramina)
Potente ação serotoninérgica
Antagonista α1-adrenérgico
Antagonista de receptor N-metil-D-aspartato (NMDA)
Bloqueio de VSSC
Afinidade por receptores colinérgicos, histaminérgicos e dopaminérgicos com ampla gama de efeitos adversos

▤ Indicações

TDM
TOC
Transtorno de pânico
Ejaculação precoce

⚓ Indicações relativas

Transtorno dismórfico corporal
Transtorno de ansiedade social
Enurese
Cataplexia
Dor crônica
Tricotilomania
Comportamento automutilatório em pacientes com retardo mental

Contraindicações

Hipersensibilidade ao fármaco
IAM recente
Concomitante a IMAOs
Cautela em paciente com glaucoma de ângulo fechado, bloqueio de ramo, sintomas do trato urinário inferior, íleo paralítico, feocromocitoma

Interações medicamentosas

Para ver as interações medicamentosas, acesse: https://www.drugs.com/drug-interactions/clomipramine.html..5,6

Posologia

Iniciar com 25 mg, dose única diária à noite
Caso a dose seja dividida, a dose maior deve ser oferecida à noite
Dose máxima de 250 mg/dia
Risco de convulsão aumenta com a dose, especialmente acima de 250 mg/dia

Toxicidade

Em estudos, foram avaliados 12 casos de overdose, com 2 mortes (ingesta de 7.000 e 5.750 mg)
O quadro clínico varia conforme dose e associação com outros fármacos. Casos graves podem causar arritmias, hipotensão, convulsão, coma
Não há antídoto para a clomipramina

Gestação

Categoria C da FDA (até 2015)
Atravessa a barreira placentária
Não há estudos clínicos suficientes para determinar segurança

Lactação

É encontrada no leite materno
Riscos e benefícios devem ser avaliados

Crianças e adolescentes

Não recomendada em menores de 10 anos
Indicada para enurese, comportamentos hiperativos ou impulsivos para acima de 10 anos
Sem eficácia para depressão nessa faixa etária

Idosos

Mais sensíveis aos efeitos anticolinérgicos, cardiovasculares, hipotensores e sedativos
Recomenda-se eletrocardiograma (ECG) basal para > 50 anos
Doses mais baixas

Insuficiência hepática

Não necessita de ajuste

Insuficiência renal

Não necessita de ajuste

Reações adversas

Muito comuns (> 10%): dermatológicas (aumento de sudorese, hiperidrose), gastrointestinal, genitourinária, metabólica, musculoesquelética, neurológica, ocular, psiquiátrica, respiratória, outras
Comuns (1 a 10%): cardiovascular, dermatológica, gastrointestinal, genitourinária, hematológica, hepática, hipersensibilidade, metabólica, musculoesquelética, neurológica, ocular, psiquiátrica, renal, respiratória
Outras: https://www.drugs.com/sfx/clomipramine-side-effects.html

Atenção especial na interconsulta psiquiátrica (ICP)

É sugerido ECG para pacientes acima de 50 anos, com hipertireoidismo, cardiopatia e em terapia diurética
Monitoramento de peso, índice de massa corporal (IMC), glicemia, colesterol total/frações e triglicérides
Tramadol, bupropiona, antipsicóticos podem aumentar o risco para convulsões
Cuidado com inibidores potentes de CYP2D6 como quinidina e cimetidina
Cuidado com aumento de concentração de substratos de CYP2D6 como as fenotiazinas e os antiarrítmicos tipo 1C (propafenona e flecainida)
É necessário cautela com associações de fármacos de alta ligação proteica
Uso associado a substâncias anticolinérgicas pode resultar em íleo paralítico ou hipertermia
Pode alterar os efeitos de anti-hipertensivos
Não utilizar em pacientes com doenças cardíacas
Pode comprometer o paciente para dirigir

Amitriptilina

Farmacocinética

Pico de concentração plasmática em 2 a 12 horas
Alimentos não afetam a absorção
Meia-vida de 25 horas
Metabolizada por citocromo CYP2C19 e 2D6. Seu principal metabólito ativo é a nortriptilina
Ligação proteica de 95%
Tem excreção renal

Farmacodinâmica

Bloqueio de transportador SERT e NAT
Antagonista NMDA
Bloqueador de VSSC
Afinidade por receptores colinérgicos, adrenérgicos, histaminérgicos com ampla gama de efeitos adversos (taquicardia sinusal, retenção urinária, constipação, hipotensão postural, taquicardia reflexa, tontura, ganho de peso, boca seca, visão turva)

(continua)

Amitriptilina (*Continuação*)

Indicações

TDM
Enurese noturna (> 6 anos)
Dor neuropática
Profilaxia de enxaqueca
Profilaxia de cefaleia tensional

Indicações relativas

Distimia
Fibromialgia
Dor do membro fantasma
Cistite intersticial
Insônia
Zumbido

Contraindicações

Hipersensibilidade ao fármaco
IAM recente (3 a 4 semanas)
Uso concomitante a IMAOs
Uso concomitante a cisaprida (prolongamento QT)
Cautela em pacientes com: distúrbios de condução cardíaca, prostatismo, íleo paralítico, glaucoma de ângulo fechado

Interações medicamentosas

Para ver as interações medicamentosas, acesse: https://www.drugs.com/drug-interactions/amitriptyline.html

Posologia

Iniciar com 25 mg, incremento de 25 mg/dia a cada 5 a 7 dias
Dose máxima de 300 mg/dia
Depressão: 75 a 300 mg/dia
Fibromialgia: iniciar com 10 mg. Aumento até 75 mg se necessário. Efeito analgésico ocorre em 3 a 14 dias
Enurese: iniciar com 12,5 mg, aumento até 75 mg se necessário

Toxicidade

Doses mínimas letais publicadas em crianças de 4.167 µg/kg, homens de 714 mg/kg e mulheres de 10 mg/kg
Há relatos de doses de 750 mg com quadro clínico grave
Não há antídoto para a amitriptilina

Gestação

Categoria C da FDA
Sem estudos controlados
Relatos de letargia e malformações fetais
Atravessa a barreira placentária

Lactação

Excretada em leite materno
Riscos e benefícios devem ser avaliados

Crianças e adolescentes

Não recomendada em menores de 12 anos
Pode ser usada para enurese, comportamentos hiperativos ou impulsivos
Sem eficácia para depressão nessa faixa etária

Idosos

Mais sensíveis aos efeitos anticolinérgicos, cardiovasculares, hipotensores e sedativos
Recomenda-se ECG basal para > 50 anos
Doses mais baixas

Insuficiência hepática

Reduzir a dose

Insuficiência renal

Reduzir a dose
Cautela nessa população

Reações adversas

Comuns (1 a 10%): cardiovasculares (bloqueio atrioventricular, bloqueio de ramo, ECG anormal, complexo QRS prolongado, QT prolongado, hipotensão ortostática, palpitações, taquicardia), dermatológica (hiperidrose), gastrointestinais (boca seca, constipação, diarreia, edema de língua, náusea, vômito), genitourinárias (disfunção erétil, distúrbio de micção), metabólicas (aumento de peso, hiponatremia, sede), neurológicas (ataxia, cefaleia, disartria, disgeusia, distúrbio de atenção, parestesia, sonolência, tontura, tremor), oftalmológicas (distúrbio de acomodação, midríase), psiquiátricas (agitação, agressividade, diminuição de libido, estado confusional), respiratórias (congestão nasal, inflamação alveolar alérgica, de tecido pulmonar, síndrome de Loffler, outros (fadiga)
Outras: https://www.drugs.com/sfx/amitriptyline-side-effects.html

Atenção especial na interconsulta psiquiátrica (ICP)

É sugerido ECG para pacientes acima de 50 anos, com hipertireoidismo, cardiopatas e em terapia diurética
Monitoramento de peso, IMC, glicemia, colesterol total/frações e triglicérides
Risco de prolongamento do intervalo QT: usar com cautela em pacientes utilizando medicações que possam induzir bradicardia (betabloqueadores, bloqueadores de canal de cálcio, clonidina, digitálicos), além de pacientes com hipocalemia e/ou hipomagnesemia e substâncias que possam induzir tais condições (diuréticos, laxativos, anfotericina, glicocorticoides)
Usar com cautela em pacientes com história de convulsões, retenção urinária, hipertireoidismo, glaucoma de ângulo fechado
Uso concomitante com substâncias anticolinérgicas aumenta o risco de íleo paralítico
Cimetidina pode aumentar as concentrações plasmáticas e causar sintomas anticolinérgicos
Pode comprometer o paciente para dirigir

Mirtazapina

📶 Farmacocinética

Pico de concentração plasmática em 2 horas
Alimentos não afetam a absorção
Meia-vida de 20 a 40 horas (37 horas em mulheres)
Estado de equilíbrio plasmático em 4 a 6 dias
Metabolismo por CYP2D6 e 1A2
Inibição mínima de isoenzimas hepáticas
Excreção renal (75%)

🧠 Farmacodinâmica

Não atua em transportadores monoaminérgicos
Antagonista dos autorreceptores α2-adrenérgicos pré-sinápticos e heterorreceptores α2-serotoninérgicos com aumento de níveis de 5-HT e NA
Bloqueio de 5-HT2 (por enantiômero S) e 5-HT3 (enantiômero R) pós-sinápticos com menos efeitos gastrointestinais, sexuais e insônia, e atividade ansiolítica e sedativa
Bloqueio de H1 pode causar sonolência

📑 Indicações

TDM
Depressão com sintomas de ansiedade

⚔ Indicações relativas

Distimia
Transtorno de estresse pós-traumático
Transtorno de pânico
Transtorno de ansiedade generalizada
Transtorno de ansiedade social
Náuseas e anorexia em pacientes oncológicos
Acatisia associada ao uso antipsicótico
Sintomas negativos de esquizofrenia
Depressão pós-menopausa

📑 Contraindicações

Hipersensibilidade ao medicamento
Associação com IMAO
Cautela em pacientes com obesidade, glaucoma de ângulo fechado, hipertrofia de próstata

💊 Interações medicamentosas

Para ver as interações medicamentosas, acesse: https://www.drugs.com/drug-interactions/mirtazapine.html5,6

📝 Posologia

Iniciar com 15 mg, dose única à noite
Dose máxima de 45 mg/dia
Efeito sedativo é menor em doses baixas
Efeito na insônia e ansiedade pode iniciar logo após o início

☠ Toxicidade

Dose letal em ratos (LD50): 830 mg/kg
Não há antídoto para a mirtazapina

🧍 Gestação

Categoria C da FDA (até 2015)
Sem estudos controlados

🤱 Lactação

Desconhecido se é secretada no leite materno
Riscos e benefícios devem ser avaliados

👫 Crianças e adolescentes

Eficácia e segurança não foram estabelecidos nessa população

🧓 Idosos

Clearance reduzido
É sugerida cautela em dosagem
Alguns efeitos ocorrem com maior incidência: constipação, boca seca e tontura

🫀 Insuficiência hepática

Pode requerer doses mais baixas
Reduz o *clearance* em 30% nos casos graves

🫘 Insuficiência renal

Reduz o *clearance* em 30% em casos moderados e 50% em casos graves

📋 Reações adversas

Muito comuns (> 10%): gastrointestinais (boca seca, constipação), metabólicas (aumento de apetite, ganho de peso), neurológica (sonolência)
Comuns (1 a 10%): cardiovasculares (edema, edema periférico), gastrointestinal (náusea), genitourinária (frequência urinária), imunológicas (*influenza*, síndrome gripal), metabólica (anorexia), musculoesqueléticas (dor nas costas, mialgia), neurológicas (cefaleia, sedação, tontura, tremor), psiquiátricas (confusão, pensamento anormal, sonho anormal), respiratória (dispneia), outras (astenia)
Outras: https://www.drugs.com/sfx/mirtazapine-side-effects.html

⚠ Atenção especial na interconsulta psiquiátrica (ICP)

São sugeridos avaliação de peso, IMC, exames metabólicos e hematológicos
Pode ocorrer depressão de medula óssea, reversível após a interrupção. Atentar-se a sinais e sintomas de infecção
Pode ocorrer aumento de transaminases e colesterol
Não interfere na pressão arterial e no ritmo cardíaco
Usar com cautela em pacientes com insuficiência cardíaca pelo risco de hipotensão
Cautela em pacientes com epilepsia
A associação com tramadol pode diminuir limiar convulsivo
A associação com álcool e benzodiazepínicos pode aumentar potencial sedativo
Relatos de fotossensibilidade
Baixos efeitos colaterais sexuais
Pode comprometer o paciente para dirigir

Haloperidol

📊 Farmacocinética

Pico de concentração plasmática em 2 a 6 horas em formulação via oral (VO), 20 a 40 minutos intramuscular (IM), e 6 dias em formulação decanoato
Meia-vida de 15 a 37 horas em VO, 20 horas em IM, 21 dias em decanoato
Estado de equilíbrio plasmático em 3 a 5 dias (6 dias para haloperidol decanoato)
Metabolização CYP3A4 e 2D6
Ligação proteica de 88 a 92%

🧠 Farmacodinâmica

Antagonista D2 potente com alta afinidade (70 a 80% de ocupação)
Bloqueio não seletivo nos gânglios da base, vias corticais mesolímbica e nigroestriatal com sintomas extrapiramidais e outros (tremor fino, distonia, discinesia, acatisia)
Baixa atividade $\alpha 1$ e ausência de afinidade a receptores H1

📋 Indicações

Esquizofrenia
Transtorno esquizoafetivo
Tratamento adjuvante nos episódios maníacos
Tratamento adjuvante na depressão com sintomas psicóticos
Agitação psicomotora em quadros demenciais
Agitação psicomotora em quadros orgânicos (*delirium*)
Transtorno de Tourette

🔧 Indicações relativas

Outros transtornos psicóticos

📑 Contraindicações

Hipersensibilidade ao fármaco
Depressão grave do SNC
Doença de Parkinson

💊 Interações medicamentosas

Para ver as interações medicamentosas, acesse: https://www.drugs.com/drug-interactions/haloperidol.html5,6

📝 Posologia

Iniciar com 1 a 5 mg
Dose média 10 a 15 mg/dia, 2 a 3 vezes/dia
Dose maior que 15 mg/dia não é mais eficaz e causa mais efeitos adversos
Em casos de agitação: 0,5 a 1 ampola 5 mg IM em intervalos 30 a 60 minutos (máximo de 8 ampolas)
Decanoato: em casos de baixa aderência, dose média 150 a 200 mg/mês. É sugerido uso VO previamente e adjuntivo nos primeiros dias até equilíbrio plasmático

💀 Toxicidade

Já foram relatadas doses em humanos de até 300 a 420 mg de haloperidol
Dose letal em ratos (LD50): 71 mg/kg
Diálise não é recomendada por sua alta ligação proteica
Não há antídoto para o haloperidol

🤰 Gestação

Categoria C da FDA (até 2015)
Atravessa a barreira placentária
Em estudo com 215 gestações, teve taxa mais elevada de interrupções eletivas, prematuridade, menor peso (mesma taxa de malformação em comparação a controle)
Há relatos de agitação, hipertonia, tremor, sonolência, dificuldade respiratória e distúrbios de alimentação em neonatos expostos a antipsicóticos no 3º trimestre

👶 Lactação

Excretado em leite materno
Riscos e benefícios devem ser avaliados

👫 Crianças e adolescentes

Haloperidol é aprovado para psicose em crianças acima de 3 anos
Meia-vida mais curta
Iniciar com 0,5 mg/dia ou 0,05 mg/kg de peso, 2 vezes/dia

🚶 Idosos

Meia-vida de eliminação mais longa
Maior risco de discinesia tardia
Alguns efeitos ocorrem com maior incidência: constipação, boca seca e tontura

🫀 Insuficiência hepática

Pode requerer doses mais baixas
Não usar em casos graves

🫘 Insuficiência renal

Somente 3% do haloperidol é eliminado de forma inalterada na urina
Ajuste de dose não é sugerido, porém há necessidade de cautela

▦! Reações adversas	⚠ Atenção especial na interconsulta psiquiátrica (ICP)
Muito comuns (> 10%): neurológicas (cefaleia, distúrbio extrapiramidal, hipercinesia), psiquiátricas (agitação, insônia) Comuns (1 a 10%): cardiovasculares (hipotensão, hipotensão ortostática), dermatológica (*rash*), gastrointestinais (boca seca, constipação, hipersalivação, náusea, vômito), genitourinárias (disfunção erétil, sexual, retenção urinária), hepática (função hepático anormal), local (reação em local de injeção), metabólica (aumento/diminuição de peso), musculoesquelética (rigidez muscular), neurológicas (acatisia, bradicinesia, discinesia, distonia, hipertonia, parkinsonismo, tontura, tremor), oftalmológicas (crise oculógira, distúrbio visual), psiquiátricas (depressão, transtorno psicótico), outras (hipertermia) Outras: https://www.drugs.com/sfx/haloperidol-side-effects.html	Sem necessidade de rotina laboratorial Risco de hipotensão ortostática Risco de prolongamento do intervalo QT, é necessário cautela em paciente com anormalidades cardíacas subjacentes, hipotireoidismo, síndrome do QT longo familiar. E cuidado com associação de antiarrítmicos de classe IA (disopiramida, quinidina), antiarrítmicos de classe III (amiodarona, dofetilida, dronedarona, sotalol), antidepressivos (citalopram, escitalopram), antibióticos (eritromicina, levofloxacino), antifúngicos (pentamidina), antimaláricos (halofantrina), medicamentos que modulam o sistema gastrointestinal (dolasetrona), medicamentos no tratamento de câncer (toremifeno, vandetanibe) etc. Usar com cautela em pacientes com distúrbios respiratórios Pode ocorrer neurotoxicidade em pacientes com tireotoxicose Muita cautela em pacientes com doença de Parkinson e demência de corpos de Lewy

Risperidona

📊 Farmacocinética	🧠 Farmacodinâmica
Rápido pico de concentração plasmática em 1 a 2 horas Não é alterada com alimentos Meia-vida de 5 a 24 horas (21 a 23 horas em metabólito ativo paliperidona) Estado de equilíbrio plasmático em 1 a 7 dias Metabolização por CYP2D6 Ligação proteica de 90% (77% em seu metabólito)	Antagonista D2, 5-HT2A, 5-HT7, a2 Alta afinidade 5HT2 com diminuição de sintomas extrapiramidais Menor afinidade a D2 (em comparação ao haloperidol) com ocupação de 60 a 70% Bloqueio D1, D3 e D4, histaminérgico H1 e α1-adrenérgico com efeitos colaterais como sedação, hipotensão postural

≡✓ Indicações	⇄ Indicações relativas
Esquizofrenia Transtorno esquizoafetivo Mania aguda Episódios mistos no transtorno bipolar Irritabilidade e sintomas comportamentais do transtorno do espectro autista	Adjuvante no TOC refratário Transtorno de Tourette Tiques motores Transtorno de personalidade esquizotípica Transtorno opositor desafiador Transtorno de conduta Irritabilidade no transtorno de desenvolvimento intelectual *Delirium*

📑 Contraindicações	💊 Interações medicamentosas
Hipersensibilidade ao fármaco	Para ver as interações medicamentosas, acesse: https://www.drugs.com/drug-interactions/risperidone.html5,6

📝 Posologia	☠ Toxicidade
Iniciar com 2 mg à noite Doses variam de acordo com diagnóstico: esquizofrenia (4 a 10 mg), agitação (0,5 a 2 mg), transtorno bipolar (2 a 6 mg), TEA (0,25 a 1 mg) Dose máxima de 10 mg/dia	Já foram relatadas doses em humanos de paliperidona (metabólito ativo) de até 4,6 g, sem casos resultando em morte Dose letal em ratos (LD50): 57,7 mg/kg Não há antídoto para risperidona

🧍 Gestação	🤱 Lactação
Categoria C da FDA Em estudo retrospectivo com gestantes nos EUA, foi observado maior risco de malformação em comparação a gestantes sem uso de antipsicóticos Existem também relatos de neonatos com agitação, alteração respiratória, hipertonia, sedação, tremor	A risperidona e seu metabólito (paliperidona) são excretados no leite materno Riscos e benefícios devem ser avaliados

👫 Crianças e adolescentes	🚶 Idosos
Desta classe é um dos mais utilizados nessa faixa etária Aprovado para irritabilidade em TEA (5 anos), transtorno bipolar (10 anos) e esquizofrenia (13 anos)	Dose inicial de 0,5 mg 2 vezes/dia Aumento de mortalidade em idosos e pacientes com demência que fazem uso de antipsicóticos (principalmente se em associação com diuréticos, por possível risco de desidratação)

(continua)

Risperidona (*Continuação*)

Insuficiência hepática

Aumento de fração livre em 35% (por conta de menor albumina sérica)
Reduzir a dose
Iniciar com 0,5 mg 2 vezes/dia e progredir com cautela até 2 mg/dia

Insuficiência renal

Usar preferencialmente por via oral
Clearance diminuído em 60%
Reduzir a dose
Iniciar com 0,5 mg 2 vezes/dia e progredir com cautela até 2 mg/dia

Reações adversas

Muito comuns (> 10%): gastrointestinais (boca seca, constipação, dispepsia, dor abdominal, hipersecreção salivar, náusea, vômito), genitourinárias (enurese, infecção de trato urinário), metabólica (aumento de apetite), neurológicas (acatisia, cefaleia, parkinsonismo, sedação, sintomas extrapiramidais, tontura, tremor), psiquiátricas (ansiedade, insônia), respiratórias (congestão nasal, dor faringolaríngea, nasofaringite, rinorreia, tosse), outras (fadiga, febre)
Comuns (1 a 10%): cardiovasculares (aumento de frequência cardíaca, desconforto torácico, edema periférico, hiper/hipotensão, taquicardia), dermatológicas (acne, caspa, celulite, dermatite seborreica, eritema, hiperceratose, prurido, *rash*), endocrinológicas (aumento de prolactina, hiperprolactinemia), gastrointestinais (desconforto abdominal, estomacal, diarreia, disfagia, dor de dente, fecaloma), genitourinárias (falha ejaculatória, galactorreia, incontinência urinária, polaciúria), hematológicas (anemia), hipersensibilidade (angioedema, hipersensibilidade), imunológica (*influenza*), metabólicas (diminuição de apetite, perda de peso, sede), musculoesqueléticas (artralgia, aumento de creatinofosfoquinase [CPK], dor cervical, em extremidades, musculoesquelética, nas costas, edema articular, espasmo muscular, mialgia), neurológicas (ataque isquêmico transitório, AVC, diminuição de consciência, disartria, discinesia, distonia, distúrbio de atenção, de marcha, hipersonia, letargia, síncope, tontura postural), oculares (conjuntivite, visão borrada), psiquiátricas (agitação, depressão, distúrbio do sono, estado confusional, insônia leve, nervosismo), respiratórias (bronquite, congestão pulmonar, sinusal, dispneia, epistaxe, infecção de trato respiratório superior, pneumonia, rinite, sinusite), outras (astenia, aumento de temperatura corporal, dor, dor no ouvido, infecção de ouvido, sedação, sensação anormal)
Outras: https://www.drugs.com/sfx/risperidone-side-effects.html

Atenção especial na interconsulta psiquiátrica (ICP)

São sugeridos avaliação de peso, IMC, exames metabólicos
Pode aumentar efeito agentes anti-hipertensivos
É sugerida cautela com fármacos sedativos
Pode antagonizar os efeitos da levodopa e de outros agonistas dopaminérgicos
Cuidado com medicamentos que prolongam o intervalo QT
A administração de inibidores de CYP2D6 (paroxetina, fluoxetina) e CYP3A4 (itraconazol) pode aumentar a concentração de risperidona e gerar mais efeitos colaterais
A administração de indutores de CYP3A4 (fenitoína, carbamazepina, rifampicina) pode diminuir a concentração de risperidona
Pacientes metabolizadores extensos de CYP2D6 podem ter meia-vida de somente 3 horas
Pode comprometer o paciente de dirigir

Olanzapina

Farmacocinética

Pico de concentração plasmática em 5 a 8 horas
Meia-vida de 33 horas
Estado de equilíbrio plasmático em 1 a 7 dias
Metabolismo fase I via CYP1A2 (tabagismo pode induzir esse citocromo), CYP2D6 e metabolismo fase II via UGT1A4
Ligação proteica de 93%

Farmacodinâmica

Antagonista D2, 5-HT2A
Bloqueio dopaminérgico não seletivo, agindo em D1/2/3/4
Bloqueio de 5-HT2C (semelhante à fluoxetina), 5-HT3 (efeito antiêmese), 5-HT6
Bloqueio α1-adrenérgico com tontura, sedação, hipotensão postural
Bloqueio muscarínico com boca seca, constipação, sedação
Bloqueio histaminérgico com sedação e ganho de peso

Indicações

Esquizofrenia
Transtorno esquizoafetivo
Transtorno bipolar em fases maníaca, mista e de manutenção (em monoterapia e em combinação com lítio ou valproato)
Agitação psicomotora em pacientes com esquizofrenia ou fase depressiva do transtorno bipolar (intramuscular)
Tratamento adjuvante da depressão resistente (associada à fluoxetina)

Indicações relativas

Transtorno de personalidade *borderline*
Psicose induzida por *cannabis*
Anorexia nervosa
Transtorno de estresse pós-traumático
Transtorno de pânico
Transtorno de ansiedade social
Transtorno de ansiedade generalizada

Contraindicações

Hipersensibilidade ao fármaco

Interações medicamentosas

Para ver as interações medicamentosas, acesse: https://www.drugs.com/drug-interactions/olanzapine.html

Posologia

Iniciar com 5 mg à noite
Doses de 2,5 mg em pacientes debilitados ou vulneráveis à hipotensão
Dose máxima de 20 mg/dia

Toxicidade

Já foram relatadas doses em humanos de até 2 g de olanzapina com sobrevida. Entretanto, há casos fatais com doses de 450 mg
Dose letal em ratos (LD50): 2,69 mol/kg
Não há antídoto para olanzapina

Gestação

Categoria C da FDA (até 2015)
Não há estudos controlados
Possível correlação com malformações musculoesqueléticas
Risco de sintomas extrapiramidais a neonatos expostos a antipsicóticos

Lactação

É encontrada em neonato em 1,8% da dose materna
Lactantes podem ter irritabilidade, sonolência e tremores
Riscos e benefícios devem ser avaliados

Crianças e adolescentes

Aprovada para esquizofrenia e transtorno bipolar a partir dos 13 anos

Idosos

Não tem alteração de tolerabilidade em comparação a jovens
Incidência aumentada de AVC
Aumento de mortalidade em psicose associada à demência
Iniciar com doses de 2,5 mg/dia

Insuficiência hepática

Não necessita de ajuste de dose
Sugere-se cautela em pacientes com transaminases glutâmico-oxaloacética (TGO)/glutamicopirúvica (TGP) alteradas

Insuficiência renal

Não necessita ajuste de dose
Não há alteração de *clearance*

Reações adversas

Muito comuns (> 10%): endocrinológica (aumento de prolactina), gastrointestinais (boca seca, constipação, dispepsia), hematológicas (eosinofilia, leucopenia, neutropenia), hepáticas (aumento de TGO/TGP, diminuição de bilirrubina total), metabólicas (aumento do apetite, colesterol total, glicose, triglicerídeos, ganho de peso maior que/igual a 7% do peso corporal basal, sede), neurológicas (acatisia, cefaleia, eventos extrapiramidais, parkinsonianos, sedação, sonolência, tontura, tremor), psiquiátricas (depressão, insônia), outros (astenia, fadiga, injúria acidental)
Comuns (1 a 10%): cardiovasculares (dor no peito, edema, edema periférico, hipertensão, hipotensão postural, taquicardia), dermatológicas (acne, equimose, pele seca, *rash*, sudorese), gastrointestinais (aumento de salivação, diarreia, dispepsia, dor abdominal, náusea, vômito), genitourinárias (disfunção erétil, dismenorreia, glicosúria, incontinência urinária, infecção de trato urinário, vaginite), hematológicas (trombocitopenia, tromboembolismo), hepáticas (aumento assintomático de enzimas hepáticas, aumento de gamaglutamil transferase [GGT]), metabólicas (aumento de ácido úrico, colesterol total, FA, glicemia, triglicérides, ganho de peso maior que 15% do peso corporal basal, hiperglicemia), musculoesqueléticas (artralgia, aumento de creatinina, CPK, dor em articulações, nas costas, rigidez muscular), neurológicas (alteração de marcha, amnésia, comprometimento de articulação, discinesia, distonia, distúrbio de fala, efeitos anticolinérgicos, hipertonia, incoordenação, parestesia), oftalmológicas (ambliopia, visão anormal), psiquiátricas (apatia, confusão, diminuição de libido, euforia, inquietação, transtorno de personalidade), renal (glicosúria), respiratórias (aumento de tosse, dispneia, faringite, infecção de trato respiratório, nasofaringite, rinite, sinusite), outras (dor em extremidades, eventos não específicos, febre, letargia, pirexia)
Outras: https://www.drugs.com/sfx/olanzapine-side-effects.html

Atenção especial na interconsulta psiquiátrica (ICP)

São sugeridos avaliação de peso, IMC, exames metabólicos e hematológicos
Pode ocorrer depressão de medula óssea, reversível após a interrupção. Atentar-se a sinais e sintomas de infecção
Indutores de CYP1A2 (carbamazepina, tabagismo) podem diminuir a concentração da substância. Inibidores de CYP1A2 (fluvoxamina) podem aumentar a concentração
Pode aumentar os efeitos de agentes anti-hipertensivos
Pode antagonizar a levodopa e outros agonistas dopaminérgicos
Associada a condição cutânea rara – DRESS (reação a substâncias com eosinofilia): inicia com erupção e pode progredir associado a febre, linfonodomegalia, edema de face e eosinofilia
Cautela em pacientes com íleo paralítico, hiperplasia prostática e glaucoma de ângulo fechado

Quetiapina

📊 Farmacocinética

Pico de concentração plasmática em 1,5 hora (6 horas em liberação prolongada)
Alimentos podem aumentar a concentração máxima em 25%
Meia-vida de 6 a 7 horas
Metabolizada por CYP3A4 (indutores diminuem concentração em 5 vezes)
Ligação proteica de 83%
Excreção renal (73%)

🧠 Farmacodinâmica

Antagonista D2 e 5-HT2A
Age em receptores D1/2/3
Alta afinidade de metabólito ativo (norquetiapina) a 5-HT1A e transportador NAT (efeito antidepressivo)
Alta afinidade a receptores H1, α1 e α2-adrenérgicos com sedação, hipotensão
Baixa afinidade a receptores muscarínicos

📋 Indicações

Esquizofrenia
Mania aguda
Depressão bipolar
Tratamento de manutenção do transtorno bipolar (em monoterapia ou adjuvante)

Indicações relativas

TDM
Transtorno de ansiedade generalizada
Adjuvante no tratamento de TOC refratário e TEPT
Delirium
Anorexia nervosa
Transtorno de Tourette

📋 Contraindicações

Hipersensibilidade ao fármaco

💊 Interações medicamentosas

Para ver as interações medicamentosas, acesse:
https://www.drugs.com/drug-interactions/quetiapine.html5,6

📋 Posologia

Esquizofrenia: iniciar com 50 a 100 mg à noite, aumento de 100 mg/dia a cada 1 a 2 dias até a dose de 400 a 800 mg/dia
Transtorno bipolar: iniciar com 50 a 100 mg à noite, aumento de 100 mg/dia a cada 4 a 6 dias até a dose de 400 a 800 mg/dia
Em baixas doses (25 a 100 mg/dia) é um sedativo hipnótico

☠ Toxicidade

Já foram relatadas doses em humanos de quetiapina de até 3 g, sem casos resultando em morte. Porém houve um caso de overdose em ensaio clínico com 13,6 g
Dose letal em ratos (LD50): 2.000 mg/kg
Não há antídoto para quetiapina

🧍 Gestação

Categoria C da FDA (até 2015)
Não há estudos controlados
Em estudos pré-clínicos não mostrou teratogenicidade
Há relatos de sintomas extrapiramidais em neonatos expostos

👶 Lactação

É excretada em leite materno em concentração de 0,09 a 0,43% da dose materna
Riscos e benefícios devem ser avaliados

👫 Crianças e adolescentes

Aprovada para esquizofrenia a partir dos 13 anos e transtorno bipolar (mania) a partir dos 10 anos
Pode aumentar pensamentos suicidas nessa população

🧓 Idosos

Clearance diminuído em 50%
É sugerido iniciar em doses mais baixas
Não é indicada em psicose associada à demência

🫁 Insuficiência hepática

Clearance reduzido em 25%
Reduzir a dose ou iniciar com 25 mg/dia

🫘 Insuficiência renal

Somente 1% é encontrado inalterado na urina
Não é necessário ajuste de dose

Reações adversas

Muito comuns (> 10%): cardiovasculares (hipotensão postural, taquicardia), gastrointestinais (boca seca, constipação, náusea, vômito), hematológica (diminuição de hemoglobina), metabólicas (aumento de apetite, aumento de colesterol, triglicérides, diminuição de lipoproteína de alta densidade [HDL], ganho de peso), neurológicas (cefaleia, sedação, sintomas extrapiramidais, sonolência, tontura), psiquiátricas (agitação, sintomas de retirada), outras (astenia, fadiga)
Comuns (1 a 10%): cardiovasculares (aumento de pressão arterial, edema periférico, hiper/hipotensão, hipotensão ortostática, palidez, palpitação, taquicardia sinusal), dermatológicas (acne, rash, sudorese), endocrinológicas (alteração hormonal, aumento de prolactina, hormônio tireoestimulante [TSH], diminuição de T3 total, T4 livre/total, hiperprolactinemia, hipotireoidismo), gastrointestinais (abscesso dentário, desconforto abdominal, diarreia, disfagia, dispepsia, doença do refluxo gastroesofágico, dor abdominal, estomatite, gastroenterite), genitourinária (infecção de trato urinário), hematológico (aumento de eosinófilo, diminuição de neutrófilo, leucopenia, neutropenia), hepáticas (aumento de GGT, TGO, TGP), imunológicas (infecção, síndrome gripal), metabólicas (anorexia, aumento de glicemia, sede), musculoesqueléticas (artralgia, dor em extremidades, espasmos, rigidez muscular), neurológicas (acatisia, ataxia, convulsão, disartria, discinesia, discinesia tardia, distúrbio de equilíbrio, extrapiramidal, de fala, evento extrapiramidal, hipersonia, hipertonia, hipoestesia, incoordenação, letargia, parestesia, parkinsonismo, síncope, síndrome das pernas inquietas, tremor), oculares (ambliopia, visão borrada), psiquiátricas (agressividade, ansiedade, comportamento suicida, depressão, evento suicida, insônia, ideação suicida, irritabilidade, pensamento anormal, pesadelo), respiratórias (aumento de tosse, congestão nasal, sinusal, dispneia, epistaxe, faringite, infecção de trato respiratório superior, nasofaringite, rinite, sinusite, tosse), outras (astenia leve, dor, dor no ouvido, febre, overdose acidental). Outras: https://www.drugs.com/sfx/quetiapine-side-effects.html

Atenção especial na interconsulta psiquiátrica (ICP)

São sugeridos avaliação de peso, IMC, exames metabólicos e hematológicos
Cuidado com fármacos que façam indução de CYP3A4 (fenitoína, rifampicina, carbamazepina) e inibição de CYP3A4 (cetoconazol, itraconazol, ritonavir)
Cautela em pacientes com doença cardiovascular e cerebrovascular
Cautela em pacientes com condições que predisponham a hipotensão
Evitar uso com substâncias que aumentem o intervalo QT

Carbonato de lítio

Farmacocinética

Pico de concentração plasmática em 1 a 2 horas (4 a 5 horas em liberação prolongada)
Meia-vida de 18 a 36 horas (aumenta conforme o uso)
Sem metabolismo hepático
Não tem ligação proteica (alta fração livre e efeitos adversos)
Excreção renal
Obesidade aumenta o *clearance* em até 50%

Farmacodinâmica

Mecanismo desconhecido
Inibição de fosfatidil inositol ou inositol trifosfato (IP3)
Modulação de sistemas intracelulares de segundos mensageiros (proteína G)
Inibição de glicogênio sintase quinase 3 (GSK-3) e proteinoquinase C – plasticidade neuronal
Neuroplasticidade e diminuição de excitotoxicidade (glutamato e dopamina)

Indicações

Mania aguda e episódios mistos do transtorno bipolar do tipo I
Tratamento de manutenção do transtorno bipolar do tipo I
Transtorno ciclotímico
Transtorno esquizoafetivo
Redução do risco de suicídio
Potencializador em quadros depressivos

Indicações relativas

-

Contraindicações

Hipersensibilidade ao fármaco
Cautela em casos de: bradicardia sinusal, arritmias cardíacas, insuficiência cardíaca

Interações medicamentosas

Para ver as interações medicamentosas, acesse: https://www.drugs.com/drug-interactions/lithium.html

(continua)

Carbonato de lítio (*Continuação*)

📝 Posologia

Iniciar com 300 mg, dose única diária à noite. Aumento gradual até atingir concentração sérica
Litemia: 0,8 a 1,2 mEq/ℓ (coleta após 12 horas da última dose). 0,6 a 1,2 em manutenção e idosos
Retirada deve ser gradual
Caso substituição de liberação imediata para prolongada, esta última deve ser menor se não for o mesmo múltiplo

☠ Toxicidade

Dose letal em ratos (LD50): 525 mg/kg
Sintomas leves incluem náuseas, vômito, letargia, tremor e fadiga. Sintomas moderados incluem confusão, agitação, delírio, taquicardia e hipertonia. Sintomas graves incluem coma, convulsões, hipertermia e hipotensão
De complicação, pode causar nefrite intersticial, arritmia, síndrome do nódulo sinusal, hipotensão, anormalidades da onda T e bradicardia. Em casos raros, pode levar a pseudotumor cerebral e convulsões. Até 10% das pessoas com toxicidade grave de lítio desenvolvem sequelas neurológicas crônicas, como ataxia do tronco e da marcha, nistagmo, déficits em memória de curto prazo e SILENT (*syndrome of irreversible lithium-effectuated neurotoxicity*)
A toxicidade do lítio é tratada interrompendo o medicamento e fornecendo hidratação. Solução salina pode ajudar na excreção de lítio, com monitorização

👶 Gestação

Categoria C da FDA (até 2015)
Aumento do risco de malformações cardíacas, principalmente anomalia de Ebstein durante o 1º trimestre (risco relativo [RR] 1,65)

🤱 Lactação

É excretado em leite materno
Riscos e benefícios devem ser avaliados
Caso uso durante lactação, realizar litemia sérica, hemograma e TSH. Cuidado durante desidratação (gastroenterocolite aguda [GECA], infecções)

👫 Crianças e adolescentes

Aprovado para transtorno bipolar em crianças acima de 7 anos

🚶 Idosos

Meia-vida aumentada
É sugerida dose mais baixa, preferencialmente de liberação imediata à noite
Pode ocorrer neurotoxicidade (incluindo delirium mesmo em doses terapêuticas), alterações tireoidianas (bócio), renais (poliúria)

Insuficiência hepática

Não tem metabolização hepática

Insuficiência renal

Excreção quase exclusivamente renal
Contraindicado em casos graves, clearance < 45 mℓ/min, relação albumina/creatinina > 30

📋 Reações adversas

Comuns: tremor involuntário dos membros, polidipsia, hipotireoidismo, bócio, poliúria, incontinência urinária, diarreia, náusea
Incomuns: palpitações, ganho de peso, acne, *rash* cutâneo, dispneia, sensação de distensão abdominal, pré-síncope, leucocitose
Outras: https://www.drugs.com/sfx/lithium-side-effects.html

⚠ Atenção especial na interconsulta psiquiátrica (ICP)

É sugerido monitoramento de hemograma, TSH, creatinina, eletrólitos (cálcio). ECG se paciente acima de 50 anos
Atentar-se aos sinais de intoxicação por lítio: sonolência, diarreia intensa e profusa, vômitos, tremores grosseiros, tontura e disartria
Uso concomitante com dieta hipossódica, AINE (ibuprofeno, nimesulida), tiazídicos (hidroclorotiazida), inibidores da enzima conversora de angiotensina (IECA) (captopril, enalapril): aumentam os níveis plasmáticos de lítio, com exceção de AAS e outros anti-hipertensivos (furosemida, espironolactona, losartana)
Uso concomitante a xantinas (cafeína), osmóticos e inibidores de anidrase carbônica (acetazolamida)
O metronidazol pode levar à toxicidade por meio da diminuição da eliminação renal
A metildopa pode aumentar a toxicidade
O lítio pode prolongar os efeitos de agentes bloqueadores neuromusculares
Pode revelar uma síndrome de Brugada; é necessária avaliação cardiológica de pacientes que apresentaram síncope ou palpitação após o início da medicação
O lítio pode potencializar efeitos neurológicos (tremor e sintomas extrapiramidais) de outras medicações
O hipotireoidismo não necessariamente é uma contraindicação. Em caso de alteração, é necessário um monitoramento do caso

Carbamazepina

📊 Farmacocinética

Pico de concentração plasmática é atingido entre 4 e 8 horas (2 horas em suspensão oral, 3 a 12 horas em liberação prolongada)
Meia-vida de 35 a 40 horas (12 a 17 horas em uso crônico pela autoindução)
Ligação proteica de 75 a 80%
Metabolizado por CYP3A4, CYP2C8, CYP3A5 e CYP2B
Potente indutora de CYP3A4
Excreção renal (72%)

🧠 Farmacodinâmica

Bloqueio dos canais de sódio (VSSC) pré-sinápticos de neurônios glutamatérgicos
Atuação em sistema GABAérgico, diminuindo a transmissão glutamatérgica
Bloqueio de NMDA
Afinidade a receptores colinérgicos

📋 Indicações

Nevralgia do trigêmeo
Diversas apresentações de crises convulsivas (crises parciais simples e complexa; tônico-clônica generalizada)
Mania aguda
Episódios mistos do transtorno bipolar do tipo I

Indicações relativas

-

📄 Contraindicações

Hipersensibilidade ao fármaco e a compostos tricíclicos (p. ex., amitriptilina)
Uso concomitante a IMAO
Uso concomitante de nefazodona, clozapina
Cautela em pacientes com histórico de depressão da medula óssea, agranulocitose por clozapina, doenças hepáticas

💊 Interações medicamentosas

Para ver as interações medicamentosas, acesse: https://www.drugs.com/drug-interactions/carbamazepine.html

📝 Posologia

Iniciar com 200 mg à noite com aumento gradual
até atingir
concentração sérica (após 5 dias)
Aumentos de 200 mg a cada 3 ou 5 dias
Aumento em 2 a 4 semanas por conta da autoindução
Dose máxima de 1.200 mg (adultos) e 1.000 mg (crianças)
Retirada deve ser gradual

☠ Toxicidade

Há casos relatados de mortes com dosagens de 20 e 30 g de carbamazepina
Menor dose letal oral publicada: em mulheres 1.920 mg/kg em 17 semanas, em homens 54 mg/kg em 9 dias
Dose letal em ratos (LD50): 1.957 mg/kg
Não há antídoto para carbamazepina

🤰 Gestação

Categoria D da FDA (até 2015)
Aumento de malformações em 1º trimestre: espinha bífida, fenda palatina, atresia anal, meningomielocele
Alterações de vitamina K e coagulação no recém-nascido
Há relatos de baixo peso ao nascer e alterações de desenvolvimento

🤱 Lactação

Podem ocorrer alterações de sedação, irritabilidade
Riscos e benefícios devem ser avaliados

👫 Crianças e adolescentes

Crianças menores de 6 anos: doses iniciais de 10 a 20 mg/kg/dia, divididas em 2 a 4 vezes/dia (dose máxima de 35 mg/kg/dia)
Entre 6 e 12 anos: a dose pode ser de 100 mg 2 vezes/dia (máximo de 1.000 mg/dia)

🧓 Idosos

Doses mais baixas
Aumento gradual: iniciar com 100 mg/dia com aumento de 100 mg/semana se necessário
Risco de hiponatremia

Insuficiência hepática

Deve ser utilizada com cautela
Cuidado em crianças, com monitoramento mais cuidadoso

Insuficiência renal

É sugerida uma dose mais baixa

(continua)

Carbamazepina (*Continuação*)

📋 Reações adversas

Muito comuns (> 10%): dermatológicas (reação alérgica, urticária), gastrointestinais (constipação, náusea, vômito), hematológica (leucopenia), hepática (elevação de GGT), neurológica (ataxia, sonolência, tontura)
Comuns (1 a 10%): dermatológicas (parestesia, prurido, *rash*), hematológicas (eosinofilia, neutropenia, trombocitopenia), hepática (elevação de FA), metabólicas (edema, hiponatremia, perda de peso, SIADH), neurológicas (cefaleia, tremor), oftalmológicas (alteração de acomodação visual, diplopia), psiquiátrica (pensamento anormal), outras (vertigem)
Outras: https://www.drugs.com/sfx/carbamazepine-side-effects.html

⚠ Atenção especial na interconsulta psiquiátrica (ICP)

É sugerido monitoramento de hemograma, ferro sérico, sódio, TGO, TGP, função hepática (bilirrubina, albumina, tempo de protrombina), dosagem sérica
É também sugerida avaliação com oftalmologista
É sugerido consumo junto de alimentos para evitar efeitos colaterais
Cuidado durante suspensão abrupta da medicação
Inibidores de CYP3A4 (fluoxetina, fluvoxamina, claritromicina, eritromicina, fluconazol, isoniazida) podem aumentar a concentração de carbamazepina
Indutores de CYP3A4 (a própria carbamazepina, fenitoína, fenobarbital, rifampicina) podem diminuir a concentração de carbamazepina
A oxcarbazepina é um profármaco com estrutura semelhante da carbamazepina, porém não é um metabólito dele. Apresenta maior risco de SIADH, porém tem menor indução de CYP3A4 e menos efeitos colaterais se comparada à carbamazepina
Paciente com alteração genética (HLA-B*1502) tem maior risco de desenvolver síndrome de Stevens-Johnson

Ácido valproico

📊 Farmacocinética

Pico de concentração plasmática é atingido entre 1 e 4 horas (divalproato em 4 a 8 horas, divalproato *sprinkle* em 4 a 8 horas)
A ingestão deve ocorrer junto à alimentação
Meia-vida de 13 a 19 horas
Metabolização hepática por glucorunidação, β-oxidação mitocondrial e CYP2C9
Ligação proteica de 81 a 90%

🧠 Farmacodinâmica

Mecanismo não elucidado
Bloqueio de canais de sódio (VSSC)
Bloqueio de canais de cálcio (VSCC) do tipo T
Antagonismo NMDA
Diminuição de metabolismo de GABA
Inibição de fosfatidil-inositol (IP3) e proteinoquinase C (PKC)

📝 Indicações

Crise parcial complexa
Crise de ausência
Profilaxia de enxaqueca
Episódios de mania aguda (divalproato)

⚖ Indicações relativas

Transtorno de personalidade *borderline*
Episódio misto de transtorno bipolar

🗎 Contraindicações

Hipersensibilidade ao fármaco
Doenças hepáticas grave
Doenças do ciclo da ureia
Doença mitocondrial por mutações em DNA polimerase γ

💊 Interações medicamentosas

Para ver as interações medicamentosas, acesse: https://www.drugs.com/drug-interactions/valproic-acid.html5,6

📋 Posologia

Iniciar com 250 a 500 mg/dia, junto à refeição
Como anticonvulsivante, a dose é de 15 mg/kg/dia
Em caso de mania, a dose pode chegar a 60 mg/kg/dia
Na enxaqueca, a dose varia entre 500 a 1.000 mg/dia
Retirada deve ser gradual

☠ Toxicidade

Há casos de recuperação após concentração de 2.120 mcg/mℓ.
Podem ocorrer arritmia, hipernatremia, inquietação, sedação, coma
Dose letal em ratos (LD50): 670 mg/kg
Não há antídoto para o ácido valproico

🤰 Gestação

Categoria D da FDA (até 2015)
Risco de malformação se utilizado no 1º trimestre e em doses acima de 1.000 mg/dia
Aumento de malformações em ossos, craniofaciais (fenda palatina), músculos e tubo neural (espinha bífida e meningomielocele)

🤱 Lactação

É excretado em leite materno
A Academia Americana de Pediatria considera o valproato compatível com a amamentação

⚕ Crianças e adolescentes7

Há risco de hepatotoxicidade em crianças menores de 2 anos e se associado a outros fármacos
Iniciar com doses de 10 a 15 mg/kg/dia, em 2 a 3 vezes/dia
Podendo chegar até 30 a 60 mg/kg/dia, com aumentos semanais

⚕ Idosos

Clearance diminuído e maior fração livre
Doses mais baixas e aumento gradual

⚕ Insuficiência hepática

Aumento de meia-vida e fração livre
Contraindicado em caso de insuficiência hepática

⚕ Insuficiência renal

Não há necessidade de reajuste

⚕ Reações adversas

Muito comuns (> 10%): dermatológica (alopecia), gastrointestinais (dor abdominal, diarreia, dispepsia, doença gengival, náusea, vômito), hematológica (trombocitopenia), metabólica (anorexia), neurológica (cefaleia, sonolência, tontura, tremor), oftalmológicas (ambliopia, diplopia), psiquiátrica (nervosismo), respiratórias (síndrome gripal, infecção respiratória), outras (astenia)
Comuns (1 a 10%): cardiovasculares (edema, edema periférico, hipertensão, hipotensão, hipotensão postural, palpitação, taquicardia, vasodilatação), dermatológicas (equimose, furúnculo, lúpus eritematoso discoide, pele seca, prurido, *rash* maculopapular, seborreia), gastrointestinais (abscesso periodontal, boca seca, constipação, eructação, estomatite, flatulência, gastralgia, gastroenterite, glossite, hematêmese, incontinência fecal), genitourinárias (amenorreia, cistite, dismenorreia, disúria, enurese, hemorragia vaginal, incontinência urinária, metrorragia, urgência miccional, vaginite), hematológicas (anemia, hemorragia), hepáticas (aumento de enzimas hepáticas, dano hepático), metabólicas (aumento de apetite, ganho/perda de peso, hiponatremia), musculoesqueléticas (artralgia, artrose, cãibra, mialgia, miastenia), neurológicas (alteração de atenção, fala, marcha, paladar, amnésia, aumento de reflexos, catatonia, convulsão, disartria, discinesia tardia, hipocinesia, hipertonia, incoordenação, nistagmo, parestesia, sintomas extrapiramidais), oftalmológicas (visão anormal, conjuntivite, diplopia, dor ocular), psiquiátricas (agitação, agressividade, alteração de pensamento, alucinação, ansiedade, confusão, depressão, insônia, labilidade emocional, sonhos bizarros), respiratórias (bronquite, dispneia, epistaxe, faringite, pneumonia, rinite, sinusite, tosse), outras (arrepio, dor nas costas, no ouvido, edema de face, febre, otite média, surdez, *tinnitus*, tontura)
Outras: https://www.drugs.com/sfx/valproic-acid-side-effects.html

⚠ Atenção especial na interconsulta psiquiátrica (ICP)

São sugeridos monitoramento de hemograma, contagem de plaquetas, TGO, TGO, função hepática (bilirrubina, albumina, tempo de protrombina), dosagem sérica (> 125 µg/mℓ com mais efeitos colaterais, resultados mistos em relação à resposta clínica)
AAS, ibuprofeno, cimetidina, eritromicina podem aumentar a concentração de ácido valproico
Carbapenêmicos (meropeném), volestiramina, etossuximida, fenitoína, fenobarbital, rifampicina diminuem a concentração de ácido valproico
Valproato e divalproato aumentam a concentração de lamotrigina
Cautela durante a suspensão do fármaco
Cuidado durante o uso em mulheres férteis por conta de possibilidade de gestação e efeitos colaterais dermatológicos, hormonais, sexuais

---

Lorazepam

📊 Farmacocinética

Pico de concentração plasmática em 2 horas
Meia-vida de 12 horas
Metabolização hepática via conjugação por isoenzimas de CYP450
Ligação proteica de 85 a 85%
Excreção renal

🧠 Farmacodinâmica

Benzodiazepínico de ação intermediária
Modulador alostérico positivo de GABA-A
Atuação em VSSC

Indicações

Transtorno de pânico
Transtorno de ansiedade generalizada
Transtornos ansiosos
Sintomas ansiosos ou mistos
Estado de mal epiléptico
Sedação pré-anestésica
Síndrome de abstinência alcoólica

Indicações relativas

Catatonia

(continua)

Lorazepam (*Continuação*)

Contraindicações

Hipersensibilidade a benzodiazepínicos e outros componentes da formulação
Glaucoma de ângulo fechado
Cautela em pacientes com miastenia *gravis*, uso problemático de substâncias

Interações medicamentosas

Para ver as interações medicamentosas, acesse: https://www.drugs.com/drug-interactions/lorazepam.html

Posologia

Para insônia, iniciar com 1 a 2 mg à noite
Na ansiedade, 2 a 3 mg/dia dividindo em 2 a 3 vezes
Na catatonia, 1 a 2 mg de 3/3 horas

Toxicidade

Sintomas variam de sedação a coma
Dose letal em camundongos (LD50): 1.850 mg/kg
O lorazepam é dificilmente dialisável
O antídoto é o flumazenil. Cuidado com risco de convulsão em paciente em uso crônico de benzodiazepínicos

Gestação

Categoria D da FDA (até 2015)
Evitar o uso no 1º trimestre pelo risco de malformação com outros hipnóticos
Evitar o uso no 3º trimestre pela depressão do sistema nervoso central no recém-nascido, hipoatividade, hipotonia, hipotermia, apneia

Lactação

Secretada no leite materno
Pode dificultar a sucção em lactentes
Riscos e benefícios devem ser avaliados

Crianças e adolescentes

Segurança não estabelecida em menores de 12 anos
Recomenda-se dose de 0,025 mg/kg
Risco de efeito paradoxal

Idosos

Mais sensíveis aos efeitos sedativos ou respiratórios
Dose não deve passar de 2 mg/dia, dividida em 2 a 3 vezes

Insuficiência hepática

Benzodiazepínico de escolha pela baixa produção de metabólitos

Insuficiência renal

1 a 2 mg/dia em 2 a 3 vezes

Reações adversas

Muito comuns (>10%): neurológicos (sedação)
Comuns (1 a 10%): neurológicos (amnésia, ataxia, sonolência diurna, tontura), psiquiátrico (confusão, depressão), outros (astenia, estafa, fadiga, fraqueza)
Outros: https://www.drugs.com/sfx/lorazepam-side-effects.html

Atenção especial na interconsulta psiquiátrica (ICP)

Foram relatados pacientes com leucopenia, elevação de desidrogenase láctica (LDH).
São sugeridos exames periódicos de hemograma e função hepática
É o mais seguro para os hepatopatas
Contraceptivos orais e probenecida podem reduzir as concentrações plasmáticas por aumento de eliminação
Suspensão gradual para evitar abstinência
Pode comprometer o paciente para dirigir

Clonazepam

Farmacocinética

Pico de concentração plasmática em 1 a 4 horas
Meia-vida de 20 a 40 horas
Metabolização hepática por CYP3A4
Ligação proteica 82 a 86%
Excreção renal (50 a 70%)

Farmacodinâmica

Modulador alostérico positivo de GABA-A
Ação em 5-HT1 e 5-HT2
Benzodiazepínico de longa ação

Indicações

Transtorno de pânico com ou sem agorafobia
Ansiedade aguda
Transtorno de ansiedade social
Transtorno de ansiedade generalizada
Crises convulsivas
Síndrome de Lennox-Gastaut
Mania aguda

Indicações relativas

Acatisia induzida por neurolépticos
Insônia em pacientes com síndrome das pernas inquieta
Agitação psicomotora em pacientes psicóticos
TOC
Transtorno comportamental do sono REM
Tratamento adjuvante aos antidepressivos na depressão com sintomas de ansiedade associado
Vertigem e distúrbios do equilíbrio

Contraindicações

Hipersensibilidade a benzodiazepínicos
Insuficiência hepática grave
Glaucoma de ângulo fechado
Cautela em pacientes com miastenia *gravis*

Interações medicamentosas

Para ver as interações medicamentosas, acesse: https://www.drugs.com/drug-interactions/clonazepam.html5,6

Posologia

Há formulação sublingual (0,25 mg), solução oral (2,5 mg/ml), comprimidos (0,5 e 2 mg);
Iniciar com 0,5 mg
Ansiedade: usar dose mais baixa possível pelo menor tempo
Redução gradual para evitar sintomas de abstinência: 0,125 a 0,25 mg a cada 3 dias

Toxicidade

Dose letal em ratos (LD50): > 4.000 mg/kg
O antídoto é o flumazenil. Cuidado com risco de convulsão em paciente em uso crônico de benzodiazepínicos

Gestação

Categoria D da FDA (até 2015)
Risco aumentado de lábio leporino, fenda palatina
Há risco de síndrome do recém-nascido hipotônico

Lactação

Secretado no leite materno
Riscos e benefícios devem ser avaliados

Crianças e adolescentes

Segurança e eficácia para epilepsia
Dose de 0,02 mg/kg na epilepsia
Risco de efeito paradoxal

Idosos

Clearance diminuído
Mais sensíveis aos efeitos sedativos

Insuficiência hepática

É sugerida redução da dose
Contraindicado em casos graves

Insuficiência renal

Cautela pela excreção renal
É sugerida redução da dose

Reações adversas

Muito comuns (> 10%): neurológicas (ataxia, sonolência, tontura), psiquiátrica (problemas comportamentais), respiratória (infecção de vias aéreas superiores)
Comuns (1 a 10%): gastrointestinais (constipação, dor abdominal), genitourinária (aumento de frequência urinária, colpite, dismenorreia, impotência, infecção, retardo ejaculatório), hipersensibilidade (reação alérgica), imunológica (*influenza*), metabólica (aumento de apetite), musculoesquelética (mialgia, fraqueza muscular), neurológica (coordenação anormal, disartria, distúrbio de memória, menor habilidade intelectual, nistagmo), oftalmológica (visão borrada), psiquiátricas (confusão, depressão, labilidade emocional, menor libido, nervosismo), respiratórias (bronquite, faringite, rinite, sinusite, tosse), outras (fadiga, cansaço)
Outras: https://www.drugs.com/sfx/clonazepam-side-effects.html

Atenção especial na interconsulta psiquiátrica (ICP)

São sugeridos exames periódicos de hemograma e função hepática
É considerado uma das melhores opções de benzodiazepínico por conta da eficácia, da segurança e da meia-vida
Ácido valproico, carbamazepina, divalproato, fenitoína podem diminuir a concentração de clonazepam
A propantelina pode diminuir a absorção de clonazepam
Suspensão gradual para evitar abstinência
Pode comprometer o paciente para dirigir

Diazepam

Farmacocinética

Pico de concentração plasmática em 30 a 60 minutos
Alteração de absorção com alimentos
Meia-vida de 20 a 100 horas (fase inicial de 3 horas)
Metabolização hepática via CYP3A4, CYP2C19
Ligação proteica de 98%

Farmacodinâmica

Modulador alostérico positivo do receptor GABA do tipo A
Benzodiazepínico de ação longa

Indicações

Transtorno de pânico com ou sem agorafobia
Ansiedade aguda
Abstinência de álcool
Espasmos musculares em condições neurológicas
Epilepsia (tratamento adjuntivo)

Indicações relativas

-

(continua)

Diazepam (*Continuação*)

📑 Contraindicações

Hipersensibilidade a benzodiazepínicos
Miastenia *gravis*
Insuficiência hepática grave
Insuficiência respiratória grave
Síndrome da apneia do sono
Glaucoma de ângulo fechado
Cautela em pacientes com doença de Alzheimer

💊 Interações medicamentosas

Para ver as interações medicamentosas, acesse: https://www.drugs.com/drug-interactions/diazepam.html5,6

📝 Posologia

Iniciar com 5 mg
Dose média de 20 mg/dia, 2 a 4 vezes/dia
Dose máxima de 40 mg/dia
Redução gradual para evitar sintomas de abstinência
Não usar por via intramuscular por conta de absorção errática

☠ Toxicidade

Há relatos de intoxicação por diazepam com concentração de 900 a 1.000 μg/mℓ
O antídoto é o flumazenil. Cuidado com risco de convulsão em paciente em uso crônico de benzodiazepínicos

🧍 Gestação

Categoria D da FDA (até 2015);
Evitar o uso no 1º trimestre por conta de alterações craniofaciais (lábio leporino, fenda palatina)
Evitar o uso em 3º trimestre por conta de sintomas em recém-nascidos (irritabilidade, sedação, tremor, diarreia)

🤱 Lactação

Secretado no leite materno
Pode causar sedação em lactentes
Riscos e benefícios devem ser avaliados

👫 Crianças e adolescentes

Há metabolização mais lenta nessa população
Não há segurança e eficácia estabelecida para crianças abaixo de 6 meses
Risco de efeito paradoxal

🚶 Idosos

Metabolização 2 a 5 vezes mais lentificada
Após 20 anos de idade, a meia-vida aumenta em 1 hora
Iniciar de maneira gradual: 2 mg, 1 ou 2 vezes/dia

🫀 Insuficiência hepática

Redução da dose para 2 mg, 1 ou 2 vezes/dia
Redução da dose para 2 mg, 1 ou 2 vezes/dia

🫘 Insuficiência renal

Tem excreção renal por metabólitos majoritariamente
Redução da dose para 2 mg, 1 ou 2 vezes/dia

📋 Reações adversas

Comuns (1 a 10%): cardiovasculares (hipotensão, palpitação), dermatológica (sudorese), gastrointestinal (distúrbio gastrointestinal), metabólica (perda de apetite), musculoesqueléticas (espasmo muscular, fraqueza muscular), neurológicas (alteração de sensopercepção, ataxia, crises epilépticas, habilidade motora prejudicada, tontura, tremor), psiquiátricas (agressividade, ansiedade, confusão, delírio, *delirium*, irritabilidade, pânico, sintomas de abstinência), outras (fadiga, mal-estar)
Outras: https://www.drugs.com/sfx/diazepam-side-effects.html

⚠ Atenção especial na interconsulta psiquiátrica (ICP)

São sugeridos exames periódicos de hemograma e função hepática
É considerado benzodiazepínico de escolha na epilepsia
A cimetidina pode diminuir sua eliminação
Suspensão gradual para evitar abstinência
Pode comprometer o paciente para dirigir

Atualizações

- Bartoli et al. (2021) discutiram a importância de estudos randomizados avaliando o uso do canabidiol nos transtornos de humor. Os estudos disponíveis são muito heterogêneos e não trazem evidências claras quanto à eficácia[8]
- Kirkland et al. (2022) reuniram as evidências disponíveis quanto ao uso de canabidiol nos transtornos psiquiátricos maiores. Até o momento tem se mostrado seguro e bem tolerado, além de apresentar resultados promissores no tratamento de sintomas psicóticos e de ansiedade, porém não há evidências robustas que sustentem o uso do canabidiol em transtornos psiquiátricos[9]
- Balachandran et al. (2021) fizeram uma revisão das interações medicamentosas já descritas para o canabidiol. A substância interage com anticonvulsivantes, antidepressivos e antipsicóticos. Ela inibe o CYP2D6, aumentando as concentrações séricas de diversos antidepressivos e antipsicóticos. As informações ainda são limitadas, o que ressalta a importância de cautela no início e na progressão da dose, além de monitoramento de efeitos adversos[10]
- O Conselho Federal de Medicina publicou a Resolução nº 2.324/2022, na qual aprova o uso de canabidiol somente para o tratamento de epilepsias refratárias de crianças e adolescentes com síndrome de Dravet, Lennox-Gastaut e esclerose tuberosa[11]
- Vulser et al. (2018) discutiram o uso da quetamina, que consiste em uma inovação no tratamento dos casos depressivos refratários. Devemos estar atentos a novidades nos próximos anos no seu ganho terapêutico[12]
- Barnet et al. (2021) abordam o uso de psicodélicos. Há um aumento na literatura na busca por terapia assistida por psicodélicos. Ainda é um tema incipiente, porém pode ganhar maiores proporções[13]
- Francisco et al. (2023) fizeram uma revisão do uso de canabidiol em TDAH. Dada as limitações na literatura, não é indicado o uso.[14]

Highlights

- A ICP demanda integrar o conhecimento da psicofarmacologia com outras áreas da medicina
- Tanto fatores genéticos quanto ambientais influenciam a resposta individual e a tolerabilidade relacionadas a agentes psicotrópicos
- Pacientes clinicamente comprometidos apresentam alterações fisiopatológicas que podem interferir na farmacocinética e na resposta farmacodinâmica
- Conhecer o perfil de segurança da medicação e as interações mais relevantes é essencial para o interconsultor
- Na escolha do psicofármaco, é essencial compreender qual o objetivo a ser alcançado: manejo agudo de sintomas psíquicos ou janela de oportunidade para iniciar um tratamento a longo prazo
- A prescrição deve ser sempre individualizada, considerando resposta prévia, comorbidades clínicas e psiquiátricas e medicações em uso
- Sempre que possível, dar preferência a medicações com baixo potencial de interações:
    - Psicofármacos com potencial de baixa interação farmacocinética: citalopram, **escitalopram, sertralina, desvenlafaxina, venlafaxina, mirtazapina**, trazodona, amitriptilina, imipramina, nortriptilina, clomipramina (leve inibição 2D6), antipsicóticos atípicos, benzodiazepínicos, zolpidem, ramelteona
    - Fluoxetina, paroxetina, fluvoxamina, duloxetina e bupropiona inibem de maneira significativa enzimas do CYP450
- Em pacientes em uso de carbonato de lítio, sempre considerar possibilidade de intoxicação na presença de sintomas gastrointestinais ou desorientação:
    - Dieta hipossódica, anti-inflamatório não esteroidal (AINE), diuréticos e inibidores da enzima conversora de angiotensina (IECA) aumentam os níveis séricos, elevando o risco de intoxicação
- Risco cardiovascular
    - Sertralina e mirtazapina são seguros em pacientes com doença arterial coronariana
    - Evitar uso de olanzapina e quetiapina. O aripiprazol é a melhor escolha pelo menor impacto metabólico e menor risco de alterações intervalo QT
- Insuficiência hepática
    - Dar preferência ao uso de haloperidol, citalopram, desvenlafaxina, escitalopram, sertralina e lorazepam
    - Sempre confirmar a necessidade de ajuste de dose. De modo geral, comprometimento leve deve usar 75 a 100% da dose habitual, casos mais graves, 50 a 75% da dose. Com pacientes com comprometimento grave e encefalopatia deve-se ter muita cautela
- Antidepressivos
    - Menor potencial de interações medicamentosas: escitalopram, desvenlafaxina, venlafaxina, mirtazapina
    - Cuidado ao associar medicações que potencializem neurotransmissão pelo risco de síndrome serotoninérgica
    - Cautela em pacientes em uso de anticoagulantes pelo risco aumentado de sangramento
- Necessidade de ajuste para insuficiência renal:
    - Sertralina e fluoxetina não exigem ajuste renal
    - Escitalopram, citalopram e duloxetina não exigem ajuste renal em casos leve a moderado
- Pacientes em tratamento oncológico, em uso de tamoxifeno, devem evitar o uso de paroxetina, fluoxetina, duloxetina, bupropiona e doses maiores que 150 mg de sertralina.

DURANTE O ATENDIMENTO

O que fazer

- Fazer avaliação criteriosa das comorbidades clínicas e medicações em uso antes de prescrever um psicofármaco
- Considerar o impacto da doença clínica na farmacocinética e na farmacodinâmica das medicações
- Pesquisar detalhadamente interações medicamentosas e efeitos colaterais
- Com pacientes agitados e ansiosos deve-se ter cautela no uso de antidepressivos, já que pode haver piora inicial
- Ter cautela com efeitos sedativos em pacientes com risco de queda
- Atentar-se aos diferentes efeitos em diferentes dosagens dos psicotrópicos:
  - Efeito sedativo da mirtazapina é maior quanto menor a dosagem
  - Antidepressivos duais apresentam efeitos distintos de acordo com a dose

O que não fazer

- Usar psicofármacos indiscriminadamente
- Ignorar recomendações de ajuste de dose em caso de comprometimento clínico
- Iniciar antidepressivos em altas doses
- Utilizar benzodiazepínicos em pacientes com problemas pulmonares ou com *drive* respiratório diminuído
- Deixar de orientar equipe assistente quanto às interações potencialmente graves da medicação prescrita
- Deixar de olhar os exames laboratoriais prévios de paciente

Referências bibliográficas

1. Cordiolli AV, Gallois CB, Isolan L. Psicofármacos: consulta rápida. 5. ed. Porto Alegre: Artmed; 2015.
2. Botega NJ (org.). Prática psiquiátrica no hospital geral: interconsulta e emergência. Porto Alegre, RS: Artmed; 2017.
3. Uchida H, Yamawaki S, Bahk WM, Jon DI. Neuroscience-based nomenclature (NbN) for clinical psychopharmacology and neuroscience. Clin Psychopharmacol Neurosci. 2016;14(2):115-6.
4. Stahl SM. Stahl's essential psychopharmacology: neuroscientific basis and practical applications. 5th Edition. Cambridge: Cambridge University Press; 2014.
5. Medication guides. Medication Guides. U.S. Food and Drug Administration. [cited Jul 10, 2024]. Available at: https://www.accessdata.fda.gov/scripts/cder/daf/index.cfm?event=medguide.page.
6. Browsing drugs: Drugbank online. Browsing Drugs | DrugBank Online. [cited Jul 10, 2024]. Available at: https://go.drugbank.com/drugs.
7. American Academy of Pediatrics Committee on Drugs: Valproic acid: benefits and risks. Pediatrics. 1982;70(2):316-9.
8. Bartoli F, Riboldi I, Bachi B et al. Efficacy of cannabidiol for Δ-9-tetrahydrocannabinol-induced psychotic symptoms, schizophrenia, and cannabis use disorders: a narrative review. J Clin Med. 2021;10(6):1303.
9. Kirkland AE, Fadus MC, Gruber SA, Gray KM, Wilens TE, Squeglia LM. A scoping review of the use of cannabidiol in psychiatric disorders. Psychiatry Res. 2022;308:114347.
10. Balachandran P, Elsohly M, Hill KP. Cannabidiol interactions with medications, illicit substances, and alcohol: a comprehensive review. J Gen Intern Med. 2021;36(7):2074-84.
11. Conselho Federal de Medicina (CFM – Brasil). Resolução nº 2.324/2022. Brasília: Diário Oficial da União; 2022.
12. Vulser H et al. Ketamine use for suicidal ideation in the general hospital: case report and short review. Journal of Psychiatric Practice. 2018;24(11):56-9.
13. Barnett BS, Greer GR. Psychedelic psychiatry and the consult-liaison psychiatrist: a primer. J Acad Consult Liaison Psychiatry. 2021;62(4):460-71.
14. Francisco AP, Lethbridge G, Patterson B, Goldman Bergmann C, Van Ameringen M. Cannabis use in attention – deficit/hyperactivity disorder (ADHD): a scoping review. J Psychiatr Res. 2023;157:239-56.

Índice Alfabético

A

Abacavir, 513
Abordagem
- ao paciente psiquiátrico, 103
- da equipe médica, 45, 72
- do paciente, 43, 71
Absorção, 415
Abstinência de opioides, 351
Abulia, 112
Abuso
- físico, 362
- psicológico infantil, 363
- sexual, 362, 363, 393
Acamprosato, 270
Ação, 267
Acatisia, 113, 501
Aciclovir, 510, 513
Acidente vascular encefálico, 502
Ácido valproico, 135, 674
Acinesia, 214
Acne
- escoriada, 476, 478
- vulgar, 476
Acupuntura, 407
Adoecimento, 79, 81, 93, 616
- história, 79
- Idade Antiga, 79
- Idade Contemporânea, 81
- Idade Média, 81
- Idade Moderna, 81
- mental, 616
- período pré-histórico, 79
Aducanumabe, 339
Afeto, 110, 111
Agentes
- antituberculose, 509
- betalactâmicos, 512
- dopaminérgicos, 217
- serotoninérgicos, 406
Agitação, 112, 224, 498
- acentuada, 181
- branda, 181
- da ansiedade generalizada, 133
- indiferenciada, 172
- moderada, 181
- psicomotora, 170
-- causas orgânicas, 172
-- decorrente
--- de condição psiquiátrica primária, 172

--- de intoxicação e/ou abstinência de substâncias psicoativas, 172
-- diagnóstico diferencial, 171
-- epidemiologia, 170
-- início do atendimento ao paciente agitado, 173
-- manejo
--- ambiental e organizacional, 173
--- comportamental e atitudinal, 174
--- farmacológico, 175
--- físico, 179
Agomelatina, 123
Agonistas
- de receptores hipocretinérgicos, 257
- gabaérgicos hipnóticos seletivos, 257
Agorafobia, 238, 246, 247
- diagnóstico, 246, 247
-- diferencial, 247
- epidemiologia, 246
- etiologia, 246
- quadro clínico, 246
- tratamento, 247
Agravamento, 93
Agressividade, 498
Albendazol, 510
Álcool, 261, 270, 335
Alienação mental, 3
Alívio ou evitação da abstinência pelo aumento do consumo, 265
Alodinia, 347
Alogia, 282
Alopecia induzida por antidepressivos, 471
Alta a pedido, 634
Alterações
- da atenção, 108
- psiquiátricas na criança hospitalizada, 365
Alucinação(ões), 109, 280, 281
- extracampina, 109
- funcional, 109
Alucinose, 109
Amamentação, 380
Amantadina, 217, 513
Ambiente organizacional, 624
Âmbito
- civil, 636
- criminal, 637
Aminoglicosídeos, 512
Amitriptilina, 663, 664
Amnésia, 110
Amoxapina, 214
Analgésicos não opiáceos, 270
Anedonia, 282
Anfetaminas, 133

Anfetamínicos, 273
Anfotericina B, 513
Angiotomografia, 493
Angiorressonância, 493
Angústia, 34, 86
Anomalia de Ebstein, 386
Anorexia nervosa, 305, 306, 457
- severa persistente, 457
Ansiedade, 238, 395, 496
- e asma, 577
- e neurologia, 494
- situacional, 241
Ansiolíticos
- doenças renais, 588
- e doenças hepáticas, 583
Antibacterianos, 511
Antibióticos, 512
- e principais efeitos adversos
   neuropsiquiátricos, 512
- lactâmicos, 512
Anticolinesterásicos e doenças hepáticas, 583
Anticonvulsivantes, 349
- e doenças renais, 587
Antidepressivos, 348, 582, 649
- com ação sedativa, 257
- doenças renais, 586
- e doenças hepáticas, 582
- na população oncológica, 443
- tricíclicos, 528, 650
Antídoto, 225
Antiepilépticos, 257
Antifúngicos, 513
Anti-helmínticos, 513
Anti-herpéticos, 513
Anti-hipertensivos e risco de depressão, 529
Anti-histamínicos, 257
Antipsicóticos, 135, 146, 387, 651
- atípicos, 135, 175, 177, 214
- de primeira geração, 175, 176, 214
- de segunda geração, 135, 175, 177, 214
- doenças renais, 587
- e doenças hepáticas, 583
- nos pacientes com câncer, 444
- típicos, 175, 176, 214
Antivirais, 511
- e principais efeitos adversos neuropsiquiátricos, 513
Apatia, 111, 498
Apresentação, 103, 419
Aprosexia, 108
Aripiprazol, 135, 214
Arritmias, 516, 521
- cardíacas e transtornos depressivos e de ansiedade, 516
Arteriografia, 493
Artrite
- idiopática juvenil, 566
- na infância e adolescência, 566
Asma, 575, 576
- e transtornos psiquiátricos, 576
- grave, 576
Aspectos
- éticos e legais, 629
- farmacológicos associados ao idoso, 414
Assinatura de termo de consentimento, 634
Atazanavir, 513
Atenção, 108, 419
Atendimento em grupo, 48
Atestado(s), 638

- médico, 639
Atitude, 103, 419
- fria, 103
Atividade(s)
- básicas da vida diária, 425
- instrumentais da vida diária, 425
- médica, 629
Atos da vida civil e criminal, 635
Aumento
- da tolerância, 265
- de solicitações, 34
Autoavaliação de Pendleton, 63
Autoconhecimento, 56, 64
Autolesão sem intenção suicida, 144
- comorbidades, 371
- critérios de, 370
- curso, 371
- diagnóstico, 370
- histórico breve, 369
- quadro clínico, 370
- tratamento, 371
Automutilação, 142
Autonomia do paciente, 633, 635
Avaliação
- da capacidade de maternagem, 641
- da dor, 347, 353
- das capacidades para atos da vida civil e criminal
   no âmbito forense, 635
- de força muscular, 491
- do paciente, 38
- psiquiátrica quando solicitar, 37
Avolição, 282
Azitromicina, 602, 605

B

Barreiras à solicitação de interconsulta, 8
Beneficência, 635
Benzodiazepínicos, 175, 177, 217, 242, 451, 651
- doenças renais, 588
- nos pacientes com câncer, 445
Bloqueio de pensamento, 110
Blues puerperal, 381
Bolhas, 481
Bradicinesia, 501
Bradipsiquismo, 110
BRAVING, acrônimo, 60
Brexpiprazol, 214
Bromocriptina, 217
Bulimia nervosa, 305, 307, 308
Bupropiona, 123, 583
Burnout, 617
Buspirona, 270

C

Cafeína, 264
Canabinoides sintéticos, 264
Câncer
- de mama, 393-395
-- implicações na saúde mental feminina, 394
-- particularidades no tratamento psiquiátrico, 394
-- quadros psiquiátricos associados ao, 395
- ginecológico, 396
Capacidade de consentir ou não sobre o tratamento, 60, 633
Capital mental, 623
Carbamazepina, 135, 386, 510, 673, 674
Carbonato de lítio, 135, 671, 672

Cardiologia, 428, 516
Caretas, 230
Cariprazina, 214
Casos psicodermatológicos, 483
Catalepsia, 112, 230
Cataplexia, 112
Catatonia
- avaliação, 230
- conduta
-- medicamentosa, 233
-- não medicamentosa, 233
- curso e prognóstico, 234
- diagnóstico, 228, 231
-- diferencial, 231
- epidemiologia, 227
- etiologia, 227
- exames físico, neurológico, mental e complementar, 232
- excitada, 229
- histórico breve, 227
- maligna, 216, 227, 229
- quadro clínico, 228
- retarda, 229
- secundária a outras condições psiquiátricas, 229
- subtipos de, 228
Catinonas sintéticas, 264
Cefaleia, 569
Cefalosporinas, 512
Cenestesia, 109
Cetamina, 146
Cetoconazol, 512, 513
Checklist antes de chamar o psiquiatra, 38
Ciclosserina, 512
Ciclotimia, 121
Cinestesia, 109
Ciprofloxacino, 511, 512
Circunstancialidade, 110
Citalopram, 123, 397, 405, 654
Claritromicina, 511, 512
Classificação de Child-Pugh, 582
Clomipramina, 662
Clonazepam, 676
Clonidina, 351, 529
Cloroquina, 602, 605
Clorpromazina, 176
Clozapina e lítio, 146
Cocaína/*crack*, 133, 272
Código de Ética Médica, 35
Cohosh negro, 407
Colaboração interprofissional, 35
Coma, 107, 195
Competências
- básicas necessárias para a colaboração entre profissionais, 36
- de comunicação baseadas em evidência, 61
- do interconsultor na pediatria, 551, 552
Complexidade humana, 42
Comportamento(s)
- motor desorganizado, 280
- suicida, 141, 619
-- abordagem psicoterápica do, 146
-- avaliação, 144
-- conduta
--- medicamentosa, 146
--- não medicamentosa, 146
-- definições, 141
-- diagnóstico, 143, 144
--- diferencial, 144
-- e atos preparatórios, 142

-- em profissionais da Saúde, 619
-- etiologia, 142
-- fatores de risco no hospital geral, 142
-- implicações legais, 147
-- outras abordagens, 146
-- prevalência, 141
-- prevenção, 147
Comprometimento cognitivo, 320
- leve, 543
Compulsão para o consumo, 265
Compulsividade, 112
Comunicação, 37, 61
- características da, 75
- com crianças sobre a morte, 92
- empática, 71
- não verbal, 54
- não violenta, 75
Concepção, 106
Concordância, 8
Conexão, 60
Confabulação, 110
Confiança, 53, 54, 60
Confusion Assessment Method (CAM), 208, 422, 423
Conhecimento insuficiente em saúde mental, 31
Consciência, 107
Consentimento informado, 60, 634
Contemplação, 267
Contenção
- física, 179, 183
- mecânica, 179, 180
Corpo e mente se manifestam constantemente na doença, 41
Corpo-subjetivo, 190
Corresponsabilidade do cuidado, 635
Corticoides, 605
Corticosteroides, 509
Covid-19, 594
Criança(s)
- cronicamente adoecida, 365
- e adolescentes, doenças metabólicas hereditárias, 561
Criatividade do psicólogo, 48
Criptomnésia, 110
Crítica/noção de doença, 419
Crostas localizadas, 481
Cryptococcus spp., 506
Cuidado, conceito, 448
Cuidados paliativos, 94
- anorexia nervosa severa persistente, 457
- conceitos e princípios, 448
- *delirium*, 452
- em psiquiatria, 456
- esquizofrenia refratária ao tratamento, 457
- psiquiatria nos, 450
- terminalidade da vida, 454
- transtorno
-- de ansiedade, 450
-- de personalidade *borderline* com tentativas recorrentes de suicídio e automutilação, 457
-- depressivo maior, 452
- treinamento em, 458
Cultura organizacional, 622
Currículo, 65
Custo-benefício, 7, 8

D

Dados de identificação, 104
Dantroleno, 217

Dapsona, 512
Decisão, 112
Declaração de óbito, 639
Deficiência(s)
- de vitamina D, 602
- intelectual, epilepsia, 558
- nutricionais, 334
Déficit(s)
- de memória episódica, 323
- visuoperceptivos e visuoespaciais, 323
Degeneração hepatocerebral adquirida, 582
Delavirdina, 513
Deliberação, 112
Delírio(s), 280, 282
- autorreferente, 111
- de ciúme, 111
- de culpa, 111
- de grandeza, 111
- de infestação, 481
- de influência, 111
- de parasitose, 481
- de ruína, 111
- erotomaníaco, 111
- febris, 506
- hipocondríaco, 111
- infecciosos, 506
- místico-religioso, 111
- mitomaníaco, 111
- persecutório, 111
Delirium, 49, 232, 452, 497, 585
- avaliação, 204
- CID-10 e CID-11, 206
- conduta
-- farmacológica, 209
-- não medicamentosa, 209
- curso e prognóstico, 209
- diagnóstico, 205, 208
-- diferencial, 208
- DSM, 206
- e cuidados paliativos, 452
- e neurologia, 496
- epidemiologia, 203
- etiologia, 204
- fatores
-- de predisposição ao, 205
-- precipitantes do, 205
- fisiopatologia do, 204
- histórico breve, 203
- induzido por medicamento, 208
- outros métodos para o diagnóstico, 208
- por abstinência de substâncias, 208
- por intoxicação de substâncias, 208
- quadro clínico, 204
- subtipos clínicos do, 206
- tratamento, 208
- tremens, 108
Demência(s), 320, 322
- com corpos de Lewy, 327-329
-- e na doença de Parkinson, 327, 328
--- manifestações cognitivas, 327, 328
- frontotemporal, 325
-- diagnóstico, 325
-- manifestações
--- cognitivas, 325
--- comportamentais, 325
-- quadro clínico, 325
- na doença de Parkinson, 329

- potencialmente reversíveis, 331
- provável por doença de Alzheimer, 322
- vascular, 328, 330, 331
-- classificação de diagnóstico, 330
-- epidemiologia, 328
-- manifestações
--- cognitivas, 331
--- comportamentais, 330
Dependência química, 262
Depressão, 133, 395, 496
- anti-hipertensivos e risco de, 529
- e neurologia, 494
- nos pacientes com câncer, 441
- perinatal, 376-378, 380
-- amamentação, 380
-- diagnóstico, 378
-- epidemiologia, 376
-- etiologia, 377
-- gestação, 380
-- quadro clínico, 377
-- tratamento, 378
- unipolar, 133
Derivados da cannabis, 272
Dermatilomania, 476
Dermatite artefata ou factícia, 479
Dermatologia, 461
Desagregação, 110
Descarrilhamento, 110
Desejo
- de distanciar-se do paciente, 33
- excessivo de cuidar, 33
Desescalada verbal, 174, 175
Desorganização do pensamento, 280
Desorientação
- alopsíquica, 108
- autopsíquica, 108
- espacial, temporal, 108
- temporal, 108
Despersonalização, 618
Desvenlafaxina, 396, 397, 405, 660
Desvios das fronteiras médico-paciente, 59
Deutsch, Felix, 5
Diabetes melito, 334
Diagnóstico
- diferencial, 44
- psiquiátrico, 20, 59
Diálise, 585
Diazepam, 177, 224, 270, 677, 678
Didanosina, 513
Diferenciação entre o "normal" e o "patológico", 44
Dificuldade(s)
- de comunicação entre médico e paciente, 32
- de encaminhar, 34
- de enfrentamento perante sofrimento psíquico, 33
Diminuição de solicitações, 34
Direito médico, 630
Direitos e deveres
- do médico e da equipe, 634
- dos pacientes, 633
Diretivas antecipadas
- de vida, 642
- de vontade, 94
Disartria, 214
Discinesia tardia, 113, 500
Disestesia tátil, 109
Disfagia, 214
Disforia, 111, 381

- puerperal, 381
Disfunção(ões)
- cerebral aguda, 49
- cognitivas, 586, 598
Dismenorreia, 400
Dismorfofobia, 482
Dispositivos
- cardíacos implantáveis, 519
- móveis, 519
Dissociação, 107
Dissulfiram, 270
Distanásia, 99
Distimia, 111, 121
Distonia, 113, 214, 500
Distraibilidade, 108
Distress, 394
Distribuição, 415
Distúrbio(s)
- de escoriação da pele, 476
- do metabolismo
-- energético, 562
-- intermediário ou de moléculas pequenas, 562
- do movimento, 500
- do puxão de cabelo, 475
- do ritmo circadiano, 498
- do sono, 382
- eletrolíticos, 333
- na síntese ou catabolismo de moléculas complexas, 561
Divalproato de sódio, 135
Documentos médico-legais, 638
Doença(s)
- além do biológico, 86
- cardiovasculares, 241, 245
- crônicas na infância, 365
- da tireoide, 334
- de Alzheimer, 108, 543
-- diagnóstico, 321
-- epidemiologia, 321
-- fisiopatologia, 321
-- genética, 321
-- manifestações
--- cognitivas, 323
--- comportamentais, 323
-- tratamento, 324
- de Fabry, 563
- de Sjögren, 333
- de Tay-Sachs de início tardio, 563
- de Wilson, 563
- do metabolismo
-- de moléculas complexas, 562
-- energético, 563
-- intermediário, 562
- do xarope de bordo, 563
- e o sentir-se doente, 83
- e significado simbólico, 85
- e sua complexidade, 82
- endócrinas, 334
- endocrinológicas, 242, 245
- hepáticas, 581
- infecciosas, 506
- metabólicas hereditárias, 561, 562
-- classificação, 561
-- crianças e adolescentes, 561
-- definição, 561
-- quadro clínico, 562
-- transtornos neuropsiquiátricos associados, 562
- renal(is), 583

-- crônica, 584, 585
- respiratórias, 241, 245, 574
- reumatológicas, 333
-- infantojuvenis, 566
- sistêmicas, 333
Donepezila, 324
Dor, 343
- aguda, 346
- anticonvulsivantes, 349
- antidepressivos, 348
- classificação, 345, 346
- comorbidades psiquiátricas, 347
- crônica, 346
- definição de, 344
- diagnóstico, 350
- estimulação
-- magnética transcraniana, 352
-- transcraniana por corrente contínua, 352
- fisiopatologia, 345
- neuropática, 347
- nociceptiva, 347
- opioides, 349
- tratamento, 347, 350, 352
-- farmacológico, 347
-- não farmacológico, 352
Droperidol, 176, 214
Duloxetina, 397, 661, 662

E

Ecmnésia, 110
Ecofenômenos, 230
Ecstasy, 264
Edemas, 481
Educação para a morte, 97
Efavirenz, 511, 513
Efeito(s)
- adversos
-- de fármacos psicotrópicos, 521
-- neuropsiquiátricos
--- do tratamento oncológico, 442
--- no uso de antibióticos, 512
- avental branco, 527
- colaterais extrapiramidais de antipsicóticos, 231
Efetividade, 7, 8
Elaboração do luto, 96
Elação, 111
Eletrocardiograma, 517
Eletroconvulsoterapia, 146, 217, 233
Embotamento afetivo, 111, 282
Emergências
- pediátricas, 554
- psiquiátricas, 563
Empatia, 54, 55, 71, 76
Emtricitabina, 513
Encaminhamento ao psiquiatra, 46
Encefalite
- anti-rNMDA, 232, 439
- herpética, 510
- límbica, 439
Encefalopatia, 588
- de Wernicke, 589
- hepática, 582, 589
- hipertensiva, 590
- tóxica, 590
- traumática, 590
- urêmica, 584, 590

Endocrinologia, 430
Enfoque centrado na interação, 72
Entrevista
- clínica, 73
-- do paciente idoso, 417
- motivacional, 267, 268
- psiquiátrica, 103
Envelhecimento, 92
Enzimas CYP450, 650
Epilepsia, 195, 499, 556-558
- comorbidades, 556, 557
-- psiquiátricas frequentemente associadas à, 557
- curso e prognóstico, 556
- deficiência intelectual, 558
- e transtornos psiquiátricos, 556
-- ansiosos e de humor, 557
-- de aprendizagem, 558
-- de déficit de atenção com hiperatividade, 557
-- do espectro autista, 557
- epidemiologia, 556
- eventos não epilépticos psicogênicos, 558
Episódio
- depressivo, 132, 135, 137
-- com sintomas mistos, 132, 137
- hipomaníaco, 129, 131
- maníaco, 129, 131, 135
-- clássico, 129
- misto, 132, 137
Equipes solicitantes, 15, 36
Eritema polimorfo ou multiforme, 470
Eritrodermia esfoliativa, 467, 468
Eritromicina, 511, 512
Erro médico, 631
Erupção(ões)
- acneiformes induzidas por medicamentos, 473
- liquenoide induzida por drogas, 472
- psoriasiformes induzidas por medicamentos, 473
Escala
- de Agitação-Sedação de Richmond (RASS), 182
- de Avaliação Agitação-Tranquilização (ACES), 181
- de Avaliação da Atividade Comportamental (BARS), 182
- de Caracterização de *Burnout* (ECB), 618
Escitalopram, 123, 397, 583, 653, 654
Escoriações, 476, 478, 481
- neuróticas, 476, 478
Escuta
- atenta da criança, 362
- ativa, 54, 61
- empática, 76, 601
- reflexiva, 268
Esgotamento profissional, 618
Especialistas diante da saúde mental, 31
Espectroscopia, 537
Esquizofrenia, 279, 283, 457, 541
- refratária ao tratamento, 457
Estabilizadores do humor, 135, 386, 651
- e doenças
-- hepáticas, 583
-- renais, 587
- nos pacientes com câncer, 445
Estado(s)
- crepuscular, 107
- de enfraquecimento psíquico pós-infecção, 506
- maníacos ou depressivos "puros", 129
Estereotipia(s), 112, 230
Estigma, 34

Estimulação
- magnética transcraniana, 146, 351, 352
- transcraniana por corrente contínua, 351, 352
Estimulantes e doenças hepáticas, 583
Estímulos que influenciam a solicitação de interconsulta, 8
Estratégias
- de intervenção, 622
- do psicólogo dentro do hospital, 47
- focadas
-- no ambiente organizacional, 624
-- no indivíduo, 623
Estreitamento ou empobrecimento do repertório, 265
Estresse
- ocupacional crônico, 617
- significado na contemporaneidade, 164
Estressores ambientais, 129
Estudo eletrofisiológico, 520
Estupor, 112
Etambutol, 512
Ética, 630
Etionamida, 512
Euforia, 111
Eutanásia, 643
Eventos não epilépticos psicogênicos, 558
Exame(s)
- complementares, 107, 493
- do estado mental, 418
-- em idosos internados, 419
- físico e neurológico, 107
- mental, 107
- neurológico, 490
Exaustão emocional, 617
Excreção, 415
Execução, 112
Expectativas e demandas do paciente, 55
Experiência de quase morte, 107
Êxtase, 111
Externalizar queixas e compreensões, 43
Extrassístoles ventriculares, 520

F

Fadiga, 97, 598
- de compaixão, 97
Fala, 43, 45, 70
Falência renal, 585
Falta
- de confiança, 34
- de treinamento psiquiátrico, 32
Farmacocinética, 414
Farmacodermias, 461
Farmacodinâmica, 415
Fármacos
- de uso psiquiátrico e hipertensão arterial, 528
- psicotrópicos, efeitos adversos de, 521
Fator(es)
- perpetuante, 105
- precipitante, 105
- predisponente, 105
- protetor, 105
- psicológicos que afetam outras condições médicas, 196
Febre reumática, 567
Fenilcetonúria, 563
Fenômenos e sintomas psicossomáticos, 189
Ferimento, 82
Fibrilação atrial, 520
Fibromialgia, 430

Fibrose cística, 574
Filtração glomerular, 583
Fitoestrógenos, 407
Flexibilidade, 36, 112, 230
- cerosa, 112, 230
Fluconazol, 512
Fluência verbal, 421
Fluorquinolonas, 512
Fluoxetina, 650, 655, 656
Flutter atrial, 520
Fluvoxamina, 650, 657, 658
Fobias específicas, 247, 248, 249, 441
- conduta medicamentosa, 249
- conduta não medicamentosa, 249
- diagnóstico, 248, 249
-- diferencial, 249
- epidemiologia e etiologia, 247
- quadro clínico, 248
- tratamento, 249
Formação de professores e preceptores, 65
Fortalecimento das relações, 70
Fosamprenavir, 513
Foscarnete, 513
Fraqueza muscular adquirida na UTI, 596
Frouxidão de laços associativos, 110
Fuga de ideias, 110
Função renal, 583
Funcionalidade, 425
Functional assessment staging, 427

G

Galantamina, 324
Ganciclovir, 513
Gestação, 106, 380
Grupos Balint, 71
Guia observacional de Calgary-Cambridge, 63

H

Habilidades comunicacionais, 71, 73
Hábitos, 106
- de vida, 106
Haloperidol, 176, 587, 666
- doenças renais, 587
Hematologia, 431
Hematomas, 333
Hepatite C, 582
Hidrocefalia de pressão normal, 332
Hidroxicloroquina, 605
Higiene do sono, 256
Hiperalgesia, 347
Hiperbulia, 112
Hiperestesia, 108
Hipermnésia, 110
Hipermodulação, 111
Hiperparatireoidismo, 430
Hiperpatia tátil, 109
Hiperprosexia, 108
Hipertensão arterial
- e efeito do avental branco, 527
- e transtornos de ansiedade, 527
- fármacos de uso psiquiátrico e, 528
- mascarada, 527
Hipertermia, 224, 231
- maligna, 224, 231
Hipertimia, 111
Hipertireoidismo, 430

Hipervigilância, 108
Hipnagogia, 109
Hipnopompia, 109
Hipnose, 107
Hipnóticos, 257, 269, 583, 588
- doenças renais, 588
- e doenças hepáticas, 583
- Z, 257
Hipobulia, 112
Hipoestesia, 108
Hipomania, 570
Hipomnésia, 110
Hipomodulação, 111
Hipoprosexia, 108
Hipotenacidade, 108
Hipotimia, 111
Hipotireoidismo, 334, 430
História
- da moléstia atual, 104
- patológica pregressa, 105
Histórico
- familiar, 106
- pessoal, 106
Holter, 517
Homocistinúria, 563
Hospício de Pedro II, 5
Hospital de Base, 13
Hostilidade, 103
Humor, 110, 111
- /afeto, 419
- expansivo ou eufórico, 129
- negativo, 163

I

Iatrogenia, 416
Idade
- Antiga, 79
- Média, 81
- Moderna, 81
Ideação suicida, 110, 142
Ideia supravalorizada, 110
Identificação
- do paciente, 104
- projetiva, 33
Ilusão, 109
Imagem
- de difusão, 537
- por tensor de difusão, 539
Imipeném, 512
Imperícia, 629
Imprudência, 629
Impulsividade, 112
Imputabilidade, 638
Incapacidade, 82, 83
Incontinência afetiva, 111
Indiferença afetiva, 111
Indinavir, 511, 513
Infância, 361
Infecção
- pelo SARS-cov-2, 600
- por EGA, 568
Infectologia, 506
Infestação delirante, 481
Inibidores
- da monoamino-oxidase, 528
- da recaptação da serotonina, 650

-- e noradrenalina, 650
-- e norepinefrina, 348
- da transcriptase reversa não nucleosídeos, 513
- de monoaminoxidase, 222
- de protease, 513, 604
-- como lopinavir/ritonavir, 604
- de recaptação de serotonina e noradrenalina, 123
- nucleosídeos da transcriptase reversa, 513
- seletivos de recaptação de serotonina, 123, 348, 380, 511, 650
- seletivos de recaptura de serotonina e noradrenalina, 380
Injúria renal aguda, 584
Insatisfação com o serviço de ICP, 34
Insônia, 252
- classificação da, 254
- de manutenção ou intermediária, 254
- diagnóstico, 254, 255
-- diferencial, 255
- epidemiologia, 253
- etiologia, 253
- inicial, 254
- quadro clínico, 254
- terminal, 254
- tratamento, 256
-- medicamentoso, 256
-- não medicamentoso, 256
Instabilidade autonômica, 224
Instrumentos para avaliar a funcionalidade, 425
Insuficiência
- hepática, 581, 582
- renal, 586, 587
Integração de assistência e ensino, 5
Inteligência emocional, 74, 75
Intenção, 112
Interações
- comportamentais ou de personalidade de início tardio, 563
- medicamentosas entre os antimicrobianos e os psicotrópicos, 511
Interconsulta em psicogeriatria no hospital geral, 414
Interconsulta psiquiátrica, 3
- aspectos éticos e legais na, 629
- custo-benefício, 7
- dados sociodemográficos, 16
- de consultoria, 7
- de ligação, 7
- diagnósticos psiquiátricos, 20
- dificuldades, 10
- efetividade, 7
- em psicogeriatria nas principais áreas clínicas, 428
- histórico, 3
- limitações do serviço, 24
- motivos para a solicitação, 18
- no Brasil, 5
- paciente idoso no contexto da, 413
- psicofármacos na rotina da, 649
- solicitação de, 8
- tipos de, 6
Interconsultor, 36
Interdição, 636
Interferon, 513, 605
Interferon-alfa-2a, 513
Intermetamorfose, 111
Interrupções e vocabulário rebuscado, 103
Intervenção psicológica em hospital, 47
Intoxicação
- anticolinérgica, 224
- e/ou abstinência de substâncias psicoativas, 172
- por opioides, 350, 351
Inventário neuropsiquiátrico, 424

Ioga, 407
Irreversibilidade da morte, 92
Irritabilidade patológica, 111
Isoflavonas, 407
Isoniazida, 511, 512
Itraconazol, 512
Ivermectina, 605

J

Justiça, 635

K

Kalotanásia, 94

L

Labilidade
- afetiva, 111
- da atenção, 134
Lag time, 14
Lamivudina, 513
Lamotrigina, 135, 386
Laudos, 107
Lentificação, 112
Lesão(ões)
- eczematosas, 481
- renal aguda, 584
Leucinose, 563
Levodopa-carbidopa, 502
Levofloxacino, 512
Levomepromazina, 176
Limitações do serviço, 24
Linezolida, 511
Linguagem, 70, 419
Líquen plano induzido por drogas, 472
Lítio, 135, 386
- e doenças renais, 587
Local de avaliação, 15
Lopinavir, 511, 513, 602, 605
- ritonavir, 513, 602, 605
Lorazepam, 224, 675, 676
"Loucura" como um objeto de estudo, 3
Loxapina, 176
L-triptofano, 221
Lúpus eritematoso sistêmico, 333, 568, 569
- juvenil, 568
Lurasidona, 135
Luto
- antecipatório, 95, 96
- complicado, 100
- normal, 161
- traumático, 160

M

Má
- conduta profissional, 629
- prática médica, 631
Maconha, 272
Macrolídeos, 512
Maneirismos, 112, 230
Mania, 132, 133, 570
- com sintomas mistos, 132
Maníacos, 9
Manicômios brasileiros, 5

Manifestações
- cutâneas
-- decorrentes de transtornos psiquiátricos primários, 475
-- graves, 461
-- menos graves, 471
- neuropsiquiátricas, 569
Manutenção, 267
Marcha e equilíbrio, 492
Maslach Burnout Inventory (MBI), 618
Maus-tratos na infância, 361
Medicamentos
- potencialmente inapropriados, 416
- prescritos ao final da interconsulta, 23
Medicina
- assírio-babilônica, 80
- baseada em evidências, 43
- hindu, 80
- legal, 630
- praticada na Pérsia, 80
- psicossomática, 5
- somática, 457
Médico
- e a importância do autoconhecimento, 56
- e a transferência, 56
- e os pacientes, 58
- e seu papel na relação, 56
Medo, 93, 238
Memantina, 324
Memória, 419
- de procedimentos, 109
- de trabalho, 109
- declarativa, 109
- episódica, 109
- explícita, 109
- implícita, 109
- não declarativa, 109
- qualitativa, 110
- quantitativa, 110
- semântica, 109
Meningite tuberculosa, 509
Menstrual Distress Questionnaires (MDQ), 400
Metabolismo, 415
Metadona, 351
3,4-metilenodioximetanfetamina (MDMA), 264
Metildopa, 529
Metoclopramida, 214
Método(s)
- AEIOU, 38
- de imagem, 532
Metronizadol, 512
Midazolam, 177
Miniexame do estado mental, 420
Mioclonia, 214
Mirtazapina, 123, 583, 665
Mito da doença mental, 6
Modelo
- biopsicossocial, 105, 190
- de 4 Ps, 105
Monitores de eventos, 518
Montreal Cognitive Assessment, 421, 422
Morfometria baseada em voxel, 539
Morte
- com dignidade, 94
- concreta, 93
- domada, 90
- escancarada, 91
- invertida, 90
- na instituição hospitalar, 96
- no processo do desenvolvimento humano, 91
- no século XXI, 90
- para os familiares, 94
- por situações estigmatizadas, 95
- re-humanizada, 90, 91
- traz significado à vida, 90
Motricidade, 490
Movimento antimanicomial, 6
Moxifloxacino, 512
Mucopolissacaridoses, 563
Mutismo acinético, 231
Mycobacterium tuberculosis, 509

N

Naltrexona, 270
Não maleficência, 635
Narrativa sob a ótica do paciente, 70
Necessidades, 76
Necrólise epidérmica tóxica, 461, 463, 464
Negligência, 364, 629
- infantil, 364
Nelfinavir, 513
Neoplasias, 333, 395
- ginecológicas, 395
Nervos cranianos, 490
Neurocisticercose, 509
Neurocriptococose, 506
Neurofisiologia, 493
Neuroimagem, 493, 532
Neurologia, 490, 494
Neuromodulação não invasiva e dor, 351
Neurorradiologia e transtornos psiquiátricos, 540
Neurossíflis, 508
Neurotoxoplasmose, 507
Neurotuberculose, 509
Nevirapina, 511, 513
Nível de consciência, 419
Norfloxacino, 511
"Normal", 82
Nosologia, 3

O

Obnubilação, 107
Observação, 76
Obsessão, 110
Ofloxacino, 512
Olanzapina, 135, 177, 257, 668
Oncologia, 429, 437
Opiáceos, 272
Opioides, 272, 349
Organização do serviço, 37
Orientação, 108, 419
Ortotanásia, 94, 643
Oseltamivir, 605
Oxcarbazepina, 135

P

Paciente(s)
- alimentares, 9
- ansiosos, 9
- catatônicos, 9
- com sintomas psiquiátricos, 9

- depressivos, 9
- difíceis, 47
- dissociativos, 9
- externalizantes, 9
- idoso no contexto da interconsulta psiquiátrica, 413
- obsessivos-compulsivos, 9
- por estresse, 9
- psicóticos, 9
- uso de substâncias psicoativas, 9
Palpitação, 516
Pandemia de covid-19 e mortes indignas, 99
Paniculite, 481
Paramnésia, 110
Paratimia, 111
Parestesia, 109
Parkinsonismo, 113, 327, 501
- atípico, 501
- *plus*, 327
- secundário, 501
Paroxetina, 123, 405, 583, 650
Parto, 106
Pediatria, 551, 553
- e psiquiatria, 553
Pediatric
- *Acute-onset Neuropsychiatric Syndrome* (PANS), 568
- *Autoimmune Neuropsychiatric Disorders Associated with Streptococcal Infection* (PANDAS), 568
Pedido, 76
Penicilina(s), 512
- benzatina, 567
Pensamento, 282, 419
- de morte, 110
Pentamidina, 513
Percepção, 108
Perda transitória da consciência, 520
Perguntas abertas, 268
Período
- perinatal, 376
- pré-histórico, 79
Personalidade
- *borderline*, 156
- do médico, 34
Pinel, Philippe, 3
Planejamento, 267
Plano(s)
- de tratamento não farmacológicos, 23
- terapêutico, 22
Polifarmácia, 415, 416
Postura, 103, 230
- inalterável, 103
Praziquantel, 510
Pré-contemplação, 267
Pregabalina, 397
Primeiro episódio psicótico, 278
Princípio(s)
- da bioética, 635
- da integralidade, 45
- éticos e morais, 35
Processo de luto, 95, 96
- não reconhecidos, 95
Proclorperazina, 214
Profissionais da Saúde
- e a morte, 96
- e saúde mental e, 615
Profissões da Saúde no Brasil, 615
Prometazina, 214

Promoção e prevenção em saúde mental, 622
Prontuário, 640, 641
Propranolol, 270
Protocolo
- BUSTER, 62
- CLASS, 62
- CONES, 62
- EVE, 62
- SPIKES, 62
Provas cerebelares, 492
Proximidade da morte, 93
Pseudoalucinação, 109
Pseudocrise hipertensiva, 527
Pseudolinfoma, 474
Pseudologia fantástica, 110
Pseudossíncope, 521
Psicobiologia, 5
Psicoeducação, 623
Psicoestimulantes nos pacientes com câncer, 444
Psicofarmacologia, 385, 649
Psicofármacos, 242, 385, 443, 586, 649
- e oncologia, 443
- na gestação e na lactação, 385
Psicogeriatria, 413
Psicologia
- da saúde, 42
- médica, 41, 42
Psicomotricidade, 112, 419
Psicose(s), 133, 156, 278, 506, 563
- critérios diagnósticos, 282
- diagnóstico, 280, 282
-- diferencial, 282
- epidemiologia, 279
- etiologia, 279
- infecciosas, 506
- manejo
-- farmacológico, 285
-- não farmacológico, 285
- pós-parto, 384
- puerperal, 383
- quadro clínico, 280
- tratamento, 284
Psiquiatra no hospital geral, 35
Psiquiatria, 3, 450, 461
- da infância e da adolescência, 361, 369
- e dermatologia, 461
- e neurologia, 494
- forense, 630
- no hospital geral, 59
- nos cuidados paliativos, 450
- paliativa, 448, 456
- pediatria e, 553
Psoríase, 473
- vulgar, 474
Puerilidade, 111
Punção lombar e análise do liquor, 493
Púrpuras e hematomas, 481
Pustulose exantemática generalizada aguda, 461, 468

Q

QT longo, 521
Quadros orgânicos, 122
Queixa atual e duração, 104
Questionário de atividades funcionais de Pfeffer (QPAF), 425
Questões
- do direito médico, 630

- éticas na decisão do tratamento, 635
Quetiapina, 135, 257, 670
Quinolonas, 512

R

Rabdomiólise, 214
Reação(ões)
- de ajustamento e adaptação, 395
- desadaptativas, 366
- exagerada, 103
- familiares, 366
- normais ao estresse, 159
Recaída, 267
Receptores pós-sinápticos 5-HT1A, 222
Recuperação
- clínica, 456
- em psiquiatria, 456
- pessoal, 456
Redução
- da realização profissional, 618
- do estigma em saúde mental, 623
Reflexos, 490
Reinstalação da síndrome de dependência, 265
Relação
- de poder, 55
- entre médicos, 35
- médico-médico, 31
- médico-paciente, 53, 59, 633
-- fatores que interferem na formação da, 53
Relatório médico-legal, 638, 640
Relevância do consumo, 265
Responsabilidade
- civil
-- e criminal, 630
-- médica, 631
- e erro médico, 631
Ressonância magnética, 536
Reumatologia, 430
Rifampicina, 511, 512
Rigidez, 214
- muscular, 214
Risco
- de autonegligência, 284
- para os outros, 284
- para si mesmo, 284
Risperidona, 135, 667, 668
Ritonavir, 512, 513
Rituais de velório e enterro, 100
Rivastigmina, 324
Roubo de pensamento, 110

S

Salada de palavras, 110
Saquinavir, 513
SARS-CoV-2, 594, 599
Satisfação, 8
Saúde, 44
- mental, 31, 393, 615, 616
-- da mulher, 393
--- breve histórico, 393
--- quadros clínicos, 393
-- e os profissionais da Saúde, 615
-- estresse ocupacional e, 616
SCOFF – Instrumento de rastreamento dos transtornos alimentares, 309

Screening, 441
Segunda Guerra Mundial, 5
Segurança psicológica, 623
Sensação, 108
Sensibilidade, 492, 493
- proprioceptiva, 493
- superficial, 492
- vibratória, 493
Sensibilização dos estudantes e profissionais, 98
Sensopercepção, 108, 419
Sentido da vida, 86
Sentimento, 76, 111
- de falta de sentimento, 111
Sentir-se doente, 84
Sertralina, 123, 397, 583, 652
Setting terapêutico, 44
Sialorreia, 214
Sífilis, 508
Sigilo médico, 59, 104, 642
Simpatolíticos, 529
Simulação, 196
Sinal(is)
- da caixa de fósforos, 482
- de Brudzinski, 490
- de Friar Tuck, 475
- de Kernig positivo, 490
- de rigidez de nuca, 490
- de Romberg, 492
- do espécime, 482
- meníngeos e radiculares, 490
Síncope(s), 195
- vasovagal, 521
Síndrome(s)
- da covid longa (*long covid*), 595, 598, 600, 601
- de abstinência, 265
- de ativação de mastócitos, 600
- de Brugada, 525, 526
- de *burnout*, 97, 617
- de Capgras, 111
- de Cushing e de Addison, 430
- de Ekbom, 481
- de encarceramento (*locked-in syndrome*), 232
- de Frégoli, 111
- de hipersensibilidade a drogas, 465, 466
- de Lyell, 463
- de Munchausen, 364
- de realimentação, 313
- de Stevens-Johnson, 461, 462
- de Wernicke-Korsakoff, 590
- demenciais, 320
-- abordagem e tratamento das manifestações comportamentais, 337
-- e neurologia, 496
-- intervenções
--- farmacológicas, 338
--- não farmacológicas, 337
-- manifestações comportamentais, 335
- disexecutiva, 325
- do bebê sacudido, 364
- geral de adaptação, 616
- hipercinéticas, 500
- neuroléptica maligna, 213, 223, 231
-- avaliação, 214
-- conduta
--- medicamentosa, 217
--- não medicamentosa, 216
-- contextualização, 213
-- curso e prognóstico, 218

-- diagnóstico, 215
--- diferencial, 215
-- epidemiologia, 213
-- etiologia, 213
-- exames físico, neurológico, mental e complementares, 216
-- histórico breve, 213
-- quadro clínico, 214
- parkinsonianas, 501
- pós-cuidados intensivos, 595, 600, 601
- pré-menstrual, 398
- serotoninérgica, 216, 231, 511
-- conduta
--- medicamentosa, 224
--- não medicamentosa, 224
-- curso e prognóstico, 225
-- diagnóstico, 223
--- diferencial, 223
-- epidemiologia, 221
-- etiologia, 221
-- quadro clínico, 222
Sinestesia, 109
Sintomas
- ansiosos, depressivos e transtorno de estresse pós-traumático, 598
- de evitação, 163
- de excitação, 163
- de intrusão, 162
- dissociativos, 163
- extrapiramidais, 650
- funcionais e neurologia, 495
- negativos, 280
- neuropsiquiátricos
-- associados à infecção pelo SARS-CoV-2, 596, 600
-- pós-infecção pelo SARS-CoV-2, 597
- psicóticos, 499
- psiquiátricos
-- como primeira manifestação de uma neoplasia, 438
-- crônicos, 563
-- secundários à infecção pelo SARS-CoV-2, 595
Skin picking, 144
Sobrecarga emocional, 32, 616
Sofrimento, 43, 449, 619
- da equipe hospitalar, 43
- psíquico, 619
Solicitação(ões)
- de avaliações emergenciais do psiquiatra, 32
- de um parecer, 73
- para pacientes que não necessitam de avaliação psiquiátrica, 33
Solitário anônimo, 633
Solventes, 273
Somatização, 189
Sono
- não reparador, 254
- profundo, 181
Sonolência, 107
Status epilepticus não convulsivo, 231
Subjetividade, 41, 43
Substâncias psicoativas, 133, 620
- avaliação, 265
- conduta
-- farmacológica, 269
-- não farmacológica, 266
- definição, 261
- diagnóstico, 265, 266
-- diferencial, 266
- encaminhamentos, 269
- epidemiologia, 263
- estratégias motivacionais eficazes, 268

- histórico, 262
- no sistema nervoso central, 262
- prevenção de recaídas, 268, 269
- quando desconfiar, 265
- relevância e implicações no contexto hospitalar, 263
- uso e dependência, 262
Suicidalidade, 372
Suicídio, 122, 141, 142
- avaliação, 372
- entre profissionais da Saúde, 619
- epidemiologia, 372
- fatores de risco, 372
- perinatal, 384
- sinais de alerta para, 372
- tratamento, 373
Sulfonamidas, 512
Surtos esquizofrênicos, 633
Sustentabilidade do capital, 623

T

Tabaco, 261, 264, 270
Taenia sollium, 509
Tamoxifeno, 394
Tanatologia, 98
Tangencialidade, 110
Taquicardia, 516, 520
- atrial, 520
- supraventricular, 520
- ventricular, 520
Taquipsiquismo, 110
Taxa de filtração glomerular, 584
Técnicas de contenção mecânica, 180
Tempo de resposta, 14
Tenacidade, 108
Tentativa de suicídio, 22, 47, 142, 371
Teoria
- de Kübler-Ross, 91
- dos cinco estágios do luto, 91
- dual do luto, 100
Terapia cognitivo-comportamental, 256, 285
- para insônia, 256
Terminalidade da vida, 454
Termômetro de *Distress*, 450
Teste
- de Fagerström, 271
- do desenho do relógio, 421
- ergométrico, 518
Tetraciclina, 512
Tiabendazol, 513
Tiamina, 589
Time response, 14
Tipranavir, 513
Tiques, 112
Tireotoxicose apática, 430
Tocilizumabe, 602
Tomada de decisão compartilhada, 55, 65
Tomografia computadorizada, 534, 539
- por emissão de fóton único (SPECT), 539
- por emissão de pósitrons (PET), 539
Torpor, 107, 181
Torsade de pointes, 521, 524
- indicação de cardiodesfibrilador na, 524
- tratamento da, 524
Toxoplasma gondii, 507
Traços
- de insegurança, 34

- narcísicos, 34
Tranquilização
- acentuada, 181
- branda, 181
- moderada, 181
Transe, 107
Transferência, 56
Transição menopausal, 402
Transtorno(s)
- afetivo bipolar, 128, 542
-- avaliação, 129, 130
-- conduta
--- medicamentosa, 135
--- não medicamentosa, 135
-- curso e prognóstico, 137
-- diagnóstico
--- clínico, 130
--- diferencial, 132
-- do tipo I, 130
-- do tipo II, 130
-- etiologia, 128
-- exames físico, neurológico e mental, 134
-- histórico, 128
-- induzido por substância/medicamento, 133
-- quadro clínico, 129
-- risco de suicídio, 130
- alimentares, 304
-- avaliação e complicações clínicas, 312
-- comorbidades, 311
-- critérios e indicações para hospitalização, 310
-- diagnóstico, 305, 311
--- diferencial, 311
-- epidemiologia, 304
-- etiologia, 305
-- manejo
--- farmacológico, 315
--- nutricional, 312
--- psicológico, 314
-- quadro clínico, 305
-- tratamento hospitalar, 310
- ansiosos, 133, 238
-- epilepsia e, 557
- bipolar, 121
- conversivo, 192, 194, 198
-- × dissociativos, 198
- da personalidade, 290
-- *borderline*, 291-293
--- conduta, 293
--- critérios diagnósticos do, 293
--- definição, 291
--- diagnóstico diferencial, 293
--- relevância e implicações no contexto hospitalar, 292
-- histriônica, 294-296
--- conduta, 296
--- critérios diagnósticos, 296
--- definição, 294
--- diagnóstico diferencial, 296
--- relevância e implicações no contexto hospitalar, 295
-- narcisista, 297-299
--- conduta, 299
--- critérios diagnósticos, 298
--- definição, 297
--- diagnóstico diferencial, 299
--- relevância e implicações no contexto hospitalar, 297
- de adaptação, 163
-- nos pacientes com câncer, 439
- de ajustamento, 156, 158, 159, 241

-- características clínicas, 158
-- conduta
--- farmacológica, 159
--- não farmacológica, 159
-- critérios diagnósticos, 158
-- diagnóstico diferencial, 159
- de ansiedade, 156
-- de doença, 193, 194
-- de separação, 161
-- decorrente de outra condição médica, 241
-- e cuidados paliativos, 450
-- generalizada, 238-240, 242, 441, 494
--- conduta
---- medicamentosa, 242
---- não medicamentosa, 242
--- diagnóstico, 240
---- diferencial, 240
--- epidemiologia, 239
--- etiologia, 239
--- quadro clínico, 240
-- induzido por substância ou medicamento, 241, 245
-- nos pacientes com câncer, 440
-- social, 241, 247, 441
-- hipertensão arterial e, 527
- de aprendizagem, epilepsia, 558
- de autolesões sem intenção suicida, 144
- de compulsão alimentar, 308, 309
- de déficit de atenção/hiperatividade, 133
-- epilepsia e, 557
- de estresse agudo, 154, 156, 159, 247
-- características clínicas, 163
-- conduta
--- farmacológica, 164
--- não farmacológica, 164
-- critérios diagnósticos, 162
-- diagnóstico diferencial, 163
-- e TEPT, 247
- de estresse pós-traumático, 154, 155, 159, 161, 163, 395, 542, 597
-- características clínicas, 157
-- complexo, 156
-- conduta
--- farmacológica, 157
--- não farmacológica, 157
-- diagnóstico diferencial, 156
- de luto prolongado, 159
-- características clínicas, 161
-- conduta
--- farmacológica, 162
--- não farmacológica, 162
-- critérios diagnósticos para, 160
-- diagnóstico diferencial, 161
- de movimento estereotipado, 144
- de pânico, 163, 238, 241, 441
-- conduta
--- medicamentosa, 245
--- não medicamentosa, 245
-- diagnóstico, 244
--- diferencial, 244
-- epidemiologia, 243
-- etiologia, 243
-- quadro clínico, 244
-- tratamento, 245
- de personalidade, 133
-- *borderline*, 144
--- com tentativas recorrentes de suicídio e automutilação, 457
- de sintomas

-- neurológicos funcionais, 194
-- somáticos, 189, 191-193, 198
--- definição, 191
--- manejo, 198
- de tique, 568
- delirante, 283
- depressivo, 157, 161, 441, 516, 585
-- arritmias cardíacas e, 516
-- maior, 133, 247, 540
--- avaliação, 119
--- conduta farmacológica, 123
--- conduta não farmacológica, 122
--- diagnóstico, 119, 121
--- diagnóstico diferencial, 121
--- e cuidados paliativos, 452
--- efeitos adversos, 123
--- especificadores do, 120
--- etiologia, 119
--- interações medicamentosas, 124
--- quadro clínico, 119
-- nos pacientes com câncer, 441
- disfórico
-- corporal, 193, 482
-- pré-menstrual, 398, 399, 401
--- e diagnóstico diferencial, 399
--- e risco de suicídio, 399
--- tratamento para o, 401
- disruptivo de desregulação do humor, 133
- dissociativos e conversivos, 156
- do espectro autista, epilepsia, 557
- do estresse pós-traumático, 241
- do luto complexo persistente, 160
- esquizoafetivo, 283
- esquizofreniforme, 283
- factício, 196, 197
-- autoimposto, 197
-- imposto a outro, 197
- mentais
-- e oncologia, 437
-- na infância, 553
-- na perimenopausa, 401, 402
-- neuroimagem em, 532
-- perinatais, 376
- neurocognitivos e neurologia, 496
- obsessivo-compulsivo, 156, 164, 241, 568
- por ansiedade social, 238
- por uso de opioides, 350
- psicótico(s), 122, 278
-- breve, 283
- psiquiátricos, 439, 603, 604

-- desencadeados ou exacerbados pelos fatores de estresse
   associados à pandemia, 603
-- em decorrência de efeitos adversos de medicações utilizadas no
   tratamento da covid-19, 604
- relacionados ao estresse, 153-155
-- contextualização no hospital geral, 153
-- diagnóstico, 155
-- epidemiologia, 154
-- etiologia, 155
-- histórico breve, 153
Tratamento
- hormonal, 406
- oncológico, efeitos neuropsiquiátricos, 442
Trazodona, 583
Treinamento
- em competências avançadas em Psiquiatria, 64
- em cuidados paliativos, 458
Tremor, 214
Treponema pallidum, 508
Tricotilomania, 144, 475
Trimetoprima/sulfametoxazol, 512
Trismo, 214

U

Úlceras, 481
Ultrassonografia de carótidas, 493
Unidade(s)
- de terapia intensiva (UTI), 48
- psiquiátricas em hospitais gerais, 6
Uremia, 584, 585
Uso de substâncias psicoativas, 620

V

Valeriana, 257
Venlafaxina, 123, 658
Verbigeração, 230
Vigilância, 107, 108
Violência, 142, 361, 393, 641
- doméstica, 393
- sexual e doméstica, 641
- suicida autodirigida, 142
Vitamina B1, 589
Volição, 111
Vortioxetina, 123

Z

Zidovudina, 513
Zolpidem, 257